伤害与暴力
预防控制理论与方法

主编　段蕾蕾　王临虹

人民卫生出版社
·北京·

图书在版编目（CIP）数据

伤害与暴力预防控制理论与方法/段蕾蕾，王临虹
主编. —北京：人民卫生出版社，2020.8
　　ISBN 978-7-117-30348-4

　　Ⅰ.①伤…　Ⅱ.①段…②王…　Ⅲ.①伤害-预防-
研究②暴力行为-预防-研究　Ⅳ.①C912.68

　　中国版本图书馆 CIP 数据核字（2020）第 146918 号

人卫智网　www.ipmph.com	医学教育、学术、考试、健康， 购书智慧智能综合服务平台	
人卫官网　www.pmph.com	人卫官方资讯发布平台	

伤害与暴力预防控制理论与方法
Shanghai yu Baoli Yufang Kongzhi Lilun yu Fangfa

主　　编：段蕾蕾　王临虹
出版发行：人民卫生出版社（中继线 010-59780011）
地　　址：北京市朝阳区潘家园南里 19 号
邮　　编：100021
E - mail：pmph @ pmph.com
购书热线：010-59787592　010-59787584　010-65264830
印　　刷：保定市中画美凯印刷有限公司
经　　销：新华书店
开　　本：787×1092　1/16　印张：30
字　　数：749 千字
版　　次：2020 年 8 月第 1 版
印　　次：2020 年 12 月第 1 次印刷
标准书号：ISBN 978-7-117-30348-4
定　　价：98.00 元

打击盗版举报电话：010-59787491　E-mail：WQ @ pmph.com
质量问题联系电话：010-59787234　E-mail：zhiliang @ pmph.com

编 者（按姓氏首字母排序）

陈晶琦　北京大学医学部公共卫生学院
邓　晓　中国疾病预防控制中心慢性非传染性疾病预防控制中心
丁　洁　中国标准化研究院产品安全研究所
段蕾蕾　中国疾病预防控制中心慢性非传染性疾病预防控制中心
耳玉亮　中国疾病预防控制中心慢性非传染性疾病预防控制中心
高　欣　中国疾病预防控制中心
纪翠蓉　中国疾病预防控制中心慢性非传染性疾病预防控制中心
金　叶　中国疾病预防控制中心慢性非传染性疾病预防控制中心
李庆峰　Johns Hopkins International Injury Research Unit
马文军　广东省公共卫生研究院
孟瑞琳　广东省疾病预防控制中心
David A. Sleet　Centers for Disease Control and Prevention, USA
Joan Ozanne-Smith　Monash University Department of Forensic Medicine
孙承业　中国疾病预防控制中心职业卫生与中毒控制所
汪　媛　中国疾病预防控制中心慢性非传染性疾病预防控制中心
王　琰　中国标准化研究院产品安全研究所
王慧萍　中国标准化研究院产品安全研究所
王临虹　中国疾病预防控制中心慢性非传染性疾病预防控制中心
王书梅　复旦大学公共卫生学院
王卫玲　中国标准化研究院产品安全研究所
巫小波　中国标准化研究院
吴　为　广东省公共卫生研究院
谢志利　中国标准化研究院产品安全研究所
杨　柳　济南市疾病预防控制中心
叶鹏鹏　中国疾病预防控制中心慢性非传染性疾病预防控制中心
俞　敏　浙江省疾病预防控制中心
袁　媛　中国疾病预防控制中心职业卫生与中毒控制所
赵　鸣　浙江省疾病预防控制中心

序 一

Every day the lives of more than 13,500 people end as a result of an injury, from road traffic crashes, burns, drowning, falls, poisonings and acts of violence against oneself or others. Injuries and violence are among the leading causes of death for young people worldwide. These deaths have an immeasurable impact on the families and communities affected, whose lives are often irrevocably changed.

Although injuries and violence are among the leading causes of death in every country of the world, they had been neglected from the global health agenda for many years, despite being predictable and largely preventable.

The 2030 Agenda for Sustainable Development-with its specific targets on road safety and violence prevention-is the result of a growing recognition that in order to ensure healthy lives and promote well-being for all, governments and their partners need to address injuries and violence as a matter of course.

Fortunately, there is evidence from many countries that shows dramatic successes in preventing the unnecessary loss of life that occurs each day as a result injuries and violence. These are achieved through the concerted efforts of many sectors, from health to transport, education, social welfare and criminal justice, among others.

Instrumental in achieving the Sustainable Development Goals is creating a cadre of health and other professionals who understand injuries and violence and who are armed with the know-how to prevent them in the first instance and treat those who are affected.

As a comprehensive and authoritative monograph, this book provides both scientific and practical guidance for practitioners from various sectors to conduct injury and violence prevention work. It also serves as a teaching reference for the training of future injury and violence prevention professionals in medical colleges and universities.

In helping to meet the need for capacity building in this area, the monograph makes an important contribution to the field.

Etienne Krug
Director
Social Determinants of Health
World Health Organization
2020 年 4 月

序 二

　　伤害是威胁人类健康和生命的一类重要的公共卫生问题,每年导致全世界五百多万人死亡,占全球人群总死亡的9%。在我国,伤害是排列在肿瘤、心脑血管疾病和呼吸系统疾病之后的人群第四位死亡原因,也是我国45岁以下儿童青少年和劳动力人群的第一位死亡原因,同时还导致大量的就医、住院和残疾,给国家、社会和家庭带来了沉重的疾病负担。而随着我国城镇化、机动车普及和老龄化进程的不断加快,使这一问题变得更加严峻。

　　近几十年来,世界上多个国家的实践证明伤害是可以预防的,并形成了伤害预防的基础理论和方法,为在更大范围内开展伤害预防与控制,减少伤害导致的健康损失提供了依据。伤害预防需要多部门的共同协作,而卫生部门则发挥着重要的、不可替代的职能和作用。作为国家级伤害预防的专业技术机构,中国疾病预防控制中心慢性非传染性疾病预防控制中心在十余年的实践中,分析和掌握了我国伤害流行的主要状况;借鉴国际先进经验,探索了适合我国国情的伤害预防与控制的策略与方法,并取得了一定成效。鉴于目前伤害的危害和防控尚未得到社会方方面面的充分重视,我国相关专业人员伤害防控方面的理论知识和实践技能还极为欠缺,为此,中国疾病预防控制中心慢性非传染性疾病预防控制中心特组织国内外伤害预防的专家学者撰写本书,介绍了国内外伤害的流行状况,伤害预防的主要原则和理论,并结合中国实际情况和经验,阐述了伤害预防控制的策略与方法。同时,本书还纳入了目前影响人们健康的另一重大问题——暴力预防的内容,这也是本书的另一重要贡献。

　　希望本书的出版,能为各级政府部门作出伤害与暴力预防的决策提供依据;为各专业技术部门的人员开展伤害与暴力预防工作提供借鉴;为医学高等院校伤害与暴力预防专业人员的培养提供参考。

原卫生部副部长、中华预防医学会会长、中国工程院院士
2020年4月

前　言

　　世界范围内,任何国家(地区)无论经济、文化和社会形态差异如何,都不同程度受到伤害与暴力的影响。2015 年,道路交通事故、跌倒、溺水、火灾、自杀及暴力等伤害造成我国超过 66 万人死亡,占全部死亡的 7.45%。相对于每一例伤害死亡,估计还有几十人因伤害住院,数百人急诊,上千人就医。不少伤害的幸存者会遭受暂时的功能受损或永久性残疾。由于伤害的高发生率和高致残率,消耗了大量的卫生资源,也给个人、家庭和社会带来巨大的疾病负担和经济负担。

　　伤害与暴力的预防具有广泛的社会和经济影响,近年来越来越得到了国际社会及我国政府的重视。2015 年,联合国 193 个成员国通过的"联合国可持续发展目标(SDG)"提出"至 2030 年底,消除新生儿和五岁以下儿童的可预防死亡""至 2020 年,全球道路交通伤害死亡和伤害减少一半""消除公共和私人领域针对妇女和女童的各种形式的暴力,包括贩卖、性和其他利用形式"等多项减少伤害与暴力的目标。2016 年,中共中央、国务院印发并实施的《"健康中国 2030"规划纲要》提出"强化安全生产和职业健康、促进道路交通安全、预防和减少伤害、提高突发事件应急能力"等以建设健康环境,实现全民健康。伤害与暴力的有效预防,将有助于提高我国人群期望寿命,改善健康状况,极大地减少社会和经济负担。

　　相对于传染病和慢性非传染性疾病,伤害防控在国际和国内都是较为年轻的学科,亟需高质量的研究和干预实践形成科学理论,并通过可推广的实际干预经验来指导和支撑,使伤害防控工作合理、有效和可持续的深入开展。为了编写一本较为全面和综合的、融伤害和暴力防控理论与实践的指导性书籍,中国疾病预防控制中心慢性非传染性疾病预防控制中心组织相关领域专家撰写了本书,以期为各部门、各领域专业人员开展伤害和暴力预防与控制工作提供科学的、实用的专业指导,也希望为高等医学院校在伤害和暴力预防专业教学上提供有价值的参考。

　　本书包括 21 章:第一章为绪论,介绍了伤害与暴力防控的发展历史、干预策略以及机遇与挑战。第二章至第四章分别介绍了伤害与暴力流行状况、伤害与暴力防控原理与策略、伤害监测等内容。第五章至第十六章分别介绍了道路交通伤害、跌倒、溺水、中毒、其他伤害、自杀、儿童虐待和忽视、青少年暴力、亲密伴侣暴力、虐待老年人、产品伤害与产品安全监管等主要伤害类别的基本概念、流行情况、危险因素以及防控措施等内容,以及安全社区的概念及创建方法。第十七章至第二十一章阐述了伤害与暴力的流行病学研究方法,伤害与暴力的行为学研究方法,伤害与暴力防控政策制定方法,伤害与暴力防控中健康促进理论运用以及伤害与暴力干预项目设计与评价。各章均由从事该领域的专家撰写,引用近期发布的权威数据,参考了相关研究的成熟理论,吸收了国内外开展伤害与暴力防控工作的实战经验。

本书的编写邀请了国内外相关权威专家,汇聚了多领域专家、学者的智慧。世界卫生组织非传染病管理、残疾、暴力和伤害预防部主任 Etienne Krug 和中国工程院院士、中华预防医学会会长王陇德为本书作序。中国疾病预防控制中心慢性非传染性疾病预防控制中心的专家在本书的组织、撰写及修改过程中花费了大量心血,并邀请美国疾病预防控制中心、澳大利亚莫纳什大学、约翰斯·霍普金斯大学公共卫生学院、中国疾病预防控制中心职业卫生与中毒控制所、中国标准化研究院、北京大学公共卫生学院、复旦大学公共卫生学院、浙江省疾病预防控制中心、广东省疾病预防控制中心、广东省公共卫生研究院的专家在百忙工作之中倾心完成各章撰写。在此,对各个专业机构和各位专家的努力和贡献表示衷心的感谢!

由于学科的不断发展和作者水平有限,本书难免存在不足,期望读者不吝赐教,以便我们不断学习和提高理论水平和实践能力,并在再版时修正。

主编
2020 年 4 月

目　　录

第一章

绪　论

一、伤害概述

（一）伤害预防的历史由来

从历史记录来看，关于伤害的记录源远流长，譬如与自然环境和其他自然物相关的溺水、中毒和毒蛇咬伤。从古至今，洪水、火山爆发或其他大灾难区域人口的疏散中均可看到伤害预防的理念。关于伤害预防的建议最早可见于 19 世纪英格兰及其殖民地的验尸报告。而后，随着工业革命的开始与第二次世界大战时期机械化的进程，对伤害更为系统的防范在全球范围内逐渐发展（特别是对于职业伤害）。然而，目前关于伤害因果关系和预防的理论认识，大部分都是在 20 世纪中期左右才出现的。William Haddon Jr 指出："在 19 世纪初，人类对其所处环境的物理、化学危害和生物危害均一无所知"。在对伤害的理解进程中，概念上的进步包括 1950 年左右 Gordon 的认识，他认为伤害的表现类似于传染性疾病，具有流行性、可随季节变化、有长期趋势，并与地理、社会经济及城乡分布相关。虽然生物危害问题已经逐步得到解决，但造成伤害的各种形式的能量交换的病因学基础直到 20 世纪 60 年代才由 James J Gibson 和 Haddon 独立制定。Haddon 等人的工作将伤害确定为公共卫生问题，重点从以个人为中心转向以社区为中心。当时，许多伤害预防研究主要关注改变或消除可以导致伤害的某些因素。例如，1938 年 Holcomb 的酒精摄入量与道路交通伤害风险的研究，Gordon 的使用流行病学对家庭内伤害的研究，Gibson 的关于能量转移变化描述的研究和 Héctor Abad 的关于使用流行病学方法进行暴力研究的提议。Haddon 在 20 世纪 60 年代初引入的另一个关于预防伤害的关键概念是"使用'主动'这个术语来对伤害控制和其他公共卫生措施进行分类时，个体需采取很多行动，而采用'被动'一词分类时则趋向另一极端，不需要个体的行动"。Haddon 还首次介绍了事件链概念，并提出了哈顿矩阵，该模型包括三阶段（事件前、事件、事件后）和三因素（宿主、致伤因子、环境），其不但为评估每个因素的利弊性提供了途径，也指出了干预伤害的要点。William Haddon 及前人的想法，推动了公共卫生方法和流行病学方法在伤害预防与控制研究领域中的应用和实践。

我国的伤害研究工作始于 20 世纪 80 年代，安徽医科大学吴系科教授率先开展道路交通事故流行病学研究；1987 年，暨南大学启动了交通事故和摩托车车祸流行病学系列研究；1989 年中国学者出席了在瑞典斯德哥尔摩召开的第一届事故与伤害预防国际会议；1992 年在四川成都举办了首届全国交通事故伤学术会议；1999 年在广东省汕头市召开了第一届全国伤害预防与控制学术会议；2002 年，中国疾病预防控制中心（以下简称中国疾控中心）慢性非传染性疾病预防控制中心（以下简称慢病中心）成立，国家级疾病预防控制机构的伤害预防工作全面展开;2005 年,中华预防医学会成立"伤害预防与控制专业委员会";2010 年以全国疾病预防控制伤害防控队伍为核心力量,组建了中华预防医学会伤害预防与控制分会伤害监测专科委员会。

（二）伤害的定义

过去,伤害(injury)通常被认为是不可避免的随机性"事故(accident)"。然而,通过近几十年来对伤害性质和特征更加全面和深入的认识,这一观点已被改变。国际上已经认识到伤害是可以预防的。

世界卫生组织(WHO)关于伤害的标准定义为:伤害是由于机械能、热能、电能、化学能,以及电离辐射等物质以超过机体耐受总程度的量或速率急性作用于机体所导致的。在某些情况下(例如溺水和冻伤),伤害是由于氧气或热能等生命所需基本物质的急性缺乏所导致的。这个定义包括所有的伤害,无论是否故意也无论伤害的具体机制。个体的伤害阈值的易感性差异受许多因素影响,例如年龄和共存病(例如骨质疏松症)。Robertson 描述了损伤和疾病之间的区别:"急性暴露于高浓度能量的结果通常被称为损伤,而长期的、少剂量的暴露的结果,例如低水平电离辐射,则通常被归类为疾病"。导致疾病的其他长期暴露或延迟效应包括:铅中毒和噪声暴露导致的听力损失。

在实际的伤害研究过程中,往往需要根据伤害的定义和研究实践来制定可操作性强的伤害诊断标准(或称为操作性定义)。2010 年,中华预防医学会伤害预防与控制分会一届五次常委会通过了关于伤害诊断标准的决议,根据这一决议,国内学者建议我国伤害的操作性定义为:"经医疗单位诊断为某一类损伤或因损伤请假(休工、休学、休息)一日以上"。

（三）伤害的分类

伤害的分类对于伤害的流行病学研究和防制措施的制定都是不可或缺的。但由于伤害的种类复杂,目前国内外尚无统一的伤害分类标准,不同分类方法各有优缺点,实际研究中可以按照研究目的结合起来使用。国际上通用的伤害分类标准有:①《国际疾病分类标准》第十次修订本(International Classification of Diseases 10th Revision,ICD-10),其中 S00-T97 编码根据伤害发生部位分类,V01-Y98 编码根据伤害发生的外部原因或性质分类;②国际伤害外部原因分类标准(International Classification of External Causes of Injury,ICECI),全面记录和描述了伤害发生原因的分类体系,分为核心、暴力、交通、地点、运动和职业 6 个模块。其他常见的分类方法还有:①按造成伤害的意图分类,包括非故意伤害、故意伤害及意图不明的伤害;②按伤害发生的地点分类:包括道路伤害、劳动场所伤害、家庭伤害、公共场所伤害等。

（四）伤害预防与控制的基本原理和策略

伤害预防的公共卫生方法被作为伤害预防的主要框架已有多年。这一方法在本质上是一个反馈回路,始于伤害监测,分析危险因素,制定有效干预措施,最后执行并回顾残存问题。更详尽的内容包括考量相关公共政策及健康转型、贫穷与文化等影响实施的背景因素后的执行阶段的发展。步入 21 世纪后,出现了许多已知的预防或减少伤害的干预措施。由于早期建立了伤害的概念框架,已经进行了大量研究,从而形成了行之有效的对策。随着有效干预措施的实施,可以在短期内使健康持续获益。具有代表性的如:①随着澳大利亚关于安全带和摩托车头盔立法的实施,其道路交通死亡率于 1970 年达到顶峰后,在 1975 年急剧下降;②1974 年后,为了防止儿童玩弄药物误服,美国要求对口服处方药进行包装,儿童因药物致死从 1974 年至 1992 年间下降了 45% 左右;③1996 年,澳大利亚法律实行枪支管制后,1997—2003 年间,总的火器伤致死率、火器凶杀案和持枪自杀率的下降幅度是之前 18 年的

2 倍。而在较长时间内,多个国家在减少伤害率方面同样获得了显著成功。瑞典的儿童非故意伤害死亡率从 1951 年的 26/10 万减少到了 1986 年的 6/10 万。澳大利亚维多利亚州超过一个世纪的溺水记录调查显示,溺水死亡率从 1863 年的 53.5/10 万降低至 1964 年的小于 5.0/10 万。

事实上,干预措施一般由两个主要部分组成:一是对策,二是实施。对策是指抵消危险或威胁(身体不可抗拒的力量)的装置或行动。特别是伤害问题,已有许多行之有效的对策,如医药品和家庭有毒物品的儿童安全包装、从农业操作中去除有机磷农药(杀虫剂)预防自杀、汽车中的安全座椅、摩托车安全头盔、机械防护、一氧化碳探测器、电路阻断器、护腕(滑旱冰和滑雪)、安全玻璃和个人救生装置(小型船只和水上运动),其中大多属于被动措施或主动和被动联合措施。这些对策可以应用的选择准则包括:证明有效或基于物理科学原则,如果证明无效予以排除;另外,其还需实用、易获得、有成本效益,同时无不良影响。而实施则是指方案付诸行动或颁布。虽然已有许多成功的伤害预防对策的策略被实施,但这些措施不能在预定背景和自然背景中直接转换。如各国在酒驾和超速的立法和执法实践中的做法有显著不同。干预策略通常有以下分类:

1. 环境与设计调整 这些主要为被动处置措施,通常以基础设施形式出现。这种对策的益处是具有累积效果。例如,行人护栏能够防止不安全的马路横穿行为,车流繁多的路上人行天桥能够矗立多年,并且在其有效时间内保护许多行人。

2. 立法、规章、法律、法规和标准 这些规范机制能够伴随环境或设计措施一起发挥作用,例如针对摩托车司机的头盔规章或针对酒驾或超速的行为规定。有效地执法是这些策略成功实施的先决条件。随着新技术的发展、机械化程度的提高和新产品的出现而不断变化,人为环境随之变化,这往往会促进新的立法和规章制度的形成(如电动车和无人机)。规章制度的调整常在伤害发生后(如 1997 年在美国受到管制的婴儿学步车和泳池护栏)。

3. 组织机构变革 有效的变化已有先例,例如在工作实践中要求在适当的情况下使用个人保护装备,计件工资应当被计时工资代替,以防疲劳、在危险边缘走捷径等危险因素。儿童的体育课上使用了初级简化的规定和修改过的游戏,从而鼓励儿童参与游戏并减少伤害发生的风险。

4. 行为变化 在伤害预防的记录中,很少有单纯依靠行为改变的干预措施。行为干预通常与使用的对策有关,如机动车辆中的儿童约束设备或小型船只上的个人救生装置,这都需要得到立法或法规及执法部门的支持。

5. 宣传、教育和激励 这些方法通常与其他政策共同实施,例如社会营销方案结合法律和执法作为酒后驾驶预防宣传活动的一部分。各国政府已经成功地运用激励措施以提高对政策的认可和领会,例如在立法之前对于农用拖拉机的防翻滚保护系统的翻新。在立法前,这种激励措施会导致较高的遵守率,从而有助于这些政策被成功实施并拥有非常高的遵守率。

伤害预防的策略,还包括经典的"5E"策略、哈顿伤害预防十大策略等,将在后文中详细阐述。

伤害预防需要一个系统的方法,在这一系统的每个组成成分中,均可考虑其可实施的干预措施。例如,道路安全的组成成分包括道路、车辆和行人。与此同时,虽然卫生部门承担着许多医疗问题的成本和资源需求问题,但伤害预防不仅仅是卫生部门单一部门的责任。卫生部门在搜集和监测伤害数据、应用流行病学技术解决卫生策略问题、定义及提供优质的综合保健服务中具有独特的地位。然而,这些解决方案通常由其他管辖部门负责,如运输、劳动力、海事安全、体育、产品安全、规划/建筑、农业部门(如农村溺水、杀虫剂、家畜)及省和地方政府。因此,需要采取多部门联合的方案有效地进行伤害预防。

(五) 伤害预防与控制的全球和国家应对

伤害预防领域受到全世界的广泛关注,联合国和WHO都通过了相关决议,制订了切实可行的目标和行动计划,号召各国政府加强努力,采取持久有效的应对策略预防伤害。一些国家和地区已制定了自己的伤害预防计划,将伤害预防列入重点优先领域。联合国儿童基金会、世界银行等国际组织也从不同的角度对伤害预防给予了很多关注。

1. 联合国可持续发展目标(sustainable development goals,SDGs)　2015年9月,联合国峰会通过了2030年可持续发展议程,该议程涵盖17个可持续发展目标,于2016年1月1日正式生效。可持续发展目标建立在千年发展目标所取得的成就之上,在致力于消除贫穷的同时,实施促进经济增长,满足教育、卫生、社会保护和就业机会等社会需求并应对气候变化和环境保护的战略措施。所有可持续发展目标几乎全部直接或间接地与卫生领域相关,其中可持续发展目标3确定为"让不同年龄段的所有的人过上健康的生活,促进他们的安康"。

可持续发展目标3中3.1"到2030年时,全球孕产妇每10万例活产的死亡率减至低于70人"、3.2"到2030年时,新生儿和5岁以下儿童不发生可以预防的死亡,所有国家都争取至少将新生儿每1 000例活产的死亡人数降至12例,5岁以下每1 000例活产儿童的死亡人数至少降至25例"、3.4"到2030年时,通过预防与治疗,促进精神健康与安康"、3.6"到2020年时,全球公路交通事故造成的死伤人数减半"的实现均与伤害预防控制密切相关。

2. 联合国和世界卫生大会重要决议　联合国和世界卫生大会的其他多项决议也适用于道路安全、暴力预防、儿童伤害预防和溺水预防。在这些决议和随后的行动计划之前,各自的"世界报告"提供了有价值的实施指导[如防止溺水的实施指南;西太平洋区域暴力和伤害预防区域行动计划(2016—2020年);WHO还就具体操作予以技术咨询,并提供详细的规范性文件]。在全球范围内,"零死亡愿景"(vision zero)是一个与道路安全理念和多国道路交通安全相关的项目,其认为,道路运输系统内最终不会有人死亡或重伤。联合国大会依照《联合国宪章》于1945年设立,作为联合国具有代表性的主要议事和决策机构,由联合国全部193个会员国组成,是一个讨论《联合国宪章》涵盖的各种国际问题的独特多边论坛。联合国大会每年9月至12月集中举行常会,就其职权范围内的国际问题向各国提出不具约束力的建议,近5年来通过的与伤害预防控制相关的决议对全球政治、经济、人道主义、社会和法律等领域产生了深远的影响。例如,2018年,A/RES/72/271决议的主题为"改善全球道路安全",鉴于"道路安全行动十年"即将在2020年结束、可持续发展目标3.6提出了目标日期、《2030年议程》也规定了实现相关道路安全的目标日期,指出必须制定一个减少道路交通事故死伤的新时间表。世界卫生大会是WHO的最高决策机构,主要职能是决定WHO的政策、任命总干事、监督财政政策,以及审查和批准规划预算方案等。世界卫生大会每年召开一次,一般于5月在日内瓦举行。近年来通过的与伤害预防控制相关的决议已得到了全球很多国家和地区的积极响应与参与。例如,2011年WHA64.27预防儿童伤害决议强调了预防儿童伤害的重要性和急迫性,尤其对于儿童伤害负担较高的低收入和中等收入发展中国家。

与此同时,WHO强调,国家政府对政策、法律法规、产品安全标准、建筑规范等均负有责任。在国家层面,WHO 已经制定了一套共同的基本原则,用于预防伤害的政策和战略。这些包括:①卫生部门是唯一与所有伤害问题挂钩的部门,具有领导潜能,这是因为其在治疗伤害、收集和传播流行病学数据方面都有相关职能。此外,预防的落实降低了社会对医疗系统的需求。其他部门如交通运输、劳动力、海运、产品安全也对该问题的各组成部分起着重要的作用。②政府通过立法、政策、标准、规范和资源分配,全面支持预防伤害的发生。由于伤害预防涉及很多政府部门,因此战略规划、部门和财政之间的协调需要整个政府集体行动。③多个政府相关部门、工业界、非政府机构、传媒及社区的任务的协调和整合。④循证计划。⑤优化获取高质量综合伤害监测数据的途径。⑥对伤害原因、干预措施、计划和实践方式进行研究和评估。⑦建立和维持有效的伤害预防知识体系与有效干预的能力。⑧承诺公平。⑨对预防拥有一定的资源。⑩对一些已经基本解决或意义不大的问题进行重新指导。各个部门依据这些原则,可达成能够确定伤害预防的国家目标的共同议程。目标可以提升对这个问题的认识,围绕可能的解决方案达成共识,并制定一个涉及所有合作伙伴的连贯、有效的应对措施。在基线和趋势数据已经明确的情况下,可以设定具体的目标并评估结果,也可以为伤害减少量设定具体的数字目标。

3. 我国伤害预防控制相关政策 20 世纪 50 年代以来,我国在职业伤害、溺水、产品伤害、道路交通伤害、故意伤害和儿童伤害预防等方面陆续出台了一系列与伤害预防控制相关的法律、法规和政策,例如:《中华人民共和国劳动保险条例》对职工伤害的救治、补偿做了明确规定,《质量发展纲要(2011—2020 年)》明确提出由质检、卫生等部门共同建立中国产品伤害监测系统,《中华人民共和国刑法修正案(八)》将醉酒后驾驶等危险驾驶行为入罪,《中国儿童发展纲要(2012—2020 年)》将降低儿童伤害死亡率作为重要目标,《"健康中国"2030规划纲要》明确提出了道路交通万车死亡率下降目标和伤害预防优先领域与实施预防措施的要求。这些法律、法规和政策的制定和实施为我国伤害预防控制的科学研究和工作落实提供了强有力的保障和支撑。

二、暴力概述

(一) 暴力预防的历史由来

长期以来,暴力一直被视为刑事司法和国防的问题。1872 年在伦敦举行第一届预防和制止犯罪国际大会,自此,预防犯罪一直是国际组织的议程。近 30 年,预防人际暴力得到了更广泛深入的重视。自 1986 年起,联合国陆续通过了多项暴力相关决议,特别是针对妇女和女童的暴力问题方面的决议。1986 年,联合国教科文组织在《关于暴力的塞维利亚声明》中宣称,暴力行为不是人类本性的遗传,因此是可以预防的,并于 1990 年通过了《联合国预防未成年人犯罪准则》。1993 年,联合国大会通过了《消除对妇女的暴力行为宣言》。自 1994 年以来,联合国设立了暴力侵害妇女行为及其因果问题特别报告员。

1996 年,第 49 届世界卫生大会采纳了 WHA49. 25 号决议,正式宣布暴力是全球的重要的公共卫生问题,并呼吁会员国密切关注各国暴力问题,同时请 WHO 总干事开展公共卫生工作,来预防暴力的发生。随着研究水平的提高、公共卫生方法的发展,许多公共卫生工作者和研究人员开始致力于了解暴力发生的根源和预防暴力发生的相关工作,卫生部门应对暴力的方式也从反应性和治疗性手段,逐渐扩展到预防性的措施。

(二) 暴力的定义

与非故意伤害不同,暴力是有意为之的。WHO 在其关于《世界暴力与卫生报告》(*world*

report on violence and health）中将暴力定义为："蓄意地运用躯体的力量或权力,对自身、他人、群体或社会进行威胁或伤害,造成或极有可能造成损伤、死亡、精神伤害、发育障碍或权益的剥夺。"除传统暴力行为"运用躯体的力量"的描述之外,该定义扩展了由"权力"产生的作用,如威胁和恐吓,以及漠视和忽视。此外,该定义强调了暴力行为造成的结果,不仅是损伤和死亡,还包括造成的精神伤害、发育障碍或权益的剥夺等负担,更全面地阐述了暴力对个人、群体和社会的影响。

暴力的意向性常引起讨论,其复杂之处在于故意使用武力不意味着故意造成伤害。一起施暴者故意施暴造成健康损害或潜在健康损害的事件中,虽然施暴者的行为可能是故意的,但其本人在施暴时并不认为他的行为可能造成对方的健康损害,这种认知上的差异可能与文化差异相关。此外,一些施暴者即使故意造成对方健康损害,但其行为在其所处文化环境中却可能是可以被接受的。然而,WHO 在制定暴力定义时,关注点在于个人健康和幸福。所以尽管由于文化的差异,某些行为可以被文化所接受,但在该定义里仍定义为暴力行为。暴力行为无论是公开的还是个人的,无论是被动的还是主动的,无论是否属于犯罪,都涵盖在该定义范畴之内,而这些相关信息对了解暴力发生的原因和制定预防计划起到了关键作用。

（三）暴力的分类

1996 年的世界大会建议使用 WHO 制定的暴力分类方法。图 1-1 显示了这种暴力分类的方法,横向展示了根据施暴者类型进行分类,纵向展示了根据暴力行为的本质进行分类。

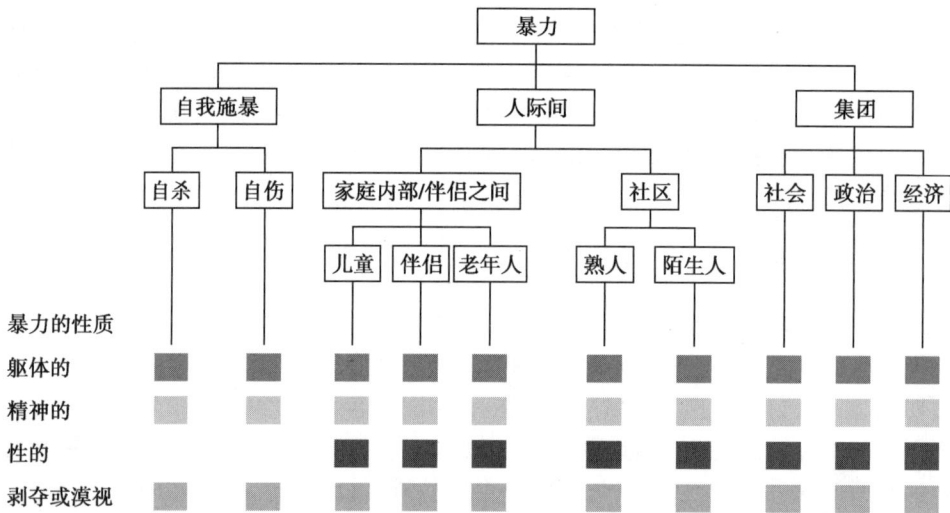

图 1-1 暴力的类型

根据施暴者的特点,暴力可分为针对自身的暴力、人际间暴力和集团暴力三类。而每类暴力又可以进行细分。针对自身的暴力根据意图可以进一步分为自杀和自虐,自杀包括自杀企图、自杀未遂等,自虐包括自残等。人际间暴力根据施暴者与遭受暴力者的关系可以分为家庭内部暴力和社区暴力,而针对不同遭受暴力者,前者可以再细分为虐待儿童、虐待老年人,亲密伴侣间暴力等,后者可以再细分为团伙暴力、陌生人的性暴力等。集团暴力根据集团的动机可以分为社会暴力、政治暴力、经济暴力,政治暴力包括战争、暴力冲突等,经济暴力包括有目的的破获经济的活动、经济隔离等。在故意伤害领域,暴力包括有意造成伤害的自我暴力和人际暴力行为。

根据暴力行为的本质可以分为躯体暴力、精神暴力、性暴力及剥夺和漠视。上述的暴力类型都可以据此再细化分类。例如,针对儿童施加的暴力包括躯体暴力、精神暴力、性暴力和儿童忽视。这种分类方式有助于了解施暴者施暴行为的背景、关系,以及发生的动机等。在研究和实践中,某次暴力事件可能存在多种类型的暴力行为,不同类型暴力行为之间也往往没有非常清晰的界限。

以下为以暴力行为分类的定义:

1. 躯体暴力　指蓄意地运用躯体的力量,对自身、他人、群体进行伤害而造成身体损伤的行为。

2. 精神暴力或情感暴力　指使用言语、权力等损害他人自我价值、情绪健康或威胁他人,造成他人精神伤害的行为。

3. 性暴力　未经他人自愿同意,违背他人意愿,或对无法同意或拒绝的人实施或企图实施的性行为或性接触。

4. 忽视　有责任的照料者未能保护被照料者免受伤害,或未能满足其基本生理和情感需求。这些需求包括住房、食物、衣服、教育、医疗保健等。

（四）暴力预防与控制的基本原理和策略

随着 20 世纪 70 年代以来研究水平的不断提高,WHO 预防暴力行动计划已明确指出:暴力是可以预防的。公共卫生方法的发展促进了暴力预防的进展。公共卫生方法（即公共卫生四步骤）的前两个步骤提示了暴力预防首先需要了解暴力发生的主要问题,以及相关危险因素和保护因素。暴力问题有生物、精神、社会和环境等多方面原因,社会生态学模型常用于探索暴力的多方面原因和影响因素,从而为制定有针对性的暴力干预策略和措施提供依据。

公共卫生方法的后两个步骤为确定干预方法并实施。针对暴力多方面因素,基于暴力预防研究相关科学证据,WHO 等确定了综合性的七项"最优"策略——六项针对暴力预防,一项重在采取应对措施。这些策略对预防多种类型的暴力都有不同程度的作用,有助于减少暴力的发生。这七项策略包括:①在儿童与其父母和照料者间建立安全的、稳定的和扶持性的关系;②培养儿童和青少年的生活技能;③减少酒精的可得性和有害使用;④减少枪支和刀具的可得性;⑤促进性别平等以预防针对妇女的暴力;⑥改变助长暴力的文化和社会规范;⑦实行受害者识别、照料和支持规划。

根据公共卫生方法三级预防的概念,以干预的发生时间可以把暴力干预策略和方法分为暴力发生前、发生后即刻、发生后长期过程中开展的预防。目前,干预工作主要针对二级和三级预防,包括处理暴力发生后即刻出现的后果、为受害者提供帮助、惩治施暴者等。在加强二级和三级预防的同时,应同样重视对暴力的一级预防,减少暴力的发生,改善导致或促使暴力发生的环境和条件。此外,研究人员越来越关注针对特殊人群的暴力预防,基于此,暴力预防分为普遍的预防措施（针对各类人群或普通人）、选择性预防措施（针对有一种或几种暴力危险因素的高危人群）和指向性干预措施（针对已显示出暴力行为的人群）。

（五）暴力预防与控制的全球和国家应对

1. 暴力预防与控制全球应对　自 20 世纪 80 年代末以来,联合国多个机构已经进一步采取全球性措施应对并预防暴力。联合国和世界卫生大会陆续通过了多项暴力预防相关决议。

作为应对 1996 年世界卫生大会将暴力纳入国际卫生议程的决议,WHO 发布了《世界暴力与卫生报告》,首次把暴力作为全球公共卫生问题进行了综合性的回顾,并针对地区、国家和国际等不同层面提出行动建议。非洲联盟国家和欧洲委员会首脑及许多国际非政府组织都对该报告表示支持,在国家层面,25 个国家参照出台了国家暴力与卫生报告。

WHO 于 2012 年制定了《2012—2020 年全球预防暴力运动行动计划》,旨在通过制定六项国家级预防暴力的目标,联合各国,共同行动,并明确行动实施的工作重点。前两项目标的内容是在全球公共卫生议程中重视暴力预防工作;随后三项目标是为持续努力开展暴力预防工作奠定坚实的基础;最后一项目标是促进针对养育子女、生活技能、社会规范、饮酒、枪支造成的死伤风险及救助受害者服务等领域的基于证据的预防暴力战略的实施。这项行动计划的对象是在全球预防暴力领域开展活动的实体,如各国政府、联合国和官方发展援助机构、慈善基金会、非政府组织和学术机构等。

以 WHA67.15 决议为指导,2016 年 WHO 还制定了《在国家多部门关于解决人际暴力,特别是针对妇女、女童及儿童暴力的合作工作中加强卫生系统的作用的全球行动计划》。该计划侧重于对妇女和女童以及对儿童的暴力行为的干预,同时也涉及与各种人际暴力有关的共同行动。它还应对人道主义紧急情况和冲突后环境中针对妇女和女童以及儿童的人际暴力问题,认识到这种暴力在这些环境中更加严重。

全球约有一半的国家表示已制定了针对多种暴力类型的综合性行动计划,但许多国家的行动计划是在缺乏国家数据的情况下制定的,暴力相关数据的收集仍有待加强。

2. 我国暴力预防控制相关政策　1981 年我国就实施了《枪支管理办法》,长期以来对枪支的制造、配售和使用都有非常严格的管理,1997 年实施了《中华人民共和国农药管理条例》,于 2001 年对该条例进行了修改,加强了对农药生产、经营和使用的监督管理,2005 年通过并开始实施《麻醉药品和精神药品管理条例》,加强麻醉药品和精神药品的管理,保证麻醉药品和精神药品的合法、安全、合理使用。2002 年,原卫生部、民政部、公安部和中国残联联合印发了《中国精神卫生工作规划(2002—2010 年)》,提出健全精神卫生服务体系,加强精神卫生知识宣传,强化重点人群心理行为问题干预等总体目标。2012 年 10 月,全国人大常委会表决通过了《中华人民共和国精神卫生法》,并于 2013 年 5 月 1 日正式实施,明确提出对学生进行心理健康教育和心理援助。

三、伤害与暴力预防的挑战

虽然伤害和暴力预防方面已取得了很大进展,但仍然存在较多障碍。Robertson 1983 年在美国提出"从概念、行为、社会、经济和法律上控制伤害"。他指出,许多控制伤害的方式在技术上是可行的,很少因成本问题被拒绝。"而如何说服生产者和使用者采用这种技术,或迫使其在政治领域使用是比开发这项技术困难得多的任务"。对于对推行安全设计毫无兴趣的制造商而言,如果缺乏监管要求,那么可以利用利益诱惑。几十年后的今天,这些观察的结果仍然成立。在伤害预防领域,受害者仍然受到指责,安全体系的障碍也依旧存在。一些研究伤害预防的特定障碍也持续存在,包括缺乏全面的数据覆盖,对问题规模、严重程度的了解不足,以及缺少对损伤机制、发生地点和情形的详细了解。虽然许多对策已被证明是有效的,但仍然需要进一步实施研究和评估研究,为新政策制定提供证据基础。

大多数国家的另一个关键问题是缺乏多部门参与协同解决问题的国家/省级战略、行动实施计划。关键部门需要对重要机构的伤害及预防的重要性有实际认识,并跨部门合作。某些特定的伤害类型,例如道路和职业安全,较另一些伤害类型如溺水,更需要建立对伤害预防的管辖责任,并落实基础设施的建设。

此外,伤害预防的另一个挑战是如何发展具备足够能力的相关人员,使其经历相应培训,具备相应技能,并将这些人员分配到伤害数据系统的开发、管理、研究,政策制定、落实和执行中去。显然,伤害和暴力的预防应该是公共卫生培训的核心,至少也应该是选修课。它也应当是工程、设计、建筑和制造等多学科培训中的一个组成部分。

伤害的成本研究在美国和澳大利亚等国家中非常重要,因为其可督促政府提升伤害预防的优先性。由于各行各业都需要落实伤害预防,因此政府需要采取一整套措施,为预防伤害提供指定的、实质性的可协调资金。成本研究和政府对伤害和暴力行为的优先处理也可收获额外的捐助资金。尽管利用现有的知识和措施已避免了许多伤害,但是我们仍然可以通过扩展执行范围、降低执行成本、提高执行能力来避免更多的伤害。目前仍有一部分伤害和暴力问题无法避免,需要进行进一步研究以提供解决方案。

1992 年,Baker 等人指出"曾经因更常见的死亡和疾病而黯然失色,但随着许多疾病的控制,伤害也变得更加重要。不仅关系到其他健康问题,而且也涉及问题的绝对严重性。"

在中国,伤害致死占所有死亡人数的 18% 左右,因过早死亡而损失的潜在寿命年数在 30% 以上。2015 年报告的伤害致死率低于 2002—2006 年的数值,同时各类伤害的排名顺序也发生了变化。这主要是由于道路交通伤害、自杀和溺水的致死率明显减少,而随着人口老龄化加速和老年人跌倒率增高,跌倒坠落致死率有所上升所致。

许多高收入国家在降低伤害致死率方面取得了成功,而中国正在缩小与这些国家的差距,目前的知识水平和可持续发展能力为加速这一进程提供了绝好的机遇。

以下章节详细介绍了伤害与暴力的流行病学特征,伤害预防的基础理论与原理,伤害与暴力预防和控制策略与措施,伤害与暴力研究的主要方法等。

本 章 要 点

1. 伤害与暴力预防的历史由来、定义、分类。
2. 伤害与暴力预防控制的基本原理和策略。

(Joan Ozanne-Smith　段蕾蕾)

参 考 文 献

［1］ Doll L S,Bonzo S E,Mercy J A,et al. Handbook of Injury and Violence Prevention. Atlanta:Springer,2007.

［2］ Gielen A C,Sleet D A,Di Clemente R J. Injury and Violence Prevention:behavioral science theories,methods,and applications. Sand Francisco:Jossey-Bass,2006.

［3］ Krug E G. World report on violence and health. Geneva:World Health Organization,2002.

［4］ World Health Organization,United Nations Office on Drugs and Crime,United Nations Development Programme. Global status report on violence prevention 2014. Geneva:World Health Organization,2014.

第二章

伤害与暴力流行状况

目前国内外学者已经开展了与伤害和暴力流行状况相关的研究,这些研究通过不同的数据来源、测量指标和分析方法从不同角度描述了伤害与暴力的现状和变化情况,同时也反映出这些情况在不同地区和人群间存在一定的差异。了解这些流行状况和差异一方面有助于进一步深入探索与伤害和暴力密切相关的社会、经济、文化和生活方式等影响因素,另一方面也可以通过与不同时间、地区和人群的对比了解本地区人群伤害与暴力现状及变化情况,为确定伤害防控优先领域和制定有效可行的政策措施提供数据支持。

本章从死亡、患病和疾病负担三个方面描述了全球和中国的伤害与暴力流行状况,其中第一至三节对全球和中国的致死性伤害、非致死性伤害和伤害疾病负担现状和变化情况(包含暴力)进行了描述,第四节则专门描述了全球和中国的暴力现状和变化情况,为更好地了解和认识伤害与暴力问题的严重性奠定了基础。

第一节　致死性伤害流行状况

本节从总体特征、地区分布和人群分布三个角度以死亡数和死亡率为指标对全球和中国的伤害与暴力死亡流行状况进行了描述,展示了伤害死亡现状及变化情况在不同地区和人群间存在的差异,明确了中国的伤害死亡流行状况在全球所处的水平及重点地区、人群和伤害类型。本节中全球伤害死亡流行状况的数据来源于 WHO2014 年发布的《伤害与暴力现况报告》和中国疾控中心慢病中心与美国华盛顿大学健康测量与评估研究中心(Institute of Health Metrics and Evaluation,IHME)合作开展的全球疾病负担 2015 研究(Global Burden of Disease 2015,GBD2015),两者的数据来源不同,WHO 的数据来源于 194 个成员国,GBD2015 的数据来源于 195 个国家和地区,其中关于中国的数据覆盖 31 个省(自治区、直辖市)、香港和澳门地区,不包括台湾地区。两者关于伤害的死亡估算方法也不完全相同,因此部分结论可能略有差异。中国的伤害死亡流行状况数据主要来源于原国家卫生和计划生育委员会统计信息中心和中国疾控中心慢病中心出版的系列《全国疾病监测系统死因监测数据集》和《中国死因监测数据集》,数据覆盖全国 31 个省(自治区、直辖市),不包括港澳台地区。中国的伤害死亡流行状况与其他国家和地区比较时统一采用指标值从低到高的顺序排位。

一、全球伤害死亡流行状况

(一)全球伤害死亡现状

1. 总体特征　《伤害与暴力现况报告》数据显示,2014 年,全球平均每天有 14 000 人死于各种伤害,平均每年有超过 500 万人因伤害死亡,占全球总死亡人数的 9%,是因艾滋病(AIDS)、结核和疟疾死亡总人数的 1.7 倍。其中道路交通伤害导致近 1/4 的死亡,由自杀和他杀导致的死亡超过 1/4,造成伤害死亡的其他原因还有跌倒、溺水、烧烫伤、中毒和战争。据 WHO 统计,2012 年,道路交通伤害死亡人数占全球伤害死亡总人数的比例最大,为 24%,其次依次为其他非故意伤害(18%)、自杀(16%)、跌倒(14%)、他杀(10%)、溺水(7%)、烧烫伤(5%)、中毒(4%)和战争(2%)。由此可见,伤害已经成为一个全球公共卫生问题,给个人、家庭和社会带来了沉重负担,其中比较严重的伤害类型有道路交通伤害、自杀和跌倒。与此同时,由来自 130 多个国家的 2 300 余名专家共同参与的 GBD2015 研究通过对全球伤害死亡流行状况的全面综合的分析也得出了相似的结论。据 GBD2015 结果显示,2015 年全球因伤害死亡的总人数约为 470 万人,占全球所有疾病死亡人数的 8.47%,年龄标化死亡率(按照 GBD 全球标准人口标化)为 64.10/10 万。各伤害类型中,标化死亡率前 5 位依次为道路交通伤害(18.80/10 万)、自杀(11.49/10 万)、跌倒(8.09/10 万)、人际间暴力(5.47/10 万)和溺水(4.49/10 万)。在 315 种疾病中,道路交通伤害、自杀和跌倒的标化死亡率顺位分别居第 10、17 和 23 位。

2. 地区分布　不同地区间的伤害死亡现状存在差异,主要体现为与经济水平较高的国家和地区相比,全球经济水平较低的国家和地区更容易发生伤害死亡。《伤害与暴力现况报告》数据显示,2012 年全球约 90% 的伤害死亡发生在中低收入国家,中低收入国家的伤害死亡率高于中高收入国家,例如:在东地中海地区,中低收入国家的伤害死亡率几乎是高收入国家的三倍。不同地区和经济状况的国家的伤害死亡的主要原因也有所不同,西太平洋地区中低收入国家伤害死亡的主要原因是道路交通伤害、自杀和跌倒,美洲中低收入国家伤害死亡的主要原因是他杀和道路交通伤害,全球范围内,发达国家伤害死亡的主要原因是自杀、道路交通伤害和跌倒。即使在同一个国家,伤害死亡在不同社会阶层中也有明显差异,在巴西里约热内卢的一项研究发现,贫困地区因他杀导致的伤害死亡率比发达地区高出三倍。这种关系不仅在中低收入国家存在,在高收入国家也有所体现,例如,在英国,来自社会底层的儿童因伤害死亡的可能性要比出生于富裕家庭的儿童高 16 倍。更具体的地区间伤害死亡差异在 GBD2015 研究中进行了估算。2015 年,全球 195 个国家和地区中,伤害标化死亡率最低的 5 位国家(地区)依次是新加坡(18.69/10 万)、马耳他(18.97/10 万)、安道尔(21.56/10 万)、英国(22.06/10 万)和西班牙(22.15/10 万),伤害死亡率最高的 5 位国家(地区)依次是阿富汗(341.44/10 万)、叙利亚(339.97/10 万)、索马里(186.52/10 万)、莱索托(181.25/10 万)和中非共和国(159.65/10 万)。中国伤害标化死亡率为 54.21/10 万,在 195 个国家和地区中排名第 80 位。按照 WHO 会员国所属区域划分,伤害标化死亡率最低的地区是欧洲地区(50.80/10 万),其余依次为西太平洋地区(53.96/10 万)、美洲地区(60.87/10 万)、东南亚地区(79.55/10 万)、非洲地区(89.45/10 万)和东地中海地区(91.69/10 万)。中国属于西太平洋地区,伤害标化死亡率在 22 个国家中排第 8 位。按照世界银行国家收入水平划分,伤害标化死亡率最低的是高收入国家(39.65/10 万),其余依次为中高收入国家(64.45/10 万)、中低收入国家(77.42/10 万)和低收入国家(106.93/10 万)。中国属于中高收入国家,伤害标化死亡率在 53 个国家中排第 20 位。按照联合国地区经济委员会划分,伤害标化死亡率最低的地区是欧洲经济委员会(49.00/10 万)、其余依次是拉丁美洲和加勒比经济委员会(52.11/10 万)、亚洲及太平洋地区经济委员会(64.76/10 万)、非洲经济委员会(82.76/10 万)和西亚经济委员会(83.49/10 万)。中国属于亚洲及太平洋地区经济委员会,在 50 个国家中排第 20 位。上述数据显示,中国伤害死亡现状在不同国家和地区中均处于中等偏低的水平。

3. 人群分布   WHO《伤害与暴力现况报告》和 GBD2015 研究结果均发现男性和女性的伤害死亡现状存在明显差异,所有人群都受伤害影响,但不同年龄段人群需要重点关注的伤害类型不同。《伤害与暴力现况报告》数据显示,2012 年,全球每年男性伤害的死亡率几乎是女性的两倍,大约 3/4 道路交通伤害死亡、4/5 的他杀死亡和 9/10 的战争死亡为男性。男性前三位伤害死亡原因分别为道路交通伤害、自杀和他杀;而女性前三位的伤害死亡原因分别是道路交通伤害、跌倒和自杀。全球范围内,70 岁以上女性的跌倒死亡率高于同龄男性,超过 1/3 的女性受到过亲密伴侣的身体/性暴力或其他人的性侵犯,约有 20% 的女童和10% 的男童在童年时期遭受过性虐待。某些伤害的模式因年龄和地区而有所差异,地中海东部、东南亚地区的 15~29 岁女性的火器伤死亡率是同龄男性的 1.5~2 倍。所有年龄段的人群都受伤害影响,尤其是 5~44 岁人群,前五位死因中均有伤害,其中 5~14 岁儿童的第 2和 4 位死因分别是道路交通伤害和溺水,15~29 岁人群的第 1、4 和 5 位死因是道路交通伤害、他杀和自杀,30~44 岁人群的第 1 和 5 位死因是道路交通伤害和自杀。据 GBD2015 结果显示,2015 年,全球男性伤害死亡人数约为 330 万人,标化死亡率为 94.28/10 万,女性伤害死亡人数约为 140 万人,标化死亡率为 38.72/10 万。男性人群中,前三位伤害死因分别为道路交通伤害(28.49/10 万)、自杀(16.43/10 万)和人际间暴力(10.32/10 万),女性人群中,前三位伤害死因分别为道路交通伤害(9.31/10 万)、自杀(6.82/10 万)和跌倒(5.96/10万)。不同年龄人群中,5 岁以下年龄组伤害死亡人数约为 31 万人,标化死亡率为 46.61/10万,前三位伤害死因分别为溺水(8.35/10 万)、道路交通伤害(7.37/10 万)和异物(5.89/10万),这三类伤害在该年龄组全疾病死因顺位中分别居第 15、17 和 21 位;5~14 岁年龄组伤害死亡人数约为 22 万人,标化死亡率为 17.83/10 万,前三位伤害死因分别为道路交通伤害(5.03/10 万)、溺水(3.93/10 万)和跌倒(1.24/10 万),这三类伤害在该年龄组全疾病死因顺位中分别居第 4、6 和 13 位;15~49 岁年龄组伤害死亡人数约为 230 万人,标化死亡率为60.82/10 万,前三位伤害死因分别为道路交通伤害(19.63/10 万)、自杀(12.28/10 万)和人际间暴力(7.93/10 万),这三类伤害在该年龄组全疾病死因顺位中分别居第 2、4 和 7 位;50~69 岁年龄组伤害死亡人数约为 100 万人,标化死亡率为 82.16/10 万,前三位伤害死亡原因分别为道路交通伤害(26.09/10 万)、自杀(18.29/10 万)和跌倒(9.12/10 万),其中道路交通伤害和自杀在该年龄组全疾病死因顺位中分别居第 11 和 15 位;70 岁及以上年龄组伤害死亡人数约为 84 万人,标化死亡率为 212.38/10 万,前三位伤害死亡原因分别为跌倒(66.76/10 万)、道路交通伤害(44.00/10 万)和自杀(31.03/10 万),其中跌倒在该年龄组全疾病死因顺位中居第 17 位。

(二) 全球伤害死亡变化情况

1. 总体特征   目前少有关于全球伤害死亡变化趋势的研究和文献报道,WHO 对道路交通伤害、跌倒和自杀 2012—2030 年全疾病死因中的顺位变化进行了预测。《伤害与暴力现况报告》数据显示,道路交通伤害的死因顺位将从 2012 年第 9 位上升至 2030 年第 7 位,跌倒从 2012 年第 21 位上升至 2030 年第 17 位,自杀从 2012 年第 15 位下降至 2030 年第 16位。GBD2015 研究通过收集全球 195 个国家和地区开展的伤害死亡相关的调查、监测、已发表和未公开发表的研究数据等对全球 1990—2015 年伤害死亡流行状况进行了全面系统的估算,数据显示全球伤害死亡人数从 1990 年 440 万人略微上升至 2015 年 470 万人,标化死亡率则在这期间呈现较明显的下降趋势,从 91.05/10 万下降至 66.20/10 万(下降幅度为 27.29%)。1990 年,各类型伤害中,前 5 位死因为道路交通伤害(23.15/10 万)、自杀(15.15/10 万)、溺水(9.87/10 万)、跌倒(9.26/10 万)和人际间暴力(6.73/10 万)。2015 年,伤害死因前 2 位仍然是道路交通伤害和自杀,第 3、4 和 5 位则变为跌倒、人际间暴力和溺水。与 1990 年相比,伤害死因顺位上升最多的类型是战争与法律干预,从 1990 年第 13 位(1.79/10 万)上升至 2015 年第 8 位(2.28/10 万),顺位下降最多的类型是中毒,从 1990 年第 9 位(2.68/10 万)下降至 2015 年第 14 位(1.2/10 万)。

2. 地区分布 与 1990—2015 年全球伤害标化死亡率总体呈现下降趋势相比,不同国家和地区的伤害标化死亡率变化情况不尽相同。据 GBD2015 结果显示,1990 年,在全球 195 个国家和地区中,伤害标化死亡率最低的 5 个国家(地区)依次是牙买加(26.65/10 万)、马耳他(29.71/10 万)、安道尔(31.16/10 万)、英国(33.06/10 万)和埃及(37.05/10 万),最高的 5 个国家(地区)依次是利比里亚(306.9/10 万)、埃塞俄比亚(304.33/10 万)、阿富汗(267.59/10 万)、卢旺达(221.84/10 万)和格陵兰(213.95/10 万)。与 1990 年相比,2015 年 195 个国家和地区中有 37 个国家(地区)的伤害标化死亡率上升,其中上升幅度最小的是多米尼加共和国(上升幅度 0.12%),最大的是叙利亚(上升幅度 657.93%),有 158 个国家(地区)下降,下降幅度最小的是塞拉利昂(下降幅度 1.29%),最大的是黎巴嫩(下降幅度 76.71%)。1990 年,WHO 成员国所在地区的伤害标化死亡率从低到高依次为欧洲地区(75.11/10 万)、美洲地区(78.86/10 万)、西太平洋地区(88.10/10 万)、东地中海地区(96.88/10 万)、东南亚地区(106.95/10 万)和非洲地区(131.29/10 万)。与 1990 年相比,2015 年 WHO 6 个区域的伤害标化死亡率均有不同程度的下降,其中下降幅度最大的地区为西太平洋地区(下降幅度 63.28%),最小的地区为东地中海地区(下降幅度 5.65%)。1990 年,世界银行不同收入水平国家的伤害标化死亡率从低到高依次为高收入国家(39.65/10 万)、中高收入国家(64.45/10 万)、中低收入国家(77.42/10 万)和低收入国家(106.94/10 万)。与 1990 年相比,2015 年世界银行不同收入水平国家的伤害标化死亡率均有所下降,其中下降幅度最大的是中高收入国家(下降幅度 52.85%),最低的是中低收入国家(下降幅度 27.45%)。1990 年,联合国地区经济委员会的伤害标化死亡率从低到高依次为拉丁美洲和加勒比经济委员会(68.60/10 万)、欧洲经济委员会(70.81/10 万)、西亚经济委员会(71.38/10 万)、亚洲及太平洋地区经济委员会(91.16/10 万)和非洲经济委员会(117.30/10 万)。与 1990 年相比,2015 年联合国各地区经济委会除西亚经济委员会的伤害标化死亡率上升 16.96%,其余地区均有下降,其中下降幅度最大的为欧洲经济委员会(30.80%),最小的为拉丁美洲和加勒比经济委员会(24.05%)。中国 2015 年伤害标化死亡率比 1990 年(94.91/10 万)下降了 42.89%,下降幅度在 158 个伤害标化死亡率下降的国家(地区)中排第 114 位,低于西太平洋地区和中高收入国家伤害标化死亡率下降幅度,高于亚洲及太平洋地区经济委员会的下降幅度。

3. 人群特征 据 GBD2015 结果显示,1990—2015 年,全球男性伤害死亡人数增加,从 1990 年 290 万人上升至 2015 年 330 万人,女性则下降,从 1990 年 150 万人下降至 2015 年 140 万人。男性和女性的伤害标化死亡率均呈下降趋势,分别从 1990 年 123.04/10 万和 60.32/10 万下降至 94.28/10 万和 38.72/10 万。这 25 年中,男性前 2 位伤害死因均为道路交通伤害和自杀,第 3 位伤害死因则从 1990 年的溺水变化为 2015 年的跌倒。女性前 3 位伤害死因均未改变,依次是道路交通伤害、自杀和跌倒。男性人群中,伤害死因顺位下降最多的类型是中毒,从1990年第10位下降至2015年第14位,上升最多的类型是战争与法律干预,从1990年第11位上升至2015年第7位。女性人群中,伤害死因顺位下降和上升变化最明显的分别是中毒和战争与法律干预,分别从1990年第10位下降至第12位,从1990年第13位上升至第10位。不同年龄人群中,5岁以下年龄组伤害标化死亡率从1990年1 898.40/10万下降至2015年866.81/10万,下降幅度为54.34%,前3位伤害死因均为溺水、道路交通伤害和异物;5~14岁年龄组从1990年120.61/10万下降至68.85/10万,下降幅度为42.92%,前3位伤害死因从溺水、道路交通伤害和跌倒变为道路交通伤害、溺水和跌倒;15~49岁年龄组从1990年274.94/10万下降至227.86/10万,下降幅度为17.12%,前3位伤害死因均为道路交通伤害、自杀和人际间暴力;50~69岁年龄组从1990年1 677.26/10万下降至1 176.70,下降幅度为29.84%,前3位伤害死因均为道路交通伤害、自杀和跌倒;70岁及以上年龄组从1990年7 827.35/10万下降至6 454.65/10万,下降幅度为17.54%,前3位伤害死因均为跌倒、道路交通伤害和自杀。

二、中国伤害死亡流行状况

(一) 中国伤害死亡现状

1. 总体特征 我国1978年建立全国疾病监测系统,2004年扩至161个监测点,2013年与原卫生部死因统计系统进行整合扩至605个监测点,建立了具有省级代表性的全国死因监测系统,并出版了2004—2015年各年度死因监测数据集,反映了中国人群的死亡水平和疾病模式变化趋势。《中国死因监测数据集2015》数据显示,2015年,中国居民伤害死亡数约为54万人,占全部疾病死亡数的7.45%,伤害粗死亡率为48.38/10万,年龄标化死亡率(按2000年中国普查人口标化)为39.18/10万。各类伤害中,前四位伤害死因依次为道路交通伤害(17.02/10万)、跌倒(9.63/10万)、自杀(7.32/10万)和溺水(3.67/10万),这四种伤害类型共造成51.74万人死亡,占全部伤害死亡人数的96.08%。

2. 地区分布 中国城乡、东中西地区的伤害死亡现状存在差异,但主要伤害类型均一致。《中国死因监测数据集2015》结果显示,中国城市地区的伤害标化死亡率为29.43/10万,占城市地区总死亡的6.05%,农村地区为44.01/10万,占农村地区总死亡的8.07%。中国东部地区的伤害标化死亡率为33.18/10万,占东部地区总死亡的8.60%,中部地区为38.85/10万,占中部地区总死亡的9.03%,西部地区为48.17/10万,占西部地区总死亡的10.66%。城市和农村前4位伤害死因均是道路交通伤害(10.87/10万和16.76/10万)、跌倒(5.62/10万和6.83/10万)、自杀(3.88/10万和6.50/10万)和溺水(2.57/10万和4.02/10万)。东部、中部和西部地区前4位伤害死因也均是道路交通伤害(13.23/10万、14.65/10万和17.20/10万)、跌倒(5.71/10万、5.25/10万和8.90/10万)、自杀(4.60/10万、6.86/10万和5.71/10万)和溺水(2.55/10万、3.87/10万和4.54/10万)。

3. 人群分布 中国伤害死亡现状的人群分布特征与全球相似,所有人群均受伤害影响,男性人群的伤害死亡现状比女性严重,不同年龄段人群的重点伤害类型不同。《中国死因监测数据集2015》数据显示,2015年,中国男性伤害标化死亡率为55.26/10万,占男性总死亡的8.69%,女性为22.75/10万,占女性总死亡的5.71%。男性人群中,前4位伤害死因依次道路交通伤害(22.19/10万)、跌倒(8.69/10万)、自杀(6.66/10万)和溺水(4.87/10万),女性人群中,前4位伤害死因也依次是道路交通伤害(7.28/10万)、自杀(4.63/10万)、跌倒(4.10/10万)和溺水(2.16/10万)。各年龄组中,0岁组伤害死亡率为28.17/10

万,1~4 岁组为 20.26/10 万,5~14 岁组为 12.13/10 万,15~44 岁组为 29.41/10 万,45~64 岁组为 54.43/10 万,65 岁及以上组伤害死亡率最高,为 166.60/10 万。各年龄组中,0 岁组、15~44 岁组和 45~64 岁组伤害死因顺位第一位均是道路交通伤害,死亡率依次为 3.82/10 万、13.57/10 万和 22.79/10 万,1~4 岁组则为溺水,死亡率为 8.40/10 万,跌倒是 65 岁及以上组首位伤害死因,死亡率为 58.03/10 万。溺水和道路交通伤害分别居 1~14 岁人群全疾病死因顺位第 1 和 2 位,道路交通伤害、溺水和自杀分别居 15~19 岁人群全疾病死因顺位第 1、2 和 3 位。

(二) 中国伤害死亡变化情况

1. 总体特征　2004—2015 年,中国的伤害死亡变化情况与全球基本一致,不同地区和人群的伤害死亡变化死亡率均呈现下降趋势。据中国死因监测系统数据显示,2004—2015 年,中国伤害死亡数从 75 万人下降至 52 万人,伤害死亡占总死亡的构成从 10.20% 下降至 7.45%,伤害标化死亡率从 58.88/10 万下降至 39.18/10 万(下降幅度为 33.46%)(图 2-1)。2004—2015 年,前三位伤害死因均为道路交通伤害、自杀和跌倒,其中 2004—2011 年,道路交通伤害、自杀和跌倒依次居伤害死因顺位第 1、2 和 3 位,2012—2015 年跌倒上升至第 2 位,自杀下降至第 3 位,道路交通伤害仍为伤害死因第 1 位。

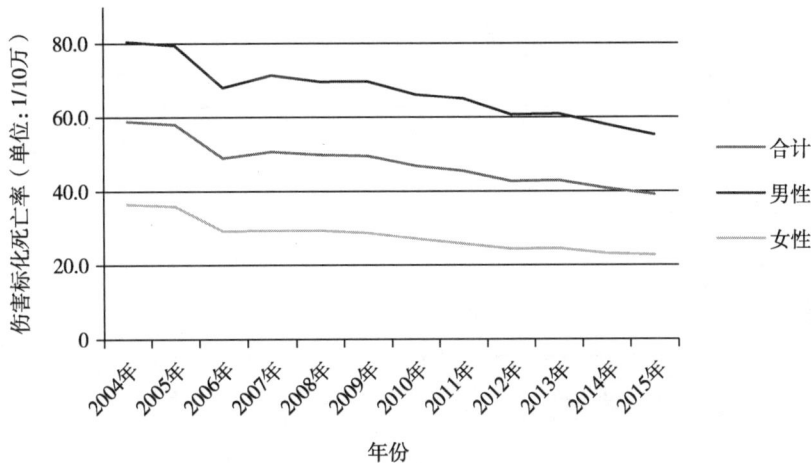

图 2-1　2004—2015 年中国伤害标化死亡率变化趋势

2. 地区分布　2004—2015 年,中国城乡、东中西和 31 个省(自治区、直辖市)的伤害标化死亡率均呈下降趋势,下降幅度各有不同。据中国死因监测系统数据显示,2004—2015 年,中国农村地区的伤害标化死亡率一直高于城市地区,其中城市地区的伤害标化死亡率从 44.99/10 万下降至 29.43/10 万(下降幅度为 34.59%),占城市地区总死亡的构成从 9.06% 下降至 6.05%,农村从 66.39/10 万下降至 44.01/10 万(下降幅度为 33.71%),占农村地区总死亡的构成从 11.62% 下降至 8.07%(图 2-2)。2004—2015 年,中国东部、中部和西部地区的伤害标化死亡率呈下降趋势,分别从 52.62/10 万、59.26/10 万和 66.99/10 万下降至 33.18/10 万、38.85/10 万和 48.17/10 万(下降幅度分别为 36.94%、34.44% 和 28.09%),每个地区伤害死亡占总死亡构成分别从 10.63%、10.08%、11.82% 下降至 8.60%、9.03% 和 10.66%(图 2-3)。这期间,城市和农村在 2004—2015 年期间的第 1 和 4 位伤害死因均是道路交通伤害和溺水,第 2 和 3 位从自杀和跌倒逐渐变化为跌倒和自杀。东部和西部地区的前4位伤害死因略有变化,从道路交通伤害、自杀、跌倒和溺水变为道路交通伤害、跌倒、自杀和溺水,中部地区的前4位伤害死因未变化,仍为道路交通伤害、自杀、跌倒和溺水。

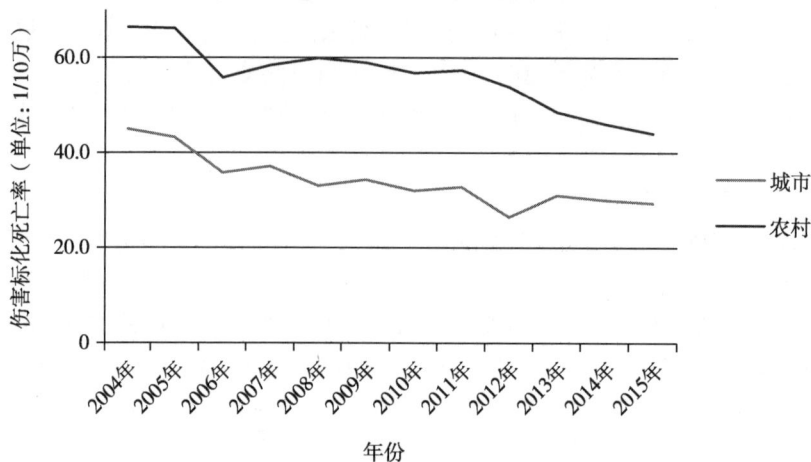

图 2-2　2004—2015 年中国城市和农村伤害标化死亡率变化趋势

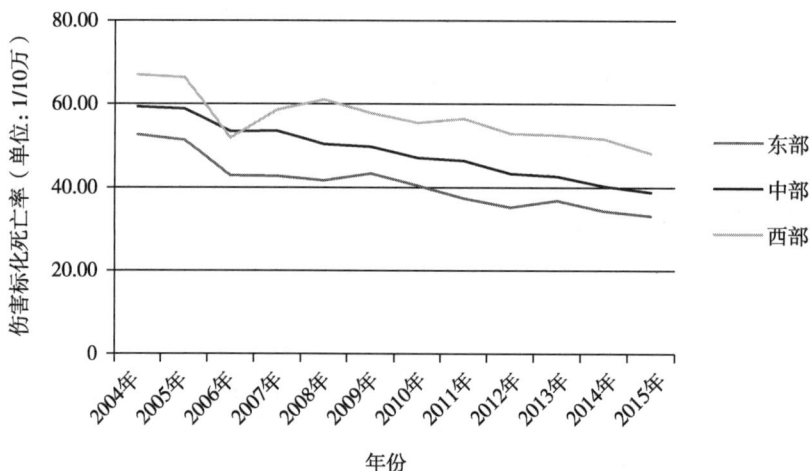

图 2-3　2004—2015 年中国东中西部伤害标化死亡率变化趋势

3. 人群分布　2004—2015 年,中国男性、女性和不同年龄段人群的伤害标化死亡率均有不同程度的下降,各自的死因顺位变化也有所不同。据中国死因监测系统数据显示,2004—2015 年,中国男性伤害标化死亡率一直高于女性,其中男性从 80.48/10 万下降至55.26/10 万(下降幅度为 31.33%),男性伤害死亡占男性总死亡的构成从 11.95% 下降至8.68%,女性从 36.57/10 万下降至 22.75/10 万(下降幅度为 37.79%),女性伤害死亡占女性总死亡的构成从 7.78% 下降至 5.71%(图 2-1)。男性和女性的伤害死因顺位变化不同,男性第 1 位伤害死因一直是道路交通伤害,第 2 和 3 位死因在 2010 年及以前是自杀和跌倒,2010 年以后是跌倒和自杀;女性的第 1 位伤害死因在 2004—2006 年期间是自杀,2007—2015 年则为道路交通伤害,自杀从第 1 位伤害死因逐渐下降至第 3 位。各年龄组的伤害死亡率均有明显下降,其中 1 岁以下组从 56.39/10 万下降至 28.17/10 万,下降幅度最大,为50.04%,1～4 岁组从 35.34/10 万下降至 20.26/10 万,下降幅度为 42.67%,5～14 岁组从

18.05/10 万下降至 12.13/10 万,下降幅度为 32.80%,15~44 岁组从 49.91/10 万下降至 29.41/10 万,下降幅度为 41.07%,45~64 岁组从 75.24/10 万下降至 54.43/10 万,下降幅度为 27.53%,65 岁及以上组从 204.67/10 万下降至 166.60/10 万,下降幅度为 18.60%。不同年龄组伤害死亡占各自总死亡构成变化不尽相同,1 岁以下组伤害死亡占 1 岁以下组总死亡的构成从 4.91% 上升至 7.04%,1~4 岁组从 43.40% 上升至 46.38%,5~14 岁组从 59.08% 下降至 54.43%,15~44 岁组从 43.17% 下降至 36.89%,45~64 岁组从 11.14% 下降至 11.04%,65 岁及以上组从 4.14% 下降至 3.67%。不同年龄组的伤害死因顺位变化略有不同,0 岁组在 2004—2008 年,第 1 位伤害死因是机械性窒息,2010 年为溺水,其余年份为道路交通伤害,常见的第 2 和 3 位伤害死因有溺水、道路交通伤害及中毒;1~4 岁组和 5~14 岁组的前 3 位伤害死因在这些年中均依次为溺水、道路交通伤害和跌倒;15~44 岁组和 45~64 岁组的前 2 位伤害死因无变化,依次为道路交通伤害和自杀,常见的第 3 位伤害死因有溺水和跌倒;65 岁及以上组的第 1 位伤害死因从 2004 年和 2005 年的自杀变为跌倒,自杀和道路交通伤害则分别列居第 2 或 3 位,并一直持续至 2015 年。

第二节 非致死性伤害流行状况

本节对全球和中国的伤害患病及中国的伤害致残流行状况进行了描述,展示了 2015 年全球和中国的伤害患病现状及 1990 年以来不同地区和人群伤害患病的变化情况,同时报告了中国第二次全国残疾人抽样调查的主要结果和伤害致残模式转变的特征。本节中全球和中国的伤害标化患病人次率数据来源于 GBD2015 研究,数据覆盖全国 31 个省(自治区、直辖市)、香港和澳门地区,不包括台湾地区。伤害患病人次率是指每 10 万人在该年度内发生伤害或某种伤害类型的次数。中国的伤害致残数据来源于 1987 年和 2006 年开展的第一和二次全国残疾人抽样调查,其中第一次抽样调查采用概率比例抽样方法在全国调查了 1 579 314 人,第二次抽样调查用分层多阶段整群概率比例抽样方法在全国调查了 2 526 145 人,数据覆盖全国 31 个省(自治区、直辖市),不包括港澳台地区。两次调查中致残原因的制定标准分别为 ICD(International Classification Disease)-9 和 ICD-10,在结果比较时已根据伤害的定义对伤害致残原因进行了匹配和重编码。中国的伤害标化患病率与其他国家和地区比较时统一采用指标值从低到高的顺序排位。

一、全球非致死性伤害流行状况

(一)全球非致死性伤害现状

1. 总体特征 全球性的伤害发生状况少有文献报道,GBD2015 研究对全球 195 个国家和地区的伤害患病情况进行了系统估算,数据显示,2015 年全球伤害患病人次数约为 10 亿人次,占全球所有疾病患病人次数的 14.46%,年龄标化患病人次率(按照 GBD 全球标准人口标化)为 14 274.77/10 万。各伤害类型中,患病人次率前 5 位依次为跌倒(3 228.76/10 万)、暴露于机械性力量(2 528.12/10 万)、道路交通伤害(1 516.45/10 万)、烧烫伤(973.46/10 万)和暴露于高温或寒冷环境(871.61/10 万)。在 315 种疾病中,跌倒和暴露于机械性力量的标化患病人次率顺位分别居第 23 和 26 位。部分发达国家和地区也开展了针对本地区人群伤害或部分伤害类型的发生情况研究,美国国家电子伤害监测系统全伤害项目(National Electronic Injury Surveillance System-All Injury Program,NEISS-AIP)数据显示,

2015 年美国有 31 774 062 起伤害,伤害发生率为 9 885.56/10 万,其中男性为 10 704.54/10万,女性为 9 091.28/10 万,欧盟 2014 年发布的《2010—2012 年欧盟伤害统计报告》数据显示,2010—2012 年平均每年欧盟有 3 570 万人因伤害到医疗卫生机构就诊,540 万人需要进行住院治疗,100 万人造成永久性残疾。

2. 地区分布　从全球范围看,部分发达国家的伤害患病较多,部分发展中或欠发达国家的伤害患病则较少,经济水平相似的国家的伤害患病情况差异较大,因此,与伤害死亡的地区分布特征不同,伤害患病在经济水平有明显区别的国家和地区间的差异并不明显。据GBD2015 结果显示,2015 年,在全球 195 个国家和地区中,伤害标化患病人次率最低的 5 个国家(地区)依次是墨西哥(4 911.62/10 万)、哥斯达黎加(5 469.36/10 万)、毛里求斯(6 841.29/10 万)、哥伦比亚(6 873.14/10 万)和百慕大群岛(7 025.52/10 万),最高的 5 个国家(地区)依次是卢旺达(52 710.18/10 万)、伊拉克(54 487.11/10 万)、阿富汗(57 606.45/10 万)、叙利亚(62 551.57/10 万)和黎巴嫩(99 100.73/10 万)。中国伤害标化患病人次率为 9 268.06/10 万,在 195 个国家和地区中排名第 17 位。按照 WHO 会员国所属区域划分,伤害标化死亡率最低的地区是西太平洋地区(9 826.19/10 万),其余依次为美洲地区(11 821.20/10 万)、东南亚地区(14 708.54/10 万)、欧洲地区(16 456.04/10 万)、非洲地区(17 928.74/10 万)和东地中海地区(24 644.44/10 万)。中国的伤害标化患病人次率在西太平洋地区 22 个国家中排第 2 位。按照世界银行国家收入水平划分,伤害标化患病人次率最低的是中高收入国家(11 622.28/10 万),其余依次为高收入国家(14 498.24/10 万)、中低收入国家(15 573.20/10 万)和低收入国家(20 629.30/10 万)。中国的伤害标化死亡率在53 个中高收入国家中排第 10 位。按照联合国地区经济委员会划分,伤害标化死亡率最低的地区是拉丁美洲和加勒比经济委员会(12 721.87/10 万),其余依次是亚洲及太平洋地区经济委员会(13 416.79/10 万)、欧洲经济委员会(15 799.36/10 万)、非洲经济委员会(17 808.93/10 万)和西亚经济委员会(25 565.74/10 万)。中国的伤害标化死亡率在亚洲及太平洋地区经济委员会 50 个国家中排第 3 位。上述数据显示,中国伤害患病现状在不同国家和地区均处于较低的水平。

3. 人群分布　据 GBD2015 结果显示,2015 年,全球男性伤害患病人次数约为 6 亿人次,标化患病人次率为 18 014.69/10 万,女性伤害患病人次数约为 4 亿人次,标化患病人次率为10 642.16/10 万。男性人群中,患病人次率前三位伤害分别为暴露于机械性力量(3 818.55/10 万)、跌倒(3 570.81/10 万)和道路交通伤害(1 917.40/10 万),女性人群中,患病人次率前三位伤害分别为跌倒(2 862.41/10 万)、暴露于机械性力量(1 269.92/10 万)和道路交通伤害(1 134.72/10 万)。不同年龄人群中,5 岁以下年龄组伤害患病人次数为 25 367 600,标化患病人次率为 3 777.60/10 万,患病人次率前三位伤害分别为暴露于机械性力量(788.19/10 万)、战争与法律干预(716.09/10 万)和跌倒(431.75/10 万),这三类伤害在该年龄组全疾病标化患病人次率顺位中分别居第 20、21 和 26 位;5~14 岁年龄组伤害患病人次数为61 129 965,标化患病人次率为 4 926.95/10 万,患病人次率前三位伤害分别为暴露于机械性力量(1 266.19/10 万)、跌倒(953.67/10 万)和烧烫伤(357.73/10 万),其中暴露于机械性力量和跌倒在该年龄组全疾病标化患病人次率顺位中分别居第 22 和 26 位;15~49 岁年龄组伤害患病人次数为 468 889 544,标化患病人次率为 12 314.51/10 万,患病人次率前三位伤害分别为暴露于机械性力量(2 486.74/10 万)、跌倒(2 359.36/10 万)和道路交通伤害(1 210.64/10 万),其中暴露于机械性力量和跌倒在该年龄组全疾病标化患病人次率顺位中

分别居第 23 和 24 位;50~69 岁年龄组伤害患病人次数为 298 600 396,标化患病人次率为
23 829.13/10 万,患病人次率前三位伤害分别为跌倒(5 484.23/10 万)、暴露于机械性力量
(3 859.65/10 万)和道路交通伤害(3 261.57/10 万),其中跌倒和暴露于机械性力量在该年
龄组全疾病标化患病人次率顺位中分别居第 19 和 26 位;70 岁及以上年龄组伤害患病人次
数为 165 169 926,标化患病人次率为 41 488.60/10 万,患病人次率前三位伤害分别为跌倒
(13 174.12/10 万)、暴露于机械性力量(4 905.43/10 万)和道路交通伤害(4 710.16/10 万),
其中跌倒在该年龄组全疾病标化患病人次率顺位中居第 13 位。

（二）全球非致死性伤害变化情况

1. 总体特征　1990—2015 年,伤害患病标化人次率与伤害标化死亡率变化情况一致,
也呈现出较为明显的下降趋势。据 GBD2015 结果显示,全球伤害患病人次数从 1990 年的
7.6 亿人次略微上升至 2015 年的 10.2 亿人次,标化患病人次率从 1990 年的 16 964.14/10 万
下降至 2015 年的 14 274.77/10 万。1990 年,各伤害类型中,标化患病人次率前 5 位伤害分别
为跌倒(3 398.10/10 万)、暴露于机械性力量(3 175.44/10 万)、道路交通伤害(1 568.27/10
万)、烧烫伤(1 384.08/10 万)和暴露于高温或寒冷环境(1 161.04/10 万)。与 1990 年相比,
2015 年标化患病人次率前 5 位伤害类型与 1990 年一致,各伤害患类型的标化患病人次率顺位
变化不明显,其中人际间暴力、药物副作用和中毒略有下降,自然灾害和自杀略有上升。

2. 地区分布　与 1990 年相比,不同国家和地区的伤害标化患病人次率变化情况存在差
异。据 GBD2015 结果显示,1990 年,在全球 195 个国家和地区中,伤害标化患病人次率最低
的 5 个国家(地区)依次是哥斯达黎加(5 628.63/10 万)、洪都拉斯(6 376.77/10 万)、毛里求
斯(6 864.72/10 万)、牙买加(6 945.84/10 万)和巴拿马(6 987.09/10 万),最高的 5 个国家
(地区)依次是黎巴嫩(168 279.88/10 万)、伊拉克(73 096.09/10 万)、阿富汗(71 485.51/10
万)、巴勒斯坦(70 924.75/10 万)和亚美尼亚(39 324.07/10 万)。与 1990 年相比,2015 年
195 个国家和地区中有 57 个国家(地区)的伤害标化患病人次率上升,其中上升幅度最小的
是乍得(上升幅度 0.06%),最大的是叙利亚(上升幅度 206.13%),有 138 个国家(地区)下
降,其中下降幅度最小的是毛里求斯(下降幅度 0.34%),最大的是爱沙尼亚(下降幅度
51.68%)。1990 年,WHO 成员国所在地区的伤害标化患病人次率从低到高依次为西太平洋
地区(11 099.51/10 万),其余依次为美洲地区(13 622.51/10 万)、非洲地区(19 143.42/10
万)、东南亚地区(19 509.79/10 万)、欧洲地区(21 331.78/10 万)和东地中海地区
(27 285.14/10 万)。与 1990 年相比,2015 年 WHO 6 个区域的伤害标化患病人次率均有不
同程度的下降,其中下降程度最大的地区为东南亚地区(下降幅度 24.61%),最小的地区为
非洲地区(下降幅度 6.35%)。1990 年,世界银行不同收入水平国家的伤害标化患病人次率
最低为中高收入国家(14 304.73/10 万),其余依次为高收入国家(17 727.77/10 万)、中低收
入国家(18 924.01/10 万)和低收入国家(20 763.51/10 万)。与 1990 年相比,2015 年世界银
行中高收入国家、高收入国家和中低收入国家下降幅度接近(均约为 18%),低收入国家没
有明显变化。1990 年,联合国地区经济委员会伤害标化患病人次率最低为拉丁美洲和加勒
比经济委员会(15 884.15/10 万),其余依次是(亚洲及太平洋地区经济委员会(16 234.8/10
万)、非洲经济委员会(19 265.89/10 万)、欧洲经济委员会(19 867.16/10 万)和西亚经济委
员会(27 851/10 万)。与 1990 年相比,2015 年联合国地区经济委员会伤害标化患病人次率
下降幅度最大的是欧洲经济委员会(20.48%),最小的是非洲经济委员会(7.56%)。中国
1990 年伤害标化患病人次率为 10 459.06/10 万,相比于 2015 年下降了 11.39%,在 138 个伤

害标化患病人次率下降的国家中排第 49 位,下降幅度低于西太平洋地区、中高收入国家和亚太平洋地区经济委员会。

3. 人群分布　与 1990 年相比,全球男性和女性的伤害患病人次数虽然有所增加,但伤害标化患病人次率均呈下降趋势,不同年龄段人群的伤害标化患病人次率也都呈现下降趋势,部分年龄段伤害标化患病人次率前三位的伤害类型有所变化。据 GBD2015 结果显示,1990—2015 年,全球男性伤害患病人次数从 1990 年的 4.7 亿人次上升至 2015 年的 6.3 亿人次,女性从 1990 年的 2.9 亿人次增加至 2015 年的 3.9 亿人次。男性和女性的伤害标化患病人次率分别从 1990 年的 21 434.94/10 万和 12 738.51/10 万下降至 2015 年的 18 014.69/10 万和 10 642.16/10 万。这 25 年中,男性患病人次率前 3 位伤害均为暴露于机械性力量、跌倒和道路交通伤害,女性前 2 位伤害未改变,分别为跌倒和暴露于机械性力量,第 3 位从烧烫伤变为道路交通伤害。男性人群中,伤害患病人次率顺位下降最多的类型是中毒,从 1990 年第 13 位下降至 2015 年第 15 位,上升最多的类型是自然灾害,从 1990 年第 14 位上升至 2015 年第 11 位。女性人群中,伤害患病人次率顺位下降和上升变化最明显的也是中毒和自然灾害,分别从 1990 年第 13 位下降至第 15 位,从 1990 年第 10 位上升第 8 位。不同年龄人群中,5 岁以下年龄组伤害标化患病人次率从 1990 年 4 764.84/10 万下降至 2015 年 3 777.6/10 万,下降幅度为 20.78%,患病人次率前 3 位伤害从暴露于机械性力量、跌倒和药物副作用变为暴露于机械性力量、战争与法律干预和跌倒;5～14 岁年龄组从 1990 年 6 718.28/10 万下降至 4 926.95/10 万,下降幅度为 26.66%,患病人次率前 3 位伤害从暴露于机械性力量、跌倒和战争与法律干预变为暴露于机械性力量、跌倒和烧烫伤;15～49 岁年龄组从 1990 年 14 078.35/10 万下降至 12 314.51/10 万,下降幅度为 12.53%,患病人次率前 3 位伤害均为暴露于机械性力量、跌倒和道路交通伤害;50～69 岁年龄组从 1990 年 28 057.78/10 万下降至 23 829.13,下降幅度为 15.07%,患病人次率前 3 位伤害均为跌倒、暴露于机械性力量和道路交通伤害;70 岁及以上年龄组从 1990 年 45 167.62/10 万下降至 41 488.60/10 万,下降幅度为 12.55%,前 3 位伤害死因均为跌倒、暴露于机械性力量和道路交通伤害。

二、中国非致死性伤害流行状况

(一) 中国非致死性伤害现状

1. 总体特征　目前国内还缺乏覆盖所有省(自治区、直辖市)的人群伤害发生现状研究,但部分地区近年来已开展了相关研究,结果显示伤害发生率为 3%～9%,男性伤害发生率高于女性,农村伤害发生率高于城市。朱丽萍等对江西省 319 543 名居民的伤害流行状况分析显示,2005 年 9—11 月江西省居民非致死性伤害发生率为 5.60%,其中男性和女性非致死性伤害发生率分别为 6.72% 和 4.46%,城市和农村非致死性伤害发生率分别为 4.95% 和 5.79%;郭生琼等对贵州省 9 280 名成年人的伤害流行现状的研究发现,2010 年贵州省成年人伤害发生率为 3.5%,其中男性和女性伤害发生率分别为 3.6% 和 3.4%,城市和农村伤害发生率均为 3.5%;樊丽辉等对温州市 21 421 名居民的伤害发生状况的调查显示,2012 年 5 月至 2013 年 4 月温州市居民伤害的发生率为 2.75%,其中男性和女性伤害发生率分别为 2.89%、2.61%,城市和农村伤害发生率分别为 1.73%、2.75%;张春华等对重庆市某农村地区居民伤害发生状况调查显示,2013 年当地农村居民伤害发生率为 7.8%,男性和女性伤害发生率分别为 8.9% 和 6.7%。据 GBD2015 结果显示,2015 年中国居民伤害患病人次数为 143 297 366,标化患病人次率为 9 268/10 万。各伤害类型中,伤害标化患病人次率前五位依次为跌倒(2 184.12/10 万)、道路交通伤害(2 084.78/10 万)、暴露于机械性力量(1 441.36/10 万)、暴露于高温或寒冷环境(679.18/10 万)和烧烫伤(324.92/10 万)。除伤害患病研究以外,国内学者还对伤害致残情况进行了研究。据 2006 年第二次全国残疾人抽样调查显示,有 25 582 人因伤害致残,占调查全部残疾人数的 15.59%,包括肢体残疾 16 596 人(64.87%)、听力残疾 6 095 人(23.83%)、视力残疾 1 222 人(4.78%)、智力残疾 1 202 人(4.70%)和言语残疾 467 人(1.83%),由此估计全国伤害致残现患率为 980.53/10 万(按照 2005 年中国 1% 人口抽样调查年龄结构标化)。伤害致肢体残疾的原因包括工伤、交通事故和中毒。工伤致肢体残疾表现出明显的性别差异,男性患病率显著高于女性,城市人口现患率也显著高于农村人口。交通事故致肢体残疾人数为 2 862 人,占所调查的肢体残疾人口的 4.71%,估计全国约有 114 万人因交通事故致肢体残疾。中毒致肢体残疾比例最少。听力残疾原因中,药物中毒有 2 271 例,噪声和爆震 2 150 例,创伤或意外伤害有 1 674 例。耳毒性药物致听力残疾是伤害致听力残疾的重要原因。听力残疾又是导致言语残疾的最主要原因。外伤致视力残疾是成年人和儿童单眼盲的常见原因,18~50 岁青壮年普遍更容易受伤并致盲,老年人中也存在外伤致视力受损的情况,60~64 岁组占比近 50%。食用或吸入甲醇气体引起的中毒致视力残疾占所有伤害致残人群中的 0.18%,虽然居视力致残原因最后一位,但致残、致盲和致死率极高。伤害造成的智力残疾中,因交通致残 307 人、中毒致残 155 人、工伤致残 69 人、其他外伤致残 671 人。

2. 地区分布　2015 年,中国不同经济水平地区的伤害患病情况差异明显,东部沿海发达地区的伤害标化患病人次率较高。与伤害患病的地区分布特征类似,伤害致残情况也存在明显的省际差异,经济不发达或医疗水平不高的地区,如新疆维吾尔自治区、西藏自治区、甘肃省和宁夏回族自治区,劳务输出大省如河北省、河南省和陕西省,以及以工业为主的吉林省、采矿业为主要行业的山西省,肢体致残患病率较高。医疗卫生力量较弱的省区市,如贵州省和青海省,中毒致听力残疾的比例较高。据 2006 年第二次全国残疾人抽样调查显示,31 个省(自治区、直辖市)中,伤害致残标化患病率最低的 5 个地区依次为上海市(543.44/10 万)、海南省(689.02/10 万)、安徽省(718.93/10 万)、广东省(738.52/10 万)和山东省(751.16/10 万),最高的 5 个地区依次为宁夏回族自治区(1 618.89/10 万)、贵州省(1 453.82/10 万)、四川省(1 335.70/10 万)、云南省(1 304.99/10 万)、甘肃省(1 267.62/10 万)和重庆市(1 224.42/10 万)。按照城市和农村地区划分,城市居民伤害致残患病率为 958.31/10 万,农村居民伤害致残患病率为 764.78/10 万,其中安徽省、黑龙江省、江西省和内蒙古自治区四个地区的农村居民伤害致残患病率低于城市居民,其余地区均高于城市居民。农村居民伤害致残患病率最低的 5 个地区依次是海南省(600.62/10 万)、安徽省(655.48/10 万)、广东省(671.05/10 万)、山东省(675.64/10 万)和天津市(748.15/10 万),最高的 5 个地区依次为四川省(1 413.46/10 万)、贵州省(1 397.94/10 万)、重庆市(1 287.22/10 万)、湖南省(1 248.47/10 万)和宁夏回族自治区(1 208.01/10 万),城市居民伤害致残患病率最低的 5 个地区依次为浙江省(511.14/10 万)、广东省(520.71/10 万)、海南省(561.28/10 万)、上海市(598.50/10 万)和福建省(621.67/10 万),最高的 5 个地区依次为江西省(1 207.22/10 万)、重庆市(1 143.47/10 万)、四川省(1 080.66/10 万)、宁夏回族自治区(1 078.46/10 万)和湖南省(1 044.31/10 万)。

3. 人群分布　男性的伤害患病人次数和标化患病人次率均远高于女性,但两者伤害标化患病人次率前三位伤害类型相同。不同年龄组中,伤害标化患病人次率随着年龄增加而增加。据 GBD2015 结果显示,男性伤害患病人次数为 9 700 万人次,标化患病人次率为 12 376 人次/10 万,女性伤害患病人次数为 4 600 万人次,标化患病人次率为 6 104/10 万。男性人群中,伤害患病人次率前三位依次为跌倒(2 549/10 万)、道路交通伤害(2 523/10 万)和暴露于机械性力量(2 235/10 万)。女性人群中,前三位伤害类型与男性相同,标化患病人次率依次为 1 793.97/10 万、1 640.68/10 万和 629.44/10 万。各年龄组中,5 岁以下组伤害患病人次数为 1 254 618,标化患病人次率为 1 509/10 万,其中前三位伤害类型依次为暴露于机械性力量(404.19/10 万)、跌倒(284.11/10 万)和药物副作用(193.57/10 万);5~14 岁组患病人次数为 3 727 025,标化患病人次率为 2 413/10 万,其中前三位伤害类型依次为跌倒(664.77/10 万)、暴露于机械性力量(542.02/10 万)和道路交通伤害(296.16/10 万);15~49 岁组患病人次数为 62 750 387,标化患病人次率为 8 308 人次/10 万,其中前三位伤害类型依次为跌倒(1 903.48/10 万)、道路交通伤害(1 861.59/10 万)和暴露于机械性力量(1 414.52/10 万);50~69 岁组患病人次数为 53 972 066,标化患病人次率为 17 436/10 万,其中前三位伤害分别为道路交通伤害(4 468.44/10 万)、跌倒(3 907.16/10 万)和暴露机械性力量(2 464.42/10 万);70 岁及以上组患病人次数为 21 593 274,标化患病人次率为 26 646 人次/10 万,其中前三位伤害分别为跌倒(6 817.71/10 万)、道路交通伤害(5 927.67/10 万)和暴露于机械性力量(3 197.87/10 万)。男性的伤害致残患病率比女性严重。各伤害致残类型中,男性伤害致残患病率都高于女性。各省(自治区、直辖市)男性伤害致残患病率均高于本地区女性。据 2006 年第二次全国残疾人抽样调查显示,男性伤害致残患病率为 1 124.04/10 万,女性伤害致残患病率为 648.36/10 万。男性伤害致残患病率最低的 5 个地区依次为上海市(690.63/10 万)、海南省(707.33/10 万)、广东省(711.72/10 万)、安徽省(758.95/10 万)和江苏省(860.24/10 万),最高的 5 个地区依次为四川省(1 645.02/10 万)、重庆市(1 598.08/10 万)、湖南省(1 507.34/10 万)、吉林省(1 467.80/10 万)和贵州省(1 450.27/10 万)。女性伤害致残患病率最低的 5 个地区依次为山东省(402.32/10 万)、海南省(456.27/10 万)、山西省(468.42/10 万)、天津市(480.05/10 万)和辽宁省(491.32/10 万),最高的 5 个地区依次为贵州省(1 034.48/10 万)、四川省(980.83/10 万)、重庆市(882.93/10 万)、宁夏回族自治区(882.27/10 万)和江西省(849.62/10 万)。

（二）中国非致死性伤害变化情况

1. 总体特征　与伤害死亡变化情况一致,1990—2015 年,中国伤害患病情况也有所改善。据 GBD2015 结果显示,中国伤害患病人次数从 1990 年 1 亿人次逐年上升至 2015 年 1.4 亿人次,标化患病人次率从 1990 年 10 459 人次/10 万下降至 2015 年 9 268.06/10 万(下降幅度 11.39%)。1990 年,中国伤害标化患病人次率前五位依次为暴露于机械性力量(1 947.48/10 万)、暴露于高温或寒冷环境(1 900.38/10 万)、跌倒(1 713.23/10 万)、道路交通伤害(1 141.00/10 万)和烧烫伤(558.81/10 万)。2015 年,这五类伤害中跌倒和道路交通伤害上升为前两位,暴露于机械性力量和暴露于高温或寒冷环境下降为第 3、4 位,烧烫伤一直居第 5 位。与 1990 年相比,2015 年标化患病人次率顺位上升最多的伤害类型是自然灾害,从 1990 年第 15 位(36.98/10 万)上升至 2015 年第 9 位(109.02/10 万),下降最多的是动物伤,从 1990 年第 9 位(133.27/10 万)下降至 2015 年第 13 位(52.36/10 万)。在伤害患病情况改善的同时,伤害致残总体情况有所增加。1987 年和 2006 两次全国残疾人抽样调查数据显示,1987—2006 年伤害致残数量增加了 60 余万,占所有致残的比例从 9.6% 上升至 15.59%。不同致残原因所占比例变化差异明显,中毒类伤害致残占总体伤害致残的比例大幅下降,伤害致肢体残疾的比例大幅增加,尤其是工伤,所占比例增加近一倍,而交通致残所占比例增加近三倍,远高于其他类型的残疾。

2. 地区分布　中国 31 个省(自治区、直辖市)的伤害标化患病人次率均有下降,但伤害致残发生呈现较大的省际和城乡差异。1987 年和 2006 年两次全国残疾人抽样调查结果显示,中西部各省因伤致残比例增加。在工伤和交通致残残疾人中,这些区域和省份每 10 万人中残疾人数量大幅提高。在两次调查中,感知器官、智力因伤害致残的比例,普遍是农村占比远高于城市。肢体相关伤害的比例变动很大,第一次抽样调查结果显示农村比城市略高,第二次抽样则显示农村占比大幅高于城市。

3. 人群分布　1990—2015 年,中国男性和女性伤害患病人次数有所上升,但标化患病人次率均下降。不同年龄段人群伤害标化患病人次数变化差异明显,50 岁以下人群伤害标化患病人次率均有不同幅度的下降,年龄越小下降幅度越大,50 岁以上人群伤害标化患病人次率有上升,其中 70 岁及以上组上升幅度最大。据 GBD2015 结果显示,1990—2005 年,中国男性伤害患病人次数从 6 800 万人上升至 9 700 万人,标化患病人次率则从 13 536 人次/10 万下降至 12 376 人次/10 万(下降幅度 8.57%),女性伤害患病人次数从 3 500 万人上升至 4 600 万人次,标化患病人次率从 7 338 人次/10 万下降至 6 104 人次/10 万(下降幅度16.82%)。与 1990 年相比,2015 年男性伤害患病人次率前三位从暴露于机械性力量、暴露于高温或寒冷环境和跌倒变为跌倒、道路交通伤害和暴露于机械性力量,女性第 1 和 3 位均为跌倒和暴露于机械性力量,第 2 位从暴露于高温或寒冷环境变为道路交通伤害。不同年龄组中,5 岁以下年龄组伤害标化人次率从 3 796 人次/10 万下降至 1 509 人次/10 万(下降幅度 60.25%),前三位伤害中第 1 位均为暴露于机械性力量,第 2 和 3 位从药物副作用、暴露于高温或寒冷环境变为跌倒和药物副作用;5~14 岁组伤害标化人次率从 4 127 人次/10万下降至 2 413 人次/10 万(下降幅度 41.53%),前三位伤害从暴露于机械性力量、跌倒和暴露于高温或寒冷环境变为跌倒、暴露于机械性力量和道路交通伤害;15~49 岁组伤害标化患病人次率从 8 661 人次/10 万略微下降至 8 308 人次/10 万(下降幅度 4.08%),前三位伤害从暴露于机械性力量、暴露于高温或寒冷环境和跌倒变为跌倒、道路交通伤害和暴露于机械性力量;50~69 岁组伤害标化患病人次率从 17 285 人次/10 万上升至 17 436 人次/10 万(上升幅度 0.87%),前三位伤害从暴露于高温或寒冷环境跌倒和暴露于机械性力量变为道路交通伤害、跌倒和暴露于机械性力量;70 岁及以上组伤害标化患病人次率从 24 931 人次/10 万上升至 26 646 人次/10 万(上升幅度 6.88%),前三位伤害从暴露于高温或寒冷环境、跌倒和暴露于机械性力量变为跌倒、道路交通伤害和暴露于机械性力量。1987 年和 2006 年两次全国残疾人抽样调查结果显示,伤害致残的性别差异较大。男性总体上受到伤害的比例仍高于女性,女性在伤害致肢体残疾方面的比例有所上升,在视听等感官方面受伤害致残比例降低。青少年的伤害致残比例下降,成年至老年阶段的比例增加。中毒比例有所降低,低年龄的肢体工伤比例有所上升,高年龄的听力噪声和交通致残比例有所上升,发生肢体意外伤害的比例也在高龄组大幅增加。

第三节　伤害疾病负担流行状况

本节对全球和中国的伤害疾病负担流行状况进行了描述,主要展示了 2015 年全球和中国的伤害伤残调整生命年(disability-adjusted life year,DALY)、过早死亡损失寿命年(years of life lost，YLL）和伤残损失寿命年（years lost due to disability，YLD）以及 1990 年以来不同地区和人群这些疾病负担指标的变化情况，同时引用文献对部分伤害类型造成的经济负担进行了描述。本节中全球和中国的伤害疾病负担数据来源于 GBD2015 研究，数据覆盖全国 31个省（自治区、直辖市）、香港和澳门地区，不包括台湾地区。中国的伤害疾病负担指标与其他国家和地区比较时统一采用指标值从低到高的顺序排位。

一、全球伤害疾病负担流行状况

（一）全球伤害疾病负担现状

1. 总体特征　GBD2015 研究对 2015 年全球伤害疾病负担进行了全面系统的估算，大部分伤害类型的 DALY 中 YLL 所占比例高于 YLD，小部分伤害类型的 DALY 以 YLD 为主，全球伤害疾病负担的流行情况与伤害死亡流行状况相似。据 GBD2015 结果显示，因伤害造成的 DALY、YLL 和 YLD 数分别约为 2.5 亿、2.1 亿和 4 100 万，分别占全球所有疾病的 DALY、YLL 和 YLD 数的 10.13%、12.48% 和 5.18%，标化 DALY、YLL 和 YLD 率分别为 3 376.14/10 万、2 802.57/10 万和 573.57/10 万，标化 YLL 率/标化 YLD 率为 4.89。各伤害类型中，标化 DALY 率前五位依次为道路交通伤害（902.98/10 万）、自杀（457.87/10 万）、跌倒（368.28/10 万）、人际间暴力（283.27/10 万）和溺水（241.13/10 万）；标化 YLL 率前五位依次为道路交通伤害（819.66/10 万）、自杀（453.27/10 万）、人际间暴力（273.05/10 万）、溺水（237.56/10 万）和跌倒（200.94/10 万）；标化 YLD 率前五位依次为跌倒（167.34/10 万）、道路交通伤害（83.32/10 万）、暴露于机械性力量（49.34/10 万）、暴露于高温或寒冷环境（37.17/10 万）和烧烫伤（31.05/10 万）；标化 YLL 率/标化 YLD 率最大的是自杀（比值为 98.54），最小的是暴露于高温或寒冷环境（比值为 0.58）。除以 DALY 等为核心指标的衡量伤害造成的疾病负担外，部分国家和地区还开展了伤害造成的经济负担研究。Spitzer 等研究了美国 2006—2014 年因烧烫伤住院的医疗花费，结果显示美国 2006—2014 年因烧烫伤造成的住院医疗花费每年约为 734.6 百万美元。Alfonso 等 2013 年在孟加拉国开展了覆盖117 万人的调查，结果显示不同伤害类型和结局造成的平均直接经济负担为 8~830 美元，非致死性伤害造成的全部直接经济负担约为 355 795 美元/10 万，致死性伤害造成的全部直接经济负担约为 5 000 美元/10 万。Fang 等研究了 2005 年中国江西省伤害造成的经济负担，结果显示致死性伤害造成的非直接医疗花费平均约为 20 171 美元、直接医疗花费平均约为346 美元，非致死性伤害住院造成的非直接医疗花费平均约为 2 276 美元、直接医疗花费平均约为 643 美元，非致死性伤害门（急）诊造成的非直接医疗花费平均约为 61 美元、直接医疗花费平均约为 37 美元。

2. 地区分布　与伤害死亡流行状况类似，不同地区间的伤害疾病负担现状存在差异，主要体现为与经济水平较高的国家和地区相比，较低的国家和地区的 DALY 和 YLL 较高。据 GBD2015 结果显示，2015 年，在全球 195 个国家和地区中，伤害标化患病 DALY 率最低的5 个国家（地区）依次是新加坡（1 089.18/10 万）、马耳他（1 305.98/10 万）、英国（1 361.01/10 万）、西班牙（1 179.54/10 万）和安道尔（1 156.60/10 万），最高的 5 个国家（地区）依次是索马里（8 411.05/10 万）、莱索托（4 411.40/10 万）、伊拉克（6 494.89/10 万）、阿富汗（14 199.44/10 万）和叙利亚（20 189.80/10 万）。伤害标化 YLL 率最低的 5 个国家（地区）与标化 DALY 率最低的 5 位国家一样，位次略有变化，依次为马耳他（635.41/10 万）、新加坡（640.40/10 万）、安道尔（696.98/10 万）、西班牙（744.39/10 万）和英国（773.75/10 万），最高的 5 位国家(地区)依次是索马里(7 329.50/10 万)、中非共和国(7 369.65/10 万)、莱索托(8 177.72/10 万)、阿富汗(16 754.14/10 万)和叙利亚(17 233.16/10 万)。伤害标化 YLD 率最低的 5 个国家(地区)依次为墨西哥(189.38/10 万)、哥斯达黎加(222.01/10 万)、哥伦比亚(249.55/10 万)、百慕大群岛(264.76/10 万)和巴巴多斯(265.24/10 万),最高的 5 个国家(地区)依次为卢旺达(1 495.65/10 万)、伊拉克(1 832.00/10 万)、黎巴嫩(2 011.50/10 万)、阿富汗(2 319.28/10 万)和叙利亚(2 956.64/10 万)。中国伤害标化 DALY、YLL 和 YLD 率依次为 2 572.05/10 万、2 195.76/10 万和 376.29/10 万,在 195 个国家和地区中分别排名第 73 位、30 位和 79 位。按照 WHO 会员国所属区域划分,伤害标化 DALY 率最低的地区是西太平洋地区(2 568.68/10 万),其余依次为欧洲地区(2 710.57/10 万)、美洲地区(3 111.45/10 万)、东南亚地区(3 648.69/10 万)、非洲地区(4 074.21/10 万)和东地中海地区(5 137.65/10 万),伤害标化率 YLL 从低到高排序前 2 位地区为欧洲地区和西太平洋地区,其余顺序与标化 DALY 一致,伤害标化 YLD 率从低到高的排序与标化 DLAY 率完全一致。中国的伤害标化 DALY 率在西太平洋地区 22 个国家中排第 9 位。按照世界银行国家收入水平划分,伤害标化 DALY 率最低的是高收入国家(2 059.56/10 万),其余依次为中高收入国家(3 189.56/10 万)、中低收入国家(3 720.43/10 万)和低收入国家(5 039.26/10 万),伤害标化 YLL 率从低到高的排位与标化 DALY 率一致,标化 YLD 率最低的是中高收入国家,其次为高收入国家、中低收入国家和低收入国家。中国的伤害标化 DALY 率在 53 个中高收入国家中排第 19 位。按照联合国地区经济委员会划分,伤害标化 DALY 率最低的地区是欧洲经济委员会(2 610.95/10 万),其余依次为拉丁美洲和加勒比经济委员会(2 694.37/10 万)、亚洲及太平洋地区经济委员会(3 205.14/10 万)、非洲经济委员会(3 919.10/10 万)和西亚经济委员会(4 934.02/10 万)。中国的伤害标化 DALY 率在亚洲及太平洋地区经济委员会 50 个国家中排第 19 位。上述数据显示,中国伤害疾病负担现状在不同国家和地区中均处于中等偏低的水平。

3. 人群分布　男性人群的 DALY、YLL 和 YLD 均高于女性,两者标化 DALY 率前三位伤害类型一致,但标化 YLL 率和 YLD 率前三位伤害类型一致。据 GBD2015 结果显示,2015 年,全球男性伤害 DALY 数为 1.7 亿,标化 DALY 率为 4 710.04/10 万,女性伤害 DALY 数为 7 400 万,标化 DALY 率为 2 019.48/10 万。男性人群中,标化 DALY 率前三位伤害分别为道路交通伤害(1 347.14/10 万)、自杀(641.54/10 万)和跌倒(462.77/10 万),女性人群中,标化 DALY 率前三位伤害类型与男性完全一致,依次为道路交通伤害(450.86/10 万)、自杀(273.77/10 万)和跌倒(272.81/10 万)。不同年龄人群中,5 岁以下年龄组伤害 DALY 数为 2 800 万,标化 DALY 率为 4 208.68/10 万,标化 DALY 率前三位伤害分别为溺水(707.94/10 万)、道路交通伤害(628.89/10 万)和异物(517.89/10 万);5~14 岁年龄组伤害 DALY 数为 1 900 万,标化 DALY 率为 1 590.06/10 万,标化 DALY 率前三位伤害分别为道路交通伤害(396.67/10 万)、溺水(303.32/10 万)和跌倒(156.87/10 万);15~49 岁年龄组伤害 DALY 数为 1.5 亿,标化 DALY 率为 3 816.43/10 万,标化 DALY 率前三位伤害分别为道路交通伤害(1 141.43/10 万)、自杀(667.69 人次/10 万)和人际间暴力(453.88/10 万);50~69 岁年龄组伤害 DALY 数为 4 100 万,标化 DALY 率为 3 282.32/10 万,标化 DALY 率前三位伤害分别为道路交通伤害(928.10/10 万)、自杀(537.61/10 万)和跌倒(527.63/10 万);70 岁及以上年龄组伤害 DALY 数为 1 500 万,标化 DALY 率为 3 857.05/10 万,标化 DALY 率前三位伤害分别为跌倒(1 227.91/10 万)、道路交通伤害(762.24/10 万)和自杀(378.89/10 万)。对于 YLL 和 YLD,2015 年全球男性伤害标化 YLL 率和 YLD 率分别为 4 028.76/10 万和 681.28/10 万,女性分别为 1 552.20/10 万和 467.28/10 万。男性伤害标化 YLL 率和 YLD 率前三位伤害分别为道路交通伤害(1 242.89/10 万)、自杀(636.69/10 万)、人际间暴力(439.23/10 万)和跌倒(180.36/10 万)、道路交通伤害(104.25/10 万)、暴露于机械性力量(66.99/10 万),女性伤害标化 YLL 率和 YLD 率前三位伤害为道路交通伤害(387.69/10 万)、自杀(269.38/10 万)、溺水(145.94/10 万)和跌倒(152.62/10 万)、道路交通伤害(63.16/10 万)、烧烫伤(33.95/10 万)。

(二)　全球伤害疾病负担变化情况

1. 总体特征　1990—2015 年,全球伤害 DALY 数和标化 DALY 率均有所下降,标化 DALY 率、YLL 率和 YLD 率的前五位伤害类型无变化,仅位次有所改变。据 GBD2015 结果显示,全球伤害 DALY 数从 1990 年 2.7 亿下降至 2015 年 2.5 亿,标化 DALY 率从 1990 年 4 989.34/10 万下降至 2015 年 3 376.14/10 万。1990 年,各伤害类型中,标化 DALY 率前 5 位伤害为道路交通伤害(1 189.75/10 万)、溺水(622.46/10 万)、自杀(619.47/10 万)、跌倒(476.71/10 万)和人际间暴力(357.22/10 万)。2015 年,标化 DALY 率前 5 位伤害类型与 1990 年相同,但顺位略有变化,其中第 1 位均为道路交通伤害,溺水则从第 2 位下降至第 5 位,自杀、跌倒和人际间暴力分别从第 3、4 和 5 位上升至第 2、3 和 4 位。与 1990 年相比,标化 DALY 率顺位下降最多的伤害是中毒(1990 年第 10 位下降至 2015 年第 14 位),上升最多的是战争和法律干预(1990 年第 12 位上升至 2015 年第 8 位)。与 1990 年相比,2015 年全球伤害标化 YLL 率前 5 位第 1 和 5 位均为道路交通伤害和跌倒,第 2、3 和 4 位从溺水、自杀和人际间暴力变为自杀、人际间暴力和溺水,标化 YLD 率前 5 位伤害则均为跌倒、道路交通伤害、暴露于机械性力量、暴露于高温或寒冷环境和烧烫伤。标化 YLL 率顺位下降最多的是中毒(1990 年第 9 位下降至 2015 年第 13 位),上升最多的是战争和法律干预(1990 年第 12 位上升至 2015 年第 6 位),标化 YLD 率顺位下降最多的是异物(1990 年第 7 位下降至 2015 年第 9 位),上升最多的是自然灾害(1990 年第 14 位上升至 2015 年第 11 位)。

2. 地区分布　1990—2015 年大部分国家和地区伤害变化 DALY 率、YLL 率和 YLD 率均有不同程度的下降。据 GBD2015 结果显示,1990 年,在全球 195 个国家和地区中,伤害标化 DALY 率最低的 5 个国家(地区)依次是牙买加(1 508.84/10 万)、安道尔(2 123.75/10 万)、马耳他(2 128.69/10 万)、荷兰(2 135.67/10 万)和英国(2 219.22/10 万),最高的 5 个国家(地区)依次是阿富汗(15 922.79/10 万)、利比里亚(15 668.64/10 万)、埃塞俄比亚(13 974.15/10 万)、伊朗(11 621.98/10 万)和黎巴嫩(11 164.28/10 万)。这 25 年期间,195 个国家和地区中有 27 个国家(地区)的伤害标化 DALY 率上升,其中上升幅度最小的是圣文森特和格林纳丁斯岛(上升幅度 0.38%),最大的是叙利亚(上升幅度 639.79%),有 168 个国家下降,下降幅度最小的是特立尼达和多巴哥(下降幅度 0.95%),最大的是利比里亚(下降幅度 78.81%)。1990 年,伤害标化 YLL 率最低的 5 个国家(地区)依次是安道尔(1 135.68/10 万)、马耳他(1 162.30/10 万)、牙买加(1 199.08/10 万)、英国(1 369.98/10 万)和荷兰(1 376.79/10 万),最高的 5 个国家(地区)依次是利比里亚(14 363.85/10 万)、阿富汗(13 164.95/10 万)、埃塞俄比亚(12 890.39/10 万)、伊朗(9 993.58/10 万)和安哥拉(9 926.76/10 万)。与 1990 年相比,2015 年 195 个国家和地区中有 30 个国家(地区)的伤害标化 YLL 率上升,其中上升幅度最小的是蒙古(上升幅度 0.51%),最大的是叙利亚(上升幅度 793.7%),有 165 个国家(地区)下降,下降幅度最小的是喀麦隆(下降幅度 1.18%),最大的是黎巴嫩(下降幅度 82.89%)。1990 年,伤害标化 YLD 率最低的 5 个国家(地区)依次是洪都拉斯(281.02/10 万)、哥斯达黎加(283.61/10 万)、牙买加(309.76/10 万)、巴拿马(334.56/10 万)和毛里求斯(337.17/10 万),最高的 5 个国家(地区)依次是黎巴嫩(5 013.17/10 万)、阿富汗(2 757.84/10 万)、伊拉克(2 415.21/10 万)、巴勒斯坦(2 140.16/10 万)和伊朗(1 628.40/10 万)。这 25 年期间,195 个国家和地区中有 23 个国家(地区)的伤害标化 YLD 率上升,其中上升幅度最小的是蒙古(上升幅度 1.06%),最大的是叙利亚(上升幅度 269.52%),172 个国家(地区)下降,下降幅度最小的是吉布提(下降幅度 0.42%),最大的是爱沙尼亚(下降幅度 62.00%)。中国 1990 年伤害标化 DALY 率、YLL 率和 YLD 率分别为 5 119.93/10 万、4 621.21/10 万和 498.71/10 万。与 1990 年相比,中国 2015 年伤害标化 DALY 率、YLL 率和 YLD 率分别下降了 49.76%、52.49% 和 24.55%,下降幅度在相应指标下降的国家和地区中分别排第 141、133 和 78 位。1990 年,WHO 成员国所在地区的伤害标化 DALY 率从低到高依次为美洲地区(4 313.02/10 万)、欧洲地区(4 317.55/10 万)、西太平洋地区(4 738.10)、东南亚地区(5 384.96)、东地中海地区(5 777.29/10 万)和非洲地区(6 239.63/10 万)。与 1990 年相比,2015 年这 6 个区域的伤害标化 DALY 率均有不同程度的下降,其中下降程度最大的区域为西太平洋地区(下降幅度 45.79%),最小的区域为东地中海地区(下降幅度 11.07%)。6 个区域中,伤害标化 YLL 率下降最大的区域为西太平洋地区(下降幅度 48.47%),最小的区域为东地中海地区(下降幅度 10.08%),伤害标化 YLD 率下降最大的区域为欧洲地区(下降幅度 37.32%),最小的区域为非洲地区(下降幅度 13.16%)。1990 年,世界银行不同收入水平国家的伤害标化 DALY 率最低为高收入国家(3 284.36/10 万),其余依次为中低收入国家(5 074.39/10 万)、中高收入国家(5 389.45/10 万)和低收入国家(7 129.99/10 万)。与 1990 年相比,2015 年中高收入国家的标化 DALY 率下降最多(40.82%),中低收入国家下降幅度最小(26.68%)。不同收入水平的国家中,标化 YLL 率下降最多的是中高收入国家(42.03%),最少的是中低收入国家(27.89%),标化 YLD 率下降最多的是中高收入国家(32.01%),最少的是低收入国家(5.69%)。1990 年,联合国地区经济委员会伤害标化 DALY 率最低为拉丁美洲和加勒比经济委员会(3 834.65/10 万),其余依次是欧洲经济委员会(4 071.03/10 万)、西亚经济委员会(4 600.81/10 万)、亚洲及太平洋地区经济委员会(4 975.34/10 万)和非洲经济委员会(5 835.11/10 万)。与 1990 年相比,2015 年西亚经济委员会伤害标化 DALY 率上升 7.24%,其余经济委员会约有 30%~36% 的下降。5 个经济委员会中,除西亚经济委员会的伤害标化 YLL 率上升,其余均为下降,所有经济委员会的伤害标化 YLD 率下降。中国伤害疾病负担各指标下降幅度均高于所在地区的平均水平。

3. 人群分布 不同性别、年龄人群的伤害疾病负担均有下降,但主要伤害类型变化不明显。据 GBD2015 结果显示,1990—2015 年,全球男性伤害 DALY 数变化趋势较为平稳,从1990 年 1.79 亿略微下降至 2015 年 1.76 亿,女性从 1990 年 9 300 万下降至 2015 年 7 400万。男性和女性的伤害标化 DALY 率下降趋势则均较为明显,分别从 1990 年 6 569.85/10万和 3 396.62/10 万下降至 4 710.04/10 万和 2 019.48/10 万。与 1990 年相比,2015 年男性和女性伤害标化 DALY 率前 3 位伤害均从道路交通伤害、溺水和自杀变为道路交通伤害、自杀和跌倒。男性人群中,标化 DALY 率顺位下降最多的类型是溺水,从 1990 年第 2 位下降至 2015 年第 5 位,上升最多的类型是战争和法律干预,从 1990 年第 11 位上升至 2015 年第8 位。女性人群中,标化 DALY 率顺位下降最多的类型是中毒,从 1990 年第 11 位下降至

2015 年第 13 位,上升最多的类型是战争和法律干预,从 1990 年第 14 位上升至 2015 年第 8 位。不同年龄人群中,5 岁以下年龄组伤害标化 DALY 率从 1990 年 9 736.11/10 万下降至 2015 年 4 208.68/10 万,下降幅度为 56.77%,标化 DALY 率前 3 位伤害均为溺水、道路交通伤害和异物;5~14 岁年龄组从 1990 年 3 085.10/10 万下降至 1 590.06/10 万,下降幅度为 48.46%,标化 DALY 率前 2 位伤害从溺水和道路交通伤害变为道路交通伤害和溺水,第 3 位均为跌倒;15~49 岁年龄组从 1990 年 5 141.67/10 万下降至 3 816.43/10 万,下降幅度为 25.77%,标化 DALY 率前 3 位伤害均为道路交通伤害、自杀和人际间暴力;50~69 岁年龄组从 1990 年 4 249.15/10 万下降至 3 282.32/10 万,下降幅度为 22.75%,标化 DALY 率前 3 位伤害均为道路交通伤害、自杀和跌倒;70 岁及以上年龄组从 1990 年 4 644.57/10 万下降至 3 857.05/10 万,下降幅度为 16.96%,标化 DALY 率前 3 位伤害均为跌倒、道路交通伤害和自杀。对于 YLL 和 YLD,全球男性伤害标化 YLL 率和 YLD 率分别为从 5 676.85/10 万和 893/10 万下降至 4 028.76/10 万和 681.28/10 万,女性分别为从 2 759.65/10 万和 636.97/10 万下降至 1 552.20/10 万和 467.28/10 万。与 1990 年相比,2015 年男性伤害标化 YLL 率前 3 位从道路交通伤害、溺水和自杀变为道路交通伤害、自杀和人际间暴力,标化 YLD 率前 3 位均为跌倒、道路交通伤害和暴露于机械性力量,女性伤害标化 YLL 率前 3 位则均为道路交通伤害、自杀和溺水,标化 YLD 率前 3 位均为跌倒、道路交通伤害和烧烫伤。

二、中国伤害疾病负担流行状况

(一) 中国伤害疾病负担现状

1. 总体特征 据 GBD2015 结果显示,2015 年中国因伤害或暴力造成的 DALY、YLL 和 YLD 数分别为 3 600 万、3 100 万和 580 万,分别占全球所有疾病的 DALY、YLL 和 YLD 数的 10.57%、14.70% 和 4.25%,标化 DALY 率、YLL 率和 YLD 率分别为 2 572.05/10 万、2 195.76/10 万和 376.29/10 万,标化 YLL 率/标化 YLD 率为 5.84。各类型伤害与暴力中,标化 DALY 率前五位依次为道路交通伤害(1 007.89/10 万)、跌倒(323.50/10 万)、自杀(294.97/10 万)、溺水(286.37/10 万)和暴露于机械性力量(197.49/10 万);标化 YLL 率前五位依次为道路交通伤害(893.13/10 万)、自杀(292.27/10 万)、溺水(283.46/10 万)、跌倒(217.57/10 万)和暴露于机械性力量(172.93/10 万);标化 YLD 率前五位依次为道路交通伤害(114.76/10 万)、跌倒(105.93/10 万)、烧烫伤(25.34/10 万)、暴露于机械性力量(24.56/10 万)和人际间暴力(10.80/10 万);标化 YLL 率/标化 YLD 率最大的是自杀(比值为 108.00),最小的是自然灾害(比值为 0.32)。

2. 人群分布 据 GBD2015 结果显示,2015 年,中国男性伤害 DALY 数为 2 600 万,标化 DALY 率为 3 556.39/10 万,女性伤害 DALY 数为 1 000 万,标化 DALY 率为 1 524.69/10 万。男性人群中,标化 DALY 率前三位伤害分别为道路交通伤害(1 469.53/10 万)、跌倒(441.11/10 万)和溺水(395.07.77/10 万),女性人群中,标化 DALY 率前三位伤害依次为道路交通伤害(517.99/10 万)、自杀(239.65/10 万)和跌倒(198.74/10 万)。不同年龄人群中,5 岁以下年龄组伤害 DALY 数为 270 万,标化 DALY 率为 3 269.05/10 万,标化 DALY 率前三位伤害分别为暴露于机械性力量(824.58/10 万)、溺水(771.40/10 万)和道路交通伤害(668.04/10 万);5~14 岁年龄组伤害 DALY 数为 260 万,标化 DALY 率为 1 661.86/10 万,标化 DALY 率前三位伤害分别为溺水(640.17/10 万)、道路交通伤害(507.89/10 万)和跌倒(146.61/10 万);15~49 岁年龄组伤害 DALY 数为 2 000 万,标化 DALY 率为 2 672.37/

10 万,标化 DALY 率前三位伤害分别为道路交通伤害(1 258.30/10 万)、自杀(360.58/10
万)和跌倒(292.56/10 万);50 ~ 69 岁年龄组伤害 DALY 数为 850 万,标化 DALY 率为
2 744.79/10 万,标化 DALY 率前三位伤害分别为道路交通伤害(1 115.86/10 万)、跌倒
(449.57/10 万)和自杀(442.29/10 万);70 岁及以上年龄组伤害 DALY 数为 250 万,标化
DALY 率为 3 087.65/10 万,标化 DALY 率前三位伤害分别为跌倒(877.71/10 万)、道路交通
伤害(803.21/10 万)和自杀(504.66/10 万)。对于 YLL 和 YLD,2015 年全球男性伤害标化
YLL 率和 YLD 率分别为 3 088.91/10 万和 467.48/10 万,女性分别为 1 242.14/10 万和
282.55/10 万。男性伤害标化 YLL 率和 YLD 率前三位伤害分别为道路交通伤害(1 332.59/
10 万)、溺水(392.00/10 万)、自杀(346.74/10 万)和道路交通伤害(136.94/10 万)、跌倒
(119.81/10 万)、暴露于机械性力量(34.69/10 万),女性伤害标化 YLL 率和 YLD 率前三位
伤害为道路交通伤害(425.88/10 万)、自杀(236.75/10 万)、溺水(161.30/10 万)和道路交
通伤害(92.11/10 万)、跌倒(90.77/10 万)和暴露于高温或寒冷环境(16.78/10 万)。

(二) 中国伤害疾病负担变化情况

1. **总体特征** 据 GBD2015 结果显示,1990—2015 年,中国伤害 DALY 数从 6 200 万下
降至 3 600 万,标化 DALY 率则也呈现明显的下降趋势,从 5 119.93/10 万下降至 2 572.05/
10 万。1990 年,各类型伤害与暴力中,标化 DALY 率前 5 位伤害为道路交通伤害(1 199.54/
10 万)、溺水(1 096.51/10 万)、自杀(887.41/10 万)、跌倒(397.22/10 万)和暴露于机械性
力量(299.39/10 万)。2015 年,标化 DALY 率前 5 位伤害类型与 1990 年相同,但顺位略有
变化,其中第 1、3 和 5 位均为道路交通伤害、自杀和暴露于机械性力量,溺水则从第 2 位下
降至第 4 位,跌倒从第 4 位上升至第 2 位。2015 年与 1990 年相比,标化 YLL 率前 5 位第 1、
4 和 5 位均为道路交通伤害、跌倒和暴露于机械性力量,第 2、3 位则从溺水、自杀变为自杀、
溺水,标化 YLD 率前 5 位伤害从跌倒、暴露于高温或寒冷环境、道路交通伤害、暴露于机械
性力量和异物变为道路交通伤害、跌倒、暴露于高温或寒冷环境、暴露于机械性力量和人际
间暴力。这 25 年中,标化 DALY 率顺位下降最多的伤害是暴露于高温或寒冷环境(1990 年
第 8 位下降至 2015 年第 12 位),上升最多的是其他道路交通伤害(1990 年第 13 位上升至
2015 年第 9 位),标化 YLL 率顺位下降最多的是烧烫伤(1990 年第 8 位下降至 2015 年第 11
位),上升最多的是其他非故意伤害(1990 年第 10 位上升至 2015 年第 7 位),标化 YLD 率顺
位下降最多的是溺水和暴露于高温或寒冷环境(分别从 1990 年第 2 和 11 位下降至 2015 年
第 4 和 13 位),上升最多的是人际间暴力和自然灾害(1990 年第 9 和 15 位上升至 2015 年第
6 和 12 位)。

2. **人群分布** 据 GBD2015 结果显示,1990—2015 年,中国男性伤害 DALY 数从 1990 年
3 900 万下降至 2015 年 2 600 万,女性从 1990 年 2 300 万下降至 2015 年 1 000 万。男性和女
性的伤害标化 DALY 率也呈下降趋势,分别从 1990 年 6 313.45/10 万和 3 860.86/10 万下降
至 3 556.39/10 万和 1 524.69/10 万。1990 年与 2015 年相比,男性伤害标化 DALY 率第 1 位
伤害均是道路交通伤害,第 2 和 3 位从溺水、自杀变为跌倒、溺水。男性人群中,标化 DALY
率顺位下降最多的类型是暴露于高温或寒冷环境,从 1990 年第 8 位下降至 2015 年第 11 位,
上升最多的类型是其他道路交通伤害,从 1990 年第 12 位上升至 2015 年第 9 位。女性伤害
标化 DALY 率前 3 位伤害从自杀、道路交通伤害和溺水变为道路交通伤害、自杀和跌倒。女
性人群中,标化 DALY 率顺位下降最多的类型是暴露于高温或寒冷环境,从 1990 年第 10 位
下降至 2015 年第 13 位,顺位上升的伤害均上升 1 位。不同年龄人群中,5 岁以下年龄组伤

害标化 DALY 率从 1990 年 12 314.29/10 万下降至 2015 年 3 269.05/10 万,下降幅度为 73.45%,标化 DALY 率前 2 位伤害从溺水和暴露于机械性力量变为暴露于机械性力量和溺水,第 3 位均为道路交通伤害;5~14 岁年龄组从 1990 年 4 662.33/10 万下降至 1 661.86/10 万,下降幅度为 64.36%,标化 DALY 率前 2 位伤害从溺水和道路交通伤害变为道路交通伤害和溺水,第 3 位均为跌倒;15~49 岁年龄组从 1990 年 4 730.21/10 万下降至 2 672.37/10 万,下降幅度为 43.50%,标化 DALY 率前 2 位伤害均为道路交通伤害和自杀,第 3 位从溺水变为跌倒;50~69 岁年龄组从 1990 年 3 661.05/10 万下降至 2 744.79/10 万,下降幅度为 25.03%,标化 DALY 率前 3 位伤害从自杀、道路交通伤害和跌倒变为道路交通伤害、跌倒和自杀;70 岁及以上年龄组从 1990 年 3 977.36/10 万下降至 3 087.65/10 万,下降幅度为 22.87%,标化 DALY 率前 3 位伤害从自杀、跌倒和道路交通伤害变为跌倒、道路交通伤害和自杀。对于 YLL 和 YLD,中国男性伤害标化 YLL 率和 YLD 率分别从 5 718.21/10 万和 595.24/10 万下降至 3 088.91/10 万和 467.48/10 万,女性分别从 3 461.88/10 万和 398.99/10 万下降至 1 242.14/10 万和 282.55/10 万。1990 年与 2015 年相比,男性伤害标化 YLL 率前 3 位均为道路交通伤害、溺水和自杀,标化 YLD 率前 3 位从暴露于高温或寒冷环境、跌倒和道路交通伤害变为道路交通伤害、跌倒和暴露于机械性力量,女性伤害标化 YLL 率前 3 位从自杀、溺水和道路交通伤害变为道路交通伤害、自杀和溺水,标化 YLD 率前 2 位从跌倒、道路交通伤害变为道路交通伤害和跌倒,第 3 位均是暴露于高温或寒冷环境。

第四节　暴力流行状况

　　暴力是全球一个重要的公共卫生问题,全球每天都有数以万计的暴力受害者。了解暴力流行状况有利于确定优先问题和制定有针对性的行动计划。但据《世界暴力预防现状报告 2014》数据显示,WHO 成员国中大部分国家都缺乏系统完整的暴力数据收集系统以及可利用的调查结果,对本国/本地区暴力问题的实际情况认识,对暴力预防的投入与暴力问题的规模和严重程度不相称。针对大多数类型的暴力,不到一半的国家开展过具有全国代表性的以人群为基础的调查。60%的国家无法从民政或生命登记系统获得可用的凶杀数据,而且由于各国对于故意杀人致死的法律界定存在不同以及公安部门在认定和记录凶杀事件的能力方面存在差异,使得国家内部以及各国之间的凶杀信息也存在很大的不同。本章前三节介绍的流行状况数据均包含暴力,为进一步介绍暴力流行状况,本节以患病率、死亡率、DALY 率等指标对全球和中国的暴力流行现状、变化情况以及在不同地区和人群间的差异进行了描述。本节中全球暴力流行状况和中国暴力患病及疾病负担状况的数据主要来源于 GBD2015,数据覆盖全国 31 个省(自治区、直辖市)、香港和澳门地区,不包括台湾地区。中国暴力死亡状况的数据主要来源于国家卫生健康委统计信息中心和中国疾控中心慢病中心出版的系列《全国疾病监测系统死因监测数据集》和《中国死因监测数据集》,数据覆盖全国 31 个省(自治区、直辖市),不包括港澳台地区。中国的暴力流行状况与其他国家和地区比较时统一采用指标值从低到高的顺序排位。

一、全球暴力流行状况

(一) 全球暴力现状

　　据《世界暴力预防现状报告 2014》数据显示,全球每年有超过 130 万人死于各种类型的暴力(包括自我指向性暴力、人际暴力和集团暴力),占全球总死亡的2.5%。在15~44岁人群中,暴力是全球的第四位死因。据GBD2015结果显示,2015年,全球因暴力死亡的人数为120万人,标化死亡率为16.96/10万,其中男性暴力标化死亡率为25.16/10万,女性为8.97/10万。5岁以下年龄组暴力标化死亡率为1.57/10万,5~14岁组为1.49/10万,15~49岁组为20.21/10万,50~69岁组为23.23/10万,70岁及以上组为36.2/10万。在全球195个国家和地区中,暴力标化死亡率最低的5个国家(地区)依次为科威特(3.56/10万)、阿尔及利亚(3.63/10万)、沙特阿拉伯(3.96/10万)、印度尼西亚(4.16/10万)和希腊(4.19/10万),最高的5个国家(地区)依次为格陵兰岛(74.96/10万)、莱所托(71.09/10万)、萨尔瓦多(68.09/10万)、委内瑞拉(53.24/10万)和南非(52.40/10万)。按照WHO会员国所属区域划分,暴力标化死亡率最低的地区是东地中海地区(10.76/10万),最高的是美洲地区(25.20/10万)。按照世界银行国家收入水平划分,暴力标化死亡率最低的是高收入国家(15.31/10万),最高的是低收入国家(19.25/10万)。按照联合国地区经济委员会划分,暴力标化死亡率最低的是西亚经济委员会(9.38/10万),最高的是拉丁美洲和加勒比经济委员会(22.07/10万)。

据GBD2015结果显示,2015年,全球暴力标化患病人次数为2 400万,标化患病率为335.2/10万,其中男性暴力标化患病率为470.92/10万,女性为205.62/10万。5岁以下年龄组暴力标化患病率为18.01/10万,5~14岁组为37.13/10万,15~49岁组为306.36/10万,50~69岁组为667.55/10万,70岁及以上组为872.01/10万。在全球195个国家和地区中,暴力标化患病率最低的5个国家和地区依次为沙特阿拉伯(79.09/10万)、布基纳法索(93.47/10万)、阿尔及利亚(96.53/10万)、尼日利亚(108.49/10万)和塞内加尔(110.57/10万),最高的5个国家和地区依次为格陵兰岛(1 272.29/10万)、萨尔瓦多(942.722/10万)、委内瑞拉(935.10/10万)、美国(873.51/10万)和南非(848.07/10万)。按照WHO会员国所属区域划分,暴力标化患病率最低的地区是东地中海地区(178.44/10万),最高的是美洲地区(634.29/10万)。按照世界银行国家收入水平划分,暴力标化患病率最低的是中低收入国家(207.41/10万),最高的是高收入国家(548.59/10万)。按照联合国地区经济委员会划分,暴力标化患病率最低的是西亚经济委员会(419.2/10万),最高的是拉丁美洲和加勒比经济委员会(1 063.42/10万)。

据GBD2015结果显示,2015年,全球因暴力造成的DALY为5 600万,标化DALY率为741.14/10万,其中标化YLL率为726.32/10万,标化YLD率为14.83/10万,标化YLL率与标化YLD率比约为49:1。男性暴力标化DALY率、YLL率和YLD率分别为1 096.24/10万、1 075.92/10万和20.31/10万,女性分别为380.03/10万、370.52/10万和9.5/10万。5岁以下年龄组暴力标化DALY率为134.85/10万,5~14岁组为114.84/10万,15~49岁组为1 121.57/10万,50~69岁组为704.22/10万,70岁及以上组为467.05/10万。所有年龄组中,暴力标化YLL率最低的年龄组为15~49岁组(112.28/10万),最高的为15~49岁组(1 106.33/10万),标化YLD率最低的年龄组为5岁以下年龄组(1.37/10万),最高的为70岁年龄组(30.13/10万)。全球195个国家和地区中,暴力标化DALY率最低的5个国家(地区)依次为科威特(160.90/10万)、阿尔及利亚(165.22/10万)、沙特阿拉伯(173.65/10万)、希腊(188.85/10万)和阿曼(189.79/10万),最高的5个国家和地区依次为萨尔瓦多(3 570.95/10万)、格陵兰(3 551.60/10万)、莱索托(3 446.61/10万)、委内瑞拉(2 876.78/10万)和南非(2 504.95/10万)。暴力标化YLL率最低和最高的5个国家(地区)均与标化

DALY 率一致,最小为 154.59/10 万,最高为 3 531.17/10 万。暴力标化 YLD 率最低的 5 个国家(地区)依次为沙特阿拉伯(3.68/10 万)、阿尔及利亚(4.40/10 万)、阿曼(5.41/10 万)、布基纳法索(5.54/10 万)和埃及(5.64/10 万),最高的 5 个国家(地区)依次为格陵兰(50.75/10 万)、委内瑞拉(46.35/10 万)、萨尔瓦多(39.77/10 万)、危地马拉(38.68/10 万)和南非(34.21/10 万)。按照 WHO 会员国所属区域划分,暴力标化 DALY 率最低的地区是西太平洋地区(473.10/10 万),最高的是美洲地区(1 264.71/10 万)。按照世界银行国家收入水平划分,暴力标化 DALY 率最低的是高收入国家(668.28/10 万),最高的是中高收入国家(810.54/10 万)。按照联合国地区经济委员会划分,暴力标化 DALY 率最低的是西亚经济委员会(419.20/10 万),最高的是拉丁美洲和加勒比经济委员会(1 063.42/10 万)。

(二) 全球暴力变化情况

据 GBD2015 结果显示,全球因暴力死亡的人数从 1990 年 100 万上升至 2015 年 120 万,标化死亡率从 1990 年 21.88/10 万下降至 2015 年 16.96/10 万(下降幅度 22.49%),其中男性暴力标化死亡率从 29.94/10 万下降至 25.16/10 万(下降幅度 15.97%),女性从 14.28/10 万下降至 8.97/10 万(下降幅度 37.18%)。不同年龄组中,5 岁以下年龄组的暴力标化死亡率从 3.75/10 万下降至 1.57/10 万(下降幅度 58.13%),5~14 岁年龄组从 2.52/10 万下降至 1.49/10 万(下降幅度 40.87%),15~49 岁年龄组从 25.74/10 万下降至 20.21/10 万(下降幅度 21.48%),50~69 岁年龄组从 29.52/10 万下降至 23.23/10 万(下降幅度 21.31%),70 岁以下年龄组从 44.36/10 万下降至 36.92/10 万(下降幅度 16.77%)。全球 195 个国家和地区中,78 个国家和地区的暴力标化死亡率上升,其中上升幅度最小的是俄罗斯(上升幅度 0.85%),最大的是牙买加(上升幅度 211.12%),有 117 个国家和地区的暴力标化死亡率下降,下降幅度最小的是利比里亚(下降幅度 0.13%),最大的是黎巴嫩(下降幅度 65.34%)。按照 WHO 会员国所属区域划分,东地中海地区和东南亚地区的暴力标化死亡率分别上升 12.69% 和 8.21%,其余十个地区中暴力标化死亡率均下降,最小的是美洲地区(下降幅度 9.54%),最大的是西太平洋地区(下降幅度 50.03%)。按照联合国地区经济委员会划分,除西亚地区经济委员会的暴力标化死亡率上升 40.05% 外,其余地区经济委员会的暴力标化死亡率均下降,其中下降幅度最小的是拉丁美洲和加勒比地区经济委员会(下降幅度 4.39%),最大的为亚洲及太平洋地区经济委员会(下降幅度 26.53%)。按照世界银行国家收入水平划分,除中低收入国家的暴力标化死亡率上升 2.79% 外,其余不同收入水平国家的暴力标化死亡率均下降,其中下降幅度最小的为低收入国家(6.85%),最大的为中高收入国家(下降幅度 36.95%)。

据 GBD2015 结果显示,全球暴力患病人次数从 1990 年 1 700 万人次上升至 2015 年 2 400 万,标化患病率从 1990 年 383.66/10 万下降至 2015 年 335.20/10 万(下降幅度 12.63%),其中男性暴力标化患病率从 522.58/10 万下降至 470.92/10 万(下降幅度 9.89%),女性从 255.34/10 万下降至 205.62/10 万(下降幅度 19.47%)。不同年龄组中,5 岁年龄组暴力标化患病率从 27.43/10 万下降至 13.77/10 万(下降幅度 49.80%),5~14 岁年龄组从 38.74/10 万下降至 26.88/10 万(下降幅度 30.61%),15~49 岁年龄组从 232.78/10 万下降至 228.79/10 万(下降幅度 1.71%),50~69 岁年龄组从 90.27/10 万下降至 84.11/10 万(下降幅度 6.82%),70 岁及以上年龄组从 58.43/10 万下降至 54.65/10 万(下降幅度 6.47%)。

全球 195 个国家(地区)中,有 97 个国家(地区)的暴力标化患病率上升,上升幅度最小的是斯威士兰(上升幅度 0.28%),最大的是博茨瓦纳(上升幅度 117.69%),98 个国家(地区)暴力标化患病率下降,下降幅度最小的是也门(下降幅度 0.26%),最大的是黎巴嫩(下降幅度 49.11%)。按照 WHO 会员国所属区域划分,除东地中海地区暴力标化患病率上升 10.28%外,其他区域的暴力标化患病率均下降,其中下降幅度最小的为东南亚地区(下降幅度 0.13%),最大的为西太平洋地区(下降幅度 12.87%)。按照联合国地区经济委员会划分,除西亚经济委员会的暴力标化患病率上升以外(上升幅度 30.89%),其余地区经济委员会的暴力标化患病率均下降,其中下降幅度最小的地区为拉丁美洲和加勒比经济委员会(下降幅度 3.5%),最大的地区为亚洲及太平洋地区经济委员会(下降幅度 29.34%)。按照世界银行国家收入水平划分,不同收入水平国家的暴力标化患病率均下降,其中下降幅度最小的是低收入国家(下降幅度 1.43%),最大的为中高收入国家(下降幅度 37.39%)。

　　据 GBD2015 结果显示,全球因暴力死亡的 DALY 数从 1990 年 5 100 万上升至 2015 年 5 600 万,标化 DALY 率从 976.69/10 万下降至 741.14/10 万(下降幅度 24.12%),标化 YLL 率从 956.07/10 万下降至 726.32/10 万(下降幅度 24.03%),标化 YLD 率从 20.62/10 万下降至 14.83/10 万(下降幅度 28.08%)。男性暴力标化 DALY 率从 1990 年 1 315.58/10 万下降至 1 096.24/10 万(下降幅度 16.67%),女性暴力标化 DALY 率从 622.78/10 万下降至 370.52/10 万(下降幅度 40.51%)。不同年龄组中,5 岁以下年龄组暴力标化 DALY 率从 322.65/10 万下降至 134.85/10 万(下降幅度 58.21%),5~14 岁年龄组暴力标化 DALY 率从 193.62/10 万下降至 114.84/10 万(下降幅度 40.69%),15~49 岁年龄组暴力标化 DALY 率从 1 466.60/10 万下降至 1 121.57/10 万(下降幅度 23.53%),50~69 岁年龄组从 893.88/10 万下降至 704.22/10 万(下降幅度 21.22%),70 岁及以上年龄组从 608.54/10 万下降至 467.05/10 万(下降幅度 23.25%)。全球 195 个国家(地区)中,有 77 个国家(地区)暴力标化 DALY 率上升,上升幅度最小的是波兰(上升幅度 0.66%),最大的是阿拉伯叙利亚共和国(上升幅度 195.90%),118 个国家(地区)暴力标化 DALY 率下降,下降幅度最小的是加纳(下降幅度 0.62%),最大的是黎巴嫩(下降幅度 67.70%)。按照 WHO 会员国所属区域划分,除东地中海和东南亚地区的暴力标化 DALY 率上升 10.85%和 1.93%外,其余区域的暴力标化 DALY 率均下降,其中下降幅度最小的为美洲地区(下降幅度 9.29%),最大的为西太平洋地区(下降幅度 55.52%)。按照联合国地区经济委员会划分,除西亚地区经济委员的暴力标化 DALY 率上升 30.89%,其他地区经济委员会的暴力标化 DALY 率均下降,其中下降幅度最小的为美洲和加勒比地区经济委员会(下降幅度 3.51%),最大的为亚洲及太平洋地区经济委员会(下降幅度 29.33%)。按照世界银行国家收入水平划分,不同收入水平国家的暴力标化 DALY 率均下降,下降幅度范围为 0.14%~3.73%。

二、中国暴力流行状况

(一)中国暴力现状

　　《中国死因监测数据集 2015》数据显示,2015 年,中国居民因暴力死亡的人数约为 11 万人,占伤害总死亡的 16.31%,暴力粗死亡率为 7.89/10 万,标化死亡率(按 2000 年中国普查人口标化)为 6.19/10 万。中国城市地区的暴力标化死亡率为 4.30/10 万,占城市地区伤害总死亡的 14.67%,农村地区为 7.14/10 万,占农村地区伤害总死亡的 16.86%。中国东部、中部和西部地区的暴力标化死亡率分别为 5.05/10 万、7.34/10 万和 6.52/10 万,分别占各地区伤害总死亡构成的 14.94%、20.24%和 13.64%。中国男性暴力标化死亡率为 7.42/10

万,占男性伤害总死亡的 11.46%,女性为 4.97/10 万,占女性伤害总死亡的 20.90%。各年龄组中,0 岁组暴力死亡率为 0.43/10 万,1~4 岁组为 0.20/10 万,5~14 岁组为 0.60/10 万,15~44 岁组为 4.46/10 万,45~64 岁组为 9.63/10 万,65 岁及以上组为 29.76/10 万。

据 GBD2015 结果显示,2015 年,中国暴力患病人次数为 490 万,标化患病率为 357.25/10 万,其中男性暴力标化患病率为 505.75/10 万,女性为 199.59/10 万。各年龄组中,5 岁以下年龄组暴力标化患病率为 11.06/10 万,5~14 岁组为 35.3/10 万,15~49 岁组为 328.90/10 万,50~69 岁组为 586.87/10 万,70 岁及以上组为 713.13/10 万。在全球 195 个国家和地区中,中国暴力标化患病率居第 103 位。在 WHO 西太平洋地区 22 个国家中,中国暴力标化患病率居第 8 位。在亚洲及太平洋地区经济委员会 50 个国家中,中国暴力标化患病率居第 24 位。在 53 个中高收入国家中,中国暴力标化患病率居第 12 位。

据 GBD2015 结果显示,2015 年,中国暴力 DALY 数为 570 万,标化 DALY 率为 374.41/10 万,其中男性暴力标化 DALY 率为 455.19/10 万,女性为 290.89/10 万。不同年龄组中,5 岁以下年龄组暴力标化 DALY 率为 102.44/10 万,5~14 岁组为 103.06/10 万,15~49 岁组为 455.40/10 万,50~69 岁组为 499.77/10 万,70 岁及以上组为 555.47/10 万。在全球 195 个国家和地区中,中国暴力标化 DALY 率、标化 YLL 率和标化 YLD 率分别居第 32、32 和 95 位。在 WHO 西太平洋地区 22 个国家中,中国暴力标化 DALY 率居第 3 位。在亚洲及太平洋地区经济委员会 50 个国家中,中国暴力标化 DALY 率居第 8 位。在 53 个中高收入国家中,中国暴力标化 DALY 率居第 9 位。

（二）中国暴力变化情况

据 GBD2015 结果显示,中国暴力患病人次数从 1990 年 370 万上升至 2015 年 490 万,标化患病率从 1990 年 371.88/10 万下降至 2015 年 309.17/10 万(下降幅度 16.86%),其中男性暴力标化患病率从 495.42/10 万下降至 446.15/10 万(下降幅度 9.95%),女性从 247.62/10 万下降至 169.30/10 万(下降幅度 31.63%)(图 2-4)。各年龄组中,5 岁以下年龄组暴力标化患病率从 50.06/10 万下降至 11.06/10 万(下降幅度 77.90%),5~14 岁年龄组从 68.89/10 万下降至 35.30/10 万(下降幅度 48.76%),15~49 年龄组从 345.74/10 万下降至 328.90/10 万(下降幅度 4.87%),50~69 岁年龄组从 654.84/10 万下降至 586.87/10 万(下降幅度 10.38%),70 岁及以上年龄组从 809.41/10 万下降至 713.13/10 万(下降幅度

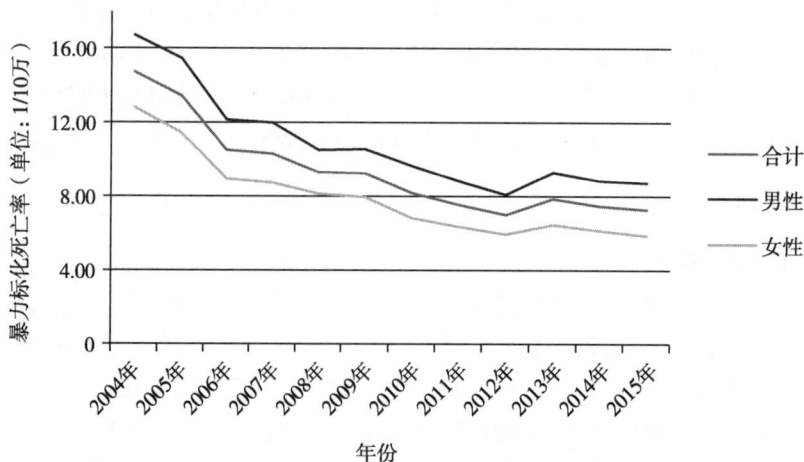

图 2-4 2004—2015 年中国暴力标化死亡率变化趋势

11.90%)。中国暴力标化患病率下降幅度为 16.86%,在全球 98 个暴力标化患病率下降的国家和地区中居 58 位,高于西太平洋地区平均下降幅度,低于中高收入国家和亚洲及太平洋地区经济委员会的平均下降幅度。

据中国死因监测系统数据显示,2004—2015 年,中国暴力死亡数从 19 万人下降至 11 万人,暴力死亡占伤害总死亡的构成从 25.26% 下降至 16.31%,暴力年龄标化死亡率(按 2000 年中国普查人口标化)从 14.72/10 万下降至 6.19/10 万(下降幅度 57.95%)。中国农村地区的暴力标化死亡率一直高于城市地区,其中城市地区的暴力标化死亡率从 10.88/10 万下降至 4.30/10 万(下降幅度 60.48%),占城市地区伤害总死亡的构成从 24.45% 下降至 14.67%,农村从 16.90/10 万下降至 7.14/10 万(下降幅度为 57.75%),占农村地区伤害总死亡的构成从 25.55% 下降至 16.86%(图 2-5)。中国东部、中部和西部地区的暴力标化死亡率呈下降趋势,分别从 11.86/10 万、17.86/10 万和 15.17/10 万下降至 5.05/10 万、7.34/10 万和 6.52/10 万(下降幅度分别为 57.42%、58.90% 和 57.02%),每个地区暴力死亡占伤害总死亡构成分别从 22.80%、30.31% 和 22.45% 下降至 14.94%、20.24% 和 13.64%(图 2-6)。中国男性暴力标化死亡率一直高于女性,其中男性从 16.70/10 万下降至 7.42/10 万(下降幅度为 55.57%),男性暴力死亡占男性伤害总死亡的构成从 20.75/10 万下降至 13.43/10 万,女性从 12.81/10 万下降至 4.97/10 万(下降幅度为 61.20%),女性伤害死亡占女性伤害总死亡的构成从 35.03% 下降至 21.85%。各年龄组的暴力死亡率均有明显下降,其中 0 岁组从 0.87/10 万下降至 0.43/10 万,下降幅度为 50.57%,1~4 岁组从 0.92/10 万下降至 0.20/10 万,下降幅度为 78.26%,5~14 岁组从 1.57/10 万下降至 0.60/10 万,下降幅度为 61.78%,15~44 岁组从 11.70/10 万下降至 4.46/10 万,下降幅度为 61.88%,45~64 岁组从 67.96/10 万下降至 9.63/10 万,下降幅度为 85.83%,65 岁及以上组从 63.04/10 万下降至 29.76/10 万,下降幅度为 52.79%。

据 GBD2015 结果显示,中国暴力 DALY 数从 1990 年 1 400 万下降至 2015 年 570 万,标化 DALY 率从 1990 年 1 144.09/10 万下降至 2015 年 374.41/10 万(下降幅度 67.27%),其中男性暴力标化 DALY 率从 1 119.48/10 万下降至 455.19/10 万(下降幅度 59.34%),女性暴力标化 DALY 率从 1 172.78/10 万下降至 290.89/10 万(下降幅度 75.20%)。不同年龄组中,0 岁年龄组暴力标化 DALY 率从 613.14/10 万下降至 102.44/10 万(下降幅度 83.29%),

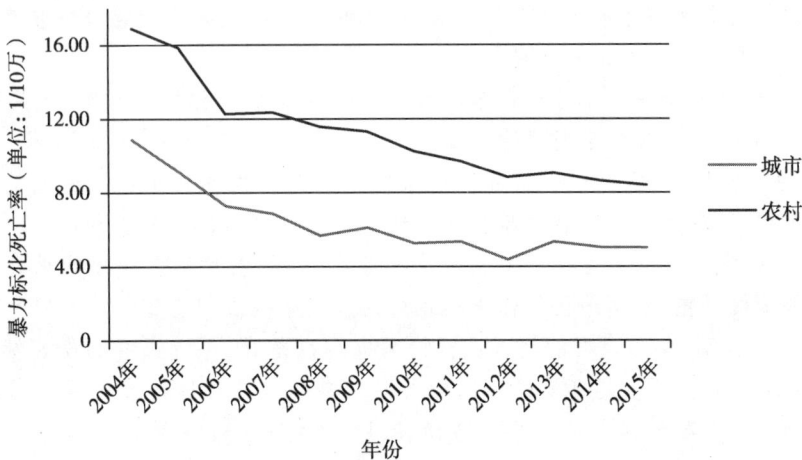

图 2-5 2004—2015 年中国城市和农村暴力标化死亡率变化趋势

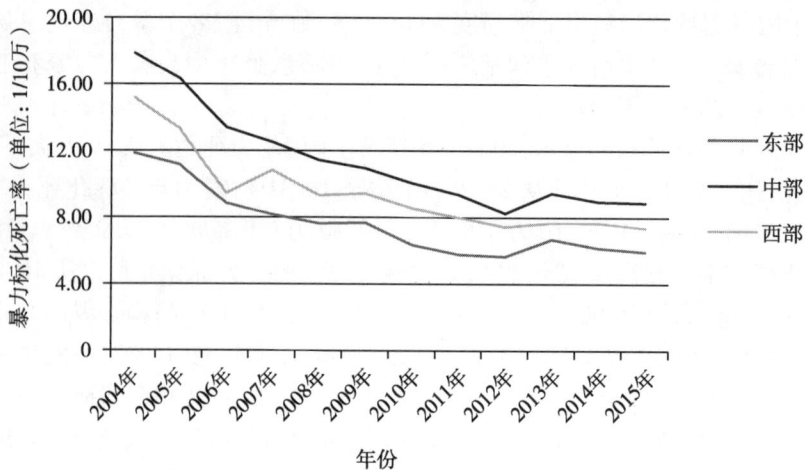

图2-6 2004—2015年中国东中西部暴力标化死亡率变化趋势

5~14岁组从379.82/10万下降至103.06/10万(下降幅度72.87%),15~49岁组从1 588.01/10万下降至455.40/10万(下降幅度71.32%),50~69岁组从1 085.99/10万下降至499.77/10万(下降幅度53.98%),70岁及以上组从1 100.23/10万下降至555.47/10万(下降幅度49.51%)。中国暴力标化DALY率下降幅度在全球118个暴力标化DALY率下降的国家(地区)中居117位,高于西太平洋地区、中高收入国家和亚洲及太平洋地区经济委员会的平均下降幅度。

本章要点

1. 伤害与暴力是一个全球公共卫生问题,给个人、家庭和社会带来了沉重负担,全球范围内比较严重的伤害类型主要为道路交通伤害、自杀和跌倒。

2. 全球不同地区间的伤害流行状况存在差异,经济水平较低的国家和地区比经济水平较高的国家和地区更容易发生伤害死亡,有较高的伤害DALY,但伤害患病情况无明显差异。

3. 全球不同性别、年龄人群的伤害流行状况存在差异,男性人群的伤害标化死亡率、患病率和DALY率均高于女性。不同年龄段人群需要重点关注的伤害类型不同,15岁以下人群重点伤害类型主要为溺水和道路交通伤害,15~69岁人群主要为道路交通伤害和自杀,70岁及以上人群主要为跌倒和道路交通伤害。

4. 1990—2015年全球大部分地区和人群不同伤害类型的标化死亡率、患病率和DALY率都呈现下降趋势,但主要伤害类型未改变。

5. 中国的伤害死亡、患病和疾病负担现状在全球范围内均处于中等偏低的水平,但总量大也不容忽视,比较严重的伤害类型主要为道路交通伤害、跌倒、自杀和溺水。

6. 中国不同经济水平地区的伤害流行状况存在差异,农村地区比城市地区严重,西部地区比东中部地区严重,发达地区的伤害标化患病人次率较高但伤害标化DALY率较低。

7. 中国不同性别、年龄人群的伤害流行状况也存在差异,男性人群的伤害标化死亡率、患病率和DALY率均高于女性。不同年龄段人群需要重点关注的伤害类型不同,15岁以下人群重点伤害类型主要为溺水和道路交通伤害,15~64岁人群主要为道路交通伤害,65岁及以上人群主要为跌倒。

8. 1990—2015年,中国不同省(自治区、直辖市)、性别和年龄人群的不同伤害类型的标化死亡率、患病率和 DALY 率有不同程度的下降,但主要伤害类型未改变。

9. 全球和中国的暴力流行状况与伤害流行状况类似,不同地区间存在差异,男性比女性严重,高年龄组比低年龄组严重。中国的暴力流行状况在全球范围内处于偏低水平。

(段蕾蕾 叶鹏鹏)

参 考 文 献

[1] Institute for Health Metrics and Evaluation. http://vizhub. healthdata. org/gbd-compare/.

[2] World Health Organization. Global status report on violence prevention 2014. Geneva:World Health Organization Press,2014.

[3] World Health Organization. Injuries and violence:the facts 2014. Geneva:World Health Organization Press,2014.

[4] 中国疾病预防控制中心慢性非传染性疾病预防控制中心.全国疾病监测系统死因监测数据集 2004. 北京:军事医学科学出版社,2010.

[5] 中国疾病预防控制中心慢性非传染性疾病预防控制中心.全国疾病监测系统死因监测数据集 2005. 北京:军事医学科学出版社,2010.

[6] 中国疾病预防控制中心. 全国疾病监测系统死因监测数据集 2006. 北京:军事医学科学出版社,2010.

[7] 中国疾病预防控制中心. 全国疾病监测系统死因监测数据集 2007. 北京:人民卫生出版社,2010.

[8] 中国疾病预防控制中心. 全国疾病监测系统死因监测数据集 2008. 北京:人民卫生出版社,2010.

[9] 王宇.全国疾病监测系统死因监测数据集 2009. 北京:军事医学科学出版社,2012.

[10] 王宇.全国疾病监测系统死因监测数据集 2010. 北京:军事医学科学出版社,2012.

[11] 中国疾病预防控制中心. 全国疾病监测系统死因监测数据集 2011. 北京:人民卫生出版社,2013.

[12] 中国疾病预防控制中心慢性非传染性疾病预防控制中心.全国疾病监测系统死因监测数据集 2012. 北京:科学普及出版社,2013.

[13] 国家卫生和计划生育委员会统计信息中心. 中国死因监测数据集 2013. 北京:科学普及出版社,2015.

[14] 国家卫生和计划生育委员会统计信息中心. 中国死因监测数据集 2014. 北京:科学普及出版社,2015.

[15] 国家卫生和计划生育委员会统计信息中心. 中国死因监测数据集 2015. 北京:中国科学技术出版社,2016.

第三章

伤害与暴力防控原理与策略

　　20世纪前五十年是伤害防控的前科学时期，这个时期的主流思想认为伤害是不可预计、不可避免的"意外"，无法通过科学手段预防伤害。20世纪四五十年代，随着公共卫生思想的广泛应用，伤害和暴力的研究逐渐迈入科学研究时期。20世纪的后五十年，通过对伤害与暴力流行特征的认识和危险因素的分析，人们逐渐认识到伤害与暴力的可预防性，即通过科学方法可以减少伤害与暴力的发生并降低其严重程度。这种理念开启了伤害与暴力研究飞跃式的发展，从运用基本流行病学原理开始，到后期哈顿矩阵、生态学模型、5E等原理与策略陆续出现，为揭示伤害与暴力产生的原因、机制和相关危险因素，从而进一步指导防控提供了科学依据。本章介绍伤害与暴力防控的科学方法，第一节与第二节介绍伤害与暴力原理与策略，第三节描述了全球与中国伤害与暴力预防相关行动与政策。

第一节　伤害与暴力预防控制原理与方法

　　不同于慢性疾病，伤害经常在暴露之后突然发生，很少有较长的潜伏期，因此，伤害防控的主要步骤是明确促使伤害发生的能量形式和暴露机制，从而有针对性地制定干预措施，并对干预措施的效果进行评价。本节主要描述伤害与暴力预防控制的主要原理与方法，通过探索伤害与暴力发生原因、机制及影响因素，确定伤害与暴力防控优先领域，从而更科学地指导伤害与暴力防控工作，制定有效、可行的政策和措施，达到降低伤害与暴力发生的目标。

一、基本流行病学模型

　　19世纪中叶，人们开始运用流行病学方法探索疾病发生的原因。最初流行病学认为疾病是由某种单病因导致的（单病因说）。随着科学研究的发展，人们逐渐认识到，单一病因因素常常不足以引致疾病，疾病的发生是病因因素与宿主因素和环境因素相互影响、共同作用导致的，并提出了流行病学三角模型。该模型早期用来探索传染性疾病的防控方法，即通过阻断宿主-病因-环境的作用（减少宿主的易感性、消除病因或改变病因支持环境）来消灭传染性疾病。之后，该模型也被尝试用于一些非传染性疾病预防方面的探索。

　　1948年Gordon提出伤害也是由多个因素相互作用而致，并尝试应用流行病学模型来探索伤害发生原因，寻求解决之道。该模型描述了伤害的发生是宿主、病因（动因）和环境交互作用的结果（图3-1）。宿主即遭受伤害的人，病因（动因）理解起来较为复杂，被认为是造成伤害的能量传递机制，其中包括了能量的提供者（如车辆、爆竹等）和能量传递载体或过程（如撞

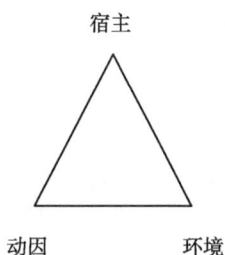

图 3-1　流行病学三角模型

车、爆炸等），而环境包括与伤害发生相关的生物、物理环境（如住所环境、游乐场地面或游乐设施等）。通过干预手段改善这三个因素可以预防伤害的发生并减少伤害的严重程度。

在运用流行病学模型指导伤害预防时，需要注意，其可能不会像被用于指导传染病预防那样立竿见影。这主要是由于传染性疾病的病因可能仅为某一种细菌或病毒，而伤害发生的病因更为复杂多样，需要考虑的方面更多更复杂。同时在改善宿主不良行为方面（宿主因素），由于伤害所涉及的不良行为通常是宿主的自愿行为（更愿意享受超速的快感、不系安全带更舒适等），所以更难改善。在探索伤害发生机制、研究伤害预防策略时需要从多个维度、结合多学科进行分析，并且需要不同领域进行合作，共同预防伤害。

二、哈顿矩阵

随着近代科学研究的发展，对伤害的研究亦从描述性研究逐渐扩展至将伤害视为一系列事件发生的结果而对其原因进行探索。美国前国家公路交通安全局 William Haddon Jr 将流行病学原理与方法系统地应用于伤害研究，并将伤害发生的不同阶段和基本流行病学模型结合起来，设计了一种系统性的二维矩阵分析模型——哈顿矩阵（Haddon matrix）。设计者希望以此矩阵探索伤害发生、发展的原因，明确相关影响因素，从而有针对性地预防伤害发生，降低伤害发生严重程度。

（一）哈顿矩阵的结构和内容

哈顿矩阵为三行四列的二维矩阵，其呈现出伤害的发生和严重程度是由伤害事件发生发展的不同时间阶段的多因素共同作用的结果。将其作为框架，可以探索影响伤害发生、发展的诸多因素。

矩阵的第一维，即矩阵的行，根据三级预防的时间概念将影响伤害发生、发展的因素划分为伤害发生前（伤害事件还未发生）、发生中（伤害事件正在发生时）和发生后（伤害事件结束后）三个阶段。矩阵的第二维，即矩阵的列，根据流行病学模型，将伤害发生、发展影响因素分为宿主、动因（致伤因子）以及物理环境三类因素。同时，考虑到社会经济环境的作用，加入了第四类因素——社会经济环境因素。整个矩阵行与列相交，以 12 单元的矩阵形式，呈现与伤害发生、发展密切相关的影响因素，每个单元可以包括多项影响因素（表 3-1）。哈顿矩阵包括了伤害发生前、发生中和发生后与宿主、致伤因子、环境有关的所有影响因素。

在伤害事件中，宿主通常为遭受伤害的人，如儿童虐待事件中的儿童。致伤因子为致伤的能量以及能量传递的载体和过程，例如，手枪和刀具通常被认为是青少年暴力致伤的能量传递载体。一些伤害发生仅有能量传递载体（无生命物体传递能量，如刀具），另一些伤害发生仅有能量传递过程（有生命物体传递能量，如狗咬伤），还有一些既有能量传递的载体，又有能量传递过程（如醉酒司机和车辆）。环境除包括宿主和致伤因子外，还包括其他直接或间接影响伤害发生发展的相关因素。生物、物理环境可以是住宅火灾事故中的住宅环境，可以是道路交通事故中的道路，也可以是儿童跌落事故中的游乐场所环境及设施环境。而社会环境则比较复杂，包括人际关系（照看关系、同伴关系或雇佣关系等）、组织环境（工作地点、学校或项目环境等）、政治环境（政策变化等）和文化环境（关于工作场所、儿童教育、性别地位或超速等方面的道德规范等）。

表 3-1　应用于探索儿童道路交通伤害危险因素的哈顿矩阵

伤害发生阶段	儿童(宿主)因素	车辆和安全配置 (致伤因子)	物理环境因素	社会经济环境因素
伤害发生前	年龄,性别,缺乏照料,冒险行为,冲动行为,违法,警察执法缺位等	车辆性能差,照明差,刹车性能差,超速,超载等	道路设计缺陷,公共交通匮乏,无强制限速,无安全护栏,没有酒精相关法律,缺乏针对步行者安全的基础设施等	贫穷,单亲家庭,家庭规模大,母亲教育程度低,看护者或教师缺乏危险意识等
伤害发生中	儿童的身高和体格发育情况,缺乏保护乘客的设施,或使用不当,儿童患有其他疾病等	未正确使用或安装儿童约束装置和安全带,未使用自行车和摩托车头盔,车辆的碰撞保护设计缺陷,无翻车保护等	路旁物体,例如树和柱子	缺乏车内和道路上的安全氛围等
伤害发生后	儿童恢复能力差,儿童的整体状况差,儿童健康状况欠佳,有创伤后并发症等	汽车 B 柱压住儿童,影响救援	缺乏有效的院前急救、现场救护和康复治疗等	缺乏对受伤害者的支持性环境,没能提供现场急救等

　　在伤害发生的不同阶段,影响伤害的宿主、致伤因子和生物、物理、社会经济环境因素有所不同。伤害发生前的影响因素,决定伤害是否会发生;伤害发生时的影响因素,决定了伤害的发生和严重程度;伤害发生后的影响因素,将影响伤害发生后的结局和恢复情况。以哈顿矩阵用于探索儿童道路交通事故伤害危险因素举例(表 3-1)。儿童道路交通伤害发生前的影响因素,包括关于儿童(宿主)的因素,如年龄小、识别道路危险因素能力差;关于车辆和安全设施(致伤因子)的因素,如车辆照明差可能导致车辆司机无法看清路况;关于物理环境的因素,如道路机非不分的设计缺陷可能导致车辆与行人更容易碰撞;以及关于社会经济环境因素,如母亲教育程度低可能导致道路安全意识差、看护不力等,这些因素都有可能影响儿童道路交通伤害的发生。而伤害发生中的影响因素,包括关于儿童(宿主)的因素,如儿童身高和体格发育不成熟可能更易遭受严重伤害;关于车辆和安全设施(致伤因子)的因素,如未正确使用或安装儿童约束装置和安全带使儿童在伤害发生时不能得到有效的保护;关于物理环境的因素,如路旁的树和柱子等可能导致车辆在失控滑出路面后撞上它们导致严重伤害发生;以及关于社会经济环境因素,如普遍缺乏道路安全意识和相关知识可能导致安全设施(如安全带)运用程度较低等,都可能影响伤害的发生和严重程度。关于伤害发生后的影响因素,包括关于儿童(宿主)的因素,如儿童生理因素导致其可能恢复能力较差;关于车辆和安全配置(致伤因子)的因素,如汽车 B 柱压住儿童,影响救援;关于物理环境的因素,如缺乏系统有效的院前急救,现场救护和康复治疗服务系统可能会影响伤害结局;以及社会经济环境因素,如缺乏对受伤害者身体、心理的支持性环境,可能会影响受伤者恢复情况。

　　(二) 哈顿矩阵应用

　　哈顿矩阵通常有两种应用,其一如上所述,为通过哈顿矩阵,定位伤害发生的影响因素。其二则是针对确定的影响因素制定干预策略与措施。下面介绍这两种应用的具体方式。

　　了解伤害发生的影响因素,是制定有针对性的干预措施,从而预防伤害发生,降低伤害严重程度的前提。利用哈顿矩阵可以探索伤害发生的影响因素。首先,需要明确解决的伤害问题和伤害事件,如儿童从游乐园设施跌落、自行车碰撞、浴池溺水、儿童躯体暴力、住宅火灾等。第二,明确哈顿矩阵行和列中的影响因素。根据时间概念将伤害事件划分为发生前、发生中和发生后。例如跌倒,如果被台阶绊倒是伤害事件,则事件发生前、发生中和发生后分别是被绊倒前、被绊倒时和被绊倒后。然后,确定矩阵纵列每个因素对应着的每个时间段的影响因素,可以用提问的方式帮助探寻。表 3-2 所示为 William Haddon 设计的用于解决道路交通安全问题的矩阵,通过问题来获得道路交通伤害事件的宿主(人)、致伤因子(车辆)、物质环境和社会经济环境方面的影响因素。伤害事件为司机超速在结冰路面行驶,车辆撞向山体,导致驾驶员和车内家长怀抱的儿童受伤。则可以提问,发生前宿主(司机)是否有危险行为/特征(如是否超速驾驶);发生时其是否能承受这种碰撞产生的能量或力(如是否系上安全带);发生后其如何处理(如是否及时报警、就医);致伤因子(车辆)事件发生前是否存在安全隐患(如是否刹车失灵);发生时是否有保护措施(如儿童是否使用了儿童安全座椅);发生后是否影响伤害救治(如是否发生车辆 B 柱压住乘车人);事件发生前物理环境是否危险(如是否道路结冰);危险是否可以降低(如结冰路段是否及时封闭铲冰);发生时物理环境是否在本次伤害事件中起作用(如是否存在车轮打滑导致汽车撞向山体);在伤害事件后,物理环境是否加剧伤害(如是否由于路滑导致连环碰撞);事件发生前社会经济环境是否支持为危险行为(如长辈是否认为抱孩子乘车才安全);发生时是否在本次伤害事件中起作用(如是否由于长辈的意见,儿童未乘坐安全座椅,这可能是儿童受伤的原因之一);发生后是否有助于康复(如急救车上是否有儿童专用医疗设备,是否抢救及时);通过询问及回答问题的过程,探索伤害事件的危险因素。

表 3-2　William Haddon 设计的用于解决道路交通安全问题的矩阵

伤害发生阶段	宿主(人)	致伤因子(车辆)	物理环境	社会经济环境
发生前	是否有危险行为/特征	是否有危害	环境是否是危险的?危险是否可以降低	环境是否支持为危险行为
发生中	是否能承受这种能量或力的传递	是否提供了保护措施	环境是否在本次伤害事件中起作用	环境是否在本次伤害事件中起作用
发生后	发生伤害后如何处理	是否与伤害有关	在伤害事件后,环境是否加剧伤害	环境是否有助于康复

　　在掌握伤害发生影响因素的基础上,可以通过哈顿矩阵制定针对影响因素的伤害干预策略与方法。借助哈顿矩阵,针对每个伤害因素(矩阵纵列)在每个阶段(矩阵横行)的每个影响因素,结合多学科多领域的方法,制定出一系列伤害干预措施。而哈顿矩阵三个时间阶段制定的预防措施,对应着三级预防策略,即一级预防(伤害发生前)、二级预防(伤害发生中)、三级预防(伤害发生后)。此模型在制定干预策略方面的价值在于它提供了工具,帮助不同领域的研究者系统、全面地掌握制定伤害干预策略的方向,即在伤害发生的不同阶段,针对不同因素可能需要采取不同的干预策略和措施,来达到消除或减少危险因素,预防伤害发生和减少伤害严重性的目的。在筛选干预措施时,应注意最优的干预措施不一定全部集中在伤害发生的早期,而是应该在最有可能、最理想、最有效能够消除伤害发生危险因素、减少严重性的阶段。

　　此外,在运用哈顿矩阵时,通常可以绘制两张相同结构的矩阵,第一张用于分析影响因素,第二张则根据确定的每个单元里的每个影响因素,制定相应的干预策略及措施。具体开展伤害干预项目时,应根据现有条件有针对性地选择最优的干预措施或者进行整体干预。

三维哈顿矩阵可以帮助评估并筛选最优的策略和措施。

（三）三维哈顿矩阵

1998 年 Runyan 参考政策制定相关分析和决策的内容提出了三维哈顿矩阵。它包括了哈顿矩阵的二维结构，和新提出的第三维结构——决策干预策略/措施的标准（图 3-2）。

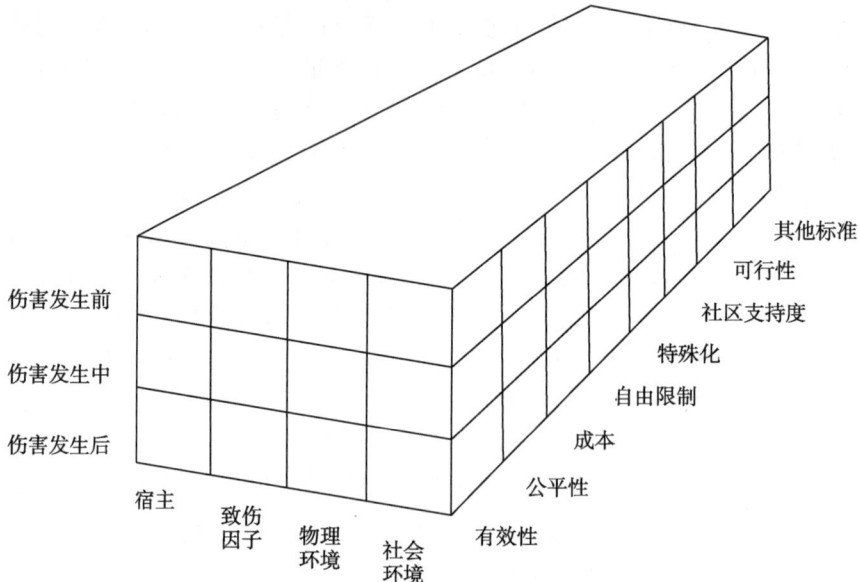

图 3-2 三维哈顿矩阵

引自：Gielen A C，Sleet D A，DiClemente R J. Injury and Violence Prevence：behavioral science theories，methods，and applications. Sand Francisco：Jossay-Bass，2006.

应用二维哈顿矩阵，可以探索出一系列伤害干预策略/措施。然而，在实际设计伤害干预项目时通常不会将其全部采用，而是根据研究目的和实际条件评估众多可供选择的策略/措施，选择其中相对比较合适的加以应用。在评估策略/措施时，首先需要定义评估标准，评估标准应包括一系列的指标。其次，在通过指标评估策略/措施时，还需要为每个指标赋予权重，不同情况下权重赋值可能有所差异。制定评估标准的过程比较艰难，通常需要通过利益相关方共同决定，其中社区的参与极为重要。

以下列举一些公共卫生领域的重要评估指标。

1. 有效性　有效性是评价公共卫生干预策略和措施优劣的最重要的指标。在实施干预前，判断该干预策略/措施的有效性通常依靠文献回顾或总结其他类似研究的结果和经验，这些研究可能是在其他人群、地点开展的具有相同目标的研究，或者是利用相似的方法开展的目标不同的研究。例如，评价开展媒体沙龙促进烟雾探测器使用的宣传教育策略的有效性，可以参考曾经开展的以促进自行车安全头盔使用为目的媒体沙龙活动。

2. 公平性　公平可分为横向公平和纵向公平。横向公平即为人人平等，采取全体干预取得效果的方法。而纵向公平则是针对特殊人群（弱势群体或缺乏资源的群体）采取特殊干预措施，使特殊人群获得更多公平，如针对低收入人群采取赠送烟雾探测器的方式改善其火灾危险环境。

3. 成本　成本通常是决策制定者会考虑的重要指标，计算成本的方法可能有所不同。

通常决策者会权衡得失,考虑成本效益,即比较因为危险因素导致健康、经济等的损失与实施干预措施的成本两者的差别。例如,权衡分级驾照制度的实施及执法的成本与年轻驾驶员严重头部外伤导致的生产力减少和医疗花费。成本计算还可以是不同干预措施间的成本效益的比较。例如,利用传统宣传手段,如折页、海报等进行宣传的成本和效果,对比利用新媒体,如微信、微博等进行宣传的成本和效果。

4. 自由　自由通常指某种干预手段可能会导致对某种自由的限制。例如,限制某些危险行为的同时也限制了干预对象采取这些行为的自由,如强制骑摩托车戴头盔,同时也限制了骑行者不佩戴头盔的自由。虽然这些限制自由的干预手段的目的是减少危险发生,但在制定政策或干预措施时往往会考虑公众对这种限制自由行为的接受程度。自由往往是主观感受,需要通过收集数据了解公众对某种自由的重要性的感受,从而判断其对限制该自由行为的接受度。此外,自由也可以是生活在安全环境中的权力,例如我们有权利在一个明亮的街道行走,从而减少遭遇犯罪的机会,或者我们有权利生活在一个禁止酒驾的环境,从而减少因他人酒驾导致自己遭遇车祸的风险。同一种干预手段也可能同时存在对某种自由的限制和对另一种自由的保护。

5. 特殊化　特殊化(stigmatization)是指某种政策或项目有意或无意地将一个群体特殊化。例如,针对收入低于某个标准的家庭开展家庭访视的项目可能会无意地将这个人群特殊化,这种特殊化可能导致该人群自我认知的改变——认为自己很穷,或者强调了这种自我认知。有些人还可能为了取得这项服务而将自己定义为很穷。这也是制定政策和实施措施时需要考虑的。

6. 社区选择　社区选择主要指社区民众,以及社区一些关键人物,特别是有影响力的人物,对某个问题的看法和建议。针对伤害问题开展社区干预项目时,首先需要该社区愿意解决此问题,并且愿意提供资源。因此,社区对干预措施以及该措施其他各项评估指标的结果的看法尤为重要。了解社区选择可以通过多种方式了解,如社区论坛、焦点小组访谈、调查、关键人物访谈及其他社区需求评估方法。

7. 可行性　可行性包括技术可行性及政策可行性。其中,政策可行性在于社区或关键政策制定者对这项干预措施是否支持,这是判断该措施整体是否可行的基础,在制定措施的全程都需要考虑到这一点。如果某个措施在一开始就认为不可行,则即使有其他指标的优势也无济于事。可以通过对技术资源、社区选择和政治壁垒等方面的评估来判断可行性。一些情况下,可行性问题需要通过创新方法去解决。

三、社会生态学模型和伤害冰山生态学理论

哈顿矩阵主要通过描述能量转移和伤害发生的时间和地点探索伤害发生的原因,并强调了改善环境因素在预防伤害发生方面的重要作用。而社会生态学模型则重点关注个体和相关因素之间的相互作用,用以分析伤害和暴力产生的原因,从而指导干预方法的设计。

(一) 社会生态学模型

生态学模型的概念可以追溯到 20 世纪初,Park、Burgess 和 Mckenzie 提出了"人类生态"的概念,将植物和动物的生态学模式外推到人类,从而研究人类群体与环境因素的关系。Edward Rogers 等人首次在公共卫生领域推广生态学模型的概念和应用。此后,Moos 等人将社会生态学模型应用于改善人类与健康相关的行为。McGinnis 等人甚至尝试了估算早死的归因,遗传易感性因素占 30%,社会因素占 15%,环境因素占 5%,行为因素占 40%,缺乏医

疗条件占 10%,从而判断最有效的干预是多层面、多维度、多因素的干预。Stokols 等人在开展健康促进项目时,在伤害预防方面考虑了个体与物理和社会环境的交互作用。

社会生态学模型尤其适合用于理解暴力产生的原因,其认为暴力是受到个人和家庭、社区、社会、文化、经济背景等多重因素影响的行为产物,并探究了多种相关因素之间的关系。其在 20 世纪 70 年代首次应用于研究儿童虐待,后应用于研究青年人暴力,近年来更多地应用在理解亲密配偶暴力和老年人虐待问题。

社会生态学模型分为个人、关系、社区和社会四个层面的因素(图 3-3)。模型中重叠的圆环显示出不同层次上的因素互相影响。

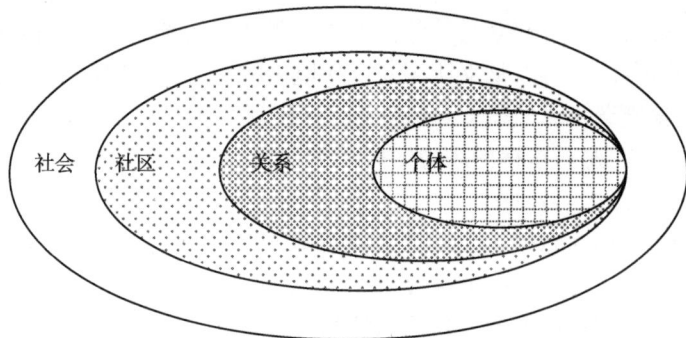

图 3-3　社会生态学模型

1. 个体因素　第一层因素为个体因素,即可能影响研究对象成为遭受伤害或暴力者,或者成为施加伤害和暴力者的生物和个人历史因素,例如年龄、教育程度、收入、药物使用或滥用史等。预防这一层的因素,主要是促进预防伤害和暴力发生的相关态度、信念和行为,具体方法包括知识普及、生活技能培训等。

2. 关系因素　第二层因素为关系因素,即可能影响研究对象成为遭受伤害或暴力者,或者成为施加伤害和暴力者的亲密关系,例如与亲密的同伴、伴侣和家庭成员等之间的关系,这些关系都可能影响研究对象的行为和经历。预防这一层的因素,可以通过开展以父母或家庭为中心的干预项目、同伴教育或者针对关系改善的指导性项目等,达到提高预防伤害、暴力的技能,促进健康关系的目的。

3. 社区因素　第三层因素为社区因素,即研究对象社会关系产生的环境,例如学校、工作场所和社区等,这些环境的特征可能影响研究对象成为遭受伤害或暴力者,或者成为施加伤害和暴力者。预防这一层的因素,主要是改善环境,例如,减少孤立、改善经济条件、制定改善学校和工作场所环境的政策和措施等。

4. 社会因素　第四层因素为社会因素,即影响伤害、暴力发生的正向或负向的整体社会环境和氛围,例如,支持以暴力作为解决冲突方式的社会规范和文化理念,或者导致社会群体之间经济或社会地位不平等的卫生、经济和教育政策等。

(二) 伤害冰山生态学理论

Green 和 Kreuter 等人还进一步提出了伤害冰山生态学理论(图 3-4),旨在运用生态学模型,设计可持续发展的安全社区模式,从而达到健康促进和伤害预防的目的。伤害冰山生态学理论包括五个层面。

1. 个体层面　指个体因素,包括知识、技巧、生活经历、态度和行为等。这些因素与其

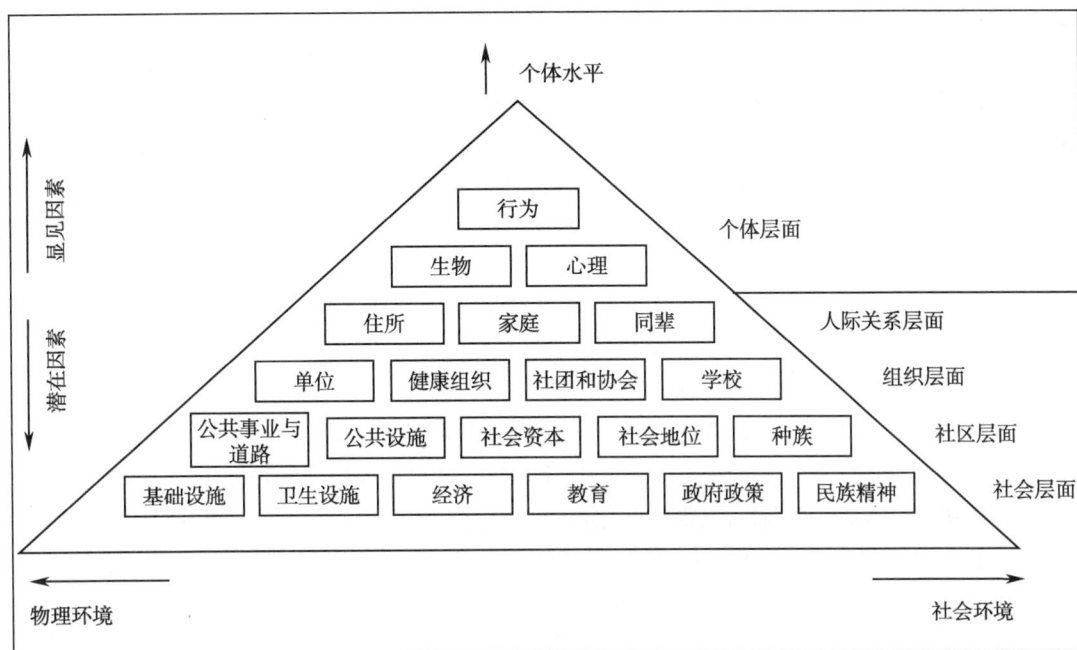

图3-4　伤害冰山生态学理论

引自:Gielen A C,Sleet D A,DiClemente R J. Injury and Violence Prevention:behavioral Science theories, methods,and applications. Sand Franciso:Jossey-Bass,2006.

他环境和社会因素交互作用。

2. 人际关系层面　指个体生活的物理环境和社会网络,包括家庭、朋友、同伴、同事和工友等。

3. 组织层面　指商业组织、社会机构、协会、俱乐部及其他组织机构。这些机构有组织架构和规章制度,促使其成员向既定目标努力,并可以直接影响组织机构内部的物理和社会环境。与暴力的社会生态学模型相比,从社区层面分割出了组织层面,因为对于某些伤害类型和/或某些人群,组织层面的因素所起的作用十分突出,如学校环境对于儿童非常重要。

4. 社区层面　包括结构和功能两方面。在结构上,社区依靠地理或管理边界范围划定。在功能上,社区更倾向于拥有相似的人员、文化、伦理、宗教或某种社会特征,其成员比较有认同感和归属感,拥有相似的价值观、标准、沟通方式和协助模式。

5. 社会层面　社会指更大的系统。通常定义为有明确的政治边界,可以调节资源分配、整合并控制个体和社区发展。

伤害的发生通常由于存在的潜在影响因素被触发事件触发,而显见的个体因素加剧了潜在影响因素的负面作用。潜在影响因素可能是环境、组织或社会方面的由设计者、建造者、管理者和政治家造成并遗留下来的错误(或疏漏)。这些系统问题可能长期存在但隐而不现,直至被某个事件触发才显露出来。而显见的因素则指个体与触发事件相关的因素。

个体层面的因素,相比其他层面的因素,是显而易见的。但其仅是复杂的生态学模型中的一部分,是"冰山"浮出水面的部分,而其他环境相关重要因素都"藏在水面以下"。如果仅针对个人层面的因素进行干预,可能会和其他层面的因素相冲突,而整个系统为达到稳定,可能会排斥个人层面的改变,从而削弱个人层面因素的改善效果。Syme 的研究表明,改善不健康行为非常难,如果遇到社会、文化、物理环境方面的阻力,通常很难改变。

冰山生态学模型五个层面的因素又可聚类成个体、物理环境和社会环境三个维度。而三个维度的因素在五个层面上动态交互作用着。每个层面都是在深一层面的基础上建立的,且深一层面的因素往往作用更大。如果深一层面因素没有改善,浅层的因素也很难改善。但一旦较深层面的因素得到改善,这种改善往往更能持续。

伤害和暴力是受到个体、相互关系、社会、文化和环境等复杂因素多重影响的行为产物。生态学模型指出,预防伤害和暴力需要从调整个体行为、建立健康的家庭环境、提供安全的公共场所、消除性别歧视,以及争取更大的社会、文化和经济因素几方面进行综合考虑。

四、伤害金字塔

衡量伤害的流行状况,包括致死性伤害情况和非致死性伤害流行情况。而这两者通常被形象地描绘成金字塔(图3-5),该概念来自Heinrich于20世纪30年代开展的职业伤害预防研究。金字塔的大小和形状反映了不同类型伤害的严重程度和性质。伤害研究者常用其作为依据,描述各类伤害造成的后果和负担,从而判断伤害干预的优先领域,制定伤害干预方案。

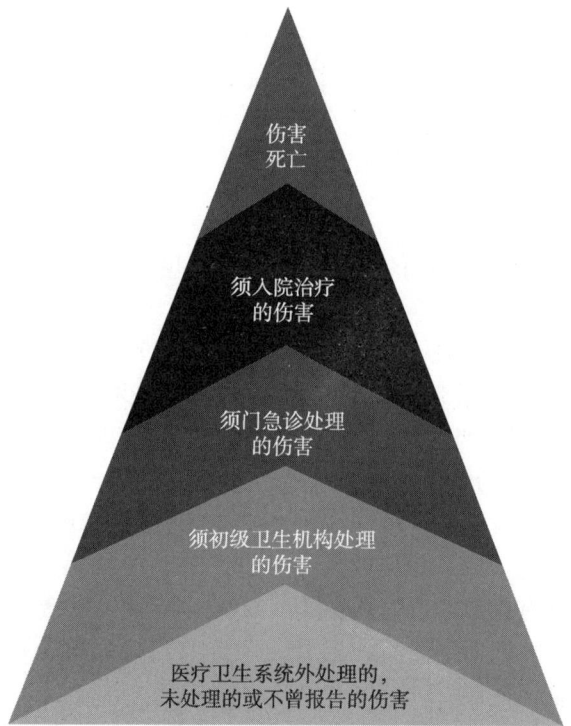

来源:世界卫生组织

图 3-5　伤害金字塔

引自:World Health Organization. Injuries and violence:the facts 2014.

金字塔每层的宽度代表了伤害的发生数量,每层的排列位置代表了伤害的相对严重程度。通常情况下,塔尖表示数量相对较少的致死性伤害,金字塔越宽、越靠底部的部分代表了数量越多、严重程度越低的伤害。

对于某些伤害类型,金字塔的外形可能不是典型的正三角形(类型 A),可能是上宽下窄的倒三角形(类型 C)或者上比下略窄的梯形(类型 B)(图 3-6)。以美国密苏里州和内布拉斯加州伤害负担研究为例,1996—1998 年三年时间内跌倒造成的死亡有 1 498 人,住院治疗有 62 784 人,急诊就诊有 465 800 人,意味着每 1 人死于跌倒,就有 42 人因跌倒住院治疗,311 人因跌倒进入急诊室就诊;而对于火器伤,则有 2 797 人死亡、1 982 人住院治疗、4 201 人急诊就诊,伤害死亡人数:住院人数:急诊就诊人数≈1:1:2(图 3-7)。

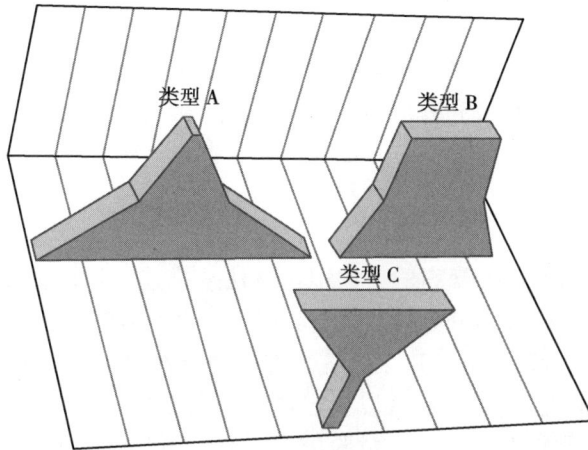

图 3-6　伤害金字塔常见类型

引自 Wadman M C,Muelleman R L,Coto J A,et al. The pyramid of injury:using ecodes to accurately describe the burden of injury. Annals of Emergency Medicine,2003,42(4):468-478. http://dx. doi. org/10. 1067/S0196-0644(03)00489-X.

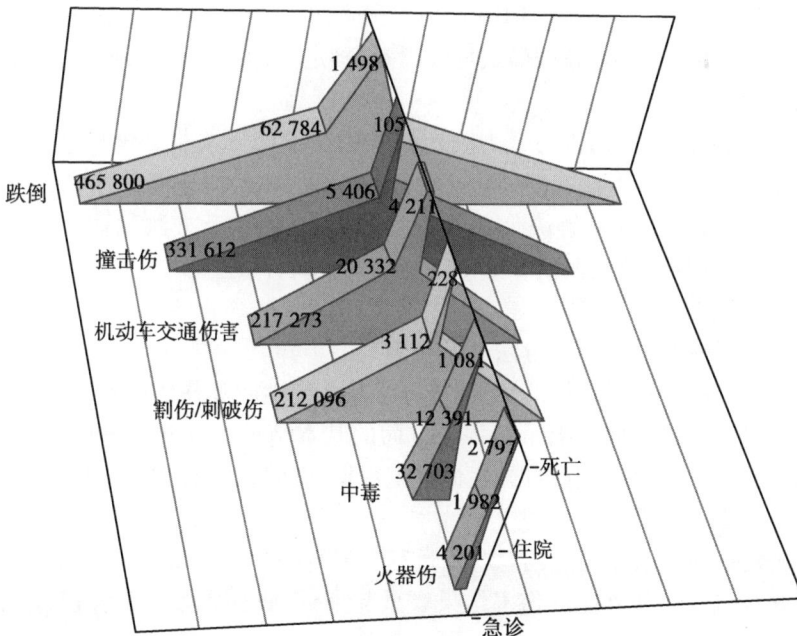

图 3-7　伤害金字塔示例

引自 Wadman M C,Muelleman R L,Coto J A,et al. The pyramid of injury:using ecodes to accurately describe the burden of injury,Annals of Emergency Medicine,2003,42(4):468-478. http://dx. doi. org/10. 1067/S0196-0644(03)00489-X.

通过伤害金字塔展示伤害流行状况时有两点需要重视。第一,伤害资料的可获得程度通常与病例的严重程度成正比,和病例发生频率成反比。在人口统计系统发达的国家,信息较多的是相对发生少的伤害死亡的情况,住院病人的信息相对少一些,而很少需要医疗处理的病例的信息更不易获取。尽管获取信息的难易程度可能对处理问题的优先顺序存在影响,但是从人类和经济角度来看,不应该低估严重程度较轻的伤害的重要性。第二,金字塔可以反映不同严重程度伤害的比例,但由于没有直接统一的测量标准,在实际研究时应考虑严重程度可能受到一些因素的影响,比如不同医疗机构对严重程度的临床判断标准可能不同,又如同一病例在不同经济和其他因素条件下可能接受的服务类型不同,所获得的医疗服务通常取决于医疗水平,而经济和其他因素往往随时间和地点的不同发生改变,从而导致医疗水平的变化。

五、公共卫生方法

从 20 世纪 90 年代初开始,暴力的公共卫生方法从描述问题转向了解什么在预防暴力方面起了作用,并且越来越多地开始借鉴社会和行为科学的方法。1992 年,哥伦比亚卡利市的市长,一名公共卫生专家,在卡利建立了一个综合的旨在降低当地较高犯罪水平的项目。项目在初始阶段进行了流行病学调查,以确定暴力的主要危险因素(如酒精、手枪、认知态度/价值观等)。后期,则针对这些主要危险因素,形成了优先干预策略和措施(如教育、立法、社区参与等),从而制定出一系列具体实施行动(如电视广告宣传、推动限制酒精、手枪使用立法的行动等)并加以实施。由于该项目的实施,该市的他杀率有了明显的下降,同时提高了市民的意识和相关政府部门的积极性。在该项目中使用的公共卫生方法也被用于其他暴力类型及伤害的预防工作中。例如,美国疾病预防控制中心将这种理念和方法,称之为公共卫生方法(public health approach,PHA),用于预防伤害与暴力。该方法包括了 4 个既科学又直观的步骤:收集证据确定问题、确定危险因素、确定干预方法和实施,用以制定行动方案指导伤害与暴力预防工作。

运用公共卫生方法预防伤害与暴力问题的基础在于该方法是多学科结合的科学方法,包括了医学、流行病学、社会学、心理学、犯罪学、教育学和经济学等多学科的知识和原理。其广泛的知识基础有助于成功解决公共卫生问题。此外,这个方法强调多部门合作,如卫生、教育、社会服务、司法、政策制定等部门,共同解决伤害问题。

(一) 公共卫生方法 4 步骤

从问题出现到解决,公共卫生方法遵循 4 个关键步骤。

第一步:确定问题。通过使用监测、调查等手段系统地收集伤害的严重程度、范围、特征和后果的资料或信息,更全面地揭示伤害各方面的基本情况。这些信息可以通过不同来源进行收集,如公安数据、医疗检查数据、生命登记数据、医院诊疗数据及人群调查等。通过资料和信息,判断伤害的优先问题;

第二步:确定危险因素。通过信息收集过程和流行病学调查,可以确定伤害问题的危险和保护因素,并且将它们和具体的伤害结果联系起来,调查伤害发生的原因,从而有助于确定干预的优先领域;

第三步:确定干预方法。在确定危险因素的基础上,回顾和分析过去实施的干预措施的设计、实施、监测、评估等环节,经过完善或创新,得到最优伤害干预方法。如第二步所述,明确危险因素是确定伤害干预措施的基础;

第四步:实施。一旦确定了最优的干预方法,应该通过制定并实施具体策略措施来实现。在实施的全程中,应始终对这些干预措施进行评价,包括措施的执行情况、效果、成本效益等。干预措施的实施可能会改变伤害问题的性质,所以再次评估问题时,应该对相关问题重新进行评估。

公共卫生方法强调了伤害和暴力预防应以证据为基础,通过需求评估,了解伤害优先领域,采用已证明有效的方法展开干预。1996 年和 1997 年世界卫生大会上通过的暴力与健康决议,推荐使用公共卫生方法指导伤害与暴力预防。然而,公共卫生方法缺少具体的实施方法,如果可以结合哈顿矩阵等其他模型,则可以相得益彰。

(二) 公共卫生方法与其他方法的结合

公共卫生方法总结了解决健康问题的整体思路,提出了概括性的步骤框架。通常在没有基础的情况下可以首先使用公共卫生模型,找到问题所在。

第一步:发现问题并确定研究目的

如果有既往监测、调查数据,可以从既有数据中发现伤害问题,或某一种伤害类型是严重的公共卫生问题(死亡、发生、致残数据)。如果没有既往数据,则需要先了解该地区疾病的流行情况(具体见下一章)。

如果仅掌握总伤害情况,还可以细化,进一步通过调查等手段了解各伤害类型的流行情况,结合实际条件,确定哪种伤害类型是目前研究的优先领域,从而最终确定研究目的。

一些情况下,可能需要针对某一种伤害的某个影响因素开展研究。则需要掌握的数据即为影响因素流行状况(例如,某种影响健康和安全的行为,如不使用安全座椅)。

第二步:确定危险因素及干预优先领域

确定了需要解决的伤害问题(如溺水、跌倒、暴力等)或某种影响因素(如影响健康的行为、错误认知等)后,如果需要解决的是伤害问题,则需要围绕这个伤害问题,了解其发生的原因,以及哪些因素会影响伤害的发生,这时候我们就需要用到哈顿矩阵。

哈顿矩阵按照伤害发生时间轴和要素细化了伤害发生过程,从而有助于我们分析伤害发生的原因和影响因素。但是哈顿矩阵仅是帮助我们探索伤害发生影响因素的依据和框架,具体哪些才是影响该伤害事件发生的原因和影响因素,需要查阅已有资料或开展调查和监测明确。

生态学模型亦适用于探索伤害发生原因和影响因素,特别是针对故意伤害。相比哈顿矩阵,由于故意伤害,伤害意图是改变伤害发生的重点,故生态学模型更加重视个体意识、行为改变和相关因素的关系,从而达到预防效果的模型更适用于分析故意伤害的目的。除此之外,还有许多其他行为改变模型在 David Sleet 的 *Injury and Violence Prevention:Behavioral Science Theories,Methods,and Appbications* 一书中有所介绍。

确定伤害影响因素可以通过个人研究完成,但更建议由一个来自伤害预防不同领域的专家组成的团队共同进行一系列的头脑风暴、资料查询和调查研究完成。不仅是因为不同领域的专家可以在自己擅长的专业领域提出建设性的意见,同时还因为其可以启发并突破其他领域的一些技术瓶颈。

了解影响因素后,需要根据因素影响程度,并结合实际条件判断将哪些影响因素纳入干预优先领域。如果需要解决的问题即为某种影响因素,则直接进入下一步。

第三步:设计干预措施并制定评价干预效果的指标

针对选择的优先干预的影响因素,设计干预措施。首先,可以通过文献回顾或者既往经验总结筛选出可能有效的干预措施。其次,应通过需求评估了解被干预对象在干预手段和方法上的需求、倾向和接受程度。可以借助三维哈顿矩阵,通过一系列指标,评估筛选出最适合目前研究目的和现实条件,并具有可持续发展特点的干预策略和措施。评估应由利益相关方共同决定,其中应注意社区参与的重要性。

与此同时,根据影响因素的水平,对干预有效性的判断(通过文献回顾和经验总结),并结合实际条件,制定出能够较准确地评价干预效果的指标(根据评估指标定义,计算样本量)。

第四步:干预实施及评估

一旦确定了有效的干预措施,可以通过多种渠道、多部门合作使该干预措施能够最大程度地有效实施。实施阶段应注意质量控制,并始终评价这些干预措施,包括结果评价、过程评价、经济成本效益评价等。

通过公共卫生方法,能够整合其他伤害防控模型,从而有针对性地选择适合研究问题的有效方法。

第二节 伤害与暴力预防控制策略

伤害与暴力防控的策略旨在针对伤害与暴力发生的原因和相关危险因素指导设计防控措施。其不局限于对某类伤害发生的单一原因进行防控,而需要在许多不同领域进行合作,根据伤害与暴力防控原理与方法,制定跨领域的有效的策略与措施,通过多学科或多部门合作,开展实施。本节将介绍一些广泛应用的伤害与暴力预防策略与措施,科学地指导伤害与暴力防控工作。

一、哈顿十项基本策略

根据哈顿矩阵可以衍生出伤害预防与控制的哈顿十项基本策略(Haddon's ten strategies)(表3-3)。哈顿矩阵和哈顿十项基本策略的重要意义在于不但强调了伤害是可以预防的,而且还提出了不同阶段实施不同干预措施的途径和线索。哈顿十项基本策略如下:

表3-3 哈顿十项基本策略及示例

序号	策 略	示 例
1	防止危险的产生和形成	禁止制造和销售不安全产品
2	减少危险发生时所蕴藏的能量	降低车速
3	预防危险的发生和能量的释放	儿童安全药瓶
4	从源头降低危险的发生率并改善其空间分布	使用安全带和儿童约束系统
5	从时间和空间上将危险能量及其脆弱对象分开	设置专门的自行车道、人行道
6	通过放置障碍物将危险能量与脆弱目标对象分离	窗户护栏、水池栅栏
7	改变危险的基本性质	软质地的运动场地
8	增强脆弱目标对象对伤害的抵抗能力	良好的儿童营养
9	降低已发生伤害的严重程度	对烫伤创面紧急处理
10	对伤者进行安抚、救治和康复治疗	烧伤移植

(一) 防止危险的产生和形成

危险产生和形成指在多样的生态环境下导致伤害发生的能量的产生,包括热能、运动能、电能或电离辐射能的产生;枪支的制造;U-235 浓缩和制造;飓风、龙卷风或构造应力的形成;可能导致雪崩的积雪;可能导致儿童跌落的婴儿床和椅子;启动并行驶的汽车等。

（二）减少危险发生时所蕴藏的能量

指减少潜在的可能造成伤害的动因的能量,从而减少造成伤害的严重性。例如:减少学校化学试剂的浓度和数量;缩小爆竹、鞭炮的尺寸;在泳池中跳水的高度;以及汽车的速度等。

（三）预防危险的发生和能量的释放

指预防已经存在的危险的发生和能量的释放。例如:预防核设施的释放;阻止枪支、弓弩的射击;预防抑郁患者自杀跳楼;预防野兽逃出笼等。

（四）从源头降低危险的发生率并改善其空间分布

指通过改变已知危险的空间分布或通过改变危险源头的其他手段,减少伤害发生时的严重程度。例如:降低爆炸的燃烧速率;降低滑雪初学者的雪道倾斜面积等。第三项策略和第四项策略均是减少能量的释放,但是仍把这两项策略单独提及,因为在现实生活中,可能在不同的环境和条件下,需要使用不同的策略。

（五）从时间和空间上将危险能量与脆弱目标对象(生物或非生物)分离

指通过从时间和空间上将危险能量与目标对象分离,达到保护目标对象免受伤害或减轻伤害严重程度的目的。例如:设置专门的机动车道、非机动车道和人行道,将机动车、非机动车和人三个目标对象分开;在人群经常活动的区域设置步行街,禁止车辆通行;使用避雷针;将电源放置于不经常碰到的地方等。此项策略也是希望通过改善能量释放,减少伤害发生,但是,更侧重于分离能量和脆弱目标对象。这项策略是非常重要且常用的方法。

（六）通过放置障碍物将危险能量与脆弱目标对象分离

指通过放置障碍物将危险能量与脆弱目标对象分离,达到保护目标对象的目的。例如,安全眼镜、头盔、屏障、拳击手套等。第六项策略很重要,它不再强调从时间和空间上将危险能量与脆弱目标对象分离,而是运用障碍物将二者隔离。一些障碍物可能不能完全起到隔离作用,但可以减弱危险能量的作用。

（七）改变危险的基本性质

指通过恰当的改变危险的性质减少危险的程度,如将接触表面、基本结构等改变成圆滑非尖锐的或者柔软的。例如,从高处跌落,撞在一个尖锐硬物上,如果可以改变所在高度,降低至平面,并且将周围的尖锐硬物去除,换作柔软物体,则可以减少伤害发生。

（八）增强脆弱目标对象对伤害的抵抗能力

指通过加强脆弱目标对象的结构、抵抗能力可以减少危险能量转移造成的伤害。例如,制定有效的抗地震、火灾、飓风等灾害的预案,并严格执行。对运动员和士兵进行训练也是相似的目的,增强他们的抵抗能力。免疫接种,如种牛痘等,亦是相似的原理。

（九）降低已发生伤害的严重程度

此项策略通过快速检查和评估伤害发生后或正在发生时的受伤情况,并阻止受伤持续及加深。阻止的过程包括三个要素:①发出信号;②信号传递、接受和评估;③作出决定及完成。例如,火警、急救、灾害预警等。

（十）对伤者进行安抚、救治和康复治疗

此项策略包括了从伤害损伤发生到伤情稳定下来的过程中的所有急救、治疗部分,及后期长期康复过程。

哈顿十项基本策略细化了哈顿矩阵,从而帮助研究者能够更有针对性地探索和考虑危险因素及制定干预措施。

二、"5E"策略

由于伤害成因的多元性,单一的伤害策略往往收效不大,需要结合不同领域、不同方式的综合干预策略。1923 年,时任堪萨斯市安全委员会主席的 Julien H. Harvey 在托皮卡进行演讲时提出了通过"教育(education)""执法(enforcement)"和"工程(engineering)"手段控制交通事故的发生。自此,"3E"策略成为道路交通伤害预防的重要策略之一。在随后的几十年间,研究者们为探索伤害预防,引入了其他的"E"策略。

常见的伤害预防"E"策略为"5E"策略,包括了教育(education)、强化执法(enforcement)、工程(engineering)、环境(environmental)和评估(evaluation)。"5E"策略简明地总结了伤害预防的基础策略,各种策略间并不独立,而是相互促进的,以综合干预的模式进行伤害预防。

(一) 教育策略

教育策略指在人群(包括一般人群和高危人群)中开展健康教育,形成健康、正确的态度、信念和行为,主要包括技能的培养和知识的传授等。按教育对象可以分为全人群教育、目标人群教育等;按教育传递方式可以分为集体授课、个人学习等;还可以分为传统授课、网络授课、大众媒体宣传等。

教育的最终目的往往在于改变人们的行为。但策略制定者通常会根据实际情况(目标人群的认知和行为以及策略制定者的经费和其他条件),制定不同阶段的目标,如提高认知、改变态度、改变行为。而根据制定者的目标的不同,教育的形式可能不同。需要针对不同伤害类型、不同目标人群以及评价的指标不同,采取适合的教育形式和内容。同时,教育有时不仅是针对目标人群,还需要针对与目标人群目标行为相关的人群进行教育。例如针对学龄儿童进行道路安全教育,在学校开展针对儿童、家长、教师的儿童道路安全宣传,内容有行人安全、乘车安全、骑行安全等。

很多证据表明,在改变伤害危险行为方面,单一的教育形式往往效果差强人意[特别是许多伤害危险行为(如酒驾、超速等)是行为实施者的意愿行为,而教育的内容往往是其不愿做出的行为]。与其他策略共同实施,或辅助其他策略的实施可以起到较好的效果,如教育辅助执法,加强普法宣传教育等。

(二) 强化执法策略

强化执法策略指执法部门通过加强对已建立的法律法规或政策进行执法,确保人群维持某些行为和规范,也包括通过执法创造安全环境和确保安全产品的生产和销售。立法被认为是减少伤害高危行为的有效措施之一。但仅有立法而没有严格有效的执法,则立法收效甚微。

通常配合宣传教育可以加强强化执法的执法效果。强化执法可能导致逃避执法的现象发生,尤其在某种逃避执法行为在公众中形成一种潜规则时,执法效果难以保证,应配以公众宣传教育。

(三) 工程策略

工程策略指设计制造更安全的产品及设计制造提供安全保护的产品。传统意义上,工程策略主要指提高产品安全系数,如提高儿童玩具安全性,完善车辆安全设计等。而过去的几十年间,工程策略促进安全的理念从提高产品安全拓展到设计制造保护安全的产品,如儿童安全座椅[美国国家公路交通安全管理局(NHTSA,National Highway Traffic Safety Administration)报告儿童安全座椅可以减少71%的婴儿乘车死亡和54%的儿童乘车死亡]、个人漂浮装置等。未来工程策略将面临方法学上的挑战,在考虑安全的同时,将更多考虑使用者的感受,如产品是否方便使用者使用,道路是否方便驾驶员驾驶等。

同样,与其他策略共同实施时,工程策略往往可以更好地发挥作用,其与教育策略(如宣传教育促进儿童安全座椅使用,减少儿童道路交通伤害)、环境策略(如隔离厨房和生活用区域,同时使用更安全的炉灶,减少烧烫伤)、强化执法策略(如儿童安全座椅立法,强制使用,减少儿童道路交通伤害)等结合,更有效地促进安全,预防伤害。

(四)环境策略

环境策略指通过减少环境危险因素降低个体受伤害的可能性,这是伤害预防的一个重要途径。该策略可以提供一种被动保护。例如,将行人、非机动车和机动车使用的道路进行有效分隔可以降低行人、骑行者、机动车司机的伤害发生率。如交通静缓措施可以降低交通事故造成的各个年龄段的死亡和伤害。

环境改善策略同样也需要和其他策略相结合。例如,环境改善往往伴随着工程、产品安全方面的改进和升级。

(五)评估策略

评估策略指通过科学准确的方法判断预防伤害的干预措施、项目和政策的有效性和可行性,为研究者和政策制定者提供方法建议。由于安全是一个希望得到的干预结果,所以评估有效性的"金标准"是伤害事件数量的下降,特别是致死性伤害事件。计算伤害事件数量,并与解释性变量进行关联,是评估的基础。解释性变量即包括了某项干预手段(如强化执法措施、教育措施等)或社会环境的其他改变(如经济活动、移民或燃料短缺等),同时也可能包括其他一些相关因素。

除此之外,针对不同伤害类型,还提出其他的"E"策略,如道路交通伤害预防领域,还有暴露(exposure)(控制危险因素,如为年轻/新驾驶员发放设定更低的血液酒精浓度限度和限制驾照)、急救(emergency)(发生伤害后及时的急救措施可以减少伤害的严重程度,如心肺复苏等)、检查(examination)(检查能力和适合程度,如严格执行驾照考试制度,并不断完善)等。

随着"5E"广泛地被应用,一些大型项目也应用了"5E"中的一些伤害预防指导策略。如WHO在联合国道路安全十年行动计划(2010—2020)中提出的5个支柱,就应用了"5E"中的环境策略、工程策略和强化执法策略。"5E"策略从不同维度、不同领域思考、设计策略并措施,帮助补充应用其他模型制定策略和措施时可能遗漏的方向。

三、主动干预与被动干预策略

伤害预防策略可以分为被动干预和主动干预策略。

被动干预旨在预防伤害而不要求个体采取任何行动,有自动提高安全性的特点,例如:在碰撞时自动展开的安全气囊、完善的高速公路安全设计或儿童防火材质衣物等都是与人的行为无关的干预措施。

主动干预是与改善个体行为相关的措施,通过干预要求个体采取正确行为,包括预防伤害宣传教育等。例如:安全带要求每个人都要系上、要求在洗澡前测试水温等。这样的干预需要人们的参与才能成功。

在伤害预防领域,很多学者认为创造安全环境的被动预防比主动干预更易成功,例如认为自动洒水装置比手提灭火器更能有效预防火灾。这种强调被动对策干预的处理在其他公共卫生问题上也有体现,例如:提供清洁水资源的策略在预防疾病方面比要求人们在饮水之前先把水煮开的策略更加成功。

虽然被动预防很有效,但有时却也因为客观现实而难以实施。而主动预防策略在加入了心理学和行为学等多学科方法后也提高了其有效性,同时,主动预防策略也可以促进被动预防策略的实施。这两种策略通常会联合使用,作为综合的干预策略来减少伤害发生。例如,儿童中毒预防,包括被动干预如儿童安全药瓶,主动干预如家长将毒物妥善存放在儿童无法够到的地方。

四、三级预防

流行病学三级预防原理为通过在疾病发生发展的不同阶段采取不同的预防策略和手段,达到预防疾病发生、发展,减少疾病结局严重程度的目的。其适用于传统公共卫生干预,也适用于伤害与暴力预防。根据伤害发生时间特点可以将预防伤害的策略分为三级。前面所描述的哈顿矩阵也运用了这个原理。以下为伤害与暴力三级预防的主要目的和策略。

一级预防:其目标是通过减少能量传递或暴露的机制来预防导致伤害发生的事件(伤害发生前阶段)。交通安全法律、游泳池周围的栅栏、有毒物品的安全盖、强制的保险装置等都属于第一级预防措施。

二级预防:其目的是降低伤害的发生率及其严重程度(伤害发生中阶段)。比如,摩托车头盔、安全带、救生衣和防弹衣都是第二级预防的范例。值得注意的是,有效的第二级预防措施并不能够减少所有的伤害。如摩托车头盔对于减少头部损伤非常有效,但对于身体其他部位的损伤则缺乏保护作用;同样,安全带也无法限制四肢的活动以预防交通事故中的割伤、擦伤、四肢骨折等的发生。

三级预防:指伤害已经发生后,控制伤害的结果(伤害发生后阶段)。现场紧急救助、心肺复苏、康复等均属第三级预防。

第三节 伤害与暴力防控战略、行动与相关工作

近年来,伤害预防领域受到全世界广泛关注,一些国家和地区已制定了自己的伤害预防计划,将伤害预防列入重点优先领域。联合国儿童基金会、世界银行等国际组织也从不同的角度对伤害预防给予了很多关注。WHO和联合国都通过了相关决议报告,制定了切实可行的目标和行动计划,号召各国政府加强努力,采取持久有效的应对策略预防伤害。在这种大背景下,我国在伤害预防方面逐渐起步,制定了相关的政策法规,开展了相关行动。

以下介绍与伤害预防控制相关的重要全球行动、目标与决议,可作为促进国家、地区制定政策和计划、采取措施、开展活动的重要政策依据。同时将介绍我国伤害防控领域政策法规和相关工作。

一、伤害预防全球行动、目标与决议

(一) 联合国道路安全 10 年行动计划

随着全球机动化程度的提高,道路交通伤害成为导致全球性人口死亡和伤残的重要问题,与此同时不平等的是道路安全战略和土地使用规划并无相应改进。经验表明,资金充裕的领导机构以及订有可衡量目标的国家计划或战略是可持续道路安全应对办法的重要内容,然而,目前的行动和投资水平仍不足以遏制或扭转预计道路交通死亡人数的上升趋势。为此,全球道路安全委员会在 2009 年报告中呼吁发起道路安全行动 10 年。

2010 年 2 月 24 日,联合国宣布 2011—2020 年为道路安全行动 10 年,其目标是通过在国家、区域和全球各级开展更多活动,稳定并随后降低预计的全球道路死亡率。联合国大会于 2010 年 3 月 2 日通过了有关改善全球道路交通安全状况的决议,委托 WHO、联合国各区域委员会会同联合国道路安全协作机制,合作拟定《道路安全行动 10 年行动计划》,作为支持实施 10 年目标的指导文件,呼吁会员国以《道路安全行动 10 年行动计划》为基础,制订本国在 10 年结束时实现的减少道路交通伤亡的目标;并邀请所有会员国根据行动计划制订本国 10 年行动结束时,在减少道路交通伤亡方面拟达到的目标。

决议要求采取多部门联合行动,提醒更多的国家注意"不使用安全带和儿童座椅、酒后驾驶、不戴头盔、超速和道路基础设施不完善"等威胁道路交通安全的"关键风险因素",通过加强立法、执法来降低这些风险。决议还将每年 11 月的第三个星期日定为"世界道路交通事故受害者纪念日"。

(二) 联合国可持续发展目标

2000 年 9 月联合国首脑会议上由 189 个国家签署《联合国千年宣言》,做出承诺,由联合国全体 191 个成员国一致通过的一项旨在将全球贫困水平在 2015 年之前降低一半(以 1990 年的水平为标准)的行动计划。自确立以来,千年发展目标已经使 10 亿多人摆脱了极端贫困,但它所取得的进展并不平衡,不同国家和国家内部不同人群和地区间的落实情况仍存在差异。随着千年发展目标步入尾声,今年的联合国发展峰会在其基础上制定了 2030 年可持续发展议程。

2015 年 9 月,联合国峰会通过了 2030 年可持续发展议程,该议程涵盖 17 个可持续发展目标,于 2016 年 1 月 1 日正式生效。可持续发展目标建立在千年发展目标所取得的成就之上,在致力于消除贫穷的同时,实施促进经济增长,满足教育、卫生、社会保护和就业机会等社会需求并应对气候变化和环境保护的战略措施。所有可持续发展目标几乎全部直接或间接地与卫生领域相关,其中可持续发展目标 3 确定为"让不同年龄段的所有的人过上健康的生活,促进他们的安康"。

可持续发展目标 3 中 3.1"到 2030 年时,全球孕产妇每 10 万例活产的死亡率减至低于 70 人"、3.2"到 2030 年时,新生儿和 5 岁以下儿童不发生可以预防的死亡,所有国家都争取至少将新生儿每 1 000 例活产的死亡率降至 12 例,5 岁以下每 1 000 例活产儿童的死亡率至少降至 25 例"、3.4"到 2030 年时,通过预防与治疗,促进精神健康与安康,将非传染性疾病导致的过早死亡减少三分之一"和 3.6"到 2020 年时,全球公路交通事故造成的死伤人数减半"的实现均与伤害预防密切相关。

(三) 联合国和世界卫生大会重要决议

联合国大会依照《联合国宪章》于 1945 年设立,作为联合国具有代表性的主要议事和决策机构,由联合国全部 193 个会员国组成,是一个讨论《宪章》涵盖的各种国际问题的独特多边论坛。联大每年 9 月至 12 月集中举行常会,就其职权范围内的国际问题向各国提出不具约束力的建议,已经对全球政治、经济、人道主义、社会和法律等领域产生了深远的影响(表3-4)。世界卫生大会是 WHO 的最高决策机构,主要职能是决定 WHO 的政策,任命总干事,监督财政政策,以及审查和批准规划预算方案等。世界卫生大会每年召开一次,一般于 5 月在日内瓦举行。历届会议讨论了艾滋病、结核病、麻风病等传染病的预防与控制,改进公共卫生系统以及食品安全、疾病医疗、个人和家庭健康、婴幼儿喂养全球战略等方面的问题,还先后通过了消灭疟疾、根除骨髓灰质炎和天花病毒、建立联合国防治艾滋病规划、世界卫生事业发展、国际烟草控制战略等一系列决议(表 3-5)。

表 3-4　2011—2018 年联合国通过的与伤害预防控制相关的重要决议

年份	决议名称	主 要 内 容
2018	A/RES/72/271 改善全球道路安全	强调鉴于“道路安全行动十年”即将在 2020 年结束、为可持续发展目标 3.6 提出了目标日期以及《2030 年议程》规定了实现相关道路安全的目标日期,必须制定一个减少道路交通事故死伤的新时间表,同时考虑到关于道路安全风险因素和服务提供机制的自愿性全球绩效目标
2016	A/RES/70/260 加强全球道路安全	强调了儿童在世界各地道路上面临的险境,以促使采取行动,更好地确保他们的安全
2015	A/RES/70/176 采取行动打击与性别相关杀害妇女和女童行为	强调必须在 2015 年后发展议程背景下消除公共和私人领域侵害所有妇女和女童的一切形式的暴力行为,并在世界各地大幅减少一切形式的暴力行为,降低与此有关的死亡率
2014	A/RES/69/158 保护儿童免遭欺凌	强调《儿童权利公约》构成促进和保护儿童权利的标准,《公约》缔约国应采取一切适当的立法、行政和其他措施,落实其中确认的权利
2014	A/RES/68/269 加强全球道路安全	鼓励会员国和国际社会在制定 2015 年后发展议程时适当考虑到道路安全问题,同时确认必须采取全面和综合的办法来处理可持续运输问题
2013	A/RES/68/147 儿童权利	强调《儿童权利公约》构成促进和保护儿童权利的标准,重申《公约》缔约国应采取一切适当的立法、行政和其他措施以实现其中确认的权利
2012	A/RES/67/144 加紧努力消除一切形式的暴力侵害妇女行为	强调各国应当根据其国际人权义务和承诺,继续通过全面解决暴力侵害妇女问题的立法,不仅把暴力侵害妇女行为定为刑事犯罪,惩处犯罪人,而且还列入保护和预防措施,并为执行这些法律划拨足够的经费
2011	A/RES/66/128 暴力侵害迁徙女工行为	强调指出所有利益攸关方,尤其是原籍国、过境国和目的地国、相关区域组织和国际组织、私营部门和民间社会,都应共同承担责任,通过有目标的措施,促进创造一种防止和对付包括在歧视情形下发生的暴力侵害移徙女工行为的环境

表 3-5　1966—2014 年 WHO 通过的与伤害预防控制相关的重要决议

年份	决议名称	主要内容
2014	WHA67.22 迎接全球暴力挑战,特别是妇女和女童暴力挑战	指出由卫生部门主导,提供暴力应对指导,尤其是针对妇女和女童的暴力
2013	WHA66.10 精神卫生行动计划 2013—2020	强调精神健康在实现人群健康中的重要作用,旨在实现全民健康公平并强调预防的重要性
2011	WHA64.27 预防儿童伤害	强调预防儿童伤害的重要性和急迫性,尤其对于儿童伤害负担较高的低收入和中等收入发展中国家
2007	WHA60.22 卫生系统:急救系统	强调创伤医疗和急救组织是综合卫生保健的重要组成部分,在应对大规模人员伤亡事故方面可以发挥重要作用
2004	WHA57.10 道路安全与健康	认识到道路交通伤害是一个重大且被忽视的公共卫生问题。建议多部门协作,采取以证据为基础的措施进行应对
2003	WHA56.24 实施《世界暴力与卫生报告》的建议	认识到预防暴力是人类安全和尊严的先决条件,政府必须立即采取行动预防一切形式的暴力并减少对健康和社会经济发展方面的影响
1998	WHA51.8 关于反步兵雷的协调公共卫生行动	认识到反步兵雷所造成的严重健康危害,例如:限制人口活动,阻碍使用耕地,影响医疗服务的可得性,导致严重的精神疾病的发生等
1997	WHA50.19 预防暴力	对基于科学数据运用公共卫生方法预防暴力的行动计划取得的进步表示赞赏。强调了 WHO 与其他相关组织、机构在暴力预防方面合作所产生的积极意义和重要作用
1996	WHA49.25 预防暴力:公共卫生的优先领域	指出 WHO 作为公共卫生领域主要的国际协调与合作机构有义务和责任向成员国提供关于发展公共卫生以预防各种形式暴力的技术指导和援助
1974	WHA27.59 预防道路交通事故	认识到酒精和其他精神药物的使用会影响道路交通安全,指出 WHO 有义务和责任向成员国在改善道路交通安全领域提供技术指导和援助
1966	WHA19.36 预防交通事故	建议开展更多的科学研究,着重探索和阐述道路交通事故危险因素的作用机制

（四）WHO 西太平洋地区暴力和伤害预防区域行动计划(2016—2020)

西太平洋地区暴露和伤害预防区域行动计划(2016—2020)(以下简称"行动计划")以可持续发展目标为指导方向,由西太平洋地区各国及国际相关领域专家共同协商制定而成。"行动计划"以减少因暴力和伤害导致的死亡和残疾为最终目的,重点关注一系列可协调发展、以证据为基础、由数据驱动的政策和行动措施,包括医疗、交通、法治和教育等领域,可以作为一个有效的工具支持各国开展本地区的暴力与伤害预防行动,引导政府通过加强管理、协调、计划、监测和城市卫生系统等方面建立相应的基础设施和弹性制度,并提高国家层面的实施能力。

"行动计划"概述了暴力和伤害预防的战略行动计划,建立了预计可在 2020 年实现的区域目标,建议采取立即和可持续的措施减少暴力和伤害,并着重强调跨部门合作的重要性。

"行动计划"有四个目标分别为：

    1. 暴力和伤害预防与国家发展战略保持一致。

    2. 暴力和伤害预防纳入国家行动计划。

    3. 加强暴力和伤害预防的领导与协作。

    4. 建立并完善暴力和伤害预防的信息系统。

（五）世界伤害预防与安全促进大会

WHO与合作方每两年共同举办全球预防伤害和安全促进大会，为全球促进暴力和伤害预防工作，了解全球伤害预防新趋势提供重要的交流平台，每届约有超过100多个国家的上千名研究者、实践者和倡导者参会（表3-6）。2016年9月召开了第12届全球预防伤害和安全促进大会。

表3-6　历年全球预防伤害和安全促进大会主题

届数	时间	主　题
第五届	2000 年	分享经验、融汇共识
第六届	2002 年	伤害、自杀和暴力：构建知识体系，改善政策，加强实践，使世界更安全
第七届	2004 年	伤害、暴力、自杀和灾祸
第八届	2006 年	由数据到行动：保障（人类）安全权益
第九届	2008 年	全球化会对暴力和伤害预防的积极和消极影响
第十届	2010 年	安全和公平的社区
第十一届	2012 年	通向充满活力与安全未来的路径
第十二届	2016 年	从研究到实践

二、我国的伤害预防控制相关政策和工作

（一）我国伤害预防控制相关政策

20 世纪 50 年代以来，我国陆续出台了一系列与伤害预防控制相关的法律、法规和政策，包括职业伤害、溺水、产品伤害、道路交通伤害、故意伤害和儿童伤害预防等方面。以下列举了部分相关法律、法规和政策。

在职业伤害预防方面，早在 20 世纪 50 年代初我国就颁布了《中华人民共和国劳动保险条例》，对职工伤害的救治、补偿做了明确的规定。

在溺水预防方面，我国自 1984 年起实施《中华人民共和国海上交通安全法》、2002 年起实行《中华人民共和国内河水上交通安全管理条例》，这些法规条例都为加强水上交通安全管理提供了强有力的政策保障。

在产品伤害预防方面，2012 年，国务院公布《质量发展纲要（2011—2020）》，明确提出由质检、卫生等部门共同建立中国产品伤害监测系统。

在道路交通伤害预防方面，我国于 1988 年制定了《道路交通管理条例》，并于 2003 年制定了《中华人民共和国道路交通安全法》，对酒驾、安全带和头盔的使用以及分道行驶等行为进行了规范，并提出了"分级驾照制度"。同年，经国务院批准成立了有 17 个成员单位参加的全国道路安全工作部际联席会议制度以加强对道路交通安全工作的组织领导。2011 年 5

月,全国人大常委会表决通过施行《刑法修正案(八)》,将醉驾等危险驾驶行为正式入罪。这些法律、法规和政策的制定和实施对于改善道路交通环境、减少道路交通伤害提供了法律依据。

在故意伤害预防方面,1981 年我国就实施了《枪支管理办法》,长期以来对枪支的制造、配售和使用有非常严格的管理,1997 年实施了《中华人民共和国农药管理条例》,于 2001 年对该条例进行了修改,加强了对农药生产、经营和使用的监督管理,2005 年通过并开始实施《麻醉药品和精神药品管理条例》,加强麻醉药品和精神药品的管理,保证麻醉药品和精神药品的合法、安全、合理使用。2002 年,卫生计生委(原卫生部)、民政部、公安部和中国残联联合印发了《中国精神卫生工作规划(2002—2010 年)》,提出健全精神卫生服务体系,加强精神卫生知识宣传,强化重点人群心理行为问题干预等总体目标。2012 年 10 月,全国人大常委会表决通过了《中华人民共和国精神卫生法》,并于 2013 年 5 月 1 日正式实施。

针对儿童青少年伤害预防,教育部于 2002 年制定并发布了《学生伤害事故处理办法》,明确了学校的安全教育、管理和保护的职责。2006 年,包括教育、公安、司法、交通等在内的 10 个部委联合制定了《中小学幼儿园安全管理办法》,对于学校周边道路交通设施的设置及管理做了明确规定,对于减少儿童道路交通伤害发挥了重要作用。自 2007 年起,教育部每年下发正式文件,要求各级教育行政机构重视学生预防溺水工作,认真开展防溺水安全知识教育,提醒家长加强对孩子的防溺水监管,确保学生安全。2011 年国务院公布《中国儿童发展纲要(2012—2020)》,将降低儿童伤害死亡率作为重要目标。卫生事业发展"十二五"规划提出"建立伤害综合监测系统,开展儿童伤害干预工作"。

2016 年 8 月,中共中央政治局召开会议,审议通过了《"健康中国 2030"规划纲要》(以下简称《纲要》)。《纲要》第二节"促进道路交通安全"明确提出了道路交通万车死亡率下降目标,第三节"预防和减少伤害"明确提出了伤害预防优先领域和实施预防措施的要求。同月,国务院办公厅审议并印发了《国家残疾预防行动计划(2016—2020 年)》。计划中"主要行动"第三条明确要求"努力减少伤害致残"。

(二) 卫生部门伤害预防控制相关工作

中国的卫生部门开展伤害预防工作起步较晚,但通过借鉴国际伤害预防的优良实践,努力探索建立适合中国国情的伤害干预模式,是目前中国卫生部门伤害预防的重要内容之一。除上述相关政策外,以下列举了卫生部门开展的伤害预防控制相关工作:

1. 全国伤害监测工作 全国伤害监测系统是以医院为基础的伤害监测系统,通过收集哨点医院急、门诊室就诊的伤害病例,反映急、门诊就诊伤害病例的基本情况和变化趋势。该系统在 2003—2005 三年年试点工作的探索基础上,于 2005 年 8 月由国家卫生计生委(原卫生部)办公厅发文建立。系统自 2006 年 1 月 1 日全国启动,由 43 个监测点的 127 家哨点医院构成,分布于全国 31 个省(自治区、直辖市)和 5 个计划单列市,采用医院急诊室和伤害相关门诊的医护人员填报统一制定的全国伤害监测报告卡、经由各级疾病预防控制系统逐级上报的方式,收集当地哨点医院急、门诊就诊伤害病例相关信息。为进一步拓展和完善全国伤害监测系统,中国疾控中心慢病中心于 2014—2015 年组织专家讨论并制定了《全国伤害监测系统调整方案》,在保留原有医疗机构的基础上,采用分层随机抽样的方法新增了医疗机构。调整后的全国伤害监测系统监测点(县/区)增至 84 个、医疗机构增至 252 家。该系统是我国伤害信息收集系统的重要组成部分,截至 2015 年 12 月 31 日,全国伤害监测工作共收集门、急诊伤害病例信息 500 余万例,为描述我国伤害的流行情况、变化趋势和疾病负担,进而为制定和评估伤害预防与控制策略、合理配置卫生资源提供了重要的基础数据和科学依据。

此外,为探索我国产品伤害监测模式,收集产品伤害信息,中国疾控中心慢病中心自2007年起与原国家质检总局合作,在全国伤害监测工作基础上,探索我国产品伤害监测模式。2011年12月,我国产品伤害监测扩大试点工作正式启动,试点范围由原3试点8家医院扩展到11试点32家医院,同时调整监测信息报告频率由过去的每月上报为每周上报。2014年,在既往项目工作基础上,增加部分全国质量强市创建城市为监测试点地区,监测范围进一步扩大至16地,48家医院。

2. 全国伤害干预项目　为探索适合我国的各类伤害有效干预模式,在国家卫生计生委(原卫生部)疾控局的领导下,中国疾控中心慢病中心自2005年起组织全国11个省/市于2006—2009年开展伤害干预试点研究,其中包括对道路交通伤害、老年跌倒、溺水、动物咬伤和儿童伤害等不同类型、不同人群伤害干预模式的探索。

为进一步探索适合我国国情的伤害预防控制工作模式和策略措施,推动全国伤害预防控制工作,中国疾控中心慢病中心于2013年启动了第二轮伤害干预试点工作(2013—2015年)。2013年中国疾控中心慢病中心通过在全国范围内广泛征集评审伤害干预项目建议计划书的形式,在全国范围内确定了14个伤害干预试点项目。涉及伤害类型和重点人群包括老年跌倒、儿童道路交通伤(儿童安全座椅推广)、儿童跌倒、儿童溺水等。

3. 中国道路安全十年　中国道路安全项目是全球道路安全十国项目的中国部分。中国道路安全项目由中国国家卫生健康委(原卫生部)牵头,联合其他政府部门,与WHO、全球道路安全合作伙伴和美国约翰霍普金斯大学合作,共同在辽宁省大连市、江苏省苏州市和浙江省金华市实施,国家办公室设于中国疾控中心慢病中心。项目旨在针对造成的道路交通伤害的主要风险因素——超速、酒驾和电动自行车使用,使用被证实有效的干预措施,包括社会营销和强化执法,减少道路交通死亡和伤害的严重性。该项目于2010年10月正式启动,于2014年底全部完成。

4. 2016—2020儿童伤害预防项目　由联合国儿童基金会资助,国务院妇女儿童工作委员会办公室牵头,联合中国疾控中心慢病中心,自2016年起共同开展了"2016—2020儿童伤害预防项目"。该项目为期五年,在前期已开展的儿童伤害干预项目成功经验的基础上,在项目地区通过建立多部门合作机制并完善儿童伤害预防工作网络,推广安全学校、安全幼儿园、安全社区、安全家庭儿童伤害干预模式,探索儿童重点类型伤害干预模式和措施,提高各级工作人员的儿童伤害预防能力,评价和总结以实证为基础的儿童伤害预防最佳实践模式和经验,以提高儿童、父母、教师和全社会对儿童伤害的关注程度和了解程度,加强其伤害预防技能,完善相关政策、法规,从而减少儿童伤害的发生、死亡和残疾,保护儿童健康,保障《中国儿童发展纲要2011—2020》儿童伤害死亡目标的落实。

本 章 要 点

1. 伤害与暴力防控主要原理包括基本流行病学原理、哈顿矩阵、社会生态学模型、公共卫生方法等,主要策略包括哈顿十项基本策略、"5E"策略、三级预防等。

2. 伤害预防控制相关的重要全球行动、目标与决议,及我国伤害防控领域相关政策法规可作为促进国家、地区制定政策和计划、采取措施、开展活动的重要政策依据。

(段蕾蕾　金叶)

参 考 文 献

［1］ Doll L S,Bonzo S E,Mercy J A,et al. Handbook of Injury and Violence Prevention. Atlanta:Springer,2007.

［2］ Gielen A C,Sleet D A,Di Clemente R J. Injury and Violence Prevention:behavioral science theories,methods,and applications. Sand Francisco:Jossey-Bass,2006.

［3］ Haddon W J. A note concerning accident theory and research with special reference to motor vehicle accidents. Ann N Y Acad Sci,1963. 107:635-646.

［4］ Haddon W J. Energy damage and the ten countermeasure strategies. Hum Factors,1973. 15(4):355-366.

［5］ 李立明. 公共卫生与预防医学导论. 北京:人民卫生出版社,2017.

［6］ Dahlberg L L,Krug E G. Violence—a global public health problem. In:Krug E,Dahlberg L L,Mercy J A,et al. World Report on Violence and Health. Geneva. Switzerland:World Health Organization:2002.

［7］ Frieden T R,Centers for Disease Control and Prevention (CDC). Public health then and now:celebrating 50 years of MMWR at CDC. Foreword. 2011,60 (4):1.

［8］ Hanson D,Hanson J,Vardon P,et al. The injury iceberg:an ecological approach to planning sustainable community safety interventions. Health Promot J Austr. 2005,16(1):5-10.

［9］ Hanson D,Vardon P,Lloyd J. Becoming Queensland's first safe community:considering sustainability from the outset'. In R. Muller. Reducing injuries in Mackay,North Queensland. Queenland Warwick Educational Publishing,2002.

［10］ Hanson D,Hanson J,Vardon P,et al. The injury iceberg:an ecological approach to planning sustainable community safety interventions. Health Promotion Journal of Australia,2005,16(1):5-10.

［11］ Jr H W. Advances in the epidemiology of injuries as a basis for public policy. Public Health Reports,1980,95(5):411-421.

第四章

伤 害 监 测

伤害基础信息是开展伤害预防与控制的基础,伤害信息收集有其独特的方式与特征,伤害监测是伤害信息收集的重要方式之一。伤害监测的形式多样,包括以人群为基础的社区调查形式的监测和建立在多种信息来源基础上的被动监测,从可行性和可操作性出发,目前国际上最常见的伤害监测系统多是以医院为基础的伤害监测。通过开展伤害监测,可以对伤害流行情况和疾病负担做详细、全面的描述,为制定伤害预防策略和措施、评价预防效果、合理配置伤害防控资源提供可靠依据。

第一节 概 述

伤害监测是疾病监测的一个分支,是对伤害相关数据持续、系统的收集、分析和发布。伤害监测的目的是了解伤害对人群健康的影响程度、了解伤害及其危险因素的流行特征,确定伤害防控的优先领域、合理配置资源。伤害监测可以从不同维度进行分类。

一、监测与伤害监测

监测(surveillance)是指持续、系统地收集、分析和发布健康数据(包括疾病发生和变化趋势的数据),为制定有效的公共卫生决策和实施计划提供依据。有系统的疾病监测起始于20世纪40年代的美国,最初是针对传染病开展的。60年代WHO开始使用"流行病学监测(epidemiological surveillance)"的定义,并将监测范围逐渐扩展到了非传染病。从80年代开始,公共卫生监测(public health surveillance)逐步取代流行病学监测。

监测是一种连续性的工作,不仅包括数据收集、分析解释和结果反馈,更重要的是要把从监测活动中得到的信息用于公共卫生活动计划的制订执行以及对公共卫生活动的评价。监测数据的收集必须是连续的、系统的,才能及时发现疾病及其影响因素流行规律的变化、反映疾病流行的长期变化趋势;收集的数据必须是准确的、数据分析和解释必须是科学的,这是监测的生命。监测信息应及时反馈给所有需要知道的人,包括决策者、利益相关人和公众并为他们所用,监测工作的意义必须通过信息的有效利用才能得以体现。

通过开展监测,可以确定主要公共卫生问题、描述疾病分布特征及发展趋势、及时发现疾病流行的异常和变化、评价干预活动效果、预测疾病流行态势、评估卫生服务需求、确定疾病的危险因素和高危人群并监测健康相关行为的变化,为制订疾病预防和控制的策略和措施提供有价值的证据。作为一种长期、连续性的工作,监测数据相对于一次性的调查数据,可以更好地显示疾病的长期变化趋势。通过监测获得的纵向数据,可以对不同时期的疾病流行情况进行历史对照比较,很好地评价各种疾病控制策略和措施在实施后的效果。

根据数据收集方式的不同,监测可以分为主动监测和被动监测。主动监测通过调查主动寻找病例获取信息,往往需要较大的投入,优点是可以根据研究者的需要收集比较详细的资料;被动监测通常是建立在现有工作的基础上,因而投入相对较少。被动监测收集资料的数量和质量往往会低于主动监测,但一旦找到一种可靠、可及性好且可长期存在的数据来源,被动监测的可操作性和持续性会很好,这对于一个监测系统来说是很重要的,因此被动监测是疾病监测最常见的方式。公共卫生的监测系统通常分为以人群、医院、实验室和事件为基础的四类监测系统。以人群为基础的监测是公共卫生领域最基本、最重要也是最常见的监测系统,如我国的死因监测系统;以医院为基础的监测是以医院为现场开展的监测,如我国的出生缺陷监测系统;以事件为基础的监测系统是以事件为报告单位对疾病进行监测,如突发公共卫生事件报告。

伤害监测(injury surveillance)是对伤害这一类健康问题的分布和影响因素的长期、连续、系统的数据收集、分析和利用。与传染病和慢性病监测不同的是,因伤害防控的多学科交叉的特点,开展伤害监测的部门并不局限于卫生系统。

狭义的伤害监测是指仅针对伤害开展的监测,例如我国公安交管部门对造成伤亡的道路交通事故的登记以及 WHO 推荐开展的医院伤害监测。20 世纪 70 年代,美国消费者产品安全委员会(Consumer Product Safety Commission,CPSC)建立了在急诊收集产品相关伤害信息的美国国家电子伤害监测系统(National Electronic Injury Surveillance System,NEISS),其后加拿大、欧洲、大洋洲、亚洲的多个国家和地区也逐渐建立了类似的伤害监测系统。2001 年,WHO 和美国疾病预防控制中心合作编写了《伤害监测指南》,指导全球各个国家和地区建立这种针对性较强的伤害监测系统。而广义的伤害监测除了上述以伤害为唯一目的的监测外,还包括虽然不以伤害为唯一目的、但包含了伤害相关数据收集的监测,如死因监测、残疾监测分别收集了因伤害致死和致残的数据,这些监测也属于伤害监测的范畴。基于 WHO 提出的"伤害金字塔(injury pyramid)"的概念,中国疾控中心慢病中心于 2009 年提出伤害综合监测(integrated injury surveillance)的概念,并开展了一系列试点项目,收集致死性伤害、住院伤害、门(急)诊就诊伤害以及社区调查等各种来源伤害数据,并对不同来源数据进行整合分析,使不同来源的伤害数据互相补充、印证,绘制出了项目地区的伤害金字塔,更全面、完整地反映了项目地区伤害及其危险因素的流行状况。

二、伤害监测的目的

伤害预防的公共卫生学方法要遵循四个关键步骤(图 4-1),每一个步骤都离不开数据的支持。监测是收集数据、产生证据的重要手段。通过开展伤害监测,可以了解伤害对人群健康的影响程度、了解伤害及其危险因素的流行特征,确定伤害防控的优先领域、合理配置资源;利用监测长期、持续的特点,还可以描述伤害及其危险因素流行的长期变化趋势,对伤害防控策略和措施的效果进行评价,指导开展有效的伤害防控。

1. 监测数据可以描述伤害造成的疾病负担 伤害监测可以收集伤害的发生及其造成的伤、残乃至死亡等各种结局的数量,计算发生率、构成比以及其他疾病负担指标,从而反映

1. 确定问题
问题是什么？

2. 认定危险因素
原因是什么？

4. 执行干预措施
怎么做？

3. 制定和评估干预措施
什么措施有效？

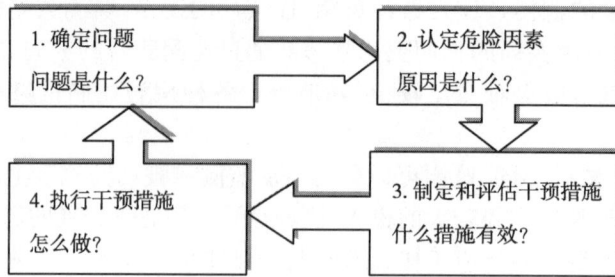

图 4-1　伤害预防的公共卫生学方法

不同类型伤害对人群健康的影响程度、绘制伤害发生及死亡谱。我国致死性伤害监测数据显示 2017 年我国人群的伤害死亡率为 47. 32/10 万,居死因谱的第五位;前三位伤害死因分别为道路交通事故、跌倒和自杀。45 岁以下人群的第一位死因都是伤害,但伤害类型不同:15~44 岁人群的第一位死因是道路交通伤害,1~14 岁人群第一位死因是溺水,1 岁以下婴儿的第一位死因则是产伤和窒息。(框 4-1)

框 4-1　伤害死亡数据"花表"

2016 年 WHO 伤害预防国家联络人会议上,WHO 伤害预防中国国家联络人段蕾蕾展示了利用 2014 年全国死因监测系统数据分析、绘制的各年龄组人群死因顺位表,并用不同颜色标出各类伤害死因,直观地展示了伤害对人群健康的影响程度,被与会者一致认为是值得借鉴的数据展示方式。WHO 官员把此表称为"flower table"("花表"),并推荐给了所有参会国家。

顺位	<1岁	1~4岁	5~14岁	15~29岁	30~44岁	45~64岁	65岁及以上	合计
1	出生产伤和窒息	溺水	溺水	道路交通事故	道路交通事故	脑血管病	脑血管病	脑血管病
2	先天性心脏异常	道路交通事故	道路交通事故	自杀及后遗症	脑血管病	缺血性心脏病	缺血性心脏病	缺血性心脏病
3	出生低体重	先天性心脏异常	白血病	溺水	缺血性心脏病	肺癌	慢性阻塞性肺疾病	慢性阻塞性肺疾病
4	下呼吸道感染	下呼吸道感染	先天性心脏异常	缺血性心脏病	肝癌	肺癌	肺癌	肺癌
5	内分泌紊乱	跌落	跌落	肺癌	肺癌	道路交通事故	高血压及并发症	高血压及并发症
6	白血病	白血病	下呼吸道感染	脑血管病	自杀及后遗症	胃癌	胃癌	高血压及并发症
7	道路交通事故	内分泌紊乱	中毒	白血病	跌落	慢性阻塞性肺疾病	肝癌	胃癌
8	脑膜炎	中毒	自杀及后遗症	胃癌	食道癌	食道癌	糖尿病	道路交通事故
9	炎性心脏病	脑膜炎	内分泌紊乱	肝癌	中毒	糖尿病	下呼吸道感染	糖尿病
10	跌落	炎性心脏病	淋巴瘤与多发性骨髓瘤	先天性心脏异常	肝硬化	结直肠癌	食道癌	食道癌
11	肛门直肠闭锁	癫痫症	癫痫症	肾炎和肾病	乳腺癌	跌落	结直肠癌	下呼吸道感染
12	唐氏综合征	肝癌	炎性心脏病	癫痫症	肾炎和肾病	肝硬化	跌落	跌落
13	食管闭锁	淋巴瘤与多发性骨髓瘤	肾炎和肾病	他杀及后遗症	溺水	自杀及后遗症	阿尔茨海默病和其他痴呆	结直肠癌
14	腹泻性疾病	他杀及后遗症	脑血管病	淋巴瘤与多发性骨髓瘤	结直肠癌	高血压及并发症	肾炎和肾病	肾炎和肾病
15	溺水	火灾	脑膜炎	肺炎	白血病	乳腺癌	道路交通事故	自杀及后遗症
16	癫痫症	上呼吸道感染	肝癌	下呼吸道感染	糖尿病	肾炎和肾病	胰腺癌	阿尔茨海默病和其他痴呆
17	蛋白质-能量营养不良	腹泻性疾病	他杀及后遗症	结核病	乙型肝炎	胰腺癌	风湿性心脏病	胰腺癌
18	腭裂	唐氏综合征	火灾	内分泌紊乱	子宫颈癌	子宫颈癌	自杀及后遗症	肝硬化
19	他杀及后遗症	肾炎和肾病	糖尿病	胃癌	高血压及并发症	唇、口腔和咽恶性肿瘤	肝硬化	乳腺癌
20	上呼吸道感染	结核病	上呼吸道感染	糖尿病	唇、口腔和咽恶性肿瘤	乙型肝炎	消化性溃疡	风湿性心脏病

2017 年中国各年龄组人群前 20 位死亡原因

(数据来源:全国死因监测系统)

2. 监测数据可以描述伤害流行的分布情况　伤害的流行有明显的时间、空间和人群分布特征,比如每年暑期都是儿童溺水的高发期、溺水更多发生在我国南方水域分布较广的地区、老年人群跌伤发生率更高。通过监测数据的横向比较,可以揭示伤害的三间分布特征、发现不同类型伤害流行的重点人群以及影响人群健康的重点伤害类型,为确定伤害防控的优先领域提供证据,同时也为探索伤害发生的影响因素提供了线索。我国的死因监测数据显示男性人群伤害死亡率及伤害死亡在总死亡中的占比均高于女性人群、农村地区人群伤害死亡率及伤害死亡在总死亡中的占比均高于城市地区。

3. 监测数据可以描述伤害危险因素的流行特征,为制定有效的伤害干预措施提供依据　事故的发生、伤害的发生以及伤害的结局受到环境、宿主、介质等多方面因素的影响,不同地区和人群中的危险因素并不完全相同,了解目标人群中危险因素的流行特征是制定有效的干预措施的基础。青少年行为危险因素监测数据显示我国 10~18 岁学生中男生步行和骑车时"总是不遵守交通规则"的行为发生率都高于女生,慢性病及危险因素监测数据显示我国 15~69 岁人群中女性酒后驾车率和疲劳驾驶率都低于男性(图 4-2),这些结果提示对于男性人群的道路交通伤害干预中行为改变措施的力度相对女性要更大一些。

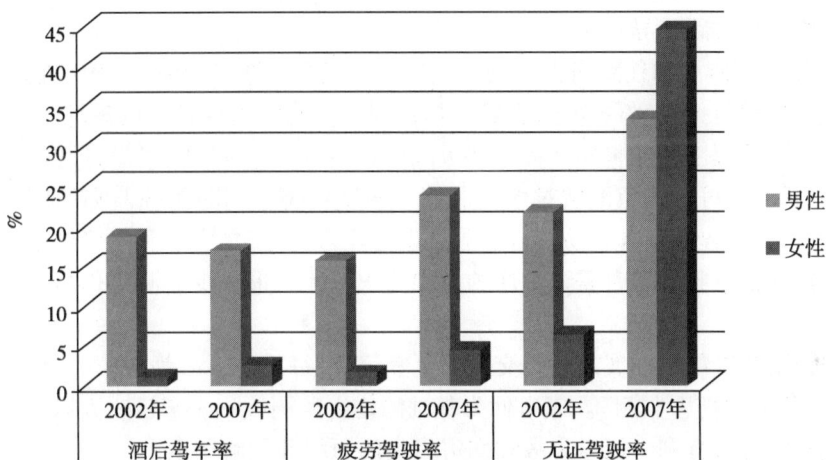

图 4-2　2002 年和 2007 年中国人群分性别主要道路交通伤害危险行为发生率
(数据来源:中国慢性病及其危险因素监测)

4. 监测数据可以描述疾病及其危险因素的长期趋势　监测最主要的目的是纵向观察疾病自然史。伤害监测数据可以描述伤害及其危险因素流行特征的长期趋势,及时发现伤害及其危险因素流行的异常变化并适时对预防策略及措施做出相应调整。监测数据显示 20 世纪末我国自杀死亡表现为农村高于城市、女性高于男性的流行特征,但在过去的十几年里,城乡差距逐渐缩小、性别差别逐渐转变为男性高于女性的特征。中国慢性病及其危险因素监测结果显示 2002 到 2007 年间,我国人群酒后驾车率和疲劳驾驶率都在降低,但无证驾驶率在升高(图 4-2)。这些监测结果为伤害防控策略的调整提供了方向。

5. 利用监测数据可以对干预策略和措施的效果开展评价　通过对不同时期监测数据的纵向比较,对伤害及其危险因素的流行状况进行前后对比,可以作为干预效果评价的依据。公安部道路交通事故统计数据显示 2011 年 5 月 1 日我国实施"酒驾入刑"政策后,全国因酒驾和醉驾造成的事故死亡人数比 2010 年同期分别下降了 22.3% 和 3.4%,证实了执法在道路交通伤害预防中的效果。

三、伤害监测的类型

伤害监测可以从不同的维度进行分类,根据数据收集方式的不同可以分为主动监测和被动监测,根据监测对象的不同将伤害监测系统分为以人群为基础的伤害监测、以医院为基础的伤害监测和以事件为基础的伤害监测。

1. 主动监测和被动监测　伤害监测同样可以根据数据收集方式的不同分为主动监测和被动监测,被动监测是伤害监测的主要方式,但目前这两种类型的伤害监测在我国都存在。依托于死亡登记开展的致死性伤害监测,由监测点疾控和医疗机构上报死亡登记病例,是典型的被动监测。我国每年实施一次的慢性病及其危险因素监测,由疾控机构使用专门设计的调查工具收集疾病及其危险行为的信息,其中包含的道路交通伤害危险行为监测就属于主动监测的范畴。

2. 以人群/医院/事件为基础的伤害监测　我国的致死性伤害监测属于"以人群为基础的伤害监测",它是在特定的人群中收集伤害死亡病例的信息,包括死亡病例的数量和死亡病例的详细信息,同时还会定期收集人群的人口和其他相关信息,对数据进行深入分析,有很高的科研价值和实践指导意义。

门(急)诊伤害监测和住院伤害监测分别在医院的门(急)诊和住院病房收集伤害病例的信息,属于"以医院为基础的伤害监测"。医院是收集伤害发生数据的理想场所,因为大部分中等及以上严重程度的伤害病例都会到医院就诊,在门(急)诊收集信息既可以捕捉到足够多的伤害病例、又可以避免浪费过多资源用于轻度伤害。同时医院监测的信息收集者往往是医护人员,专业程度高且容易取得监测兑现的配合,信息真实度和准确度都比较高。在由医护人员担任信息收集者时需要关注的是如何避免或尽量减少监测工作与医护人员本职工作的冲突。

我国的公安交管部门开展的道路交通事故登记,以每一起事故为单位进行信息收集,属于"以事件为基础的伤害监测"。以事件为基础的伤害监测收集了车、路、人以及天气等多方面的数据,信息全面,有利于探索事故和伤害发生的原因和影响因素。

3. 其他分类方法　以上是按照流行病学监测的基本分类体系对伤害监测进行了分类,目前已开展的伤害监测还可以根据其具体内容进行分类。

根据被监测的伤害类型,伤害监测可以分为针对总伤害和特定伤害类型的监测;根据被监测的人群,伤害监测可以分为全人群伤害监测和特定人群的伤害监测(如学生伤害监测、职业伤害监测等);根据伤害结局,可以把伤害监测分为致死性伤害监测和非致死性伤害监测。

对全人群、总伤害的监测结果可以揭示伤害的总体分布特征,为开展更具体的监测提供依据。我国的死因监测系统是针对所有伤害开展的监测、也是致死性伤害监测,门(急)诊伤害监测是非致死性伤害监测,劳动保障部门开展的工伤登记是针对职业人群的伤害监测,学生伤害监测则是针对学龄儿童开展的伤害监测。

此外,根据监测覆盖的地区范围,伤害监测可以分为全国性的伤害监测和地方性的伤害监测。有研究者提出,覆盖范围较大但缺乏区域代表性的伤害监测结果过于笼统,对于开展有针对性的伤害干预缺乏指导性。很多研究者发现随着伤害防控工作的逐渐深入,一些小范围的地区,尤其是经济和文化背景比较特殊的地区(如少数民族地区),需要开展更有针对性的以社区为基础的伤害监测,才可以获得对当地的伤害干预有切实指向意义的流行病学证据。

第二节 伤害监测的方法与内容

伤害监测的方法和内容的确定首先取决于伤害监测的目的。对于伤害防控工作刚刚起步且资源有限的地区,伤害监测的第一要务可能是摸清伤害发生和死亡的总数;而对于已经有一定伤害防控工作基础的地区,则需要伤害监测提供更进一步的数据,如伤害发生的影响因素、某个特定地区/人群伤害的流行状况或是某种特定类型伤害的流行状况。另一个对伤害监测的方法和内容有重要决定作用的是可支配的资源情况。根据监测目的和可支配的资源,才能最终确定伤害监测的数据来源和信息收集的内容、方式。作为监测工作的重要一环,本节还会介绍伤害监测结果发布的方式方法。

一、伤害监测的主要数据来源

伤害监测有许多潜在的数据来源,包括社区调查、医疗卫生机构数据以及公安、交通、劳动保障部门、保险机构等部门的记录。

(一) 社区调查

社区调查是指以人群为基础的流行病学调查,通过定期开展的社区调查收集数据的伤害监测属于主动监测。我国每三年开展一次的慢性病及其危险因素监测、美国行为危险因素监测(Behavioral Risk Factor Surveillance System,BRFSS)都是典型的社区调查类型的监测。

社区调查可以通过科学的抽样取得具有代表性的样本,获得具有总体代表性的监测结果,便于对不同人群或地区之间的结果进行直接比较。研究者可以根据需要自主决定监测对象和监测内容,且可以收集很详细的信息。社区调查可以收集所有的伤害病例的所有资料,不论其类型、发生地点、严重程度、结局以及是否就诊;社区调查可以收集伤害发生、死亡、致残及其他疾病负担数据,可以收集伤害危险因素的数据,还可以收集卫生保健资源及其利用方面的数据。在一些没有建立完善的死因监测系统的国家或地区,研究者会开展以社区为基础的人群调查,利用死因推断(verbal autopsy)技术估计伤害死亡率。

社区调查的弱点表现为成本较高、每次调查间隔时间较长;此外社区调查更易受到各种偏倚的影响,包括抽样阶段的抽样误差、选择偏倚和调查阶段的回忆偏倚、无应答偏倚。由于每个社区调查的定义和方法很难完全统一,因此在与其他研究结果进行横向比较时会也受到限制。

(二) 医疗卫生系统数据

除了开展专题性的社区调查收集伤害数据,还有许多已有的记录和报告系统中含有可利用的伤害数据,是开展被动伤害监测很好的数据来源。医疗卫生系统开展的死亡登记是伤害死亡数据的理想来源,同时由于大部分中度以上伤害病例会选择就医,因此很多国家和地区在开展伤害监测时会选择医疗机构作为伤害监测的数据来源。

1. 死亡登记系统 生命登记是对个体生命事件(如出生和死亡)进行登记的过程,死亡登记数据是很重要的生病统计数据,完善的死亡登记系统是理想的能够计算致死性伤害死亡率的数据来源。几乎所有国家都把开展生命登记工作写入了法律,联合国早在20世纪60年代就制定了《生命登记系统构建原则与推荐规范》作为指导。但目前只有高收入国家和一部分中等收入国家建立了比较完善的死亡登记系统,可以提供比较完整和准确的死亡登记数据,包括伤害死亡(表4-1)。

表 4-1 WHO 区域死亡登记数据质量(2009 年)

区　　域	没有死亡登记数据的国家数量	死亡登记数据不同质量水平国家数量			国家总数
		低	中	高	
非洲区域	42	2	1	1	46
美洲区域	2	7	13	13	35
东南亚区域	7	4	0	0	11
欧洲区域	2	11	24	16	53
东地中海地区	9	10	2	0	21
西太平洋地区	12	4	7	4	27
合计	74	38	47	34	193

注:高质量的死亡登记数据是指 90% 及以上的数据有 ICD9 或 ICD10(国际疾病编码,ICD,International Classification of Disease)编码,被编码为疾病症状的数据不到 10%;中等质量的死亡登记数据是指 70%~90% 的数据有 ICD9 或 ICD10 编码,被编码为疾病症状的数据只占 10%~20%;低质量的死亡登记数据是指有 ICD9 或 ICD10 编码的数据占比不到 70%,被编码为疾病症状的数据超过 20%。

死亡登记作为致死性伤害监测数据来源的最大的缺陷在于目前的死亡登记数据能够提供的关于伤害发生的环境的信息非常有限,因此对于伤害干预的指导性也比较局限。

我国已经建立了比较完善的死因监测系统,已经建立了覆盖 20% 总人口的全国死因监测系统,这个系统已经兼具全国代表性和省级代表性。

2. 太平间数据 完善的死亡登记系统无疑是最理想的致死性伤害的数据来源,但许多国家或许尚未建立死因登记系统或者死因登记系统人口覆盖率低、数据质量差,在这些国家或地区,可以考虑用其他数据作为死亡登记数据的替代或者补充,太平间就是一个很常见的伤害死亡数据的来源。

在许多国家,非自然死亡者(即因外部原因导致的死亡,包括因伤害致死)的尸体都会先保存在太平间并需经法医鉴定确定死亡原因。鉴定报告通常会记录死亡发生的过程及死亡原因,可以为伤害预防提供很多有用的信息。目前,在非洲的很多国家,如埃塞俄比亚、加纳、莫桑比克、南非都建立了以太平间为基础的伤害监测系统。这些监测系统设计了特殊的表格,收集的信息包括致死性伤害案例的人口学信息、伤害原因、死亡地点以及其他的解剖学细节。有些已经建立了很好的死亡登记系统的国家,也把太平间数据作为死亡登记数据的补充。

3. 医疗机构病历记录 中度以上的伤害病例通常会选择到医疗机构就诊,因此很多国家会选择医院作为伤害监测的数据来源。医疗机构的病历记录能够提供比较完整的伤害发生的数据,就诊过程可以收集的信息包括:伤者的社会人口学信息,伤害发生的时间、地点、原因,伤害的性质、严重程度、诊断,医疗机构中的救治过程、花费以及结局。利用这些数据可以计算伤害发生率以及伤害的直接和间接经济负担等疾病负担指标、探索影响伤害发生、转归和结局的因素、分析伤害患者的就诊需求,为预防伤害发生、改善伤害结局、合理配置医疗资源提供依据。

可以提供伤害病例信息的医疗机构记录包括门(急)诊就诊记录、住院病历、出院记录和急救记录等。门(急)诊是医疗机构的第一道入口,可以捕捉到医疗机构的全部伤害就诊病例,收集的病例数量多;而住院病例和急救病例只是门(急)诊就诊病例的一个"子集"，通常是门（急）诊就诊伤害病例中伤情较重、病情较急的病例。相对于门（急）诊病历记录，住院病历记录收集信息的时间比较宽裕，可以收集到的信息更详细、数据质量也较易得到保证。此外，住院病历记载的伤害病例的结局比门（急）诊记录更接近病例的最终结局。

除了伤害严重程度外，伤害就诊情况还受到很多其他因素的影响，包括伤者的性别、年龄、文化背景、经济地位、健康保险状况、受伤时间、地理位置（医院和伤者）以及基础医疗服务的可及性和质量，因此在医疗机构并不能够收集到所有中度及以上伤害病例。因此有研究者提出提高伤害监测病例的纳入标准，如将监测对象定义为简易伤害评分达到 2 分以上的伤害病例，以减少其他因素对伤害就诊情况的影响、同时也可以降低伤害监测工作的成本。

一些规模比较小的诊所，也会有严重程度比较轻的伤害病例就诊，可以作为轻度伤害病例信息的来源。

我国已经建立了以门（急）诊为基础的全国伤害监测系统（National Injury Surveillance System，NISS），在 252 家监测医院收集因伤害就诊的首诊患者信息。部分省市开展了以住院病例为基础的住院伤害监测。

（三）其他数据来源

除了医疗卫生机构，公安、交通、保险、安监部门也存在一些可以提供伤害相关信息的数据来源。

公安部门通常会有故意伤害事件、非正常死亡案例以及道路交通伤害案例的详细记录，因此警方报告在一些国家被作为暴力监测、致死性伤害监测和道路交通伤害监测的数据来源。但是在许多国家和地区，公安部门数据的可及性不高，因此限制了公安部门数据在伤害监测中的应用。

对于发生了保险理赔的道路交通事故，保险公司会有关于事故的记录，可以作为道路交通伤害的潜在数据来源。但保险公司的记录质量良莠不齐，且可及性比较差，因此在很多国家并未得到利用。

在劳动保护制度比较完善的国家和地区，工作场所伤害事件会有比较详细的记录，可以作为职业伤害监测的数据来源。但是大多数发展中国家尚未具备这个条件。

前面提及的每一种伤害监测数据来源，都有各自的优势和缺陷。随着伤害监测的发展，有些国家开始尝试着同时收集几个不同来源的伤害数据并进行综合分析，使不同来源的数据互为补充和验证，从而形成比较完整的伤害监测数据。英国的全威尔士伤害监测系统（All Wales Injury Surveillance System，AWISS）在 2009 年从以急诊室记录为单一数据来源的监测系统转换为多数据来源的监测系统，同时从门诊、急诊、住院、烧烫伤中心收集伤害就诊病例信息、从国家统计办公室收集伤害死亡信息，并用关键变量对多个数据库进行链接分析。多个数据来源的综合利用，弥补了单个数据来源的漏报和信息丢失，而且非常有助于对伤害综合干预的效果评价。需要注意的是由于不同部门的数据并不一定使用了统一的分类标准和编码方法，因此在对多个来源的数据进行综合利用或者对比时，需要注意其一致性和可比性。

二、伤害监测收集的信息

伤害外部原因国际分类（International Classification of External Causes of Injury，ICECI）是

由 WHO 制定的一套能全面记录和描述伤害发生原因的分类体系。ICECI 中罗列了描述一个伤害事件所需的信息,并将这些信息归入两个模块:核心模块和附加模块。核心模块中的信息包括伤害意图、伤害机制、与伤害发生有关的物品、伤害发生地点、伤害发生时活动、酒精使用情况、精神药物或物质使用情况,核心模块中的信息是描述伤害事件所必须最基本的信息,附加模块中的信息是对核心模块中部分信息的扩展(图 4-3)。

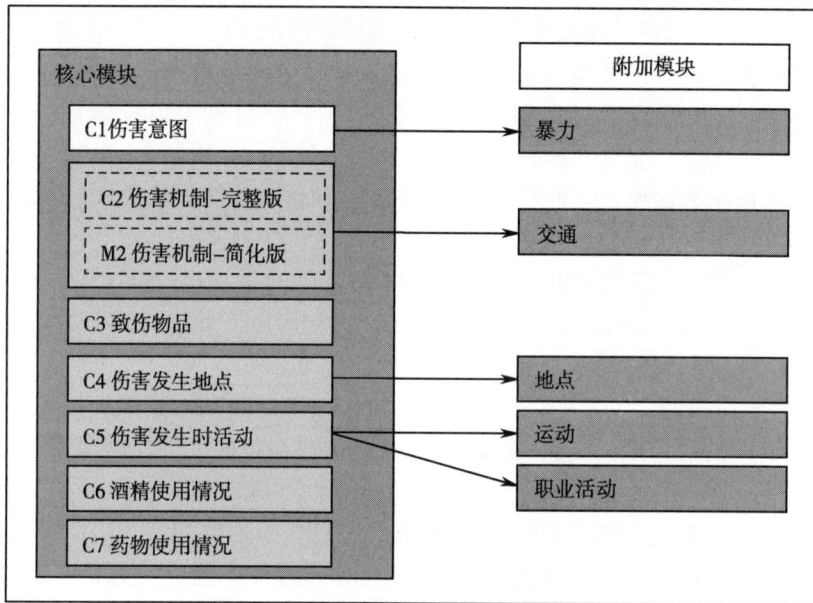

图 4-3   核心模块和附加模块条目间的关系

ICECI 的核心模块通常被用于伤害数据收集,包括伤害监测。因此伤害监测收集的信息一般分为两类:核心数据(core data)和附加数据(supplementary data),每一类数据又可以分为最小数据集(minimum data set,MDS)和可选数据集(optional data set,ODS)。

(一) 核心数据

核心数据是指与所有类型伤害相关的数据,核心数据包括核心最小数据集和核心可选数据集。

1. 核心最小数据集   核心最小数据集有 8 个变量,包括伤者的身份识别信息(如身份证号)、年龄、性别、伤害意图、伤害发生地点、伤害发生时伤者正在进行的活动、伤害的原因(如道路交通伤、溺水)、伤害性质。这 8 个变量是完整描述一个伤害事件至少应该具备的,因此核心最小数据集是一个伤害监测系统所必须收集的最小数据集合。

2. 核心可选数据集   核心可选数据不是伤害监测系统必须收集的数据,而是在存在需求且条件许可时可以与核心最小数据集同时收集的数据。核心可选数据集包括 10 个变量,分别是受伤者的种族/民族、伤害发生原因、受伤日期、受伤时间、受伤者的住址、伤害事件的发生是否受到酒精使用的影响、伤害事件的发生是否受到其他物质使用的影响、伤害严重程度、对伤者的处置(如伤者是否接受了医治,接受医治后是否出院或接受住院治疗)以及一个"事件小结"的变量,这个变量是开放式的变量,用于记录对伤害事件的详细描述,可以用于验证和确证收集的信息。

（二）附加数据

附加数据是只针对特定类型伤害,如道路交通伤害、暴力等开展的伤害监测需要收集的信息。

1. 附加最小数据集　附加最小数据集是特定类型伤害监测必须收集的信息,附加最小数据集必须是在核心数据集的基础上使用。不同类型伤害的附加最小数据集所包含的具体变量是不同的,如道路交通伤害监测的附加最小数据集包括伤者的交通方式、道路使用者类型等变量,暴力伤害监测的附加最小数据集则包括攻击事件发生的原因、过程和所处的环境以及伤者与攻击者之间的关系等变量。

2. 附加可选数据集　附加可选数据集是开展特定类型伤害监测时,不是必须要求收集的变量,只有条件许可且有需要收集时才需要收集这些信息。以暴力攻击为例,除了前面提到的最小数据集,还可以收集攻击者使用的攻击物以及伤害发生时所处环境的细节信息。

（三）伤害监测信息模块的选择原则

伤害监测收集信息的类型和详略程度取决于监测目的和可利用资源的多少,收集信息过少可能满足不了伤害预防的需求,收集信息过多则可能会超出现有资源的可承受范围,而使伤害监测数据质量受到严重影响。伤害监测数据模块的添加一般遵循以下顺序:核心最小数据集—附加最小数据集—核心可选数据集—附加可选数据集。核心最小数据集应包括上述所有 8 个变量,但并不仅限于这 8 个变量,研究者可以根据需求增加 1~2 个针对总伤害的变量。条件许可时,根据不同地区或人群的伤害流行特征,可以选择一种或几种对人群健康影响程度较大的伤害类型开展监测。

三、伤害监测信息交流

监测信息的交流包括信息反馈和信息发布,是体现伤害监测价值的关键环节,这一环节直接决定着伤害监测数据能否被充分利用,决定着伤害监测是否能够切实发挥证据体系的作用。

监测信息包括数字报告和病例报告两种。数字指伤害的发生、死亡的数目,病例则是每个具体的伤害病例的详细信息,包括其人口学特征、伤害发生的时间、地点、原因等。监测信息的交流根据其受众大致可以分为纵向和横向两个方向:纵向是指向上级和下级相关部门及工作人员的信息交流,横向则包括向其他系统、部门、社区及其居民的信息交流。通过信息交流,可以促进监测系统的不断完善和发展、实现监测数据对开展伤害干预的证据作用。许多的公共卫生监测的信息交流往往会偏重于向行政部门和专业技术人员的反馈,而忽视了对普通大众的反馈。

在实施信息交流之前,首先要明确交流的对象,不同的对象需要的信息内容也是不同的。对于卫生行政部门来说,希望看到的是经过总结、浓缩、提炼的结论性的语句,来告诉他们需要关注的问题以及应该采取的措施。对他们的信息反馈中,不需要巨细无遗的数据,而只需要用关键的主要数据作为辅助性的说明。而对于专业技术人员来说,他们往往更为关注数据采集、分析、解释过程中的每一个细节,包括相关的定义、监测的对象、数据收集的具体方法、质量控制的情况、数据清理的标准以及数据分析的具体方法。

监测信息交流的具体内容和方式不是千篇一律的,可以根据反馈的对象进行适当的调整。传统的信息交流方式包括监测年报、数据集、学术论文等,随着信息和网络技术的发展,监测信息交流的方式也有了更多的可选性。在一些数据共享机制健全的国家,如加拿大,伤害监测数据通过网络与公众共享,并可以根据读者需求实时提供伤害监测数据的分析结果,并以直观的图表方式进行展示,这种信息反馈的方式一方面减轻了工作人员的负担,同时也使信息反馈更为个性化和有针对性。

第三节 伤害监测系统评价

伤害监测系统是一个长期、持续运转的数据系统,在长期运转过程中,不论是监测对象还是监测工作的实施者都是不断变化的,监测系统所处的外部环境也不是一成不变的,一个良好的监测系统也应该是动态的、能够根据需要和环境的变化而改变。因此监测系统需要有定期的评价,以及时发现问题并纠正。通过对伤害监测系统的评价,可以了解监测系统的效率和效果、确认监测系统是否达到了预定的目标并通过评估提出进一步完善监测系统的建议,确保伤害监测系统产出的数据和结果能够满足伤害预防与控制的需求。

美国疾病预防控制中心在 1988 年提出了第一份公共卫生监测系统评价指南,并于 2001年进行了修订。对监测系统的评价包括在监测工作启动前进行的一级评价,其目的是对监测系统建立的必要性进行评价;二级评价则是在监测系统运行期间进行的评价,其目的则是为了评价监测系统是否达到预期目的及其绩效情况,以便对监测系统进行完善。本节主要参考了美国疾病预防控制中心的这一指南。

一、伤害监测系统应具备的特征

一个好的监测系统,应该具备简单、灵活、可接受、数据可靠、有用、持续、及时、安全等特征。对伤害监测系统的评价应围绕这几大特征进行。

简单是指监测系统能够通过最简单和直接的方法产生所需要的数据。收集和记录数据的表格易于理解和完成,避免重复工作造成人力和物力资源的浪费。对于那些资源有限、对员工同时又有其他要求的情况下尤为重要。灵活是指监测系统应易于改变,特别是当系统评价显示系统有必要进行变化的时候。例如需要在原有的监测系统中增加另外一种类型伤害的监测,或者需要改变监测对象以收集特定类型伤害时。

监测系统要确保能够被人们接受。因此有必要在监测问卷的设计、评估和完善的过程中尽可能多地让各方人员都参与进来,以确保所有人员正确理解监测表格中的每一道问题的目的和填写方法并愿意加入进来。可接受的另外两层含义是:监测的结果为监测系统的使用者所接受,使用者可以利用监测结果指导干预;监测系统的设计者能够接受完善系统的意见和建议。

数据质量是监测系统的生命,每一个监测数据的使用者都应该对数据的精确性有绝对信心。一个数据可靠的监测系统通常具有下列特性:定义统一、明确,伤害事件/病例能够被全面记录,所有相关信息都能被描述和分类;能够正确识别并排除非伤害事件,例如由于脊柱退行性病变导致的悲痛并不属于伤害范畴;能够发现目标人群中的所有伤害事件,比如如果监测系统的目的是收集某社区的所有伤害病例信息,那么就要保证不遗漏社区中的任何一家医院或诊所。如果受客观条件所限无法在所有医院和诊所开展监测,则必须通过抽样确定一个有代表性的医院样本,以产生能够反映目标人群伤害事件分布特征的监测数据。

此外,监测系统还应该是实用的并且是可被负担的,要尽量减少对人力和经费的需求,确保监测系统能够长期持续地运转并易于维护和更新,从而更好地服务于监测的最终目标。此外,监测系统应该能及时产生最新的数据,同时监测系统还应确保监测对象的个人隐私得到严格保密。

二、伤害监测系统评价的方法

伤害监测系统运转超过 6 个月后,就应该开始对监测系统进行定期的评价,以判断该系统是否较好地实现了既定目标。监测系统的评价有三种方法:回顾性评价、过程评价、系统环境评价。

1. 伤害监测系统的回顾性评价 回顾性评价是指通过回顾系统近期的工作来评价系统是否运转良好。回顾性评价的具体方法是通过查阅历史记录,确定伤害案例的识别和编码情况。回顾性评价查阅的历史记录应涵盖工作日和周末、且包括一天中的每一个时间段。回顾性评价的常用指标有准确度、预测值、准确率等,各指标定义及计算方法如表4-2 所示。

表 4-2 伤害监测系统回顾性评价指标

	平日		周末		指标 ×100(%)
	数量	%	数量	%	
所有案例(伤害和非伤害)	A′		A″		A = A′+A″
识别的伤害案例	B′		B″		B = B′+B″
伤害率(伤害案例在总案例中所占比例,%)		B′/A′		B″/A″	B/A
监测系统报告伤害案例	C′		C″		C = C′+C″
错报为伤害案例的非伤害案例	D′		D″		D = D′+D″
伤害监测系统精确度		C′/B′		C″/B″	C/B
伤害监测系统预测值		$\dfrac{C'}{C'+D'}$		$\dfrac{C''}{C''+D''}$	C/(C+D)
信息不全的伤害案例	E′		E″		E = E′+E″
编码错误的伤害案例	F′		F″		F = F′+F″
精确率(精确编码的伤害案例在所有伤害案例中的占比,%)		$\dfrac{C'-E'-F'}{C'}$		$\dfrac{C''-E''-F''}{C''}$	$\dfrac{C-E-F}{C}$

2. 伤害监测系统的过程评价 伤害监测系统的过程评价是通过实地跟踪观察监测工作过程,了解数据收集过程是否符合要求。在回顾性评价中发现的问题,可以通过过程评价找到发生的原因。

和回顾性评价一样,过程评价最好能够涵盖工作日和周末,每次实地跟踪的病例数不要少于 6 个,要检查每一个病例的表格填写情况,并填写评估表格,记录观察结果(框 4-2)。过程评价的结果应能回答以下问题:如果存在错误,这种错误是否在某种特定类型的伤害中更容易出现? 是否在特定时间更容易出现? 是否在某一类工作人员中更容易出现?

框 4-2 伤害监测系统过程评价记录表格

星期几:＿＿＿＿＿＿＿＿＿＿＿＿　　编号:＿＿＿＿＿＿＿＿＿＿＿＿＿＿

时间:□06:01-12:00 □12:01-18:00 □18:01p. m. -24:00 □00:01a. m. -06:00

1. 是否识别为伤害案例?　　　　　　　　　　　□是　　　　□否
2. 是否现场收集伤害信息?　　　　　　　　　　□是　　　　□否
3. 如果没有,多长时间后收集了伤害信息?　　＿＿小时后　　99 未收集
4. 信息是否完整收集?　　　　　　　　　　　　□是　　　　□否

　　如果没有,请列出未收集信息:

　　＿＿＿＿＿＿＿＿　　＿＿＿＿＿＿＿＿　　＿＿＿＿＿＿＿＿

　　＿＿＿＿＿＿＿＿　　＿＿＿＿＿＿＿＿　　＿＿＿＿＿＿＿＿

　　＿＿＿＿＿＿＿＿　　＿＿＿＿＿＿＿＿　　＿＿＿＿＿＿＿＿

5. 已收集信息有无错误信息?　　　　　　　　　□有　　　　□无

　　如果有,请列出错误信息:

　　＿＿＿＿＿＿＿＿　　＿＿＿＿＿＿＿＿　　＿＿＿＿＿＿＿＿

　　＿＿＿＿＿＿＿＿　　＿＿＿＿＿＿＿＿　　＿＿＿＿＿＿＿＿

6. 保密性是否有保障?＿＿＿＿＿＿＿＿＿＿＿＿＿＿＿＿＿＿＿＿

　　＿＿＿＿＿＿＿＿＿＿＿＿＿＿＿＿＿＿＿＿＿＿＿＿＿＿＿＿

备注信息:＿＿＿＿＿＿＿＿＿＿＿＿＿＿＿＿＿＿＿＿＿＿＿＿＿＿

＿＿＿＿＿＿＿＿＿＿＿＿＿＿＿＿＿＿＿＿＿＿＿＿＿＿＿＿＿＿

3. 伤害监测系统的系统环境评价　系统环境评价是为了了解系统运转过程中的支持性条件是否得到了满足,如工作人员是否接受了必须的培训、监测所需硬件是否配置、以及监测过程中遇到的问题等。系统环境评价通常采取的是对工作人员进行访谈的方式(框 4-3)。

三、伤害监测系统评价的步骤

伤害监测系统的评价包括 6 个步骤:确定评估的实施者,详细描述被评估系统,设计评估,收集可靠信息、了解监测系统运行情况,作出合理结论、提出系统完善的建议,评估结果的应用。

第一步,确定评估的实施者。监测系统评估的实施者应为所有利益相关者,即需要利用监测数据开展伤害防控的组织或个人,因为这些组织或个人包括数据收集者、公共卫生专业人员、医疗服务人员、各级政府部门以及相关的其他专业技术人员等。

第二步,描述被评估系统。包括描述被监测的公共卫生问题的重要性、描述监测系统的目的和运行机制、系统运行所使用的资源,完成描述所需的信息可以通过考察系统、咨询系统相关人员和检查系统运行文档获取。

框 4-3　伤害监测系统系统环境评价访谈问卷

伤害监测系统是否配置了以下工作人员：

系统管理者？　　　　　　□是　　　　□否

登记人员？　　　　　　　□是　　　　□否

护士？　　　　　　　　　□是　　　　□否

医生？　　　　　　　　　□是　　　　□否

所有工作人员是否都参加过培训？

□是　　　　　　□否

伤害监测系统运转过程中有无困难？

□有　　　　　　□无

如果有,请说明：_____

_____

_____

是否注重隐私保护？ _____

是否可以为需要的伤者提供转诊服务？ _____

有无相关操作手册(如编码指南)？ _____

有无监测报告？ _____

多长时间撰写一份监测报告？ _____

监测报告发布对象是(填写各类利益相关者)？ _____

监测数据是否用于制定计划或评估项目？ _____

备注：_____

_____

　　伤害监测系统评估首先要描述监测地区伤害问题重要性,以判断开展监测的必要性。影响人群大、造成花费多的问题是重要的公共卫生问题,影响人群小的问题也未必不是重要的公共卫生问题,尤其是在时间和空间上具有聚集性的问题。有些问题因为开展了有效的防控使其发生水平维持在很低的水平,但这也并不意味着其重要性就降低了,通过监测及时发现其"回潮"同样具有很重要的意义。此外,评价监测的必要性还要考虑被监测的伤害是否已有有效的预防措施。评价一个公共卫生问题是否重要的常用指标有发生或死亡的数量和频率、综合性的评价指标如 DALY 等、严重性指标(如卧床残疾天数、病死率、住院率、残疾率等)、该问题造成的花费以及其可预防性等。

　　描述监测系统的目的和运行情况,需要说明监测的目的、监测数据利用计划、病例定义、系统运行依托的环境、与其他数据系统的整合情况,并详细描述系统的各个元素,如监测人群、数据收集时间、数据收集内容和方法、数据来源、数据分析及发布方法、隐私保护措施等。监测系统运行所使用的资源既包括物质资源,也包括人力资源,要考虑到国家、省乃至具体实施机构各级的总投入。

　　第三步,设计评估。包括明确评估目的、利益相关者、评估数据的利用方法、明确评估需要回答的问题以及确定评估标准。评估过程的复杂程度取决于每一次评估的特定目标。有效的评估设计必须具备以下特征:评估目标明确易懂、评估数据能够被认可并利用。如果利益相关者较多,参与评估的各方应首先就各方分工和职责达成共识。监测系统的评价首先要考虑监测系统是否能够达成预定目标。有用的评价标准可以通过回顾关于被监测事件的已有文献、咨询相关专家包括数据使用者的意见来建立。

第四步,收集可靠信息、了解监测系统运行情况。监测系统的有用性体现在监测数据的利用情况,因此需要描述利用监测数据做出决策、开展防控的组织,此外可以列出监测数据将来可以发挥的作用。在这一阶段需要从以下方面描述监测系统是否具备了一个好的监测系统应该具备的特征:简洁、可调整、数据质量、可接受、敏感性、代表性、及时性、稳定性等。

第五步,作出合理结论、提出系统完善的建议。通过上述评价,明确是否需要和应该继续运行监测系统,是否需要以及能够对系统进行改进、以及具体的措施。

第六步,根据评估的结论和建议,对伤害监测系统进行进一步的完善。

第四节　伤害监测发展现状

专门针对伤害的监测系统始于 20 世纪 70 年代,最早出现在发达国家。进入 21 世纪后,随着经济的发展和对伤害问题的重视,越来越多的发展中国家也开始针对伤害建立监测系统,我国也于 2005 年建立了全国伤害监测系统开展伤害监测。除了专门针对伤害的监测系统,死因监测、行为危险因素监测等监测体系因为收集了伤害死亡及危险因素相关信息,也属于广义的伤害监测的范畴。

一、全球各国伤害监测发展现状

全球伤害监测体系的发展以发达国家,如美国、英国、澳大利亚和加拿大等较为完善。发展中国家伤害防控工作起步相对较晚,因此有意识的伤害监测工作起步也较晚。泰国从1996 年开始在一些省开展针对伤害的监测,菲律宾的马尼拉 1998 年建立起亚太地区第一个伤害数据库。

(一) 美国伤害监测体系

美国的伤害监测系统不论从数量还是种类来说都是目前全球范围内最为丰富的。美国CDC 早在 70 年代初就开始对家庭伤害和休闲娱乐造成的伤害开展研究,随后又将减少伤害、伤残以及死亡列入国家疾病控制计划。1992 年美国疾病预防控制中心成立了国家伤害预防控制中心(National Center for Injury Prevention and Control,NCIPC),负责领导全国伤害预防与控制工作。经过 10 多年的发展,NCIPC 建立起了比较完善的全国性伤害监测和伤害数据库系统。其他诸如劳动、保险、司法等部门也先后建立了多种类型的伤害监测系统。以下介绍美国比较主要的几个全国性的伤害监测系统。

1. 行为危险因素监测系统(Behavioral Risk Factor Surveillance System,BRFSS)　该系统对美国 18 岁以上人群与危险行为相关的主要损伤和死亡原因进行监测。各州根据 CDC 设计的标准调查问卷收集资料,与伤害有关的数据包括烟雾警报器使用、枪支持有情况以及自行车头盔的使用情况等。

2. 死亡事故分析报告系统(Fatality Analysis Reporting System,FARS)　该系统由国家公路交通安全管理局(National Highway Traffic Safety Administration,NHTSA)主管,负责收集全

国交通事故死亡资料。提供每起交通死亡事故所涉及的事故现场、车辆以及当事人的相关信息。

3. 全国犯罪受害人调查（National Crime Victimization Survey） 该调查由司法部司法统计局负责,提供全国犯罪的频率、特点和后果等相关信息,汇总了对强奸、性侵犯、抢劫、一般伤人和严重故意伤人罪受害者的访谈资料。

4. 全国电子伤害监测系统（National Electronic Injury Surveillance System,NEISS） 该系统由美国消费者产品安全委员会（US Consumer Product Safety Commission,CPSC）建立,最初仅收集与消费品和休闲娱乐相关的非致死性伤害信息,从 2000 年 7 月起和美国 CDC 合作,收集医院急诊科室救治的伤害信息。美国 CDC 利用 NEISS 的数据进行全国伤害非致死性伤害情况的分析,并将结果用于制定伤害预防与控制的决策。

5. 全国医院出院资料调查（National Hospital Discharge Survey） 该调查由美国 CDC 下设的国家卫生统计中心（National Center for Health Statistics,NCHS）负责,从全国约 500 所医院住院病房收集病人信息,每年约收集 270 000 例住院病人资料。

6. 全国犯罪报告汇编（National Uniform Crime Reports） 该报告由联邦调查局主管、全国 17 000 个城市、县以及州的执法机构自愿参加。报告内容包括特定地区暴力犯罪造成伤害的信息,如抢劫、性侵犯和凶杀等。

7. 全国人口统计系统（National Vital Statistics System） 该系统由国家卫生统计中心管理,收集全国所有州发生的死亡信息,包括伤害死亡的年龄、性别、种族、受教育程度以及死亡原因等。

8. 青少年危险行为调查（Youth Risk Behavior Survey） 该调查对全国 9~12 年级学生的健康危险行为进行调查,各州的教育和卫生部门每两年开展一次这样的调查。其中与伤害有关的行为包括安全带的使用、酒后驾车、自行车和摩托车头盔使用、携带枪支到学校、参与斗殴以及自杀企图等。

为有助于伤害研究专家、决策者以及研究者全面、及时、准确地了解伤害的突出问题和发生特点,国家伤害预防控制中心会从以上几个监测系统筛选提取伤害的有关数据进行分析整理,并通过地理图谱、数据图表和网络共享的方式将监测信息进行反馈和发布,使用者可以很容易地得到全国、各州和各地区最新的伤害发生情况。

此外,美国各州也建立了自己的伤害监测系统,如印第安人聚居地的地方性的伤害监测;不同职业人群也有相应的职业伤害的监测体系,如工作伤害报告系统、美国大学体育联合会伤害监测系统、消防员伤害监测等,以满足各个地区和人群更为具体的伤害防控工作的需求。

（二）其他国家伤害监测

除美国外,世界上的许多其他国家也建立了各种类型的伤害监测系统。这些监测系统中既有全国性的监测系统,如英国、澳大利亚和荷兰的全国伤害监测系统;也有地方性的伤害监测系统,如澳大利亚的维多利亚州伤害监测系统和首都区域伤害监测和预防计划。既有针对所有伤害的监测系统,也有针对某种特定类型伤害的监测系统,如英国的全国个人交通调查、新西兰的运动伤害监测系统。既有针对全人群的监测系统,也有针对特定人群的监测系统,如英国的儿童医院伤害报告与预防计划、加拿大的儿童安全伤害监测系统等（表 4-3）。

表 4-3　全球部分国家伤害监测系统

国家	监 测 系 统	英文缩写
欧洲	欧洲家庭和休闲事故监测系统	EHLASS
英国	全国个人交通调查	NPIS
	儿童医院伤害报告与预防计划	CHIRPP
	全国伤害监测系统	
	家庭/休闲事故监测系统	HASS/LASS
	全威尔士伤害监测系统	AWISS
加拿大	加拿大医院伤害报告和预防计划	CHIRPP
	加拿大农业伤害监测系统	CAISP
	全国职业外伤致死数据库	
	儿童安全伤害监测系统	
澳大利亚	全国伤害监测系统	
	伤害监测系统	ISIS
	新南威尔士儿科死亡汇总数据库	
	澳大利亚首都区域伤害监测和预防计划	ACTISPP
	维多利亚州伤害监测系统	VISS
	西澳大利亚儿童伤害监测系统	WACISS
	昆士兰伤害监测和预防项目	QISPP
新西兰	运动伤害监测系统	
荷兰	荷兰伤害监测系统	LIS
	家庭业余时间事故监测系统	PORS
希腊	急诊室伤害监测系统	EDISS
伊朗	伤害监测系统	

1. 欧洲家庭和休闲事故监测系统(European Home and Leisure Accident Surveillance System,EHLASS)　建立于 1986 年,参与国包括荷兰、比利时、丹麦、芬兰、法国、德国、冰岛、意大利、卢森堡、葡萄牙、西班牙、瑞典、英国和澳大利亚。EHLASS 是一个以急诊为基础的监测系统,其目的是监测在家中和休闲时发生的事故,了解事故发生原因、发生时的环境、伤害的结局等,这个系统的一个非常重要的功能是收集产品伤害相关信息。

2. 加拿大医院伤害报告和预防计划(Canadian Hospitals Injury Reporting and Prevention Program,CHIRPP)　由加拿大公共卫生局(Public Health Agency of Canada,PHAC)建立于 1990 年,在全加拿大范围内的 11 家儿科医院和 6 家综合医院收集急诊伤害病例信息。这一监测系统建立之前,加拿大的全国伤害监测主要依赖于死亡和住院数据,时效性较差;而 CHIRPP 是以急诊为基础的监测系统,弥补了上述数据来源在时效性上的不足。CHIRPP 的数据为加拿大的产品安全标准和相关法律法规的制定提供了重要的依据。

3. 澳大利亚首都区域伤害监测和预防计划(Australian Capital Territory Injury Surveillance and Prevention Project,ACTISPP)　这也是一个以急诊为基础的伤害监测系统,但它是一个区域性的监测系统。许多研究者认为全国性的伤害监测系统不能为每个地区的伤害预防提供非常有针对性的信息,区域性的监测系统则可以根据每个地区的伤害流行特征收集更为具体和详细的信息。

在亚洲和非洲的一些发展中国家,虽然尚未建立专门针对伤害的监测系统,但是同样有许多现有的信息系统可以提供伤害相关的数据,如在多米尼加共和国,公安、卫生、保险、法医、交通等多个部门都在收集交通伤害数据,虽然目的不同,但这些数据都可以成为很好的伤害监测的数据来源。越来越多的发展中国家已经在逐步探索在本国开展门(急)诊伤害监测的方法,如加纳、巴基斯坦等。

二、中国伤害监测体系

(一) 全国伤害监测系统

全国伤害监测系统(National Injury Surveillance System, NISS)是我国第一个、也是目前唯一一个全国性的专门针对伤害开展监测的伤害监测系统。全国伤害监测系统建立于2005年,依托全国伤害监测系统开展的全国伤害监测是以门(急)诊为基础的监测系统。

20世纪90年代,我国的浙江和广东等地区就开展了对伤害监测模式的探索性研究,并建立了区域性的门(急)诊伤害监测系统。2002年中国疾控中心慢病中心建立后,将伤害预防控制纳入了中心的工作范畴,并把伤害监测确定为伤害防控工作的重点。

为了探索以医院急诊室为基础开展伤害监测方法的可行性,中国疾控中心慢病中心以自愿加入的方式,于2003—2005年在我国11个省/市、近70家综合医院开展了全国伤害监测试点工作。中国疾控中心慢病中心负责方案制定,人员培训,质量控制等技术支持,各试点省/市承担工作经费。伤害监测试点的成功为建立全国伤害监测系统奠定了基础。2005年8月,原卫生部办公厅正式下发了《卫生部办公厅关于开展全国伤害监测工作的通知》(卫办疾控发〔2005〕189号)(以下简称《通知》),指出开展全国伤害监测的重要性,明确了全国伤害监测工作的各级职责、管理归口部门和经费来源。《通知》同时下发了全国伤害监测方案,包括监测对象及监测方式、监测点选点方法,监测内容和方法,监测工作流程,质量控制,组织领导和各级职责等内容。全国伤害监测系统于2006年1月1日正式运行,标志着我国卫生部门第一个专门收集伤害信息的监测系统的建立。

1. 监测点的抽样 全国伤害监测系统的选点兼顾了地理分布、经济发展程度和伤害预防工作基础,确定了23个农村点和20个城市点共43个监测点(区/县)的129家医院作为监测点医院。

2. 监测对象与监测内容 全国伤害监测系统的监测对象是监测点医院门(急)诊收治的伤害首诊患者,数据收集使用统一的《全国伤害监测报告卡》,收集的内容包括身份识别信息、患者人口学信息、伤害事件基本特征、伤害临床特征和报告人信息五个模块。2014年,根据伤害防控工作的需求,对《全国伤害监测报告卡》做了修订,对收集信息做了细化和合理分类,并增加了患者酒精使用情况的变量。

全国伤害监测系统建立之初,数据收集和报送方式为填报纸质报告卡、手工录入数据库,并以电子邮件和光盘方式上传电子伤害监测数据库,与美国国家电子伤害监测系统等发达国家伤害监测系统数据收集方式相比较,数据收集方式较为原始。2006年,上海市松江区泗泾医院率先实现了全国伤害监测报告卡与医院信息系统的结合。在上海市松江区卫生局和疾控中心的共同努力下,2010年12月上海市松江区3家伤害监测点医院均实现了区/县级全国伤害监测病例的网络报告。2011年,以上海市松江区的信息化建设为基础,参与伤害监测工作的医院均实现了监测病例信息从监测点医院到区级疾控中心的网络报告,为探索全国伤害监测信息网络直报方法及医院伤害信息共享提供了良好的基础和借鉴。目前,北京、广东、深圳、厦门均已实现伤害监测的电子化填报,浙江、河北、深圳等越来越多的省、市也都开始探索和实践以医院信息系统为基础的全国伤害监测信息收集方法。

3. 全国伤害监测系统的应用及发展

(1) 伤害综合监测:伤害的流行状况通常被形象地描绘成金字塔,金字塔每层宽度代表了对应的伤害发生数量。伤害死亡位于塔尖,其数量最少、最明显,需要治疗的伤害为塔的中部,未进行治疗的伤害数量最多,位于塔的基底。基于这一理论,根据目前我国伤害相关的信息来源,中国疾控中心慢病中心于2008年提出了以全国伤害监测为基础的伤害综合监测的思路,即以全国伤害监测门(急)诊伤害就诊患者病例信息为基础,利用现有全国疾病监测系统死因监测工作中的伤害死亡信息、医疗卫生机构的伤害住院病例信息,结合定期开展的人群伤害流行状况调查,综合反映全国及各地区伤害流行的情况。通过开展全国伤害监测工作,描绘出全国及各地区伤害总体及不同类型伤害的金字塔,为医疗资源的有效配置,制定和评估伤害预防策略和措施提供依据。伤害综合监测并不是一个全新的伤害监测系统,而是现有伤害相关信息的综合利用和共享,是节约资源,充分发挥信息效用的实践。目前,中国疾控中心慢病中心已牵头完成了综合监测调研,并在全国开展了一系列伤害综合监测试点工作,实践全国伤害综合监测的思路和方法。

(2) 产品伤害监测:伤害监测系统的多部门利用是伤害监测系统可持续发展的重要因素。全国伤害监测系统为基础的我国产品伤害监测试点工作就是一个有力实践。当前,随着我国经济的发展,产品种类的日益丰富,构造的日渐复杂,产品质量问题也越来越突出,给消费者造成的损害日渐增多。为探索我国建立产品伤害监测系统可行性,为建立全国产品伤害监测系统奠定基础,在国际先进经验的基础上,原国家质检总局缺陷产品管理中心与中国疾控中心慢病中心合作,于2008年开始了以全国伤害监测系统为基础的我国产品伤害监测试点工作,先后共有3个省/市的8个监测点医院参与此项工作。产品伤害监测试点工作是在全国伤害监测所收集的信息基础上,收集伤害相关产品的信息。3年的试点工作,为产品伤害信息收集方法,产品分类编码,产品伤害信息快速上报等方法提供了思路。2011年12月,原国家质检总局缺陷产品管理中心与中国疾控中心慢病中心进一步拓展了产品伤害监测试点工作,监测点增至11个,同时完善了伤害相关产品信息填报内容、实施了产品伤害信息快速上报机制。目前,产品伤害监测工作试点地区已经增至14个,有45家医院参与此项工作。

(3) 全国伤害监测系统调整:2014—2015年期间,中国疾控中心慢病中心对全国伤害监测系统进行了调整,在保持监测系统连续性的前提下,在全国的综合医院中采用分层随机抽样的方法新增了医疗机构。调整后全国伤害监测系统医疗机构增至252家,监测点增至84个。全国伤害监测系统的调整,不但增加了医疗机构,而且补充了原系统缺少的医疗机构类型,提高了系统的代表性。

(4) 伤害门(急)诊监测附加问卷监测内容:2014年,中国疾控中心联合上海市疾控中心共同开发了针对道路交通伤害、跌落、溺水等九类伤害的门(急)诊监测附加问卷,并在广东、浙江、安徽、湖北、湖南等地开展了一系列附加问卷信息收集的试点。附加问卷可以用于特定类型伤害信息的深入收集,为伤害预防和控制提供更具体的数据。

为了进一步发展伤害监测工作,反映地区伤害发生和就诊情况,我国部分地区也开展了省级伤害监测工作,如浙江省、广东省、安徽省等均建立了省级伤害监测系统,是全国伤害监测系统的良好补充。上海市开展了社区医疗服务机构伤害病例登记,医院重症伤害住院病例登记,以及道路交通伤害、跌倒、中毒、溺水等伤害专项信息收集等探索性工作。上海市松江区在除精神疾病、传染病等专科医院之外的所有医疗机构全面启动了伤害监测工作,北京市通州区也已在全区所有公立医疗机构开展门(急)诊伤害监测工作,广东省所有省级伤害监测点均实现了医疗机构全覆盖。

4. 全国伤害监测数据的应用　全国伤害监测系统在 2006—2015 年期间共收集伤害病例信息近 600 万条,形成了我国第一个全国伤害监测数据库。每年的全国伤害监测数据都会以论文、报告等形式向全社会发布,该系统的监测结果能够反映我国伤害就诊病例的主要分布特征。全国伤害监测结果已经成为全国及各监测点地区开展伤害预防工作的重要依据,为我国许多重要的伤害防控政策如《健康中国行动(2019—2030 年)》《质量发展纲要(2011—2020)》《残疾预防行动计划》等的出台提供了证据支撑,也为探索通过医院伤害就诊病例估算各地伤害发生率提供了基础性数据。从 2013 年开始,中国疾控中心慢病中心与公安部合作,定期对全国伤害监测系统和道路交通事故统计系统的儿童道路交通事故数据进行联合分析并发布报告,全面揭示了我国儿童道路交通伤害的流行状况,为儿童道路交通事故的预防提供了重要的证据。

(二) 我国卫生部门其他主要伤害相关监测

在我国的不同部门存在着许多监测系统可以提供伤害相关的监测数据,如公安交管部门的道路交通事故报告系统,在这里对卫生部门开展的主要的伤害相关监测进行了梳理。

1. 全国死因监测系统　全国死因监测系统是具有全国代表性的全死因监测系统,是目前我国致死性伤害数据的主要来源。新中国成立后,我国曾发展了四个全国性的与死因登记有关的系统。1957 年原卫生部建立了卫生部死因登记系统,以自愿参加为原则,最早只覆盖了北京、上海、天津、哈尔滨、武汉等几个大城市,后逐渐发展至全国 90 个区县、覆盖人口约 1.2 亿,主要分布在我国沿海和中东部地区。1978 年,著名流行病学家何观清教授提出了建立综合疾病监测点的设想,并在北京市东城区和通县建立了试点。发展至 1989 年,监测点已增至 71 个区/县、遍布全国 29 个省、直辖市、自治区,形成了全国疾病监测系统(Disease Surveillance Points System,DSP),常规收集出生、人口和死亡资料。1990 年和 2003 年,全国疾病监测系统经过两次调整,监测点增至 161 个、覆盖人口达到 7 700 余万。此外,我国从 1996 年开始在部分地区对 5 岁以下儿童和孕产妇死亡进行登记,2004 年开始有 80% 的县级医院以网络直报的方式报告医院死亡个案。

2013 年原卫生部死因登记系统和全国疾病监测系统进行了整合和扩点,建成了全国死因监测系统,监测点增至 605 个、覆盖人口超过了 3 亿,是我国目前最主要的死因登记系统。我国的死因监测系统虽然覆盖人口比例较低,但采取了科学的抽样方法作为补充,目前的全国死因监测系统不但具有全国代表性、而且已经具有良好的省级代表性。全国死因监测系统使用《居民死亡医学证明(推断)书》收集死亡个案信息,收集的信息包括死亡人口的社会人口学信息、死亡时间、死亡地点、死因链、根本死因等,并用 ICD 10 对根本死因进行了标准编码。

2. 伤害危险因素监测　中国疾控中心慢病中心从 2004 年开始开展慢性病危险因素监测工作,以掌握我国居民慢性病及伤害危险因素、主要慢病患病的流行状况和变化趋势。慢性病危险因素监测样本覆盖了 302 个全国疾病监测点(区/县),是一个具有全国代表性的抽样调查,调查内容包括调查对象的一般信息、家庭情况(成员、经济状况等)、吸烟、饮酒、饮食、身体活动情况以及主要健康问题等。从 2007 年开始,慢性病及其危险因素监测将伤害危险因素纳入了调查内容。慢性病危险因素监测历经数次调整,调查对象从最初的18岁及以上成人到15岁以上成人,乃至目前的儿童与乳母,监测内容也作出了相应调整,但伤害相关内容一直被保留了下来。慢性病及其危险因素监测中的伤害相关问题主要是道路交通伤害相关的行为,如酒驾、安全带使用、闯红灯等。

3. 青少年危险行为监测　从20世纪90年代末期开始,北京大学儿童青少年卫生研究所牵头,制定了我国青少年危险行为监测的问卷,在我国部分地区不定期地开展青少年危险行为调查,伤害是其中非常重要的一部分内容。我国青少年危险行为监测关注的伤害类型包括道路交通伤害、溺水、自杀、暴力等对青少年身心健康影响较为严重的几类伤害。

4. 职业病报告　中国疾控中心职业病与中毒控制所牵头开展的职业病监测是针对职业病开展的哨点监测,在重点职业病监测哨点开展针对包括化学物质中毒在内的多种重点职业病进行监测。监测哨点为存在重点职业病且具备一定规模的用人单位,监测内容包括监测哨点辖区的基本情况(人口、经济、人口死亡情况等)、用人单位的基本情况(规模、产值、高危人群、职业防护等)以及职业病发病情况,这个监测系统可以提供监测哨点的中毒相关数据。

5. 儿童伤害监测　在我国,专门针对儿童开展的伤害比较少,但有许多监测系统可以提供关于儿童伤害的信息,比如前文提及的全国伤害监测系统和全国死因监测系统。北京市曾开展过儿童伤害监测试点,对6岁以下儿童利用社区基本卫生服务和幼儿园缺课登记系统收集儿童伤害信息,对6岁及以上儿童则开展学校伤害监测。除北京外,上海、宁波等地也曾开展过学校伤害监测试点。目前,江苏省和深圳市建立了学校伤害监测系统,在部分地区开展常规的学校伤害监测。中国疾控中心曾在上述地区的工作基础上开展中小学校伤害报告试点,在北京、江苏、江西等地通过学校伤害监测的方式收集儿童伤害相关信息。

本 章 要 点

1. 伤害监测是伤害预防与控制的基础,为确定伤害防控优先领域、制定伤害防控策略与措施、评价干预效果、合理配置资源提供基础数据与证据。

2. 伤害监测有许多潜在的数据来源,包括社区调查、医疗卫生机构数据、以及公安、交通、安监部门、保险机构等部门的记录。伤害监测的数据来源和信息收集的内容、方式根据监测目的和可支配的资源而定。

3. 监测信息交流是体现伤害监测价值的关键环节,直接决定着伤害监测数据能否被充分利用以及伤害监测是否能够切实发挥证据体系的作用。

4. 监测系统需要有定期的评价,以及时发现问题并纠正。通过对伤害监测系统的评价,可以了解监测系统的效率和效果、确认监测系统是否达到了预定的目标并通过评估提出进一步完善监测系统的建议,确保伤害监测系统产出的数据和结果能够满足伤害预防与控制的需求。

(段蕾蕾　汪媛)

参 考 文 献

[1] 连志浩. 流行病学. 第3版. 北京:人民卫生出版社,1999.

[2] 公安部交通管理局中华人民共和国道路交通事故统计年报(2011年度),2011.

[3] 中国疾病预防控制中心慢性非传染性疾病预防控制中心,国家卫生和计划生育委员会统计信息中心.

中国死因监测数据集 2014. 北京:科学普及出版社,2015.

[4] 段蕾蕾,吴凡,杨功焕,等. 全国伤害监测系统发展. 中国健康教育,2012,28(4):338-341.

[5] 李丽萍,王生,崔华中. 急诊室伤害监测模式的探索. 中国全科医学,2006,9(24):2058-2059.

[6] 李中杰,陈曙旸,吴宜群. 国外伤害监测系统的建立和使用. 国外医学卫生学分册,2004,31(4):239-243.

[7] 刘海燕,张吉玉,李维卡,等. 2009 年山东省住院伤害监测结果分析. 中华疾病控制杂志,2010,14(10):1000-1003.

[8] Buehler J W,Hopkins R S,Overhage J M,et al. Framework for evaluating public health surveillance systems for early detection of outbreaks:recommendations from the CDC Working Group. MMWR Recommendations and Reports 2004,53:1-11.

[9] Bartolomeos K,Kipsaina C,Grills N,et al. Fatal injury surveillance in mortuaries and hospitals:a manual for practitioners. 2012.

[10] UN Department of Economic and Social Affairs Statistics Division. Principles and recommendations for a vital statistics system. Revision 2. New York,2001.

[11] London J,Mock C,Abantanga F A,et al. Using mortuary statistics in the development of an injury surveillance system in Ghana. Bulletin of the World Health Organization 2002,80(5):357-364.

[12] WHO. Guidelines for Conducting Community Surveys on Injuries and Violence. 2004.

[13] Stone D H,Morrison A,Smith G S. Emergency department injury surveillance systems:the best use of limited resources? Injury Prevention,1999,5:166-167.

[14] Stone D H,Morrison A,Ohn T T. Developing injury surveillance in accident and emergency Departments. Arch Dis Child. 1998,78(2):108-110.

[15] Global status report on road safety 2009.

[16] Johnston B D. Surveillance:to what end? Injury Prevention,2009,15(2):73-74.

[17] Allegrante J P,Mitchell R J,Taylor J A,et al. Injury surveillance:the next generation. Injury Prevention,2016,22(s1):i63-65.

[18] Auer A M,Dobmeier T M,Haglund B J,et al. The relevance of WHO injury surveillance guidelines for evaluation:learning from the Aboriginal Community-Centered Injury Surveillance System (ACCISS) and two institution-based systems. Public Health,2011,11:744-758.

[19] Mitchell R J,Williamson A M,Connor R O. The development of an evaluation framework for injury surveillance systems. Public Health,2009,9:260-273.

[20] Centers for Disease Control and Prevention. Updated guidelines for evaluating public health surveillance systems. GA,30333.

[21] Coleman P J. Injury surveillance. Scand J Work Environ Health,1983,9:128-135.

[22] Baker S P,Li G H. Epidemiologic approaches to injury and violence. Epidemiologic Reviews,2012,34:1-3.

[23] Widman S A,Le Vasseur M T,Tabb L P,et al. The benefits of data linkage for firefighter injury surveillance. Injury Prevention Published Online First:2017. 2. 13.

[24] Crain J,Mc Faull S,Thompson W,et al. The Canadian hospitals injury reporting and prevention program:a dynamic and innovative injury surveillance system. Health Promotion and Chronic Disease Prevention in Canada,2016,36 (6):112-117.

[25] Weiss H B,Dill S M,Garrison H G,et al. The potential of using billing data for emergency department injury surveillance system. Academic Emergency Medicine,1997,4(4):282-287.

[26] Mc Clure R J,Burnside J. The Australian Capital Territory Injury Surveillance and Prevention Project. Academic Emergency Medicine,1995,2(6):529-534.

[27] Herbert M,Mackenzie S G. Injury surveillance in paediatric hospitals:the Canadian experience. Paediatr

Child Health,2004,9(5):306-308.

[28] Macarthur C,Pless I B. Sensitivity and representativeness of a childhood injury surveillance system. Injury Preventon,1999,5:214-216.

[29] Quigg A,Hughes K,Bellis M A. Data Sharing for prevention:a case study in the development of a comprehensive emergency department injury surveillance system and its use in preventing violence and alcohol-related harms. Injury Prevention,2012,18:315-320.

[30] London J,Mock C,Abantanga A,et al. Using mortality statistics in the development of an injury surveillance system in Ghana. Bulletin of the World Health Organization,2002,80:357-364.

[31] Razzak J A,Shamin M S,Mehmood A,et al. A Successful model of road traffic injury surveillance in a developing country:process and lessons learnt. Public Health,2012,12:357.

[32] Bhatti A P J,Salmi L R. Feasibility of road traffic injury surveillance integrating police and health insurance data sets in the Dominican Republic. Rev Panam Salud Publica,2013,34(1):41-46.

[33] Weiss H B,Gutierrez M I,Harrison J,et al. The US National Violent Death Reporting System:domestic and international lessons for violence injury surveillance. Injury Prevention,2006,12(2):ii58.

[34] Motevalian S A,Haddadi M,Akbari H,et al. Strengthening injury surveillance system in Iran. Chinese Journal of Traumatology,2011,14(6):348-353.

[35] Kerr Z Y,Dompier T P,Snook E M,et al. National Collegiate Athletic Association Injury Surveillance System:review of methods for 2004—2005 throuth 2013—2014 data collection. Journal of Athletic Training,2014,49(4):552-560.

[36] Coleman P J. Injury surveillance. A Review of data sources used by the Division of Safety Research. Scand J Work Environ Health,1983,9(2):128-135.

[37] Mackenzie S G,Pless I B. CHIRPP:Canada's principal injury surveillance program. Injury Prevention,1999,5:208-213.

[38] Alamgir H,Koehoorn M,Ostry A,et al. An evaluation of hospital discharge records as a tool for serious work related injury surveillance. Occup Environ Med,2006,63:290-296.

[39] Developing injury surveillance in accident and emergency departments.

[40] Fiizharris M,Yu J,Hammond N,et al. Injury in China:a systematic review of injury surveillance studies conducted in Chinese hospital emergency departments. Emergency Medicine,2011,11:18-33.

[41] Lyons R A,Turner S,Lyons J,et al. All Wales Injury Surveillance System reveised:development of a population-based system to evaluate single-level and multilevel interventions. Injury Prevention,2016,22:i50-55.

[42] Smith S M,Middaugh J P. An assessment of potential injury surveillance data sources in Alaska using an emerging problem:all-terrain vehicle-associated injuries. Public Health Report,1989,104(5):493-498.

[43] Brussoni M,Olsen L L,Joshi P. Aborginal community-entered injury surveillance:a community-based participatory process evaluation. Prev Sci,2012,13:107-117.

[44] Lyons R A,Sibert J,Mc Gabe M. Injury surveillance programmes,ethics,and the data protection act. BMJ,1999,319:372-375.

[45] Stone D H,Morrison A,Smith G S. Emergency department injury surveillance systems:the best use of limited resources? Injury Prevention,1999,5:166-167.

第五章

道路交通伤害

　　道路交通伤害是全球伤害导致死亡的首要原因,全球每年大约有 135 万人死于道路交通事故,除了这些死亡之外,更有多达 2 000 万~5 000 万的人因交通事故受伤,其中一些人还留下终身致残。道路交通伤害已经成为一个重要的公共卫生和发展危机,如果各国不采取有力措施,预计全球面临的道路安全问题还将加重。传统上,道路交通伤害常被认为是"意外事故",减少道路交通伤害被认为是交通管理或者交通运输等某个部门的职责,这影响了道路交通伤害预防控制的全面发展,如今我们需要改变对道路交通伤害认识的根本观念,充分认识到道路交通伤害的可预见性和可预防性,充分认识到道路安全是一个公共卫生和社会发展问题。卫生部门在减少道路交通伤害方面责任不仅仅是救治,还肩负着重要的公共卫生职能。本章将对道路交通伤害的基本概念,全球和我国道路交通伤害的负担和影响,道路交通伤害的主要危险因素,以及道路交通伤害的预防控制策略措施和预防控制进展进行介绍。

第一节 概 述

　　自 1769 年的第一起机动车车祸发生以后,随着车辆的增加以及道路交通体系的日益复杂,道路交通事故导致的伤害与死亡不断增加,道路交通伤害已经成为一个重要的全球公共卫生问题。国际实践经验证明,道路交通伤害与其他公共卫生问题一样可以被认识、预测和预防。工业化国家的道路交通伤害预防与控制已经有半个世纪的经历,发展中国家仍面临着严峻的挑战,迫切需要正视道路交通伤亡造成的沉重负担并积极采取有效措施加以预防和控制。

一、道路交通伤害的基本概念

(一) 定义

　　道路交通伤害(road traffic injuries,RTI)是道路交通碰撞造成的致死或非致死性损伤。道路交通碰撞是指发生在道路上、至少牵涉一辆行进中车辆的碰撞或事件,可能导致伤害,也可能不导致伤害。《世界预防道路交通伤害报告》对造成至少 1 例伤害或者死亡的道路交通碰撞定义为道路交通事故。

　　道路交通伤害相关的概念中,道路交通事故的界定标准在不同国家或不同领域存在不同的界定和描述。在我国,根据《中华人民共和国道路交通安全法》规定,道路交通事故是指车辆在道路上因过错或者意外造成的人身伤亡或者财产损失的事件。此定义中的"道路",

是指公路、城市道路和虽在单位管辖范围但允许社会机动车通行的地方,包括广场、公共停车场等用于公众通行的场所;"车辆",是指机动车和非机动车。美国国家安全委员会对交通事故定义为交通事故是在道路上所发生的意料不到的有害的或危险的事件。这些有害的或危险的事件妨碍着交通行为的完成,其原因常常是由于不安全的行动或不安全的因素,或者是两者的结合所造成的。日本对交通事故的定义是由于车辆在交通中所引起的人的死伤或物的损坏,在道路交通中称为交通事故。

全球各国以及国家中不同部门之间对道路交通死亡统计定义的时间也不尽相同,有 1 天、3 天、7 天、30 天(1 个月)或不限制天数之别。不同的道路交通死亡统计时间定义会导致国家间和部门间在道路交通死亡人数统计上存在差异。WHO 和国际道路交通和事故数据库(IRTAD)都采用道路交通事故后 30 天内死亡作为道路交通死亡的定义,对非 30 天内死亡的道路交通事故死亡采用相关校正参数予以调整。我国公安交通管理部门对道路交通死亡统计规定以道路交通事故发生 7 天内死亡为限。我国卫生部门疾病监测死因监测对道路交通死亡统计不做天数限制,即死亡原因诊断为道路交通伤害的统计为道路交通死亡。

（二）分类

对道路交通伤害进行分类,目的在于分析、研究、预防和处理道路交通伤害,同时也便于统计和从各个角度寻找对策。根据不同的目的,可以采用不同的分析角度和方法对道路交通伤害和道路交通事故进行分类。

1. 道路交通伤害的分类

（1）按照伤害外部原因分类:按照国际疾病分类编码第十版(ICD-10)中的伤害外部原因分类,道路交通伤害可具体分为 14 类非故意道路交通伤害、3 类故意道路交通伤害和未确定道路交通伤害,详见表 5-1。

表 5-1　道路交通伤害 ICD10 编码分类

非故意道路交通伤害	
V01-V04	行人在与脚踏车、两轮或三轮摩托车、小汽车/轻型货车或篷车、重型运输车或公共汽车碰撞中受伤
V06	行人在与其他非机动车辆碰撞中受伤
V09	行人在其他和未特指交通事故中受伤
V10-V19	骑脚踏车人员在交通事故中受伤
V20-V29	骑摩托车人员在交通事故中受伤
V30-V39	三轮机动车乘员在交通事故中受伤
V40-V49	小汽车乘员在交通事故中受伤
V50-V59	轻型货车或篷车乘员在交通事故中受伤
V60-V69	重型运输车乘员在交通事故中受伤
V70-V79	公共汽车乘员在交通事故中受伤
V80	牲畜骑手或畜挽车辆乘员在交通事故中受伤
V87	特指类型的交通事故,但受害者的交通方式不明
V89	机动或非机动车辆事故,车辆类型未特指
V99	未特指的交通事故

续表

故意道路交通伤害

X82	用机动车辆碰撞方式故意自害
Y03	用机动车辆碰撞进行加害
U01.1	属于 terrorism 类,在更新版 ICD 里有

未确定道路交通伤害

Y32	机动车辆的碰撞,意图不确定的

(2)按照伤害严重程度分类:按照伤害的严重程度不同,道路交通伤害总体上可以分为非致死性伤害和致死性伤害,非致死性伤害又可根据伤情的轻重进行分类。但在不同国家以及不同部门所采用的分类标准略有差异。在卫生部门,对道路交通伤害进行合理的伤情分类不仅有利于伤情的统计分析,还对促进和提高交通伤的急救与治疗水平有着重要的意义。在临床上,一般将皮肤的小擦伤和轻微挫伤等定为轻微伤;造成一定程度的软组织损伤、脱位者为轻伤;造成严重大面积的撕脱伤、骨折、视力和听力丧失、内脏破裂、内出血等损伤者为重伤;而直接导致死亡的损伤为致命伤。目前临床上有多种伤情判定的方法和标准,这些方法和标准之间存在一定差异,国内外较多采用的是通过各种创伤评分方法对道路交通伤害的伤情进行评定和分类,如:创伤指数(trauma index,TI)、院前指数(prehospital index,PHI)、病伤严重度指数(illness injury severity index,IISI)、CRAMS 评分、简明创伤评分(abbreviated injury scale,AIS)。在交通管理部门,对道路交通伤害的伤情分类判定涉及法律责任、保险赔偿等事宜,通常以各国相关的法律标准为依据。

2. 道路交通事故的分类

(1)按照事故后果分类:道路交通事故后果的等级划分标准,是事故处理和统计工作中都要涉及的一个重要问题,涉及对事故责任者的行政处罚,追究刑事责任等事宜,各国都有法定的相应标准。我国现行的标准分为以下 4 类:①轻微事故:是指一次造成轻伤 1~2 人,或者财产损失机动车事故不足 1 000 元,非机动车事故不足 200 元的事故。②一般事故:是指一次造成重伤 1~2 人,或者轻伤 3 人以上,或者财产损失不足 3 万元的事故。③重大事故:是指一次造成死亡 1~2 人,或者重伤 3 人以上 10 人以下,或者财产损失 3 万元以上不足 6 万元的事故。④特大事故:是指一次造成死亡 3 人以上,或者重伤 11 人以上,或者死亡 1 人,同时重伤 8 人以上,或者死亡 2 人,同时重伤 5 人以上,或者财产损失 6 万元以上的事故。

(2)按照事故原因分类:可分为主观原因造成的事故和客观原因造成的事故两大类。①主观原因是指由交通事故当事人本身内在的因素,如主观过失或有意违章。当事人因主观原因引起的事故在行为上的表现主要为:违反规定、疏忽大意和操作不当。②客观原因是指道路交通系统中如车辆、道路及环境等客观要件引发交通事故的不利因素。

(3)按照事故责任分类:即按在交通事故中承担主要责任对象的车辆种类和人员的不同,交通事故通常分为 4 类:①机动车事故:机动车事故是指事故的当事方中汽车、摩托车、拖拉机等机动车负主要以上责任的事故及在机动车与非机动车或行人发生的事故中,机动车负同等责任的,也视为机动车事故。②非机动车事故:非机动车事故是指自行车、人力车、三轮车、畜力车、残疾人专用车及按非机动车管理的车辆(如电动自行车)负主要以上责任的事故。③行人事故:行人事故是指在事故当事人中行人负主要责任以上的事故。④其他事故:其他事故是指其他在道路上进行与交通事故有关活动的人员负主要以上责任的事故,如因违章占道作业造成的事故。

另外,根据不同的目的,道路交通事故还可以按照事故涉及对象分为车辆间的交通事故、车辆与行人的交通事故、机动车与非机动车的交通事故、车辆自身事故、车辆对固定物的事故,按照事故第一当事人或主要责任人的内在原因分为观察错误类事故、判断错误类事故、操作错误类事故,以及按照事故发生地点等方法进行分类。

二、道路交通伤害是重要的公共卫生问题

(一) 道路交通伤害的健康和社会影响

自1769年世界上第一辆机动车问世以来,机动车辆已经成为人们必备的交通工具,随之而来的是不断上升的道路交通伤害、死亡和残疾。尤其是近几十年来,随着全球城市化和机动化进程的加速,道路交通伤害已经成为当今世界威胁人类生命安全和健康的最严重的公共卫生问题之一。全球每年有约135万人死于道路交通事故,2 000万~5 000万人因道路交通事故受到非致命伤害,这些伤害是造成全球残疾的一项重要因素。道路交通伤害是全球第8位主要死因,占全球总死亡的2.1%,占全球伤害总死亡的比例则高达23%。道路交通伤害是全球5~44岁人口的三大死因之一,在15~44岁年龄组的人群中,因道路交通事故死亡人数占全球道路交通事故死亡的一半以上。每年全球道路交通伤害的损失估计为5 180亿美元,其中中等收入和低收入国家每年损失650亿美元,比他们所接受的开发援助资金还要多。道路交通伤害的经济损失在低收入国家约占国民生产总值的1%,在中等收入国家为1.5%,在高收入国家为2%。低收入和中等收入国家的注册车辆不到全世界注册车辆总数的一半,但90%的道路交通死亡事故发生在这些国家。然而,这个问题尚未被充分认识,这些数字背后的悲剧却很少引起大众媒体的关注。据预测,在造成全球疾病负担的顺位排序中,道路交通伤害将从2002年的第10位上升到2030年的第8位,中低收入国家如果没有采取重大行动其道路交通伤害死亡率将上升83%。

除此之外,全球机动化程度的提高除了导致道路交通伤害外,还对人类健康和全球环境造成其他不利后果。世界许多地区受到气候变化影响,有证据表明,全球温室气体排放量的14%来自仍然严重依赖石油的道路运输。温室气体排放污染了空气,进而影响呼吸系统,直接影响了人体健康。依赖机动交通减少了体力活动,这也对健康产生了不利影响。

(二) 道路交通伤害的可预防性

在历史上公共卫生研究中总是忽略伤害,传统的观点认为,伤害只是一个"意外"。道路交通伤害是不可避免的。但在过去40年里,对于道路交通伤害防治的理解有了明显的变化。其中最显著的变化就是,道路交通伤害在很大程度上是可以预防和预测的。20世纪60~70年代起,由于一系列道路安全立法和科技进步,高收入国家的道路交通事故死亡率已经开始下降,世界上许多国家的实践结果和经验证明,加强科学有效的道路安全管理,包括提供、认真分析并解释准确可靠的数据、制定目标和计划、加强国家和地区研究能力建设、加强跨部门的机构合作,能够迅速、显著地降低道路交通伤害。

三、道路交通伤害的预防与控制

(一) 预防道路交通伤害的系统方法

在过去40年里,对于道路交通伤害预防控制的理解有了明显的变化。其中最显著的变

化就是,道路交通伤害在很大程度上是可以预防和预测的。对于这一人类自身的问题,我们有义务去分析并制定措施来解决。对于人类健康来讲,任何一种道路交通体系都是高度复杂和危险的。这个体系包括:车辆、道路和道路使用者以及相关的身体状况、社会和经济环境等。降低道路交通体系的危险性需要一个系统的方法来理解体系的整体性和各组成之间的相互作用,并确定可进行干预的环节。其中,特别需要加强对人体易受伤性和人体本身也会犯错误的认识,一个安全的道路交通体系应该是一个包容和弥补人的易受伤性和失误的体系。传统的风险分析是将道路使用者、车辆和道路环境区别开独立分析。并且研究者和操作者倾向于寻找一个或几个危险因素,然而实际情况中,需要进行多重因素的分析。40年前,William Haddon Jr 发明了 Haddon 矩阵,通过研究从道路交通伤害发生前、发生时、发生后与人、车、路三因素之间的相互作用,建立了一个道路交通事故系统分析模型,大大提高人们对影响道路交通伤害数量和严重程度的行为、道路、车辆相关危险因素的认识。建立在Haddon 理论基础上的系统方法,即考虑到各组成要素之间的交互作用,找出造成道路交通伤害的主要错误原因或设计缺陷,以减少危险暴露,预防道路交通事故发生,对已发生的道路交通事故降低其伤害的严重程度,提高事故后救治和护理以减轻伤害后果。运用系统方法的关键是不仅关注潜在的危险因素,也考虑不同机构和参与者在干预实施中的角色作用。道路交通伤害是一个多层面的问题,需要综合考虑影响因素、结果以及解决办法(图 5-1)。

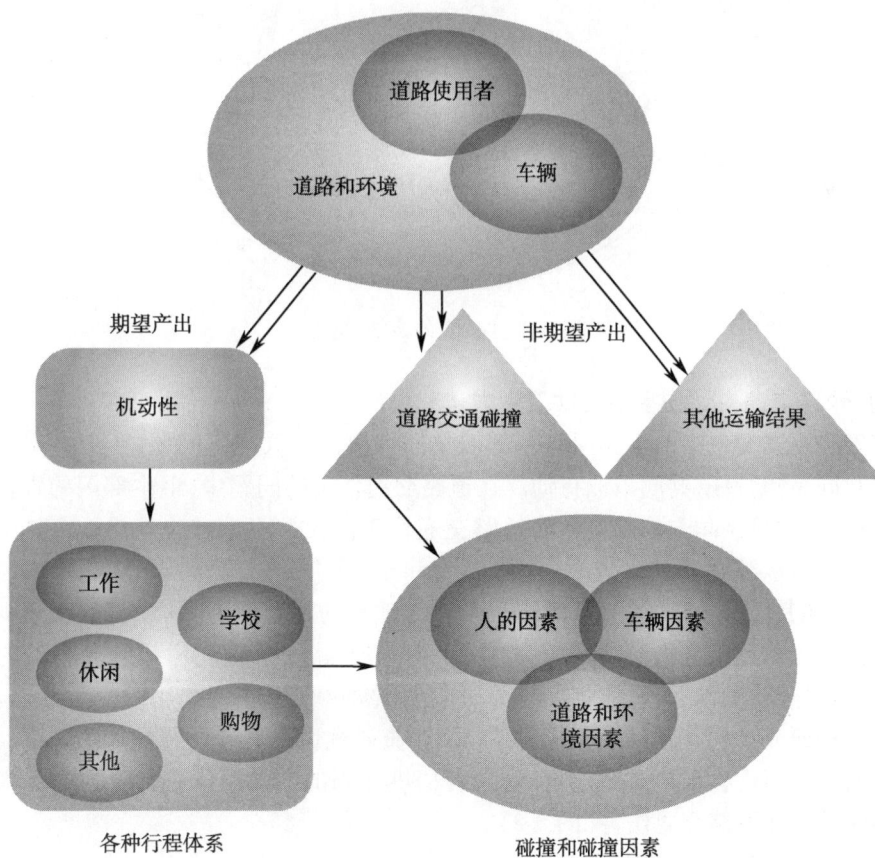

图 5-1　道路交通系统

在传统的通过系统方法认识和预防道路交通伤害的理论基础上,许多国家加以实践、完善新的理论并获得成功,最为经典的是瑞典的"交通事故零伤亡"战略和基于该战略的"安全的系统"的方法(图5-2)。"安全的系统"方法提供了识别道路交通伤害危险因素和制定干预措施的一个整体框架,其核心的4个指导原则包括:在道路交通系统中人类不可避免会犯错;人体对道路交通碰撞造成的冲击力的耐受程度是有限的并且预先已知的;虽然个体对交通事故有责任,但设计、建设、管理及使用道路和车辆的人都有共同的防止重伤和死亡的责任;系统中所有组成部分都不能忽视,以确保即使其中一部分出问题仍能使道路使用者得到保护。

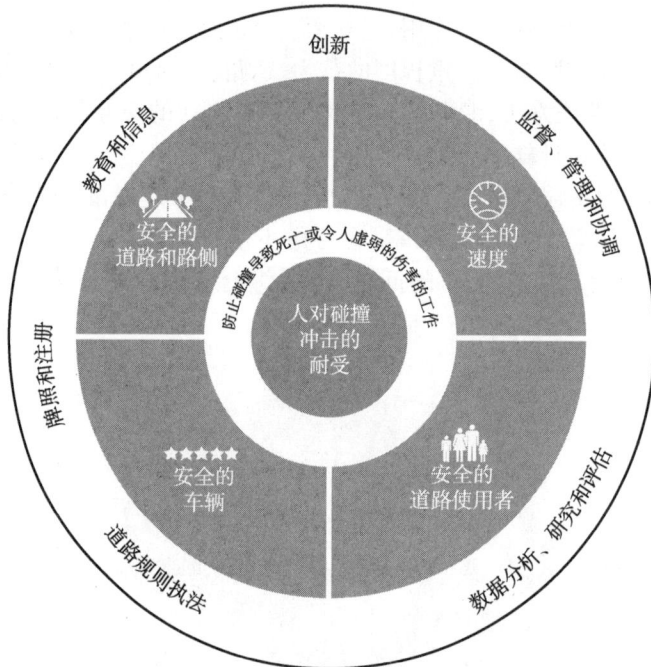

图5-2 "安全的系统"方法

(二)预防道路交通伤害的公共卫生方法

道路安全是需要包括卫生部门等多部门共同解决的公共卫生问题,在道路交通伤害的预防上要共同承担责任、共同采取行动。在道路交通伤害的问题中,卫生部门的责任不仅仅是救治,更主要的是预防与控制。预防道路交通伤害的公共卫生方法是建立在科学基础上的。公共卫生方法综合了医学、生物力学、流行病学、社会学、行为科学、犯罪学、教育学、经济学、工程学和其他多学科的知识,能够科学有效地预防道路交通伤害的发生,减少和控制道路交通伤害严重后果和影响。尽管卫生部门只是道路安全管理相关的众多参与部门之一,但却发挥着重要的作用,包括收集和分析数据以展示道路交通伤害的卫生和经济影响、帮助制订调查研究日程、确定优先干预的领域;调查研究道路交通伤害的危险因素;实施、监测和评价道路交通伤害干预措施;对于受害者提供适当的急救反应、紧急治疗和康复服务;宣传倡导促进关注道路交通伤害(图5-3)。

(三)预防道路交通伤害的多部门合作

道路安全问题是一个涉及多部门的公共卫生问题,包括卫生部门在内的多个部门都有

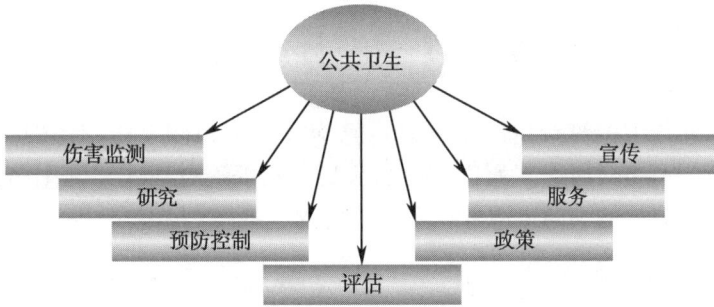

图 5-3　公共卫生部门在预防道路交通伤害中的作用

责任全力投入到道路交通伤害预防工作当中。合作的必要性源于道路交通伤害这个问题的多重性质，它有多种决定因素，涉及不同专业领域和不同部门，需要政府部门、工业界、非政府组织和国际组织，以及来自不同学科的人员参与，如道路工程师、机动车设计者、执法人员、卫生工作者和社区团体共同参与。多部门的合作将有益于增加资源的可及性，更高效地利用资源，增强部门责任意识，促进发展创新，增强可持续发展，扩大利益相关者的自主权，发挥不同合作伙伴的优势，促进知识和技术共享，增强干预设计的均衡性。合作可以采用不同的形式，例如，可以在国际、地区、国内和地方层面上围绕互补的问题进行合作。这些问题可以是研究、信息共享、实施干预、政策制定、宣传、支持受害者及其家属、筹资和能力建设，并且可以采用正式或非正式的形式。

（四）预防道路交通伤害的新机遇

随着国际社会对道路安全的日益关注，道路安全领域重要的里程碑事件是 2010 年联合国大会决议将 2011—2020 年设立为联合国道路安全行动十年，并制定了《2011—2020 年为道路安全行动十年全球计划》。该计划倡导成员国在"增强道路安全管理、增强道路和机动安全、增强车辆安全、增强道路使用者安全、增强碰撞后应对"五大领域内开展道路交通伤害预防控制行动。此后，联合国及其成员国更加认识到道路交通伤害是对实现卫生和发展目标提出的一项重大挑战。2015 年联合国大会的国家元首们通过了具有重大历史意义的 2030 年可持续发展议程，新的可持续发展目标中的一项具体目标（3.6）旨在到 2020 年时使全球道路交通事故造成的死伤人数减半。将道路交通死亡的具体目标纳入 2030 可持续发展议程是道路安全领域的一项显著进展，表明全球正日益认识到道路交通伤害给国家经济和家庭造成的沉重负担，并且关系到可持续发展目标所涉及的更广泛的发展和环境议程。通过一项关于道路交通伤害的具体目标也是对现有强大科学证据基础的确认，表明了目前已拥有大量关于能有效加强道路安全的干预措施证据，能够有效预防道路交通伤害，挽救生命。这一系列的全球政策和行动，为预防道路交通伤害带来了新的机遇。

《全球道路安全状况报告（2015）》显示，在全球人口持续增加和机动化程度不断加快的情况下，全球的道路交通死亡人数自 2007 年以来处于稳定水平，表明近年来全球对道路安全政策和行动的投入和努力已取得初步进展，但是如果要实现可持续发展议程制定的国际道路安全具体目标，为减少道路交通死亡所做的这些努力显然还不够，全球仍面临艰巨的挑战，仍需继续投入和行动。

第二节　流行情况

掌握道路交通伤害的流行情况是做好道路交通伤害预防工作的基础性、关键性步骤。本章对全球和我国道路交通伤害死亡、发生、疾病负担等流行现况和变化趋势进行描述，并且对道路交通伤害数据的不同来源数据系统进行阐述。

一、全球流行情况

（一）致死性道路交通伤害

1. 总体特征　道路交通伤害是全球伤害致死的首位原因，其造成的死亡占全球伤害总死亡的24%，是威胁人类健康发展的重要公共卫生问题。根据WHO《全球道路安全状况报告2018》统计，2016年全球约135万人死于道路交通伤害，死亡率约为18.2/10万。全球疾病负担2016研究（Global Burden of Disease 2016，GBD 2016）估计，2016年道路交通伤害造成全球1 342 284万人死亡，死亡率约为18.28/10万。

2. 地区分布　道路交通死亡与社会经济发展密切相关，其在全球地区间和国家间的分布极不均衡。《全球道路安全状况报告2018》显示，全球93%的道路交通死亡发生在低收入和中等收入国家，而这些国家只拥有世界60%的车辆（图5-4）。低收入国家的道路交通死亡率是高收入国家的三倍多，相对于这些国家的机动化水平，它们的道路交通死亡人数不成比例。在WHO划分的七大地区中，非洲区域的道路交通死亡率最高（26.6/10万），欧洲区域的道路交通死亡率最低（9.3/10万），我国所在的西太平洋地区道路交通死亡率（16.9/10万）低于全球平均水平（18.2/10万）（图5-5）。

3. 人群分布　道路交通伤害对儿童和青年人群的影响最大。《全球道路安全状况报告2018》显示，道路交通伤害是全球全人群的第八大死亡原因，但在全球5~29岁儿童和青年人群中，道路交通伤害是第一大死亡原因。GBD 2016研究显示：95岁以上年龄组人群道路交通伤害死亡率最高，为64.77/10万，10~14岁年龄组人群道路交通伤害死亡率最低，为4.94/10万（图5-6）。男性占道路交通伤害总死亡的76.30%，死亡率为28.03/10万，是女性道路交通死亡率（8.68/10万）的近3倍，在不同年龄组人群中男性的道路交通死亡率均高于女性。

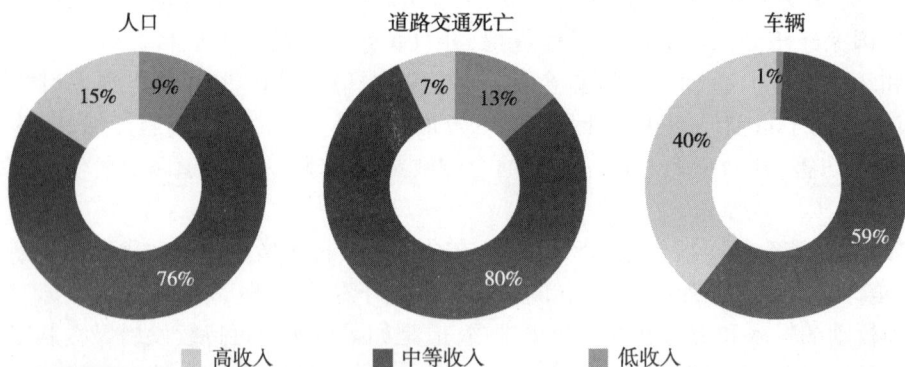

人口　　道路交通死亡　　车辆

*收入水平基于2017年世界银行分类

图5-4　不同收入水平国家的人口、道路交通死亡和注册机动车辆数量比例（2016年）

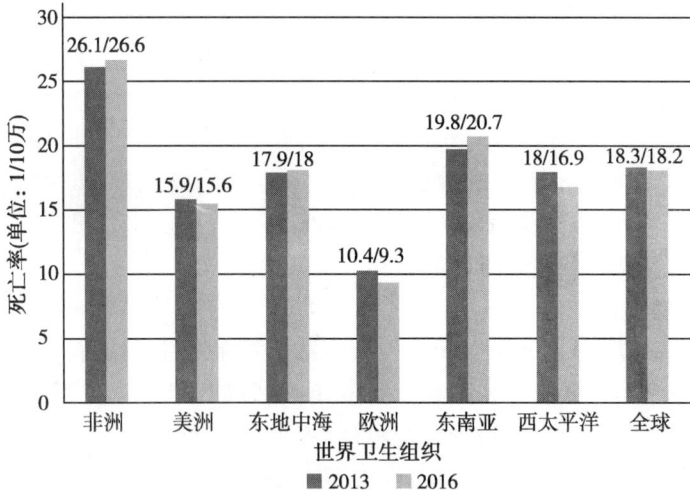

图 5-5 世卫组织各区域道路交通伤害十万人口死亡率(2013 年,2016 年)

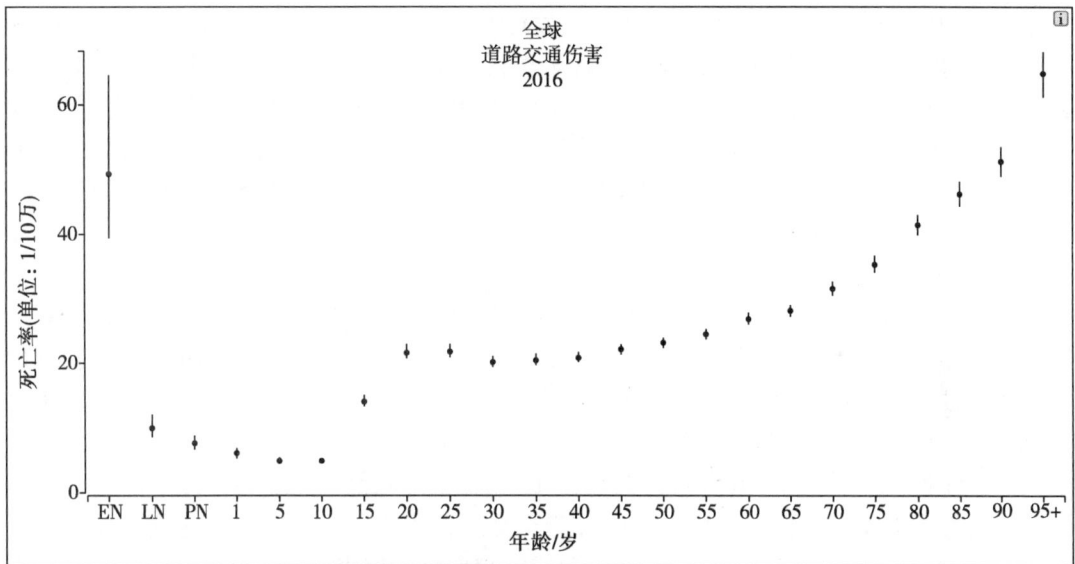

图 5-6 不同年龄段全球道路交通伤害十万人口死亡率(2016 年)

不同的交通出行方式使得不同的道路使用者人群之间的道路交通死亡率存在显著差异,行人、非机动车使用者和摩托车骑行者等道路安全弱势群体面临着更大的危险。全球所有道路交通死亡中 26% 是步行者和骑自行车者,28% 是使用机动化的两轮或者三轮车者,即全球道路上的死亡者中一半以上是道路安全的弱势群体。但是,骑摩托车者、骑自行车者或行人死于道路交通事故的可能性随地区不同而有所不同:非洲区域行人和骑自行车者的死亡比例最高,占所有道路交通死亡的 44%,东南亚区域机动化两轮和三轮车使用者的死亡比例最高,占所有道路交通死亡的 43%。这也反映了各个地区的主要出行方式差异和安全防护水平的差异。

4. 变化趋势 《全球道路安全状况报告 2018》显示,全球自 2000 年以来道路交通死亡人数缓慢上升,从 2000 年 115 万上升至 2016 年 135 万,但相对于全球人口的变化,全球道路交通伤害死亡率一直处于稳定水平(18/10 万),而这种稳定状态是在全球人口和机动化程度增长的背景下实现的。《全球道路安全状况报告 2015》显示 2010—2013 年期间,全球人口增加了 4%,同期内车辆增加了 16%,这表明过去几年中为加强全球道路安全而实施的干预措施取得了成效。在此期间全球 68 个国家道路交通死亡人数出现增加,其中 84% 是低收入或中等收入国家,79 个国家的绝对死亡人数出现了减少,其中 56% 是低收入和中等收入国家。

GBD2016 研究显示,2016 年全球道路交通伤害标化死亡率与 1990 年比较,下降了 19.57%。据 WHO 预测,道路交通伤害在全球全死因顺位排序将上升至 2030 年的第七位,道路交通伤害仍然是需要关注和重视的公共卫生问题。

(二) 非致死性道路交通伤害

道路交通死亡只是"冰山一角",道路交通事故造成的伤害和疾病负担给人类健康发展和社会经费发展带来了巨大损失和影响。据 WHO 估计,每年全球交通事故导致 2 000 万 ~ 5 000 万伤害或残疾(由于死亡漏报现象普遍存在,使得估计数字范围跨度非常大)。根据一些国家的流行病学研究数据,对道路交通死亡、需要医院治疗的伤害以及轻微伤害之间的比例进行估计,保守计算在许多国家这三者之间的比例已达到 1∶15∶70,在许多中低收入国家,道路交通伤害已经占到全部外伤入院的 30% ~ 86%。

GBD2016 研究显示:2016 年全球道路交通伤害发生 65 535 552 人次,非致死性道路交通伤害发生率为 877.43/10 万,道路交通伤害是伤害发生的第 4 位原因。男性的非致死性道路交通伤害患病率是女性的 2 倍,分别是 1 156.62/10 万和 595.29/10 万。95 岁以上年龄组人群的非致死性道路交通伤害患病率最高,为 1 327.55/10 万。与道路交通死亡不同,41.13% 的非致死性道路交通伤害是机动车车祸。与 1990 年比较,2016 年全球非致死性道路交通伤害标化发生率上升了 16.2%。

(三) 疾病负担

道路交通伤害不仅常见、多发,死亡率高,而且造成了很多暂时和永久性的伤残,严重影响人群健康和生命质量,通常用伤残调整生命年(DALY)来表示死亡的寿命损失年和伤残的健康寿命损失年数可以衡量伤害造成的健康负担。GBD2016 估计,2016 年道路交通伤害造成全世界 7 139.5 万伤残调整生命年(DALYs),占总 DALYs 的 2.99%;DALYs 率是 954.5/10 万,在伤害和暴力造成的 DALYs 中排在第 1 位,在全部死因中排在第 7 位。2016 年全球道路交通伤害的 YLDs 率为 137.13/10 万,道路交通伤害 YLDs 占 DALYs 比例达 13.98%。无论男性、女性道路交通伤害造成的 YLDs 数和 YLDs 率在伤害和暴力造成的 YLDS 负担中均为第二位。但与 1990 年比较,2016 年全球道路交通伤害标化 DALYs 率下降了 21.15%,标化 YLDs 率上升了 8.95%。

除此之外,道路交通伤害给伤者的家庭、社会也带来了沉重的负担和影响。研究显示,欧盟每年道路交通事故造成 4 万多人死亡之外,还造成 15 万人终生残疾,这意味着家庭成员将重新分工来照顾伤者,结果三分之一的人收入受到损失,甚至某些情况下会导致儿童辍学。并且在道路交通伤害发生后造成的社会心理问题发生率很高,有研究显示,近 20% 的伤者出现急性应激反应,25% 的伤者在一年内出现心理问题。

(四) 经济影响

据估计全球道路交通事故造成的直接经济损失为 5 180 亿美元,其中,低收入国家损失达到 650 亿美元,超过了每年获得的发展援助总额。如果对中低收入国家道路交通事故的直接和间接经济损失进行类似的估计,全球道路交通事故造成的经济总损失将超过 5 180 亿美元。从经济学角度来讲,估计道路交通事故伤害的成本占低收入国家国民生产总值

（GNP）的 1% 左右，占中等收入国家 GNP 的 1.5%，占高收入国家 GNP 的 2%。

二、我国流行情况

（一）致死性道路交通伤害

1. 总体特征 道路交通伤害是我国全人群伤害致死的首位原因，是 15~44 岁青壮年人群各类疾病中的第 1 位死因，是 1~14 岁儿童各类疾病中的第 2 位死因，是威胁我国人群健康发展的重要公共卫生问题。《中国疾病监测死因监测数据集 2016》结果显示，2016 年我国道路交通伤害粗死亡率为 15.61/10 万，其造成的死亡占我国伤害总死亡的 35.49%。

2. 地区分布 道路交通伤害在我国城市地区和农村地区中均为首位伤害致死原因。《中国疾病监测死因监测数据集 2016》结果显示，2016 年我国城市地区的道路交通伤害标化死亡率（按 2010 年中国普查人口标化）为 11.34/10 万，低于农村地区的 17.84/10 万；城市地区和农村地区道路交通伤害死亡分别占各自总伤害死亡的 33.76% 和 36.14%。我国东部地区的道路交通伤害标化死亡率为 14.15/10 万，占东部地区伤害总死亡的 36.32%；中部地区为 15.85/10 万，占中部地区伤害总死亡的 36.69%；西部地区为 17.50/10 万，占西部地区伤害总死亡的 33.39%。

3. 人群分布 道路交通伤害在我国男性和女性人群中均为首位伤害致死原因。《中国疾病监测死因监测数据集 2016》结果显示，2016 年男性的道路交通伤害标化死亡率（按 2010 年中国普查人口标化）为 23.27/10 万，高于女性。不同年龄人群中，道路交通伤害是 15~64 岁人群的首位伤害死因，是 14 岁及以下儿童和 65 岁及以上老年人的第 2 位伤害死因。2016 年 65 岁以上人群道路交通伤害死亡率最高，为 34.38/10 万，占该年龄人群伤害总死亡的 21.33%；其他各年龄组道路交通伤害死亡率分别是：0 岁组为 3.33/10 万，1~4 岁组为 5.17/10 万，5~14 岁组为 3.32/10 万，15~44 岁组为 12.28/10 万，45~64 岁组为 23.49/10 万，65 岁及以上年龄组为 34.38/10 万。

不同的交通出行方式使得不同的道路使用者人群之间的道路交通死亡率存在显著差异，行人和非机动车使用者等道路安全弱势群体面临着更大的危险。根据公安部全国道路交通事故统计数据表明，2015 年我国所有道路交通死亡中一半以上是道路安全的弱势群体行人（26.06%）、骑摩托车者（21.49%）和驾驶非机动车者（19.88%）。

4. 变化趋势 道路交通伤害从 2004—2016 年期间一直居我国伤害死因顺位第 1 位，同时也居 15~44 岁人群各类疾病中的第 1 位死因。全国疾病监测死因监测数据显示，自 2004 年至 2016 年，我国的道路交通伤害死亡率呈波动下降趋势，全人群道路交通伤害标化死亡率从 20.19/10 万下降至 15.61/10 万。其中，男性从 30.31/10 万下降至 23.27/10 万，女性从 9.72/10 万下降至 7.85/10 万，城市从 15.73/10 万下降至 11.34/10 万，农村从 22.59/10 万下降至 17.84/10 万。各年龄组人群的道路交通伤害死亡率也呈下降趋势，下降幅度最大的年龄组为 15~44 岁组，从 21.71/10 万下降至 12.28/10 万，降幅最小的为 0 岁组，从 4.21/10 万下降至 3.33/10 万。

（二）非致死性道路交通伤害

据 GBD2016 研究估计，2016 年我国道路交通伤害发生 14 750 381 人次，非致死性道路交通伤害发生率为 1 079.01 人次/10 万，道路交通伤害是伤害发生的第 2 位原因。男性的非致死性道路交通伤害患病率是女性的 1.6 倍，分别是 1 316.04 人次/10 万和 827.65/10 万。95 岁以上年龄组人群的非致死性道路交通伤害患病率最高。1990—2016 年，我国道路交通伤害标化发生率呈上升趋势,从515.02人次/10万上升至1 079.01人次/10万。其中,男性、女性和各年龄组道路交通伤害患病率均有上升。

来自全国伤害医院监测系统(National Injury Surveillance System,NISS)的数据显示,2015年监测医院门(急)诊报告的道路交通伤害就诊病例为141 671例,占当年总伤害病例的21.63%,居就诊病例伤害发生原因第二位。在城市和农村病例中,以及男性和女性病例中,道路交通伤害均居第二位伤害发生原因。就诊的道路交通伤害病例中,男性(61.07%)多于女性(38.85%),城市病例(54.88%)多于农村病例(45.12%),病例年龄构成主要为45~64岁(31.17%),30~44岁(28.86%)和15~29岁(25.98%),69.79%的病例为机动车车祸,病例主要伤害的部位为头部(30.34%)和下肢(26.68%)和多部位(18.47%)。在重度道路交通伤害病例中,伤害性质主要为脑震荡、脑挫裂伤(34.76%)、骨折(34.35%)和挫伤/擦伤(12.95%)。

(三) 疾病负担

虽然道路交通伤害死亡只占中国人口死亡总数的3.2%左右,但由于道路交通伤害对青壮年人群造成的巨大健康影响,使道路交通伤害造成伤残调整生命年(DALY)占到我国总DALYs的4.4%,在伤害和暴力造成的DALYs中排首位,在全部死因中排在第8位。全球疾病负担2016研究(GBD2016)估计,2016年我国道路交通伤害造成DALYs为15 397 628,DALYs率是1 039.29/10万,占全球道路交通伤害造成的总DALYs的21.57%。其中,我国道路交通伤害YLLs为1 299.0万人年,YLDs为240.8万人年,道路交通伤害YLDs占DALYs比例为15.34%。男性DALYs率高于女性,分别为179.6/10万和113.7/10万。各年龄组中DALYs率最高的是25~29岁,为1 430.63。与1990年比较,2016年中国道路交通伤害DALYs下降了16.63%;道路交通伤害DALYs率在所有死因中的排序由1990年的第6位上升至2016年的第4位。

(四) 经济影响

我国道路交通伤害的危害性与严重性不仅造成居民的死伤和残疾,而且带来巨大的经济损失,并且在各种伤害中对劳动人口健康的威胁最大,严重影响了社会生产力,车祸致贫、车祸返贫等问题也增加了农村扶贫脱贫工作的难度。

根据公安部全国道路交通事故统计数据表明,2015年全国道路交通事故共造成直接财产损失约10.37亿元,比2010年9.26亿元增长了近12%,并且自2010年至2015年呈现波动增长趋势。与此同时,我国的公路里程、机动车保有量、驾驶人分别自2010年至2015增长了14.20%、34.60%、53.74%,我国正处于机动化的快速发展时期,交通环境和形势也日趋复杂,更加需要在道路交通发展的同时加强对道路安全的关注和投入。

此外,道路交通事故除了造成大量的财产损失,道路交通伤害导致的急救、医疗、康复以及早死、残疾占用和消耗了大量的卫生资源,花费了巨额费用。国内有研究显示,道路交通伤害的医疗费用较高,在上海地区二级医院平均达12 088元,比同年全市平均出院者住院费高出74.3%。因此,道路交通伤害不仅造成了大量中国居民的身体损伤和精神痛苦,而且成为影响经济可持续发展和构建和谐社会的制约因素,必须引起全社会的关心和重视。

三、道路交通伤害的数据系统

道路交通伤害相关信息的收集和利用是做好道路交通伤害预防工作的基础性、关键性步骤。通过准确的数据和有效的证据,可以了解道路交通伤害问题的严重程度和相关因素,指导制定有效的政策和策略;可以评估道路交通伤害预防工作成功策略的成本效益;对深入开展预防工作、取得公众支持和筹集预防项目资金也非常关键。

（一）数据来源

道路交通伤害的绝大多数数据来源于卫生和公安交通管理部门。卫生部门具有接触伤害受害者的特定途径,在数据收集工作中处于枢纽地位。理想状况下,卫生部门及其合作部门应根据患者的年龄、性别和伤害原因归类,搜集信息包括伤害导致的死亡、非致死性伤害、各种形式伤害导致的残疾以及事故发生的地理分布、场所和环境;伤害的经济后果,包括医疗卫生系统的损失。表 5-2 列出了道路交通伤害数据的主要来源,此外,学术论文、专著、研究报告以及互联网都可作为数据来源。

表 5-2　道路交通伤害数据主要来源

来源	数据种类	评论
公安交通管理部门	- 道路交通事故、死亡和伤害数量 - 罹难的道路使用者种类 - 伤亡者的年龄和性别 - 肇事车辆种类 - 警察认定事故原因 - 事故发生地点和地段 - 诉讼	- 每个国家的详细情况不同 - 警察记录可能无法获得 - 漏报现象普遍,中低收入国家尤其严重
卫生机构(医院住院病历,急诊室记录,创伤登记,救护车或急救技师记录,医疗诊所记录)	- 致死性和非致死性伤害 - 伤亡者年龄和性别 - 治疗费用	- 各个卫生保健机构的详细情况有所不同 - 伤害数据有可能被记录在"其他"项下,难以精确提炼分析
保险公司	- 致死性和非致死性伤害 - 理赔费用	- 这类数据难以获得
其他私立和公立机构,包括运输公司	- 雇员伤害和死亡人数 - 损害和损失 - 保险理赔 - 法律问题 - 运行数据	- 这些可能是公司规划和运行中特定的数据
政府部门和专门机构收集数据,制定国家发展规划	- 人口参数 - 收入和费用数据 - 健康指标 - 危险因素暴露数据 - 污染数据 - 能耗 - 文化水平	- 这些数据具有互补性、对于分析道路交通伤害很重要 - 数据是由不同的部委和组织收集的,可能有一个核心机构汇总和撰写统计摘要、经济调查和发展规划等报告
特定利益集团(如研究机构,非政府组织,受害者支持组织,交通行业,咨询公司,从事道路安全活动的机构)	- 道路交通事故,伤害和死亡数量 - 罹难的道路使用者 - 伤亡者年龄和性别 - 肇事车辆种类 - 原因 - 事故发生地点和路段 - 社会和心理影响 - 干预	- 不同的组织有不同的利益取向

（二）数据问题与挑战

如上表所示,道路交通伤害数据和信息可以来源于多领域、多机构,这就反映了道路交通伤害问题的多部门特性。但是,它也带来了不同数据来源和使用者共享和综合利用方面的重要问题。最合理化的数据使用是在现存的一些数据来源当中建立联系以便实现信息共享和信息价值的最大化,尤其是建立能够汇总交通警察和医疗卫生两种信息来源的系统。但是,对于大多数国家,尤其是在当地有很多系统并存的国家,不同的数据收集和使用者之间可能缺乏对信息的协调和共享机制,造成道路交通伤害数据的综合利用和分析存在很多问题和挑战。目前全球对于道路交通伤害数据共享和综合利用主要存在以下两个方面问题:一是数据定义/标准不一致,二是数据漏报问题。

全球不同国家使用的道路交通死亡或伤害定义/标准存在不一致的问题,主要是由于对伤害和死亡的时间统计、地点范畴的不同定义和对伤害严重性评估技术标准的差异,以及不同信息系统执行人员对于定义/标准执行水平的差异。例如:目前全球最经常引用的道路交通死亡定义为:"任何由于一个伤害事件而导致的立即或 30 天以内的死亡",但是在各国实际工作中,该定义涵盖的时间千差万别,如在欧盟、希腊、葡萄牙和西班牙为 24 小时,法国为 6 天,意大利为 7 天等。为了数据统计和数据比较,WHO 建议使用各种调整系数来折合成 30 天的死亡数。但是不同国家的不同数据系统都有不同的数据收集方式,系统本身包含了不确定性,无法断定 30 天的调整数据是否准确。除了对时间的统计标准不一致外,不同国家对道路交通死亡的定义还存在其他的不同,例如对道路交通事故死亡发生地点的限定;交通模式的限定;数据报告来源的限定等。不同国家对非致死性道路交通伤害的统计也可能因为对伤害严重性的不用判断标准而不同。例如,在芬兰,重度伤害是指住院或休三天病假;在瑞典,重度伤害指住院以及骨折(不论住院与否);在法国则指至少住院 6 天。由此可见,道路交通伤害和死亡定义本身和各国应用情况的差别,致使不同的数据收集系统很可能丢失道路交通伤害和死亡数据,给数据共享和综合使用造成困难,但也正因此问题的存在,提出对综合使用不同来源数据进行科学的、准确的道路安全决策的需求。

WHO 报告指出,目前全球在中低收入国家和高收入国家同时存在道路交通死亡和伤害数据统计的漏报问题。在英国,对医院病历和警察办案记录进行比较发现,警察大约漏报了 36% 的道路交通死亡,另外 20% 报警的案例没有记录。在一些中低收入国家,数据漏报率可高达 50%。数据漏报可能是由于公众没有报告、交通警察没有记录或者统计报警的案例或者医院没有报告就诊的病例等原因造成的。数据漏报问题严重影响对道路交通伤害数据的科学分析和使用。全球以及国家的道路交通伤害问题的评估,道路交通伤害危险因素的判定,以及道路交通伤害干预策略和政策的制定都需要基于可靠的数据进行科学的决策。

第三节　危险因素

对于人类健康来讲,任何一种道路交通体系都是高度复杂和危险的。道路交通危险是由各种因素综合作用造成的,包括人类在交通体系中的失误、由于失误造成的交通事故中交通碰撞所释放的能量规模和性质、个体对碰撞作用的耐受能力、急救服务的质量和可及性等。根据 William Haddon 发展的 Haddon 模型可以将人、车辆和道路及环境在道路交通事故发生前、发生时、发生后不同阶段里存在的危险因素分为 4 类,即影响交通暴露的危险因素、影响事故发生的危险因素、影响伤害严重程度的危险因素和影响事故后伤害结果的危险因素,道路交通伤害的危险因素概况见表 5-3。

表 5-3　道路交通伤害危险因素简表

	人的因素	车辆和设施因素	道路和环境因素
影响交通暴露的因素(伤害发生前)	人口结构变化(道路安全弱势群体增加,新手驾驶员增加等)	机动化(汽车、两轮和三轮机动车的快速增长等)	路网规划与出行需求发展(高速和低速交通混行,出行需求增加等)
	出行方式差异(行人、骑自行车者、摩托车驾乘人员等道路交通弱势群体面临更大的伤害危险)		
影响伤害发生的危险因素(伤害发生前)	道路安全弱势群体 "年轻"驾驶员 超速行驶 使用酒精或精神药物 疲劳驾驶 分心驾驶	车辆制动故障 违规超标车辆	路网规划忽视安全问题(机非不分离,公共交通匮乏等) 道路设计忽视安全(缺乏清晰的交通标志和信号,交叉口设计不合理等) 事故高发路段缺乏补救措施
	能见度不够(看不见,不被看见,道路照明不够,雨雪雾天气等)		
影响伤害严重程度的危险因素(伤害发生中)	不佩戴安全头盔 不使用安全带/儿童安全座椅 超速行驶 使用酒精和精神药物	车内碰撞防护不当 车外缺乏防撞保护设施	路边物体 路边防护不当
影响事故后伤害结果的因素(伤害发生后)	院前因素(急救时间、距离、伤者自救能力、旁观者的急救能力、医疗急救系统的可及性、医疗急救服务的水平等) 医院救护因素(外伤救护水平、救护设备、康复治疗水平等)		

一、影响交通暴露的因素

出行需求决定了人们将暴露于道路交通体系之中,多种因素将影响人们暴露于道路交通体系中所面临的道路交通危险。机动化、城镇化、人口老龄化等社会经济和人口的快速发展,造成的日益激增的出行需求和实际路网规划安全性、车辆安全性和人们的安全意识的发展不平衡,导致不同人群以不同的方式和时间暴露于不同风险交通环境中。伤害预防控制的哈顿策略第一项策略即为防止危险的产生和形成,尽管现实生活中不能完全消除所有的道路交通危险因素,但可以对人们参与的交通体系进行安全性规划,对人们暴露于交通体系中的方式和时间进行安全性设计,以减少道路交通危险的产生,减少道路交通伤害。

(一) 机动化

机动车数量的增长是导致全球道路交通伤害增加的主要原因之一。机动车的出现及其数量的大幅增长带来了流动性增强、效率提高等社会效益,但同时也带来了相应的社会问题,最突出的问题就是道路交通伤害。自从 Smeed 在 1949 年首次证明了死亡率与交通机动化之间的关系以来,很多研究表明机动车的增长与道路交通事故和伤害数量之间存在的关联性。德国、波兰等国家的数据均清楚地揭示了汽车的增加对道路交通伤害增长的影响。

除了汽车数量的快速增长,两轮机动车的快速增长也加剧了道路交通伤害的增加。和其他机动车一样,两轮机动车同样可能伤害其他道路使用者,同时二轮机动车的驾乘人员也是道路交通伤害的受害者之一,是道路安全的弱势群体。从全球来看,亚洲国家车辆增长速度最快,但在一些东南亚国家中,车流中增长最多的是两轮和三轮机动车。例如,两轮和三轮机动车在柬埔寨占75%,老挝占79%,马来西亚占51%,越南占95%。2001年越南的摩托车增长了29%,同年其交通事故的死亡人数上升了37%。

我国随着经济的快速发展和居民消费升级,汽车保有量快速增长。我国的汽车产销规模自2009年起持续居于世界第一位。据中国公安部交管局统计,截至2015年底,我国机动车保有量达到2.79亿辆,其中汽车保有量为1.72亿辆。2015年新注册登记的汽车达2 385万辆,保有量净增1 781万辆。汽车占机动车的比率不断提高,近五年汽车占机动车比率从47.06%增长至61.82%。全国已有40个城市的汽车保有量超过百万辆,其中北京、成都、深圳、上海、重庆、天津、苏州、郑州、杭州、广州、西安等11个城市汽车保有量超过200万辆。激增的汽车与自行车、电动自行车、摩托车、三轮车、行人等构成了我国日益复杂的道路交通环境。

(二) 人口结构变化

不同的人在参与交通时会面临不同的道路交通危险。因此,人口结构随时间的变化会影响人群总体所面临的道路交通危险。不同年龄组的人口构成变化和不同道路使用者的人口构成变化会对道路交通伤亡产生很大影响。

随着全球社会经济的快速发展,人口老龄化正在影响着道路交通伤害的风险暴露和流行特征的改变。虽然人口老龄化反映了人类的进步,但其也对社会的发展造成压力,给经济增长、社会福利和卫生保健体系带来挑战。老年人由于生理上的日益衰弱造成在同样的道路交通事故中,老年人比年轻人更容易发生严重伤害或者死亡,所以老年人是道路安全的弱势群体。并且随着年龄的增大,老年人的主要交通方式可能会由汽车司机变为行人,而行人相对于汽车司机也增加了老年人在交通参与中的风险性和脆弱性。因此,随着人口老龄化进程的不断发展,道路使用者中的弱势群体也在不断增加。

随着世界各地机动化和城市化程度日益加快,不同道路使用者的人口构成正在发生变化,其对道路交通伤害的风险暴露将产生很大影响。例如我国随着机动车保有量的快速激增,机动车驾驶员从2003年年底的10 278.14万人增长至2015年年底的3.27亿人,这表明每年将快速增加年轻和新手驾驶员的数量,而在本节第二部分阐述了年轻和新手驾驶员是发生道路交通伤害的高危人群,驾驶员拿到正式驾照后的12个月内事故危险最高。因此,我国机动车驾驶员的快速激增的同时也带来了道路交通伤害危险暴露增加的挑战。

(三) 路网规划与出行需求

路网规划的科学性和合理性直接关系到道路交通事故和伤害数量。不合理的土地规划使用,会带来交通混杂现象,致使居住、商业和工业活动无法有序发展。例如,大量车流穿过居民区,高速行驶的车辆和行人混行,载重量大的长途商业运输货车行驶在根本不是为其通行而设计的道路上。结果大大增加了汽车驾乘人员面临的道路交通伤害危险,而行人、骑自行车者、骑摩托车者等道路安全弱势群体面临的危险更大。在许多中低收入国家都存在这样的问题,大量的行人、自行车、手推车、电动自行车、摩托车、面包车、汽车、卡车和公共汽车混行在一条道路上,没有适宜的通道或隔离措施分开不同速度的车辆和道路使用者,也没有采取合理的限速措施。

路网规划的出发点通常是为了创造足够的交通流量以提高效率,但随着世界各地机动化和城市化程度日益加快,日益激增的出行需求和实际路网规划提供的交通流量存在着严重的发展不平衡矛盾,很多研究呼吁人们认真研究交通和流动性问题,进行合理路网规划。并且所有城市的发展都将经历居民从城内迁往郊区的过程,社会经济在各方面的变化催生了大量的郊外超市和购物中心,这些现象必将增加交通流量,增加道路交通危险,在土地使用和路网规划中需要更好的认识和评估这些因素。

(四) 出行方式

不同的交通方式中,交通参与者面临的风险不同,在铁路、航空、海路交通和道路交通4种主要交通模式当中,道路交通模式的危险性最大。在道路交通出行中,行人、骑自行车者、摩托车驾乘人员等道路交通弱势群体要比汽车驾乘人员、公共汽车乘客等面临更大的道路交通伤害危险。另外,在高速和低速的道路使用者混行在一起的混合交通状态下,不同的道路使用者面临的危险也不尽相同,并且混合交通状况在各个国家的情况也千差万别。例如,在欧盟国家,骑两轮机动车者面临的死亡危险是汽车驾乘人员的20倍。乘坐汽车要比骑自行车和步行安全7~9倍,但其危险性仍比乘坐公共汽车高出10倍,并且这些相关危险数据都是以出行距离为基础计算的。综合考虑道路使用者的总体安全性之后,公共交通出行仍然是最安全的。摩托车的使用水平和混行状况一直是道路安全的隐患因素。

随着社会经济的快速发展,科技创新也正在对人们的出行方式进行变革,随之而来的是对道路交通风险暴露的影响和挑战。例如我国电动自行车产业的迅猛发展带来了便捷的交通出行方式,同时也带来了巨大的道路交通安全挑战。许多研究表明,超标电动自行车和电动自行车闯红灯、逆行、超速、占用机动车道等违规行驶行为带来了巨大的道路交通安全隐患。另外,共享单车的迅速火热,为解决公共交通最后一公里问题带来了优化解决措施,但骑自行车者的迅速增加和非机动车出行模式的变化,对道路交通风险暴露也将带来影响和挑战,呼吁更多研究关注其配套的安全路网规划和安全政策措施。

二、影响伤害发生的危险因素

(一) 个体危险因素

影响道路交通事故和伤害发生的个体危险因素包括儿童、行人和骑自行车者等道路安全弱势群体,年轻驾驶员,超速驾驶、使用酒精或精神药物、疲劳驾驶、分心驾驶等危险驾驶行为、能见度不够等。

1. 道路安全弱势群体　道路安全弱势群体既包括因为自身生理原因造成的易发生和易受伤害的弱势群体,比如儿童和老年人,也包括因为不同道路使用者的被保护状态不同造成的易发生和易受伤害的弱势群体,比如行人和骑自行车者等。

儿童由于其生理发育和认知发育的不成熟大大增加了其出行时面临的道路交通伤害危险。儿童一般身材矮小,不容易看到车辆或者不容易被停着的汽车或大型卡车等车辆驾驶员看到,这已经是儿童步行者伤害公认的危险因素。儿童的感知和认知能力尚未发育成熟,他们对听觉和视觉信息的综合处理能力有限,不能感知危险情况,缺乏在道路交通环境中做出安全决定的能力,这些因素都增加了儿童发生道路交通事故的危险。并且儿童的头部、胸部、腹部和四肢都处于发育阶段,相对较柔软,与成年人相比,事故发生时儿童更容易受到伤害。同理,老年人由于本身体质虚弱并可能伴随其他疾病,在交通碰撞中,相比年轻人更容易发生伤亡。

行人和骑自行车者等没有保护的道路使用者,遭遇道路交通伤害的危险比汽车驾乘人员高出许多倍。行人和骑自行车遭遇车祸的危险来自一系列复杂因素。在高收入国家,根本原因在于缺少路权,因为现代交通系统主要是为适应机动车使用者而设计。在低收入国家,行人和骑车者安全的交通体系尚未完善或者根本没有建立。对于没有任何保护的道路使用者,最主要的危险是他们要在同一道路上和高速行驶的机动车并行。因此,对于没有保护的弱势道路使用者,安全性取决于是否能够与高速行驶的车辆隔离开来,以及在交通混行状况下机动车的行驶速度限制。

2. "年轻"驾驶员 "年轻"驾驶员既指新获得驾照、驾龄年轻的新手驾驶员,也指生理年龄年轻的驾驶员,通常生理年龄年轻的驾驶员本身也是新手驾驶员。年轻驾驶员发生道路交通事故危险明显高于年纪较大的司机。年轻和缺乏驾驶经验使得年轻驾驶员发生道路交通伤害的危险较高。发达国家的研究表明,驾驶员拿到正式驾照后的 12 个月内发生道路交通事故的危险最高,其危险增加的潜在因素包括:流动模式和车辆特性(如,车辆通常是借来的),心理特征(如:寻求刺激和过于自信),超速或者车速不当在年轻司机身上更为普遍,深夜开车,搭载乘客人数增加等。青少年驾驶员的事故危险要比其他任何年龄组都高,尤其危险的是 16~17 岁的驾驶员。一些国家的研究表明,年轻男性驾驶员发生道路交通事故的危险要高于女性驾驶员。除此之外,在澳大利亚、日本等国家的伤害研究发现,持有临时驾照的摩托车驾驶员发生道路交通伤害的危险最高,其次是第一年的摩托车驾驶员。

3. 超速行驶 机动车的速度是道路交通伤害问题的核心,速度同时影响着发生交通事故的危险和交通事故的结果。大量研究表明,车辆平均行驶速度与道路交通事故和伤害的发生呈正相关:发生碰撞事故的概率与速度的平方成正比;平均速度每增加 1km,交通伤害发生率上升 3%,死亡率上升 4%~5%;在时速高出 50km 的情况下,平均时速每减少 1km,事故发生数降低 2% 等。速度的增加意味着发生事故的风险增加,驾驶员很可能失去对车辆的控制,不能及时预见所面临的危险,并且也会引起其他道路使用者对车辆速度的错误判断。并且,在刹车过程中,速度越高的车辆需要行驶更远的距离才能停下。在刹车过程中,首先需要驾驶员或骑乘者对道路前方不安全情况做出反应和判断,速度越快,在反应期间车辆行驶的距离也越长,其次经过驾驶员反应和制动后在高速情况下车辆本车的刹车距离也会更长(图 5-7)。

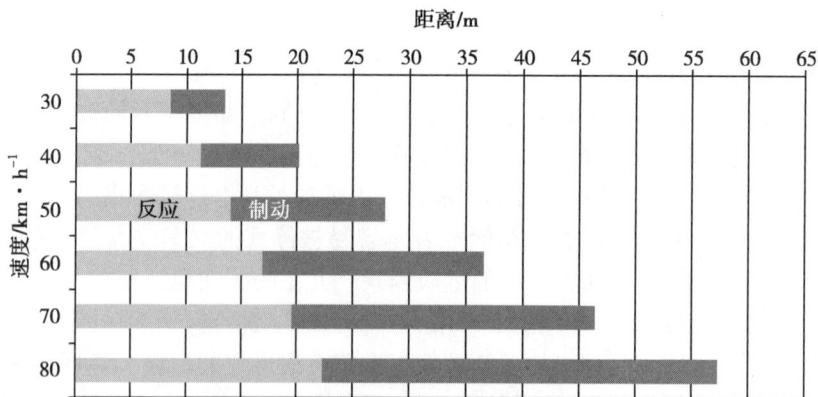

(资料来源:澳大利亚运输安全局)

图 5-7 紧急制动情况下停车距离示意

4. 使用酒精或精神药物　使用酒精同时影响着发生交通事故的危险和交通伤害的严重性。酒精不仅仅会使人的判断力削弱,反应时间减缓,同样还使人的视力受损。大量研究显示,与没有饮酒的驾驶员相比,酒后的驾驶员发生道路交通事故的风险要高得多,并且随着血液酒精含量的增加,这种风险也急剧增加(框 5-1)。对摩托车驾驶员而言,BAC 值如果超过 0.05g/100ml,那么其发生交通事故的风险是 BAC 值为 0 的驾驶员的 40 倍。酒精会削弱人的判断力,即使在相对较低的 BAC 值下,也会增加事故风险,随着 BAC 值的增加,酒精的作用越来越明显。酒精除了对事故后果的直接影响,它还会影响驾驶员安全的其他方面,如使用安全带、头盔和选择车速。酒后驾驶的发生率在不同国家间是不同的,在大多数高收入国家,20%左右的受到致命伤害的驾驶员被发现其血液中酒精超量。在中低收入国家的研究表明,大约有33%~69%受到致命伤害的驾驶员,和8%~29%受到非致命伤害的驾驶员,在事故前曾饮酒。

框 5-1　酒后驾驶者卷入警察报告的交通事故中的风险

1964 年,在美国密歇根州展开了一项受控案例研究,被称为"大溪城研究"(Grand Rapids study)。研究表明,酒后驾驶的驾驶员相比 BAC 值为 0 的驾驶员更容易卷入道路事故,而随着 BAC 值的增加,这种风险急剧升高。这些结果被随后于 20 世纪 80 年代、90 年代和 2002 年展开的研究所证实和发展。这些研究为在全球许多国家设置法定血液酒精含量阈值和呼气酒精含量阈值提供了基础。

研究发现,当血液酒精含量值达到 0.04g/dl 时,驾驶员卷入道路事故的风险开始大幅度提高,当它达到 0.10g/100ml 时,风险约为 BAC 值为 0 时的 5 倍,当测定值达到 0.24g/100mg 时,风险将超过 BAC 值为 0 时的 140 倍(见图 5-8)。

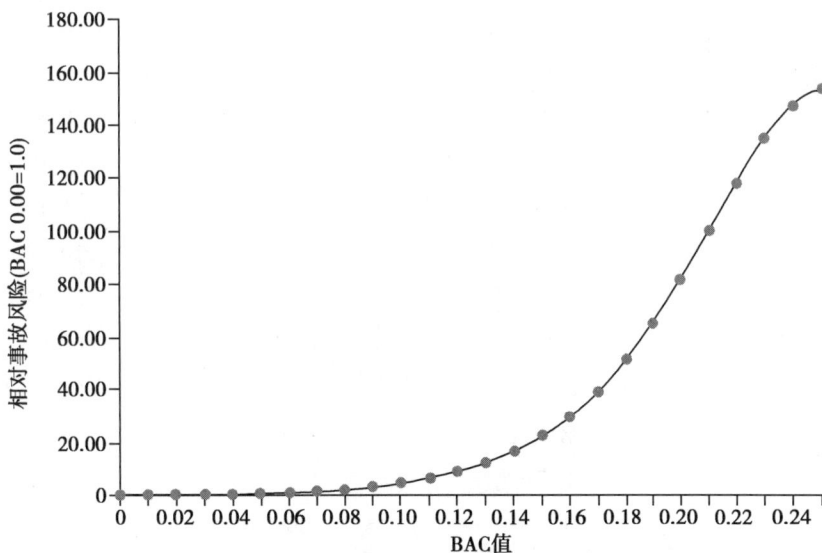

图 5-8　酒后驾驶者在单一机动车事故中的相对死亡风险

引自:Drinking and Driving:a road safety manual for decision-makers and practitioners. Geneva,Global Road Safety Partnership,2007.

任何影响中枢神经系统的药物对于驾驶员都有潜在的损害,对道路交通伤害的发生都有潜在影响。影响道路交通伤害发生的精神药物包括非医学用途药物和医学用途药物,主要分为三类:一是非法药物/毒品,例如可卡因、海洛因、病毒、大麻等;二是处方药,如抗抑郁药、止痛药等;三是新型精神药物,如合成大麻、合成卡西酮。精神药物通过对大脑产生影响从而给驾驶行为带来危险,包括延迟反应和信息处理时间,减少运动知觉协调性和运动性能,降低注意力和路况判断及车辆控制能力。不同精神药物使用对发生道路交通伤害的危险有不同程度的增加(表5-4)。

表5-4 与药品有关的道路交通事故相对危险性的估计

药物	事故严重性	调整出版偏倚的相对危险度最佳估计	95%可信区间
苯丙胺(中枢兴奋药)	死亡	5.17	(2.56,10.42)
安非他明	伤害	6.19	(3.46,11.06)
	财产损失	8.67	(3.23,23.32)
止痛药	伤害	1.02	(0.89,1.16)
平喘药	伤害	1.31	(1.07,1.59)
抗抑郁药	伤害	1.35	(1.11,1.65)
	财产损失	1.28	(0.90,1.80)
抗组胺药	伤害	1.12	(1.02,1.22)
苯二氮䓬类	死亡	2.30	(1.59,3.32)
	伤害	1.17	(1.08,1.28)
	财产损失	1.35	(1.04,1.76)
大麻	死亡	1.26	(0.88,1.81)
	伤害	1.10	(0.88,1.39)
	财产损失	1.26	(1.10,1.44)
可卡因	死亡	2.96	(1.18,7.38)
	伤害	1.66	(0.91,3.02)
	财产损失	1.44	(0.93,2.23)
鸦片制剂	死亡	1.68	(1.01,2.81)
	伤害	1.91	(1.48,2.45)
	财产损失	4.76	(2.10,10.80)
青霉素	伤害	1.12	(0.91,1.39)
佐匹克隆	死亡	2.60	(0.89,7.56)
	伤害	1.42	(0.87,2.31)
	财产损失	4.00	(1.31,12.21)

数据来源:Drug use and road safety:a policy brief. Geneva,Switzerland,World Health Organization,2016.

5. 疲劳驾驶 疲劳驾驶会增加发生道路交通事故的危险性。不同研究种类和数据质量不同,对疲劳驾驶造成汽车碰撞事故的比例估计也不相同。美国交通部调查表明,重型货车商业运营造成死亡的严重事故中,有近 30% 是与疲劳因素有关。欧洲一些国家的研究表明近 20% 的商业运输交通事故与疲劳驾驶密切相关。夜间疲劳驾驶事故高峰期比白天事故发生率高出 10 倍。年轻人、特别是 16~29 岁的年轻男性,倒班工人,长途运输驾驶员,患有睡眠疾病的人群是发生疲劳驾驶的高危人群。

6. 分心驾驶　随着移动电话用户的增长和新型"车载"通讯系统等电子设备的迅速采用,分心驾驶对道路交通安全带来的威胁可能将在全球范围内日益严重。驾驶员分心可分为四种类型:视觉分心(例如:目光从道路移向非驾驶相关任务),认知判断分心(例如:因为打电话而在思考电话谈及的内容,而非分析路况),身体行为分心(例如:驾驶员手持或者操作电子装置无法双手操作方向盘,可能会导致方向盘旋转),听觉分心(例如:电话铃声或车内电子装置声音太大而掩盖了路况的声音,如救护车警报器声音等)。驾驶员分心的来源包括车内分心(打电话、发信息、吃喝行为、吸烟、与车内乘客聊天、操作车载装置如收音机、CD、空调等)和车外分心(路边广告牌、建筑物等)。目前,关于分心的不同来源构成的风险以及其对道路交通事故影响的证据仍不充足。有研究显示驾驶过程中使用手机对驾驶员的行为产生的负面影响体现在身体、知觉以及判断决策上。驾驶员打手机时会使驾驶员反应时间延长了 0.5~1.5 秒。研究证明,驾驶过程中使用手机的驾驶员发生交通事故的风险大约是不使用手机驾驶员的 4 倍。截至撰稿时,仍没有结论性证据证明免提通话比手持通话更安全,这是由于,这两种通话方式均造成认知判断分心。

7. 能见度不够　在交通出行中确保道路使用者能看清交通状况和确保道路使用者能够被其他道路使用者看见是保证所有道路使用者安全的前提。有研究表明,1/3 的伤亡行人难以看见碰撞时的车辆,同样 2/5 的肇事驾驶员看不见被撞的行人。能见度不够导致的错误视觉是引起道路交通事故的一个重要原因。能见度不够可能是多种因素造成的,包括个体因素、车辆因素和道路与环境因素。

在高度机动化国家,能见度不够主要导致夜间、雨雾天、白天车辆追尾或者侧面碰撞事故等。有研究显示,65% 的汽车和摩托车碰撞事故与能见度不够有关,有 21% 则完全是因为能见度导致的。近 5% 的卡车严重碰撞事故是由于车辆自身在夜间的能见度太差造成的。另外,车辆周围存在驾驶员看不见的视觉盲点,容易给其他弱势道路使用者,如行人、骑自行车者等带来严重损伤。在低收入国家,行人和车辆的能见度太差是一个严重的问题。道路照明不够,缺少反光设备,非机动车没有照明设备,同时快速行驶的机动车和慢速行驶的车辆在同一道路上混行,对于没有保护的道路安全弱势群体,很可能不会被机动车司机看到而带来极大的危险。

(二)　车辆危险因素

车辆本身的危险因素与道路交通事故密切相连。在发达国家,车辆本身因素所造成的交通事故占事故总数的 5% 左右,在发展中国家,这个比例为 10%。影响道路交通伤害发生的车辆危险因素主要集中在车辆制动故障、违规超标车辆等。

1. 车辆制动故障　一旦车辆制动系统出现故障,交通事故难以避免。有研究显示,大型商业运输卡车刹车缺陷是一个危险因素。同时超载、超速等违法行为也时常出现,即使车辆经过定期保养,能够保持良好的安全状况,在上述工况工作状况下,同样会诱发制动故障而造成交通事故。2013 年我国涉及儿童的道路交通事故中,与其他类型故障相比,肇事车辆制动故障导致的事故总数最多,原因之一在于,目前我国机动车保有量增长速度已大大超过道路的增长速度,车流量超过了道路容量,交通拥堵现象严重,迫使车辆在实际行驶过程中频繁刹车,车辆制动使用寿命下降。

2. 违规超标车辆 随着社会经济的快速发展,许多发展中国家的整体机动化水平正处于爆发式增长时期,同时伴随着大量安全性能较差或存在安全缺陷的违规、超标车辆大批涌入市场,引入各种道路交通安全隐患。例如,截至2013年我国不符合国家安全技术标准等违规的车辆共计2 606万辆,涉及国内外354个厂家的1 772各个品牌型号,违规车辆安全性能低,如违规货车,典型现象为未粘贴反光标识、侧后防护装置安装不规范、未按规定安装缓速器等,上路行驶造成事故频发。农村地区更为严峻,除上述车辆外,还有大量无证机动车、非法拼装车、城市报废车流入,还有违法改装的"冒牌"黑校车造成多起儿童群死群伤的严重事故。电动自行车因其便捷的特点日益流行,但市场上销售和道路上行驶的大量电动自行车是不符合国家标准的超标电动自行车,给我国的道路交通安全带来严重隐患。

(三) 道路危险因素

路网规划和道路设计决定了道路使用者的路权以及如何认识交通环境、如何操控车辆,对道路交通危险会产生直接影响。在路网规划、设计和维护过程中,影响道路交通安全的危险因素主要有在路网规划中忽视安全问题,在道路设计中忽视安全,和事故高发地段缺乏补救措施等。

1. 路网规划中忽视安全问题 路网规划中,不同道路使用者的路权规划不合理、不必要的机动车行驶、鼓励不安全的交通方式政策和交通混行等会增大道路交通事故的危险。例如:将交通要道设计穿过居民区,机非不分离,学校建在繁忙的道路旁边,缺少防止行人进入高速车道的隔离带,单行线缺少预防危险超车的中间隔离带等。

2. 在道路设计中忽视安全 道路使用者通过标志、信号和物理减速强化措施能够清晰地认识和判断道路交通环境的布局。当道路功能、布局与使用之间存在矛盾时,就会带来道路交通危险。道路设计中,缺乏清晰的交通标志和信号,缺乏强制减速措施将会增加交通事故的危险。另外,交叉路口设计不合理也是会增加交通事故的危险,例如道路交叉口的交通混行。在城市,造成骑车者重伤或者死亡的大部分车祸都发生在道路交叉口。路面条件差对两轮机动车驾驶员的危险更高。

3. 事故高发路段缺乏补救措施 事故高发路段无处不在,如果不针对事故高发路段采取措施,系统解决这些交通隐患,交通事故的危险会进一步加大。例如:道路线形曲折,弯道多、陡坡多、长下坡接弯道的不利组合,交通安全隐患突出;道路物理隔离和路侧防护措施缺失,无交通信号;直线路段过长,道路景观过于单调,容易使人疲劳、注意力分散,致使反应迟缓而发生事故;未设置完善的交通标志及安全设施,会造成驾驶人对道路的安全警戒意识松懈等。然而欧盟国家的调查发现,许多国家没有全面补救事故高发路段的规划。

三、影响伤害严重程度的危险因素

(一) 个体危险因素

道路交通伤害发生后,影响伤害严重程度的个体危险因素包括两轮车使用者不佩戴安全头盔,机动车驾乘人员不使用安全带或儿童安全座椅,超速驾驶、使用酒精、药品或者毒品等。

1. 不佩戴安全头盔 两轮车驾乘人员发生道路交通碰撞后,伤害的严重程度主要取决于是否佩戴具有防撞性能的安全头盔。研究显示,使用安全头盔能减少 20% ~ 45% 的交通事故死亡和头部严重伤害,是减少两轮机动车驾驶员发生道路交通伤害的最有效的防护措施。不戴安全头盔的两轮机动车驾驶员头部受伤的危险是戴头盔者的 3 倍。美国一项调查发现,佩戴不符合标准的安全头盔的两轮机动车驾驶员遭受头部伤害的概率比佩戴标准头盔或者根本不戴安全头盔的人更大。两轮机动车驾乘人员不仅要佩戴安全头盔,而且需要正确佩戴。低收入国家的研究表明,一半以上的成年两轮机动车驾驶员没有正确佩戴安全头盔。目前世界各地头盔的使用情况差别很大,从低收入国家的两轮机动车驾驶员基本不使用,到执法严格的国家基本 100% 的普及率,但有研究显示虽然高收入国家的安全头盔佩戴率较高,但已出现了下降趋势。除了两轮机动车,安全头盔同样可以保护两轮非机动车驾驶员的安全。自行车安全头盔能够减少 63% 的头部受伤和 88% 的颅脑损伤。许多发达国家,如澳大利亚、新西兰、瑞典等国已立法规定骑自行车必须佩戴安全头盔。

2. 不使用安全带/儿童安全座椅 不使用安全带是机动车驾乘人员发生道路交通伤害的最主要危险因素。安全带的保护作用取决于碰撞的类型、严重程度以及驾乘人员的位置。当交通碰撞发生时,机动车驾乘人员将会以碰撞前的车辆速度继续移动向前撞击到车辆内部结构,例如撞击方向盘、前挡风玻璃等,也可能会被甩出机动车。使用安全带可使驾驶者和前排乘客的死亡风险降低 45% ~ 50%,并使轻伤和重伤风险降低 20% ~ 45%。对于后排乘客,安全带可使死亡和重伤率降低 25%,轻伤率降低至 75%。目前全球已有 105 个国家(覆盖世界人口的 67%)建立了针对所有乘者的全面安全带法律。

由于安全带是设计给成年驾乘人员使用的,儿童因为身材和生理特点的不同,应使用专门为儿童设计的儿童安全座椅。儿童安全座椅的工作原理和成人安全带相同。背向式安全座椅尤其有效,儿童背向乘坐时,车辆突然减速的力量能够以理想的方式分散到全身和头部。儿童安全座椅能使碰撞后婴儿死亡的可能性降低近 90%,幼儿死亡的可能性降低 54% ~ 80%。此外,儿童乘坐汽车后排座位比前排座位更安全。目前全球只有 53 个国家(代表 12 亿人口)具有基于年龄、身高或体重的儿童安全座椅法律,并对乘坐于前排座位的儿童年龄或身高作了限制。

3. 超速行驶 速度是道路交通伤害问题中的一个核心,它直接影响着道路交通碰撞中所释放的能量大小,而此能量大到超过人体耐受程度即造成伤害,并影响伤害的严重程度。碰撞中所产生的能量是速度的平方,因此提高很小的速度将会使伤害的危险性增大,伤害的严重程度也相应增加。速度对于安全的影响呈现指数增长。研究表明,时速每增加 1km,道路交通事故造成伤害的危险增加 3%。在严重事故中,时速每增加 1km,发生严重或致命伤亡的危险增加 5%。发生交通事故时,与受到时速 32km 的车辆碰撞相比,时速达到 80km 时汽车驾乘人员发生死亡的可能性为前者的 20 倍。当汽车时速从 30km 增至 50km 时,被撞行人死亡可能性将上升 8 倍。低于时速 30km 的汽车碰撞,行人有 90% 的存活机会,如果时速高于 45km,行人存活机会低于 50%。

4. 使用酒精和精神药物 使用酒精不仅会增加事故发生风险,同样对伤害严重程度有重要影响,原理同前(本章第三节第二部分)。有研究显示,就单一车辆事故而言,血液酒精含量每增加 0.02%,发生危及生命的交通事故危险就增加一倍。道路交通碰撞事故导致死亡的危险随血液酒精含量上升呈指数增长,增长幅度要比发生伤害的危险高出一个数量级。不同精神药物使用也会不同程度地影响道路交通伤害的严重性(表 5-4)。

（二）车辆危险因素

车内碰撞防护不当和车外缺乏防撞保护设施是影响道路交通伤害严重性的车辆相关危险因素。车内碰撞防护主要是保护汽车、公共汽车、卡车等机动车驾乘人员安全。汽车驾乘人员受伤的主要危险来自于行驶车辆的相互碰撞作用以及路边、前方和两侧的碰撞作用。影响伤害严重程度的因素包括驾乘人员与汽车内部的接触、发生碰撞的车辆大小和重量对比、车中排出的危险物质、车辆的安全标准。目前许多高收入国家的车辆工程技术已经在车内防撞设施设计上显著改进，但一些先进的工程技术在低收入国家的车辆中尚未配置成为标准配置。在许多中低收入国家，常常进口一些二手卡车和公共汽车，这类二手车辆的防撞性能很差，根本没有防撞保护装置，并且常常处于满载或超载的运营状态，造成车辆稳定性很差，存在极大的安全隐患。

车外防撞保护设施主要是针对行人等与车辆相撞的车外群体设计的保护措施。道路交通伤亡中有三分之一以上是车辆和行人相碰撞引起的，与车辆驾乘人员相比，行人所受伤害更为严重，死亡率更高。汽车与行人相撞分为两个过程，第一个过程是行人被汽车前端的不同部位撞击造成多种伤害，第二个过程是行人倒向路面，其中第一个过程更为严重。因此汽车前端设计较安全的碰撞保护装置可以避免或减少对行人造成严重的伤害。

（三）道路危险因素

路边物体，如路边停靠的车辆和路边的树木、电线杆及道路标志等，是影响道路交通事故和伤害严重性的危险因素之一。这类事故通常是单一车辆事故，肇事原因通常是超速、酒驾或者疲劳驾驶，或者是路边物体的位置不当导致能见度较差造成车辆相撞。有研究表明，路边物体造成的交通事故中有18%~42%的致命事故。因此道路环境设计时应避免车辆高速行驶时从正面撞击到路边的树木、电线杆和其他硬物。

此外，路边防护不当也是影响道路交通伤害严重性的危险因素。道路设计和建设时，路边碰撞保护设计和设施建设十分重要，在发展中国家快速发展道路建设时，常常受"先通后畅"的公路发展思路影响以及资源制约，导致道路配套安全设施投入不足现象十分严重，尤其是农村公路，缺乏安全防护设施，大部分已设置的安全设施设置单一，且防护能力不足，在道路交通事故发生后不能够起到很好的保护作用及降低伤害的严重性。

四、影响事故后伤害结果的因素

道路交通伤害导致的死亡一般发生在三个阶段。第一，因伤害过于严重而立即死亡或伤害发生后很快死亡；第二，在事故发生几小时后死亡；第三，在事故发生几天或几周后死亡，死因多为感染、多系统衰竭或其他外伤并发症。道路交通碰撞事故后伤者救治方式决定了他们生存的概率和生活质量。据此将医疗救护因素分为两个方面：

（一）院前因素

道路交通事故伤害相对于其他创伤急救，具有受伤人数多、伤情重、多发伤多、死亡率高的特点，且约50%的伤者死亡发生在事故现场数分钟内或者送医院途中。因此，缩短院前急救时间和距离，使伤员及时得到高效的救治是有效降低死亡率和伤残率的关键和核心。创伤"黄金1小时"内的早期救治是道路交通伤者救治成功的决定因素之一，特别是伤后10分钟，是挽救生命的决定性时间，如果伤者在这段时间内控制住出血，有效预防窒息，即避免一部分伤员死亡，因此尽早地获得医疗救治十分关键。然而伴随交通事故发生，常常会出现交通拥堵，导致医疗急救力量不能及时抵达在许多城市地区都出现过，所以合理的院前的急救组织和管理将对道路交通伤者的救治结果产生重要影响。

此外，院前救治水平包括伤者自救能力、旁观者的急救能力、医疗急救系统的可及性、医疗急救服务的水平等，这一系列能力，决定了道路交通事故后伤者的生存概率和生活质量。中低收入国家的大多数道路交通死亡发生在入院之前，高收入国家至少有一半的外伤死亡发生在入院前，有研究显示，多数发生在院前的早期道路交通死亡病例是可以避免的。对于机动化程度很高的城市，因交通流量大和手机普及，一旦发生道路交通事故，人们通常能很快通知医疗机构，伤者由医院救护车救离现场。而经济水平较低的城市中或者农村地区，伤者常常是由旁观者、亲属、商业运营车辆或警车救离现场并送往医院的。去往医院急救途中的不安全运输方式也是重要的院前危险因素。由于救护车辆行驶速度过快以及救护车辆内通常缺乏有效的防护固定设施，伤者乘坐这样的救护车更增加危险。

（二）医院救护因素

快速有效的创伤外科救护和专业的康复治疗是影响道路交通事故后伤害结果的主要医院救护方面因素。外伤救护应该由训练有素的医护人员提供，临床能力和人员配备、救护设施配备和供应、外伤救治的组织都非常重要。而在经济水平不发达的地区，道路交通事故后伤者常常缺乏经过专业训练的医护人员进行医疗救治，并且许多医院都缺乏重要的外伤急救设施，导致伤者不能得到有效的救治，增加伤者死亡的风险。另一个重要的危险因素是救治延迟，院内急救的合理管理和资源分配有效调度，也是很多中低收入国家面临的创伤后救护能力问题之一。

康复服务是对道路交通伤者提供全面的初始和院后救护综合处置重要组成部分，良好的康复服务是从道路交通伤害中得到恢复的重要条件。因此在住院期间临床治疗和康复干预的水平至关重要。医疗康复服务需要一系列专业人员参与，并配以一些器械性辅助设施。但许多国家目前因缺乏康复治疗人员、必要的基础设施和康复治疗的指导方针，康复服务能力非常有限。

第四节　预防与控制

道路交通伤害是可以被认识、被预防和控制的。一个安全的道路交通系统必须能弥补人类易受伤害和难免犯错误的弱点，因此需采取一系列互补性干预措施来建造更安全的道路和更安全的车辆，并促使道路使用者采取更安全的行为，预防道路碰撞事故的发生，减少伤害和死亡，最大限度降低道路交通伤害的损失。道路交通伤害的预防和控制涉及多学科、多领域、多部门和多机构，需要全社会的参与，是所有道路使用者的共同责任。

一、防控策略与措施

道路交通伤害是因道路交通碰撞中人体和环境之间的能量转移造成的，受损量和伤害的严重程度与发生碰撞时产生的能量和交换的能量大小直接相关，因此避免碰撞和减少碰撞时的能量交换是道路交通伤害预防控制的主要基本原则之一。道路交通伤害的预防控制遵循于本书第三章介绍的伤害预防控制的 Haddon 策略和 5E 策略，需要针对道路交通事故发生的不同阶段、不同危险因素采用多学科、多领域的干预措施进行应对。世界上许多国家已经用实践证明了多种干预措施能有效地减少道路交通死亡和伤害。WHO 基于各国实证为基础的效果评估，结合 2004 年在《世界预防道路交通伤害报告》中提出的预防策略措施，对有效的干预措施进行了浓缩整理,于 2017 年提出了最新的、有效的道路交通伤害预防的"Save LIVES"策略措施,包括了"速度管理,道路安全管理,设施设计与改善,车辆安全标准,强化执法,事故后救援"6 项策略和 22 项措施(表 5-5)。但在某个环境中证明有效的干预措施可能不容易复制到其他环境,本土化执行前需要经过仔细调整和有效评价。本章将基于联合国制定的《2011—2020 年为道路安全行动十年全球计划》中提出的"增强道路安全管理、增强道路和机动安全、增强车辆安全、增强道路使用者安全、增强碰撞后应对"五大道路安全支柱领域,对道路交通伤害预防控制的策略和措施进行阐述。

表 5-5 "挽救生命":六个组成部分和 22 项措施

组成部分	干 预 措 施
速度管理	确立并执行全国性、地方性和城市内的限速法规
	建设或改造道路,使之能够减缓交通,例如环岛、狭窄路段、路面减速装置、障碍物和震动带
	要求车辆制造商采用新技术帮助驾驶员保持限速,例如智能速度调节
领导作用	建立推动道路安全的牵头机构
	制定道路安全策略并为其实施提供资金
	评估道路安全策略的影响
	加强数据系统,监测道路安全状况
	通过教育和宣传行动提升意识和公众支持
基础设施设计和改进	为所有道路使用者提供安全的基础设施,包括便道、安全通道、过街天桥和地下通道
	设置自行车和摩托车道
	使用清楚的分区、可折叠结构或障碍使道路两边更安全
	设计更安全的交叉路口
	区分主干道和匝道
	以人为本,设置无机动车区
	在住宅区、商业区和学校周边限制交通和车速
	为公共交通提供更好、更安全的路线
车辆安全	建立并执行与以下内容有关的机动车安全标准: 安全带;安全带固定点;正面碰撞;侧面碰撞;电子稳定性控制;行人保护;ISO-FIX 儿童约束装置接口;
	建立并执行有关摩托车防抱死刹车和日间行车灯的法规
交通法执法	在国家、地方和城市层面制定并执行有关如下内容的法律: 酒驾;安全带;摩托车头盔;儿童约束装置
事故后救援	发展有组织的院前和医院综合急诊系统
	为事故响应人员提供基本急救培训
	促进社区急救员培训

（一）道路安全管理

道路交通伤害的干预涉及多学科、多领域，并且需要多部门和多机构的参与和实施，因此确保道路交通伤害干预获得有效成果的前提基础是做好道路安全管理工作的整体规划、执行落实和监督评估。基于瑞典等国家的成功经验，有效的道路安全管理应包括以下具体措施：

1. 建立/明确道路安全的领导机构　道路安全问题涉及卫生、交通、公安、教育、财政等多个部门，事实上大多数国家也都已经有不同的部门在自己的领域和职责范围内管理着相应的道路安全工作，但每个单一部门依靠自己的力量是不可能解决好道路安全问题，都需要其他部门的协作和支持，因此，需要在国家内部建立一个道路安全领导机构，并且明确由一系列相关部门参与组成，才能在统一领导的步调下，为同一个目标，协作顺畅，有效解决道路安全问题。领导机构不仅需要在国家层面，还需要在省、市、区县等各级行政层面发挥领导作用。领导作用不仅体现在制定统一的道路安全政策和目标，还体现在协调各利益相关方、激励全社会采取行动加以实现。要保证领导作用有效、高质量的实现，需要配备相匹配的资金支持，并且其职责履行需要受到各相关部门和公众的监督。

2. 制定并实施国家道路安全战略　道路安全的国家战略是指引该国如何解决道路安全问题的方向和蓝图。有了国家战略，各道路安全相关部门才有统一思想，朝向共同目标，一步一步实现。战略本身并不能直接解决问题，它需要相匹配的财力和人力资源支持才能实现。在这方面，瑞典的"交通事故零伤亡"愿景是全球一个良好的范例。1997年瑞典通过了"交通事故零伤亡"愿景的国家战略，之后全国采取行动实施有效措施，包括制定道路交通体系不同部分的安全绩效目标，加强车辆碰撞保护等车辆安全措施，设置农村单车道碰撞保护中间隔离带等道路设施安全措施，加强安全带使用和超速、酒驾检查等道路使用者安全措施，推动安全因素作为道路运营的竞争力等不同行业领域的各种措施有效协作，显著减少了瑞典的道路交通事故死亡人数，并且让大家接受了道路交通体系可以没有道路交通死亡的目标和道路交通伤害可预防的理念。

3. 监测与评估　监测道路交通死亡和伤害数据，对于评估国家道路安全问题的规模和趋势、针对性地开展预防控制、评估干预效果是至关重要的工作。全球各国都在数据方面做出努力，但或多或少都存在一些问题。为健全各国的数据基础，可以在这些方面加以改进：不同来源数据采用统一的、标准的道路交通死亡定义；收集并共享不同来源的数据（包括卫生、交警、保险等不同来源）用于判断道路安全问题的影响和趋势及干预措施制定；加强数据收集者的技术能力培训；减少数据漏报；合理使用和传播数据；创新数据收集、分析和利用的技术。

（二）道路和机动安全

传统上，道路交通体系建设时更加关注机动性和经济效率，所以在道路规划中常常忽略行人、非机动车驾乘者等低速通行者的路权规划，而这群人正是道路交通体系中最易受伤害的弱势群体。因此，在联合国制定的《2011—2020年为道路安全行动十年全球计划》和WHO制定的"Save LIVES"策略中更加强调在增强道路和机动安全领域，更需要关注所有道路使用者的安全需要，以及人类不可能避免犯错和生理上有限的耐受力所需要的道路系统的容错功能。

1. 构建安全的路网　通过完善路网和道路基础设施设计，构建更符合人类自身特点，具有系统包容性的路网体系，将有效预防和减轻道路交通伤害。具体措施包括：①对道路分级并根据它们的功能进行限速。按功能对道路分类很重要，如公路中的"等级制"，它能提供道路使用者根据功能和目的选择更安全的路线。这样的分类考虑到了土地的使用、车辆和行人的流量以及诸如速度控制等目标。②设计人行便道、自行车道和摩托车道,满足所有道路使用者的需求,这样可以使行人、骑自行车者、骑摩托车者等弱势群体与高速行驶的汽车车流分开,在安全的空间里移动通行。③设计更安全的交叉路口。交叉路口是道路交通事故的高发地点,因为这是大量不同的道路使用者汇集并可能发生冲突的地点。安全的交叉路口设计一般关注降低速度和减少潜在冲突影响,其中最有效的做法之一是良好的环岛设计。设置信号灯可以通过时间间隔区分车流和潜在的冲突。对于无控制的交叉路口可以采用使车辆减速和转向车道等工程技术措施。④为所有道路使用者提供安全的基础设施,包括行人过街天桥、地下通道、安全岛、路侧人行道进行抬高设计、设置中间隔离带防止超车及消除正面碰撞风险、设置路灯提高路口和环形交叉路口危险之处的醒目性等。⑤交通缓解和减速措施,包括限制车辆进入某个区域和采取物理措施减速等技术。因为速度既能影响道路交通事故发生又能影响伤害严重性,所以降低速度是减少道路交通伤害的关键措施之一。它包括缩窄街道,给予步行者及骑自行车者优先通行的权利,减少高速和低速交通混行;设置减速带,设置路拱设施等进行物理措施减速等。⑥设计安全的路边保护。机动车与路边的树木、电线杆、路标等物体发生碰撞,是一个常见的道路安全问题,并且往往会导致严重伤害。在道路设计上需要能预告和提醒驾驶员驶离路面的危险(如弯道提前警告、路面震东带),帮助驾驶员纠正驶回路面(如路肩治理),以及降低车辆与路边发生碰撞事故的严重性(如设计没有路边物体的路侧净区、设计能够吸能的易碎杆和防撞护栏等)。

2. 减少交通危险暴露　能够降低道路交通伤害危险因素暴露的措施包括:①减少机动车交通流量。例如通过高效的土地使用规划减少机动车数量,提供短程、快速和安全集一身的高效的路线,减少行驶距离等。②鼓励使用更安全的交通方式。乘坐公共汽车和轨道交通比其他任何道路交通方式都要安全许多。因此,鼓励那些增加公共交通使用以及将它与安全的步行和骑车相结合的政策,如改善公共交通系统,增加燃料税及进行其他价格改革以抑制汽车的使用,鼓励乘坐公共交通,建立"停车和乘车"方便设施,使乘客可以在靠近公共交通车站的地方停放车辆等。并且要为公共交通设计优先的、更好的、更安全的路线,以鼓励公众选择使用。③降低高危交通环境的暴露机会,包括限制不同路网的进入途径,设计公共汽车专用道等在路网中给予高载客量的车辆行驶优先权,限制两轮机动车的速度和发动机性能等。④在居民区和学校周边限制交通和车速。居民区和学校是大量人群聚集的地区,在此区域内对安全性的需求要大于交通效率。速度是影响道路交通事故发生和严重性的重要因素,所以在此区域内应通过道路工程减速设计和交通执法限制车辆的行驶速度,或者限制不必须的车流通行。

(三)车辆安全

车辆的安全性对道路交通事故的发生和伤害的严重性有相当大的影响。目前全球机动车保有量超过10亿辆,并预计到2030年至少翻一倍,但全球各国使用的车辆安全性差别很大。尤其是在中低收入国家,正经历着机动车的快速增长,其面临的道路交通伤害风险也最高。对于车辆安全,最重要的是要遵循已被认可的安全标准,这些标准体现在车辆的"防撞性"和"耐撞性"方面。目前越来越多的国家接受的车辆生产/组装七项最低基本国际标准涉及安全带、安全带固定点、正面碰撞、侧面碰撞、电子稳定性控制、行人保护和ISOFIX儿童约束装置接口。

1. 提高车辆的能见度　①针对汽车:包括白天开灯行驶;设计高位刹车灯,将其安置在汽车后面的挡风玻璃上,可以提高汽车后部的能见度。②针对两轮机动车:包括白天开灯行驶,穿戴反射性和保护性的服装(夹克和背心)可以提高骑车者在晚间的可见度,机动车上的配置反射物等。③针对非机动车:包括安装自行车灯,在车前、车后和车轮上安置反光镜,穿戴色彩鲜艳的衣服和装饰品,驾驶显眼的车辆,这样能够增加骑车者以及非机动车辆的能见度,使所有的道路使用者就更容易看到他们。

2. 增强汽车碰撞保护设计 增强汽车碰撞保护,包括设计乘客空间具备吸收来自前面和后面碰撞冲击力的功能,安装靠头垫以防止颈椎过度屈伸损伤,设计和安装安全带、儿童安全座椅和安全气囊,设计抗撞击车门锁以防止在碰撞时车门打开,车门上安装侧面碰撞保护杠增强侧面碰撞防护,完善车辆前端设计,移除锋利和尖锐的物体以预防行人在碰撞中受伤,在卡车前后设置防护装置防止汽车钻入卡车下面等。

3. 设计制造"智能化"车辆 随着科技的不断发展,车辆智能系统的发展能够为减少暴露危险、避免事故发生、减少伤害和在碰撞后自动报警方面带来新的机遇。目前已经加以实践并有效提高道路交通安全水平的智能化车辆技术包括安全带提醒器,智能速度调试(ISA)系统,酒精联锁控制装置,车内电子稳定程序等。另外针对两轮机动车,摩托车防抱死刹车系统能够有效减少摩托车事故发生。

(四) 道路使用者安全

人是道路交通体系中道路和车辆的使用者,也是道路交通碰撞的受害者,所以人的交通行为是否安全直接影响着道路交通伤害是否发生。虽然人类不能避免犯错,但针对已知的危险交通行为进行约束和改变,可以大大减少道路交通伤害。人的行为习惯不容易被改变,尤其是改变错误的行为。研究显示,持续的、强有力的执行道路安全法规,再辅以公众的宣传教育行动,可对道路使用者的行为产生积极影响。

1. 制定并强化执行道路安全法规 制定并执行道路安全法规是改变道路使用者危险行为的有效措施。应注意到制定法规并不是最终目的,重要的是通过执法、传播信息和教育来保证法规得到遵守,增强道路使用者安全。执法要做到迅速及时、长期坚持,才能保证执法的有效性和长期效果。针对特定危险行为,采取有效的执法策略和选择特定执法地点都能提高执法效率。宣传工作能够增强交通执法的效果;但单纯的宣传本身对道路使用者的行为作用甚微。综合各个国家道路交通安全法规立法与执法的实践与评估,WHO总结并推荐了以下道路安全立法与执法措施:①制定和执行限速规定,对不同功能的道路和区域执行不同的限速,城市道路应限速≤50km/小时。②颁布和执行禁止酒驾的法规。国际上普遍公认的最好标准是普通司机血液酒精含量(BAC)上限为0.05g/dl,年轻驾驶员和摩托车驾驶员的BAC上限是0.02g/dl。③颁布和执行使用安全带和儿童安全座椅的法规。安全带是给成人设计的,并且车辆前后排乘客都需要使用安全带。儿童安全座椅保护原理相同,但是专门针对儿童的身材和生理特点设计的。除了实施安全带使用的法律,制订能够促进安全带使用的应用某些技术手段的法规,如安全带提醒器也有助于促进安全带的使用。④制定和执行强制使用安全头盔的法规。除了制定和执行安全头盔的法规,还需要制定安全头盔性能标准,规范和促进符合标准的安全头盔的使用。⑤制定商业运营和公共交通驾驶员工作时间的限制规定,防止职业司机疲劳驾驶。⑥针对新出现、新流行的危险因素,包括使用手机、药驾和电动车相关危险因素,对立法执法的有效性证据正在不断发展,在立法中应予以考虑。

2. 教育和宣传 道路交通伤害防控中,教育、宣传和技能培训一直承担主要角色,但已有经验促使我们重新审视了教育在道路交通伤害预防中所起的作用。研究总结,多数道路安全教育项目难以单独发挥作用,它们需要与其他措施相联系或结合一起开展。需要一种兼顾的方法发挥教育和宣传的作用,要考虑到行为改变研究证据、结合可能有效果的干预措施、需要避免和鼓励的干预措施以及执行已证明有效的措施的共同实施。宣传活动更应当被用来提出重要的道路安全问题引发关注和支持其他的道路安全干预措施,如配合道路安全立法和执法的宣传和教育。对道路使用者进行宣传和教育能提高有关交通规则以及购买更安全的车辆和装备等方面的知识,可以传授道路使用者控制车辆的基本技能,有助于道路使用者关注并赞同其他有效的道路交通伤害干预措施。

(五)碰撞后应对

完善和加强道路交通事故后的救援和急救,对挽救生命和避免严重伤害至关重要。模型研究显示,如果中低收入国家的道路交通事故受伤者的救治结果能够接近高收入国家,则全球可以减少1/3的道路交通伤害死亡。

1. 院前急救　道路交通事故急救包括事故现场旁观者救助和医疗急救系统的急救服务。①培训旁观者救助技能。事故现场的旁观者或第一时间到达事故现场的人可以在很多方面发挥重要作用,包括联系急救服务并寻求帮助,采取行动保护事故现场防止发生新的事故,组织人力和资源使得救援人员能够实施救援,帮助扑灭所有火苗,实施急救,如果没有救护车,则运送伤者去医院等。因此可以通过培训,提高事故现场旁观者的救助技能。可以通过向感兴趣的社区居民教授基本急救技术,也可以对特别有积极性或处于有利的地位的工作者,如公务员、出租车司机或社区领导者,对他们进行培训,以提供更全面的院前急救。②提高医院的急救组织管理和救治水平。急救医疗系统的发展受到经济条件和通讯能力的制约。应设立统一的急救电话号码,建立区域电话管理中心和高度集成的通信网络。配备和维护全面的救护车系统包括地面和空中。构建良好的医警联动网络,确保急救路段的畅通和高效通行。培训医生和护理人员提供专业的院前急救技能。

2. 医院救护　临床救护能力和人员配备、救护设施配置和供应、外伤救治的组织管理对于医院救护水平至关重要。①人力资源保障。外伤急救人员的培训是至关重要的,包括对医生、护士和其他专业人员的基础教育和毕业后培训,深化他们所接受的外伤急救培训。②物质资源保障。除了人力资源以外,物质资源也是必要的。外伤急救设施对处理危及生命的胸部损伤和气道阻塞是极其重要的,能够预防外伤病人的死亡。③提高外伤救治组织与管理。医院急诊部需建立一个有计划、有组织的外伤救护策略,确定基本伤害治疗服务的核心,建立必要的人力、物力资源,以最佳的方式确保提供外伤救护服务。开展医院培训项目、质量改进和医院检查项目。

3. 康复服务　康复服务是为伤者提供全面的初始和院后救助的重要组成部分。康复服务有助于尽量减少日后的功能性残疾,并帮助伤者恢复到积极的社会生活中去。在伤害发生后住院期间提供高质量的治疗和康复干预,可以避免因瘫痪在床而引起的致命并发症。应通过能力建设和人员培训,提高康复服务水平。医疗康复服务涉及不同学科领域的专业人员,包括运动医学和康复医师以及其他医学或辅助领域的专业人员,病人身体上和精神上的恢复都是至关重要的。另外,提供辅助器械可以提高康复服务水平,能极大地帮助伤者重新融入并参与到日常活动中去。

二、全球防控状况

道路交通伤害已成为一个重要的公共卫生和发展危机,但该问题在过去十年期间才作为国际卫生和发展关注问题之一得到重视。联合国及其成员国逐渐认识到道路交通伤害是对实现卫生和发展目标提出的一项重大挑战,提出了全球行动策略和计划,但面临道路交通伤害带来的重要健康威胁和广泛社会经济影响,仍需全球共同努力积极应对。本部分将从政策发展和全球行动两个方面介绍全球在道路交通伤害防控方面的发展和进展。

（一）政策发展

道路交通伤害是重大的公共健康和发展问题,具有广泛的社会和经济影响,是全球各国所面临的共同挑战,如果不加以处理,可能会影响各国的可持续发展,阻碍千年发展目标的实现。自 2003 年以来,联合国大会在若干决议(框 5-2)中提请注意全球道路安全危机以及加强全球道路安全的必要性。2004 年,在关于改进全球道路安全的第 58/289 号决议中,联大请 WHO 与联合国各区域委员会密切合作,作为联合国系统内关于道路安全问题的协调员,促进创建了联合国道路安全协作机制。WHO 自 1966 年起在世界卫生大会各项 WHO 决议中促进全球道路安全发展。该机制每年分两次召集 80 多个伙伴组织(包括会员国、联合国系统各机构、多边组织、学术机构、基金会、民间社和私立部门实体)协调全球道路安全活动。在 2009 年 11 月于俄罗斯召开的第一次全球道路安全部长级会议获得成功之后,联合国大会在 2010 年 3 月第 64/255 号决议正式宣布 2011—2020 年为道路安全行动十年(框 5-3),目标是要稳定并降低道路交通死亡水平。在全球 100 多个国家中启动的道路安全行动十年产生了相当大的国际成果,包括创建非政府组织道路安全全球联盟,WHO 全球道路安全现状系列报告,供国际实施良好做法的更多慈善捐款,以及国家和地方在法律、执法和认识方面的改进。2015 年 11 月 18 日和 19 日在巴西政府主办第二次全球道路安全高级别会议,会议最终形成《巴西利亚宣言》。2017 年 WHO 发布了以证据为基础的道路安全策略"Save LIVES",提出解决道路安全问题的 6 项策略和 22 条措施以指导应对全球面临的道路安全挑战。

框 5-2　关于道路安全的联合国大会决议和 WHO 决议

联合国大会决议:

2016 年 4 月 15 日,A/70/L.44 和 Add.170/260. 加强全球道路安全

2014 年 4 月 10 日,A/RES/68/269 加强全球道路安全

2012 年 4 月 19 日,A/RES/66/260 加强全球道路安全

2010 年 3 月 2 日,A/RES/64/255 加强全球道路安全

2008 年 3 月 31 日,A/RES/62/244 加强全球道路安全

2005 年 10 月 26 日,A/RES/60/5 加强全球道路安全

2004 年 4 月 14 日,A/RES/58/289 加强全球道路安全

2003 年 11 月 5 日,A/RES/58/9 全球道路安全危机

2003 年 5 月 22 日,A/RES/57/309 全球道路安全危机

世界卫生组织决议:

WHA69.7(2016)应对联合国道路安全行动十年的挑战:第二次全球道路安全高级别会议成果-结果时间

WHA57.10(2004)道路安全与健康

EB57.R30(1976)预防道路交通事故

WHA27.59(1974)预防道路交通事故

EB43.R22(1969)预防交通事故

WHA19.36(1966)预防交通事故

框 5-3　2011—2020 年道路安全行动十年

联合国大会在 2010 年 3 月通过的 A/RES/64/255 号决议 1 中宣布 2011—2020 年为道路安全行动十年,其目标是通过在国家、区域和全球各级开展更多活动,稳定并随后降低预计的全球道路交通死亡率。该决议吁请会员国开展道路安全活动,特别是在道路安全管理、道路基础设施、车辆安全、道路使用者行为、道路安全教育和碰撞后救治等领域开展活动。它支持定期监测在实现与行动十年有关的全球目标上的进展情况,同时还指出应由会员国自行制订本国在每一活动领域的目标。该决议请世界卫生组织和联合国各区域委员会与联合国道路安全协作机制中的其他合作伙伴以及其他利益相关方进行合作,拟订十年全球计划,作为支持实现其目标的指导文件。

总目标和具体目标:

行动十年的总体目标是,到 2020 年稳定并随后降低预计的世界各地道路交通死亡率水平。为实现此项目标,将采取以下措施:

- 制定和实施可持续的道路安全战略和规划;
- 根据区域伤亡指标的现有框架,制定到 2020 年降低道路交通死亡率的宏伟、可行的指标;
- 加强国家、区域和全球各级道路安全活动的管理基础设施和技术实施能力;
- 提高国家、区域和全球各级数据收集工作的质量;
- 监督国家、区域和全球各级在实现一些预定指标方面的进展和表现;
- 鼓励增加道路安全资金,更好地利用现有资源,包括在道路基础设施项目中确保落实道路安全内容。

国家活动:

国家应在本国道路安全战略、能力和数据收集系统框架内考虑这五个领域的活动。对一些国家而言,将需要循序渐进地落实所有五个支柱的内容。

国际活动:

鼓励在适当情况下增加道路安全资金;在最高层宣讲道路安全,并促进众多利益攸关方(如非政府组织和国际金融机构)之间的合作;提高对风险因素以及需要进一步预防道路交通碰撞的认识;指导国家加强道路安全管理系统和实行道路安全领域的良好做法和创伤救治服务;提高所收集的道路安全数据的质量。

在 2015 年 9 月,联合国大会通过的 2030 年可持续发展议程中把道路安全目标纳入其中,这是全球道路安全政策发展最新的,具有里程牌意义的关键节点。2030 年可持续发展议程中具体目标 3.6(框 5-4)要求到 2020 年时,使道路交通事故造成的死伤人数减半;具体目标 11.2 要求到 2030 年时,为所有人提供安全、价廉和无障碍的可持续交通系统,加强道路安全,特别是扩大公共交通,尤其注意处境脆弱者、妇女、儿童、残疾人和老年人的需要。2015 年 11 月在巴西召开的第二次全球道路安全高级别会议通过了巴西利亚宣言,重申国家承诺以加快实现行动十年目标的步骤、实现已列入可持续发展目标的降低道路交通死亡率所需要的关键战略和活动。

(二) 全球行动

多年来,联合国及其成员国认识到道路交通伤害是对实现卫生和发展目标提出的一项重大挑战。但是,该问题在过去十余年期间才作为世界上最紧迫的国际卫生和发展关注问题之一得到应有的重视。联合国与联合国各区域委员会密切合作,并请 WHO,作为联合国系统内关于道路安全问题的协调员,在联合国系统内协调道路安全问题。全球范围内,自2007 年全球范围内开始开展了 4 届联合国全球道路安全周活动(框 5-5);自 2009 年起定期发布 180 个会员国参与调查的《全球道路安全全球现状报告》三本,监测和评估(2011—2020)全球行动十年计划各个方面进展;自 2010 年起在彭博慈善基金会支持下,全球在 10个国家开展全球道路安全项目(框 5-6)。

框 5-4　2030 年可持续发展议程中的道路安全内容

专栏1

2030年可持续发展议程中的道路安全内容

可持续发展目标3:
确保健康的生活方式,促进各年龄段人群的福祉
具体目标3.6:到2020年,全球公路交通事故造成的死伤人数减半

可持续发展目标11:
建设包容、安全、有抵御灾害能力和可持续的城市和人类社区
具体目标11.2:到2030年,向所有人提供安全、负担得起的、易于利用、可持续的交通运输系统

框 5-5　联合国全球道路安全周

联合国道路安全周是各国政府通过联合国大会提出建议举办的,是各方协同宣传道路安全的重要平台,是全球道路安全的里程碑性质的活动。它包括全球,地方和国家级别的活动,纳入了政府,公民,基金会,学术界,私营部门等所有愿意为促进道路安全,拯救生命做出贡献的个人和组织来参与。

第一届道路安全周为 2007 年 4 月 23—29 日,主题为年轻道路使用者。4 月 23 日,100 多个国家青年代表宣读道路安全青年宣言,400 个青年代表在瑞士日内瓦参加了第一届世界青年道路安全大会,承诺采取实际行动促进道路安全,并呼吁成年人扮演好父母和领导者的角色。

第二届道路安全周为 2013 年 5 月 6—12 日,主题为步行者安全。联合国大会要求,此次安全周以迫切需要保护的行人为主要关注对象,采取必要措施,为达到 2011—2020道路安全十年行动的目标——拯救 5 百万生命贡献力量。

第三届道路安全周为 2015 年 5 月 4—10 日,主题为儿童和道路安全。此次安全周以迫切需要保护的儿童为主要关注对象,世界卫生组织发布了《确保儿童交通安全十大策略》,全球至少 105 个国家调动多部门道路安全相关方举办了安全周活动及其SaveKidsLives(拯救儿童生命)运动,包括儿童向决策者提交"儿童道路安全宣言";儿童

在国家或地方媒体上报导道路安全;加强往返学校时的道路安全;推动儿童骑自行车者和骑摩托车者佩戴头盔;宣导使用儿童约束装置;向儿童展示如何安全过马路;提供急救演示;纪念道路交通事故受害儿童。

第四届道路安全周为2017年5月8—14日,主题为速度管理。此次活动周关注速度危险以及解决这一道路交通死伤主要风险所应该采取的措施。成功大幅降低道路交通死亡和伤害比例的国家都将安全速度列为重点,使其与安全道路和路边、安全车辆和安全道路使用者共同成为安全系统方法的四个组成部分之一。世界卫生组织发布了《速度管理》,指出速度管理措施包括:修建或改造道路以纳入能稳静交通的功能;制定适合每条道路功能的速度限制;执行限速规定;安装车载技术;提高对速度危险的认识。

框5-6   全球道路安全项目(BPGRSP)

2010—2014年,世卫组织及其他五个联盟伙伴获得了彭博慈善基金会提供的资金,用于在10个国家推进道路安全。该行动被称为10国道路安全项目(RS10),对巴西、柬埔寨、中国、埃及、印度、肯尼亚、墨西哥、俄罗斯联邦、土耳其和越南等国政府提供支持。在所有国家中,RS10项目侧重于选定的道路交通车祸重点风险。例如,中国的侧重点是酒后驾车和超速驾驶;肯尼亚的侧重点是头盔和超速驾驶;墨西哥是安全带和酒后驾车;俄罗斯联邦是安全带和超速驾驶。主要措施注重于加强立法和执法以及通过社会营销运动开展大众教育。世卫组织还在马拉维和莫桑比克等其他国家支持改进学校周边安全的道路安全工作。

2015—2019年,彭博慈善基金会继续支持全球道路安全行动,通过加强国家一级的道路安全立法和在城市层面实施经证实的道路安全干预措施,减少低收入和中等收入国家和城市道路交通事故造成的伤亡。世卫组织在中国、菲律宾、泰国和坦桑尼亚联合共和国等四个国家为这项计划作出贡献,为评估和修订现行立法提供技术支持;在倡导以证据为基础的法律和法规的过程中,培养选择律师的能力;与记者接触,以撰写更深入的道路安全报道,重点关注变革和解决方案;并制定反映上述努力的规范性文件。

虽然全球道路安全在"行动十年"的前一阶段取得一些改进,但仍然需要采取大量行动。《全球道路安全状况报告2018》显示2000—2016年全球的道路交通死亡人数仍在缓慢攀升,但相对于人口的增长和机动化带来的车辆增长,每十万人口的道路交通死亡率处于稳定水平,每十万车辆的道路交通死亡率大幅下降,表明过去十年中全球开展的道路安全努力得以挽救了生命。许多国家都加强道路安全立法,特别是加强了针对全球提出的道路安全五大风险因素的立法,包括超速;酒后驾驶;摩托车头盔、安全带和儿童约束装置的使用有关的法律。但是,全世界仍有许多国家销售的车辆不符合基本安全标准,大多数国家不能对新车适用联合国最低安全标准,各国决策者亟需加强车辆安全管理。全球许多国家要求对新道路进行某种道路安全审计,不过这些审计在所涵盖的内容和质量上存在极大差异。一些国家开始在安全的道路系统规划中考虑到所有道路使用者的需要,但全球只有一半的国家有政策将脆弱的道路使用者与高速交通区分开来。

　　以上这些数据反映了全球道路安全状况发展情况。虽然全球对改善道路安全状况有所努力和进展，但要实现可持续发展议程提出的"2020年时，使道路交通事故造成的死伤人数减半"目标，显然存在很大差距。尽管全球已具备关于有效措施的强大证据基础，但事实表明对全球许多国家对道路安全问题给予的关注仍然不够，道路交通伤害造成的死亡、长期伤害和给卫生医疗机构造成的压力和代价依然沉重。可持续发展议程的目标提出引起了国际社会承诺和全球对道路安全问题的关注，这将是全球各国加强道路安全发展的一个良好契机，各国应抓住机会加快进展速度，并切实减少全球道路交通伤害造成的死亡、伤害和社会经济影响。

三、我国防控状况

　　道路交通伤害已经成为我国一个不可忽视的重要公共卫生和社会发展问题，虽然我国近年来在改善道路交通安全方面取得了巨大进展，但道路交通事故造成的疾病负担和社会影响仍较为严重，并且在我国机动车保有量和公路里程迅速增长的情况下，面临的道路安全挑战将更为严峻。我国在预防控制道路交通伤害的多部门协作中对卫生部门的定位多数仍停留在医疗救治方面，未重视其中公共卫生的使命和方法。本部分将从政策发展，多部门合作，防控进展三个方面介绍我国的道路交通伤害防控状况。

（一）政策发展

　　法律、法规的制定与强制执行是预防控制道路交通伤害最强有力的措施。自2003年以来，中国政府逐渐制订了一系列与道路安全相关的法律、法规，标准。这些法律法规的贯彻实施在减少道路交通伤害的发生、降低伤害的严重程度、减少伤害造成的社会经济损失等方面起到了积极作用。2003年10月28日全国人大常委会第五次会议通过了《中华人民共和国道路交通安全法》，该法律的实施与贯彻执行，对提高道路交通安全，减少交通事故起到了积极的作用。该法律并分别于2011年和2015年在《刑法修正案（八）》和《刑法修正案（九）》中将醉酒驾驶、严重超速或超员等列入危险驾驶罪，对其惩处力度升级为刑事处罚，强有力地遏制了此类交通安全问题。为了加强校车安全管理，保障乘坐校车学生的人身安全，2012年4月国务院还专门发布了《校车安全管理条例》，明确指出，保障学生上下学交通安全是政府、学校、社会和家庭的共同责任，社会各方面都应当为校车通行提供便利，协助保障校车通行安全。为保护儿童乘车安全，2014年和2015年上海市、山东省和深圳市分别出台《上海市未成年人保护条例》《山东省高速公路交通安全条例》和《深圳经济特区道路交通安全违法行为处罚条例》对儿童安全座椅使用提出了相关规定要求。

　　除了法律法规外，我国道路安全相关领域也都先后制定了道路安全相关的规划政策。在我国不同时期的《安全生产规划》中持续将道路交通事故相关指标纳入作为安全生产指标。近些年，由于道路交通伤害的高死亡和严重疾病负担，逐渐受到卫生领域的关注，在2016年中共中央、国务院印发并实施的《"健康中国2030"规划纲要》提出了"促进道路交通安全、预防和减少伤害"等内容以完善公共安全体系、实现全民健康。道路交通伤害是我国肢体残疾的重要原因，2016年发布的《国家残疾预防行动计划（2016—2020年）》中也提出了"加强道路交通安全管理"以努力减少伤害致残。

（二）多部门合作

　　道路交通伤害的预防和控制涉及多学科、多领域，需要多部门和多机构合作和参与。道路交通伤害发生危险因素的复杂性决定了道路交通伤害预防控制需要在政府的领导下，协调多个部门合作,明确职责,齐抓共管,动员全社会的力量共同参与。为了切实加强对我国道路交通安全工作的组织领导,2003 年国务院批准成立了全国道路安全工作部际联席会议制度,目前共有 19 个成员单位参加,分别是公安部、中共中央宣传部、国家发展和改革委员会、监察部、住房和城乡建设部、交通运输部、农业部、卫生部、国家工商行政管理总局、国家质量监督检验检疫总局、国家安全生产监督管理总局、国务院法制办公室、国家保险监督管理委员会、教育部、司法部、文化部和新闻出版总署。但部际联席会议制度在省市县区各级的落实情况参差不齐。

在针对儿童人群的道路交通伤害预防工作领域,在《中国儿童发展纲要 2011—2020》的规划下,国务院妇女儿童工作委员会、教育、卫生等多部门已初步形成多部门协作机制,在儿童道路安全法律法规和政策规划的制定与实施、技术标准和科学研究、系统工程建设、基础信息收集、综合干预、宣传倡导等多个方面开展工作。

虽然我国在道路交通伤害预防控制中已形成初步的多部门合作机制,但多部门合作中对卫生部门的定位多数仍停留在医疗救治方面,未重视到防控中公共卫生的使命和方法。在道路交通安全工作中,卫生部门承担着不可替代的重要责任。其核心包括建立监测系统,以掌握道路交通伤害的发生和流行;收集、分析和宣传道路交通伤害的重要性和健康影响的数据;倡导预防和控制道路交通伤害的行动;为预防道路交通伤害的政策发展做贡献;使人们能获得卫生部门的预防服务;与公安和其他急救服务部门协作,提供道路交通事故院前急救服务和医疗保障服务;为道路交通伤害受伤者提供康复服务;使用科学方法评估道路交通伤害预防干预活动;培训公共卫生和医护人员道路交通伤害防治的知识技能。

（三）卫生部门工作进展

我国卫生部门也逐渐加大投入提高道路交通伤害的防、治能力。卫生部门已建立的死因登记系统和伤害监测系统,提供了道路交通伤害死亡和发生情况的基本卫生数据,为道路交通伤害预防工作奠定了基础,并探索与公安部门的道路交通事故数据的合作利用,如运用两个系统数据编写《中国儿童道路交通伤害状况研究报告》,并在数据收集的基础上,联合其他相关部门开展了道路交通伤害综合干预模式探索项目。卫生部门积极与国务院妇儿工委、公安、教育、残联、妇联等其他部门在道路交通伤害宣传倡导方面开展了合作,先后与不同部门联手为响应联合国"全球道路安全周"活动而举办了三届大型宣传活动,为形成伤害防控的多部门协作机制奠定了基础。为响应联合国"道路安全十年"行动,卫生部门还与公安部门合作开展了全球道路安全项目——中国道路安全项目(框 5-7),为降低由酒后驾驶、超速和电动自行车违法导致的死亡和残疾作出了贡献。卫生部门还与其他科研院所及国际组织合作开展了道路交通伤害预防系列项目与工作。同时,为了提高道路交通事故紧急医疗救援能力,卫生部与公安部建立了道路交通事故紧急救援机制,在全国各直辖市、省会城市和地级市建立了紧急医疗救援中心,装备了急救车辆,对医院急诊提出了保持"绿色通道"畅通的要求,组织开展了急救人员培训和技能比赛,筹建医疗救治信息系统,利用信息化手段为科学实施医疗救援奠定基础。

随着社会经济的快速发展,我国正在快速步入到汽车社会。但是,由于我国从原有的交通形态过渡到汽车社会仅经历了十余年时间,过渡的时间偏短,交通管理和人民群众生活习惯等方面还存在不适应汽车社会的问题,交通形态和科学技术的发展与道路交通伤害防控措施的发展和执行不平衡,道路交通伤害仍然是我国面临的迫切需要解决的重要公共卫生和社会发展问题。

框5-7 中国道路安全项目

中国道路安全项目是由原中国卫生部与世界卫生组织、全球道路安全合作伙伴、约翰霍普金斯大学合作实施的一项道路安全综合干预项目,项目总体目标是通过开展和评价可被其他城市学习和借鉴的道路安全示范项目,降低由酒后驾驶和超速导致的死亡和残疾。这个项目的重点是减少酒后驾车和超速行驶,以及新兴的在电动自行车安全问题。项目的主要策略是促进相关道路安全政策,促进强化执法,实施适宜的社会营销策略,实施能力建设,开展监测与评价。项目覆盖中国大连、苏州和金华三个城市约为2 100万人。

项目效果:大连的超速率显著降低,苏州的酒驾率显著降低。

本 章 要 点

本章系统介绍了道路交通伤害的概念,流行情况、危险因素和预防控制,内容要点包括:

1. 道路交通伤害是全球伤害导致死亡的首要原因,是15~29岁青少年各类疾病致死的首要原因。全球90%的道路交通死亡发生在低收入和中等收入国家。全球道路交通死亡中一半是道路安全的弱势群体。

2. 道路交通伤害是我国全人群伤害致死的首位原因,是15~44岁青壮年人群各类疾病致死的首要原因。我国农村地区道路交通伤害死亡率高于城市地区。道路交通死亡中一半以上是道路安全的弱势群体。

3. 道路交通伤害危险因素包括影响交通暴露的危险因素,影响伤害发生的危险因素,影响伤害严重程度的危险因素和影响事故后伤害结果的危险因素。

4. 道路交通伤害是一个公共卫生和社会发展问题,是可以被预见和预防的。卫生部门在减少道路交通伤害方面责任不仅仅是救治,还肩负着重要的公共卫生职能。

5. 道路交通伤害预防控制的五大支柱为道路安全管理,道路和机动安全,车辆安全,道路使用者安全和碰撞后应对。

(邓晓 李庆峰)

参 考 文 献

[1] Organization W H. World report on road traffic injury prevention. World Health Organization, 2004.

[2] Organization W H. Global status report on road safety 2018. World Health Organization, 2018.

[3] Organization W H. Global status report on road safety 2015. World Health Organization, 2015.

[4] World Health Organization. Save LIVES-A road safety technical package. 2017.

[5] World Health Organization. Injury and Violence Fact 2014. Geneva: WHO Press, 2014.

[6] Organization W H. Managing speed. World Health Organization, 2017.

[7] Organization W H. Drug use and road safety: a policy brief. World Health Organization, 2016.

[8] Organization W H. Data systems: a road safety manual for decision-makers and practitioners. World Health Organization, 2010.

[9] Organization W H. Pedestrian safety: a road safety manual for decision-makers and practitioners. World Health Organization, 2013.

[10] Powered two-and three-wheeler safety: a road safety manual for decision-makers and practitioners. Geneva:

World Health Organization;2017. Licence:CC BY-NC-SA 3. 0 IGO.

[11] Post-crash response:Supporting those affected by road traffic crashes. Geneva,World Health Organization,2016.

[12] Mobilephoneuse: agrowing problem of driver distraction. Geneva, Switzerland, World Health Organization, 2011(http://www. who. int/violence_injury_prevention/publications/road_trac/en/index. html).

[13] Seat-belts and child restraints:a road safety manual for decision-makers and practitioners London,FIA Foundation for the Automobile and Society,2009.

[14] Speed management:a road safety manual for decision-makers and practitioners. Geneva,Global Road Safety Partnership,2008.

[15] Drinking and Driving:a road safety manual for decision-makers and practitioners. Geneva,Global Road Safety Partnership,2007.

[16] Helmets:a road safety manual for decision-makers and practitioners. Geneva,World Health Organization,2006.

[17] Global Burden of Disease Study 2016. Global Burden of Disease Study 2016 (GBD 2016) Results. Seattle, United States:Institute for Health Metrics and Evaluation (IHME),2017. Available from https://http:// vizhub. healthdata. org/gbd-compare[Z].

[18] Jiang B,Liang S,Peng Z R,et al. Transport and public health in China:the road to a healthy future[J]. The Lancet,2017,390(10104):1781-1791.

[19] Bao-Guo J. Status of road traffic injury rescue and current work in China[J]. 中华医学杂志:英文版,2011 (23):3850-3851.

[20] Li Q,He H,Liang H,et al. One Outcome,Many Trends:Understanding National Data Sources for Road Traffic Fatalities in China[J]. American Journal of Public Health,2016,106(10):e1-e3.

[21] Ma S,Li Q,Zhou M,et al. Road Traffic Injury in China:A Review of National Data Sources[J]. Traffic Injury Prevention,2012,13(sup1):57-63.

[22] Kim E,Muennig P,Rosen Z. Vision zero:a toolkit for road safety in the modern era[J]. Injury Epidemiology, 2017,4(1).

[23] Alcorn T. Uncertainty clouds China's road-traffic fatality data[J]. Lancet,2011,378(9788):305-306.

[24] 中国疾病预防控制中心慢病非传染病预防控制中心,国家卫生和计划生育委员会统计信息中心. 中国死因监测数据集 2016. 北京:中国科学技术出版社,2017.

[25] 中国疾病预防控制中心慢性非传染性疾病预防控制中心. 全国伤害医院监测数据集 2015. 北京:人民卫生出版社,2016.

[26] 中国疾病预防控制中心. 预防儿童道路交通伤害技术指南. 北京:三辰影库音像出版社,2016.

[27] 王正国. 现代交通医学[M]. 重庆:重庆出版社,2011.

[28] 姜保国. 我国严重创伤救治的现状和救治规范的建立[J]. 中华外科杂志,2012,50(7):577-578.

[29] 邱俊,蒋志全,张良,等. 道路交通事故与交通伤数据库的建立[J]. 中华创伤杂志,2011,27(1):60-63.

[30] 杨润凯. 我国道路交通事故概念的法律分析[J]. 中国人民公安大学学报(社会科学版),2010(03): 68-73.

[31] 周继红,邱俊,张良,等. 中国道路交通伤害数据差异与思考[J]. 伤害医学(电子版),2012,1(2):3-5.

[32] 王声湧. 道路交通伤害新观念与控制策略[J]. 预防医学论坛(02):131-134.

[33] 池桂波,王声湧. 中国道路交通伤害的模式[J]. 中华流行病学杂志,2004,25(7):598-601.

第六章

跌　倒

第一节　概　述

跌倒(falls)是重要的伤害类型之一,是最常见的非故意伤害,可发生在各个年龄段、各类人群。跌倒发生率高,给个人、家庭、社会造成大量的疾病负担和经济损失。国内外研究表明:跌倒的发生不是意外,有明确的危险因素,是可以预防控制的。本章从公共卫生的角度介绍了跌倒的基本概念,总结了国内外跌倒的流行情况,以老年人跌倒和儿童跌倒为重点阐述了跌倒的危险因素和干预策略措施。

一、跌倒的定义

跌倒,又称跌落、跌倒、坠落,关于跌倒目前尚没有一个完全统一的定义,不同研究和机构使用的跌倒定义达十种以上。其中应用较广泛的跌倒定义有以下三个:1987 年 Kellogg 国际老年人跌倒预防工作组将跌倒定义为"非故意地摔倒在地面或较低的平面,不是由于暴力、意识丧失、中风引起的突然瘫痪,或癫痫发作"。2005 年欧洲防跌倒网络(Prevention of Falls Network Europe,ProFaNE)建议将跌倒定义为"倒在地面、地板或更低的平面上的意外事件"。WHO 使用的跌倒定义是"跌倒指导致一个人跌倒在地面、地板或其他较低平面上的非故意事件"。在 WHO 的伤害数据库中,跌倒排除了那些由他人袭击和故意自伤造成的伤害。从动物、着火的建筑物和车辆上的跌倒以及跌倒至水中和机器中的情形,没有编码为跌倒,而是被分别记录为由动物、火灾、交通、溺水和器械导致的伤害。

上述三个定义都强调了跌倒非故意的属性,即跌倒不是跌倒者自己或他人故意造成的。Kellogg 国际老年人跌倒预防工作组的定义中,排除了因疾病、眩晕等导致的跌倒,更适用于对感觉运动功能和平衡控制能力影响因素的研究。WHO 和 ProFaNE 的跌倒定义包括了因头昏、晕厥等各种原因所致的跌倒,更适合用于研究包括心血管因素(如体位性低血压、短暂性脑缺血发作等)、神经系统疾病(帕金森综合征、痴呆等)在内的各因素与跌倒间的关系。实际研究或实践中,应尽量使用公认的跌倒定义,不建议自行定义跌倒;可根据研究或实践目的、可获得数据的详细程度和可靠性选择适用的跌倒定义,并制定具备可操作性的纳入、排除条件。

跌倒与跌伤有所不同,跌伤即因跌倒造成的伤害。不是所有跌倒发生后都会造成伤害,最典型的实例就是幼儿在学习走、跑、跳的阶段发生跌倒是必然的成长经历,但绝大多数儿童在跌倒后没有造成损伤,不构成跌伤。WHO 对伤害的定义是"伤害是指机体急性暴露于物理介质如机械能、热能、电流、化学能和电离辐射,并与之发生作用,作用的数量或速度超过了机体的耐受水平而导致的机体损伤",从中不难看出,只有暴露的作用量超过机体耐受水平导致了机体损伤才是伤害。跌伤指因跌倒造成的伤害,其界定可以在满足跌倒定义的前提下,使用2010年中华预防医学会伤害预防与控制分会发布的伤害流行病学界定标准,即"经医疗单位诊断为某一类损伤或因损伤请假(休工、休学、休息)一日以上"予以界定。这一伤害界定标准被推荐在我国开展流行病学调查研究和干预效果评价时应用,是应用范围较广的伤害界定标准。但在实际操作中这一界定标准中对"因损伤请假一日以上"也难以准确测量。国际上对跌伤的界定也存在一定争议,主要争议是是否把那些跌倒造成的擦伤、挫伤等轻度损伤列入跌伤的范畴中。目前国际上较严格的跌伤界定标准是因跌倒造成经放射学诊断的骨折,如四肢骨折等。但这一界定只覆盖了较严重的跌伤,从探索危险因素的角度可能会遗漏不少信息。

二、跌倒的分类

根据跌倒是否发生在同一个平面,跌倒可以分为:①从一个水平面至另一个平面的跌落;②同一平面的跌倒;③其他的和未指明的跌倒。

疾病和有关健康问题的国际统计分类第十次修订本(International Classification of Diseases, ICD-10)将跌倒进行了较细致的划分,跌倒共分为20类,编码范围是W00~W19,具体见表6-1。

表 6-1　ICD-10 中跌倒的分类编码

编码	描述
W00	涉及冰和雪的同一平面上跌倒
W01	在同一平面上滑倒、绊倒和摔倒
W02	涉及溜冰、滑雪、溜旱冰或滑板的跌倒
W03	由于被别人碰撞或推动引起的在同一平面上的其他跌倒
W04	在被他人运送或搀扶时跌倒
W05	涉及轮椅上的跌落
W06	涉及床上的跌落
W07	涉及椅子上的跌落
W08	涉及其他家具上的跌落
W09	涉及运动场设施上的跌倒和跌落
W10	在楼梯或台阶上跌倒和跌落
W11	在梯子上跌倒和跌落
W12	在脚手架上跌倒和跌落
W13	从房屋或建筑结构上跌落或跌出
W14	从树上跌落
W15	从悬崖上跌落
W16	潜水或跳水引起的损伤,除外淹溺和沉没
W17	从一个平面至另一个平面的其他跌落
W18	在同一平面的其他跌倒
W19	未特指的跌倒

　　此外,也可根据跌倒发生场所、跌倒发生时的活动进行分类。例如:ICD-10 中第四位数亚目编码标明了跌倒发生的场所;编码补充数字位编码标明了跌倒发生时受伤者的活动,具体见表 6-2、表 6-3。实际研究和工作中为了更好地与其他研究结果进行比较,应尽量选择公认的分类标准对跌倒进行分类。

表 6-2　ICD-10 中跌倒发生场所的分类编码		表 6-3　ICD-10 中跌倒发生时活动的分类编码	
编码	描　述	编码	描　述
.0	家	0	参加体育活动时
.1	居住的公共设施	1	参加消遣活动时
.2	学校、其他机构和公共管理区域	2	为收入而工作时
.3	体育和运动区域	3	参加其他类型的工作时
.4	街道和公路	4	休息、睡眠、吃东西或参加其他维持生命所需的活动时
.5	贸易和服务区域		
.6	工业和建筑区域	8	其他特指的活动时
.7	农场		
.8	其他特指的场地	9	在未特指的活动期间
.9	未特指场所		

三、跌倒的严重性和可预防性

(一) 跌倒给健康造成多方面影响

　　跌倒是最常见的伤害类型之一,造成大量的死亡、残疾、住院、就诊等疾病负担,其疾病负担在未来可能仍会增加。跌倒每年造成全球 42.4 万人死亡,其中 80% 发生在中低收入国家。跌倒每年还造成全世界约 2 000 万人住院,1.3 亿人就诊或治疗。与 1990 年比较,2010年全球跌倒导致的伤残调整生命年(DALYs)有所增加。WHO 预测,到 2030 年,跌倒在全球的死因顺位将由 2012 年的第 21 位上升至第 17 位。

　　在我国,跌倒是仅次于道路交通伤害的因伤害死亡的第二位原因,在 65 岁及以上人群中跌倒是因伤害死亡的第一位原因。2015 年全国伤害医院监测的数据显示,因跌倒到监测点医院就诊的病例占全部因伤害就诊病例的比例最大,约占 36.79%;在 0~14 岁和 70 岁及以上人群中,因伤害就诊的监测病例中一半以上是因为跌倒。

　　除造成生理上的影响外,跌倒还会对伤者造成心理上、社会功能方面的影响。跌倒相关经济学方面的评价显示,跌倒可造成巨大的医疗花费,其中绝大多数由非致死性跌倒造成。害怕跌倒(fear of falling,FOF)是指在进行某些活动时,为了避免跌倒而出现的自我效能或信心降低,是一系列心理现象的总称,包括跌倒相关恐惧、跌倒效能低下、平衡信心不足等。FOF 普遍存在于 65 岁以上老年人群中,虽然有没有跌倒史者都存在害怕跌倒,但有跌倒史者 FOF 发生率高于无跌倒史者,有跌倒史者中 50% 左右有 FOF。FOF 的严重程度与跌倒次数和跌倒后的严重程度呈正相关,FOF 发生率随着年龄增加而增加,女性多于男性。研究显示:社区老年人 FOF 的发生率为 20%~39%,在长期照料机构居住的老年人中 FOF 发生率为58.2%~82.2%。害怕跌倒既是跌倒的结果,还可能是增加下一次跌倒发生概率的原因。害怕跌倒的心理限制了老年人的活动,出现步态谨慎,可减少老年人的身体活动量,引起或加速肌肉萎缩、肌力下降、不但使老年人跌倒风险增加,还可导致老年人独立性下降,日常生活能力降低、生活质量下降。

跌倒后可能导致行动能力、自理能力、日常行为活动能力、认知能力下降,焦虑/抑郁情绪、病痛和不适感增加。目前对跌倒造成的生活质量下降的研究还多集中在部分发达国家,我国相关研究较少。挪威的一项针对跌倒老年人的队列研究结果显示:老年人群跌倒后生活质量有所下降,虽然随着损伤的恢复,伤者的生活质量有所回升,但在跌伤后 9 个月时,这些老年人的生活质量仍低于同年龄段的一般老年人。跌倒后造成髋部骨折、上臂骨折或颅脑损伤的老年人生活质量有所下降,其中老年人自理能力和日常行为活动能力出现问题的比例明显高于一般老年人群。此外,某些功能性问题在某些类型的跌伤中十分突出,例如,在跌倒造成髋部骨折的 65 岁及以上老年人群中,90% 的伤者会出现长期的行动能力问题。老年人的生活质量下降,还增加了家庭成员对老年人未来的健康和安全的焦虑。跌倒可能导致老年人的独立性产生很大变化,还可能因为老年人被过度保护,其活动受到限制。

(二) 采取科学防控策略可预防跌倒

不同人群的跌倒在流行病学特征、影响因素、干预策略措施方面有很大的差别。目前全球关注较多的是老年人跌倒和儿童跌倒。从跌倒影响因素的角度看,老年人的跌倒更多与因人体的衰老导致的生理功能下降、疾病、环境危险因素、老年人行为习惯有关。而儿童跌倒的危险因素则主要包括对风险的识别和应对能力不足、尝试冒险行为、环境危险因素等。因为两个人群危险因素的不同,其干预策略措施也有所差别。由于国际上对这两类跌倒在危险因素和预防控制策略上有着不同的阐述框架,本章也在以老年人跌倒和儿童跌倒为主题系统地描述其危险因素和预防控制策略措施。除老年人跌倒和儿童跌倒预防外,职业人群跌倒也是跌倒预防的一个单独领域,其相关危险因素和预防控制有一定特殊性,由于公开的、系统的相关研究资料较少,本章不进行单独阐述,读者可参考职业伤害相关书籍进行了解和学习。

国内外的大量研究都证实了通过采取科学的预防控制措施,可以有效减少跌倒的发生,或者降低跌倒后损伤的严重程度。随着对跌倒问题的关注和认识不断加深,国内外开展的相关研究和实践越来越多,更全面、细致的探索丰富了跌倒相关理论和实践。本章将以老年人跌倒和儿童跌倒为重点介绍跌倒的流行情况、危险因素和干预策略措施。

第二节 流 行 情 况

到目前为止,很多国家还没有把跌倒看作是一种可以预防控制的健康事件,特别是在中低收入国家。全球范围内关于跌倒的研究比较有限,且数据质量参差不齐,优质的数据和研究主要来自发达国家和地区,研究的重点人群是老年人和儿童。我国对跌倒相关研究处在初级阶段,明显缺乏全面描绘跌倒流行现状的数据基础,本节立足于现有国内外较权威的研究和数据,对跌倒流行情况进行描述。

一、全球跌倒流行情况

(一) 致死性跌倒

1. 总体特征 死亡是跌倒导致的最严重生理性后果,据 WHO 统计:跌倒是全球因非故意伤害致死的第二位原因(仅次于道路交通伤害)。全球疾病负担 2015 研究(Global Burden of Disease 2015,GBD2015)估计,2015 年跌倒造成全世界 52.72 万人死亡,死亡率约为 8.09/

10万,是次于道路交通伤害和自杀的第三位因伤害和暴力致死原因。

2. 地区分布 致死性跌倒在地区间和国家间的分布并不均衡。WHO西太平洋地区和东南亚地区的跌倒死亡占全球的三分之二。全球跌倒造成的死亡中,80%以上发生在低收入和中等收入国家。

跌倒死亡率与经济水平有关。据全球疾病负担2015结果显示:按照世界银行国家收入水平划分,跌倒标化死亡率最高的是低收入国家(14.38/10万),其余依次为中低收入国家(9.13/10万)、中高收入国家(7.50/10万)和高收入国家(6.30/10万),见图6-1。

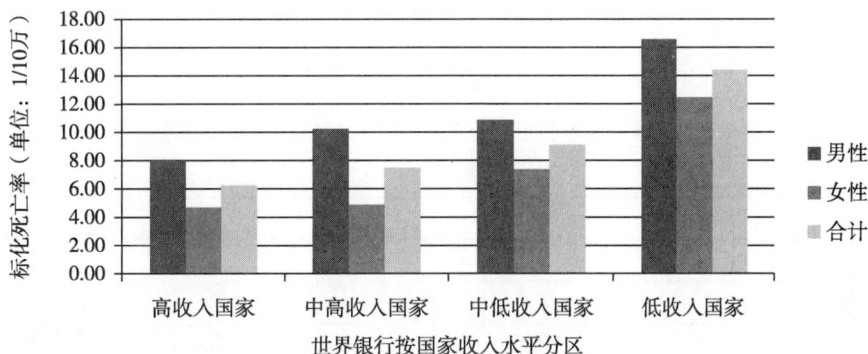

图6-1 不同性别及国家收入水平的跌倒标化死亡率,GBD2015

据全球疾病负担2015结果显示:非洲地区标化跌倒死亡率13.24/10万,在WHO各大区域中最高,约为跌倒标化死亡率最低的东地中海地区(4.86/10万)的2.72倍。中国所处的西太平洋区的标化跌倒死亡率为7.91/10万,见图6-2。

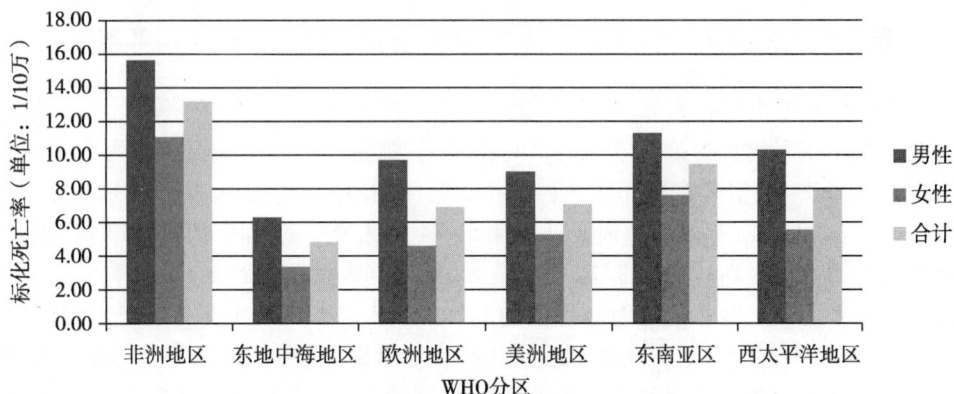

图6-2 不同性别及不同WHO分区跌倒标化死亡率,GBD2015

3. 人群分布 从全球角度看,致死性跌倒可发生在任何年龄段,但跌倒对老年人群和低龄儿童的死亡威胁较大。据全球疾病负担2015结果显示:70岁及以上人群跌倒死亡率为66.76/10万,5~14岁人群跌倒死亡率最低,为1.24/10万,见图6-3。

全球65岁以上的老年人因跌倒死亡的数量最多;在世界各区域,60岁及以上人群均为跌倒死亡率最高的人群。男性、女性老年人跌倒的死亡率均随着年龄增加而上升,见图6-4。据全球疾病负担2015结果显示:从全球水平看,跌倒在全人群所有死因中列24位;在70岁

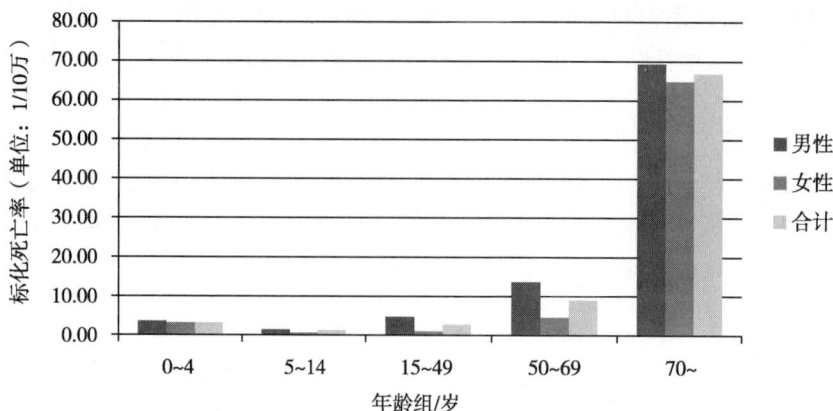

图 6-3　全球不同年龄组及不同性别跌倒标化死亡率,GBD2015

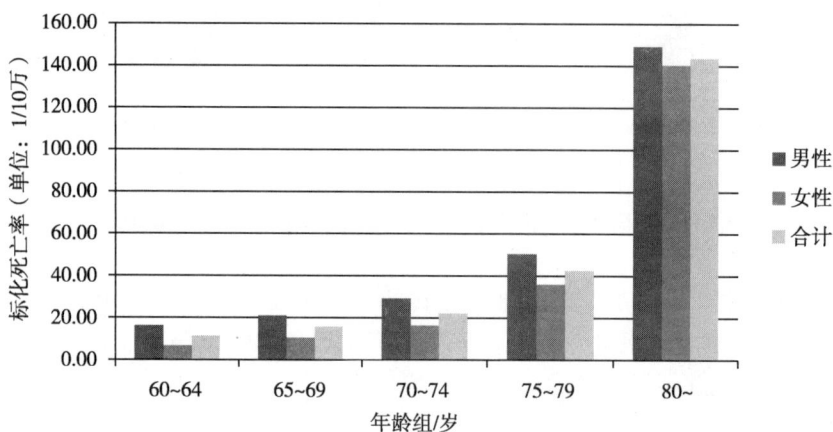

图 6-4　全球 60 岁及以上人群不同年龄组及不同性别跌倒标化死亡率,GBD2015

及以上人群中标化跌倒死亡率为 7.15/10 万,在该人群所有死因中位列第 17 位。跌倒是很多国家老年人因伤害死亡的第一位原因,如:在美国,跌倒约占老年人因伤害死亡的 40%。

　　跌倒占全球 0~17 岁儿童致死性伤害的 4.2%。据全球疾病负担 2015 结果显示:从全球水平看,跌倒在全人群所有死因中列 24 位;在 5~14 岁人群所有死因中列第 13 位;出生 0~6 天的新生儿跌倒死亡率高达 50.49/10 万。在美国,0~19 岁人群跌倒死亡率为 0.2/10 万,跌倒导致的死亡占该人群非故意伤害死亡的 0.2%。15~19 岁和 0 岁两个年龄组的跌倒死亡率最高(均为 0.4/10 万)。一些亚洲国家的研究显示跌倒位列 0~17 岁儿童前十位死因。

　　跌倒造成的死亡存在性别差异。在致死性跌倒数量上,除在老年人群中女性跌倒死亡数量超过男性外,其他各年龄组均为男性跌倒死亡数量超过女性。跌倒死亡率也存在明显的性别差异,全球跌倒死亡率的男女比例介于 1.2∶1 至 12∶1 之间,男性远高于女性。如:美国男性儿童跌倒死亡率(0.3/10 万)约为女性儿童的(0.1/10 万)3 倍。

　　4. 变化趋势　据全球疾病负担 2015 结果显示,2015 年跌倒造成全球 52.72 万人死亡,与 1990 年比较,上升了 49.15%;其中 70 岁及以上人群上升了 109.66%,2015 年跌倒造成 70 岁及以上人群死亡人数是 1990 年的 2.1 倍。与 1990 年比较,2015 年全球跌倒标化死亡率下降了 12.63%,其中 70 岁以下人群跌倒标化死亡率有所降低,但 70 岁及以上人群跌倒标化死亡率没有下降,而是上升了 5.69%。

据全球疾病负担 2015 结果显示,跌倒在全球死因顺位由 1990 年的第 27 位上升至 2015 年的第 24 位。WHO 预测,到 2030 年,跌倒在全球的死因顺位将由 2012 年的第 21 位上升至第 17 位。

(二) 非致死性跌倒

1. 总体特征　跌倒更多地造成非致死性的后果。虽然跌倒造成的非致死性后果的数量庞大,但目前非致死性跌倒的全球统计数据十分有限。据全球疾病负担 2015 结果显示:2015 年全球发生 2.26 亿人次非致死性跌倒,非致死性跌倒患病率为 3 228.76/10 万。联合国儿童基金会和儿童安全联盟的调查发现,跌倒是儿童伤害发生和致残的首位原因。

2. 地区分布　跌倒是世界各地区、国家最常见的伤害类型之一,但国家和地区间跌倒的发生率有所不同。中低收入国家关于跌倒的数据十分有限,较少有中低收入国家的伤害监测系统报告跌伤情况,且这些国家往往使用了不同的跌倒定义,因此难以直接比较。据全球疾病负担 2015 结果显示:2015 年欧洲地区非致死性跌倒标化患病率为 4 831.52/10 万,在 WHO 各分区中最高;非致死性跌倒标化患病率最低的是西太平洋地区(2 556.49/10 万),见图 6-5。

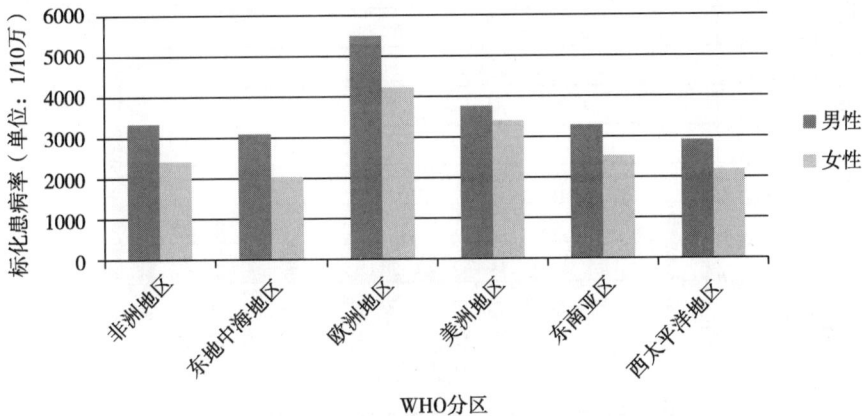

图 6-5　不同性别及不同 WHO 分区跌倒标化患病率,GBD2015

儿童跌倒发生率相关数据大部分来自高收入国家,但全世界仅有 10% 的儿童居住在这些国家。部分来自中低收入国家的数据显示:非洲 22 岁以下儿童青少年跌倒伤害发生率为 41/10 万(中位数);中美洲和南美洲 20 岁以下儿童青少年跌倒伤害发生率为 1 378~2 700/10 万;亚洲 18 岁以下儿童跌倒伤害发生率为 170/10 万。

老年人非致死性跌倒在不同国家地区间也同样存在较大差别。如:澳大利亚、加拿大、英国的 60 岁及以上人群因跌倒住院的比例在 1.6/万~3.0/万之间。西澳大利亚和英国的 60 岁及以上人群因跌倒到急诊室就诊的比例为 5.5/万~8.9/万。日本的老年人跌倒发生率是 20%;美洲地区老年人跌倒发生率在 21.6%(巴巴多斯)到 34.0%(智利)间变化。

一篇有关中低收入国家老年人跌倒的综述分析:中低收入国家跌倒的发生率估计多基于覆盖全人群的创伤研究中老年人的自我报告。老年人群跌倒发生率在 10%~54% 之间。在六个中低收入国家(印度、中国、墨西哥、加纳、俄罗斯和南非)使用标准报告机制开展的 Study on global AGEing and adult health(SAGE)研究结果显示:过去一年 50 岁及以上人群跌倒伤害的发生率为6%,与发达国家类似。过去一年中,跌倒相关伤害占全部伤害的构成比在44.4%(加纳)到73.3%(俄罗斯)之间。

3. 人群分布　据全球疾病负担2015结果显示:全球男性非致死性跌倒患病率(3 570.81/10万)高于女性(2 862.41/10万)。

在发达国家,儿童跌倒十分常见,是儿童住院的主要原因。在美国,约280万儿童因跌倒到急诊室就诊,跌倒占1岁以下儿童非故意伤害的50%以上。在老年阶段,跌倒的发生频率随着老年人年龄和身体脆弱程度增加而增高。那些居住在养老机构的老年人跌倒发生率高于居住在社区的老年人;约30%~50%居住在长期护理机构的老年人每年会跌倒,其中40%的老年人发生过多次跌倒。

对儿童而言,男孩跌倒发生率高于女孩;在老年人群中,女性跌倒发生率高于男性。2014年美国基于网络的伤害统计调查报告系统(Web-based Injury Statistics Query and Reporting System,WISQARS)结果显示:0~19岁人群男性非致死性跌倒发生率高于女性,20岁及以上人群女性非致死性跌倒发生率高于男性,见图6-6。

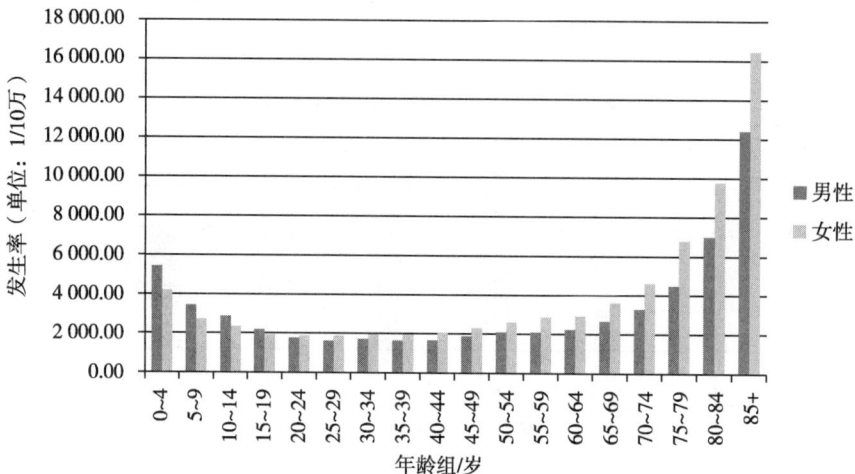

图6-6　2014年美国不同年龄组及不同性别跌倒死亡率,WISQARS

(三) 疾病负担

1. 总体特征　据全球疾病负担2015结果显示,2015年跌倒造成全世界2 610.64万伤残调整生命年(DALYs),占总DALYs的1.06%;DALYs率是354.11/10万,在伤害和暴力造成的DALYs中排在第3位(仅次于道路交通伤害和自杀),在全部死因中排在第26位。2015年全球全人群的伤残损失寿命年(YLDs)率为159.68/10万,在所有类型伤害中,无论男性、女性跌倒造成的YLDs数和YLDs率均为第一位;跌倒YLDs占DALYs比例达45.09%。

2. 地区分布　跌倒造成的DALYs在全球分布并不均衡。据全球疾病负担2015结果显示:按照世界银行国家收入水平划分,中低收入国家和中高收入国家跌倒造成的DALYs占跌倒给全球造成DALYs总数的69.49%。低收入国家跌倒DALYs率最高为489.42/10万。在WHO各大区域中,非洲地区标化跌倒DALYs率最高(440.99/10万),东地中海地区最低(297.40/10万)。中国所处的西太平洋区的标化跌倒DALYs率为323.16/10万,见图6-7、图6-8。

3. 人群分布　在全球水平上,跌倒给老年人群造成的DALYs更为严重。全球70岁及

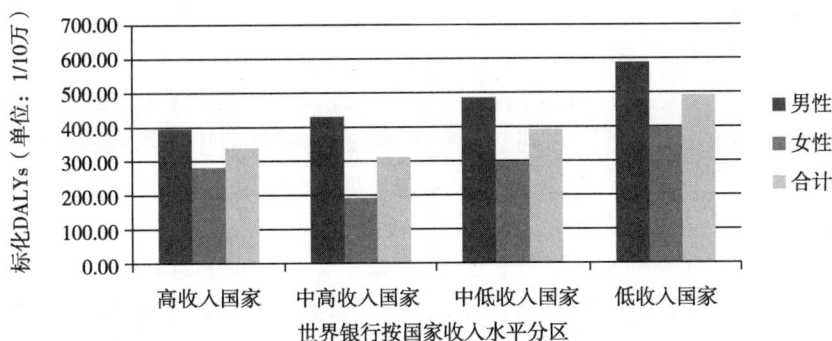

图 6-7　不同性别及国家收入水平的跌倒标化 DALYs 率,GBD2015

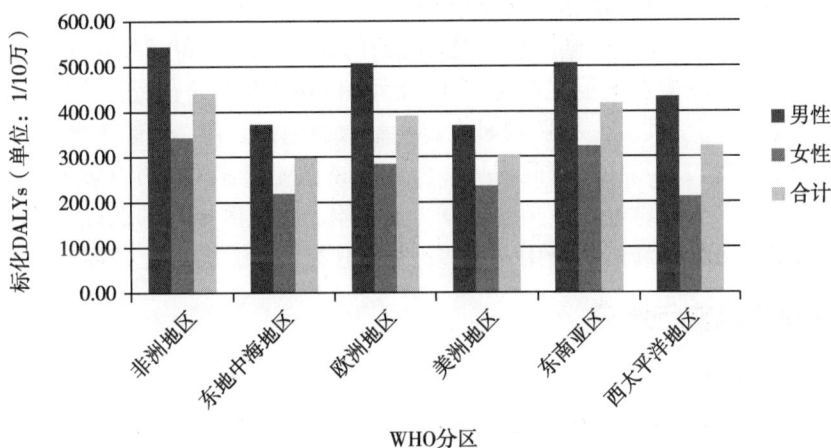

图 6-8　不同性别及不同 WHO 分区跌倒标化 DALYs 率,GBD2015

以上人群跌倒 DALYs 率为 1 227.91/10 万,在各年龄组中最高;5~14 岁人群跌倒 DALYs 率最低,为 156.87/10 万。总体上男性因跌倒 DALYs 率高于女性,男性和女性老年人群的跌倒 DALYs 率均随着年龄增加而上升,见图 6-9。

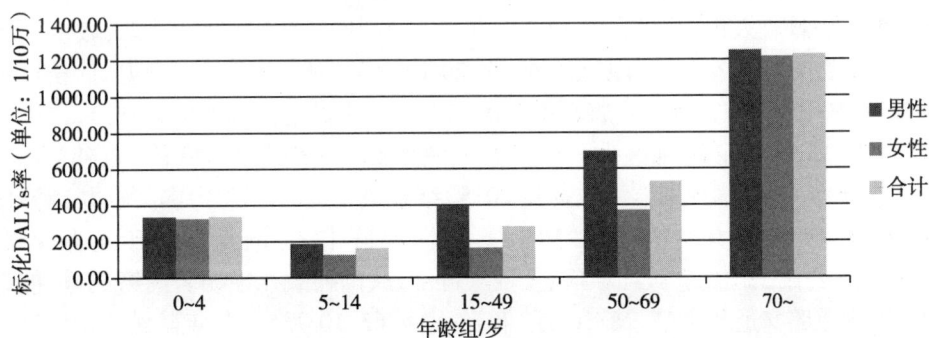

图 6-9　全球不同年龄组及不同性别跌倒标化 DALYs 率,GBD2015

4. 变化趋势　据全球疾病负担 2015 结果显示,与 1990 年比较,2015 年全球跌倒 DALYs 上升了 15.67%;标化跌倒 DALYs 率下降了 22.75%,但 DALYs 率在所有死因中的排序与 1990 年保持不变,仍为第 6 位。

（四）医疗花费

对跌倒的经济学评价十分有限,绝大多数集中在高收入国家,现有研究显示:跌倒导致伤害的经济花费十分巨大。美国近期的一项研究估计,2010 年社区居住成年人因跌倒相关伤害(包括跌倒导致的死亡、住院和到急诊室就诊)造成的全部生命周期成本约为 1 110 亿美元。美国 15 岁以下儿童因跌倒死亡和受伤所造成的损失占所有死亡和受伤造成损失的最大份额,超过了所有儿童非故意伤害相关损失的四分之一,在 2004 年花费约 950 亿美元。美国 36 个州 0~19 岁儿童的医院数据表明,跌倒病例紧急护理的总花费仅次于道路交通伤害,位居第二。2000 年美国 65 岁及以上老年人因非致死性跌倒造成 190 亿美元的直接医疗费用,其中 63%为因跌倒后住院造成,21%为因跌倒后到急诊室就诊造成。骨折占非致死性跌倒的 35%,但其造成的直接医疗花费占非致死性跌倒直接医疗花费的 61%。

据估计,加拿大 2010 年因跌倒造成的 86.8 亿加拿大元的直接和间接医疗花费,在全部伤害医疗花费中位列第一,约占全部伤害医疗花费的 37%。芬兰和澳大利亚平均每例 65 岁及以上老年人跌倒分别会造成卫生系统 3 611 美元和 1 049 美元的花费。发生在医院内的跌倒同样造成大量花费,一项澳大利亚的研究显示,与那些在医院内没有跌倒的病人相比,在医院内发生跌倒的病人平均住院时间增加 8 天,增加额外住院花费 6 669 澳元。

中低收入国家关于跌倒经济负担的数据十分有限。但跌倒导致的医疗花费同样是巨大的。越南因跌倒导致的自费医疗费用占那些因伤害住院患者自费医疗费用的很大比例。

二、我国跌倒流行情况

（一）致死性跌倒

1. 总体特征 原国家卫生和计划生育委员会统计信息中心和中国疾控中心慢病中心发布的《中国死因监测数据集 2015》结果显示,2015 年,中国居民因跌倒的死亡数为 13.24 万,占全部伤害死亡数的 19.91%,跌倒粗死亡率是 9.63/10 万,是我国仅次于道路交通伤害的第二位伤害致死原因。

据全球疾病负担 2015 结果显示:2015 年全球因跌倒死亡者中,中国占 21.32%,是占比最大的国家;中国跌倒标化死亡率为 8.38/10 万。

2. 地区分布 《中国死因监测数据集 2015》结果显示,中国城市地区的跌倒标化死亡率(按 2000 年中国普查人口标化)为 5.62/10 万,低于农村地区的 6.83/10 万;城市地区和农村地区跌倒死亡分别占各自总伤害死亡的 19.20%和 15.52%。中国东部地区的伤害标化死亡率为 5.71/10 万,占东部地区伤害总死亡的 17.21%;中部地区为 5.25/10 万,占中部地区伤害总死亡的 13.51%;西部地区为 8.90/10 万,占西部地区伤害总死亡的 18.48%。

3. 人群分布 《中国死因监测数据集 2015》结果显示,2015 年,中国男性跌倒标化死亡率为 8.69/10 万,高于女性的 4.10/10 万。男性人群中,跌倒是仅次于道路交通伤害(22.19/10 万)的第二位伤害致死原因;女性人群中,跌倒列致死性伤害的第三位,前 2 位伤害死因依次是道路交通伤害(7.28/10 万)和自杀(4.63/10 万)。各年龄组中,65 岁及以上人群伤害死亡率最高,为 58.03/10 万;其他各年龄组伤害死亡率分别是:0 岁组为 1.71/10 万,1~4 岁组为 2.05/10 万,5~14 岁组为 1.01/10 万,15~44 岁组为 2.80/10 万,45~64 岁组为 7.77/10 万,见图 6-10。

在小于 65 岁的各年龄组中,跌倒死亡占全部伤害死亡的比例在 6.08%~14.28%之间,为各年龄组因伤害死亡原因顺位的第 3 或第 4 位。65 岁及以上人群中,跌倒死亡约占因伤

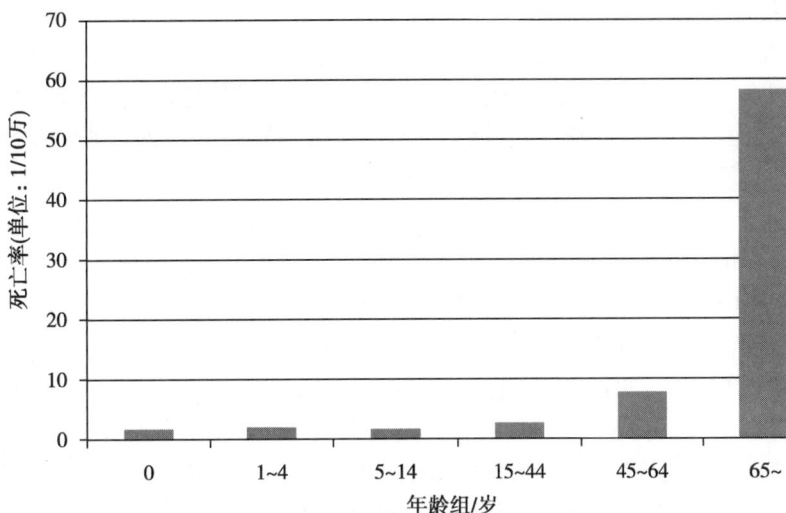

图 6-10　2015 年不同年龄组因跌倒死亡率,GBD2015

害死亡的三分之一,是该人群第一位伤害致死原因。

4. 变化趋势　全国死因监测数据显示:2004—2015 年期间,跌倒标化死亡率变化不大,从 2004 年的 6.64/10 万变为至 2015 年的 6.43/10 万。2004—2015 年期间跌倒一直是我国前三位的因伤害致死原因,2004—2011 年,跌倒居伤害致死的第 3 位原因(第 1 位为道路交通伤害、第 2 位是自杀);2012—2015 年跌倒上升至第 2 位(第 1 位仍为道路交通伤害)。从跌倒标化死亡率看,男性高于女性,农村地区高于城市地区的分布特征在 2004—2015 年期间没有变化,见图 6-11。

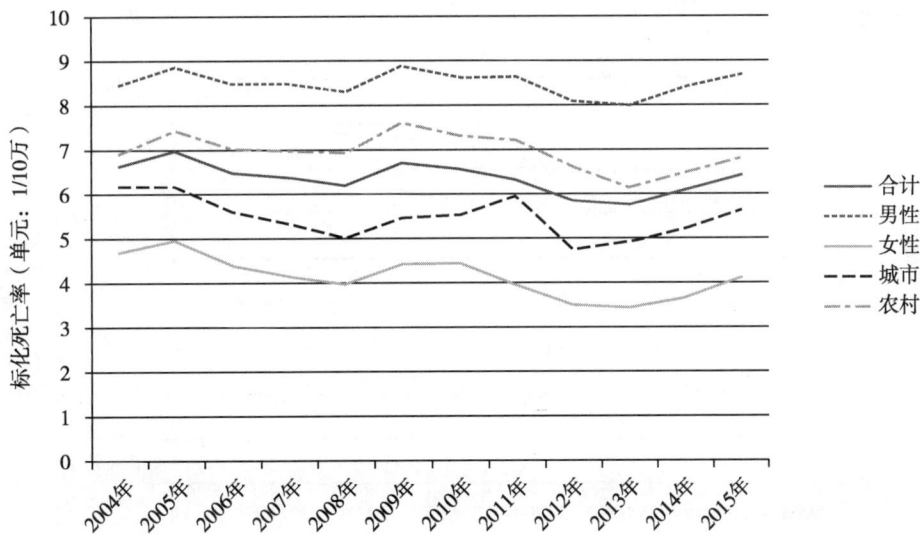

图 6-11　2004—2015 年不同性别及不同地区跌倒标化死亡率变化情况,GBD2015

(二) 非致死性跌倒

关于非致死性跌倒的现状和流行情况的信息很有限,特别是缺乏全国水平的非致死性跌倒发生情况的数据;跌倒发生的数据多来自部分地区针对某些人群进行横断面调查的结果;因跌倒就诊的数据来自全国伤害医院监测系统(National Injury Surveillance System,NISS)的数据,该系统采集信息覆盖全国 31 个省(自治区、直辖市),不包括港澳台地区,覆盖面广,但尚无法计算伤害发生率,仅能以构成比为主要指标反映因跌倒就诊的病例的流行情况;尚未发现质量较好的跌倒导致残疾的数据。此外,GBD2015 研究立足于现有的数据对我国跌倒发生情况做出了估计,虽然存在某些局限性,但仍可反映出一定的跌倒流行特征。

1. 总体特征　据全球疾病负担 2015 结果显示,2015 年中国发生跌伤 3 325.92 万人次,占中国全部伤害的 23.21%,在全部伤害类型中居第 1 位;中国跌倒发生数占全球跌倒发生数的 14.73%。2014 年发布的一篇关于中国老年人跌倒发生率的 Meta 分析结果显示:我国老年人跌倒的发生率合并值是 18.3%(95%CI:15.7%～20.8%)。

NISS 监测数据显示:2015 年全国伤害医院监测系统共监测到 26.06 万例因跌倒就诊病例,占全部因伤害就诊病例的 36.78%,居各类伤害之首。0～14 岁人群和 70 岁及以上人群因伤害到监测点医疗机构就诊者中,50% 以上是因为跌倒;85 岁及以上因伤害就诊患者中76.07% 是因为跌倒就诊。跌倒病例的男女比例为 1.48∶1。因跌倒到监测点医疗机构就诊者中,34.64% 的跌倒发生在家中,44.83% 的跌倒发生在休闲活动过程中。跌倒造成的损伤以挫伤/擦伤为主(构成比 51.46%),跌倒造成骨折和脑震荡/脑挫裂伤的构成比分别为16.33% 和 3.27%。跌倒后绝大多数病例仅造成轻度损伤(构成比 74.72%),造成重度损伤的病例占全部跌倒病例的 2.58%。

2. 变化趋势　据全球疾病负担 2015 结果显示,与 1990 年比较,2015 年中国跌倒发生数增加了 103.96%,标化跌倒患病率上升了 27.49%,跌倒患病率在全部伤害中由 1990 年的第 3 位上升到 2015 年的第 1 位。

NISS 监测数据显示:因跌倒就诊病例由 2004 年的 15.71 万例上升至 2015 年的 26.08万例,跌倒占全部伤害的构成比由 2004 年的 30.2% 上升到 2015 年的 36.8%,城市、农村、男性、女性变化幅度相似,见图 6-12。

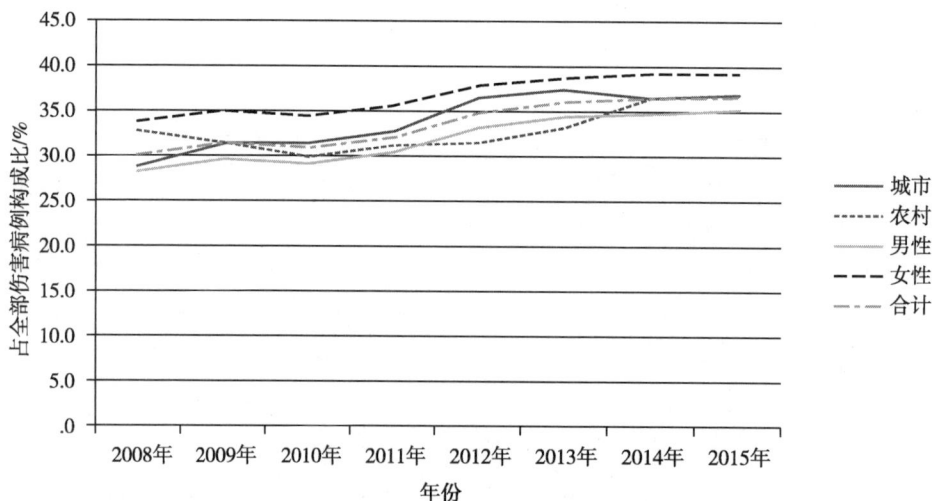

图 6-12　2008—2015 年 NISS 跌倒病例占全部伤害病例构成比变化情况

(三) 疾病负担

1. 总体特征　据全球疾病负担 2015 结果显示,2015 年跌倒造成中国 472.83 万人年的

DALYs,占全世界跌倒造成 DALYs 的 18.11%,占中国总 DALYs 的 1.37%。DALYs 率是 341.77/10 万,在伤害和暴力造成的 DALYs 中排在第 2 位(仅次于道路交通伤害),在全部死因中排在第 19 位。2015 年中国跌倒 YLLs 312.15 万人年,跌倒 YLDs 为 160.67 万人年,跌倒 YLDs 占 DALYs 比例为 33.98%。

据全球疾病负担 2015 结果显示,从 10~14 岁年龄组开始,跌倒 DALYs 随着年龄组增加而增加,80 岁及以上老年人群跌倒 DALYs 率为 1 369.98/10 万,是各年龄组中最高的;此外,0~6 天的新生儿跌倒 DALYs 率为 1 039.46/10 万,DALYs 率仅次于 80 岁及以上人群,居第二位。男性、女性 DALYs 率分别为 441.11/10 万和 198.73/10 万,各年龄组男性 DALY 率均高于女性。

2. 变化趋势　据全球疾病负担 2015 结果显示,与 1990 年比较,2015 年中国跌倒 DALYs 上升了 10.82%;标化跌倒 DALYs 率下降了 18.56%,DALYs 率在所有死因中的排序由 1990 年的第 4 位上升至第 2 位。

（四）医疗花费

目前关于我国跌倒经济负担的研究十分有限,文献检索仅发现个别地区、甚至仅为某家医院开展的小样本研究,多数研究仅描述了跌倒后的直接医疗花费。其中上海市 2006 年发布的对全市 5 019 例 55 岁以上社区老年人调查结果显示,调查对象中共有 142 例跌倒发生,跌倒人均花费 3 303.40 元,男性平均花费 5 441.70 元,女性平均花费 2 382.28 元;据此估算,上海全市因老年人跌倒直接医疗花费高达 3.29 亿元。研究还对上海市 5 家综合性医院 2003—2004 年所有 65 岁以上因跌倒住院老年病例的医疗花费进行了分析,结果显示老年人因跌倒造成的平均住院费用为 10 330 元,日均花费 553 元。现有关于跌倒造成的医疗花费研究结果尚无法系统全面的描述我国跌倒造成的经济负担,相关研究工作亟需开展。

第三节　老年人跌倒预防与控制

老年人是跌倒预防的重点人群,老年人跌倒预防研究也是数量最多、维度最广、程度最深的一个伤害预防控制研究领域之一。目前通常将老年人跌倒的危险因素划分为内因和外因两个大类,在此基础上可将各影响因素归入生物学因素、行为因素、物理环境因素和社会环境因素几类。跌倒的发生是各种影响因素综合作用的结果,预防和控制跌倒的发生应针对其危险因素,重点干预可改变的危险因素。国外已开展了多年的跌倒预防控制研究和实践,已具备一定成熟的干预策略措施和工作模式经验;与国外研究相比,国内跌倒干预研究起步晚,数量较少,高质量研究较少,是亟待开展的重要研究领域。本章基于现有已发布的研究和实践成果系统地介绍老年人跌倒的危险因素和预防控制策略措施。

一、老年人跌倒危险因素

老年人跌倒危险因素研究多数来自于发达国家,发展中国家的研究比较有限,但发展中国家研究发现的老年人跌倒危险因素与发达国家的发现较类似。国内外研究将已经确认的危险因素划分为内在危险因素(intrinsic factors)和外在危险因素(extrinsic factors)两大类。WHO 发布的《全球老年人跌倒预防报告》中进一步把老年人跌倒的危险因素划分为生理因素、行为因素、物理环境因素和社会经济环境因素四方面。老年人跌倒通常不是某个单一因素的作用,更多的是多个因素共同作用的结果,老年人拥有的跌倒危险因素越多,跌倒发生的风险越高,老年人跌倒的危险因素概况见表 6-4。

表 6-4　老年人跌倒危险因素

生理因素	行为因素	物理环境	社会经济环境
• 增龄	• 使用多种药物	• 建筑设计或维护较差	• 低收入
• 女性	• 使用下列药物	• 建筑标准规范不足	• 缺乏教育
• 种族	■ 镇静剂	• 楼梯设计差	• 文盲/语言障碍
• 跌倒史	■ 抗抑郁药	• 环境缺乏下列设施	• 居住条件差
• 慢性病/残疾	■ 抗高血压药	■ 楼道或楼梯扶手	• 房屋安全性差
■ 脑卒中(中风)	• 过量饮酒	■ 路缘坡道	• 社会环境差
■ 帕金森病	• 冒险行为	■ 休息区	• 独自居住
■ 心脏病	• 缺乏身体活动	• 没有扶手杆	• 缺乏支持网络和社
■ 尿频/尿失禁	• 穿不合适的鞋	• 照明较差或光线对比	会互动
• 急性疾病	• 未使用或未正确使用	过于强烈	• 医疗服务可及性差
• 认知障碍	助行工具	• 地面不平、湿滑	(特别是偏远地区)
• 步态异常		• 有障碍物或被绊倒的	• 社区资源不足
• 平衡能力差		危险	
• 姿势摇摆			
• 肌肉力量弱			
• 视力不良			
• 触觉/本体感觉受损			

引自：Lynda S Doll et al. Handbook of Injury and Violence Prevention. 2007；WHO. Global Report on falls prevention in older age. 2007；卫生部疾病预防控制局.《老年人跌倒干预技术指南》；王声湧.《伤害流行病学》. 2002.

（一）生理因素

1. 年龄、性别和种族

（1）年龄：增龄是跌倒的危险因素。国内外研究均显示，男性、女性老年人的跌倒发生率和死亡率都随年龄增加而增加，年龄越高，老年人发生跌倒、跌倒后死亡的风险越大。增龄所导致的身体功能下降、日常生活能力受限可能是跌倒发生概率增加的主要原因。

（2）性别：女性老年人更容易发生跌倒，其原因可能是女性在衰老过程中骨骼肌肉系统问题相对男性更为严重，且女性往往不愿意进行力量锻炼，因此丧失了延缓骨骼肌肉系统功能下降的机会。女性绝经后雌激素水平下降，导致骨质疏松和骨质增生，增加了跌倒和跌倒后骨折的风险。

（3）种族：关于种族对跌倒的影响研究尚有很多空白，已有研究显示：居住在美国的白人跌倒风险更高。白人因跌倒住院率是西班牙裔、亚裔、太平洋岛国人的 2~4 倍，比非洲裔美国人高 20%。日本人的跌倒发生率低于日裔美国人和白人。

2. 感觉、神经、运动功能

（1）感觉功能：在日常活动过程中，人体的视觉、听觉、触觉、前庭功能及本体感觉拥有正常的功能是维持机体正常平衡功能所必须的。这些功能更多地影响机体平衡相关信息输入中枢神经系统，造成不正确的判断和反应。

老年人普遍出现视力减弱的现象，视敏度下降导致老年人无法准确判断环境中的障碍物的位置、大小、高低等。环境中出现湿滑、障碍物、坑洼不平等情况时，老年人无法准确判断，做出的反应不正确或不到位，就可能跌倒。此外，老年人如出现视野变小、对比觉降低、暗适应能力下降、视觉分辨率、视觉的空间/深度感下降等问题也会增加跌倒风险。

前庭功能在维持躯体平衡过程中发挥重要作用，它还具有在运动过程中控制视力稳定的作用,前庭功能的减退,对老年人平衡功能影响较大。由于衰老、用药、饮酒、疾病等导致前庭系统功能下降时,发生跌倒的风险会有所增加。

本体感觉是指肌、腱、关节等运动器官本身在运动或静止等不同状态时产生的感觉,人可以因此而感知四肢等身体各部的位置,其与位置体位的稳定性有关。由于衰老、疾病等因素导致本体感觉障碍时,特别是下肢本体感觉障碍的老年人行走时的稳定能力、跨越障碍能力都变差时,可增加跌倒发生的风险。

(2) 中枢神经系统:中枢神经系统的功能随着衰老而有所衰退,大脑中枢处理信息的能力下降,对感受到的信息出现简化、削弱的现象,反应时间相应延长,协同运动能力下降,可使跌倒的危险性增加。老年人身体失去平衡即将跌倒时,可能因不能及时做出适宜的反应而跌倒。

(3) 骨骼肌肉系统:老年人骨骼、关节、韧带及肌肉的结构、功能损害和退化是引发跌倒的常见原因。人体进入老年后,肌细胞数量减少,肌力逐渐衰退。研究显示:自50岁以后,肌力以每10年10%的速度递减。骨骼、关节、韧带结构和功能损害均能降低人体的稳定能力,下肢的退行性关节炎和劳损可导致步态失常和肌力下降,关节稳定性降低。这些功能退化会影响老年人的活动能力,步态的敏捷性、肌肉力量和耐受性,使老年人举步时抬脚不高,行走缓慢、不稳,导致跌倒危险性增加。此外,老年人骨质疏松会使与跌倒相关的骨折危险性增加。

感觉、神经、运动功能是一系列复杂的老年人跌倒影响因素,有研究汇总了目前相关影响因素与跌倒的关联强度,见表6-5。

表6-5　与跌倒有关的老年感觉、神经、肌肉系统因素

影响因素	关联强度	影响因素	关联强度
视力敏感性	＊＊	外周感觉神经功能下降	＊＊＊
视觉对比度	＊＊＊	肌力下降	＊＊＊
视野依赖性	＊	反应时间延长	＊＊＊

注:＊＊＊强关联,＊＊中度关联,＊弱关联
引自:王声湧. 伤害流行病学. 北京:人民卫生出版社,2001;Lord S. Falls in older people:risk factors and strategies for prevention (second edition),Oxford:Oxford Univ Press,2007.

3. 平衡功能与步态　平衡功能和步态异常是跌倒发生的重要危险因素。人体的平衡功能和步态稳定性主要依赖于视觉、前庭器官、本体感受系统的信息输入,神经中枢对其信息的整合,机体对运动效应的控制。这一系统中的任何一环出现问题都可能造成平衡功能下降和/或步态异常。进入老年阶段,人体由于衰老或疾病造成的视觉、本体感觉、前庭系统功能受损、关节(特别是下肢关节)活动障碍,肌肉力量减弱、反应时间延长、循环呼吸系统的疾患都可能影响人体平衡功能和步态稳定性。

老年人的平衡和步态出现问题后,可能表现为身体姿势控制能力下降,机体定向反射功能下降,步高下降从而无法跨越障碍物,或者无法及时调整身体防止跌倒。研究表明,在即将跌倒的情况下,人体自身将维持平衡,避免跌倒的策略从“髋部调节”(以宽髋关节为主,调节重心以保持平衡,避免跌倒)转变为“跨步调节”(通过调整步伐避免跌倒)。而增龄导致的平衡功能下降和步态异常导致老年人难以通过这种调节保持平衡避免跌倒。

4. 疾病　研究显示:有些疾病是跌倒的危险因素,不同疾病导致跌倒危险性增加的原

因不同,如一些心脑血管疾病可能导致头晕,进而发生跌倒;而白内障等疾病影响了老年人对环境中危险因素的判别而导致跌倒。还有些疾病导致跌倒的原因尚不明确,需要进一步开展相关机制的研究。

(1) 神经系统疾病:卒中、帕金森病、脑积水、癫痫、脊髓病、小脑疾病、前庭疾病、外周神经系统病变等。

(2) 心血管疾病:心律失常、心肌梗死、高血压、低血压、脑梗死、小血管缺血性病变等。

(3) 眼部疾病:白内障、偏盲、青光眼、黄斑变性等。

(4) 精神障碍:痴呆(尤其是 Alzheimer 型)、抑郁症。

(5) 其他

1) 体位性低血压:体位性低血压是指从卧位或坐位站起后 1 分钟内舒张压下降 3.67kPa 或 10%以上,它导致大脑暂时供血不足,引起短暂的头昏、眩晕、视物不清等,老年人因此而容易跌倒。体位性低血压可能是身体退化所致,也可能因多种疾病、药物等因素导致。

2) 昏厥、眩晕、惊厥、偏瘫、足部疾病及足部脚趾的畸形等都会影响机体的平衡功能、稳定性、协调性,导致神经反射时间延长和步态紊乱。

3) 感染、肺炎及其他呼吸道疾病、血氧不足、贫血、脱水以及电解质平衡紊乱均会导致机体的代偿能力不足,常使机体的稳定能力暂时受损。

4) 老年人泌尿系统疾病或其他因伴随尿频、尿急、尿失禁等症状而匆忙去洗手间、排尿性晕厥等也会增加跌倒的危险性。

5. 跌倒史　过去曾经发生过跌倒的老年人比未曾发生过跌倒的老年人发生跌倒的风险更大。跌倒的发生是内外危险因素共同作用的结果,如过去发生过跌倒的老年人既有的跌倒危险因素没有被及时的发现和改善/去除,仍是导致今后跌倒的危险因素。跌倒事件造成一部分老年人在心理上产生了对跌倒的担心和害怕,这种对发生跌倒的害怕可能导致老年人减少身体活动,而身体活动不足又加速了身体功能的衰老,导致跌倒风险变大。

6. 心理因素

(1) 情绪不良:沮丧、抑郁、焦虑、情绪不佳及其导致的与社会的隔离均增加跌倒的风险。沮丧、焦虑等情绪可能会削弱老年人对自己、活动环境和他人的注意力,会导致老年人对环境危险因素的感知和反应能力下降,增加了跌倒的风险。

(2) 害怕跌倒:老年人群中害怕跌倒的心理很常见,他们经常害怕再次跌倒,害怕的内容很广泛,包括害怕受伤、住院、治疗产生的经济花费、跌倒后无法站起、跌倒时的尴尬、因跌倒而失去独立活动能力、无法在自己家里继续生活等。这种害怕对行为的影响是双面的,一方面,一些老年人因为害怕跌倒而注意预防跌倒,他们可能在行走时调整步态增加身体稳定性,放慢动作速度,更加关注环境中的危险等。另一方面,有些老年人因害怕跌倒而变得不自信,从而减少那些本可以维持机体力量、平衡、协调性的身体活动,这样反而加速了步态、平衡能力随衰老下降的速度和幅度,因而增加了跌倒的风险。

(二) 行为因素

1. 用药

(1) 使用某些增加跌倒风险的药物:老年人往往使用较多的药物。很多药物可以影响人的神智、精神、视觉、辨别能力、协调能力、步态、平衡能力等,有些药物可以使身体变得虚弱,从而引起跌倒。研究发现,是否服用药物、药物的剂量、药物是否为复方药都是跌倒发生的影响因素。各类药物引起跌倒的发生机制不尽相同,但研究表明老年人服用的药物种类和数量越多,跌倒的危险性越大。常见可能引起跌倒的药物包括:

1)精神类药物:抗抑郁药、抗焦虑药、催眠药、抗惊厥药、安定药等。

2)心血管药物:抗高血压药、利尿剂、血管扩张药等。

3)其他:降糖药、非甾体类抗炎药、镇痛剂、多巴胺类药物、抗帕金森病药等。

药物因素与老年人跌倒的关联强度见表6-6。

表 6-6 与跌倒有关的药物因素关联强度

影响因素	关联强度	影响因素	关联强度
精神类药物	＊＊＊	降糖药	＊
抗高血压药物	＊	使用四种以上的药物	＊＊＊

注:＊＊＊强关联;＊＊中度关联;＊弱关联
引自:卫生部疾病预防控制局.老年人跌倒干预技术指南.2008.

(2)不合理用药:随着年龄增长,老年人的生理情况发生改变,导致药物在其体内的吸收、分布、代谢、排泄过程均受到不同程度的影响。通常老年人自身疾病复杂,合并用药多,用药依从性差,随意性大。有研究显示,全球50%以上的药物是以不恰当方式处方、调配和出售的,同时有50%的患者未能正确地使用药物。老年人中不合理用药的问题更为严重。老年人记忆力差、视力差、注意力不集中、盲目相信广告、偏方,这些特点导致了老年人用药容易出现错用、漏用、记错医嘱、不遵医嘱、自作主张增加用药等行为。不合理用药可引发不良反应,对与跌倒相关的感觉、运动、中枢系统功能产生影响,增加跌倒和跌伤发生的风险。

2. 缺乏身体活动 进入老年阶段后,人体进入衰老阶段,各系统的生理功能普遍出现逐渐衰退的现象,老年人如果以静态生活方式为主,缺乏身体活动,则不能对骨骼肌肉、感觉、中枢等系统产生适当的刺激和锻炼,更容易发生跌倒。现有研究已证明,老年人规律、适度的进行中等强度的身体活动可以改善平衡功能,提高身体运动能力和反应时间,对肌肉、骨骼、关节有益,可降低跌倒发生的风险。

3. 过量饮酒 过量饮酒可以增加老年人跌倒发生的风险。饮酒后,人体的判断力和抑制力降低,视觉、注意力和警觉性下降,反应时间延长,反应变得迟钝,协调能力削弱,肌肉力量减少,姿势控制能力减弱,平衡和运动能力均会削弱,跌倒风险上升。有系统综述分析表明,每增加10g酒精摄入,跌倒风险增加1.29倍($95\%CI:1.14\sim1.36$)。

4. 鞋 老年人不穿鞋,或穿鞋底不防滑、鞋跟过高等不合适的鞋子都可能增加老年人跌倒的风险;合适的鞋子应具备低鞋跟、合脚、防滑、松紧适度等特点。

5. 冒险行为 对于老年人而言,冒险行为是一个相对的概念,由于老年人的感觉、运动系统功能下降,一些强度大、有一定危险性的运动或日常行为,可能增加老年人的跌倒风险。例如,爬上梯子,站在不稳的椅子上,弯腰,不按照医嘱使用助行设备,进行激烈的或对抗性强的运动等。

6. 不合理膳食 均衡的营养对老年人的健康十分重要,人体缺乏钙、维生素、蛋白质、水等营养素可能导致身体虚弱,增加发生跌倒和跌倒后受伤的可能性,延长跌伤后的身体恢复时间。已有越来越多的证据表明日常膳食中钙和维生素 D 摄入可以改善低骨密度人群的骨量,减少其骨质疏松和跌倒后骨折的风险。

7. 其他 有研究显示:未使用或未正确使用助行工具,穿着不合适的裤子等也可增加老年人跌倒的风险。

行为方面的因素多数与日常活动有关,且具备较强的可改变性。WHO 在《全球老年人跌倒预防报告》中指出:改变老年人的生活方式是预防跌倒、积极老龄化的重要内容之一。在开展预防老年人跌倒研究和实践时,应重点关注从行为改变角度进行干预。

(三) 物理环境因素

物理环境因素在老年人跌倒中发挥的作用十分重要,有研究表明,因环境危险因素导致的老年人跌倒占全部老年人跌倒的 30% ~ 50%。环境危险因素会与自身生理因素、行为因素互相作用从而影响跌倒发生和跌倒的后果。由于老年人身体平衡能力、步态稳定性下降等生理性改变,许多看上去并不危险的日常生活环境因素就可能是造成老年人跌倒的原因。由于环境危险因素内容庞杂,无明显的特异性,评估环境危险和开展干预时需要结合老年人行为特点进行综合考虑。

综合考虑物理环境因素和老年人生理因素在跌倒发生中的作用时,以下三点值得注意:

第一,环境因素危险性的大小是相对的,评价其危险性大小应充分考虑老年人的生理状态。例如普通的门槛对于平衡功能、步态正常的老年人不会造成很大障碍;但对于步高较低、平衡能力差的老年人而言,可能就是其跌倒的危险因素;对于身体衰弱、平衡能力很差的老年人而言,家中地垫的卷边都可能是引发一次跌倒的原因。

第二,是否对环境因素有过体验,是决定其危险程度的重要方面。例如,与经常上下楼梯的老年人相比,楼梯对于不经常爬楼梯者的危险性就更大。老年人初次到某一环境中,对地面情况(地面材质、有无台阶/斜坡、有无扶手等)的不熟悉,就可能是造成跌倒的原因。

第三,判断环境因素危险程度时,要考虑各环境因素之间的影响。例如,地面使用的材质本身不易引起滑倒,但当地面有水时,地面会变得非常滑,容易造成跌倒。

1. 室内环境 研究显示:近一半的老年人跌倒发生在室内,室内环境特别是家居环境中的危险因素涉及地面、照明、障碍物、楼梯、家具、扶手等方面。

(1) 地面:地面湿滑、不平,特别是在卫生间、浴室、厨房、门厅等容易因有水造成湿滑的地区。家中使用的地垫和地毯不固定,容易错位。

(2) 照明:照明不足或过强,开关灯不方便,缺乏夜灯都是影响老年人对环境判断的危险因素。

(3) 障碍物:室内的台阶、门槛、地垫、地毯的隆起或卷边、室内过道的杂物、电线等障碍物。

(4) 楼梯:楼梯坡度过陡,台阶过高、过窄、破损,楼梯周围没有安全扶手,或者扶手不连贯、不稳定、高矮不合适。

(5) 扶手和支撑物:在卫生间、浴室等老年人需要起身、寻找支撑点的区域没有扶手。

(6) 家具:椅子、沙发等家具没有扶手,太矮,不易坐下和站起;没有靠背或靠背太低;座椅有轮子,不固定。家具摆放位置不合理,影响老年人在室内顺畅通行。在门厅需要换鞋的区域或浴室需要洗浴的区域没有椅子等工具。

2. 室外环境 不平的路面和照明不足是老年人在室外公共场所跌倒最常见的原因。室外的危险因素包括建造不合理的台阶、台阶边缘不清、人行道路面缺乏修缮,雨雪天气造成的地面湿滑、路面障碍物未被警示,长距离道路缺乏设置休息区,路面过窄而造成的拥挤等。

无论室内环境或室外环境,其危险因素内容多,很难列举穷尽。目前,这些危险因素在家庭、养老机构、医疗机构、社区、公共场所中比较常见,其背后的原因是我国养老服务机构、公共场所、道路设计等相关的设计和建筑规范、标准中尚未充分考虑老年人群的特殊需求,尚未将老年人适宜性作为建筑设计和建设的原则。同时,公共建筑、环境的维护服务尚存在不足,环境破损、设置损毁等临时出现的危险因素不能完全得到及时的警示、清理、修复。

虽然物理环境因素往往在与其他生理、行为因素相互作用下才导致跌倒的发生。但从伤害干预的角度看,对物理环境的改善属于被动干预,在开展老年人跌倒干预工作和研究时,应给予充分重视;对于年龄较高或身体条件较差的老年人,改善其身体功能和行为的难度较大,更应重视以环境改善策略为主进行干预。

(四) 社会因素

社会因素往往不是影响老年人跌倒发生的直接因素,但其影响不应被忽视,特别是从长远角度,希望减少全社会老年人跌倒时,更需给予重视。已有证据支持的增加老年人跌倒风险的社会因素包括:低收入、缺乏教育、文盲/语言障碍、居住条件差、房屋安全性差、社会环境差、独自居住、缺乏支持网络和社会互动、社会服务和医疗服务不足、某些文化因素等。

1. 低收入 研究已经证实:低收入与跌倒发生风险增加有关。在农村地区、发展中国家这一关系更加明显。低收入是一个综合因素,可能意味着居住条件差,膳食营养条件差、身体健康状况差,获得医疗卫生服务不足等因素,这些都可能增加跌倒发生风险或增加跌倒后损伤严重程度。

2. 独居 独居是影响跌倒发生的社会因素之一,配偶、家人所提供的照料和救助是影响跌倒发生的一个因素。独居老年人身边没有人照顾,各种日常生活劳动只能一人完成,无法及时清理环境中的危险,没有人可以对跌倒危险进行提醒,发生跌倒后可能因老年人未被及时发现而延误送医。社会应关注独居老年人的跌倒预防工作。

3. 社会隔离,支持网络缺乏 老年人存在孤独感、与社会隔离十分常见,特别是那些独居的老年人,这类人群更可能在生理、认知、感觉方面受限,因而增加其跌倒风险。参与社会活动不足导致的隔离和抑郁可以增加对跌倒的害怕,对跌倒害怕反过来也导致了老年人不参加社会活动。为老年人提供参与社会活动的支持和机会帮助他们维持一定的社会参与度,与他人积极地沟通交流可以减少其跌倒风险。

4. 文化因素 社会如何看待老年人和老年人跌倒问题对老年人跌倒有着深层次的影响。有些文化认为老年人不应再过多的参与社会活动;这种文化影响下,老年人被社会认为更应该"休息"。老年人更多地形成了静态的生活方式,他们在社交、经济、文化方面脱离社会,这些都导致了老年人跌倒风险的增加。还有一些文化认为人在老年阶段发生跌倒是"因衰老导致的无法避免的事情",是"意外事件"。在这种文化影响下,人们难以形成跌倒可预防的意识,政府较难将预防老年人跌倒列入优先工作领域。

5. 社会服务和医疗服务不足 很多国家和地区尚未对老年人跌倒给予足够的重视,相关的社会服务和医疗服务也存在明显不足。很多社会服务或医疗服务提供者本身缺乏预防老年人跌倒的相关知识和技能,例如在给老年人开具药物时,医生可能不会从预防跌倒的角度考虑处方的安全性;在设计、建筑公共场所的建筑时也没有考虑到环境中危险因素对老年人跌倒可能造成的风险;在对老年人进行健康管理时,更关注各类慢性疾病,忽略了预防老年人跌倒的发生。

有些地区,老年人获得医疗服务比较困难,这既表现在跌倒前获得预防跌倒知识技能的资源和途径有限,也表现在跌倒发生后难以获得医疗机构及时、正确的救治。其中的原因可能是老年人生活或跌倒发生地点偏远造成的获得医疗服务困难,也可能是医疗机构所能提供的老年人跌倒三级预防的服务不足;但最终都造成了跌倒后因救治不及时、不正确加重了跌倒损伤的严重程度。

跌倒是上述影响因素互相作用的综合结果,老年人拥有的危险因素越多,其发生跌倒的风险越大。上述几类影响因素中,生理性因素难以改变,行为和某些物质环境方面的影响因素在不同程度上可以被调整和改善;社会经济环境的变化往往需要全社会长时间的努力。因此,开展预防老年人跌倒时,应尽量明确老年人跌倒的影响因素,充分考虑干预措施的可行性,把干预重点放在可改变的影响因素上。

二、老年人跌倒的预防与控制

老年人机体的生理功能处在衰老过程中,同时老年人群有较高的慢性病患病率,这导致了老年人群跌倒的多发,且跌倒后更容易造成较严重的损伤。预防控制老年人跌倒应覆盖三级预防的全部范围,既要预防跌倒的发生,从源头上防止跌伤;也要预防发生跌倒后机体的损伤;还要重视跌伤后康复。重视一级预防,即预防跌倒的发生,应作为老年人跌倒预防的优先和重点。

虽然伤害预防的"5E"策略为老年人跌倒的预防提供了重要的策略模型和参考,但目前国内外开展的老年人跌倒干预实践通常围绕着与老年人跌倒相关的各主要危险因素展开。表6-7列出了部分老年人跌倒危险因素及其可变性分析和建议的干预策略,开展干预前应分析干预对象的危险因素,根据不同危险因素特点选择相应的干预策略。目前已被国内外研究证实了的老年人跌倒预防策略主要包括:加强身体锻炼、改善环境、开展健康教育、管理老年人用药、预防控制跌倒相关疾病、使用辅助工具、调整生活方式、加强对老年人的看护、加强急救救助和医疗服务等。

表 6-7　老年人跌倒危险因素可改变程度及其干预策略建议

危险因素	可改变程度	干预策略
高龄	无法改变	可用于确定高危人群
女性	无法改变	可用于确定高危人群
独居	可能改变	可用于确定高危人群;可能改变居住状态
有跌倒史	无法改变	可用于确定高危人群;可能是最好的跌倒风险独立预测指标
身体活动少	可以改变	运动锻炼;健康教育
日常生活行为受限	可以改变	运动锻炼;身体训练;使用辅助设备;提供日常生活活动辅助服务
健康问题	可能改变	适当的药物或手术干预;骨质疏松辅助治疗以降低骨折风险
用药	可能改变	如有必要应减少用药;考虑使用替代策略
视力不良	可能改变	使用适当的眼镜;药物或手术干预;改善环境
外周感觉下降	无法改变	查明可逆性原因;讨论增加的跌倒风险和补偿策略
肌肉力量弱	可以改变	力量训练
反应时间长	可以改变	运动锻炼/快速的协调性训练,如随音乐锻炼

续表

危险因素	可改变程度	干预策略
平衡功能受损	可以改变	运动锻炼/含有控制重心转移的训练
步态异常	可以改变	运动锻炼;针对步态异常原因的训练;考虑使用辅助工具或设备
不合适的辅助工具/使用辅助工具不足	可以改变	提供合适的眼镜、鞋、拐杖、髋部保护设备等辅助工具
环境危险因素(家庭、医院、护理机构、公共场所等)	可以改变	逐渐提升环境的安全性;去除或修整环境中的危险因素;开展相关的安全教育

引自:Lord S. Falls in older people:risk factors and strategies for prevention(second edition). Oxford:Oxford Univ Press 2007.

老年人跌倒的干预策略可分为单因素干预和多因素干预。单因素干预指干预围绕某一危险因素开展,如只通过运动锻炼改善老年人平衡功能而减少跌倒发生,或只通过改善老年人居住环境来预防跌倒等。多因素干预指干预围绕多个危险因素开展,我们通常称之为综合干预。例如根据老年人跌倒风险评估的结果,开展运动锻炼、家居环境改造、用药管理等多方面干预。多因素干预又有两种干预模式,一种模式是基于个体的干预模式,即根据每个干预对象拥有的不同的危险因素以个体为单位进行干预,如在对老年人进行跌倒风险评估后,针对每个老年人拥有的风险因素不同,选择不同的干预策略和措施进行个体化的干预。另一种模式是基于人群的干预模式,即在了解某一人群的老年人跌倒危险因素后,对该人群整体进行干预。两种干预模式都有证据支持,预防老年人跌倒时,可根据研究或实践的目的、资源条件等选择适合的干预模式。

研究显示:有效的老年人跌倒干预是通过进行跌倒风险评估,了解老年人的跌倒危险因素,针对其拥有的不同危险因素,由专业人员进行的个体化的干预。这种干预是立足于个体的干预,干预策略措施都是针对被干预者实际拥有的危险因素,实施者是不同领域的专业技术人员,较基于人群的干预更精准,因此更易取得较好的效果。然而这种类似临床治疗的个体化老年人跌倒干预需要强大的医疗服务资源作为支撑,我国现阶段的国情,此种干预策略对多数老年人而言可及性较差。本节将重点阐述基于人群的老年人跌倒干预策略措施。

此外,部分国外相关文献中将干预对象区分为社区居住的老年人和养老机构的老年人,考虑到其干预策略措施本质没有区别,其差别主要集中在干预重点不同、干预服务提供者和干预形式等方面。本节以针对社区居住的老年人为主要干预对象,养老机构老年人的跌倒干预策略措施会在不同的策略措施中给予阐述,不再设置独立章节进行介绍。

(一) 老年人跌倒风险评估

对老年人的跌倒风险进行评估是开展干预的第一步。评估老年人的跌倒风险后,才能更准确地选择干预策略措施。对老年人跌倒的危险因素的评估可使用既有的老年人跌倒风险评估工具。

目前老年人跌倒风险评估工具有几十种之多,可大体分为三类,第一类是综合医疗评估,评估内容包括跌倒史、认知水平、平衡能力、步态、肌肉力量、慢性病、活动能力、营养和健康状态等。此类评估是对老年人医疗状态的深度评估,主要评估跌倒内在危险因素,评估时间长,专业性强,需要专门的医疗团队操作。第二类是护理评估,是国内外常用的评估跌倒风险的方法,并已形成很多特有的筛查工具和形式。如 Morse 跌倒量表(Morse Fall Scale,MFS)、跌倒评估工具(Fall Assessment Tool)等。此类评估内容各不相同,可包括心理状态、身体活动性、跌倒史、急慢性疾病、生活的独立性、感觉功能等。这类评估应用广泛,常被医疗机构或养老机构用来对老年人进行定期评估,以了解其跌倒风险并确定干预策略措施用。第三类是老年人的功能性评估,也是目前较常用的评估方法。此类评估多关注老年人平衡、步态的功能,常见的方法有 Berg 平衡能力评估(BERG Balance Scale,BBS)、Tinetti 活动能力评估、功能性前伸、动态步态指数(dynamic Gait Index,DGI)等。此类评估通常仅关注与平衡和步态相关的危险因素,因此反映出的跌倒危险因素有一定局限性。

在选择跌倒风险评估工具时,优先选择那些认可度高,在我国进行过信效度测试的方法和工具。原卫生部发布的《老年人跌倒干预技术指南》中推荐使用《老年人跌倒风险评估工具》(表6-8),操作相对简单,可供基层医疗卫生服务机构在开展社区人群调研或干预时使用。

表6-8 老年人跌倒风险评估工具

	权重	得分		权重	得分
运动			睡眠状况		
步态异常/假肢	3		多醒	1	
行走需要辅助设备	3		失眠	1	
行走需要旁人帮助	3		夜游症	1	
跌倒史			用药史		
有跌倒史	2		新药	1	
因跌倒住院	3		心血管药物	1	
精神不稳定状态			降压药	1	
谵妄	3		镇静、催眠药	1	
痴呆	3		戒断治疗	1	
兴奋/行为异常	2		糖尿病用药	1	
意识恍惚	3		抗癫痫药	1	
自控能力			麻醉药	1	
大便/小便失禁	1		其他	1	
大小便频率增加	1		相关病史		
保留导尿	1		神经科疾病	1	
感觉障碍			骨质疏松症	1	
视觉受损	1		骨折史	1	
听觉受损	1		低血压	1	
感觉性失语	1		药物/乙醇戒断	1	
其他情况	1		缺氧症	1	
			年龄80岁及以上	3	

结果评定:
最终得分(各项得分合计分数):
低危:1~2分;中危:3~9分;高危10分及以上。
引自:卫生部疾病预防控制局. 老年人跌倒干预技术指南. 2008.

对老年人跌倒风险的评估只是进行老年人跌倒分级管理的基础,那些经过跌倒风险评估的老年人应根据评估结果,接受不同等级的跌倒预防干预。对于跌倒低风险的老年人,老年人健康服务人员可以对其开展跌倒预防的健康教育;推荐老年人主动进行运动锻炼,特别是进行可提高力量和平衡功能的运动锻炼;建议老年人注意预防骨质疏松,根据老年人身体情况推荐其补充钙和维生素 D,改善环境中的跌倒危险因素。对于跌倒中风险的老年人,在开展低风险干预内容的基础上,可以由专业运动指导人员指导老年人学习改善平衡、步态和力量的锻炼方法;或者推荐老年人参加跌倒预防培训课程,改善环境中的跌倒危险因素。对于跌倒高风险的老年人,在开展中、低风险干预内容的基础上,专业运动指导员还要指导老年人如何提升日常行动能力,教会老年人控制高血压,对使用的药物进行管理,治疗足部疾患,改善视力,改善环境安全;还要在进行第一次的干预后定期随访,根据老年人的情况调整干预方案,帮助老年人养成预防跌倒的行为习惯。目前,我国尚无老年人跌倒分级管理标准及分级管理内容的技术标准或推荐指南。

(二) 运动锻炼

运动锻炼是预防老年人跌倒最重要的干预策略之一。运动锻炼可以增加或改善老年人的肌肉力量、柔韧性、协调性、灵活性、耐力、平衡功能、步态稳定性等老年人跌倒相关影响因素,从而降低跌倒风险,减少跌倒发生。

虽然运动锻炼是国内外研究较多,也是被证明效果较好的老年人跌倒干预策略,但是研究表明不是所有的运动锻炼都能起到预防老年人跌倒的作用,也没有哪一项可改善平衡功能的运动锻炼适合所有的老年人。运动锻炼的类型、强度、持续时间、干预对象的身体条件、干预的设计实施等众多因素决定了运动锻炼能否有效发挥预防老年人跌倒的作用。对现有研究的综合分析发现:上述因素中没有明确的某个因素可以影响运动锻炼干预的有效性。但是通过对目前运动干预预防老年人跌倒的研究分析,那些能有效预防老年人跌倒的运动锻炼干预项目有着一定的共同特征,如:需要对机体平衡功能有所锻炼,姿势要以站立位为主,运动锻炼的内容最好能针对干预对象的危险因素,需要持续一定时间等,见表6-9。

表 6-9 可预防老年人跌倒的运动锻炼项目的共同特征

项 目	特 征
运动锻炼内容	1. 包含平衡功能训练 2. 锻炼处于站立位 3. 项目以减少上肢对身体的支撑为目的 4. 功能性活动的锻炼(爬楼梯、坐立练习) 5. 除主要运动锻炼外,增加一些耐力性练习以提升干预对象的体能(注意:如以走路为运动内容干预,则不能再以走路为补充锻炼) 6. 除主要运动锻炼外,增加一些中等强度的力量训练
开具运动处方	1. 逐渐增加运动强度 2. 运动强度个体化 3. 运动处方应针对目标人群的重要跌倒危险因素
项目特点	1. 运动锻炼时间 60 分钟 2. 每周至少 3 次 3. 至少持续 6 周 4. 小组锻炼或个人锻炼均可 5. 需要建立支持机制以增加研究对象依从性
项目设计和实施	1. 项目由专业人员设计 2. 运动锻炼由专业人员实施(确保运动兼具挑战性和安全性)

引自:Lord S. Falls in older people:risk factors and strategies for prevention (second edition). Oxford:Oxford Univ Press,2007.

1. 运动锻炼的内容　运动锻炼的内容多种多这样,但以预防老年人跌倒为目的的运动锻炼,在内容上应考虑部分(或全面)兼顾:平衡功能、力量、耐力、灵活性、柔韧性、协调性等因素。老年人的跌倒常发生在走路、起身、上下楼等日常生活行为中,开展针对日常生活行为的功能性锻炼也可有效减少老年人跌倒的发生。

平衡功能是人体的重要生理功能,是维持人体姿势的能力,也是人站立、行走、协调完成各种日常行为的重要保障。预防老年人跌倒的运动锻炼干预中应包括可以锻炼干预对象平衡功能的内容。目前研究结果显示,多数成功预防跌倒的项目中,干预对象是采用一种承重姿势下(站立位)的运动锻炼。一些以坐姿为主的运动锻炼,对平衡功能的挑战和锻炼较弱,预防跌倒的效果有限。对某些高危人群的干预可能在开始时不能独立靠下肢支撑身体维持平衡,需要进行用手支撑身体为主的锻炼,但应以减少上肢对身体的支撑为干预目的,尽量加强依靠下肢控制身体姿势,维持平衡的锻炼。

太极拳在预防老年人跌倒中得到了国内外研究的广泛关注。目前的研究结果显示,太极拳具备了可锻炼平衡功能、姿势控制能力、力量、柔韧性、灵活性等特点,锻炼以站立位为主,能发挥预防老年人跌倒的作用。但其动作自身有一定难度、需要专人教授、掌握动作和持续锻炼难等特点,限制了太极拳的适用范围。相对于太极拳,中国传统健康气功八段锦具有简单易学、需要场地小等特点,有研究显示其对改善老年人平衡功能也有一定效果,是极具希望的老年人跌倒预防运动处方。常见运动锻炼的类型见表 6-10。

表 6-10　运动锻炼类型

类型	活动内容	注意事项
平衡和协调性锻炼	单脚站立、踮脚走路、搬抬重物、交换体位	1. 运动中体位不宜变换太快,以免发生直立性低血压 2. 锻炼初期可借助桌椅或他人的帮助
力量运动	哑铃、沙袋、弹力带和拉力器,上下楼梯等至少 2 次/周	1. 保持正常呼吸,肌肉用力时呼气,肌肉松弛时吸气 2. 避免憋气和过分用力 3. 以不引起疼痛为宜 4. 出现疲劳、关节痛和肌肉局部痛不能恢复者应去看医生 5. 关节活动度受限者应控制锻炼关节屈伸范围
耐力运动(有氧运动)	步行、慢跑、跳舞、骑车、游泳、园艺、郊游、家务、劳动、购物5~7 天/周,≥30 分钟/天	1. 中等强度,自我感到心率加快(达到最大心率的 60%~70%)、呼吸变急、身体变热;不应有头晕眼花或胸痛症状,不应感到气促粗短 2. 根据具体情况调整活动,避免严寒、酷暑和污染重的时间去锻炼 3. 运动前后分别准备或放松 5~10 分钟 4. 运动时补水,需要时补糖 5. 必要时佩戴安全保护装置 6. 疾病状态下运动要适量
灵活和柔韧性锻炼	进行各个关节的活动度训练,如广播操和太极拳等	1. 动作应柔和、缓慢,活动范围适度,避免剧烈动作和体位变换过快 2. 开始练习时关节的屈伸可有轻度不适感。若发生疼痛,应减小活动力度和范围或停止

引自:宋岳涛.老年跌倒及预防保健.北京:中国协和医科大学出版社,2012 年.

2. **运动量**　由于老年人身体状态、运动能力、跌倒风险、运动类型等状态不同,目前的证据还很难对预防跌倒的运动锻炼量制定一个统一的标准。有证据表明可预防老年人跌倒发生的运动锻炼强度从每周 1 次 20 分钟的锻炼到每周 1~3 次 30~90 分钟的锻炼不等。有研究认为,预防老年人跌倒的运动锻炼强度应该为每周至少 3 次、每次 60 分钟的运动锻炼,且至少要进行 6 周,并尽量坚持锻炼。应特别注意,老年人的运动量并非统一的绝对数值标准,应以老年人体能和健康状况为基础,量力而为、循序渐进,及时调整。

3. **运动锻炼的组织形式**　与运动锻炼的内容和强度相比,运动锻炼的组织形式相对次要一些。现有的证据表明,干预对象以小组的形式进行小组锻炼、自己在家中进行独立或是二者混合的组织形式都可以预防跌倒。

4. **运动干预实施者**　成功的运动锻炼干预项目应由经过专业训练的专业技术人员设计和实施。负责干预的研究者应该能够拥有设计运动处方、指导运动锻炼技术、调整锻炼强度、保证锻炼安全性的能力和经验。此外,专业人员指导和实施干预会增加干预对象的信任感,有利于提高干预对象的依从性。

5. **干预对象**　同样是老年人,同一运动干预措施对不同特征的干预对象效果可能完全不同。如 Otago 运动锻炼干预项目在 80 岁以上且有跌倒史的老年人中效果好,但在 70 多岁没有跌倒史的老年人中则没有效果。通过运动锻炼预防老年人跌倒在那些拥有较强运动能力和运动习惯的人群中可能没有效果或效果不明显,因此选择干预对象时应考虑其危险因素的特征。此外,某些类型的运动锻炼或者某种强度的运动锻炼不适合老年人群,因此在开展运动锻炼干预前,应对干预人群进行健康和体质评估,以减低运动风险,提升运动安全性。

单独通过运动锻炼策略或将运动锻炼纳入综合干预策略中都能达到预防老年人跌倒的效果。国内外多个老年人跌倒干预指南均推荐了在设计和实施老年人跌倒干预项目时,纳入运动锻炼策略。对老年人而言,身体功能处于衰退阶段,运动锻炼是维持机体功能状态的有效策略,老年人进行运动锻炼的益处不限于预防跌倒,其对预防控制慢性病、增加社会交往、改善心理健康水平等方面的益处也有充足的证据。帮助老年人选择适合自己的运动类型,养成规律的运动习惯,鼓励老年人持之以恒的坚持锻炼身体,发挥长期运动的积累作用,是预防老年人跌倒、促进老年人健康的首要策略。

（三）改善环境

相当一部分的老年人跌倒与家居环境中的危险因素有关。现有研究表明,通过改善家居环境,提升家居环境的安全水平可以降低跌倒风险,减少跌倒发生。改善家居环境策略对严重的视力不良者、有跌倒史者、身体活动受限者等跌倒高危人群的效果更明显。

1. **家居环境安全性评估**　从跌倒预防的角度对家居环境安全性进行评估是改善家居环境的第一步。可用居家危险因素评估工具对家庭环境进行评估,国际上有家庭跌倒风险评估工具,如 HFHA(Home Falls Hazards Assessment)等,我国《老年人跌倒干预技术指南》中也推荐了适合我国城市地区的《预防老年人跌倒家居环境危险因素评估表》,见表 6-11。

目前,家居环境中的跌倒相关危险因素普遍存在,评估时应重点关注与老年人跌倒相关的采光照明、地面平整、湿滑、通道畅通、安装扶手、家具/物品摆放情况等几个方面。评估者应对评估中发现的危险因素进行初步的分析和判断,根据环境危险因素的特点给出指导和建议。开展家居环境评估时,最好由工作人员、老年人、老年人家属共同参与,在评估的同时给出改善指导和建议。

表 6-11　预防老年人跌倒家居环境危险因素评估表

序号	评估内容	评估方法	选项（是;否;无此内容）	
			第一次	第二次
地面和通道				
1	地毯或地垫平整,没有皱褶或边缘卷曲	观察		
2	过道上无杂物堆放	观察(室内过道无杂物摆放或摆放物品不影响通行)		
3	室内使用防滑地砖	观察		
4	未养猫或狗	询问(家庭内未饲养猫、狗等动物)		
客厅				
1	室内照明充足	测试、询问(以室内所有老年人根据能否看清物品的表述为主,有眼疾者除外)		
2	取物不需要使用凳子或者梯子	询问(老年人近一年内未使用过凳子或梯子攀高取物)		
3	沙发高度和软硬度适合起身	测试、询问(以室内所有老年人容易坐下和起身为参考)		
4	常用椅子有扶手	观察(观察老年人习惯用椅)		
卧室				
1	使用双控照明开关	观察		
2	躺在床上不用下床也能开关灯	观察		
3	床边没有杂物影响上下床	观察		
4	床头装有电话	观察(老年人躺在床上也能接打电话)		
厨房				
1	排风扇和窗户通风良好	观察、测试		
2	不用攀高或不改变体位可取用常用厨房用具	观察		
3	厨房内有电话	观察		
卫生间				
1	地面平整、排水通畅	观察、询问(地面排水通畅,不会存有积水)		
2	不设门槛,内外地面在同一水平	观察		
3	马桶旁有扶手	观察		
4	浴缸/淋浴房使用防滑垫	观察		
5	浴缸/淋浴房有扶手	观察		
6	洗漱用品可轻易取用	观察(不改变体位,直接取用)		

注:本表不适合农村家居环境的评估
引自:卫生部疾病预防控制局. 老年人跌倒干预技术指南. 2011.

2. 家居环境改善 仅评估是不足以产生预防跌倒效果的,老年人家庭是否按照评估结果和环境改善建议进行改善才是能否有效预防跌倒的关键。家居环境中的危险因素较多,其解决办法也不尽相同,我国幅员辽阔、发展不均匀,家庭环境千差万别,存在各式各样的环境危险因素。即便面对相同的危险因素,其指导建议也应考虑家庭实际条件和建议的可行性。一些较常见的家居环境危险因素及其解决方案见表6-12,可供开展相关工作时参考使用。

表 6-12 家居环境危险因素及其解决方案

危险因素	解决方案
一般性危险因素	
灯光(过暗、过于刺眼、不柔和)	照明光线应柔和,强度适宜,不闪烁。使用夜灯
光滑的地面	使用不滑的地面材质。避免过度使用地板蜡
松散易滑动的地毯	移走或固定地毯
翘起的地毯边缘	修理翘起的地毯边缘和其他不平坦的地毯覆盖物
过高的门槛	整修过高的门槛
被阻塞的通道	移走家具或其他物品,清理通道
穿过通道的绳索、线、带	重新布线,改变其路径
过高或过低的架子和碗碟橱柜	不使用过高或过低的架子和碗碟橱柜
地面上有洒落液体	立即擦去洒落在地面上的液体
饲养宠物	注意宠物,训练或者限制有危险的宠物
家具相关危险因素	
过低的椅子	升高椅子高度(如使用增高垫)
过低或过高的床面	使用床脚垫或调整床腿的高度
不稳定的家具	修理或移走不稳定的家具
使用梯子	避免使用梯子
浴室、洗手间和洗衣间的危险因素	
淋浴间、浴缸和洗手间缺少扶手	在淋浴间、浴缸和洗手间安装扶手
淋浴间有铁架	移走淋浴间的铁架;或在淋浴间外的区域使用座椅淋浴
坐便器高度过低	使用坐便器垫
厕所在室外	使用便桶代替室外厕所
光滑的地面	使用防滑垫或防滑条
使用浴油	避免使用浴油
楼梯的危险因素	
没有扶手或扶手不足	安装合适的扶手
楼梯台阶模糊	在台阶上使用对比鲜明的条带装饰
楼梯过陡,台阶狭窄	改造楼梯
环境分散注意力	改进楼梯和周围环境的设计
不可改动的台阶/楼梯	考虑安装使用斜坡

引自:Lord S. Falls in older people:risk factors and strategies for prevention(second edition). Oxford:Oxford Univ Press,2007.

有研究表明,开展环境危险因素评估后,家庭环境改善率为13%~90%不等,落实各项环境改善建议存在一定的障碍。主要的障碍来自两方面:一是老年人从情绪上不接受评估建议,他们可能认为评估本身和评估建议都是对他们健康状态和独立性的质疑。针对这种情况,比较成功的经验是利用健康教育,打消老年人的误会和顾虑,特别是通过以小组为单位的健康教育传递相关知识,消除老年人不良情绪,改变老年人的态度。二是部分经济条件不好的家庭因为经济原因不进行环境改善。针对这种障碍,可以对干预人群中经济水平较差的家庭给予一定的经济支持,如免费赠送一些扶手、防滑垫;免费改造台阶等。此外,利用环境改造策略进行干预时,由于部分家庭进行环境改造需要老年人的子女支持,因此在选择干预对象时,应考虑将其纳入,以便提高家居环境改善的落实率。

3. 公共场所环境改造　目前对家庭外跌倒危险环境的评估和改善研究较少,尚未形成比较成熟的模式和工具,相关的研究和实践有待开展。

对养老机构、医院等老年人可能长期或短期居住的环境应特别重视去除环境中跌倒相关危险因素。养老机构是专门为老年人服务的场所,其设计、建筑、装修阶段充分考虑预防老年人跌倒的需求,可从源头上去除可能的环境危险因素,应是预防养老机构老年人跌倒的最重要策略之一,其环境危险因素的评估和改善依据可参照家居环境评估和改善的工具和建议。

医疗机构中的老年人往往是临时就诊或短期住院的病人,但该人群身体状态不佳,对环境陌生,跌倒风险较大,住院跌倒、坠床等事件时有发生,因此也应注意医疗机构中的环境安全性。部分医疗机构针对住院患者的跌倒进行了较为详尽的管理规范,对住院环境的安全性也提出了一定的规范性要求,但国家统一的适用于我国医疗机构的跌倒预防相关标准尚未建立。

户外公共场所的环境安全也是老年人跌倒发生的关键因素,但其设计和建设往往缺乏对老年人的照顾。随着老龄化加快,在公共场所设计和建筑过程中应更重视老年人的生理特点,方便老年人使用,保障老年人的安全性。室外公共场所中道路平整程度、障碍物、台阶尺寸和边缘清晰度、照明情况、休息区域是否充足等都是户外公共场所应该关注的环境问题。可能的干预措施包括:保证道路平整、无障碍,使用防滑、可吸收冲击力的地面材质,提供足够的照明,及时清除积水、积雪、湿滑物质,增加休息区,增加台阶边缘的明显程度,增设扶手,及时维护破损台阶和道路等。

(四) 管理老年人用药

逐渐减少精神类药物使用,对老年人用药进行管理,可以预防那些因药物作用导致的跌倒发生。管理老年人的用药,应本着用药最小化的原则。医务人员应检查老年人的药物使用情况。凡是能增加跌倒风险的药物应尽量调整不用或者慎用,尽可能减少使用的药物种类和剂量。特别是精神类药物,如镇静药、抗焦虑药、抗抑郁药等,应尽量不使用,或控制药物使用总数量和剂量到最低程度。对于患有慢性病的老年人应定期评估每一种药物的利弊,特别注意药物对中枢神经系统的作用、是否会引起低血压等。如安眠药可能引起头晕,止痛药可能引起意识不清,镇静药可能导致头晕、视力模糊,降压药可能导致疲倦、低血压,降糖药可能导致低血糖,抗感冒药可能导致嗜睡等。

在我国,从预防跌倒的角度对老年人的用药进行检查和管理还很少见。对老年人用药进行检查、管理、指导和建议必须立足于临床机构。英美等国家对临床医生提出预防老年人跌倒实践建议重点之一就是帮助老年人用药最小化。在英国,建议老年人每年都要对自己使用的药物进行一次检查,对那些使用四种及四种以上药物的老年人,建议其每6个月就检查一次用药,其基本检查内容是那些与跌倒相关性强的药物。

提升老年人正确的药物使用知识,促进其改变不合理的药物使用行为,降低因药物导致跌倒的风险。通过多种渠道和形式向老年人及其看护者提供药物使用的注意事项等信息:应根据医嘱正确服用药物,不擅自改变药物数量和剂量,不自行添加药物,不轻易相信各种偏方,不滥用保健品。尽量避免同时服用多种药物,并尽可能减少药物剂量。主动了解药物的副作用和服药后注意事项,用药后动作宜缓慢,以预防跌倒发生等。

(五) 防治跌倒相关疾病

跌倒和许多疾病有关,有些疾病可以直接引起跌倒。尽早发现跌倒相关疾病,及时寻求医疗帮助,积极进行救治,以预防跌倒。跌倒可能是某种疾病的一种非特异性表现,有时老年人是因为跌倒才发现患有某种疾病。一旦老年人发生了跌倒,即便没有造成任何损伤,也应该引起重视,应仔细寻找跌倒的原因。

与老年人跌倒相关的疾病种类多,对跌倒发生的影响机制不同。现有研究和实践中,以预防控制跌倒为目的的相关研究和实践比较有限,主要集中在改善视力、补充维生素D、控制体位性低血压、管控心率/心律异常、治疗足部疾患几个方面。由于相关研究和实践数量还不充分,以治疗某种疾病作为单一干预措施的研究更是十分少见。现有研究结果并不一致,虽然相当一部分研究发现了通过治疗某些疾病可以有效降低跌倒风险,减少跌倒发生,但也有些研究没有达到预期的预防跌倒的效果,个别研究甚至通过干预出现了跌倒发生增加的结果。相关研究开展难度较大,但亟需开展。从促进老年人群整体健康水平的角度考虑,无论疾病的治疗对预防跌倒发生效果如何,发现老年人患有某种疾病后应积极治疗。常见的几类与跌倒相关的疾病及其医学处理建议见表6-13。

表 6-13　对于跌倒相关个体疾病状况的医学处理建议

跌倒相关疾病	医学处理措施
眼部疾患(老年性色素沉着、白内障、青光眼等)	常规眼部检查;眼部药物的使用
足部疾患(鸡眼、胼胝、趾囊炎、趾甲疾患和溃疡等)	消除鸡眼;矫正设备包括鞋垫、鞋具;给予家庭足部护理指导
肌肉骨骼系统疾患(骨关节炎、风湿性关节炎、急性软组织损伤)	正确的诊断;使用抗炎药物;活动辅助设备(手杖、行走辅助框架);自我治疗教育;使用髋部保护装置;锻炼指导
外周神经系统疾患	治疗糖尿病;检查有无维生素 B_{12} 缺乏;使用手杖;提供行走安全性相关的健康教育
体位性低血压	评估所使用的药物;健康教育
前庭功能退化	避免使用影响前庭功能的药物;耳鼻喉科相关检查
神经系统疾病(卒中、小脑攻击功能失调、帕金森综合征)	正确的诊断;使用髋部保护装置
精神疾患(痴呆、抑郁、躁狂)	详细询问可能的诱因;使用药物;髋部保护装置的使用
大小便失禁	正确的诊断;适当的指导;评估利尿剂的使用情况
严重反复发作的眩晕	正确的诊断;鉴别病因

引自:于普林,覃朝晖.老年人跌倒及预防.北京:华龄出版社,2005.

（六）使用辅助设备

与预防跌倒相关的辅助设备和工具种类繁多,有些可以辅助老年人完成日常生活行为,防止跌倒发生;有些可以保护身体的某些部位,减轻跌倒后损伤的严重程度。常见预防跌倒相关的辅助设备和工具有拐杖、助行器、鞋、眼镜、髋部保护器、跌倒报警器、洗浴座椅、扶手、防滑垫等。这些辅助设备和工具多数较常见,但严格科学设计的针对其预防跌倒效果的研究和证据还不充足。现有研究显示:使用防滑鞋可以减少冰雪环境中老年人的跌倒;停止使用多焦眼镜可以减少那些经常室外活动的老年人跌倒的发生;使用髋部保护装置可以减少跌倒后髋部骨折的发生。即便现有专项研究较少,但其能帮助老年人完成日常活动的作用是明确的,也是被国内外的多个老年人跌倒预防控制指南推荐的干预措施。

推广使用辅助设备时,重点是专业人员协助老年人判断是否应该使用辅助设备,帮助老年人判断使用哪类辅助设备,教授老年人如何选择和使用合适的辅助设备,注重提升老年人对使用辅助设备的认识,消除老年人"不服老"的心理认识,增加老年人辅助设备的正确使用率。预防跌倒相关的辅助设备和工具种类较多,各类设备和工具在适用条件、选择要点、使用方法等方面不尽相同,具体的某个辅助工具的选择和使用,请参照相关的参考资料。

（七）健康教育

开展健康教育是预防老年人跌倒的重要基础性策略。目前我国老年人尚缺乏预防跌倒的知识和技能。这种知识和技能的缺乏一方面表现在全社会对老年人跌倒的认识十分有限,缺乏对老年人跌倒的现状、严重程度、危险因素、干预措施的了解;另一方面表现在老年人、老年人家属和看护者、医疗卫生服务提供者等人群普遍缺乏预防跌倒的相关知识、意识和技能。因此,通过健康教育策略积极地传播相关的健康知识和技能十分必要。

现有关于通过健康教育预防老年人跌倒的研究结果显示,单独通过健康教育对减少老年人跌倒发生几乎没有效果,因此不推荐将健康教育作为单独的策略实施。老年人跌倒预防健康教育应与其他策略联合使用。应用健康教育策略干预时,主要内容包括:跌倒对老年人健康威胁的严重性,提高老年人对跌倒的危险因素的认识,了解和掌握一些预防跌倒的方法和措施,重点是帮助老年人改变行为习惯,去除跌倒危险因素。对高危人群的健康教育应该关注其突出可变危险因素,增加健康教育的针对性。教育老年人应提高对自我身体状态的认知,不做自己力所不能及的动作;主动选择有利于健康的、安全的生活行为方式;放慢走路、上下楼等日常行为活动的速度;适当使用拐杖等辅助设备;跌倒后的应对技能等。

（八）其他策略

1. 调整生活方式 调整那些增加跌倒发生可能性的行为,降低跌倒的发生风险。如避免走过陡的楼梯或台阶,上下楼梯、如厕时尽可能使用扶手;起身、下床、转身、转头时放慢动作;避免去人多、湿滑的地方;使用交通工具时,等待车辆停稳后再上下车;减少睡前过多的饮水;夜间下床时使用小夜灯、手电筒等增加照明;手杖放在伸手可及的地方;服用镇静、安眠药物后要减少活动;不饮酒或减少饮酒。

2. 加强对老年人的看护 对高龄、身体条件较差、需要他人看护的老年人,应以看护者为主要干预对象,加强对老年人的看护。重点加强对老年人日常生活的照顾、改善老年人生活和活动的环境安全、及时实施跌倒后应急处置;看护者协助老年人进行运动锻炼、健康教育。

3. 心理干预 老年人的健康离不开社会和家庭的支持。与跌倒后的老年人进行沟通和交流,减缓和消除其沮丧、焦虑、恐惧心理。认真倾听老年人的主诉,仔细了解老年人自身对于跌倒的感受很重要,有助于他们接受干预建议,增加干预依从性。对存在害怕跌倒的老年人,分析其对跌倒的恐惧的来源,帮助减轻或消除担忧,鼓励老年人进行运动锻炼,参与社交活动。

4. 加强跌倒后应急救助和康复　开展跌倒后如何求救、自救的应急处理能力教育。教会老年人如何在跌倒后求救、自救的技术。加强看护者、社会大众对发现老年人跌倒后如何判断病情、开展救助的技能教育。加强对社会急救医疗服务体系的建设,整体提升社会急救能力水平。加强三级康复服务体系的建设,促进跌倒后功能恢复,努力提升跌倒后老年人日常生活行为能力,促使老年人回归正常生活。

老年人跌倒是内外多种因素共同作用的结果,相关危险因素越多,跌倒发生的可能性越大。实施综合干预,应基于对干预对象进行了个体或群体诊断后,针对干预对象的危险因素特征,充分考虑资源的可及性和措施的可行性,开展以证据为基础的综合干预,避免盲目的开展没有证据基础的干预。

三、国内外实践

国内外都在预防控制老年人跌倒方面开展了一定的研究和实践,国外开展相关研究较早,其研究和实践在数量和质量上都优于国内的研究和实践。既往的预防跌倒相关的研究和实践给我国开展跌倒预防控制工作提供了丰富的资源,其中有值得借鉴和参考的经验,也有值得吸取的教训,本部分列举了部分国内外开展的预防老年人跌倒的研究或项目,以期能对我国开展相关研究给予启发、提供参考。

(一) 国外实践

1. 奥塔戈运动干预项目　奥塔戈运动锻炼项目(The Otago Exercise Program)是新西兰奥塔戈医学院等制订的以预防老年人跌倒为目的,进行的个体化、循序渐进的肌力和平衡力锻炼项目。项目经过四个随机对照试验和一个多中心对照研究测试,证据充分。通过干预,与对照组相比,干预组研究对象的跌倒发生率下降了 35%,干预对男性女性均有效,对 80 岁以上有跌倒史的老年人预防跌倒效果最明显。鉴于其较好的预防跌倒效果,2011 年美国对其进行了一定调整,并引入美国开始实施。现就项目概述如下:

(1) 干预目的:减少跌倒发生。

(2) 干预地点:新西兰但尼丁市。

(3) 干预对象:居住在社区的 65~97 岁老年人。

(4) 干预重点:进行一种简单易行、可承受的家庭运动锻炼,以提升肌肉力量和平衡功能。

(5) 干预场所:干预在研究对象家中进行。其初衷是服务于那些不愿意或不能参加小组锻炼或运动休闲中心活动的老年人。

(6) 干预内容:物理治疗师(physical therapist)或一名护士在干预开始的前两个月对每位研究对象进行四次家访(家访时间分别在第一周、第二周、第四周和第八周);并在干预第六个月进行一次强化活动。为了保持锻炼动力,在没有家访的月份,项目将每个月进行一次电话随访。

(7) 运动锻炼的内容:

1) 下肢力量练习,使用踝关节沙袋,进行伸展运动以锻炼下肢肌肉力量。

2) 平衡功能和身体稳定性练习,如双足前后站立,足尖走路等。

3) 增加关节活动度的练习,如颈部旋转、髋关节和膝关节的伸展等。

通过为每位研究对象设计合适的锻炼动作、项目工作人员现场指导和进行动作示范来保证研究对象运动的安全性。

（8）干预时间、频次：每次锻炼 30 分钟，鼓励干预对象每周完成 3 次锻炼，每周到室外走路 2 次。干预持续进行，在 4 个研究中，3 个研究持续了 1 年，1 个研究持续了 2 年。

（9）实施者：实施者是一个具备给老年人开具运动处方经验的物理治疗师，或者一个经过培训并被物理治疗师持续监督指导的护士。物理治疗师可以在了解干预手册后马上实施干预。护士需要接受一个 2 天的培训，并得到物理治疗师持续的监督和指导。

（10）关键因素：由于项目的运动处方是一套有效预防跌倒运动的组合，物理治疗师必须理解研究设计锻炼的理论依据，避免增加或减少运动锻炼处方。

2. Stepping On 预防老年人跌倒项目　Stepping On 项目最早是澳大利亚开展的针对社区老年人跌倒预防的干预项目。项目通过对社区居住的老年人开展一系列的小组活动来教授他们跌倒预防的知识和技能。通过干预，与对照组的参与者比较，干预组参与者跌倒发生率下降了 30%，其中男性参与者的跌倒发生率下降了约三分之二。随着其干预效果得到证实，2011 年美国也将其引入作为预防老年人跌倒的项目，其项目开发的手册和相关资料也被翻译为多种语言，并被使用。现将其最初干预设计和实施要点介绍如下：

（1）干预目的：减少老年人跌倒的发生。

（2）干预地点：澳大利亚悉尼市。

（3）干预对象：过去一年有过跌倒史的 70 岁及以上社区居住的关注跌倒的老年人。多数干预对象是女性。

（4）干预重点：提升自我效能，提升干预对象预防跌倒的技能和相关决策能力，改变跌倒相关行为。

（5）干预地点：选择干预对象方便到达的社区开展干预课程。课程前后安排干预对象、工作人员、专家间自由交流。后继进行入户随访。

（6）干预内容：干预针对跌倒相关的多个因素：提升下肢力量，改善平衡能力，提升家庭内和社区中的环境和行为的安全水平，鼓励进行视力检查和体检，以发现可能的导致跌倒发生的相关视力和健康问题。

（7）干预方法：围绕老年人跌倒预防的小组课程、小组活动、家庭随访。

（8）干预时间、频次：干预期为 5 个月。其中，干预前 7 周，每周组织 1 次约 2 小时的干预小组活动；最后一次小组活动结束后的第 6 周，进行一次家访（约 1.5 小时）；最后一次小组活动结束后的第 3 个月，进行一次干预后强化活动（约 1 小时）。

（9）具体干预内容安排如下：

第一次活动：跌倒风险评估；介绍平衡能力和力量练习方法。

第二次活动：复习平衡能力和力量练习方法；介绍在家中活动的安全注意事项。

第三次活动：家庭内外危险因素的识别与消除。

第四次活动：介绍室外活动的安全注意事项、穿鞋、穿衣相关安全问题。

第五次活动：介绍跌倒相关的视力不良、补充维生素 D 和钙的事项；介绍髋部保护装置。

第六次活动：用药管理；复习运动锻炼方法；介绍其他室外活动安全注意事项。

第七次活动：全面复习。

家访：复习老年人跌倒防治策略，如有必要协助其进行家居环境评估和改造。

强化活动：回顾干预的成效，介绍如何保持干预实施。

（10）实施者

1）一名职业治疗师（occupational therapist），负责实施项目，进行入户随访。

2）一个专家团队，负责实施小组课程。该专家团队经过职业治疗师对其进行的项目手册内容的培训。这个团队成员包括：一名物理治疗师（physical therapist）负责指导运动和运动安全；一名职业治疗师负责指导家庭和社区环境安全、行为安全、提升睡眠质量和髋部保护；一名老年人志愿者负责指导步行安全；一名退休护士志愿者负责指导合理用药；一名导盲犬组织的工作人员负责指导视力不良的应对。

全部实施者需有开展小组活动经验和与老年人工作经验，在开展干预前各实施者接受过跌倒预防的相关培训。

（11）关键因素：实施者是最关键的因素。要让每个实施者都明白他们在小组活动中的职责，需要提供反馈，并确保每次小组活动紧密围绕跌倒预防。Stepping On 项目手册给每个实施者提供了一个开展 7 次干预活动的相近指导，手册循序渐进，概括出了跌倒预防的相关主题和背景信息。

（二）国内实践

1. 全国伤害干预试点：老年人跌倒综合干预项目　中国疾控中心慢病中心于 2006—2009 年、2013—2015 年实施的伤害干预试点项目中，北京市、河北省、上海市、浙江省、河南省、深圳市、大连市分别开展了老年人跌倒干预项目，项目针对老年人跌倒的危险因素，实施了以社区为基础的老年人跌倒综合干预项目，有效提升了干预对象预防跌倒相关的知识技能水平、减少了跌倒的发生。现以上海市长宁区开展的社区老年人跌倒综合干预项目为例，就其实践要点给予介绍。

（1）干预目的：降低干预对象跌倒的发生率。

（2）研究方法：社区试验。

（3）干预地点：上海市长宁区北新泾街道。

（4）干预对象：社区居住 60 岁以上老年人。

（5）干预策略：充分发掘社区资源，建立包括政府、企业、专业机构、志愿者等在内的多部门团队。评价干预对象跌倒风险，了解跌倒相关危险。健康教育策略，根据危险因素和需求实施健康教育。识别和改善环境危险因素。分级管理，重点干预跌倒高危人群。

（6）干预场所：干预社区。

（7）干预方法和内容：建立疾控中心、社区卫生服务中心、街道居委会组成的干预团队。开展老年人跌倒的风险评估和危险因素调查。开展老年人跌倒预防的宣传、教育。识别干预对象家庭，社区环境危险因素，给予改善指导，改善部分社区危险环境。开展平衡能力测试，并鼓励老年人进行平衡功能锻炼。

（8）干预时间：2006—2009 年。

（9）主要实施者：市级/区级疾控中心、社区卫生服务中心、街道、居委会工作人员。

（10）干预效果：干预对象跌倒发生率由干预前的 17.7% 下降至 10.1%，多次跌倒发生率由干预前的 7.2% 下降至 2.5%。

2. 八段锦对社区老年人平衡功能影响的研究项目　老年人平衡功能下降是其跌倒的重要危险因素。为了探索通过开展锻炼中国传统健身气功八段锦对老年人身体平衡功能的影响，为探索新的可能的老年人跌倒运动干预处方，中国疾控中心慢病中心于 2016—2017 年在部分省市的项目点实施了八段锦锻炼对社区老年人平衡功能影响的研究项目。研究尚处于试施阶段,尚无法得到八段锦对研究对象干预的效果,但对部分地区 3 个月的效果分析显示,与对照组研究对象比较,干预组研究对象平衡功能有所改善(BERG 得分有所提高),其改善幅度与八段锦锻炼量有一定的量效关系。

（1）干预目的:探索八段锦锻炼对老年人平衡功能的影响。

（2）研究方法:社区试验。

（3）干预地点:河北省、上海市、浙江省、广东省、深圳市部分社区。

（4）干预对象:无运动习惯,平衡功能有所下降的 60~80 岁在社区居住的老年人。

（5）干预场所:集中锻炼为主,锻炼场所主要在干预对象所在社区;无法参加集中锻炼时,干预对象可以在家中或其他地方自行锻炼。

（6）干预内容:国家体育总局公布的健身气功八段锦。

（7）干预方法:教授干预对象八段锦动作,组织干预对象以小组锻炼或个人锻炼的形式进行八段锦锻炼。

（8）干预时间、频次:

1）每天 1 个小时八段锦锻炼,1 小时的锻炼内容包括热身活动(约 10 分钟),跟随音乐锻炼八段锦 3 遍(约 45 分钟),放松活动(约 5 分钟)。

2）每周锻炼 5 天,干预持续 6 个月。

（9）实施者:八段锦培训由具备健身气功指导员资质的专业人员进行。干预时由社区卫生服务中心工作人员和老年人志愿者组织、记录锻炼情况。

（10）评估指标:使用 BERG 平衡功能评估量表对研究对象平衡功能进行测试,BERG 评分为核心评估指标。其他测量指标还包括睁眼、闭眼单脚站立时间等。

（11）关键因素:激励干预对象坚持按要求完成锻炼;保证锻炼过程中安全。

（12）干预效果:干预组研究对象 BERG 评分较对照组研究对象有所提升。

第四节　儿童跌倒预防与控制

儿童是跌倒预防的另一个重点人群,现有对儿童跌倒影响因素的划分多立足于伤害的生态学模型,从宿主、动因、环境三个维度对危险因素进行分类,并在哈顿模型基础上,把儿童相关危险因素细分到伤害发生前、发生中、发生后三个时间阶段中。针对儿童跌倒的预防控制也基于对其危险因素的分析开展。相对于老年人跌倒预防,儿童跌倒预防研究和项目数量较少,其主要集中在发达国家和地区,本章在整理分析国内外已发表的儿童跌倒预防控制研究和实践基础上,系统介绍儿童跌倒预防的危险因素及其预防控制策略措施。

一、儿童跌倒危险因素

儿童跌倒的发生并非完全偶然事件,儿童本身(宿主)、作用物(致伤因素)和环境(包括物理环境因素和社会经济环境因素)三方面因素的共同作用决定了儿童跌倒是否发生,跌倒给儿童造成损伤的严重程度。WHO 发布的《世界预防儿童伤害报告》中指出,儿童跌落伤害的发生率和发生模式在很大程度上取决于环境因素。影响儿童跌伤发生率和跌伤严重程度的主要影响因素包括:年龄、性别、贫穷、跌落的高度、跌落接触面的材料类型、跌落的机制(是落下、从楼梯上摔下,还是因使用婴儿学步车而跌落等)。《世界预防儿童伤害报告》中按照伤害流行病学常用的哈顿矩阵总结了儿童跌倒相关的影响因素,见表 6-14。

表 6-14 儿童跌倒危险因素的哈顿矩阵

发生阶段	儿童相关因素	作用物	物理环境	社会经济环境
发生前	年龄、性别、活动水平、功能缺失	不安全产品或设施；缺少保护措施的屋顶、阳台或楼梯	缺少安全游戏场所、空间和机会；缺少楼梯门和护栏等预防措施	贫困；单亲家庭；家庭人口数量；母亲教育水平；儿童看护者、保健和教育人员缺乏对跌倒危险性的认识
发生时	儿童体格大小和生理发育状况	缺乏保护设施或减轻跌倒严重性的设施	跌倒时的高度；儿童跌倒时地表类型；缺少吸收冲击的表面	缺少对跌倒严重性（如冲击、脑震荡、脑损伤等结局）的认识
发生后	儿童一般健康状况、残疾、损伤后的并发症	存在锋利器物及增加割伤和感染危险的其他风险因素	缺少充分的入院前护理、急救护理或康复治疗	缺乏急救技能；医疗条件不方便；缺乏控制伤后结局的资源

引自：WHO. World report on child injury prevention. 2008.

（一）儿童自身相关因素

儿童本身是跌倒的易感人群，这主要与儿童自身的身体、心理发育水平和特点有关。现有证据表明，儿童的年龄、性别、活动水平、精神和躯体疾患是造成儿童跌倒的独立危险因素。儿童的身心处于发育阶段，其认识水平有限，缺乏对危险的识别、防范、应对能力；儿童身体的神经运动系统发育不成熟，这些都可能增加其对伤害的易感性。看护人缺乏对儿童，特别是低龄儿童的看护，也是重要的危险因素。

1. 年龄和发育程度 儿童不同生长发育阶段的特点，行为活动内容和范围不同都与跌倒是否发生、跌倒的类型和特征有关。婴幼儿由于头部重量占身体重量的比重较大，易从家具、座位、楼梯、童车等用具或设备上坠落，且更易造成头部受伤。1~3 岁的儿童刚刚开始自主爬、站、走、跑、跳，其身体协调性差，运动能力、平衡功能、姿势控制能力等尚未发育成熟，容易在台阶、楼梯、门槛、学步车、家具或娱乐器械上跌倒或坠落。5~9 岁的儿童往往开始了脱离成人近距离看护的独自外出活动，行为活动表现为好奇、好动、喜欢追逐打闹、爬高等特点。他们缺乏危险识别意识和应对能力，缺乏安全和危险的切身体验，对身体的控制能力也没有发育成熟，可能自己尚未意识到环境中的危险，这个阶段的儿童容易在玩耍娱乐过程中由于滑倒、坠落的引起跌伤。年龄更大的孩子往往在运动过程中发生跌倒伤害。

2. 认知发育程度 儿童阶段的认知发育始终处于不断成熟的阶段，儿童普遍缺乏对危险的认识、预见能力和应对能力，这都与其跌倒发生相关。通常，学龄前的儿童对危险认知不足，缺乏行为控制能力，对这个阶段儿童的保护主要依靠成年人。随着儿童长大，其认知能力逐渐增加，生活经验逐渐积累，对自己的行为有一定的控制能力，但尚不成熟、不完善，可能知道危险，但难以控制危险行为的发生。

3. 男孩 男童是儿童跌倒的高危人群。国内外的研究数据均显示出男孩的跌倒发生率和死亡率高于女孩的特点。这可能与男孩生性好动，活动范围广、更爱尝试冒险行为等行为特征有关。

4. 冒险行为 好奇心和探索欲望是儿童都会有的心理特点，低龄儿童可能更多的无意中尝试各种冒险行为，年龄较大的儿童更会主动尝试冒险行为，并以此体验冒险成功后的快乐。但在冒险行为中，行为本身存在一定风险，儿童容易发生伤害。

5. 同伴影响　年龄较大的儿童行为往往受到同伴的影响,他们逐渐发现和维护自己的独立性,希望与同伴保持某种一致。有时同伴的压力可能导致儿童采取危险行为,并因此跌倒受伤。

6. 其他儿童自身相关因素　患有精神、运动或感觉系统疾病及有残疾的儿童更容易发生跌倒。

(二) 作用物

1. 消费品　不安全的消费品是导致儿童跌倒的因素之一。与消费品相关的儿童跌伤可能的原因是消费品质量不合格、消费品设计缺陷、消费者使用不当、继续使用损毁的消费品等。常见的跌倒相关的消费品包括:

(1) 家具和儿童用具:家具和婴幼儿用具的使用与儿童跌倒的发生相关。常见的与跌倒相关的婴幼儿用具包括:童车、童床、高脚座椅、可变桌椅、学步车等。美国和加拿大的研究表明婴儿使用学步车是重要的跌倒危险因素,曾是造成婴儿跌倒死亡的重要原因之一。

(2) 休闲、运动产品:很多以休闲、运动为目的的产品等引起跌落和相关伤害,常见的产品有滑板、单轴滑冰鞋、带轮运动鞋(俗称"暴走鞋")、溜冰鞋等。使用这些产品可增加儿童运动相关跌倒的危险,特别是肢体骨折、扭伤和头部受伤。欧盟的伤害统计分析报告中滑板、高椅、婴儿车等产品位列 5 岁以下儿童伤害相关的前十位产品之中,其中多数导致的伤害为跌倒或坠落。

2. 游乐设施设备　游乐设施主要包括滑梯、摇椅、蹦床、跷跷板、转椅、秋千等儿童经常攀爬、玩耍的具有一定高度的设施。从这些娱乐设施上跌倒、坠落可能造成伤害,在高收入国家的住院统计数据中,从娱乐设备设施上跌落很常见。澳大利亚维多利亚州的研究发现,从娱乐场所器械上跌落引起的急诊入院病例中,39%与攀爬器械跌落有关,18%与滑梯跌落有关,14%与秋千跌落有关。发生与之相关的跌倒伤害可能的主要原因是:第一,设备设施本身不具备安全性。儿童在不符合安全性标准的娱乐设备设施上玩耍更易发生跌倒,例如,娱乐设备设施高度过高,防护栏、网缺失或质量不合格等。娱乐器械的设计与跌倒发生有关,特别是娱乐设备的高度。跌倒时的高度与跌倒严重程度有关,跌倒死亡率与跌倒时的高度成正比。将器械的高度降至 1.5m 以下时,从游乐设施跌倒需要急诊的危险可降低 45%。第二,儿童在不适合其身体发育水平的娱乐设备设施上玩耍。较常见的情况是儿童使用社区中供成年人使用的健身娱乐设备玩耍,因设备设施大小、材质、设计未考虑到儿童的需求,无法提供必要的防护,因此易发生跌倒并受伤。第三,供儿童玩耍的娱乐设备设施出现松动、破损、断裂,未及时警示、隔离、维修。

(三) 环境因素

与儿童跌倒相关的环境因素包括物理环境因素和社会经济环境因素。

1. 物理环境　建筑环境结构上存在不安全或不合理特性,或由于缺少保护性能,增加了发生跌倒的风险。家庭、学校和社区是儿童最常见的生活和学习的物理环境,应格外重视这些环境中的危险因素。这些危险因素包括:高层建筑缺少窗户的护栏;建筑物内和街道的光线不好、建筑物缺少维护等。

楼梯、窗户、阳台均是学龄前儿童发生跌倒的重要环境,未使用楼梯护栏、未安装窗户护栏,安装质量不合格的护栏,未使用窗户限位器,家具摆放给儿童提供了翻越窗户或阳台的条件等因素都是导致儿童跌倒、坠落的危险因素。在婴儿床、婴幼儿经常活动的区域,未使用可起到缓冲作用的地垫、地毯等也可能是增加跌倒后损伤严重程度的原因之一。

运动娱乐场所中除了运动娱乐设备设施本身的安全性之外,运动娱乐环境也应该是安全的,其安全性与跌倒发生和跌倒后损伤的严重程度也有一定关联。研究证明跌落接触面的材质与跌落后损伤严重程度有关。蹦床、滑梯、秋千、单双杠等娱乐运动设备设施周围应铺设有一定厚度、可起到吸收冲击力作用的表面材料,如沙子、塑胶地面等,以起到减轻损伤严重程度的作用。

此外,环境中的一些危险因素可能不是导致跌倒发生的原因,但却能加重跌倒后损伤的严重程度,对这些因素也应该注意予以清除和改善。例如,有锐利边角的楼梯、家具、游乐和学习用具等产品,不安全的玻璃门窗、家具,运动娱乐场所中存在碎玻璃、碎石、设备固定零件等。

2. 社会环境因素　缺乏成年人的看护是造成儿童跌倒的重要危险因素,在婴幼儿跌倒、坠落伤害中尤其突出。学龄前儿童应该一直处于成年人的看护之下,将伤害的可能性降到最低。看护人对儿童看护不足的问题十分复杂,很多社会环境因素对成年人看护产生影响。例如,家庭经济条件差、看护人文化程度低、失业、单亲家庭、家庭中有多个孩子、成年人患有疾病不具备看护能力、情绪不佳等均可能降低看管质量。流动儿童、留守儿童,因看护者对其看护不足,成为包括跌倒在内的伤害的高危人群。

（四）治疗和康复因素

跌倒发生后即应开始积极的救治,在院前救治、医院救护和治疗康复阶段的救治都会对跌倒后损伤产生影响。

1. 院前救护　常见院前危险因素是缺乏对儿童跌倒治疗、不恰当或不及时的紧急救护、转运过程中缺乏护理。人们一般容易忽视跌倒的影响,认为"跌倒和摔伤是儿童发育过程中的必然现象",不必大惊小怪,没必要到医院检查。低龄儿童,特别是婴幼儿,由于头部重量相对较大,加上运动功能发育不完善,很容易由于头重脚轻发生跌倒,受伤部位也往往是头面部和内脏。同时,由于婴幼儿不能用语言表达自己的感觉和伤痛,常常会耽误治疗。跌倒发生后,对儿童实施及时的急救治疗可以挽救生命和减轻伤害程度。若缺少治疗,则会加重伤害的严重程度和不良影响。

2. 医院救护　儿童跌倒后由于损伤部位和损伤类型不同,在处理方法上差异很大。医院缺乏儿科急救治疗专职医师、设施和诊疗技能差是导致医院救护不当的危险因素。

3. 康复治疗　良好的康复治疗是儿童从伤害中得到恢复的重要条件。由于跌倒是常见的致残原因,因此,康复治疗对减轻伤害,特别是预防残疾的意义重大。目前,人们对治疗的认识还很片面,缺乏对功能康复重要性的认识。因此,忽视功能康复是影响治疗效果的障碍之一。此外,康复资源的可及性较差也是制约康复医疗质量的重要因素。

二、儿童跌倒的预防与控制

影响儿童跌倒的因素复杂,对儿童跌倒的干预应针对其影响因素开展。对儿童而言,玩耍、运动、游戏、探索周围环境是必不可少的生活活动,开展儿童跌倒的预防控制要在满足儿童的生长、发育、成长需要的基础上开展,不能走向为了避免伤害发生,过分限制儿童的活动的极端。此外,要重视日常生活环境、儿童学习娱乐环境和儿童相关产品安全。国际公认的伤害预防"5E"策略为开展儿童跌倒相关伤害的预防控制提供了基本模型,很多国家实施的儿童跌倒预防研究和实践丰富和完善了该模型的内容。完善儿童相关产品安全性、提升环境安全水平、加强防跌倒教育、促进相关立法和执法、加强对儿童的看护、提高伤害发生后救治能力是预防儿童跌倒的主要策略。

（一）工程学策略和措施

设计使用安全的产品,识别、更换或改良不安全产品是许多高收入国家预防伤害的主要策略。在美国、欧盟等发达国家和地区针对缺陷产品、质量不合格产品的预警、召回、处罚法规和相关制度比较健全,已在预防产品相关伤害方面发挥了作用。国外研究已证明:重新设计并使用更安全的儿童家具、娱乐场所的游乐设施和器械、运动娱乐器械、购物车、轮椅等产品,在很大程度上降低了儿童跌倒相关伤害的发生率。

设计和建造儿童家具、儿童娱乐运动设备设施时,重点应限制其高度。跌倒后损伤的严重程度与跌落的高度成正比,即跌落的高度越高,跌倒造成的损伤程度越重。限制儿童娱乐设施、婴儿床等儿童相关设备、设施、家具的高度能降低跌倒后损伤的严重程度,新西兰的一项研究表明,如将娱乐场所器械高度降低至 1.5m,就有 45% 的儿童不会因为从游乐场器械跌落而去急诊室就诊。欧盟也规定儿童游乐设施高度不超过 1.5m。

改进不安全儿童相关产品。有些产品如"暴走鞋"、婴幼儿学步车、双层儿童床等,这些产品本身可能存在一定的缺陷,儿童在使用这些产品时发生跌倒或跌倒后受伤的风险均可能增加。应进一步完善其设计,增进其安全性。对已经发现安全隐患的相关产品应停用、召回。在美国,通过采取禁用婴儿学步车或调整学步车脚轮的数目和设计的措施,使学步车造成的伤害急诊就医率下降了 63%。更多的产品本身没有设计缺陷,但可能在使用过程中出现老化、损毁、零件松动等情况,因而增加产品的安全风险,在产品设计和制造阶段应考虑到这些产品在使用过程中的老化可能造成的儿童安全问题,并在设计上对其进行一定改造。

（二）环境改善

与儿童跌倒有关的环境因素包括物理环境和社会环境。其中物理环境因素在儿童跌倒的发生中发挥着重要的作用,有时环境中的危险因素就是导致儿童跌倒、坠落的直接原因。去除环境中的危险因素、将儿童与可能的危险环境隔离、增加环境中保护性因素都能发挥预防儿童跌倒的作用。通过改善物理环境预防伤害,属于被动干预,其干预效果往往优于主动干预。

1. 物理环境 不同年龄段儿童的主要活动场所有所不同,主要包括家庭、社区、幼儿园或学校。从预防儿童跌倒的角度看,几乎没有绝对安全的环境,环境改善策略的目的是尽可能地降低儿童因环境危险因素而跌倒的可能性,其主要的策略有:减少跌倒时所蕴含的能量,如降低跌倒平面的高度、使用可以吸收冲击力的地面材质等;通过障碍物将人和危险分开,如给窗户安装护栏、安全楼梯门等;降低环境中危险物品和危险部件造成的伤害,如去除或钝化环境中的尖锐物品或部件等。

（1）降低高度:儿童跌倒后造成损伤的严重程度与跌倒发生的高度相关,跌倒发生的高度越高,损伤的严重程度越重。降低儿童所处环境、玩耍娱乐设备设施的高度可降低跌倒致伤的风险。儿童从高于 1.5m 处跌倒受伤风险性是从低于 1.5m 处跌倒受伤风险的 4 倍;儿童从高于 2.25m 的高度跌倒受伤的危险性是 0.75m 或 0.75m 以下的 13 倍。许多高收入国家在降低了儿童游乐场设备高度后儿童跌倒伤害数量有所下降。

（2）改善跌倒接触面的材质:跌倒后与人体接触面材质的吸收冲击力能力与跌倒造成损伤的严重程度相关。吸收冲击力好的接触面材质在跌倒发生时更好地把冲击力吸收和转移,使人体承受的冲击力降低,从而降低人体因跌倒而受伤的可能性。在家中,床、沙发等儿童家具周围可以使用地毯、地垫等起到缓冲作用;在幼儿园、学校内的运动场使用塑胶地面代替水泥地面;在运动娱乐器械周围可以使用橡胶、沙土、树皮等更具缓冲能力的材质。

（3）增加环境中保护性设备设施:在新建、改建、扩建学校、幼儿园、儿童活动中心、商场、医院、体育场馆、宾馆、酒店等公共场所时,应充分考虑儿童身体和生理发育尚不成熟的特点,给窗户、走廊、楼梯、电梯等位置安装护栏、栏杆、防护网等保护性措施,提高建筑环境本身的安全性水平。室内有楼梯的场所,安装和使用防止幼儿跌倒的楼梯门。

(4)清除通道、楼梯、活动场地障碍物:保证儿童行走、活动的通道、楼梯、运动场馆没有障碍物、坑洼不平或凸出物(井盖、设备固件等)。通道或活动场所中有斜坡、台阶等可设立明显的提示标识。

(5)防滑:地面选择防滑的装修材料,特别要考虑到装修材料遇水后的湿滑程度,重点关注卫生间、浴室、饮水或取水处、门厅、暴露在室外的体操台、国旗台等位置的地面。如建筑材质较湿滑,可更换装修材料,或铺设防滑垫,并予以警示。

(6)去除或钝化环境中的尖锐物品或部件:有时跌倒后身体接触到环境中的尖锐物品或建筑部件(玻璃、碎石块、护栏的尖锐部分等),可造成锐器伤、开放伤、扎伤等。及时清理环境中的碎石、碎玻璃。应在儿童活动范围内减少玻璃制品的使用,使用玻璃防碎膜,不安装使用带有尖锐结构的护栏等;对课桌椅等进行边缘钝化处理。

2. 社会环境因素 通过改变社会环境干预儿童跌倒往往需要通过间接作用产生效果,其效果覆盖范围更广泛,可持续性更好,但干预难度相对更大,需要时间长,往往需要多方参与、长期努力才能有所进展。

儿童跌倒的预防尚未得到政府有关部门的充分认识,应做到以下几方面:将儿童跌倒纳入儿童健康促进等工作中,投入适当的人力、财力开展相关防控工作。提高社会对儿童跌倒的认识和重视。利用不同途径开展社会动员和社会宣传,促进全社会树立"儿童跌倒不是意外,采取科学措施可以预防儿童跌倒"的意识和理念。探索建立和完善适合留守儿童、流动儿童、单亲家庭儿童等存在儿童看护不足的看护和照料机制。建立和完善儿童跌倒相关信息收集、风险评估、信息共享工作机制,为政策出台和立法提供依据。

(三) 加强教育

教育策略是指对儿童、家长、教师等相关群体进行儿童跌倒预防的教育,提高其知识、意识和技能水平。教育策略形式多样,受众广泛,实施时可操作性强,是实际工作中最常被使用的干预策略。

实施健康教育策略应注意:单独实施健康教育策略对预防跌倒的效果有限,应与其他策略措施共同实施。教育对象可以是家长、教师、儿童本人,也可以是学校、幼儿园、儿童活动场所的负责人,还可以是建筑设计、产品设计、环境改善相关部门或机构的管理或技术人员,或者可以是立法、执法相关部门机构的工作人员。健康教育内容应根据对象、研究或工作目的的不同而有所区别。健康教育传播信息的内容应尽量有证据可循,有科学依据;同时要考虑到受众的接受能力和需求,尽量避免教育内容与教育对象的"错位"。健康教育可采用的形式多种多样,应随着社会发展、人们沟通和传播方式、获取信息习惯和途径的变化而不断更新;针对不同干预人群的健康教育形式应有所选择和不同。

(四) 促进立法和加强执法

加强立法和执法是效果较好的可持续的干预策略,针对某些特定危险因素,国家相关立法部门及时制定和修改相关法律、法规,并有效执行和强化相关法规。虽然不可能将所有与儿童跌倒有关的危险因素或保护因素都以法律、法规的形式做出规范和落实,但即使针对某个因素制定并执行了相关法律、法规,也能对预防儿童跌倒发挥相当的影响力。例如,美国纽约修订了相关法律,要求房屋业主必须安装窗户护栏。该法律出台后儿童从高层建筑跌落的事件大幅度下降。美国和加拿大对儿童学步车标准和使用进行规定后,与儿童学步车相关伤害变得十分少见。

我国与儿童跌倒相关的法律、规范还十分有限。针对学生伤害预防相关工作,教育部制定了《学校卫生工作条例》《中小学安全管理办法》《学校伤害事故处理办法》等法规,这些法规中虽然没有明确地将儿童跌倒独立作为一个健康问题进行阐述,但其内容从不同方面涉及到预防儿童跌倒、坠落。《儿童家具通用技术条件》《中小学校设计规范》《托儿所幼儿园建筑设计规范》等规范、标准对儿童家具、学习、生活的环境进行了规范,其中均涉及到预防儿童跌倒相关的内容。

我国现有的法规为预防儿童跌倒提供了一定的政策依据和法制保证,但仍有可改善的空间,预防儿童跌倒的立法执法策略可考虑下列内容:制定法规、标准,要求有儿童居住、学习、生活的住宅、学校、儿童活动中心等建筑安全窗户护栏、窗户限位器;限制运动、娱乐设施高度,规定儿童游乐场所地面、运动娱乐设施地面材料的材质和厚度(例如规定使用具备一定厚度的抗冲击表层材料,如沙子等);限制儿童学步车、"暴走鞋"的使用;进一步针对不同类型的儿童用品、家具、设备设施进行安全性规范。

执法是确保相关法规能发挥预防儿童跌伤作用的关键,执法不到位意味着那些基于证据制订的法规没有改变人们的行为,也无法减少儿童跌倒的发生。在促进立法的同时,应加强对已颁布法规的宣传、落实和执行,这样才能真正预防儿童跌倒的发生。

(五) 加强成年人看护

很多儿童的跌倒、坠落事件发生时,看护者就在儿童附近。加强对儿童的看护是公认的保护儿童免受伤害的重要策略。对于婴幼儿等年龄较小的儿童而言,加强成年人的看护在预防跌倒中发挥着无法替代的作用。儿童在学习爬、走、跑、跳的过程中,在探索外部环境的活动中可能出现各种各样的行为,必须有成年人的看护。

在公开发表的伤害预防研究中,很少有正式的对"看护"的界定。WHO 在《世界预防儿童伤害报告》中对看护的解释是:看护是指注意行为(包括看和听)和靠近(触及的或未触及的),但该行为是否连续无法判断(行为是否持续、是否有间歇,或者根本没有)。伤害类型多样,不同年龄儿童生理、心理和行为特征差别较大,不同地区的社会经济发展和文化风俗各异,很难有一种普适的标准看护模式来保护所有儿童的免受伤害。

看护的有效性受到多方面因素的影响。看护者自身的安全知识水平、安全意识和安全防护技能,看护者与孩子的距离,看护时是否同时做其他事情,看护者的心情、身体和心理健康状况、是否饮酒或使用药物等。加强看护被认为是一种普遍应该采取的儿童伤害预防控制措施,但其科学证据尚不充足。在预防儿童跌倒方面,往往建议成年人应对儿童(特别是婴幼儿)进行近距离、专心的(不在看护儿童时从事其他事情)看护,不能由交由未成年人看护儿童。

看护时应注意下列行为要点:不要让儿童单独呆在高处,如床上、沙发上、桌子上。给儿童换尿布时要将一只手放在儿童身上,防止儿童突然动作,最好在较低的平面上换尿布。将孩子放在童车、高椅、摇床、购物车等儿童家具或设备上时,一定使用安全带。抱着儿童上下楼梯、乘坐扶梯时抱紧儿童,防止儿童的突然动作导致的跌落。

(六) 加强治疗与康复

因跌倒而造成儿童的死亡和残疾有时是因现场急救不足、未及时送医、缺乏康复等原因造成的。儿童跌倒后的医疗救助涉及伤害现场的紧急救助、伤者到达医疗机构的专业医疗救助及伤后可能的康复救助。大量研究和实践证明：及时有效的现场救治并快速安全地将伤者送至专业医疗机构进行进一步的救治，能够有效降低包括儿童跌倒等各类伤害导致的死亡率、致残率，并为后期的康复奠定良好的基础。儿童、监护人等缺乏现场急救知识、技能，对儿童跌倒的治疗和康复重视不足，急救、医疗、康复服务可及性差、水平低等是导致现场救治不及时、效果差的的重要原因。相关主要措施包括：

1. 加强急救能力建设 对儿童家长、教师、相关医护人员进行儿童创伤急救、护理的技能培训，使其掌握急救技能。开展全社会的急救宣传教育，提升儿童跌倒发生现场第一目击者的急救意识和技能。根据儿童生长发育特点，适当教授儿童可以理解、可掌握的急救知识和技能。

2. 完善儿童伤害急救网络 加强急救网络建设，从政策和资源上支持急救网络的搭建与完善。在现有急救网络基础上，增加儿童急救相关的硬件和软件建设。

3. 健全儿科急救医疗设施和服务制度 增加医疗机构儿科门（急）诊数量，加强医疗卫生机构儿童专业技术力量。

4. 加强医疗卫生机构的专业康复治疗 在医疗机构现有的康复服务基础之上，建立完善儿童伤害康复的专业队伍，并丰富服务内容。

儿童跌倒是多因素共同作用的结果，相关危险因素越多，跌倒发生的可能性越大。实际开展预防儿童跌倒干预工作往往采用综合干预的策略。综合策略是指将教育策略、环境策略、工程策略、法律法规策略、加强看护策略、医疗救护策略等策略中的多种策略相组合开展儿童跌倒的干预。采取综合策略的好处是利用各类预防策略措施互补性，更全方位地应对导致伤害发生的多种危险因素，从而可能达到更好的工作效果。

虽然国内外对儿童跌倒预防措施的研究和实践还十分有限，但也积累了一定证据和经验。《世界预防儿童伤害报告》中列举了目前已经过研究验证的预防儿童跌倒的干预措施，其中部分干预措施被证明能有效减少儿童跌倒发生，有些干预措施在预防儿童跌倒的效果上尚没有充分的证据，这些措施可供相关部门的工作人员参考，见表6-15。

表 6-15 儿童跌倒的主要干预措施

预防措施	有效	可能有效	证据不足
实施多方面的社区综合干预项目，如："儿童不会飞翔"项目	■		
重新设计育儿家具和其他产品	■		
为游乐场所地面表面材质厚度、器材高度和游乐场维护制定标准	■		
为窗户护栏立法	■		
对危险家庭实施支持性家访和教育		■	
使用楼梯门和护栏		■	
举行针对儿童父母和卫生保健人员的大众媒体活动		■	
提供适宜的儿科急救服务		■	
通过教育活动提高认识			■
实施住房和建筑物法规			■
覆盖井和洞穴并去除危险物			■
对台阶、斜坡、地面不平、湿滑处等跌倒多发区域予以警示			■
去除或钝化建筑物、装修、装饰物、设备设施上的尖、硬、锐部分			■

引自：WHO. 世界预防儿童伤害报告. 2008.

三、国内外实践

在预防控制儿童跌倒方面国内外都开展了一定的研究和实践,国外开展相关研究较早,其研究和实践在数量和质量上优于国内,这些已经公开发表的预防儿童跌倒相关的研究和实践给我国今后开展相关研究、制定儿童跌倒防控策略和开展相关防控工作提供了丰富的资源,具有一定借鉴价值。本部分列举了部分国内外开展的预防儿童跌倒的实践项目,供读者参考。

(一)国外实践:儿童不能飞翔项目

"儿童不能飞翔"(children can't fly)是纽约卫生部门于 20 世纪 70 年代初,为了减少儿童从窗户跌落造成的高死亡和伤害而推行的计划。该方案涉及说服城市的卫生局修改法律,令所有有儿童居住的高层公寓的业主安装窗户护栏。这是美国第一部类似的法律,该项目包括 3 个组成部分。

1. 一个主动申报系统 所有 15 岁以下儿童的跌落都必须由医院的急诊室和警察局上报。由公共卫生系统的护士到跌落发生的家庭进行家访。

2. 教育 对父母进行一对一的咨询,告诉他们如何预防跌落。在电台、电视台以及出版业进行大众传媒活动,向人们宣传儿童从窗户跌倒、坠落的危险。这些活动与社区教育项目联合进行,同时在社区分发印刷材料。

3. 装置 在有幼儿居住的高危地区,如果需要护栏,该项目免费提供容易安装的窗户护栏。该项目显著降低了跌落发生率。特别是在该市布朗克斯区,其跌落发生的数量减少了 50%。世界许多国家的城市自此开始效仿纽约的做法。这种干预不但挽救了生命,同时也证明:它减少了住院率和康复需求,降低了照顾伤害儿童或永久残疾儿童方面的花费。这是具有低成本高效益的干预形式。

(二)国内实践:全国伤害干预试点项目——儿童跌倒干预项目

中国疾控中心慢病中心于 2006—2009 年、2013—2015 年实施的伤害干预试点项目中,青海省、上海市、宁夏回族自治区分别开展了小学生跌倒干预项目,项目以小学生为干预对象,以学校为主要途径,针对儿童跌倒的多种危险因素,通过多部门合作实施综合干预,有效减少了儿童跌倒的发生。现以 2013—2015 年上海市小学生跌倒/跌落伤害干预项目为例,就其实践要点给予介绍。

1. 干预目的 减少干预对象跌倒发生,降低干预对象跌倒发生率。

2. 研究方法 社区试验。

3. 干预地点 上海市松江区、浦东新区 11 所小学(6 所干预学校,5 所对照学校)。

4. 干预对象 在校小学生、教师、家长。

5. 干预策略

(1)识别和判定儿童跌倒的主要危险因素。

(2)减少导致儿童跌倒的主要危险因素。

(3)在时间和空间上隔离受保护儿童人群与跌倒危险因素。

(4)改变危险因素的性质。

(5)提高儿童、家长和老师三类人群的跌倒预防知识技能。

(6)完善校内安全制度,并促进校内执行力度。

6. 干预场所　健康教育以在学校为主,环境改善覆盖学校、家庭。

7. 干预方法和内容

（1）了解干预对象跌倒相关危险因素,通过健康教育提升学生、教师、家长的跌倒预防相关知信行。

（2）重点针对楼道跌倒、运动过程中跌倒、郊游中跌倒开展干预。

（3）评估校园环境安全并实施环境改善。

（4）实施分级干预,对确定高危人群,进行强化干预(家访、家庭环境评估等)。

（5）对学生、教师开展急救技能培训。

（6）完善学校防跌倒制度,促进各项制度落实。

（7）建立卫生、教育、体育、学校、社区等多部门多层面的合作工作机制。

8. 干预时间　2013—2015 年。

9. 主要实施者　市级、区级疾控中心工作人员、学校教师。

10. 干预效果　干预组学生家长跌倒预防知晓率从 77.53% 上升至 92.78%;要求孩子佩戴保护装置行为率从 32.50% 提高到 48.55%;干预组学生跌倒发生率从 6.15% 降低到 4.33%(同期对照组学生的跌倒由 6.32% 上升至 8.56%)。

本 章 要 点

1. 跌倒是全球因非故意伤害致死的第二位原因,跌倒每年约造成全世界 42.4 万人死亡,其中 80% 发生在中低收入国家。

2. 在我国,跌倒是仅次于道路交通伤害的因伤害死亡的第二位原因,在 65 岁及以上人群中跌倒是因伤害死亡的第一位原因。

3. 因跌倒到医院就诊的病例约占全部因伤害就诊病例的三分之一,所占比例最大。

4. 老年人跌倒危险因素包括内在危险因素和外在危险因素,通常被划分为生理因素、行为因素、物理环境、社会经济环境四个方面;因增龄导致的身体功能下降是老年人特有的一类危险因素。

5. 儿童跌倒的危险因素主要包括儿童生理和心理上的不成熟,活泼好动的行为特点,不安全的产品,环境中的安全隐患。

6. 已有证据支持的有效的老年人跌倒干预策略包括运动锻炼、改善环境、管理用药、治疗相关疾病、使用辅助设备等。

7. 儿童跌倒预防策略主要包括工程学策略、环境改善策略、健康教育、完善法律法规和加强执法、加强看护、治疗和康复策略等。

（王临虹　段蕾蕾　耳玉亮）

参 考 文 献

[1] American Geriatrics Society, British Geriatrics Society. Clinical Practice Guideline Prevention of Falls in Older Person. 2010.

[2] Holder Y, Peden M, Krug E, et al. Injury surveillance guidelines. Geneva: World Health Organization, 2001.

[3] Stevens J A, Burns E. A CDC compendium of effective fall interventions: what works for community-dwelling older adults 3rd. Atlanta, GA: Centers for Disease control and Prevention, National Center for Injury Prevention

and Control,2015.

[4] Doll L S,Bonza S E,Mercy J A,et al. Handbook of injury and violence prevention. New York:Springer Science + Business Media,2007.

[5] Lord S,Sherrington C,Menz H,et al. Falls in older people:risk factors and strategies for prevention. 2nd ed. New York:Cambridge University Press,2007.

[6] Lord S,Sherrington C,Menz H. Falls in older people:risk factors and strategies for prevention. New York: Cambridge University Press,2001.

[7] Peden M,Kayode O,Joanos,et al. World report on child injury prevention. World Health Organization,2008.

[8] National Center for Injury Prevention and Control. Prevention falls:a guide to implementing effective community-based fall prevention programs. 2nd ed. Atlanta,GA:Centers for Control and Prevention,2015.

[9] World Health Organization. WHO Global Report on Falls Prevention in Older Age. Geneva:WHO Press,2007.

[10] World Health Organization. Injury and Violence Fact 2014. Geneva:WHO Press,2014.

[11] 陈峥. 老年综合征管理指南. 北京:中国协和医科大学出版社,2010.

[12] 李立明. 老年保健流行病学. 第2版. 北京:北京大学医学出版社,2015.

[13] 世界卫生组织. 疾病和有关健康问题的国际统计分类(第十次修订本). 北京:人民卫生出版社,1996.

[14] 宋岳涛. 老年跌倒及预防保健. 北京:中国协和医科大学出版社,2012.

[15] 王声湧. 伤害流行病学. 北京:人民卫生出版社,2002.

[16] 于普林,覃朝晖. 老年人跌倒及预防,北京:华龄出版社,2005.

[17] 卫生部疾病预防控制局. 老年人跌倒干预技术指南. 2011.

[18] 中国疾病预防控制中心慢性非传染性疾病预防控制中心. 儿童伤害预防与控制工作指南. 北京:三辰影库音像出版社,2016.

[19] 中国疾病预防控制中心慢病非传染病预防控制中心,国家卫生和计划生育委员会统计信息中心. 中国死因监测数据集2015. 北京:中国科学技术出版社,2016.

[20] 中国疾病预防控制中心慢性非传染性疾病预防控制中心. 全国伤害医院监测数据集2015. 北京:人民卫生出版社,2016.

[21] 中国疾病预防控制中心. 预防儿童跌倒技术指南. 北京:三辰影库音像出版社,2016.

[22] Borse N N,Gilchrist J,Dellinger A M,et al. CDC childhood injury report:patterns of unintentional injuries among 0-19 year olds in the United States,2000—2006. Atlanta(GA):Centers for Disease Control and Prevention,National Center for Injury Prevention and Control,2008.

[23] Campbell A J,Robertson M C,Gardner M M,et al. Randomised controlled trial of a general practice programme of home based exercise to prevent falls in elderly women. BMJ,1997,315(7115):1065-1069.

[24] Chase C A,Mann K,Wasek S,et al. Systematic review of the effect of home modification and fall prevention programs on falls and the performance of community-dwelling older adults. Am J Occup Ther,2012,66(3): 284-291.

[25] Lindy C. The effectiveness of a community-based program for reducing the incidence of falls in the elderly:a randomized trial. Journal of the American Geriatrics Society. 2004,52:1487-1494.

[26] Gillespie L D,Robertson M C,Gillespie W J,et al. Interventions for preventing falls in older people living in the community. Cochrane Database Syst Rev,2012(9):D7146.

[27] Hartholt K A,Van Beeck E F,Polinder S,et al. Societal consequences of falls in the older population:injuries,healthcare costs,and long-term reduced quality of life. J Trauma,2011,71(3):748-753.

[28] Kalula S Z,Scott V,Dowd A,et al. Falls and fall prevention programmes in developing countries:environmental scan for the adaptation of the Canadian falls prevention curriculum for developing countries. J Safety Res,

2011,42(6):461-472.

[29] Zijlstra G A,Van Haastregt J C,Van Eijk J T,et al. Prevalence and correlates of fear of falling,and associated avoidance of activity in the general population of community-living older people. Age Ageing,2007,36 (3):304-309.

[30] Keall M D,Pierse N,Howden-Chapman P,et al. Home modifications to reduce injuries from falls in the home injury prevention intervention (HIPI) study:a cluster-randomised controlled trial. Lancet,2015,385(9964): 231-238.

[31] Lach H W. Incidence and risk factors for developing fear of falling in older adults. Public Health Nurs,2005, 22(1):45-52.

[32] Lamb S E,Jorstad-Stein E C,Hauer K,et al. Development of a common outcome data set for fall injury prevention trials:the Prevention of Falls Network Europe consensus. J Am Geriatr Soc, 2005, 53 (9): 1618-1622.

[33] Rubenstin L Z,Stevens J A,Scott A V. Chapter 3 Intervention to prevention falls among older adults. Handbook of Injury and Violence Prevention,2008:37-53.

[34] Linnan M. Child mortality and injury in Asia:an overview,innocenti working paper 2007-04,special series on child injury No. 1. florence. UNICEF Innocenti Research Centre,2007.

[35] Stephen L,Catherine S,Hylton M,等. 老年跌倒和跌倒伤害的相关定义. 伤害医学(电子版),2015,4 (2):57-58.

[36] Masud T,Morris R O. Epidemiology of falls. Age and Ageing,2001,30(suppl 4):3-7.

[37] Morello R T,Barker A L,Watts J J,et al. The extra resource burden of in-hospital falls:a cost of falls study. Med J Aust,2015,203(9):367.

[38] Rubenstein L Z. Falls in older people:epidemiology,risk factors and strategies for prevention. Age Ageing, 2006,35(suppl 2):i37-41.

[39] Spiegel C N,Lindaman F C. Children can't fly:a program to prevent childhood morbidity and mortality from window falls. 1977. Inj Prev,1995,1(3):194-198.

[40] Stewart W J,Kowal P,Hestekin H,et al. Prevalence,risk factors and disability associated with fall-related injury in older adults in low-and middle-incomecountries:results from the WHO Study on global AGEing and adult health (SAGE). BMC Med,2015,13:147.

[41] Stel V S. Consequences of falling in older men and women and risk factors for health service use and functional decline. Age and ageing. 2004,33:58-65.

[42] Panel on Prevention of Falls in Older Persons,Society A G,Society B G. Summary of the updated American Geriatrics Society/British Geriatrics Society clinical practice guideline for prevention of falls in older persons. Journal of the American Geriatrics Society,2011,59(1):148-157.

[43] Taylor B,Irving H M,Kanteres F,et al. The more you drink,the harder you fall:a systematic review and meta-analysis of how acute alcohol consumption and injury or collision risk increase together. Drug and Alcohol Dependence,2010,110(1/2):108-116.

[44] The prevention of falls in later life. A report of the Kellogg International Work Group on the prevention of falls by the Elderly. Dan Med Bull,1987,34(suppl 4):1-24.

[45] Vellas B J. Fear of falling and restriction of mobility in elderly fallers. Age and Ageing, 1997,26(3): 189-193.

[46] Verma S K,Willetts J L,Corns H L,et al. Falls and fall-related injuries among community-dwelling adults in the United States. PLoS One,2016,11(3):e150939.

[47] 段春波,周白瑜,于普林.2010年版美国老年人跌倒预防指南要点解析.中华老年医学杂志,2013,32
　　(7):689-691.

[48] 耳玉亮,段蕾蕾,叶鹏鹏,等.2014年全国伤害监测系统老年人非故意伤害病例特征分析.中国健康教
　　育,2016,32(4):312-317.

[49] 高茂龙,宋岳涛.中国老年人跌倒发生率 meta 分析.北京医学,2014(10):796-798.

[50] 李慧敏.老年跌倒效能及害怕跌倒心理研究进展.现代医药卫生,2016,32(20):3144-3147.

[51] 王声湧.伤害的流行病学界定标准(修改意见).疾病控制杂志,2005,9(1):96.

[52] 周德定.上海市老年跌倒流行病学研究.上海:复旦大学,2006.

第七章

溺 水

　　溺水是全球严重的公共卫生问题。全球每年近 36 万人死于溺水,有 90%以上发生在低收入和中等收入国家。其中一半以上死亡者为 25 岁以下的年轻人,5 岁以下儿童面临的风险最大。溺水是全球许多国家 1~14 岁儿童的前五大死因之一。我国统计数据表明,2000—2015 年期间,溺水是儿童伤害死亡的首位原因,占儿童伤害死亡的近 50%。除溺水死亡造成的疾病负担外,非致死性溺水可能导致严重的神经损伤,甚至终生残疾,给家庭带来情感和经济上的严重负担。国内外研究表明,溺水是可以预防控制的,一系列干预措施已被证明在预防溺水方面有效,其中包括有策略地使用护栏来控制接近水域,提供安全的场所,教授学龄儿童基本游泳技能,更好的洪水风险管理,改进航运和轮渡的法规,和制定国家水安全政策等。但在全球,溺水问题并未受到广泛的关注,对于溺水的预防工作和投入尚为薄弱。本章对溺水的基本概念、全球和我国的溺水流行情况、溺水的主要危险因素,以及溺水的预防控制策略和措施进行介绍。

第一节　概　述

　　溺水是一个全球性健康杀手,尤其是对于儿童和青年人。虽然国内外研究证实溺水是可以预防控制的,并提出一系列有效的溺水干预措施,但相对于溺水所造成的严重疾病负担和社会影响,人们对预防溺水的关注和投入还是微不足道。

一、溺水的基本概念

(一) 定义

　　溺水(drowning)也称淹溺,是指淹没或浸泡于液体中,造成呼吸障碍的过程。溺水并非时间上某一点的概念,其含义是气道入口形成一道液/气界面,它可阻止人进一步呼吸,在这一过程之后,无论溺水者存活或死亡都属于溺水概念的范畴。溺水发生过程十分迅速,2 分钟后便会失去意识,4~6 分钟后神经系统便遭受不可逆的损伤。溺水一旦发生,结果往往是致命的。

　　关于溺水的定义,国际上曾经一度缺乏标准的定义,使得溺水的研究变得困难,且阻碍了不同国家和不同背景科研工作者之间的交流。2002 年在荷兰举办的第一届世界溺水大会一致采用的溺水定义为:淹没或浸泡于液体中,造成呼吸障碍的过程。并且该定义被 WHO 采纳并写入 2014 年发布的《全球溺水报告——关注一个可预防的杀手》。

(二) 分类

　　1. 按照伤害外部原因分类　　根据国际疾病分类编码(ICD-10),溺水分为故意、非故意和意图不确定三大类(表 7-1)。故意溺水包括用淹溺和沉没方式故意自害(X71)、用淹溺和沉没方式加害(X92);非故意性溺水包括意外淹溺和沉没(W65~W74)、自然灾害相关的溺水(X36~X39)和水上运输相关的溺水(V90、V92);意图不确定溺水(Y21)。

表 7-1　溺水 ICD10 编码分类

非故意溺水	
W65	在浴盆内淹溺和沉没
W66	落入浴盆后淹溺和沉没
W67	在游泳池中淹溺和沉没
W68	落入游泳池后淹溺和沉没
W69	在自然水域中淹溺和沉没
W70	落入自然水域后淹溺和沉没
W73	其他特指的淹溺和沉没
W74	未特指的淹溺和沉没
X36	雪崩、山崩和其他地面运动受害者
X37	灾难性暴风雨受害者
X38	洪水受害者
X39	暴露于其他和未特指的自然力量下
V90	船舶事故引起的淹溺和沉没
V92	与水上运输有关的非船舶事故的淹溺或沉没
故意溺水	
X71	用淹溺和沉没方式故意自害
X92	用淹溺和沉没方式加害
未确定溺水	
Y21	意图不确定溺水

2. 按照伤害结局分类　溺水按照结局可分为致命性溺水和非致命性溺水,非致命性溺水的结局包括病态和非病态。第一届世界溺水大会上,与会专家一致统一了溺水的定义和相关概念,统一将溺水结局分死亡、病态和非病态,并且建议摒弃过去使用的 wet、dry、active、passive、silent、secondary drowning 等溺水术语。此后,该建议在 2016 年《中华急诊医学杂志》发布的"淹溺急救专家共识"被采用并强调指出:如果淹溺者被救,淹溺过程中断,称为"非致命性淹溺";如果是因为淹溺而在任何时候导致死亡的,则称为"致命性淹溺"。不再使用"湿或干性淹溺""主动/被动/静默性淹溺""二次淹溺""濒淹溺"等名词。

二、溺水是重要的公共卫生问题

溺水是一个非常重要但被忽视的公共卫生问题。据 WHO 估计,2012 年有 372 000 人死于溺水(除洪水、运输事故和水上运输事故引起外),溺水成为全球非故意伤害中继道路交通伤害和跌倒之后的第三位死亡原因。由于官方统计方法不包含故意溺水死亡(自杀和他杀)、洪灾和水运事故(包括移民、难民、无国籍人士偷渡过程中的翻船事故),以及其他一些数据统计干扰因素的影响,实际预估溺水死亡人数更令人担忧。比如一些溺水者无法到达医疗机构和被记录,文化因素导致的溺水者被迅速掩埋等,都可能导致很多死者未被记录在内。高收入国家数据表明,这种统计方法在一些国家仅计入了至多50%的溺水人数。中低收入国家的调查数据与WHO预估数据形成鲜明对比,一些国家数据高于WHO数据4~5倍之多。

溺水严重威胁着儿童和青年人的健康,全球超过一半以上的溺水死亡者年龄低于25岁,5岁以下儿童的溺水致死风险尤为突出,男性溺水的可能性是女性的2倍。在WHO七大区域中,溺水是每个地区1~24岁人群十大死因之一。据WHO来自85个国家的死亡数据显示,在符合数据标准的48个国家中,溺水是1~14岁儿童死亡的五大原因之一。

溺水问题在空间分布上有显著差异。溺水死亡在中低收入国家更为严重,全球91%的溺水死亡发生在中低收入国家,中低收入国家溺水率是高收入国家的三倍以上。在我国,溺水是人群伤害死亡的第四位原因,是1~14岁儿童的首位致死原因,严重影响我国儿童的健康发展。但随着我国政府相关部门及相关机构对儿童溺水预防的关注和投入,数据显示我国近几十年溺水相关的各项疾病负担指标均有大幅度下降,相对于成年人,儿童溺水疾病负担下降幅度尤为显著。但相比国际和其他国家的溺水死亡水平,我国的溺水问题仍然较为严重,并且我国各省人群的溺水疾病负担存在地区性差异,目前西部和中部地区是我国溺水高死亡地区,亟待加强关注和投入。

除致死性溺水外,非致死性溺水造成的终身性健康损伤也会给家庭和社会带来沉重负担。不同研究显示,5%~36%的溺水住院病例结局有严重的神经系统缺陷或神经系统的长期后遗症。澳大利亚有研究显示溺水后存活的住院儿童中至少有5%的人出院时有严重的神经系统缺陷,英国和南非也有相似的研究结果报告。美国对非致死性溺水病例研究显示平均每个病例的住院治疗直接费用为1.3万~1.4万美元,澳大利亚有关伤害负担研究显示非致死性溺水造成的平均人均终身负担最高。我国目前对非致死溺水的研究较少,仅在广东、宁波等地对学生人群的非致死性溺水流行情况和影响因素进行了初步探索。广东研究估计该省每年发生非致死性溺水的学生超过60万人,其中急诊治疗超过9万人,住院治疗超过4万人,造成了沉重的医疗和经济负担。

三、溺水的可预防性

溺水作为一个公共卫生问题,是可以预防的,但相比溺水造成的全球疾病负担影响,致死性和非致死性溺水在公众健康领域常被忽视,对预防溺水的关注和投入更是不相匹配。溺水发生过程十分迅速,一旦发生,结果往往是致命的。与其他伤害不同,溺水者能否存活几乎完全在事故现场就能确定,并且取决于两个主要因素:溺水者是否可以迅速离开水面;是否对溺水者进行适当的复苏救援。所以,对于减少溺水所致的疾病负担和社会影响,预防是至关重要的。

国内外研究和案例已经充分表明了溺水的可预防性,在过去几十年内,溺水事件在许多发达国家总体上呈下降趋势。如澳大利亚全人群非故意溺水死亡率2002—2003年约为1.5/10万,2008年约为1.2/10万,儿童溺水下降趋势更为显著。通过改变环境降低对儿童开放水域的暴露率和进行健康教育降低浴缸溺水危险性相结合的措施,日本1~4岁儿童溺水死亡率从1955年的45.4/10万降至2000年的1.6/10万。溺水在许多发展中国家也有所下降。如我国 1987—2006 年间,溺水死亡率由 11.9/10 万降至 9.1/10 万,占总伤害死亡的比例也由 19.0% 降至 13.0%。在印度两南部沿海地区。1994 年溺水死亡率高达 13.8/10 万,2002 年降至 6.8/10 万,但随后又略有上升,2005 年为 8.4/10 万。

溺水的预防需要多部门共同参与,采取综合措施,才能起到事半功倍的效果。发达国家的经验表明,溺水应采取综合性的干预策略,除加强立法和监测外,还应加强监护和宣传教育、提高游泳技能和改变危险环境等。WHO 基于现有的成功经验和证据,在 2014 年发布的《全球溺水报告——关注一个可预防的杀手》报告中提出了 10 项有助于预防溺水的行动,包括:以社区为基础的行动,如安装护栏控制接近水域、提供安全的有监管的儿童活动场所、教授学龄儿童基本的游泳和水上安全及安全救护的技能、培训旁观者安全救援和复苏技能、加强公众的溺水预防意识等;推动有效的溺水预防和管理的政策法规,如设定和执行安全划船、航运和轮渡的法规等;以及开展进一步的研究。

第二节　流 行 情 况

掌握溺水的流行情况是做好溺水预防工作的基础性、关键性步骤。本章对全球和我国溺水死亡、发生等流行现况和变化趋势进行描述,并且对溺水现场评估和不同来源数据利用进行阐述。

一、全球溺水流行状况

(一) 致死性溺水

1. 总体特征　WHO 数据显示,2012 年全球有 372 000 人死于溺水,每小时约有 42 人因溺水死亡。溺水死亡人数是营养不良死亡人数的三分之二,疟疾死亡人数的一半以上,是 WHO 七大区域中每个地区 1~24 岁人群十大死因之一。全球疾病负担 2017 研究(Global Burden of Disease 2017,GBD2017)估计,2017 年溺水造成全球 29.5 万人死亡,死亡率约为 3.96/10 万。全球溺水死亡的真实数据可能远远高于目前报告的数据,主要原因是目前官方统计溺水死亡数据的内涵不包含故意溺水死亡(自杀和他杀)、洪灾和水运事故(包括移民、难民、无国籍人士偷渡过程中的翻船事故)。高收入国家数据表明,目前的统计方法在一些国家仅计入了至多 50% 的溺水人数。中低收入国家的调查数据与 WHO 预估数据形成鲜明对比,一些国家数据高于 WHO 数据 4~5 倍之多。另外,一些溺水者无法到达医疗机构,一些文化因素导致的溺水者被迅速掩埋等,都可能导致很多溺水死者未被记录在内。

2. 空间分布　溺水有明显的地区分布差异,这与社会经济发展水平和环境条件有关。从全球来看,91% 的溺水死亡发生在中低收入国家,低收入国家的溺水死亡率比高收入国家高 3~4 倍。这与在中低收入国家的人们在工作、运输和农业生产中与水有密切的日常联系有关。无论在发达国家还是发展中国家,偏远农村地区溺水死亡率都高于城市。如在澳大利亚,农村居民溺水死亡率约为城镇的 1.7 倍,地区越偏远死亡率越高(远离市中心区域溺水死亡率为 1.9/10 万,更偏远地区则为 3.7/10 万)。

由于地理环境和经济发展的不同,不同国家和地区的溺水地点有所不同,但多发生于河流、湖、溪流、海洋等自然水域。不同年龄组人群溺水地点有所不同。在许多发达国家,婴儿溺水常发生在家中无人监护的浴缸、水桶、厕所等,1~4 岁儿童多为跌入家中或附近的游泳池致死,而随着年龄增长自然水域溺水比例增加,15 岁以上的青少年和成年人多在河流、湖、池塘、海洋、沙滩等水域游泳时发生溺水。在发展中国家,由于浴缸和游泳池不普遍,儿童溺水地点与发达国家有所不同。如在孟加拉国,婴儿多溺死在喂家畜的水槽和厨房中的饮用水水桶,1~4 岁儿童溺水多发生在家附近的池塘、水沟和河流,4 岁以上儿童溺水多发生在水沟、池塘、河流和湖等水域。我国 0~4 岁儿童溺水多发生在室内脸盆、水缸和浴池,5~9 岁主要发生在水渠、池塘和水库,10 岁以上主要发生在池塘、湖泊和江河。

3. 人群分布　溺水可发生于各年龄段,但儿童和老年人高发,WHO 数据显示溺水死亡率与年龄成"u"字形关系。全球有超过一半以上的溺水死亡者年龄低于 25 岁,5 岁以下儿童的溺水风险突出。在 WHO 七大区域中,溺水是每个地区 1~24 岁人群十大死因之一。据 WHO 来自 85 个国家的死亡数据显示,在符合数据标准的 48 个国家中,溺水是 1~14 岁儿童死亡的五大原因之一。即使在溺水死亡率相对较低的发达国家,溺水仍然是这些国家威胁儿童健康的主要杀手。如溺水是美国、新西兰 1~14 岁儿童以及以色列 15~19 岁青少年意外死亡的第二位原因。儿童由于好奇心强且好动,又缺乏对危险水域的认识和脱离危险水域的能力,易成为溺水高发人群。由于身体和生理原因,老年人也是溺水的高危人群。全球数据显示 2012 年 60~69 岁、70~79 岁、80 岁及以上的老年人意外溺水死亡率分别为 6.0/10万、8.9/10 万和 14.6/10 万,其中 80 岁及以上组死亡率位居全人群第二位。

溺水性别分布显示,男性更易溺水,WHO 报告数据显示全球不同年龄组和不同地区溺水死亡率男性均高于女性,男性溺水死亡率是女性的 2 倍。在新西兰,0~4 岁组儿童意外溺水死亡数的男女性别比为 2∶1,14 岁以后逐渐增大,20~24 岁组升至 6∶1。

4. 时间和趋势变化　溺水的发生与季节和时间也有一定相关性。溺水一年四季均可发生,但多发生于雨季和较炎热季节。这与雨季池塘、河流、湖泊等水平面较高和在炎热季节水上活动较多有关,也与洪水和海难等灾害高发有关,一次洪水和海难可能造成数千人死亡。2004 年印度洋海啸死亡案例中有 1/3 是儿童。另外,节假日期间发生致死性溺水的危险性都会升高。从一天中发生的高危时间上看,溺水多发生于白天,如孟加拉国数据显示,12~23 月龄的农村儿童主要溺死在上午。

从时间发展的长期趋势来看,在过去近几十年内,全球的溺水死亡水平呈现下降趋势。GBD2017 研究显示,2017 年全球溺水标化死亡率与 1990 年比较,下降了 57.35%。其中,5岁以下儿童溺水死亡率由 32.44/10 万下降至 8.79/10 万,5~14 岁儿童溺水死亡率由12.11/10 万下降至 3.83/10 万;男性溺水死亡率由 12.44/10 万下降至 5.43/10 万,女性溺水死亡率由 6.07/10 万下降至 2.48/10 万。

(二) 非致死性溺水

全球疾病负担 2017 研究估计,2017 年全球溺水的发生率为 4.74/10 万。非致死性溺水的数据更加难于估计,这与溺水发生的现场特点有关,而且很多国家没有主动采集这个数据,即使可以通过医疗机构资料进行统计,但仍会有大量不到医疗机构就诊的溺水患者未被统计入内造成低估。2008 年联合国儿童基金会报告指出,2004 年全球超过 175 000 名 0~19岁儿童意外溺水死亡,因溺水存活下来的 0~14 岁儿童有 200 万~300 万,其中住院治疗者中至少 5% 留有严重的神经损伤。美国每一名儿童溺水死亡,就意味着另有 4 名儿童因非致死性溺水于急诊治疗。孟加拉国农村 1~4 岁儿童中非致死性溺水数占总溺水的 72.0%。

(三) 疾病负担

除溺水死亡外,许多溺水幸存者将遭受暂时和永久性的伤残,影响人群健康和生命质量。通常用伤残调整生命年(DALY)来表示死亡的寿命损失年和伤残的健康寿命损失年数,其可以衡量伤害造成的健康负担。GBD2017 估计,2017 年溺水造成全世界 1 669.49 万伤残调整生命年(DALYs);DALYs 率是 229.95/10 万,在伤害和暴力造成的 DALYs 中排在 5 位。2017 年全球溺水的 YLDs 率为 1.66/10 万。但与 1990 年比较,2017 年全球溺水标化 DALYs率下降了 63.78%,标化 YLDs 率下降了 35.65%。

(四)经济影响

目前全球的溺水状况研究大多忽视或低估了溺水造成的经济负担。美国针对非致死性溺水住院治疗费用所做的研究显示,尽管大多数病例在入院当天或第二天就可以出院,但仍有一小部分病例需要接受很长时间的强化治疗,因此据报告平均每个病例的住院治疗直接费用为 13 000~14 000 美元。对于发生了长期后遗症(如脑损伤)的病例,仅治疗费用就会超过 100 000 美元。澳大利亚的一项关于伤害负担的研究发现,非致死性溺水造成的平均人均终身负担最高,包括直接和间接负担。

二、我国溺水流行状况

(一)致死性溺水

1. 总体特征 溺水是我国全人群伤害致死的第 5 位原因,是 1~14 岁儿童各类疾病中的第一位死因,是威胁我国人群健康发展的重要公共卫生问题。《中国疾病监测死因监测数据集 2017》结果显示,2017 年我国溺水粗死亡率为 3.45/10 万,其造成的死亡占我国伤害总死亡的 7.29%,其中 1~4 岁儿童溺水死亡率为 6.63/10 万,溺水死亡占该年龄组儿童伤害死亡的 39.05%;5~14 岁儿童溺水死亡率为 3.72/10 万,溺水死亡占该年龄组儿童伤害死亡的 38%。但以上显示的溺水死亡数据仅显示了我国非故意溺水中的意外淹溺和沉没统计结果,其他包括自然灾害和水上运输相关的溺水死亡以及故意和意图不明的溺水死亡未被统计在内,对我国总体溺水死亡水平存在低估情况。

2. 空间分布 我国人群的溺水死亡存在地区性差异。《中国疾病监测死因监测数据集 2017》结果显示,2017 年我国农村地区溺水粗死亡率为 3.97/10 万,高于城市地区的 2.42/10 万;东、中、西部地区的溺水死亡率依次升高,东部地区为 2.76/10 万,中部地区为 3.66/10,西部地区为 4.22/10 万。溺水有明显的地区分布特点,这与我国不同地区的社会经济发展差异和环境条件有关。对我国溺水的高危人群儿童的相关研究发现,我国儿童溺水死亡率存在明显的地域和城乡差别。江西省 2005 年儿童伤害流行病学调查显示,1~17 岁儿童溺水死亡率为 36.5/10 万,其中农村儿童溺水死亡率为 43.1/10 万,明显高于城市(6.0/10万)。2001—2005 年厦门 1~14 岁儿童因溺水死亡 67 人,其中 91% 为农村儿童,农村和城市儿童溺水死亡率分别为 9.5/10 万和 1.21/10 万。

我国溺水高发地点随人群年龄不同分布有所不同,1~4 岁儿童主要发生在室内脸盆、水缸及浴池,5~9 岁儿童主要发生在水渠、池塘和水库,10 岁儿童以上主要是池塘、湖泊和江河中。农村绝大多数自然水体如池塘、湖、河、水库等无围栏,也无明显的危险标志,这些水体多数距离村庄、学校比较近,是儿童溺死的主要发生地。江西调查显示,1~17 岁儿童溺水,有接近一半发生在距离住房 20m 以内;62.8% 的 1~4 岁儿童的溺水发生在距离住房 20m以内。广西 61.66% 的溺水儿童溺死在离家或学校 500m 以内。江西省 5 岁以下儿童溺水发生在池塘者占 57.14%、发生在沟渠者占 14.29%、发生在水井者占 11.43%。

3. 人群分布 溺水是我国儿童的头号杀手,2017 年我国 1~14 岁儿童溺水死亡率为 4.60/10 万,其中男童为 6.25/10 万,女童为 2.69/10 万,溺水死亡占该年龄组伤害死亡的

38.45%。儿童溺水死亡率最高的年龄段为 1~4 岁组,为 6.63/10 万,占伤害总死亡的 39.05%。溺水性别分布显示,男性更易溺水,2017 年人群溺水死亡男女性别比约为 1.83, 1~14 岁儿童溺水死亡男女性别比约为 2.32,15~19 岁年龄组人群溺水死亡男女性别比为 5.05,20~24 岁年龄组人群溺水死亡男女性别比为 4.03。

4. 时间和趋势变化　溺水一年四季均会出现,但多发生于 4~9 月、雨季和较炎热季节, 7 月为高峰。这与雨季池塘、河流、湖泊等水平面较高和在炎热季节水上活动较多有关。在 我国浙江、广西等南方地区,由于雨季和炎热天气时间持续较长,秋季溺水也较多发。溺水 多发生在白天,在厦门市溺水死亡的 1~14 岁农村儿童中,有 62.7% 发生于下午 1~6 时,广 西同年龄组儿童溺水死亡高峰为上午 11 时到下午 3 时。

在过去的几十年中,我国溺水死亡水平呈现下降趋势。与 1990 年相比,2013 年中国人 群溺水的标化死亡率下降 64.95%,从 1990 年的 15.09/10 万降至 2013 年的 5.29/10。与 1990 年相比,2013 年各年龄人群溺水死亡率均下降,<5 岁儿童降幅最大(79.07%);女性降 幅比男性大,女性下降 68.32%,男性下降 63.42%。

（二）非致死性溺水

我国的非致死性溺水数据统计存在和全球非致死性溺水数据统计一样的问题和难点, 基于现有数据进行的统计和估计均存在低估问题。据 GBD2017 研究估计,2017 年我国溺水 发生 111 275 人次,非致死性溺水发生率为 8.12 人次/10 万,溺水是伤害发生的第 14 位原 因。男性的非致死性溺水发生率是女性的 0.83 倍,分别是 7.39 人次/10 万和 8.87/10 万。 自 1990 年至 2017 年,我国溺水标化发生率呈下降趋势,从 9.84 人次/10 万至 8.12 人次/10 万。部分地区的专题调查显示,2005 年江西 1~17 岁儿童非致死性溺水的发生率为 26.4/10 万,最高的年龄段为 1~4 岁组(81.4/10 万),5~9 岁、10~14 岁组分别为 17.8/10 万、10.5/ 10 万;儿童非致死性溺水的发生率同样也存在男性(47.9/10 万)高于女性(22.0/10 万)、农 村(43.1/10 万)高于城市(6.0/10 万)的现象。

来自全国伤害医院监测系统的数据显示,2016 年监测医院门(急)诊报告的溺水就诊病 例为 226 例,占当年总伤害病例的 0.03%。由于溺水事件现场发生的特点,大量溺水患者可 能未到医疗机构就诊,故未被统计在内。在就诊的溺水病例中,男性(61.50%)多于女性 (38.50%),城市病例(63.27%)多于农村病例(36.73%),病例年龄构成主要集中在 30~39 岁(23.89%)、0~9 岁(19.03%)和 20~29 岁(13.72%)年龄组,病例主要伤害的部位为全身 广泛受伤(30.53%)和头部(15.93%),中、重度严重程度的病例比例达溺水就诊病例的一半 以上(52.65%),明显高于其他类型伤害的严重程度。

（三）疾病负担

与 1990 年相比,2017 年我国溺水疾病负担各项指标均有大幅度下降,相对于成年人,儿 童溺水疾病负担下降幅度较大。2017 年中国人群溺水造成的 YLL 为 217.99 万人年、YLD 为 3.12 万人年、DALY 为 221.11 万人年,YLL 占 DALY 的 98.59%;男性人群溺水造成的 YLL 和 DALY 高于女性;不同年龄人群中,<5 岁和 5~14 岁儿童溺水的标化 YLL 率和标化 DALY 率最高。与 1990 年相比,2017 年中国人群溺水的 YLL、YLD、DALY 和标化 YLL 率、标 化 YLD 率、标化 DALY 率均下降;分性别看,男性和女性人群溺水的 YLL、DALY 和标化 YLL 率、标化 YLD 率、标化 DALY 率均下降,女性的 YLL、DALY 和标化 YLL 率、标化 DALY 率降 幅高于男性;不同年龄人群,<5 岁、5~14 岁和 15~49 岁人群溺水的 YLL、YLD、DALY 和 YLL 率、YLD 率、DALY 率均下降,<5 岁儿童降幅均最大。

（四）经济影响

我国目前对溺水造成的经济影响相关研究十分有限,据全球儿童安全网络——中国对北京、上海、广州儿童医院2000—2004年住院病例调查显示,就诊的儿童溺水者中36%死亡,51%未痊愈。儿童溺水平均住院时间为9.3天,平均花费为5 614元。因此,非致死性溺水造成社会和家庭的严重负担。

三、溺水状况评估和数据利用

溺水是一个重要的公共卫生问题,对儿童和青少年有着重要的影响。收集溺水的相关信息,进行溺水状况评估,了解溺水的流行特征和相关危险因素,对于制定溺水干预策略和措施、评估溺水预防控制效果非常重要。因此溺水相关信息的收集是做好溺水预防控制的基础性工作。

（一）溺水状况评估

任何溺水预防干预计划和措施的实施都要基于当地溺水状况评估的结果出发,才能确保溺水干预实施的针对性和有效性。WHO制定的《预防溺水:实施指南》中,提出了对溺水状况评估一系列步骤和方法。

在开展溺水状况评估之前,首先需要明确要开展的评估工作是为了解决什么问题。溺水状况评估可以解决以下问题:明确本地最主要的溺水问题及相关背景;本地溺水的高危人群是谁,高危人群对溺水原因有何理解;本地可以提供哪种干预措施来解决这些溺水问题,采取了哪些措施;已经采用的干预措施是否针对最适当的地点和人群;本地是否有适用的监管或立法框架,是否得到有效执行;哪些利益相关群体将会影响实施溺水干预措施的有效程度;实施溺水干预措施的人力和财力资源在哪里,如果需要加强干预措施,是否可以增加资源;溺水干预措施是否考虑到不同人群之前的公平性,比如留守儿童和流动儿童等。

溺水状况评估的实施内容:包括审查现有数据、评估当前工作、评估现行政策法规、确认相关的利益攸关方、评估所需人力和财力资源五个组成部分,每一个组成部分都是必不可少的,但必须在收集足够信息与不花费太多的资源之间达成平衡。例如,必须在收集新数据的成本与使用现有(有限)的数据来指导可以挽救生命的行动之间进行权衡。

（二）溺水数据的收集与利用

溺水相关的数据,包括溺水者信息、溺水现场信息、急诊治疗情况、住院经过和溺水预后。每一项信息包括核心资料和补充资料两部分,其中核心资料是必要部分,建议所有研究中均应报告;而补充资料是建议部分报告,各地根据具体情况决定是否使用。以溺水者信息收集为例,核心资料应包括溺水者身份、性别、年龄、事故发生日期和时间、发生地点、水源类型、水源周围是否有围栏、是否施救等;补充资料包括种族或民族类别、居住地、潜在疾病。

收集信息的途径:溺水死亡数据可以从死因监测系统收集,非致死性溺水数据可以通过医院病例记录进行收集。对于学生,因病缺课记录也是溺水数据的重要来源,溺水信息的相关专题调查和保险公司的信息可以作为补充。

收集信息的方式:

（1）监测:溺水监测是指长期、连续、系统地收集溺水及其危险因素的信息,经过分析,将信息及时反馈和利用。监测数据不但可以反映溺水流行状况,也可以揭示溺水的变化趋势。目前,我国已建立了全国疾病监测点死因监测系统(DSP)、以医院为基础的全国伤害监测系统(NISS)和全国县级及县级以上医疗机构死亡病例报告系统。

（2）调查：调查是指通过观察（测量）系统地收集信息的过程，常用调查方法有个案调查、现况调查、生态学研究、病例对照研究和队列研究。在儿童溺水预防控制工作中，调查和监测可以相互补充。在监测系统尚未建立或不够完善的地区，可以采用现况调查作为信息的替代来源；对于监测和现况调查中发现的重点事件，可以采用个案调查收集更为详尽的信息。通过监测和调查可以更加全面和深入地掌握溺水发生的相关信息。

信息的分析和利用：分析数据，形成报告，并传播溺水信息是至关重要的。分析报告应该考虑到读者的基本需求，同时可读性也十分重要，分析指标的选取既要有影响力，又要一目了然。在数据分析中，需注意如数据的定义和标准化、漏报问题等。确保数据质量和精确分析还远远不够，要把溺水信息及时、准确地传播出去，为各界使用者、公众和社会所关注，才能达到信息收集的目的。因此，信息的反馈周期、传播途径、传播范围非常重要。

第三节　溺水的危险因素

影响溺水发生和死亡的因素错综复杂，既有环境因素，也有个体因素、家庭因素，还有社会经济因素。本章根据 William Haddon 发展的 Haddon 模型，从个体因素、物理环境因素和社会环境因素三个方面总结了溺水前、溺水时和溺水后的危险因素。

一、个体因素

（一）年龄与发育水平

年龄或身心发育水平与溺水的发生密切相关。国内外大部分数据均表明，5 岁以下儿童溺水死亡率最高，其次为青春期儿童。1~4 岁儿童溺水死亡率达到峰值，原因与此年龄段儿童的生长发育进程有关，学会走路后的幼童，独立性不断增强，对周围的世界充满了好奇和探索的欲望，好动好跑，爱玩水；另一方面，由于生理发展的限制，幼儿还不能很好地控制和调节自身的行为；同时，由于幼儿的能力有限，缺乏知识和经验，缺乏识别和躲避风险的能力，常常因成年人疏于监护而发生溺水。

儿童高危行为和同伴影响也使得儿童是溺水发生的高危人群。青春期儿童喜欢尝试和冒险，独立性增强，与开放性水体接触机会增多，增加了溺水事故发生的风险。有调查表明：中小学男生存在溺水高危行为，这些行为包括：过去 1 年曾有溺水伤害的发生、无成年人陪同曾到非安全游泳区游泳、曾单独去野外开放性水域捉鱼、曾在池塘或游泳池里/周围与同伴打闹、曾在不知深浅的开放性水域跳水或潜水。青春期少年儿童独立性增强，有好奇、冒险心理，经常在课余和假期与同学结伴去江、河、水塘等开放性水体边玩耍或游泳，没有意识到水体的危险性，对自己的游泳能力也没有足够认识，迫于同伴压力或喜欢尝试冒险而发生意外。

（二）性别

无论是发达国家还是发展中国家，溺水的发生和死亡均表现为男性高于女性；WHO2012 年数据显示，男性溺水死亡率是女性的 2 倍。这种性别分布模式在全球基本一致，非洲和西太地区的男性人群是全球溺水死亡率最高的人群。我国 2017 年全国疾病监测系统死因监测数据也表明男性溺水死亡率为女性的 1.83 倍。江西省 2005 年儿童伤害调查显示，溺水死亡率男女之比为 2.18∶1，非致死性溺水的发生率男女之比为 1.06∶1。这可能与男性较女性活动范围广，冒险行为多，在开放水体中或附近工作的机会更多，以及有更多的机会在水中或水边参与休闲娱乐活动有关,并且男性在水上活动中饮酒的可能性比女性高。

(三) 贫穷

经济发展状况和居民收入水平对溺水的发生也有影响。全球溺水统计数据显示,绝大多数溺水死亡发生在中低收入国家,并且在国家内部不同经济发展地区之间也存在同样的差异。这与在中低收入国家的人们在生活、工作、运输和农业生产中与水有密切的日常联系有关。世界近一半人口用不上自来水,这意味着水坑、水井或地表水是唯一可用于饮用、洗涤、烹调和用于家务的水源。因此,这些人群日常生活中在开放水域的取水、用水的频繁接触水的活动也意味着居民发生溺水的风险更大,并且在中低收入国家,许多家庭为了方便生活可能使得人群居住更接近水域周边,甚至建在湖泊和河流水域之上,然而水域附近缺少安全围栏或保护措施,使当地民众面临更大的风险。全球约有 3 700 万人在从事小规模捕鱼工作,这些居民多数居住或者生活在水上或水域附近。这些居民的日程通行往往还需要乘坐拥挤和不安全的船只,也增加了发生溺水的风险。另外,贫穷造成的教育程度低、缺少防护和应对措施也与溺水高死亡有关。

(四) 游泳能力

一些数据表明,游泳能力与溺水发生有关。如在孟加拉国发生溺水的 4~17 岁儿童中,有 93% 溺水儿童不会游泳,在我国广西农村溺死儿童中,有 88.72% 的儿童不会游泳,厦门溺水儿童有 80.6% 不会游泳。但关于游泳能力对降低溺水的效果在过去一段时间内受到的争议,有专家担心,游泳技能较好者可能会有更危险的行为,如去自然水域或无人监管的水域游泳,增加暴露于危险水体的机会,继而导致溺水发生率的上升。

随着越来越多的国内外研究证据表明,对适龄儿童进行安全的游泳和水上技能培训和儿童学会水上安全技能是降低溺水死亡的保护因素,在溺水发生时,会水上安全技能者能够较容易脱险而使死亡的风险降低。WHO 在 2014 年发布的《全球溺水报告——关注一个可预防的杀手》报告中提出预防溺水的措施之一,是对学龄儿童进行安全的游泳和水上技能培训,以提高其游泳技能和应急能力。

(五) 溺水防护能力

研究表明人们常常低估溺水的危险性,在面临危险时还浑然不知。我国北京、南京、上海、杭州、成都和福州六城市对 3 462 名 3~6 岁儿童家长进行的溺水预防的认知问卷调查表明,家长对溺水认知率较低。有近三成的家长没有充分认识到家长看护不够是儿童溺水的原因,对于幼儿家中溺水主要危险原因的认识也不足;有近四成的家长不知道儿童溺水的正确急救方法。广东连平县农村中小学生非致死性溺水认知和行为调查表明,溺水发生与儿童对溺水认知水平有一定关系,农村中小学生溺水认知水平较低,只有 32.0% 的学生认为溺水是青少年伤害的最主要原因,50.4% 的学生不知道乘坐汽车掉入水中后该如何逃生,24.3% 的学生不知道当同学发生溺水时该如何施救,48.5% 的学生不知道当溺水者救上来后应该如何进行急救。

缺乏有效看护是儿童溺水的最常见原因,婴儿和学龄前儿童溺水的发生与家长看护的连续性有关,十几岁的儿童则与看护质量有关。低龄儿童的溺水多发生在家中或家附近,在英国和其他发达国家的研究表明,婴儿的溺水多发生在家中,学步期儿童多发生在离家近的水域。我国儿童溺水死亡最多的年龄段为 1~4 岁儿童,这些儿童溺水多发生在家中或家附近的水塘,大部分溺死都是由于没有家长看管或家长因事离开,儿童在水边玩耍,在看护人毫无察觉时跌入蓄水容器、粪池和水塘等。厦门调查显示,89.6% 的溺水发生在儿童无人看管时。江西调查显示，儿童发生溺水时，一半以上无看护人，有人看护也疏于监管，其中有50.88%的看护人在家做家务，22.81%在室外劳动或上班，5.26%在聊天。广西农村儿童溺水病例对照研究表明，看护人因素在儿童溺水的各影响因素中占很大比重，儿童在游泳或水边玩耍时，看护人严密的监管和看护人良好的身体健康状况，对预防儿童溺水起到积极作用。目前，我国农村儿童因父母外出打工，多数儿童被交给祖辈看护，而看护人体弱多病加之家务活又多，更增加了发生溺水的危险。

二、物理环境因素

（一）暴露于开放性水体

溺水死亡最重要的危险因素是暴露于"危险"的水体。WHO 在 2008 年发布的《世界儿童伤害报告》中指出，大多数的儿童溺水事故发生在居所内或居所附近。在高收入国家，多数溺水事故发生在家庭游泳池和休闲场所。但在中低收入国家，大多数儿童溺水死亡发生在嬉戏、洗涤等日常活动接触的开放性水体中，甚至发生在儿童涉水上学的路途中。这些水体包括水井、池塘、水库、湖泊、江河等。在墨西哥某地区，环境中有水井可使儿童发生溺水的风险增加 7 倍；在孟加拉国，12~24 个月溺水幼儿多死于沟渠和水塘；在澳大利亚，生活在农场的 5 岁以下儿童 78% 的溺水发生在水坝和灌溉的沟渠。我国大多数农村儿童溺水事故发生在居所和学校附近的水井、水渠、池塘等。儿童多是在水边嬉戏、捉鱼或游泳而溺水。江西调查显示，1~17 岁儿童溺水，有接近一半发生在距离住房 20m 以内；62.8% 的 1~4 岁儿童的溺水发生在距离住房 20m 以内。广西 61.66% 的溺水儿童溺死在离家或学校 500m 以内。婴幼儿常在成年人未留意时自行到水边玩耍，失足落入水中丧生。江西省 5 岁以下儿童溺水发生在池塘者占 57.14%、发生沟渠者占 14.29%、发生水井者占 11.43%。

另外，因为工程建造形成的粪池、窖井、建筑工地蓄水池和石灰池等工程设施，如未加盖，也是开放性的危险水体，是造成溺水的隐患。

（二）家中蓄水容器

研究显示只有 3cm 深的积水就可能造成婴幼儿的溺水。居民家中浴缸、水桶、水缸等蓄水容器，是婴幼儿发生溺水的高危场所，溺水往往因使用与婴儿年龄不相称的过大浴盆或浴缸而发生，或家长在给孩子洗澡时因接电话、开门、取物品等，把婴儿单独留在浴盆或浴缸里。在缺水的地区，村民会使用水桶、水缸等容器蓄水，而这些容器没有盖子；有的家庭卫生间的浴缸或水盆盛着用过的水，未及时倾倒，这对低龄儿童来说也产生了很大溺水隐患。

（三）洪涝灾害

溺水风险随洪涝灾害的发生而增加，尤其是生活在中低收入国家洪水易发区的居民，警告、疏散或保护社区免受洪涝灾害的能力较差。1980—2009 年，全球超过 50 万人死于洪水，28 亿人受到影响（不含海啸）。另外，随着盲目城市化发展和洪涝灾害发生的频率和严重性增高，易发生溺水的脆弱人群数量会不断增加。

（四）假期活动

国内外的研究均发现节假日期间成年人和儿童的溺水死亡都会增加。我国每年暑期都是儿童溺水的高发时期，这可能与假期儿童看护不足，户外活动增多，暴露于水体的机会增多，季节天气炎热影响等有关。国外的研究还显示，假期活动溺水高发还可能与假期活动接触新的环境有关，英国研究显示英国儿童在国外游泳池中溺水的人数远多于在国内游泳池中溺水的人数。澳大利亚的研究也显示，几乎四分之一的溺水者是外国旅游者。

三、社会环境因素

（一）缺乏安全的工具和管理

不安全的水上交通工具和水上交通管理是很多群体性溺水事件发生的原因。尤其是在低收入国家，各种小船、汽艇和渡船的翻船事件很常见，尤其是在雨季和人口流动频繁的时期。这些船只缺乏安全设备或由没有受过专业交通行驶训练或公海航行训练的人员驾驶，驾驶员可能有饮酒或使用药物等不安全行为，缺乏水上交通的安全管理和相关法律执行。

除此之外，许多发达和发展中国家都存在的危险因素是水上交通或娱乐船只上缺乏救生设施，如救生衣。美国一项研究显示，2005 年 4 969 起船只失事报告中，87%的溺水者没有穿着救生衣。除了缺少救生设施外，救生设施缺乏保养和管理也是危险因素。

（二）医疗与救护因素

WHO 指出，大多数溺水幸存者都是在溺水后立即获救，并现场接受心肺复苏。如果缺乏及时急救处理（包括基础的心肺复苏抢救），即便后续采用先进的生命支持手段，多数溺水者的生命都很难被挽救。研究显示，被水淹没的时间与死亡概率直接相关，如果淹没时间少于 10 分钟，那么淹溺者预后良好的可能性非常高，而如果淹没时间超过 25 分钟那么预后极差。年龄、急救系统响应时间、淡水或海水、水温、目击状况对于淹溺者的存活判断并不可靠，但都是影响预后的因素。冰水中发生淹没可能会提高存活时间窗，因而需要延长搜救时间。我国农村儿童溺水约一半以上未被及时发现或抢救，就死于溺水发生地。即使儿童接受急救，受过正规急救培训的人员也不足 50%，他们不能在现场进行有效的心肺复苏。在我国有些经济相对落后的地区，医疗卫生服务水平偏低，部分村庄或乡镇设备或人员配备不足，许多人没有掌握心肺复苏技术；有的村距离乡镇卫生院远，交通不便，一旦发生溺水，常因抢救不及时，失去最佳抢救时机而导致溺水者死亡。

第四节　溺水的预防

溺水是可以预防的，但相比溺水造成的全球疾病负担影响，致死性和非致死性溺水在公众健康领域常被忽视，对预防溺水的关注和投入更是不相匹配。国内外研究和案例已经充分表明了溺水的可预防性，在过去几十年内，溺水死亡在许多发达国家总体上呈下降趋势。本章将对溺水预防策略和措施进行介绍。

一、预防策略和措施

为降低溺水的危害，发达国家在溺水预防控制方面开展了许多研究，但溺水最严重的发展中国家，溺水干预相关研究相对较少。发达国家的经验表明，溺水预防应采取综合性的干预策略，除加强立法和监测外，还应加强监护和宣传教育、改变危险环境和提高游泳技能等。溺水的预防需要多部门共同参与，采取综合措施，才能起到事半功倍的效果。WHO 基于现有的成功经验和证据，在 2014 年发布的《全球溺水报告——关注一个可预防的杀手》报告中提出了 10 项有助于预防溺水的行动（表 7-2），包括以社区为基础的行动，如安装护栏控制接近水域、为学龄前儿童提供远离水的有监管的安全活动场所、教授学龄儿童基本的游泳和水上安全及安全救护的技能、培训旁观者安全救援和复苏技能、加强公众的溺水预防意识等；

推动有效的溺水预防和管理的政策法规,如设定和执行安全划船、航运和轮渡的法规等;以及进一步开展溺水预防的研究。

表 7-2 预防溺水十大行动

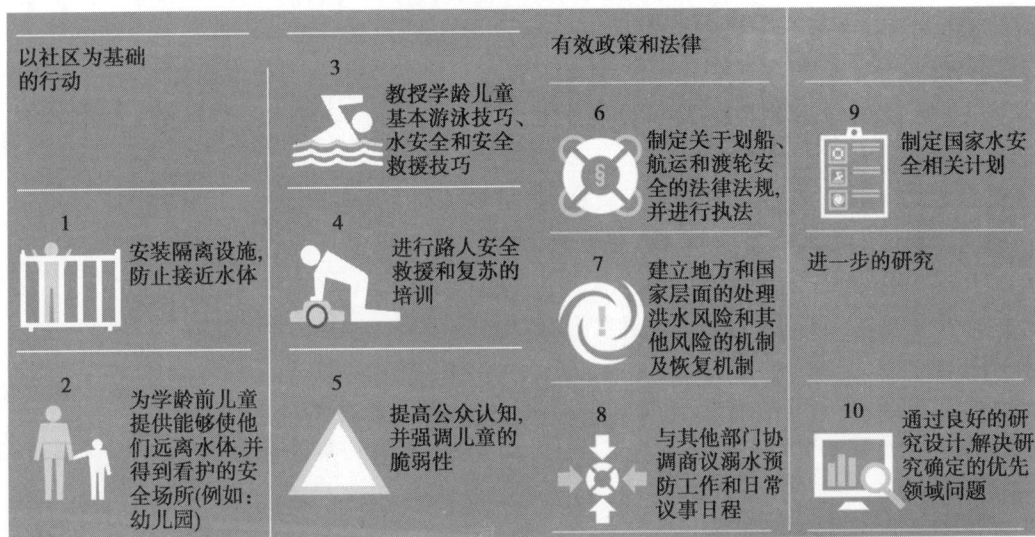

以社区为基础的行动		有效政策和法律	
	3 教授学龄儿童基本游泳技巧、水安全和安全救援技巧	6 制定关于划船、航运和渡轮安全的法律法规,并进行执法	9 制定国家水安全相关计划
1 安装隔离设施,防止接近水体	4 进行路人安全救援和复苏的培训	7 建立地方和国家层面的处理洪水风险和其他风险的机制及恢复机制	进一步的研究
2 为学龄前儿童提供能够使他们远离水体,并得到看护的安全场所(例如:幼儿园)	5 提高公众认知,并强调儿童的脆弱性	8 与其他部门协调商议溺水预防工作和日常议事日程	10 通过良好的研究设计,解决研究确定的优先领域问题

溺水的预防同样遵循于本书第三章介绍的伤害预防控制的 Haddon 策略和"5E"策略,需要针对溺水发生的不同阶段、不同危险因素采用多学科、多领域的干预措施进行应对。考虑到溺水事件的复杂性,制定干预策略需要对各地特定的溺水模式做整体分析。一般认为被动策略比主动策略更有效,因为前者例如改进安全设计并不需要干预对象有何行动或仅需一次行动,而主动策略如采取安全行为需要多次重复的行动。

(一) 环境改善策略

1. 消除危险水体 消除危险是十分有效的预防方法,因为此方法不依靠于设置障碍或者是采取其他保护措施来限制与危险的接触,而是从根源上使危险消失而不存在。例如家中浴桶和浴盆在不使用的时候应把水放尽,消除水体的存在,即可避免儿童跌入溺水;院内的容器如盆、桶、缸不用时应妥善保管,以防止雨水留存形成积水;建筑施工时在地上挖出的坑洞应及时把雨水排尽或进行填埋以防止积水等。及时消除干预对象周边可接触到的不必要的水体存在,即消除了发生溺水的可能性。

2. 隔离危险水体 通过策略性地设置隔离设施,限制或严格控制干预对象接近水体,可以有效减少溺水危险的暴露,减少溺水风险。设置隔离设施必须要注意设施的有效性、可持续性,并保证使用该隔离设施不会造成额外的风险。所谓的"策略性"设置是指应根据实际环境情况进行科学可行的设置,隔离设施可以用于隔离危险水体,例如在泳池周围设置围挡并安装儿童不易打开的门锁、为水井和蓄水池(水箱)及家中的盛水容器增加遮盖物、在户外开放小型危险水体周围设置隔离栅栏等,针对大型、开放性、不好隔离的水域环境,隔离设施也可以用于隔离干预对象,例如在家门院门设置隔离设施限制儿童自行出门、使用儿童游戏围栏等。需要注意的是,家门前的隔离设施和游戏围栏等不能代替有监护能力的成年人看护,并且使用的隔离栅栏和游戏围栏等需要符合安全的生产标准并放置在安全的地方使用(框 7-1)。以上的隔离措施可以通过制定标准和建立法规并且执法,以及健康教育来促进有效的实现。

框 7-1　安全使用游戏围栏的重要信息

　　游戏围栏不应该被认为是预防伤害的一种绝对安全的方法,如果使用不当可能会加大溺水身亡的风险。儿童快速成长,需要不断地监测他们的身体能力,以防他们爬出游戏围栏。同样,在无人监护的情况下,不应该长时间把儿童留在游戏围栏中。留在游戏围栏中的儿童可能会哭泣,其哥哥姐姐或其他家人可能会把他们从游戏围栏中放出来。如果他们从游戏围栏中出来,他们显然能够到处走,并可能会溺水。使用游戏围栏的照护人员必须意识到这种风险。

- 要将游戏围栏放在安全的位置,远离火源、热源或其他危害。
- 要使游戏围栏远离绳索、晾衣绳、悬挂的绳索等,因为绳索可以勒死儿童。
- 游戏围栏要放在平坦的地面上。
- 如果不稳定或结构不牢固,请勿使用。
- 如果孩子可以爬出来,请勿使用。
- 如果已裂开,有裂纹或者粗糙、锋利的边缘、角或表面,请勿使用。
- 如果有诸如翼形螺母或螺栓等突起物,请勿使用,因为如果衣物被挂住,可能会勒死孩子。
- 如果有缺损的板条,请勿使用。
- 当孩子在游戏围栏内,请勿使用毯子、包布、被子或床单,因为这些可能会加大窒息的风险。
- 游戏围栏的垫子必须坚实并紧固。
- 请勿将大型玩具或盒子放在游戏围栏内,因为孩子可以借助这些东西爬出来。
- 玩具和其他物品不应该被绑在游戏围栏的角落处或栏杆的顶部,因为这些东西可以勒死孩子。
- 要检查围栏上是否有洞和撕破处,因为儿童在出牙期间可能会咬围栏的顶部;如果不能修复,请停止使用。
- 绝不要让儿童玩塑料包装或袋子。
- 不要在孩子的脖子上绑任何东西(线、护身符、项链、围兜、安慰奶嘴等),以防绑着的物体被游戏围栏挂住。
- 当孩子在游戏围栏内,请勿遮盖围栏。

　　3. 提供安全的水上活动场所　游泳、乘船等水上活动是人们正常的娱乐和活动需要,但水上活动本身会增加与水的接触,会增加暴露于溺水环境的风险,因此政府和管理者应为公众提供无溺水风险的、安全的公共水上活动场所和水上活动工具,并建立相应的管理机制进行安全管理,对不安全、不规范的水上活动场所加以严管。公众,尤其是家长应主动选择有资质的、符合安全管理标准的、具有防溺水保护措施的安全场所进行游泳等水上活动,并且应教授孩子学会选择安全的水上活动场所。

　　(二) 工程学改善策略

　　1. 建设安全的用水设施　中低收入国家很多地区存在需在开放性水源进行生活取水和用水的问题,造成溺水风险的增加。采用工程学措施,建设安全水井,为水井安装封闭式汲水泵,若无条件安装,应加设防护盖等办法能够有效降低溺水的环境危险因素。通过工程学改造安装水管系统,意味着人们可以不用开放式水体洗浴或洗衣服,或取饮用水,同时还能减少暴露于储存雨水的水池和水井,这两者都是溺水潜在的危险因素。但应注意合理设计和建设,避免儿童攀爬造成其他伤害或设计不合理导致起不到防护作用。

2. 加强基础设施安全设计和管理　社会发展和公众生活中许多基础设施的设计和建设与溺水事件的发生有关。江、河、湖上架设安全的桥梁,并对已建桥梁进行安全保养和维修,保证行人出行安全,是公认的发展中国家降低溺水率的有效措施之一。合理构建地下管道排水系统,铺设地下排水管道,减少排水沟渠暴露,可以减少人们接触开放性水域的机会。加强工程基建设施管理,给窨井、粪池、建筑工地蓄水池和石灰池加盖,并加强巡查和监督,可以减少人们误跌入造成的溺水风险。水上娱乐设施、小区的景观水池等在建设前进行充分的防溺水安全设计和审核,可以避免公共休闲区域水相关设施造成溺水的隐患。

3. 使用水上安全装备　使用"个人漂浮装置"(personal flotation devices,PFD)可以有效地减少溺水的发生。个人漂浮装置(PFD)包括救生衣、浮力设备等漂浮装置。救生衣的设计是为了预防溺水,浮力设备可以让佩戴者漂浮,但无法达到救生衣所需的更高性能要求。PFD被认为是适合儿童、休闲划船和水上运动参与者在平静的水域、岸边或接近救援人员的情况下使用。美国PFD佩戴者和非佩戴者溺水死亡风险比较研究结果表明,50%的休闲划船溺亡者可以通过佩戴合适的PFD得到预防。澳大利亚的两个州已经出台规定,强制划船娱乐者穿着PFD。规定实施前后的比较研究证明了这项措施的有效性,PFD穿着率由22%显著上升至63%。随后的研究发现,法规能够有效减少休闲船只中的溺水死亡,立法前与立法后五年相比,溺亡人数由59人降为16人。但目前公众对游泳相关的安全装备的认知存在一定误区,认为用于水上娱乐用的充气式泳圈或者漂浮物品就可以起到救生作用,这是普遍存在的一种错误认知,只有符合救生使用安全标准的装备才能够起到救生的作用。另外,随着科技的不断发展,预防溺水的个人救生装备也在不断发展和创新,诸如"救生手环"等创新工具的安全性和预防溺水的有效性还需要进一步的研究。

(三) 教育与技能发展策略

1. 加强儿童监护　溺水造成的健康威胁对儿童人群尤为突出,要预防儿童溺水的发生,尤其是对于低龄儿童人群,最重要的预防策略就是加强成年监护人的有效监护,即专心的、连续的近距离看护。

(1) 加强家长监护意识和技能。包括不能将儿童单独留在浴缸、浴盆里,或呆在开放的水源边,不能把儿童独自留在卫生间和浴室;无论儿童在家里、室外或其他地点的水中或水旁,家长与儿童的距离要伸手可及,专心看管,不能分心;儿童一定要由成年人监管,不能交给未成年人看护;在乘船、嬉水、学习游泳时,家长应为儿童准备并使用合格的漂浮设备;带儿童在设有专职救生员的正规安全的游泳场所游泳或进行水上活动。

(2) 采取社区为基础的学龄前儿童看护支持行动,为学龄前儿童提供安全的看护场所。国际经验证明以社区为基础加强学龄前儿童的看护可以有效减少学龄前儿童的溺水风险,并具有其他健康效益。许多低、中收入国家已在村级单位开展了儿童看护项目,以预防因监护不当而导致的儿童溺水。例如在孟加拉国实施的以村为单位的儿童看护项目,经过儿童安全、监测和早期儿童发展方面的培训,每组成年人和助理看护者最多看护25名儿童,对于学龄前儿童,上午9点到下午1点是最容易发生溺水的时间段。看护时进行促进儿童早期发展的活动,以及早期学习,有助于儿童健康综合发展。

2. 教授学龄儿童基本游泳技能、水上安全和安全救援技能　在澳大利亚、孟加拉国、中国、泰国、美国和越南进行的研究项目显示教授学龄儿童基本游泳技巧、水安全和安全救援技巧可以减少溺水的发生。但该类措施在实施时应建立有安全保障的课程体系、安全的训练环境、受过专业训练的教练、学生和教练数量的安全比例等,并且教授人员和教授对象儿童应在培训前经过安全评估并且合格。目前研究证据显示,8 岁以前成功完成"安全游泳"规划培训的比率不超过 80%,6 岁以下儿童能够安全参加"安全游泳"课程的风险管理和教学程序的证据尚不充足,因此安全游泳及水上安全技能培训应限于 6 岁或以上的儿童,并在培训前经过安全评估合格。教授儿童游泳的过程本身是具有溺水暴露风险的,所以游泳技巧训练应全程采取全方位的安全监控和风险管理。WHO《预防溺水:实施指南》中显示已在孟加拉国、泰国和越南三国超过 50 万名儿童实施过的安全游泳项目训练包括:教授 3 项呼吸技能,包括把脸放在水中,置于水下并吹出水泡,屏住呼吸并在水下吐气;教授 10 项游泳技能,包括在水中行走,用手臂划水走,在有支持的情况下漂浮于水上,在无支持的情况下漂浮于水上,抓住支持物并蹬水,在无支持的情况下蹬墙并滑行,蹬墙后滑行并蹬水,在教练或漂浮物的支持下蹬水并用手划水,蹬水、用手划水并呼吸,蹬墙、滑行、蹬水并用手划水;教授 2 项生存能力,包括用任何认可的姿势游 25m,漂浮 30 秒;教授 3 项初级救援技巧,包括靠长杆获救,从池塘边缘用长杆和绳索救援他人,通过投掷漂浮物来救援他人。

3. 对旁观者进行安全救援和复苏训练　溺水发生过程十分迅速,因此溺水发生现场第一目击者能否第一时间进行正确的救援和复苏可以决定溺水者的生死。国际救生联合会(ILS)对基本水上生存技能训练项目提出包括通过应用延伸物进行救援的能力和如何抓住延伸物从而被救援的能力,以及了解救援的安全距离(3~5m)等建议。有证据显示,心肺复苏(包括胸外按压和口对口人工呼吸)是预防脉搏和呼吸停止的溺水者死亡的唯一方法。尽管长时间心跳和呼吸暂停可能会使溺水者发生严重的神经损伤,但当溺水被救后立即开展适当的心肺复苏,可以增加溺水者生还的可能性。

4. 提高社会预防溺水意识和技能　对于溺水的预防,建立公众意识是必要的措施。尤其是通过直接针对具体的风险因素进行宣传教育,同时结合一些其他干预手段,如建立社区儿童看护机制,加装井盖和围栏隔离设施等均可以有效地提高公众意识。通过社会公众宣传教育溺水的危害,使人们认识到溺水的危险因素,纠正公众在溺水的原因和可预防性方面的错误认识,提高公众对溺水危险的关注和识别,提高防范意识,减少危险行为。

溺水预防是需要多部门共同携手才能完成的,需要倡导相关的卫生、教育、交通、海事等相关部门共同肩负起溺水防控的职能,引导社会对溺水问题的关注和重视,建立溺水防控的支持性环境和氛围。

(四)　立法与执法策略

1. 水上交通安全立法与执法　渡轮和船只安全相关的法律法规的执行是所有国家减少溺水死亡工作的重要核心内容。许多国家已经签订了国际海事组织条例,并将其作为国内相关法律和标准制定的基础,但溺水防控的成效则依赖于法律法规执行的情况。

(1) 规范客运渡轮:客运渡轮事故会造成多人伤亡,应建立安全体系并保障以下几点的有效实施:船舶适航并处于良好状态;船上配有满足船舶承载量的个人救生装置;船长拥有指挥船舶航行的必要技术和能力;建立紧急疏散机制和计划,并对全体船员进行演练;遵守航行路线和规则,避免碰撞发生;遵守有据可查的最大承载量,避免超员和超载;在恶劣天气下限制航运,不可使用小型船只进行远海航行。

(2) 规范小型船只:大部分因各类船只事故造成的伤亡并非发生在大型船只运输过程

中,而是发生在使用小型船只进行钓鱼、休闲活动和运输时。小型船只的安全管理规定应该包括:对船只实施常规检查、维修和保养;避免超员和超载;制定预计离岗、返回行程路线;制定并执行对运营者的血液酒精浓度限制;确定船上配备:有效的个人救生装置,每人都需要在航行中全程穿戴;通讯装置,例如手机、高频航海对讲机或紧急无线电示位标;用来舀水排水的带有绳索的桶;带有绳索的锚;防水手电或提灯和一套桨或橹。

2. 水上娱乐场所安全监管　水上娱乐场所是溺水风险高暴露地区,建立并实施安全审查和监督管理的政策和机制是必须的防控溺水措施。许多高收入国家立法要求所有的游泳池(包括私人游泳池)周围应建立隔离设施,并通过该法律的实施有效地降低了溺水率。泳池、海滨浴场、游船等水上娱乐场所应配备资质合格的救生员和救生装备,并进行资质和能力等方面的定期审查。水上活动之前或过程中饮酒会增高溺水的危险,应禁止饮酒后游泳等水上娱乐活动,并且水上娱乐设施上销售酒类的活动都应受到限制。

3. 建立洪水风险管理机制　溺水是洪水灾难的第一位死因,应通过灾难风险管理预防溺水:

(1) 参与灾难应急计划制定:社区参与灾难应急计划很重要,参与可以增加他们的意识以及对当地降低洪水风险策略的理解,包括在早期预警、促进排水、生态系统管理、基础设施建设投资、保险计划和农业及土地使用规划等方面。

(2) 建立有效地早期预警系统:明确高危人群,并快速及时地向他们发出洪水预警,从而预防溺水发生。同时,应确保被预警者知道该采取什么行动(例如,疏散到高地或指定地点)。

(3) 土地使用规划:庇护所、住房、医院和其他重要的基础设施不可建在洪水高发地区或风暴和海啸高发的沿海地区,这些建筑的设计必须能够减少洪水损害的风险。防洪堤可以分割水道和泄洪区,预防洪灾发生在人口密集的地区,从而减少溺水的发生。在沿海城市防洪堤系统可以预防洪水但需要定期维护。

(4) 保护森林、湿地和河漫滩地:这些举措可以维护自然水体的存储能力,从而预防洪水和溺水死亡的发生。

(5) 水安全意识和基本游泳技巧:可以在洪水发生的时候,减少溺水发生的风险。灾难预防应该包括提高社区对于水安全的意识和对基本游泳技巧的了解。

此外,还需要更多的行动来预防洪灾中的溺水发生,并需要进一步研究来找出适宜不同高危人群洪灾预防的最佳方法。

4. 制定并执行国家防控溺水安全计划　目前,许多国家为防控溺水都制定了国家水安全计划,并取得成效。在制定国家防控溺水安全计划的目标中应该包括:提高关于水周边安全和溺水预防重要性的意识;就解决方案上达成共识,并建立涉及所有相关合作成员的一致、有效的应对方案;提供策略方向,及多部门合作预防溺水工作的指导框架;对行动进行监督和评估,包括获得更好数据和预防工作报告。制定国家水安全计划的策略原则是:合适的目标;协调和整合;以证据为基础;以数据为驱动;持续监测。计划的成功有赖于获得利益相关方的支持,清晰的目标和行动,以及进行过程的监督评估(框7-2)。

(五) 救援与急救策略

溺水的发生过程非常迅速,一旦发生,其结果往往是致命的。所以溺水现场的及时、正确的救援和急救措施直接关系到溺水者的生死。针对溺水发生的病理生理过程研究显示,溺水者无论肺内水量多少,亦或是吸入海水还是淡水,从临床的角度并没有实质性区别,这几种情况共同之处都是缺氧,因此,溺水后尽早开始基础生命支持,通过有效的人工通气迅速纠正缺氧是溺水现场急救的关键。澳大利亚的一项对 2007 年 1 月 11 天中发生的 8 例 1.5 岁至 6 岁溺水儿童研究发现,在溺水 5 分钟内由父母或目击者及时实施心肺复苏的 4 名儿童均存活,并无任何神经系统合并症;而另外 4 名儿童中有 3 名未进行心肺复苏,1 名在溺水后 20 分钟进行复苏,这 4 名儿童均未能生还。

框 7-2　澳大利亚的国家水安全计划

澳大利亚 2012—2015 年的水安全策略的目标是截至 2020 年将全国的溺水死亡数减半。该策略主要针对三个优先领域和 10 个相关目标。由澳大利亚政府支持,澳大利亚水安全委员会通过澳大利亚广泛的社区网络领导和推进该策略的执行(与水安全相关机构、政府和其他关注预防溺水的团体合作)。这项策略的优先领域和目标为:

优先领域 1

采取分阶段的方法

1. 减少 0~14 岁儿童的溺水死亡
2. 减少 15~24 岁年轻人的溺水死亡
3. 减少 55 岁以上人口的溺水死亡

优先领域 2

以溺水高发地区为目标

4. 减少内河航道的溺水死亡
5. 减少冲浪海滩的溺水死亡
6. 通过加强水产行业减少溺水死亡

优先领域 3

重点关注主要溺水挑战

7. 减少与酒精和药物摄入相关的溺水死亡
8. 减少与船只和水上娱乐活动相关的溺水死亡
9. 减少高危人群的溺水死亡
10. 降低灾难和极端天气对溺水死亡的影响

---

1. **安全救援**　当溺水发生时,第一目击者应尽早进行现场救援。首先应呼叫周围群众的援助,有条件应尽快通知附近的专业水上救生人员或消防人员,同时应尽快拨打 120 急救电话。第一目击者在专业救援到来之前,可向溺水者投递竹竿、衣物、绳索、漂浮物等。《淹溺急救专家共识》指出:不推荐非专业救生人员下水救援;不推荐多人手拉手下水救援;不推荐跳水时将头扎进水中。根据临床研究,如果溺水时间少于 10 分钟,溺水者预后良好的可能性非常高,而如果溺水时间超过 25 分钟可能预后极差。年龄、急救系统响应时间、淡水或海水、水温、目击状况对于淹溺者的存活判断并不可靠,但都是影响预后的因素。

2. **急救**　通过有效的人工通气迅速纠正缺氧是溺水现场急救的关键。无论是现场第一目击者还是专业人员,初始复苏时都应该首先从开放气道和人工通气开始。上岸后立即清理患者口鼻的泥沙和水草,用常规手法开放气道。基础生命支持应遵循 ABCD 顺序,即开放气道、人工通气、胸外按压、早期除颤。不应为患者实施各种方式的控水措施,包括倒置躯体或海姆立克氏手法,因为此做法不仅会延误救治时机,还可能造成二次伤害。

经现场急救的溺水幸存者,被转运至医院后需进一步抢救、监护、评估和治疗,包括急诊室急救和 ICU 救治,稳定生命体征,减少脑损伤。医院应建立"急救绿色通道",即对急诊的医护人员都给予溺水复苏的相关培训,从而保证在第一时间内高效、规范、畅通地救治危重患者;应及时治疗溺水后的一系列严重并发症,如呼吸衰竭、缺氧性脑损害、肺炎、低体温和颅脑脊柱损伤等,以减少后遗症的发生率,提高患者的生存质量。

二、溺水预防状况

溺水是全球严重的公共卫生问题,但相对于其问题的严重性,却没有得到相应的关注。许多高收入国家已经开展了多年的溺水状况和干预措施的研究,并且通过实践和评估,减少了溺水所造成的疾病负担,总结了许多实证有效的干预措施。WHO 在 2014 年发表了全球第一本《全球溺水报告:预防一个主要杀手》,首次在全球范围内呼吁各国对预防溺水的关注和重视,并将国际上已经评估有效的干预策略和措施推荐给全球,提出了溺水预防十项行动,并于 2017 年继续推出《溺水预防:实施指南》进一步阐述了预防溺水的策略和行动的内涵和步骤。但是,溺水状况在每个国家都有所不同,许多在高收入国家行之有效的溺水预防措施并不适用于中低收入国家。因此,中低收入国家有必要因地制宜,制定适用于当地的溺水预防措施。目前全球溺水负担严重的东南亚地区,如孟加拉等国家,已经在开展不同的溺水预防项目,探索中低收入国家的可行的解决办法。

过去几十年间,我国溺水疾病负担各项指标均有大幅度下降,尤其儿童溺水疾病负担下降幅度较大。这与近十年来我国政府相关部门及相关机构对儿童溺水预防的持续关注有关。教育部自 2007 年起下发文件要求各级教育行政机构重视学生预防溺水工作,认真开展防溺水安全知识教育,提醒家长加强对孩子的防溺水监管,确保学生安全。自 2006 年起,国务院妇儿工委、卫生部、中国疾病预防控制中心以及联合国儿基会等机构在中国江西、广东等水域丰富地区重点开展了儿童溺水干预项目,通过改善危险环境、增加隔离设施、加强家长监护、宣传教育等措施有效减少儿童溺水发生。另外,世界溺水预防报告指出,为学龄前儿童提供远离水体的安全场所并实施有效看护,比如幼儿园等,是预防儿童溺水的重要措施。我国的儿童幼儿园入园率正逐步提升也为预防溺水做出了贡献。此外,中国的独生子女政策也促使父母更加关注儿童安全、加强对儿童的看护,这也对预防儿童溺水起到了一定作用。

溺水的预防涉及多部门的共同合作。通过扩大多部门间合作,构建溺水风险体系,从渔业到海上运输、从灾难风险管理到健康、从教育到农村发展事业多个角度来看,多部门协作预防溺水都将会多方受益,社会公众全面受益。

本 章 要 点

1. 溺水是全球重要的公共卫生问题,但并未得到充分的重视。
2. 溺水是儿童和青少年重要的死亡原因。
3. 溺水的危险因素包括个体危险因素、物理环境危险因素和社会环境危险因素。
4. 通过环境改善、工程学改善、教育与技能发展、立法和执法以及救援和急救,溺水是可以有效预防的。

(段蕾蕾　邓晓　杨柳)

参 考 文 献

[1] WHO. Global report on drowning,preventing a leading killer. Geneva:World Health Organization,2017.

［2］Turgut A,Turgut T. A study on rescuer drowning and multiple drowning incidents. Journal of Safety Research. 2012(43):129-132.

［3］Pearn J H,Franklin R. Flinging the squaler. Lifeline rescues for drowning prevention. International Journal of Aquatic Research and Education. 2009(3):315-321.

［4］Borse N N,Hyder A A,Streatfield P K,et al. Childhood drowning and traditional rescue measures:case study from Matlab,Bangladesh. Archives of Disease in Childhood. 2011(96):675-680.

［5］International Life Saving Federation certificates for lifesaver,lifeguard and rescue diver certification. http:// www. ilsf. org/certification.

［6］International Life Saving Federation position statements including medical statements on resuscitation. http:// www. ilsf. org/about/position-statements.

［7］Mecrow T S,Rahman A,Linnan M,et al. Children reporting rescuing other children drowning in rural Bangladesh:a descriptive study. Injury Prevention. 2014,21(e1):51-55.

［8］Royal Life Saving Society UK. The lifesaving manual for instructors:safeguarding lives in, on and near water. 2011.

［9］Lawson C T,Weisbrod R E. Ferry transport:the realm of responsibility for ferry disasters in developing nations. Journal of Public Transportation. 2005,8(4).

［10］Transport Safety Victoria. Victorian recreational boating safety handbook. 2012.

［11］World Health Organization Regional Office for Europe (WHO-EURO) and Public Health England. Floods in the WHO European Region:health effects and their prevention. 2013.

［12］Noji E K. The public health consequences of disasters. Oxford:Oxford University Press,1997.

［13］Ahern M,Kovats S. The health impacts of floods. In:Few R,Matthies F. Flood hazards and health:responding to present and future risks. London:Earthscan,2006.

［14］Turgut A,Turgut T. Floods and drowning incidents by floods. World Applied Sciences Journal. 2012. 16(8): 1158-1162.

［15］The Global Climate 2001—2010. A decade of climate extremes. Geneva:World Meteorological Organization, 2013.

［16］Developing Early Warning Systems:a checklist. http://www. unisdr. org/files/608_10340.

［17］Global Assessment Reports on disaster risk reduction. 2009,2011 and 2013.

［18］The United Nations World Water Development Report 4-Managing water under uncertainty and risk. 2012.

［19］Hyder A A,Borse N,Blum L,et al. Childhood drowning in low-and middle-income countries:urgent need for intervention trials. Journal of Paediatrics and Child Health. 2008,44(4):221-227.

［20］Borse N,Hyder A A,Bishai D,et al. Potential risk estimation drowning index for children (PREDIC):a pilot study from Matlab,Bangladesh. Accident Analysis & Prevention. 2011,43 (6):1901-1906.

［21］Brenner R A,Taneja G S,Haynie D L,et al. Association between swimming lessons and drowning in childhood:a case-control study. Archives of Pediatric & Adolescent Medicine. 2009,163 (3):203-210.

［22］The International Life Saving Federation. Drowning Prevention Strategies. A framework to reduce drowning deaths in the aquatic environment for nations/region engaged in lifesaving. 2008.

［23］World Health Organization. FACTS about injuries:Drowning. 2002.

［24］Rahman A,Mashreky S R,Chowdhury S M,et al. Analysis of the childhood fatal drowning situation in Bangladsh:exploring prevention measures for low income countries. Injury Prevention,2009,15:75-79.

［25］Asher K N,Rivara F P,Felix R,et al. Water safed training as a potential means of reducing risk of young children's drowning. Injury Prevention,1995,1:228-233.

［26］Yang L,Nong Q Q,Li C L,et al. Risk factors for childhood drowning in rural regions of a developing country: a case-control study. Injury Prevention,2007,13:178-182.

［27］ Fang Y,Dai L,Jaung M S,et al. Child drowning deaths in Xiamen city and suburbs,People's Republic of China,2001-5. Injury Prevention,2007,13:339-343.

［28］ Brenner R A. Childhood drowning is a global concern. BMJ,2002,324:1049-1050.

［29］ Brenner R A,Committee on Injury,Violence and Poison Prevention. Prevention of drowning in infants,children,and adolescents. Pediatrics,2003,112(2):440-445.

［30］ Committee on Injury,Violence and Poison Prevention. Prevention of drowning in infants,children,and adolescents. Pediatrics,2003,112(2):437-439.

［31］ Nakahara S,Ichikawa M,Wakai S. Drowning deaths among Japanese children aged 1-4 years:different trends due to different risk reductions. Injury Prevention,2004,10:125-127.

［32］ 中国疾病预防控制中心慢性非传染性疾病预防控制中心,国家卫生和计划生育委员会统计信息中心. 中国死因监测数据集 2015. 北京:中国科学技术出版社,2016.

［33］ 中国疾病预防控制中心慢性非传染性疾病预防控制中心. 全国伤害医院监测数据集 2015. 北京:人民卫生出版社,2016.

［34］ 江西省儿童伤害调查组. 江西省儿童伤害流行病学调查报告. 2007.

［35］ 卫生部疾病控制局. 伤害控制指标研究项目总结会材料汇编. 2009.

［36］ 江西省儿童伤害调查项目组. 江西省儿童伤害流行病学调查分析. 中国预防医学杂志,2007,8(5):521-526.

［37］ 郭巧芝,马文军. 溺水流行特征与预防控制研究进展. 中华流行病学杂志,2009,30(12):1311-1315.

［38］ 杨莉,农全兴,李春灵,等. 广西壮族自治区农村 1～14 岁儿童溺水死亡危险因素的病例对照研究. 中华流行病学杂志,2006,27(10):853-856.

［39］ 宋秀玲,马文军,徐浩峰,等. 连平县农村中小学生非致死性溺水认知和行为调查. 中国学校卫生,2008,29(10):900-902.

［40］ 陈天娇,季成叶,星一,等. 中国 18 省市中学生溺水相关危险行为现状分析. 中国公共卫生,2007,23(2):129-131.

［41］ 农学兴. 儿童溺水流行病学研究进展. 中国公共卫生,2006,22(3):363-365.

［42］ 张佩斌,陈荣华,邓静云,等. 健康教育对农村0～4岁儿童意外窒息与溺水干预效果的评价. 中华儿科杂志,2003,41(7):497-500.

［43］ 全球儿童安全网络(中国). 中国 0～14 岁儿童意外溺水现状. http://www. tylenol. . com. . cn/upload/image/pdf［2009-9-8］.

［44］ 卫生部疾病控制局,卫生部统计信息中心,中国疾病预防控制中心. 中国伤害预防报告. 北京:人民卫生出版社,2007.

［45］ 联合国儿童基金会驻中国办事处,国务院妇女儿童工作委员会办公室,北京市妇女儿童工作委员会办公室. 北京市儿童伤害干预工作指南. 2010.

［46］ 中国心胸血管麻醉学会急救与复苏分会,中国心胸血管麻醉学会心肺复苏全国委员会,中国医院协会急救中心(站)管理分会,等. 淹溺急救专家共识. 中华急诊医学杂志,2016,25(12):1230-1236.

·第八章·

中　毒

第一节　概　述

中毒是一个重大全球公共卫生问题。根据中毒发生的原因,常被分为"非故意中毒"和"故意中毒"。中毒可发生在各个年龄段和人群,部分中毒病死率较高。引起非故意中毒的毒物种类因地域而差异较大。本章节从公共卫生角度,对中毒的流行情况、危险因素和预防控制策略进行介绍。

一、中毒的定义

中世纪,瑞士著名医生帕拉塞尔苏斯认为,物质只有在一定的剂量下才具有毒性,毒物与药物的区别仅在于剂量(only the dose makes the poison)。毒物是外来物,为方便应用分为工业毒物(工业生产中的原料、辅助剂、中间体、成品、副产品、杂质和废弃物等),环境污染物(工业三废排放、生活性污染、农药污染、地球化学因素),药物,植物毒素,动物毒素,以及其他生物毒素和军用毒剂,此外毒物通过特定的方式与人体接触,最主要的接触方式是经消化道、呼吸道、皮肤等途径,并其剂量达到一定水平。此物质(或其代谢物)在体内直接影响人体代谢过程,引起机体暂时或永久的器质性或功能异常。

"中毒"是指因暴露于毒物造成组织、细胞损伤而导致的伤害。WHO 使用的中毒的定义是:中毒发生在人们饮用、进食、呼吸、注射或接触足以导致疾病或死亡的有害物质(毒药)时,有些毒物在非常小量时即可引起疾病或伤害,所致疾病可能在接触毒物后很快发生,也可能在长期接触后发生。自然灾害和事故灾难可导致有毒化学品的大量释放,可能导致大规模人群受到伤害。2003 年,中国开县高桥天然气井喷事故,喷出的硫化氢导致 240 多人死亡,另有 9 000 人住院,64 000 人被迫撤离该地区。中毒也可能是灾难的间接后果。2005 年卡特里娜飓风袭击美国新奥尔良后,该地区一氧化碳中毒病例增加,这是由于在断电期间不正确使用便携式汽油发电机造成的。相对常见的大规模中毒事件,例如甲醇中毒,多是添加含甲醇的工业酒精到非法或非正式生产的酒精饮料中所致。例如,2005 年,土耳其至少有21 人因饮用假冒的拉基酒而死亡事件。另 2006 年,尼加拉瓜有 788 人死于甲醇中毒,其中44 人死于饮用了受污染的瓜龙酒———一种类似白兰地的酒。此类中毒发生时并没有明显的化学物质泄漏,只有当人们开始表现出中毒的表现和症状时,才怀疑中毒的可能。如,斯洛文尼亚因荞麦粉混入曼陀罗种子而暴发的莨菪烷生物碱中毒。

我国 2011 年公布的《卫生部突发中毒事件卫生应急预案》中,将中毒定义为:机体受毒物作用出现的疾病状态。这里的毒物是指在一定条件下(接触方式、接触途径、进入体内数量),影响机体代谢过程,引起机体暂时或永久的器质性或功能性异常状态的外来物质。这其实显示了,中毒的严重性取决于毒物的种类、特性、接触途径,最主要的是接触剂量。

二、中毒的分类

中毒是由于毒物进入体内,产生毒性作用,使机体功能障碍,引起疾病或死亡。根据毒性试验,人或实验动物一次或短时间接触外来物之后所引起的中毒效应,甚至死亡定义为急性毒性;实验动物染毒期3个月或接触毒物时间数10天乃至数月,对机体引起功能和/或结构的损害定义为亚急性毒性。亚急性毒性介于急性毒性与慢性毒性之间,有时难以划定明确的界限。慢性毒性则指实验动物或人长期反复接触外源性物质所产生的毒性效应。本章节不涉及慢性中毒,也不涉及食物造成的过敏或传染性物质引起的中毒,主要关注急性中毒。急性中毒的临床表现十分复杂,但一般都遵循靶器官受损及剂量-效应的规律。一种毒物的靶器官可能是一个或一个以上,不同毒物中毒可有类似的临床表现,同一毒物中毒也可因侵入方式、剂量及中毒者的个体差异等因素而出现不尽相同的表现。此外,很多中毒常见的临床表现也与非中毒性疾病相似,故鉴别诊断十分重要。急性中毒也是急诊医学的一个组成部分,在西方发达国家,急性中毒和临床毒理学已成为一个独立的医学专业,有专门的课程和专科临床毒理医师。

三、中毒的可预防性

大多数急性中毒无特效解毒剂,缺乏特效治疗手段,应注重通过一些预防和干预措施来减少危害或避免发生。在欧美发达国家,以及部分发展中国家有专门机构提供中毒控制与信息咨询,为公众和专业人员提供有关鉴别毒物成分和临床防治指导咨询服务。目前,我国已经初步建立了由国家中毒控制中心、各级中毒救治基地和疾控中心等各类中毒控制机构组成的中毒控制网络体系,在中毒监测、应急、信息收集、毒物检测鉴定和中毒临床治疗研究方面发挥作用。

第二节　流行情况

一、全球中毒流行情况

(一)致死性中毒

1. 总体特征　WHO发布的《2017世界卫生统计报告》中显示:2015年,估计有108 000死亡是因非故意中毒造成的。在低收入和中等收入国家,农药、煤油、家用化学品和一氧化碳是常见的中毒原因。在高收入国家,主要为一氧化碳、药品、家用清洁品和个人护理产品。最高发生在5岁以下儿童和≥60岁的人群。从整个年龄组来看,男性高于女性(图8-1)。2015年,中毒是第14位因伤害和暴力致死原因。

2. 地区分布　致死性中毒在地区间和国家间的分布不均衡。据全球疾病负担2015(Global Burden of Disease 2015,GBD 2015)结果显示:按照世界银行国家收入水平划分,中毒标化死亡率最高的是低收入国家(1.52/10万),最低的是高收入国家(0.34/10万),见图8-2。

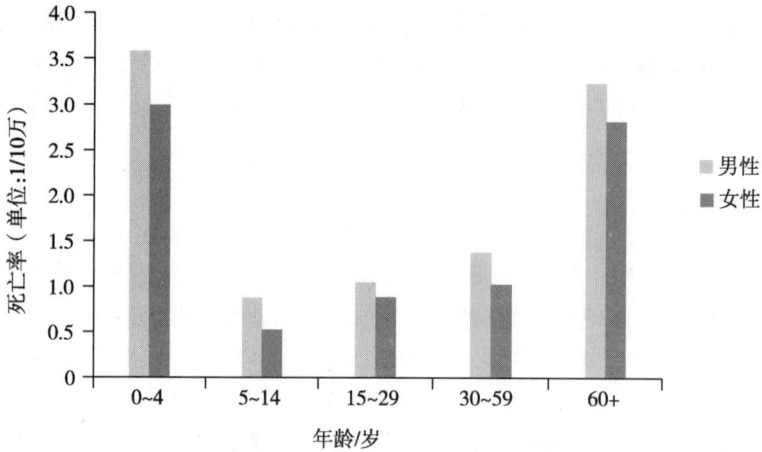

图 8-1　2015 年不同性别和年龄人群非故意中毒的全球死亡率(1/100 000)

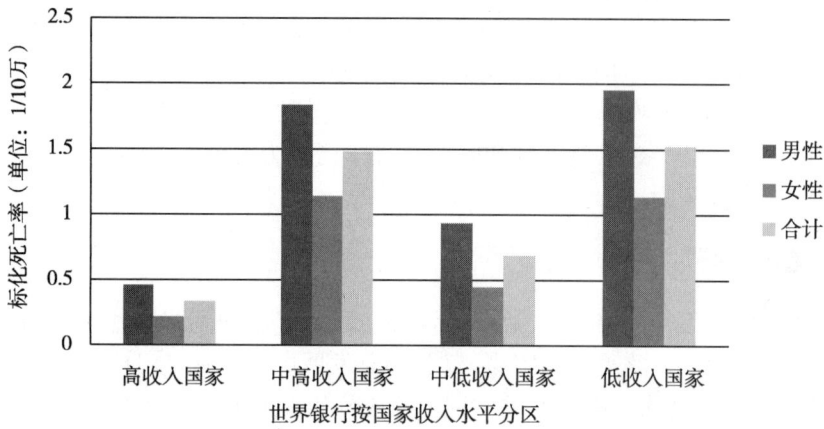

图 8-2　不同性别及国家收入水平的中毒标化死亡率,GBD2015

在 WHO 各大区域中,中国所处的西太平洋区的中毒标化死亡率最高(1.45/10 万),是最低中毒标化死亡率(0.46/10 万)美洲地区的 3.15 倍。男性中,非洲地区中毒标化死亡率最高(1.76/10 万);女性中,西太平洋区的中毒标化死亡率最高(1.19/10 万),见图 8-3。

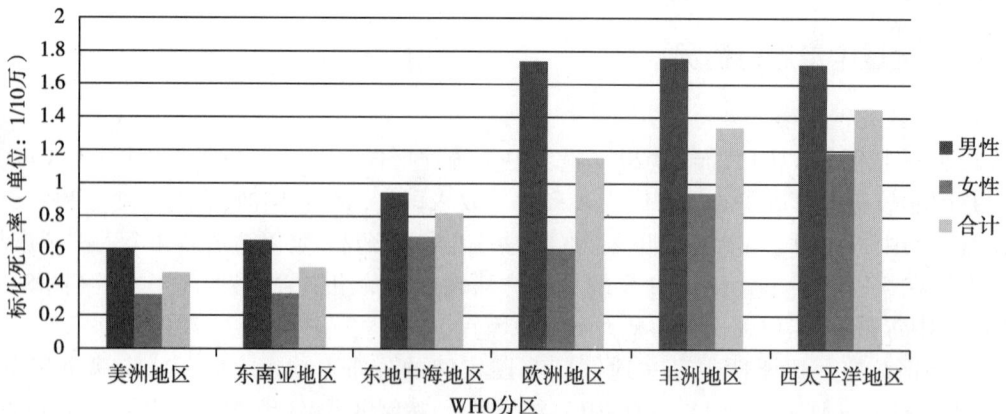

图 8-3　不同性别及不同 WHO 分区的中毒标化死亡率,GBD2015

3. 人群分布 据全球疾病负担 2015 结果显示:全球 70 岁以上人群中毒死亡率最高（3.01/10 万），其次是<1 岁婴儿（2.68/10 万），除 1~4 岁年龄组女性中毒死亡率稍高于男性以外，其余年龄组均可见男性中毒死亡率高于女性，见图 8-4。

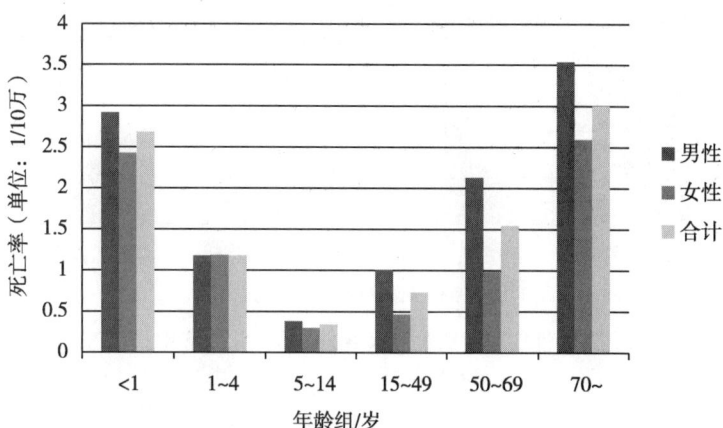

图 8-4 全球不同年龄组及不同性别中毒死亡率，GBD2015

4. 变化趋势 据全球疾病负担 2015 结果显示:全球 2015 年中毒死亡人数约 74 394.52 人，比 1990 年下降了 4.06%。2015 年全球男性中毒死亡人数下降了 6.82%，女性中毒死亡人数上升了 1.03%。全球 5 岁以下儿童中毒死亡在伤害与暴力中的死因顺位由 1990 年第 9 位降至第 11 位，15~49 岁年龄组由 1990 年的 11 位下降至 12 位，50~69 年龄组由 1990 年的 12 位下降至 14 位;5~14 岁年龄组和 70 岁以上年龄组伤害与暴力死因顺位不变。

（二）非致死性中毒

1. 总体特征 据全球疾病负担 2015 结果显示:2015 年全球有 432.24 万人次非致死性中毒，其中毒标化患病率为 56.61/10 万。

2. 地区分布 不同地区的非致死性中毒患病率有很大差异，据全球疾病负担 2015 结果显示:按照世界银行国家收入水平划分，高收入国家中毒标化患病率最高，为 117.98/10 万;中低收入国家中毒标化患病率最低，为 34.36/10 万;高收入国家男性中毒标化患病率（116.96/10 万）小于女性中毒标化患病率（118.94/10 万），低收入国家男性中毒标化患病率（43.22/10 万）大于女性中毒标化患病率（39.52/10 万），见图 8-5。

按照 WHO 分区，欧洲地区中毒标化患病率最高（158.29/10 万），是中毒标化患病率最低的东南亚地区（27.28/10 万）的 5.80 倍。美洲地区、西太平洋地区、非洲地区和东地中海地区的中毒标化患病率分别为 16.95/10 万、45.47/10 万、42.33/10 万和 38.19/10 万。见图 8-6。

3. 人群分布 据全球疾病负担 2015 结果显示:儿童中毒发病率高于其他年龄组。全球 <1 岁、1~4 岁和 5~14 岁的中毒发病率分别为 108.74/10 万、108.89/10 万和 77.87/10 万，50~69 岁年龄组发病率最低（25.97/10 万），见图 8-7。

（三）疾病负担

1. 总体特征 据全球疾病负担 2015 结果显示:2015 年全球中毒造成 391.30 万伤残调整生命年（Disability Adjusted of Life Years，DALYs），占总 DALYs 的 0.16%，在伤害和暴力造成的 DALYs 中排第 14 位;2015 年全球中毒造成 346.85 万早死引起的生命年损失（Years of

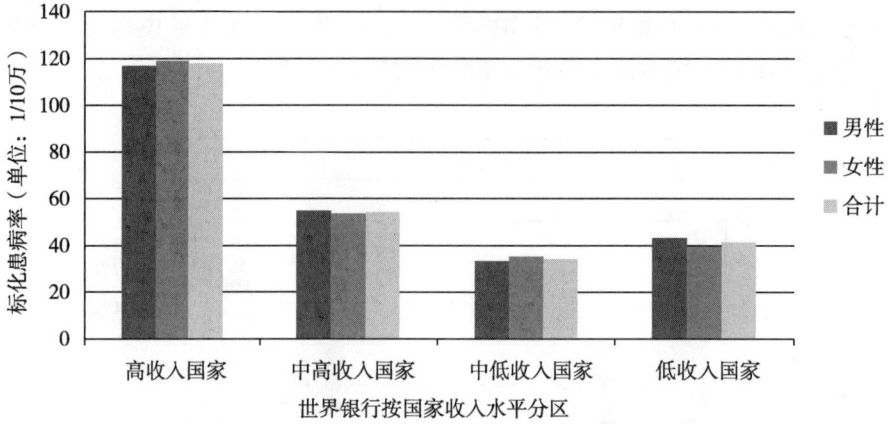

图 8-5　不同性别及国家收入水平的中毒标化患病率,GBD2015

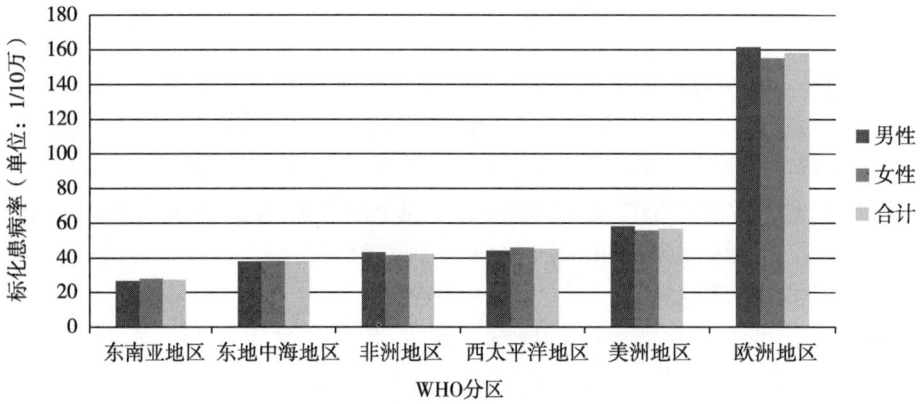

图 8-6　不同性别及不同 WHO 分区的中毒标化患病率,GBD2015

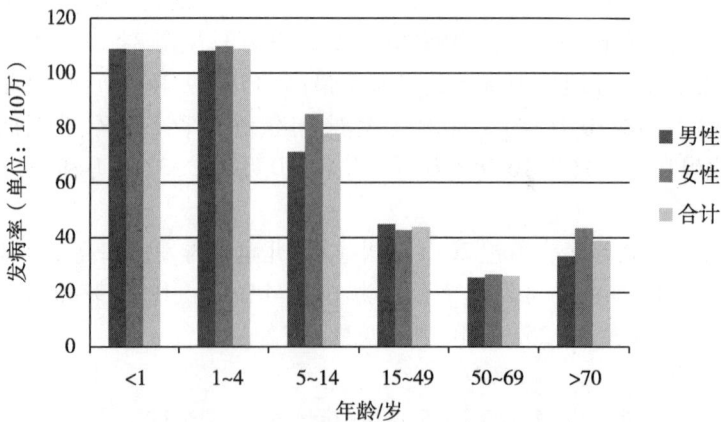

图 8-7　全球不同年龄组及不同性别中毒发病率,GBD2015

Life Lost with premature death, YLLs),占总 YLLs 的 0.21%;2015 年全球中毒造成 44.46 万残疾引起的生命年损失(Years of Lived with Disability, YLDs),占总 YLDs 的 0.05%。2015 年全球中毒 DALYs 率是 52.89/10 万,YLLs 率是 47.05/10 万,YLDs 率是 5.84/10 万。

2. 地区分布 据全球疾病负担 2015 结果显示:按照世界银行国家收入水平划分,全球中高收入和中低收入国家中毒造成的 DALYs 占中毒造成的总 DALYs 的 77.44%,低收入水平国家的中毒 DALYs 标化率最高(75.34/10 万),高收入国家的中毒 DALYs 标化率最低(28.83/10 万)。见图 8-8。按照 WHO 分区,中国所在的西太平洋区中毒造成的 DALYs 最高(126.65 万),占中毒造成的全球总 DALYs 的 32.58%。中毒 DALYs 标化率由高到低依次是欧洲地区(70.18/10 万)、非洲地区(67.73/10 万)、西太平洋地区(67.30/10 万)、东地中海地区(48.23/10 万)、美洲地区(29.25/10 万)和东南亚地区(28.56/10 万)。所有地区中毒造成的 DALYs 男性比女性高,见图 8-9。

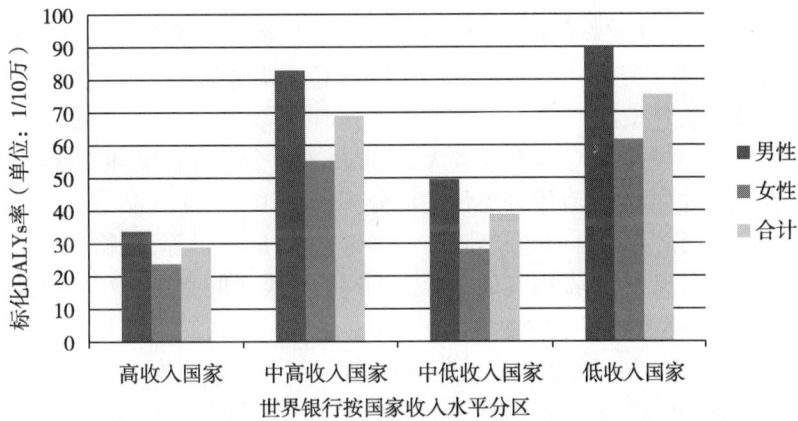

图 8-8 不同性别及国家收入水平的中毒标化 DALYs 率,GBD2015

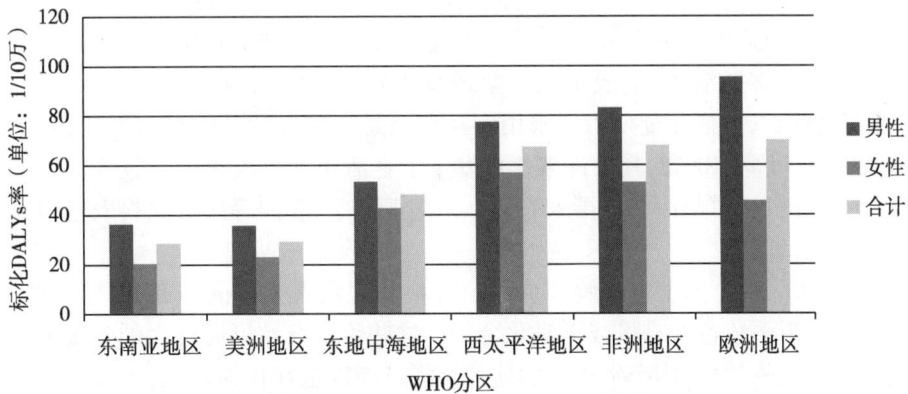

图 8-9 不同性别及不同 WHO 分区中毒标化 DALYs 率,GBD2015

3. 人群分布 据全球疾病负担 2015 结果显示:在全球水平上,中毒给 5 岁以下儿童造成的 DALYs 更为严重。中毒 DALYs 率最高的是<1 岁年龄组(234.91/10 万),最低的是 5~14 岁年龄组(30.21/10 万)。除了 1~4 岁年龄组以外,其余年龄组的男性因中毒 DALYs 率高于女性。见图 8-10。

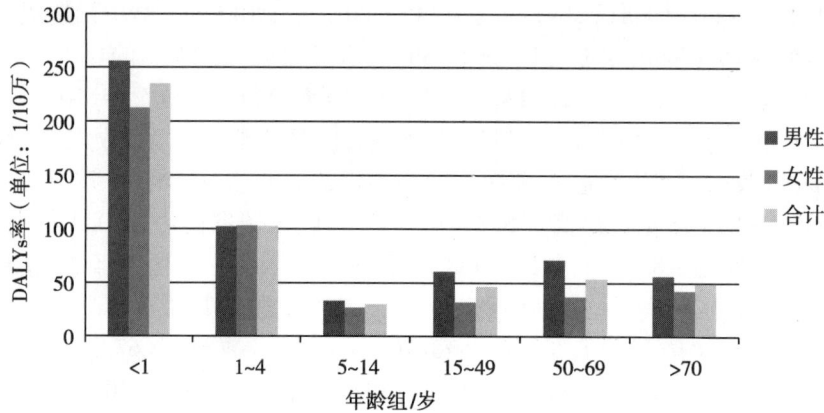

图 8-10 全球不同年龄组及不同性别中毒 DALYs 率，GBD2015

4. 变化趋势 据全球疾病负担 2015 结果显示:2015 年全球 DALYs 率比 1990 年下降了 40.09%,在伤害与暴力 DALYs 排位中,位数由第 13 位下降至第 14 位。

（四）不同毒物流行情况

中毒的流行和类型在世界各地变化甚大,它取决于社会经济状况和文化习俗,以及本地的工业和农业活动。根据物质应用分类将中毒分为:农药中毒、化学品中毒、药物中毒等;根据中毒途径可将中毒分为:经口中毒、经呼吸道中毒、经皮肤中毒等;根据公共卫生事件类型将中毒分为:食物中毒、职业中毒和其他中毒。不同的分类之间有交叉和重叠。

1. 农药中毒 农药主要用于农业生产活动,也在病媒控制使用。儿童和青少年处于特别脆弱的阶段,因而面临的风险更大。不安全地使用、储存和处置农药是急性中毒的主要原因。农村地区的儿童可以接触到杀虫剂、除草剂和杀鼠剂等农药,但在家里、花园或车库玩耍的幼童也可能接触到这些东西。加拿大的一项研究表明,儿童医院收治的中毒病例中约有 60% 是农药中毒,而且大部分农药中毒都产生严重、急性后果。WHO 数据显示,难以评估发展中国家农药中毒发病率的真实数字,但被认为很高。大量儿童和青少年工人在农业劳动中会发生农药中毒,因为他们常常需要非正式参与农药的制备和使用。儿童还常常围观喷洒农药控制病虫害的活动,造成中毒。全球每年发生的农药中毒估计有 100 万~500 万例,导致两万例死亡,包括儿童死亡。服用农药自杀是全球最常见的自杀手段,农药自杀占全球自杀人数的 14%~20%。其中许多死亡发生于生活在低收入和中等收入国家农村地区的人群中,他们在危机时刻冲动地摄入农药。东南亚国家、非洲等区域农村农药自杀仍是一个特别令人关注的问题。

2. 化工产品危害 人工合成物质应用已经成为现代人生活的一部分,职业场所、居家生活都会接触到形形色色的有机或无机化合物。这些化工产品可通过人的呼吸道、消化道、皮肤等途径进入人体,对机体产生危害。这种暴露可能发生在任何地点:家里、学校、操场或者交通工具上。WHO 统计,每年约有 4.7 万人死于此类中毒。许多发生在儿童和青少年中的中毒出于意外。

（1）砷中毒:在天然环境中,一些国家,包括阿根廷、孟加拉国、智利、中国、印度、墨西哥和美国,地下水中天然含有高浓度无机砷。在工业上,砷用作合金添加剂,用于玻璃、涂料、纺织品、纸张、金属黏合剂、木材防腐剂和弹药的处理;还用于制革工艺,并在有限程度上用于杀虫剂、饲料添加剂和药物。在生活中,吸烟也可接触烟草中含有的天然无机砷,因为烟草植物主要是从土壤中摄取土壤中天然存在的砷。同样,在过去,烟草植物通常使用含有砷酸铅的杀虫剂,因此,接触高浓度砷的可能性就更大。据估计,在孟加拉国,大约有 2 000 万~4 500 万人接触砷的浓度有可能高于 50μg/L 的孟加拉国国家标准和 WHO 的 10μg/L 的指导值。

（2）酒精中毒:酒精是多个世纪以来在多种文化中得到广泛使用的具有产生依赖特性的精神活性物质。根据 WHO《2014 年酒精与健康全球状况报告》,全世界每年因有害使用酒精导致 330 万例死亡,占所有死亡数的 5.9%。有害使用酒精是导致 200 多种疾病和损伤病症的一个因素。WHO 报道,2012 年,酒精消费造成约 330 万例死亡,或者占全球死亡总数的 5.9%。有害使用酒精还对其他人造成伤害,比如家庭成员、朋友、同事和陌生人。

3. 药物中毒　安非他明类、颠茄类、镇静剂-催眠类、三环抗抑郁剂类、阿片和迷幻剂的使用是常见药物中毒类型。医用药物是中低收入国家儿童非致死性中毒的首要原因。阿拉伯联合酋长国的一项以医院为基础的研究发现,55%的儿童中毒是由药物造成的。镇痛药、非甾体抗炎药和抗组胺药是 1~5 岁年龄组儿童最常见的摄入药物。土耳其的一项研究显示,意外摄入药物是 1~5 岁儿童最常见的中毒(57.7%),镇痛药是最常涉及的致毒物。2003 年美国 6 岁以下儿童报告了 57 万例药物暴露。这个数字占到美国总中毒报告的 23.8%,其中涉及镇痛药的大约有 10 万例。另外,有超过 5 万名 5 岁以下儿童因非故意暴露于医学药物而到医院急诊室进行治疗,其中涉及的处方药比非处方药更为常见。在 1968—2000 年的这段时间里,英国和威尔士的 10 岁以下儿童意外中毒死亡的 12.8%是由于医学药物造成的。

4. 有毒生物中毒　WHO 指出,每年约有 500 万人被蛇咬伤,估计有 240 万蛇毒的中毒病例,其中 9.4 万~12.5 万人死亡,另外还有 40 万人截肢或承受其他严重健康后果,如感染、破伤风、留疤、挛缩和心理后遗症。这些咬伤大多发生在非洲、亚洲和拉丁美洲。据估计,仅非洲每年就有 100 万人被蛇咬伤,约一半的蛇咬伤者需要治疗。在低收入和中等收入国家,这类创伤在贫穷农村社区的妇女、儿童和农民当中较为常见。难以及时获得治疗以及抗蛇毒血清的缺乏加重了蛇咬伤及其后果的严重性。在许多蛇咬伤事件频发的国家,卫生系统基础设施不足,资源匮乏,无法就这一问题收集科学有力的统计数据。由于许多受害者从不去初级卫生保健机构看病,因而没有报告病例,通过诊所和医院上报卫生部门的病例往往仅为实际负担的一小部分,这使实际影响评估工作进一步复杂化。例如,在尼泊尔,由于 90%的人口生活在农村地区,2000 年其卫生部报告的蛇咬伤事件为 480 例,其中 22 人死亡,而在某地区(尼泊尔东部地区)的社区研究报告中,所收集的同年的统计数字则详细列明有 4 078 人被蛇咬伤,396 人死亡。儿童因体重较轻,所受伤害比成年人更为严重。大约有 600 种蛇有毒,被这些蛇咬过后约有 50%~70%的人会中毒。

5. 中毒性食源性疾病　食源性化学性中毒、真菌毒素中毒、动物性毒素中毒、植物性毒素中毒和细菌毒素引起的食源性疾病归为中毒性食源性疾病,这些类别占食源性疾病类型的大部分。目前,我们尚不能得到中毒性食源性疾病的具体数据,但可以从食源性疾病数据中窥见一斑。WHO《全球食源性疾病负担的估算报告》指出全球每年有多达 6 亿人或近十分之一的人患食源性疾病。其中造成 42 万人死亡,包括五岁以下儿童 12.5 万人。截至 2015 年底,尽管五岁以下儿童仅占全球人口的 9%,但他们却几乎占食源性疾病死亡的 30%。按人口估算,WHO 非洲区域食源性疾病四分之一死亡人数是化学品危害(特别是氰化物和黄曲霉素)造成的。Konzo 是非洲区域特有的一种疾病,这是木薯所含氰化物造成的一种痉挛性瘫痪,五分之一该疾病患者会死亡。

6. 有毒气体中毒 常见类型有刺激性气体、窒息性气体和其他气态有毒物质如有机物燃烧烟雾等。2006 年在非洲西部,在科特迪瓦阿比让市周围至少 15 个地点倾倒的约有 500 吨的石油化学废物造成 8 人因暴露于此废物死亡以及将近 9 万人出现健康问题而需要寻求医疗救助。其他国家担忧,他们也可能因为别处的倾倒废物或跨国界河流的化学污染而处于危险之中。1986 年中部非洲的尼奥斯火山湖这个火山口深湖释放出大量气体后,1 700 余人死于气体中毒。

二、我国中毒流行情况

(一)致死性中毒

1. 总体特征 据原国家卫生和计划生育委员会统计信息中心和中国疾控中心慢病中心发布的《中国死因监测数据集 2015》结果显示:中国(不包括香港、澳门和台湾地区)2015 年因中毒死亡人数 4.54 万人,占全部伤害死亡数的 6.81%,中毒粗死亡率是 3.30/10 万,在我国伤害死因顺位中排列第 6 位。全球疾病负担 2015 结果显示:中国因中毒死亡占全球因中毒死亡人数的 0.28%,死亡率为 2.02/10 万。

2. 地区分布 《中国死因监测数据集 2015》结果显示:2015 年,中国农村地区的中毒粗死亡率为 3.73/10 万,高于城市死亡率(2.38/10 万)。中国中毒粗死亡率由东部(2.55/10 万)、中部(3.05/10 万)和西部(4.67/10 万)依次升高。

3. 人群分布 《中国死因监测数据集 2015》结果显示:2015 年,中国男性中毒死亡率为 4.65/10 万,高于女性的 1.90/10 万。各年龄组中,65 岁以上年龄组中毒死亡率最高,为 9.16/10 万;其次是 45~64 岁年龄组,为 4.27/10 万。0 岁、1~4 岁、5~14 岁、15~44 岁年龄组的死亡率分别为 0.68/10 万、0.90/10 万、0.49/10 万、2.3/10 万,见图 8-11。2015 年我国主要疾病死因中,1~4 岁、5~14 岁人群中毒死因顺位是第 7 位,15~29 岁、30~44 岁人群中毒死因顺位是第 8 位。

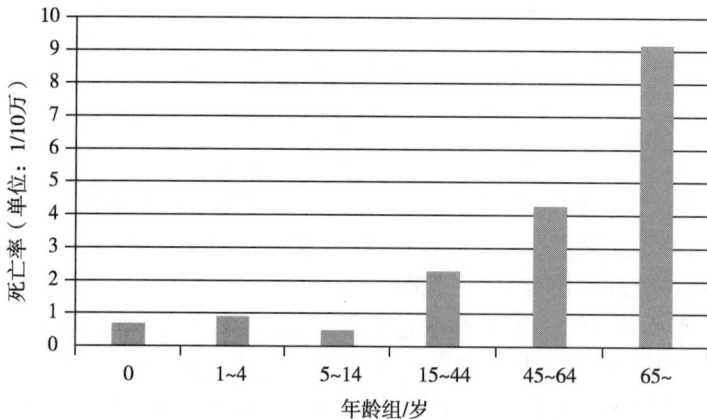

图 8-11 2015 年不同年龄组因中毒死亡率,全国死因监测 2015

4. 变化趋势 据全球疾病负担 2015 结果显示,1990 年中毒在伤害死因顺位中由第 8 位上升到 2015 年的第 6 位。全国死因监测结果显示:2004 年中毒死亡率为 3.39/10 万,2015 年中毒死亡率为 3.30/10 万,中毒死亡率变化不大。总体上,中毒死亡率男性高于女性,农村高于城市。2004—2005 年,我国男性中毒死亡率由 4.70/10 万降至 4.63/10 万,而

女性中毒死亡率由 2.02/10 万升至 2.15/10 万;2014—2015 年,我国男性中毒死亡率由
4.30/10 万上升至 4.62/10 万,女性则由 1.93/10 万降至 1.90/10 万;2005—2014 年男性和
女性的死亡率趋势保持一致。我国城市地区中毒死亡率由 2004 年的 3.26/10 万变至 2015
年的 2.38/10 万,而农村地区中毒死亡率由 2004 年的 3.46/10 万变至 2015 年的 3.73/10
万;2004—2015 年期间,我国城市 2012 年中毒死亡率最低(1.78/10 万),2012 年农村地区中
毒死亡率开始下降,但 2015 年,略微上升,为 3.73/10 万,见图 8-12。

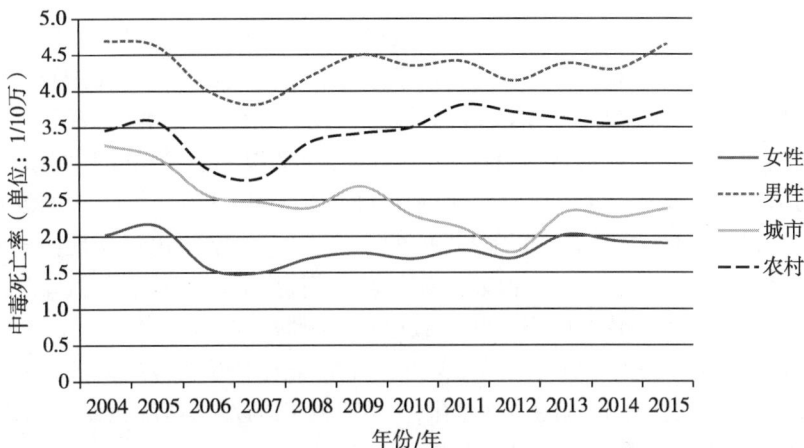

图 8-12　2004—2015 年不同性别不同地区中毒死亡率变化情况全国死因监测

(二) 非致死性中毒

1. **总体特征**　据全球疾病负担 2015 结果显示:2015 年中国发生中毒 78.37 万人次,占
全部伤害的 1.07%。发病率是 53.17/10 万。2015 年中国中毒人群中,男性比女性多
11.35%,20~49 岁中毒病例占所有中毒病例的 70.15%。全国伤害监测系统自 2006 年启
动,由 43 个监测点的 126 家监测医院构成,分布于全国 31 个省(自治区、直辖市)和 5 个计
划单列市。2015 年 7 月,监测点扩增至 84 个(城市监测点 51 个、农村监测点 33 个),监测医
疗卫生机构增至 252 家。该监测系统的数据显示,2006—2015 年,男性中毒 76 674 例,女性
中毒 57 007 例,男性比女性多 34.50%;商业/服务业人员、农林牧渔水利业生产人员和家务
人员中毒病例最多,分别占 18.64%、16.06% 和 11.74%;发生场所在家中的中毒病例最多,
占所有发生场所的 54.15%;以非故意为主,占所有伤害意图的 67.69%;从年龄上看,中毒病
例集中在 20~44 岁年龄段,占 64.39%。

2. **变化趋势**　据全球疾病负担结果显示:2015 年我国中毒发生人次比 1990 年增加了
68.43%,发生率增加了 36.93%;但是 2015 年我国中毒发生占全部伤害构成的 1.07%,低于
1990 年的 1.14%。

(三) 疾病负担

1. **总体特征**　据全球疾病负担 2015 结果显示:2015 年中毒造成中国 111.33 万人年
DALYs,占全世界中毒造成的 DALYs 的 28.45%,占中国总 DALYs 的 3.02%,DALYs 率是
79.69/10 万,在伤害中排第 10 位。2015 年中国中毒 YLDs 为 4.25 万人年,中毒 YLLs 为
107.07 万人年,中毒 YLLs 占 DALYs 的 96.17%。据全球疾病负担 2015 结果显示:中国 25~
29 岁年龄组的中毒 DALYs 最高。小于 1 岁年龄组中毒 DALYs 率为 271.85/10 万,在各年龄

组中最高,其次是 1~4 岁年龄组,中毒 DALYs 率为 116.98/10 万。男性、女性的中毒标化 DALYs 率分别为 91.12/10 万和 71.68/10 万,除 10~14 岁年龄组女性中毒 DALYs 率高于男性外,其余年龄组男性中毒 DALYs 率高于女性。

2. 变化趋势　据全球疾病负担结果显示:2015 年中国中毒 DALYs 比 1990 年下降了 22.48%,中毒标化 DALYs 率下降了 30.52%。中国中毒 DALYs 由 1990 年在伤害中排第 9 位下降至 2015 年的第 10 位。

(四) 不同毒物流行情况

1. 化学品中毒　近十年来,各类化学品急性中毒发病情况总体呈现下降趋势。由于生产工艺流程的不断改进和高毒、剧毒化学品管控日趋严格,职业性化学品中毒呈现明显的下降趋势,其发病原因多为安全生产事故,种类以一氧化碳、硫化氢、氯气、氨和混合气体最为常见,其发病人数和死亡人数均占所有职业性中毒的 60% 以上。虽然受到国家政策(如限酒令)和生活方式改变(如家庭煤炉取暖越来越少)的影响,乙醇和一氧化碳的发病人数有所下降,但其仍然是生活性化学品中毒最常见的两个毒物种类,常常占基层医院急诊所有中毒性疾病就诊人数的一半以上。随着化妆品、家用消毒剂、清洁剂、洗涤剂、汽车用化学品等日用化学品大量使用,因其导致的中毒发病人数也在不断增加。

2. 农药中毒　在过去的三四十年中,农药一直是我国中毒危害最大的毒物类别。最近十年,随着高毒、剧毒农药在我国的全面禁限用,农药中毒的发病情况已明显呈现下降趋势,但在农村地区仍然占有重要地位。虽然有机磷杀虫剂的国内使用量已经低于拟除虫菊酯类杀虫剂,但其中毒发病总人数仍然位居农药的首位。有机磷杀虫剂主要以毒死蜱、辛硫磷等中、低毒性品种为主,其临床中毒表现相对较轻,但全血胆碱酯酶活性恢复速度很慢,救治特点与以往高毒、剧毒品种有很大不同。除草剂百草枯中毒数量上升很快,在住院重症病例中占据首位,是目前病死率最高(50% 以上)的急性中毒性疾病。百草枯已于 2004 年逐步限制使用,2016 年 7 月禁止了水剂使用,到 2020 年底所有剂型将均被禁止,其替代品种敌草快化学结构与其类似,虽然目前研究认为敌草快中毒不会引起致命性的肺纤维化病变,但因临床观察的病例较少,还需要更多观察才能下结论。以氟乙酰胺、毒鼠强为代表的致痉挛杀鼠剂在 2003 年被禁止使用后,其所致中毒病人数量大幅快速下降,其主要替代品种抗凝血杀鼠剂中毒病人数量有所上升。

3. 药物中毒　随着产业结构和工作生活模式变化,各类高毒、剧毒物品生产和使用的管理,药物中毒在急性中毒性疾病中的比重也越来越大,一些文献资料统计表明它已占据了毒物类别第一位。药物中毒中仍然以镇静催眠类药物的中毒发病人数最多,抗精神病类药物、解热镇痛类药物、抗生素等种类药物中毒较为常见,自杀是最主要的药物中毒原因。在儿童年龄段,误服家庭常备药物是重要的中毒原因。近年来,各种中药注射液使用导致的中毒和不良反应病例明显增多,国家也加大了对临床使用中药注射剂型的管理。中药炮制或煎煮不当、配伍不合适、剂型或服用方法不当、疗程过长等都是发生中药中毒的重要原因。

4. 有毒生物中毒　我国地域广博,区域间生物种类和数量差异巨大,整体呈现出西南、南部因自然和气候原因动植物丰富,沿海次之,中部和东北再次之,西北生物种类较少的世态,有毒生物分布量也与之分布相近。整体上看,扁豆中毒发病人数最多,在全国各地均有分布,多以群体性事件出现。蘑菇中毒从每年的三四月开始出现(广东地区),7~10 月全国多数区域均有较多中毒事件发生,在南方(尤其是西南区域)的夏秋季节发生较多,也是目前危害最大的有毒生物中毒类型,其中含鹅膏肽类毒素的毒蘑菇中毒占蘑菇中毒死亡人数的80%以上。毒蛇咬伤中毒是动物中毒中最常见的类型,南北方均有分布,但北方以蝮蛇咬伤为主,南方则毒蛇类型较多。云南地区的居民有秋冬季节进食乌头类植物块根进行食补的习惯,常因加工不当发生中毒甚至死亡,每年的中毒人数在数百人以上。另外,蜂蜜中毒、钩吻中毒、雷公藤中毒、酵米面中毒等也在国内一些区域时有发生。

5. 突发中毒事件

(1) 突发公共卫生事件报告管理信息系统报告情况:突发中毒事件是指短时间内,毒物通过一定方式作用于特定人群造成的群发性健康影响事件。2004 年至 2016 年期间,中国疾控中心"突发公共卫生事件报告管理信息系统"报告的各类突发公共卫生事件中,中毒事件发生频次和发病人数仅次于传染病疫情居于第二位,但中毒事件造成的死亡人数则位居第一,占各类突发公共卫生事件死亡总数的 40% 以上。对 2004—2014 年《突发公共卫生事件信息报告系统》报告的中毒事件分析显示:全国平均每天有 12.43 起突发中毒事件报告,导致 51.94 人中毒,但有学者比较发现此数量仅占网络监测突发中毒事件数量的 10.93%,漏报情况严重;经口中毒事件中毒人数最多(64.3%),病死率为 1.58%,居前五位的毒物类型是细菌、植物、化学品、农药和真菌(主要为毒蘑菇),大多有明显季节性;经呼吸道或/和经皮中毒事件发生起数最多(90.8%),病死率为 3.86%,居前五位的毒物类型是窒息性气体(主要为一氧化碳)、刺激性气体、有机溶剂、农药和混合气体,一氧化碳和有机溶剂中毒有明显季节性。除公共卫生事件外,事故灾难、自然灾害和社会安全事件都可能衍生突发中毒事件。

(2) 职业病与职业卫生信息监测系统报告情况:按照危害主体分为食品安全事件、危险化学品事件、安全生产事件、环境灾难、社会安全及恐怖事件。其中,劳动者在生产过程中,经呼吸道或皮肤,短时间内吸收大量化学毒物引起的中毒,称为急性职业中毒。根据国家卫生健康委"全国职业病报告情况"(年报)显示,截至 2016 年,累计报告的急性职业中毒例数达到 27 108 人。2010—2016 年,报告职业中毒事故 1 996 起,按照《职业病危害事故调查处理办法》中规定的事故级别,重大职业中毒事故(同时中毒 10 人以上或死亡 5 人以下)有 89起,中毒 978 人,死亡 130 人。报告急性职业中毒起数最多的是化工行业,中毒人数最多的行业是煤炭、医药行业。引起急性职业中毒事故起数和中毒人数最多的毒物是一氧化碳,导致病死率最高的毒物是硫化氢。有学者对 1989—2003 年间全国刺激性气体、窒息性气体、有机溶剂、金属及类金属化合物、苯的氨基硝基化合物急性重大职业中毒事故资料的分析结果表明,我国重大职业中毒事故平均中毒率为 54.8%,平均病死率为 16.4%,平均中毒年龄为 (31.9 ± 9.8) 岁,平均中毒死亡年龄为 (33.7 ± 10.3) 岁。直接导致职业中毒的化学物超过112 种,主要以硫化氢、一氧化碳、苯及其同系物、金属和类金属、二氧化碳为主,因急性职业中毒导致死亡的 3 个主要原因分别是硫化氢、一氧化碳和苯中毒。急性重大职业中毒事故多发生在化学、制造、水处理、开采、建筑等行业,以清洗、检修、生产、采矿、挖掘等岗位的危险性为高。对中毒事故原因进行分析表明,缺乏安全教育、没有个人防护设备、没有密闭通风排毒设施或排毒效果不好、没有安全操作规程和违反安全操作制度是导致中毒发生的主要原因。

三、缺乏数据

有效准确的数据是危害控制的关键。现有中毒发病数据来源于不同服务体系,如国际上最常用的中毒暴露数据来自中毒控制中心服务监测系统(例如美国的国家中毒数据系统),或伤害哨点监测系统。这里"中毒"的个案病例通常是受到中毒伤害的个人拨打中毒控制中心的信息咨询热线,或者进入哨点医院进行救治的个体,这也在一定程度上解释了为什么高收入国家中毒标化患病率最高,对于不同收入国家之间,定义为中毒的标准不同。监测系统的构建模式及服务质量也会影响到所收集数据的构成和数量,世界上大多数国家都建立了不同类型的监测系统,但每个国家监测系统构建不同,相互间中毒发病数据难以相互比较,中毒发病情况也是在特定定义和覆盖下得出的。

我国有多个含有中毒信息的监测系统,因其建设初衷和目标差异,各自有其"中毒"的定义及范围,难以得出特定定义下"中毒"发病数据,因此目前不能得到我国中毒病例发病率的信息。

GBD2015 研究立足于现有的数据对我国中毒发生情况做出了估计,虽然存在某些局限性,但反映出了一定的流行特征。

第三节 危险因素

一、个体自身的相关因素

(一) 年龄

无论是全球还是我国,不同年龄组的中毒流行情况差异明显。如:儿童中毒的流行病学与成年人的差异很大。5 岁以下的儿童,探索周围的环境,喜欢频繁将物品放在嘴里,导致中毒控制中心经常收到大量的这种咨询电话,但是严重的中毒病例相对较少。超过 5 岁的儿童,经口摄入的非故意中毒的数量减少,但是超过 10 岁的儿童,故意中毒的数量开始上升。美国的数据显示,美国 6 岁以下的儿童大多是非故意中毒而 6 岁以上的是故意中毒数量增多;6 岁以上的儿童故意药物暴露的速度在过去的 9 年里,从 2003 年的 38/1 000 例增加到了 2012 年的 22/1 000 例。发病率最高的故意暴露发生在 17 岁,达到 593/1 000 例。在发展中国家,儿童及成年人故意中毒数量上升的趋势反映了毒物的可及性,在某些方面是由于他们所接触暴露物质种类的增加,特别是新的精神类物质。一般婴儿、幼儿对毒物,尤其是亲神经性毒物敏感性最强,因其中枢神经正处于发育阶段,血脑屏障功能尚不完整,抵抗力较低。老年人由于肝肾功能减退,体内脂肪增加,使化学物的代谢、排泄及分布都发生变化,主要脏器功能都有不同程度退化,故对毒物的敏感性也增加。

(二) 性别

女性对毒物相对更为敏感,可能与女性某些生理特点如体内脂肪含量较多,有机溶剂易于吸收,且在体内贮留时间较男性长,以及雌激素可影响毒物的酶转化等因素有关。这种情况在妊娠、哺乳期更为突出。但是我国中毒控制中心通过对 5 年中毒信息咨询数据分析发现,我国非故意中毒中,农药中毒数量最多,男性中毒比例远高于女性,可能男性仍然为农药作业的主力;在小于 7 岁的儿童当中,男性多于女性患者表现的更为突出,可能是男孩比女孩更好动,接受到家长及教师的教育和保护方式不同,容易误服毒物。

(三) 遗传因素

虽然中毒主要由外源性毒物影响,但遗传因素也与其严重程度有关,例如 6-磷酸葡萄糖脱氢酶缺乏者对高铁血红蛋白形成剂中毒较为敏感且易发生溶血;血清 α_1-抗胰蛋白酶缺乏者,在刺激性气体中毒后易形成肺纤维化;药物代谢酶及其他酶的基因多态性,在人群、个体间和种族中存在较大差异,成为接触同种同剂量毒物个体间和种族间易感性差别的重要因素。同时,人对毒物、药物的耐受性存在个体差异,如酒精耐受量个人之间差异很大。长期接触某一化学物也可产生耐受性。

(四) 生活习惯

有些生活习惯也能为毒物接触和毒物侵入人体创造条件。例如手被农药污染了,没有勤洗手的习惯,未清洗就进食、喝水或者吸烟容易引起中毒。我国西南地区有吃野生植物、蘑菇和用中药泡酒等饮食习惯,容易发生中毒。

(五) 受教育程度

对于非故意中毒患者来说,是否具备毒物相关知识,中毒后是否有自救互救技能也是影响急性中毒能否发生和严重程度的主要因素。

二、毒物因素

(一) 毒物来源

中毒是机体受到毒物作用出现的疾病状态,因此,中毒的危险因素中,毒物接触是首要条件。毒物对人体危害的性质及程度除了与机体的健康状态密切相关外,还取决于接触毒物的品种、剂量、暴露途径、体内转化及排泄等。

随着全球生产贸易的快速发展,全世界已知的有机和无机化合物数量超过 $1.4×10^8$ 种,并且以每个工作日超过 6 万种的速度递增,人们日常工作生活可接触到的化学物种类也累计达到近千万种,居民家庭中储存和接触各类药物和日化用品的机会也越来越大。中国在 2009 年就成为了化学专利申请最多的国家。化学工业的快速发展,不仅给人们的生活带来了便利,也给中毒提供了广泛的毒物来源。

除了工业毒物、环境毒物、药物和军用毒剂外,引起人体中毒的外源性化学物来源还有自然界中的天然物质,其一是自然界存在的毒性较高物质,主要为特定矿物和特殊环境下的气体。例如部分地区深层地下水中的砷化合物达到很高浓度、部分地区煤炭中含有高浓度的氟化合物等,在特定条件下人群接触到这些物质可引起中毒性地方病。其二是存在于某些生物体内的高毒性物质。部分动植物含有有毒的肽类、生物碱等多种类别有毒成分,部分真菌、细菌、藻类等含有能够对人体造成致命伤害的物质,如肉毒梭菌产生的肉毒毒素。总结来说,毒物这种危险因素有化学性的、生物性的和物理性的。

(二) 进入途径

毒物进入人体内的主要途径是消化道(摄食)、呼吸道(吸入)、皮肤(吸收)和其他胃肠外(不经肠道)途径。一般来说,当毒物经过静脉内途径,直接进入血流,反应出现最快,效应也最强烈。其他途径按效应大小的大致顺序排列,依次为:吸入、腹腔内、皮下、肌肉、皮内、口服和表皮接触。

(三) 接触的持续时间与频率

除进入机体途径影响中毒效应外,接触的持续时间与频率是毒性影响因素。有许多物质,单次接触所引起的中毒效应,可能完全不同于重复接触引起的中毒效应。例如,苯的原发性急性中毒表现为中枢神经系统的抑制。而重复接触则引起骨髓毒性或增加患白血病的机会。急性接触容易被吸收的物质,不仅可能产生即时中毒效应,还可能引发迟发性毒性。

三、环境因素

(一) 自然环境

除遗传病外,绝大多数环境相关性疾病、职业病、地方病都源于环境与机体的交互作用。由于工业污染、生活性污染、农药污染、地球化学因素等,使得生活环境中,人们赖以生存的介质如空气、水源、土壤、食品受到毒物污染,导致人体中毒。如 1984 年印度博帕尔中毒事件等各种各样的事故灾难的发生是工业发展带来的负面影响。全球化带来国际产业结构调整,可能促使污染密集型产业向发展中国家转移,若忽视对职工劳动安全、职业卫生的防护,有可能导致环境污染的效应扩大,使危害健康的危险性增加。

工业上高炉煤气和发生炉一氧化碳含量高,炼钢、炼焦、烧窑、煤炭或石油燃料燃烧不完全及化学工业合成氨、甲醇、丙酮等过程中都有大量一氧化碳产生,防护不当易造成职业一氧化碳中毒。同时,在冬季或者寒冷地区,室内燃煤取暖释放大量一氧化碳,烟道堵塞或通风不良等易引起生活一氧化碳中毒。

很多生物的生长和季节、地域等自然环境关系密切,我国每年春季,采摘新鲜野菜、野果食用的人群增多,那些缺乏有毒植物鉴别能力,误采食有毒植物造成中毒的人数也增加。山区采食野生蜂蜜和蜂蛹的人群,容易发生蜂蜜或蜂蛹中毒。在沿海生活的居民,食用到含组胺的鱼类以及有毒贝类的危险性增加。

另外,发生各类自然灾害后,正常生产、生活环境被破坏,容易发生各种类型的中毒。例如地震后,灾后临时安置点卫生条件有限,食品污染风险增加,容易引发食物中毒,给健康带来负面影响。地震也会引发动物活动异常,需要防范蜂、蝎、蜈蚣和蛇等动物的叮咬。为防止灾后疫情,灾区会采取对水和环境等消毒措施,常用消毒剂含氯,遇水会释放出活性氯,当达到一定浓度时可以引起呼吸道刺激。此外,直接接触高浓度消毒剂也可能会造成接触部位皮肤的损伤。

(二) 社会环境

从本章全球和我国的中毒流行情况数据中可以明显看出,社会经济状况与中毒所致的伤害和死亡是强相关的,可能是经济能够直接影响其他危险因素。例如在经济相对发达地区,居民受教育程度也较高,家庭卫生和生活习惯也较好,与中毒相关的法律法规比较健全,监督管理更为完善,人们的民主与法制意识较强,懂得利用法律武器保护自己。然而在经济相对落后地区,由于文化水平普遍较低,对毒物相关的知识了解匮乏,人们容易受到社会不良风气的影响,出现人群健康水平发展的不平衡,甚至出现更激烈的事件,导致社会不安定,影响公共卫生安全。不同国家经济状况不同,管理部门对毒物危害性的管理目标有差异。此外,民族和宗教因素也是不可忽略的因素。

另一方面,经济发展也促进了各国医疗卫生水平和服务的发展,这在很大程度上影响了中毒事件所造成的危害的严重程度。医疗卫生水平和服务的提高,减轻了中毒事件对人民群众的生理和心理健康可能造成的影响与伤害。

第四节　预防与控制

中毒控制涵盖预防医学和临床医学内容,针对复杂的毒物危害问题,有效的控制策略和方法等研究内容包括中毒风险评估、中毒预防宣传和健康促进、中毒病因及影响因素、中毒事件应急处理、中毒临床救治、中毒信息服务、毒物鉴定检测等。国际公认的伤害"5E"原则,即 Education 教育;Environmental modification 环境;Engineering 工程学;Enforcement 强化执法和 Evaluation 评估在中毒防控上仍然具有理论指导意义。

一、采取工程策略

（一）减少毒物暴露

百草枯中毒,是近十年来中国病死率最高的急性中毒性疾病。很多基层医院收治的口服中毒病例的病死率接近100%,其对皮肤黏膜有很强的腐蚀性,喷洒漏液也会造成局部皮肤溃疡,而目前的研究尚未发现明确有效的临床治疗手段。鉴于百草枯对人体健康威胁巨大,中国 2016 年停止在国内销售和使用水剂百草枯,中毒病例下降明显。

在过去 30 年中,立法防止使用不恰当的容器(例如常常用于储存食物和饮料的)来储存有害物质,要求有害物质的包装能够抵抗儿童的玩弄,通过使用更加安全的包装和储存方式等,均是为了减少毒物暴露,成功降低儿童非故意中毒数量。相对于较贫困的国家,富裕国家的儿童中毒更容易涉及存放在家中的药物。在许多地方,药片或者胶囊被装在便宜的容器中,例如纸袋或是塑料信封。在发达国家,商业包装的药物销售时会有多种不同形式和剂量的包装——标准螺帽形式或是夹帽形式的瓶子,带有儿童安全锁的瓶子,以及泡罩包装。为避免剂量使用的错误,尤其是针对老年人群,一些药物是被分装在专用的盒子里,这样就把早、中、晚不同剂量的药物分别储存在一起。

（二）降低毒性

生活中完全避免有毒物质不够现实,因此,可以通过降低致毒物的毒性水平,或是以某种方式进行中和的方法来减少中毒。这种做法的方式之一就是降低活性成分的浓度。例如,可以使用较低毒性的农药,以预防急性农药中毒的发生。但是,较安全的农药通常较贵,因此,要在较贫困的国家使用这种农药,则需要财政的补贴和优惠刺激。引进有机农药管理或是综合带菌者管理,将会导致急性农药中毒案例数量的减少。尽管如此,要运行这样的系统还需要科学专业技能。通过在物质中增加解毒剂来减少已摄入毒物毒性作用的方法也已被尝试过,但还未能证明其有效性。在英国,对乙酰氨基酚过量的解毒剂蛋氨酸,被添加在对乙酰氨基酚的生产制造过程中。但是,这种产品并不受欢迎,因为它比仍然保留在市场的单一配方的对乙酰氨基酚更加昂贵。除此之外,口服蛋氨酸的使用也受到质疑,因为这种物质与出现的过敏反应相关。

（三）增加毒物认知标识和负面刺激

改变毒物的味道和颜色,以及改变储存它的容器。在澳大利亚,将石蜡的颜色改变为蓝色就导致了石蜡摄入发生率的下降。添加苦涩的物质是另一种阻止儿童摄入大量有害物质的方法。有研究已表明,这种方法可能是有效的,但可能更适合于轻度或中度毒性的家用产品,而不是药剂产品。

二、加强环境改善措施

井水被砷污染很可能导致了孟加拉国和其毗邻的西孟加拉邦历史上最大的集体性中毒事件。由于水井数量众多且大多为私人拥有,对成千上万的水井采取补救措施非常复杂。然而,仍然存在具有较好成本效益的应急措施,包括识别当地未被污染或污染程度轻的水井,并将这些水井涂成不同的颜色和采用过滤或化学净化措施。1984 年,在印度中央邦的首府博帕尔北郊地区,一家联合碳化物公司不明原因的剧烈产热反应引起了最大的一个储存罐的破裂,大约 27 吨主要成分是异氰酸甲酯的毒气释放,据估计,爆炸后的 24 小时内约有 1 700 人死亡,接下来的三周内还有相同数目的人相继离世。推断大多数早期的死者都是死于急性肺部中毒。由此可见,一个有潜在风险的工厂不应该设立在人口密集的城市区域。

三、完善法律法规

国际上,鉴于卫生部门在化学品健全管理领域的主要作用和责任,WHO 制定了国际化学品管理战略方针,用于指导努力实现约翰内斯堡执行计划的目标,即到 2020 年,在生产和使用化学品领域最大限度地减少对人类健康和环境的重大不良影响。国际化学品管理战略方针由联合国环境规划署管理。国际化学品管理大会定期审查国际化学品管理战略方针和指导其运作。2012 年 9 月 17 日至 21 日,在肯尼亚首都内罗毕举行了国际化学品管理大会第三届会议,共有 100 多个国家政府、17 个政府间组织和 70 多个非政府组织参加了会议。会议就卫生问题作出了若干重大决定,包括通过了关于加强卫生部门参与国际化学品管理战略方针实施工作的一项正式战略。该届大会还就 WHO 迄今对国际化学品管理战略方针作出的杰出贡献向其授奖。将在休会期间举行的国际化学品管理战略方针区域会议上和 2015 年第四届大会上审查卫生部门战略的实施进展情况。各国政府、政府间组织和非政府组织的各相关部门和利益攸关方的参与,对实现国际化学品管理战略方针的目标至关重要。

WHO 在国际化学品安全规划署下制定了中毒预防和管理项目,例如通过开展名为 IN-TOX 的项目,促进建立和加强全球中毒控制中心。目前该规划署已有全球毒物控制中心名录;同时,还提供化学品和管理工具信息,以及制定关于中毒预防和临床管理的国际同行评审指南。中毒控制中心专门负责建议并协助预防、诊断和管理中毒。

中国的与中毒控制相关的法规体系随着卫生应急的发展而逐步完善,其中的制度规则系统主要是由卫生应急体制、卫生应急机制和卫生应急法制体系和应急预案构成"一案三制"为基本制度框架,从不同层面构建起了保障卫生应急系统能够有效运作的制度和操作规范体系,并构成我国应急反应体系的核心内容。2003 年《突发公共卫生事件应急条例》首次明确了突发公共卫生事件的概念,包括重大食物和职业中毒事件。从实践上看,此条例对规范突发公共卫生事件应对工作起到了重要作用;2007 年施行的《中华人民共和国突发事件应对法》是突发事件应急的母法,对各类突发事件应对行为全过程进行了规范;2009 年施行了《中华人民共和国食品安全法》等卫生应急的专项法律。继《突发公共卫生事件应急条例》《国家突发公共事件总体应急预案》等法律法规之后,形成现在的包含《国家突发公共事件总体应急预案》、25 件专项应急预案,以及超过百件的部门预案和地方预案构成的预案体系,此体系是我国独有,而且经时间检验是行之有效的。针对中毒事件,2011 年我国发布了《卫生部突发中毒事件卫生应急预案》《突发中毒事件医疗卫生应急人员防护导则》及急性有机磷中毒、急性致痉挛性杀鼠剂中毒、急性氨气中毒等 14 类中毒事件卫生应急处置技术方案。这些技术指南、标准、导则均为非强制性指导性文件,为中毒防控实践操作提供了较好的技术支持。

四、开展中毒预防宣传和健康促进

进行中毒预防宣传和健康促进能增长公众的中毒预防知识,提高其中毒预防控制的能力。WHO 已采取措施在许多国家建立中毒控制中心来提高对毒物预防的认识,如中国、特立尼达和多巴哥、加纳、巴哈马、缅甸、塞内加尔、黎巴嫩。在美国,曾有"健康人士 2010"(Healthy People 2010)计划。该计划的两个主要目标:提高健康生活年数和质量,并消除健康差异。伤害和暴力预防的两个目标中与中毒预防有关。目标 15-7 是减少非致命性中毒,目标 15-8 是减少由中毒引起的死亡。目标 1-12 是获得优质健康服务建议,建立一个全美的中毒控制中心 24 小时免费服务的电话,这个目标在 2002 年完成。中毒控制中心以社区为基础的公共教育计划旨在帮助实现这些其他公共健康的目标。中国中共中央、国务院于 2016 年 10 月 25 日印发并实施《"健康中国 2030"规划纲要》中指出,完善公共安全体系,预防和减少意外中毒。

中毒中心的教育者包括了一系列的教育背景。包括护士、药剂师、健康教育家,以及老师。公共教育工作者的作用是建立在社会营销概念的基础上的,包含两个目标:健康促进以改变行为和中毒控制中心的营销。中毒控制中心的公共教育项目,教授毒物预防技术(一级预防)和提高如果发生中毒事件,对可用服务的认识(二级预防)。教育项目可以利用小学、中学教学或两者兼而有之。中毒控制中心公共教育工作者可以通过印刷材料、视频、研讨会和健康展览会,使用广播、电视、印刷品和公共交通场所公益广告进行宣传活动。此外,还可以在互联网上提供可以快速更新和下载的免费材料。教育工作者也参与社区卫生联盟进行广泛合作。

儿童和老年人群体通常被认为是教育最重要的群体。教育工作者常常为妇女儿童组织、老年人协会、红十字会等机构工作。美国中毒控制中心的公共教育委员会,提供中毒预防意识项目减少中毒的发病率和死亡率。每年,这个机构还召开北美临床毒理学会议,其中健康教育研讨会的重点是发展、评估、授权写作、战略规划和中毒控制中心关心的其他问题等。

五、构建中毒监测体系并开展风险评估

《"健康中国 2030"规划纲要》中规划:建立伤害综合监测体系,开发重点伤害干预技术指南和标准。其中,中毒监测是获取中毒信息的重要途径,是干预的信息基础。目前中毒监测系统类型有以医院为基础的监测和以事件为基础的监测。有些中毒往往表现出季节、区域和人群的聚集性,例如春季植物生长茂盛,喜欢采食野菜野果的人群易发生有毒植物中毒;夏季在云南、贵州、四川等省份,雨水充沛,蘑菇生长迅速,采食野生蘑菇的人群易发生毒蘑菇中毒;秋冬季节,采暖易发生非职业性一氧化碳中毒。中毒监测通过长期、连续、系统收集相关数据,定期汇总与评价,及时发现分布规律、发展趋势及其影响因素的变化;充分利用这些信息,并将这些信息及时评估并反馈给所有应该知道的决策者、利益相关人、公众等,以便制定和修改防制策略和措施、实施干预、控制疾病,并对策略和措施的实施效果进行评价。

(一)评估现状

中毒信息主要来自:①突发公共卫生事件管理信息系统;②职业病与职业卫生信息监测系统;③中毒信息服务咨询热线;④卫生行政部门认定的中毒救治医疗机构;⑤各级疾病预防控制机构应急值班电话;⑥官方媒体信息监测;⑦公众举报电话。为了确定以上来源的信息是否需要做进一步的风险评估和是否具有相应的公共卫生意义,一般需要关注的信息特征包括:①毒物危害是否严重?(如:不同的毒物类型、毒物性状、毒物联合作用和毒物其他特性毒物危害严重程度不同)②是否有大的暴露影响?(如:暴露量、方式、途径、接触时间、毒物扩散/流通范围)③是否有大的人群效应?(如:中毒人数、死亡人数、重度中毒人数比

例、媒体关注程度)④应对能力如何?(如:医疗救治能力、毒物检测能力、物资保障程度等)。毒物危害越严重,暴露影响、人群效应越大,应对能力越弱的,中毒事件公共卫生意义越显著,有必要对其进行进一步的风险评估。

(二) 确定危险因素

中毒的危险因素中,毒物毒性等是首要考虑的因素。毒性通常是指某种化学毒物能够造成机体损害的能力,是化学物本身固有的特性。一种化学毒物对机体的损害能力越大,其毒性越高。在实验条件下,毒性是指化学物引起实验动物某种毒效应所需的剂量(浓度)。表示毒性常用指标有:致死剂量、最低有害作用剂量和最大无有害作用剂量。

(三) 确定暴露影响

暴露是指特定期间以一定频率到达靶机体、系统或人群的某种因子(有害因素)的浓度或量。即使毒性再高的毒物,如果没有接触也不会发生危害,并且,接触也是不确定性的重要来源。接触评价的目的是确定接触的来源、类型、程度和持续时间。毒物浓度和接触毒物的程度是接触评价的两个重要方面。

(四) 确定健康影响

危害因素的暴露,会对机体导致不良或有害的生物学改变,即健康影响。这些与个体的年龄、性别、职业、文化程度等因素有关。

(五) 采取应对措施

针对可能发生或已经发生的突发中毒事件,对中毒卫生应急能力进行评估,评估内容包括现场处置经验、医疗救治能力、毒物检测鉴定能力、应急物资保障等,其中应急物资包括个体防护装备、解毒药、标准品、医疗救治设备、毒物检测设备等。

(六) 评估结果反馈及修正

根据风险分析结果确定风险等级,根据各类风险因素提出关键控制点和相应的应对策略、措施。同时,自查卫生应对能力,对其薄弱环节提出增强或改进方案。开展风险交流和沟通,并及时将风险评估结果提交给利益相关方,对未结束的事件有必要开展动态评估。

六、推广中毒急救措施

中毒急救的原则是:迅速脱离中毒环境并清除未被吸收的毒物;迅速判断患者的生命体征,及时处理威胁生命的情况;促进吸收入血毒物清除;应用特效解毒剂;对症支持治疗。

(一) 脱离毒物接触

根据毒物进入途径不同,采用相应的方法。清除皮肤和黏膜的毒物,一般立即使用大量流动清水反复充分冲洗,冲洗时间一般不低于 10 分钟。清除经口消化道未被吸收的毒物方法有催吐、洗胃、吸附剂、导泻、全肠灌洗、灌肠。根据毒物类别和患者情况而选择不同毒物清除方法。

(二) 毒物吸收入血液后促进毒物排泄

1. 强化利尿　强化利尿通过扩充血容量、增加尿量,达到促进毒物排泄目的,主要用于以原形从肾脏排出的毒物中毒。对心、肺、肾功能不全者慎用。

2. 改变尿液酸碱度　2004 年美国临床中毒学会(American Academy of Clinical Toxicology,AACT)和欧洲中毒中心与临床中毒学家协会(European Association of Poisons Centre and Clinical Toxicologists,EAPCCT)发布碱化尿液指南,强调尿液 pH 值的改变在中毒治疗中的作用。

3. 血液净化　血液净化是指把患者血液引出体外并通过一种净化装置,清除某些致病物或毒物,达到治疗目的的一种医疗技术,常用方法有血液透析、血液滤过、血液灌流、血浆置换。我国以血液灌流为最常用,有条件、有适应证时应尽早进行。

（三）常见特效解毒剂治疗

大多数中毒无特效解毒剂治疗,可用于临床的特效解毒剂非常有限。例如:阿托品适用于拟胆碱药中毒,如毛果芸香碱、毒扁豆碱、新斯的明等中毒;有机磷农药和神经性毒气中毒;含毒蕈碱的毒蕈中毒等。盐酸戊乙奎醚(长托宁)是有机磷农药中毒解毒药之一。胆碱酯酶复能剂:适用于有机磷农药、神经性毒气中毒。常用药物为碘解磷定和氯磷定。纳洛酮用于阿片类药物。硫代硫酸钠(次亚硫酸钠)、亚硝酸异戊酯和亚硝酸钠主要用于氰化物中毒。亚甲蓝(美兰)用于亚硝酸盐、苯胺、硝基苯等中毒引起的高铁血红蛋白血症。乙酰胺(解氟灵)为氟乙酰胺及氟乙酸钠中毒的解毒剂。氟马西尼用于苯二氮䓬类药物中毒。乙醇用于甲醇或乙二醇中毒。二巯基丙醇用于砷、汞、锑、金、铋、镍、铬、镉等中毒。二巯基丁二酸钠、二巯基丙磺酸钠用于砷、汞、铅、铜、锑等中毒。依地酸钙钠(乙二胺四乙酸二钠钙)用于铅中毒,亦可用于镉、锌、锰、铜、钴等中毒。奥曲肽可用于磺脲类药物过量或中毒。抗蛇毒血清及蛇药,包括抗眼镜蛇毒血清、精制抗蝮蛇毒血清、精制抗银环蛇毒血清、精制抗五步蛇毒血清及各种蛇药等,用于毒蛇咬伤,有解毒、止痛、消肿功效。肉毒抗毒血清用于肉毒中毒。甲吡唑是甲醇中毒首选药物。

（四）对症治疗与并发症处理

急性中毒由于毒物本身或并发症可直接危及生命,需积极抢救。而目前绝大多数毒物急性中毒无特效解毒剂或拮抗剂治疗,所以尽早对症支持治疗与处理并发症就显得非常重要,其目的是保护重要器官,使其恢复功能,维护机体内环境稳定。

七、多部门合作

毒物、暴露和人的行为构成了中毒的基本三要素。从毒物上来看,例如危化品、农药、中药等的登记管理就涉及工业、农业、公安、交通、医药等多个行业;从暴露途径上看,即使是针对同一种毒物的同一剂量,人对不同暴露途径的中毒表现不一,救治上需要多学科合作,研究上需要多部门深入且广泛合作;同时,通过教育部门、防控部门等开展健康促进等活动来提高人的健康素养。不管中毒防控的哪个环节,都需要多部门参与和合作。例如,美国对化学品危害性的管理就涉及到美国食品与药品管理局、环境保护局、职业安全与卫生管理局和消费品安全委员会,这些管理机构负责管理人体对化学品的接触,执行20多项旨在保护人类健康的法律。这些法律在不同层次上表达了对人类健康危害的关注以及对经济代价的权衡。在我国事故灾难继发引起的突发中毒事件,需要消防部门进行事故核心现场处理,公安部门维护社会秩序稳定,应急管理部门进行安全生产事故现场调查和应急救援,环保部门负责现场的环境危害评价及处理,卫生部门开展病人医疗救援等。在短时间内组织协调好这些部门的相关应急救援工作是中毒事件处理好坏的关键。

本 章 要 点

1. 中毒是指因暴露于毒物造成组织、细胞损伤而导致的伤害。中毒的严重性取决于毒物的种类、特性、接触途径,最主要的是接触剂量。

2. 大多数中毒无特效解毒剂,缺乏特效治疗手段,应注重通过一些预防和干预措施来减少危害或避免发生。

3. 中毒是全球因伤害和暴力致死的第 14 位原因,估计每年约有 10.8 万人死亡。不同收入国家的中毒原因不同。全球 70 岁以上人群中毒死亡率最高,男性中毒死亡率高于女性。

4. 全球每年约有 432.24 万人次非致死性中毒。高收入国家中毒标化患病率最高。儿童中毒发病率高于其他年龄组。

5. 农药、化工产品、有毒生物、有毒气体中毒和中毒性食源性疾病在全球流行特征各异。

6. 我国每年约 4.54 万人因中毒死亡,在我国伤害死因顺位中排列第 6 位。中国中毒粗死亡率由东部、中部和西部依次升高。男性中毒死亡率高于女性。

7. 我国中毒人群中,男性高于女性,20~49 岁中毒病例占所有中毒病例的 70.15%。以非故意为主,占所有伤害意图的 67.69%。

8. 我国各类化学品、农药急性中毒发病情况呈现下降趋势,药物中毒所占比例升高。群体性突发中毒事件发生频次和发病人数仅次于传染病疫情,居于第二位;但中毒事件造成的死亡人数则位居第一,占各类突发公共卫生事件死亡总数的 40% 以上。

9. 中毒的危险因素包括年龄、性别、遗传、生活习惯、受教育程度这些个体自身相关因素,毒物来源、暴露途径、接触的持续时间与频率这些毒物因素以及自然、社会环境因素。

10. 中毒预防策略主要包括工程学策略、环境改善策略、完善法律法规、预防宣传和健康促进、构建监测体系并开展风险评估、推广急救措施、多部门合作等。

（孙承业　袁媛）

参 考 文 献

[1] Dictionary O E. Oxford English Dictionary. 2nd ed. Oxford:Clarendon Press,1989.

[2] Thompson C J. Poison and Poisoners. London:Harold Shaylor,1931.

[3] Paracelsus. Wikipedia, the free encyclopedia. https://en. wikipedia. org/wiki/Paracelsus, accessed 5 March 2018.

[4] World Health Organization. The global burden of disease:2004 update. Switzerland,2008.

[5] Global Burden of Disease Study 2015. Global Burden of Disease Study 2015(GBD 2015) Results. Seattle, United States:Institute for Health Metrics and Evaluation(IHME),2016. https://vizhub. Healthdata. Org/gbd-compare[z].

[6] Rabies and envenomings:a neglected public health issue. 2007.

[7] Chippaux J P. Bulletin of the World Health Organization. 1998,76(5):515-524.

[8] Kasturiratne A,Wickremasinghe A R,De Silva N,et al. The global burden of snake bite:a literature analysis and modelling based on regional estimates of envenoming and deaths. PLoS Medicine,2008,5(11):218.

[9] Sharma S K. Snake bites and dog bites in Nepal:community based studies on snake bites and dog bites,presentation made at the WHO first Consultative Meeting on Rabies and Envenomings,Geneva,2007. 10.

[10] 李立明,姜庆五. 中国公共卫生理论与实践. 北京:人民卫生出版社,2015.

[11] 孙承业. 中毒毒物危害现状与应急处理.//应对突发公共卫生事件论坛论文集. 杭州:浙江省科学技术协会,2005:7-10.

[12] 袁媛,周静,郎楠,等. 2004—2014 年突发中毒事件毒物谱分析. 中国工业医学杂志,2016,29(3):182-186.

[13] 任引津,张寿林,倪为民,等. 实用急性中毒全书. 北京:人民卫生出版社,2003.

[14] 史志诚. 毒性大案. 西安:西北大学出版社,2016.

[15] 王临虹,段蕾蕾,汪媛,等. 全国伤害医院监测数据集. 北京:人民卫生出版社,2016.

[16] 国家卫生和计划生育委员会统计信息中心,中国疾病预防控制中心慢性非传染性疾病预防控制中心. 中国死因监测数据集. 北京:中国科学技术出版社,2015.

[17] 李涛. 预防职业中毒保障劳动者健康. 中华劳动卫生职业病杂志,2016,24(12):705-706.

[18] 韩孟君(译). 国际船舶医疗指南. 天津:天津科学技术出版社,2015.

[19] 段蕾蕾(译). 世界预防儿童伤害报告. 北京:人民军医出版社,2012.

[20] 孙承业. 突发事件卫生应急培训教材——中毒事件处置. 北京:人民卫生出版社,2013.

[21] Nelson L S,Lewin N A,Howland M A,et al. Goldfrank's Toxicologic Emergencies. 9th Revised edition. New York:McGraw-Hill,1988.

[22] 中国医师协会急诊医师分会,中国毒理学会中毒与救治专业委员会. 急性中毒诊断与治疗中国专家共识. 中华急诊医学杂志,2016,11(25):1361-1375.

[23] Gunnell D,Knipe D,Chang S S,et al. Prevention of suicide with regulations aimed at restricting access to highly hazardous pesticides:a systematic review of the international evidence. The Lancet Global Health,2017,5(10):1026-1037.

[24] Eddleston M,Phillips M R. Self poisoning with pesticides. BMJ,2004,328:42-44.

[25] Gunnell D,Eddleston M. Suicide by intentional ingestion of pesticides:a continuing tragedy in developing countries. Int J Epidemiol,2003(32):902-909.

[26] Eddleston M,Karunaratne A,Weerakoon M,et al. Choice of poison for intentional self-poisoning in rural Sri Lanka. ClinToxicol,2006,44:283-286.

[27] Sandilands E A,Bateman D N. The epidemiology of poisoning. Epidemiology,2015,44(2):76-79.

[28] Smith A H,Lingas E O,Rahman M. Contamination of drinking-water by arsenic in Bangladesh:a public health emergency. Bulletin of the World Health Organization,2000,78(9):1093-1103.

[29] World Health Organization. Guidelines for Poison Control. Geneva:WHO Press,1997.

[30] Klaassen C D. Casarett&doull's toxicology:the basic science of poisons. Seventh Edition. New York:The Mcgraw-Hill Companies,2007.

·第九章·

其 他 伤 害

除道路交通伤害、跌倒、溺水、中毒等重点伤害类型外,还有很多的伤害类型。本章节重点关注动物相关伤害和烧烫伤两种类型。动物相关伤害是一个常见、多发,但常被忽视的全球性健康问题;烧烫伤是导致意外死亡的常见原因。

第一节　动物相关伤害

动物是自然界不可或缺的一部分。动物与人类共同生存在地球上,与人类的生活密不可分。动物既是人类的朋友,也可能对人类造成伤害。很多动物都可以造成对人的伤害,导致的损伤类型也多种多样。动物相关伤害是一个常见、多发,但被忽视的全球性健康问题。

本节简要介绍了动物相关伤害的常见类型、流行情况、危险因素及干预措施。流行情况部分主要从致死性和非致死性动物相关伤害、动物相关伤害造成的疾病负担、医疗花费等几个角度进行描述以反映其严重程度;危险因素部分主要采用流行病学模型简单介绍了犬抓咬伤、蛇咬伤两类常见动物伤害的宿主、致病因素和环境三个方面的危险因素情况;干预措施部分主要总结了目前研究较多的两种动物相关伤害,犬抓咬伤和蛇咬伤的预防策略和措施。

一、概述

动物相关伤害的类型繁多,许多动物都可能对人造成伤害,如:家养动物(狗、猫等),农场动物(牛、马、羊、骆驼等),野生动物(蛇、鳄鱼、鲨鱼、蜜蜂、蝎子、蜘蛛等)。动物造成的常见伤害包括:螫刺毒作用(如蛇、蝎子、蜘蛛、海生生物),攻击或咬伤(如狗、猫、鳄鱼、鲨鱼、其他野生动物),从所骑的动物上跌落(如马、牛、骆驼),与交通运输有关的动物伤(如骑手或驾驶动物与车辆相撞造成的伤害),被动物压伤(如牛、羊等家畜),蜜蜂/黄蜂叮伤的变态反应,攻击动物携带的疾病(狂犬病、疟疾等),摄入有毒生物等。

动物相关伤害的分类通常根据 ICD-10 的规则进行,主要分为三大类,和动物有关的交通伤害(V80)、与有毒动物接触的伤害(X20-X29)、动物造成的其他伤害(W53-W59)。详细分类如下:

V80	牲畜骑手或畜挽车辆乘员在运输事故中的损伤
W53	被鼠咬伤
W54	被狗咬伤或抓伤
W55	被其他哺乳动物咬伤或抓伤
W56	接触海生动物的损伤
W57	被无毒昆虫和其他无毒节肢动物咬伤或螫伤
W58	被鳄鱼或短吻鳄咬伤或抓伤
W59	被其他爬行动物咬伤或压伤
X20	接触毒蛇或和蜥蜴
X21	接触毒蜘蛛
X22	接触蝎子
X23	接触大黄蜂、黄蜂和蜜蜂
X24	接触蜈蚣和(热带)有毒的千足虫
X25	接触其他特指的有毒节肢动物
X26	接触有毒的海生动物和植物
X27	接触其他特指的有毒动物
X28	接触其他特指的有毒植物
X29	接触未特指的有毒动物或植物

动物可对人体造成不同类型的损伤,常见的损伤类型有擦伤、出血、挤压伤、咬伤、骨折等,虽然动物造成的损伤以轻度伤害为主,但如果损伤导致失血过多或重要器官受伤,也可导致残疾或死亡。除外伤外,被动物致伤后还可能造成感染,例如,被携带有狂犬病病毒的动物抓、咬伤,可能感染狂犬病病毒。此外,一旦被有毒的蛇、蝎子、蜘蛛等动物致伤,可能会发生中毒,威胁生命。某些遭受过动物伤害的人还可能会产生一定程度的心理影响。

与其他类型伤害相比,目前国内外对动物相关伤害的研究数量和质量均显不足,动物相关伤害的整体流行特征、各类动物致伤的危险因素、防控措施尚未得到系统的阐述和探索。动物相关伤害涉及不同种类的动物,预防控制措施各不相同,目前国内外研究较多的是犬抓咬伤和蛇咬伤。犬抓咬伤是所有动物相关伤害中最多发的一类伤害,蛇咬伤在部分地区是常见的动物伤害,且被有毒蛇咬伤后往往后果较为严重,这两类动物伤害的预防控制策略、措施相对较为成熟。本节将重点介绍犬抓咬伤、蛇咬伤的危险因素及预防控制策略措施。

二、流行情况

对于全球整体动物相关伤害流行情况的研究较少,有限的研究主要集中在发达国家,发展中国家和不发达国家的数据很少,特别缺乏农村地区动物相关伤害的研究或报告。我国的相关数据也明显不足,仅有很少的几个省市和地区开展了动物相关伤害数据的收集工作。本部分对于全球动物相关伤害流行情况的分析,数据主要来源于全球疾病负担 2015 研究(Global Burden of Disease 2015,GBD2015)、WHO 以及部分国家的动物相关伤害调查研究结果;我国动物相关伤害流行情况的描述,数据主要来源于全国伤害监测系统中的动物伤数据。GBD2015 数据和 NISS2015 数据存在的明显不足,即两种数据均不能分出具体的致伤动物类型。

(一) 全球动物相关伤害流行情况

1. 动物相关伤害死亡情况

(1) 总体和地区情况:死亡是动物相关伤害导致的最严重健康后果。GBD2015 估计,2015 年动物相关伤害造成全球近 10 万人死亡,标化死亡率约为 1.31/10 万人,其中男性(1.55/10 万人)死亡率高于女性(1.08/10 万人)。低收入国家的动物相关伤害死亡率(3.75/10 万)明显高于高收入国家(0.09/10 万),见图 9-1。在 WHO 各大分区中,东南亚地区的动物伤的标化死亡率最高,为 3.40/10 万,见图 9-2。

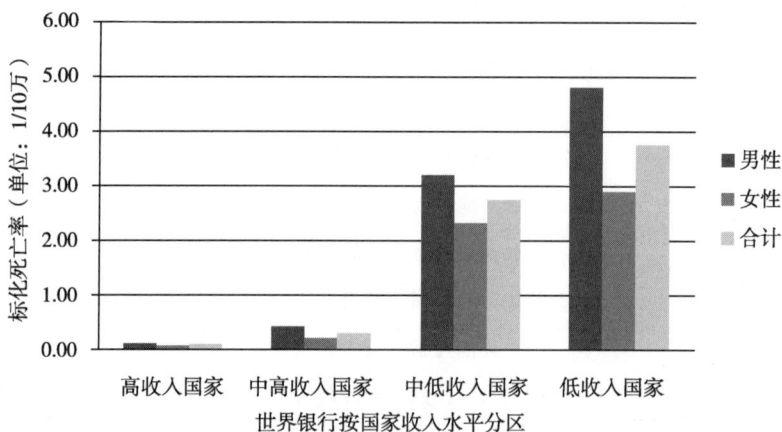

图9-1 不同性别及国家收入水平的动物相关伤害死亡率
数据来源:*Global Health Estimates 2015,WHO*

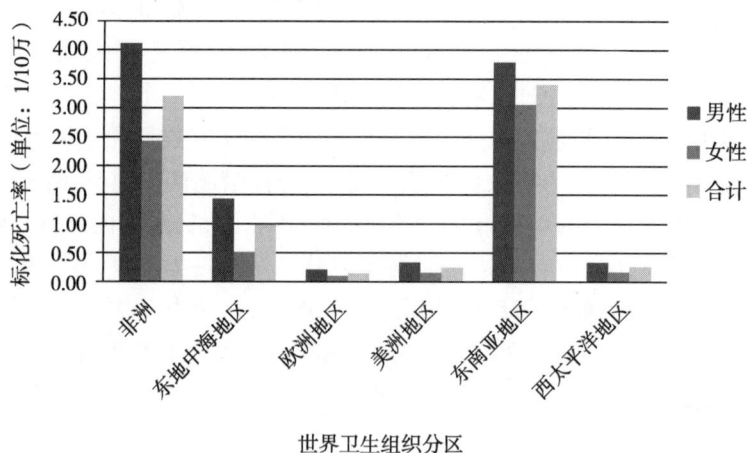

图9-2 不同性别及不同 WHO 分区动物相关伤害标化死亡率
数据来源:*Global Health Estimates 2015,WHO*

据 WHO 估计,全球每年约有 5.5 万人死于狂犬病,其中绝大部分是由于被患有狂犬病的犬只抓咬伤所致。一些高收入国家的犬抓咬伤死亡数据显示,澳大利亚的犬抓咬伤死亡率最低,为 0.004/10 万人,其次是加拿大(0.007/10 万人)、美国(0.05~0.07/10)万人。相关数据在中低收入国家中鲜有报道。但有一些研究表明,中低收入国家的犬抓咬伤死亡率高于高收入国家。

WHO 估计,全球每年约有 500 万人被蛇咬伤,其中 240 万人因毒蛇咬伤而中毒,9.4 万~12.5 万人因蛇咬伤死亡。有调查显示,亚洲、非洲、拉丁美洲的蛇咬伤死亡率特别高。印度的一项调查估计,印度每年大约有 5 万人因蛇咬伤死亡。以社区为基础的调查研究显示,在尼泊尔东部的特莱地区,蛇咬伤的死亡率为 162/10 万人。尼日利亚的蛇咬伤死亡率更高,有研究显示,在尼日利亚的某地区,蛇咬伤致死率高达 12.2%。

(2)人群分布:从全球角度看,致死性动物相关伤害可发生在任何年龄段,但动物相关伤害对 70 岁及以上老年人口的死亡威胁最大。GDB2015 研究显示:70 岁及以上人群动物相关伤害死亡率最高,为 3.06/10 万。另外,除 0~4 岁年龄组,其他各个年龄组雄性动物相关伤害的死亡率均高于雌性,见图 9-3。多项研究表明,儿童在犬抓咬伤死亡病例中占了较高的比例。1979—1988 年间,美国犬抓咬伤死亡者中 70% 是 10 岁以下儿童。1979—1996年间,澳大利亚共报道过 11 例犬抓咬伤死亡病例,其中 5 岁以下儿童死亡者的比例高达36%。因毒蛇咬伤导致的儿童死亡率远高于成年人。在巴布亚新几内亚的莫尔兹比港医院的重症监护室,2003—2004 年,蛇咬伤导致的儿童病死率(25.9%)是成年人病死率(14.5%)的近 2 倍。另外,因蛇咬伤导致的死亡在所有儿童动物伤相关死亡病例中占了较高的比例。2002 年 WHO 死亡率数据分析结果显示,全球儿童因毒性叮咬和蛰刺死亡的病例中,蛇咬伤占所有病例总数的 35%,其中男孩约是女孩的 2 倍。

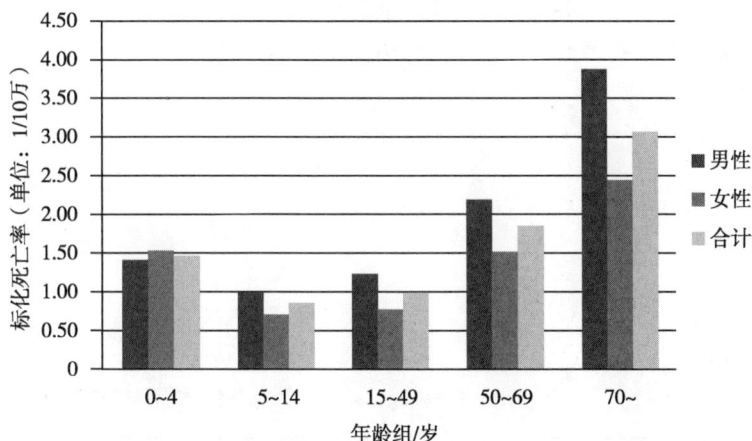

图 9-3　全球不同年龄组及不同性别动物伤标化死亡率
数据来源:*Global Health Estimates 2015*,*WHO*

2. 动物相关伤害发生情况

(1)总体和地区情况:动物相关伤害可造成死亡,也可造成非致死性后果,其中非致死性后果占大多数。目前,全球对于动物相关伤害非致死性后果统计的数据十分有限。GBD2015 研究显示:2015 年全球共有 3 400 万人发生动物相关伤害,非致死性动物相关伤害的患病率为 466.66/10 万。东南亚地区非致死性动物相关伤害的患病率为 1 111.16/10 万,在WHO 各分区中最高,见图 9-4。在急诊室就诊的患者中,动物相关伤害所占的比例各国间有所不同:意大利、波兰、美国三国动物伤病例所占急诊总病例数的比例分别为 2.7%、2.6%、

1.0%。美国的一项研究显示,2006—2008 年,全人群平均因动物伤住院率为 16/10 万,因动物伤到医院门(急)诊就诊率为 358/10 万。

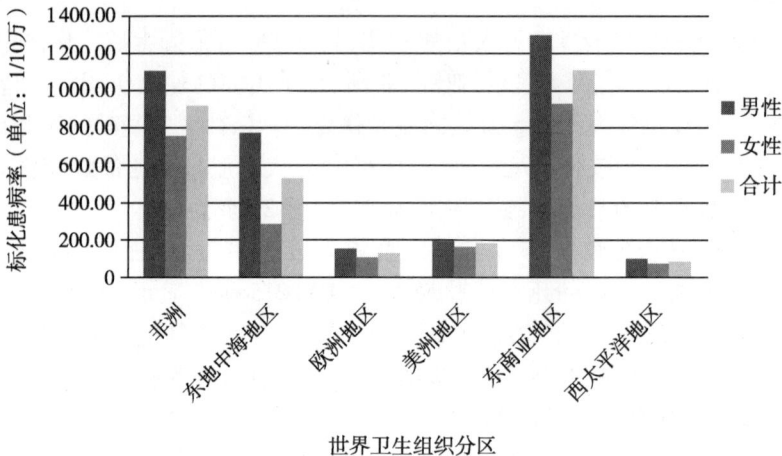

图 9-4　全球不同地区及不同性别动物伤标化患病率
数据来源:*Global Health Estimates 2015*, *WHO*

目前尚没有全球范围内犬抓咬伤发生的相关数据。个别发达国家有关犬抓咬伤住院和就诊的数据显示:1995 年 7 月至 1996 年 6 月,澳大利亚的犬抓咬伤住院率为 7.7/10 万,其中 1~4 岁儿童的住院率最高,为 38/10 万人左右,其次为 5~9 岁儿童,住院率为 17/10 万,见图 9-5。加拿大、新西兰的犬抓咬伤住院率低于澳大利亚,分别为 2.6/10 万人、4.8/10 万。1992~1994 年,美国的犬抓咬伤平均急诊就诊率为 129/10 万。

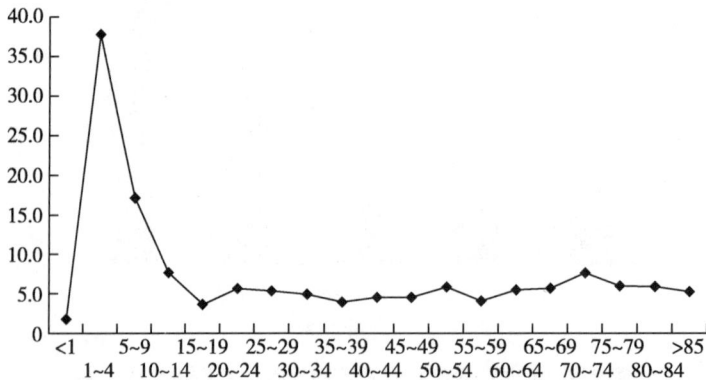

图 9-5　1995 年 7 月—1996 年 6 月澳大利亚犬抓咬伤住院率

巴布亚新几内亚是全球蛇咬伤发生率最高的几个国家之一,其国家农村地区报告的蛇咬伤年发生率高达 561.9/10 万。而来自发达国家的数据则显示的毒蛇咬伤发生率极低。2000—2002 年,澳大利亚的医院共登记了 1 512 例蛇咬伤住院病历,以此估计每年蛇咬伤的粗估计率为 3.9/10 万;其中 10~14 岁的男孩住院率最高,为 7.5/10 万。2001—2004 年期间,美国急诊室就诊的蛇咬伤粗估计率为 3.4/10 万;其中也是 10~14 岁儿童最高,为 5.5/10 万。

(2)人群分布

GBD2015 显示:全球男性非致死性动物伤患病率(556.67/10 万)高于女性(378.61/10

万);各个年龄段动物伤的患病率有所不同,70岁及以上人群动物伤患病率最高,为772.38/10万,见图9-6。联合国儿童基金会和儿童安全联盟(TASC)在五个亚洲国家开展的社区伤害调查显示,0~17岁年龄组儿童的动物伤害发生率为380/10万;在越南,每年大约有36万的越南儿童遭受动物咬伤,其中犬抓咬伤所占的比例最大,高达80%;在北京,每天大约有30个儿童被动物咬伤,其中81%来自宠物犬。

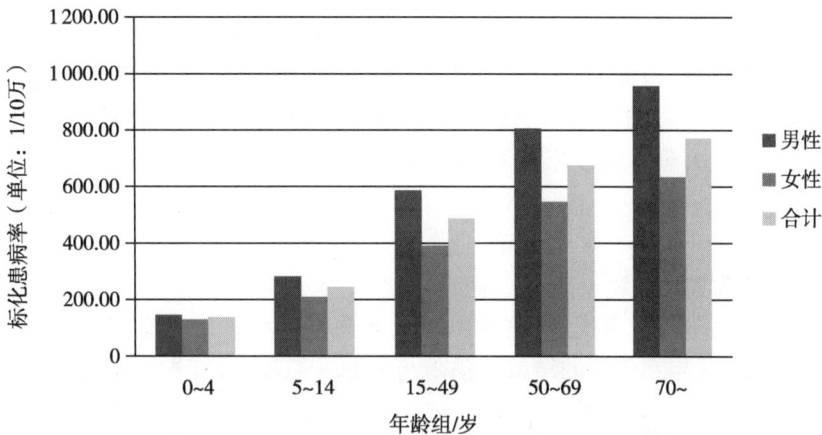

图 9-6 全球不同年龄组及不同性别动物伤标化患病率
数据来源:*Global Health Estimates 2015*,*WHO*

(二) 我国动物伤害流行情况

1. 动物伤死亡情况　GBD2015估计:2015年我国有近3 000人因动物伤而死亡,占全球因动物伤导致死亡总数的3.10%。目前国内尚未有犬抓咬伤导致死亡的统计数据,但我国传染病报告管理系统中有因狂犬病导致死亡的病例。该系统收集的数据显示,2015年,我国共有744人因狂犬病而死亡。另有研究估计,在我国每年约有10万~30万人被毒蛇咬伤,病死率在3%~5%之间。

2. 动物伤发生情况

(1) 总体和地区特征:GBD2015估计,2015年我国有近78万人发生动物相关伤害,动物相关伤害的患病率为:52.36/10万,其中男性(62.92/10万人)患病率高于女性(41.62/10万人)。目前国内尚未有犬抓咬伤导致伤害发生的统计数据,但我国传染病报告管理系统统计了狂犬病发生的数字。该系统收集的数据显示,2015年我国共发生801例狂犬病病例。我国的蛇咬伤发生与地理、气候特征紧密相关。南方地区是我国毒蛇咬伤的高发区域,分布上东南地区蛇咬伤的发生率高于西北地区,两广地区是我国蛇害最严重的区域,每年蛇咬伤的发病率约为0.25%。2015年NISS共收集动物伤病例5.22万例,占全部因伤害就诊病例的7.36%,位于所有伤害原因构成的第五位。动物伤是1~9岁儿童到医院门(急)诊就诊的第二位伤害原因。动物伤病例的男女比例是1.05∶1。因动物伤到监测点医院门(急)诊就诊的病例中,损伤以咬伤/开放伤为主,占93.96%,受伤部位以上肢和下肢为主,分别占48.24%和40.99%。因动物伤就诊的病例大多是轻度伤害,占91.87%。

(2) 人群分布:NISS数据显示,2015年因动物伤到医院门(急)诊就诊的病例中,男性病例所占的比例(51.22%)略高于女性;年龄分布上,1~14岁儿童所占比例最高,为30.07%。

在我国,蛇咬伤受伤者中性别以男性居多,占被咬伤总人数的51.2%~94.44%。受伤者年龄遍布各个年龄段,但高发年龄在 20~60 岁之间,是社会的主要劳动群体。蛇业工人(包括捕蛇、贩蛇、杀蛇和养蛇者)是蛇咬伤的首位受伤人群。

3. 疾病负担   全球疾病负担 2015 研究(GBD 2015)估计,2015 年,中国动物伤造成 12.41 万伤残调整生命年(DALYs),占总伤害 DALYs 的 0.34%。DALYs 率是 8.79/10 万,在伤害和暴力造成的 DALYs 中排在第 14 位。

4. 经济花费   目前,我国在动物伤医疗花费方面的研究较少。上海市浦东新区 2009 年的一项调查显示,被动物咬伤的平均花费每次约为 328 元。2002 年天津市学生动物咬伤的门诊病例调查结果显示,被动物咬伤的人均医疗费用为 242.91 元,此费用仅为门诊医疗费,不包括由于动物致伤产生的交通费、营养费、家长误工费、学生误课补课费、重伤住院治疗费、过敏反应治疗费、心理障碍治疗咨询费等费用。

三、危险因素

(一) 犬抓咬伤危险因素

犬抓咬伤的发生与人自身因素(宿主因素)、犬类相关因素、环境因素、社会因素、医疗与救护等有关,是多因素相互作用的结果。预防与控制犬抓咬伤,首先要明确导致犬抓咬伤发生的危险因素。

1. 人自身因素

(1) 男性:相对于女性,男性是犬抓咬伤的高危人群。多项研究显示,男性犬抓咬伤的发生率、急诊就诊率、死亡率均高于女性。探究其原因,可能是由于男性相对于女性,更富有冒险意识,平时活动范围更广泛。

(2) 儿童青少年:20 岁以下的儿童青少年是犬抓咬伤的高危人群。在所有的年龄段中,0~19 岁儿童青少年的犬抓咬伤发生率最高;儿童特别是 15 岁以下儿童,急诊就诊率和住院率均高于其他年龄段人群;5 岁以下儿童在犬抓咬伤死亡者中所占的比例最高。

(3) 冒险行为:人们可能会有意无意地尝试冒险行为,并体验冒险成功后带来的快乐。这些行为在与犬类接触的过程中也有体现,如有人喜欢尝试"征服"犬类的行为,故意招惹,甚至虐待犬类,这些行为都可能导致犬抓咬伤的发生。

(4) 缺乏成年人照看:缺乏成年人照看是导致儿童,特别是低龄儿童犬抓咬伤发生概率增加的一个重要因素。有研究显示,儿童独自和犬类相处更容易发生犬抓咬伤。儿童自身的生理、心理不成熟,缺乏与犬类相处的经验和能力,更容易做出激惹动物的行为,一旦出现犬类的攻击行为,儿童缺乏应对技能。成年人在儿童身边照看可以把握儿童与犬类的接触程度,及时隔离儿童和犬类,在出现危险时能够及时保护儿童免受伤害。

2. 犬类相关因素

(1) 犬的种类:任何种类的犬都可能造成伤害的发生,但烈性犬、大型犬可能造成更严重的伤害结果。一些烈性犬、大型犬,如獒犬、大丹犬、德国牧羊犬等,由于其性情凶猛,体型较大,攻击力较强,对于体型较小的儿童来讲,遭遇这些犬类的袭击甚至可能会造成致死性伤害等严重的后果。限制或禁止饲养这些烈性犬、大型犬会降低严重伤害发生的可能性。

(2) 犬的性别:国外有研究显示,雄性犬更容易对人造成伤害,由雄性犬造成的犬抓咬伤约占所有犬抓咬伤的 70%~80%;而雌性犬在保护幼犬时更容易对人造成伤害。

(3) 犬的袭人史:有袭击人类"前科"的犬,更容易再次袭击人类,因此如果发现某只犬多次袭人,则该犬不宜继续作为家养犬饲养,应及时处理。

（4）伤害涉及的犬类数量：有研究表明，与只有一只犬造成的伤害相比，如果伤害发生过程涉及多只犬，会增加造成严重伤害的可能性。

（5）无主犬/流浪犬：无主犬/流浪犬容易在没有任何征兆的前提下对人进行袭击。由于这些犬类平时无人管理，其卫生状况差。不常与人接触，导致其更容易误解人类行为，造成对人类的伤害。

3. 环境因素

（1）季节因素：季节因素与犬抓咬伤的发生有着重要的联系。冬季犬抓咬伤的发生率最低，从三四月份开始，犬抓咬伤的发生呈现上升趋势，在夏季达到一年中的最高值。可能是由于夏季人们外出较频繁，同时犬类在外面活动也较多，人和犬接触的机会增加；夏季天气相对燥热，影响了犬类的性情，导致犬相对比较容易烦躁，增加了其攻击性。另外，夏季炎热，人们穿着的衣服较单薄，犬容易直接接触到裸露的肌肤，被犬抓咬后也更容易受伤。

（2）家庭环境：家庭饲养犬类，特别是有 0~4 岁孩子的家庭养犬被证实是发生犬抓咬伤的一个危险因素。家庭饲养犬，增加了家庭成员与犬类接触的机会，特别是增加了亲密接触的机会。如在犬类睡觉、进食、哺育幼犬期间打扰犬类，有可能被犬类伤害。

4. 社会因素　公众对犬抓咬伤造成健康损害的认识普遍不足，科学预防控制犬抓咬伤的社会共识尚未形成。犬类已经进入到人们的日常生活中，但全社会普遍缺乏对如何与犬类相处的知识和技能，缺乏识别犬类行为特征的知识和应对犬类袭击的技巧，缺乏犬抓咬伤发生后的紧急处理技能，这些都可能增加犬抓咬伤发生的可能性，或有可能导致伤害严重程度的增加。在管理政策方面，国内宣传教育多关注养犬法律法规，普遍缺乏科学与犬类相处、预防犬抓咬伤发生的宣传、教育和专门培训。发达国家设置了如何与犬类相处的课程，并在家庭饲养犬前进行相关培训，而国内尚未见这样的活动或管理模式。

5. 医疗与救护　犬抓咬伤的严重程度与医疗与救护密切相关。犬抓咬伤患者像其他病患一样，也强调"第一目击者"的紧急处理。而普通人群大部分不具有基本的急救知识技能储备，不能在第一时间对犬抓咬伤病患进行救治，救治延误在某些情况下是加重伤害严重程度的重要因素。另外，犬抓咬伤患者到达医院后，在某些经济水平不发达地区，医护人员未接受过犬抓咬伤处理的专业训练，或者当地不具备狂犬病预防免疫预防接种条件，这些都可能增加犬抓咬伤结局的严重性。

（二）蛇咬伤危险因素

预防蛇咬伤的发生，首先要了解蛇咬伤发生的危险因素。蛇咬伤的危险因素包括宿主因素（人的因素）、蛇相关因素和环境因素三个方面。

1. 人的因素

（1）性别：男性是蛇咬伤的高发人群。被蛇咬伤者中，男性约占总人数的 51.2%~94.4%。这可能是由于男性相对于女性更多的从事农业、蛇业作业等相关职业。

（2）职业人群：农民特别是种植水稻的农民，在热带和亚热带地区种植橡胶、咖啡的工人，牧民，猎人，以蛇为道具进行表演的耍蛇者，蛇业作业者（捕蛇者、养蛇专业户、餐馆烹饪蛇味者），这些职业人群都是蛇咬伤发生的高危职业人群。

2. 蛇的因素　蛇一般分毒蛇和无毒蛇。常见的毒蛇种类主要有眼镜蛇、眼镜王蛇、金环蛇、银环蛇、蝰蛇、尖吻蝮、竹叶青、蝮蛇和海蛇等。毒蛇常主动攻击人和动物，被毒蛇咬伤，局部有出血、瘀斑、水泡、血泡甚至坏死，而且伤口周围有明显肿胀、疼痛、麻木感，全身症状比较明显,严重者可危及生命。

3. 环境因素

(1) 社会环境因素:低收入和中低等收入国家的贫困农村地区是蛇咬伤的高发地区,这些地区的妇女、儿童、农民是蛇咬伤的高危人群。

(2) 地理环境因素:荫蔽、杂草丛生、树木繁茂或乱石成堆且食物丰富的环境,是蛇类栖居、出没、繁衍的主要场所,是蛇咬伤发生的高危环境因素。

(3) 季节与气象气候因素:每年的 4~10 月,蛇类活动频繁,是蛇咬伤的高发季节;夜晚天黑,环境较为隐蔽,蛇类活动频繁,是蛇咬伤的高发时段;有的蛇喜欢生活在水中,雨季有大量的存水,增加了蛇的活动范围,蛇咬伤的发生也会随之增加。

4. 医疗与救护　被蛇咬伤后,不管是否为毒蛇,都要第一时间到正规医院急诊接受诊疗,由医生来进行判断救治。研究表明,被毒蛇咬伤后,3~4 小时内应用抗蛇毒血清效果最佳,但是好多蛇咬伤病历发生在偏僻的农村和乡野,不能及时到正规医院接受治疗;还有很多病例到达医院后,医院没有储备相应的抗蛇毒血清。这些延误救治均会加重蛇咬伤的严重后果。

四、预防与控制

(一) 犬抓咬伤的预防控制

关于犬抓咬伤的预防与控制,要充分考虑犬的因素、人的因素及被犬抓咬伤后的医疗救治。对于犬,要采取正确的方式对其加强管理;对于人,要通过加强教育,使人们掌握正确的与犬相处的方式。另外,一旦被犬抓咬伤,要在第一时间进行现场处理,并及时到医院进行专业救治,根据情况接种狂犬疫苗。

1. 加强对犬类的管理

(1) 加强立法与执法:在尚未建立养犬相关法律法规的地区,要推动政府部门尽快建立规范养犬的法律;在已经建立地方性养犬相关法律法规的地区,应进一步加大有关法律法规的培训与宣传,督促有关部门加大执法力度。另外,要努力制定全国性的犬抓咬伤预防控制、犬类管理相关法律法规。

(2) 对犬类进行登记注册和管理:对犬类的管理首先在于注册登记,通过注册登记可以了解辖区犬类基本情况,控制犬类种类、数量。在注册过程中可以实现对犬类进行健康检查、免费注射疫苗,还可以利用这种机会了解动物的攻击性如何,对犬只饲养者进行安全教育、法律宣传。

(3) 限制/禁止饲养烈性、大型犬类:虽然任何犬类都可能造成伤害发生,但鉴于烈性犬/大型犬可能造成更严重的伤害结果,各地应根据当地人口分布,确定重点地区,制定有关规定限制或禁止饲养较危险的犬类。

(4) 对犬类注射疫苗:由于犬抓咬伤是目前造成人狂犬病传播的重要途径,因此各地公安、畜牧部门相关法律规定中都明确要求养犬人对所养犬只定期进行犬狂犬病疫苗预防接种,防止犬类携带狂犬病病毒,从而降低人感染狂犬病病毒的可能性。

2. 开展健康教育　开展健康教育是犬抓咬伤预防工作的重要策略。有研究表明,对公众开展有针对性的健康教育,帮助公众树立犬抓咬伤的预防意识,正确了解犬类行为,是犬抓咬伤预防项目成功的关键。开展犬抓咬伤有关的健康教育应以养犬者、与犬类接触的职业人群、儿童、儿童家长和主要监护人为主要对象,在条件允许的情况下,其他公众也应该纳入健康教育的范围。针对不同的健康教育对象应选择不同的健康教育方式。健康教育方式主要包括举办健康讲座、健康教育课;发放犬抓咬伤预防知识宣传单页;以电视/广播/网络为载体进行犬抓咬伤预防知识宣传;张贴宣传海报进行形象化宣传。健康教育的内容主要包括:

(1) 帮助公众建立犬抓咬伤预防的意识:大多数人认为犬是可爱的、不危险的朋友,在与犬接触时往往意识不到危险,以至于许多伤害的发生是由于人"一厢情愿"的行为导致的。因此在开展健康教育时,要重点帮助公众建立起预防犬抓咬伤的意识。

(2) 帮助公众了解犬类行为特点:了解犬类的状态需要依赖其行为表现。熟悉犬类基本的行为特征和一些危险信号,采取正确的应对措施,能有效避免无意做出导致犬类攻击人的行为:闻/嗅是狗的一种交流方式,在抚摸狗之前,先让它嗅嗅你;狗喜欢追逐运动的物体,因此不要从狗身边跑过;狗比人类跑得快,所以不要试图用跑来摆脱狗;尖叫可能激起狗的掠食行为,因此在狗接近时保持冷静;狗可能将新出生的婴儿看作家庭的入侵者或附属物,因此婴儿或低年龄儿童最好不要拥抱或者亲吻狗;直接的对视可能被狗认为是种挑衅,因此要避免与狗对视;狗通常攻击的部位是头、四肢和颈部,所以如果被狗攻击,最好原地双脚并拢站立,用手臂保护好脸部和颈部;躺在地上可能会招惹狗的攻击,因此如果在躺着时被攻击的,马上站起来,用手护住耳朵并使脸部朝下并且不要动;正在打架的狗会攻击任何靠近的物体,所以不要试图阻止两条正在互相撕咬的狗。

(3) 针对养犬者要重点进行健康教育:除了帮助他们建立犬抓咬伤预防的意识、了解犬类行为特点,还要帮助他们充分了解养犬所要承担的责任。①选择适合自己及家庭的犬类。②告知养犬者在犬类进入家庭初期,要对犬类进行适当的服从性训练。③在犬与其他犬和儿童进行互动时,要进行监督。④教育养犬者加强对犬类的日常约束,特别是在家庭外的环境中要注意使用犬类约束装置。如携犬出户时,应当束犬链,戴嘴套,并由成年人牵领;不得携犬进入市场、商店、商业街区、饭店、公园、公共绿地、学校、医院、展览馆、体育场馆、社区公共健身场所、游乐场、候车室等公共场所;不得携犬乘坐除小型出租汽车以外的公共交通工具;携犬乘坐小型出租汽车时,应当征得驾驶员同意,并为犬戴嘴套,或者将犬装入犬袋、犬笼,或者怀抱;携犬乘坐电梯的,应当避开乘坐电梯的高峰时间,并为犬戴嘴套,或者将犬装入犬袋、犬笼;居民委员会、村民委员会、业主委员会根据实际情况确定禁止携犬乘坐电梯的具体时间;对烈性犬、大型犬实行拴养或者圈养,不得出户遛犬;因登记、年检、免疫、诊疗等出户的,应当将犬装入犬笼或者为犬戴嘴套、束犬链,由成年人牵领。⑤要定期对犬进行登记、年检和免疫。⑥不得虐待、遗弃所养犬。

(4) 针对儿童、儿童家长和监护人要重点进行健康教育:儿童是犬抓咬伤的主要受害群体之一,是犬抓伤健康教育的重点人群。学龄儿童主要通过学校教师的健康教育来掌握犬抓咬伤的相关预防知识;学龄前儿童主要通过教育家长和主要监护人,加强对儿童的看护来预防犬抓咬伤的发生。在健康教育时,除了帮助儿童、儿童家长和监护人建立犬抓咬伤预防的意识、了解犬类行为特点,还要重点针对家长和主要监护人强调对儿童的照看是预防儿童犬抓咬伤的重要措施。家长和主要监护人对儿童进行照看时,要做到:①不能让儿童单独与犬类接触、玩耍或共处。②无论在家里、室外,照看者与儿童要保持较近距离。③如果现场环境中有犬类,照看者应专心照看,随时能够控制儿童行为。④儿童一定要由成年人照看,不能把低龄儿童交给未成年人照看。⑤减少儿童与犬类接触:无论犬类是否熟悉,都要严格照看儿童,尽量隔离儿童与犬类。⑥告知孩子一旦被犬伤害,无论伤势是否严重一定要告知照看者。⑦孩子被犬类抓咬伤,照看者要及时处理。

3. 加强犬抓咬伤相关的医疗、救护与康复　从医疗救护角度看,预防控制犬抓咬伤主要包括加强院前急救、医院救护、康复治疗三个环节。与其他类型伤害不同的是,犬抓咬伤的医疗救护过程中除需处理伤害所造成的损伤外,还要积极预防可能因犬抓咬所造成的狂犬病的传播。

(1) 院前急救:普通损伤(擦伤、出血、软组织伤、骨折等)的处理和预防狂犬病所需要进行的伤口清洗和消毒处理(详见框9-1)。做好伤口清洗和消毒后,要及时送到医院接受治疗。

框 9-1　预防狂犬病感染伤口处理方法

《狂犬病预防控制技术指南(2016 版)》中关于紧急处理动物伤伤口的说明:

伤口处理包括对每处伤口进行彻底的冲洗、消毒以及后续的外科处置。局部伤口处理越早越好。如清洗或消毒时疼痛剧烈,可先给予局部麻醉。

①伤口冲洗:用肥皂水(或其他弱碱性清洗剂)和一定压力的流动清水交替清洗咬伤和抓伤的每处伤口至少 15 分钟。如条件允许,建议使用狂犬病专业清洗设备和专用清洗剂对伤口内部进行冲洗。最后用生理盐水冲洗伤口以避免肥皂液或其他清洗剂残留。

②消毒处理:彻底冲洗后用稀碘伏(0.025%~0.05%)、苯扎氯铵(0.005%~0.01%)或其他具有病毒灭活效力的皮肤黏膜消毒剂消毒涂擦或消毒伤口内部。

③外科处置:在伤口清洗、消毒,并根据需要使用狂犬病被动免疫制剂至少两小时后,根据情况进行后续外科处置。外科处置要考虑致伤动物种类、部位、伤口类型、伤者基础健康状况等诸多因素。

资料来源:《狂犬病预防控制技术指南(2016 版)》

---

(2) 医院救护:经院前急救的伤者转运至医院后,根据其伤情做进一步抢救、监测和治疗。与其他类型伤害医疗处理不同的是,为了积极预防狂犬病的传播,犬抓咬伤受伤者还需要通过对伤情的判断,根据《狂犬病暴露预防处置工作规范(2016 年版)》的要求,进行人狂犬病免疫预防接种,如必要还需注射抗人狂犬病抗体。

(3) 康复治疗:对较重的伤者,发生犬抓咬伤后的康复治疗十分重要,因为这关系到他们今后的生活质量。根据病情需要,在病人住院期间就应立即进行高质量的治疗和康复。应重视每一位来的伤者心理和生理的全面康复。

(二) 蛇咬伤的预防与控制

2009 年,WHO 首次认识到蛇咬伤是一种被忽视的热带地区高发疾病。在一些热带国家,蛇咬伤是从事农业作业工人高发的一种职业病,它也因此影响着粮食生产。如何预防蛇咬伤的发生,起初一些国家企图通过消灭毒蛇来消除蛇咬伤的发生,这一方法从生态平衡学角度来讲是不可取的。通过逐步的研究发现,通过对公众开展健康教育、对环境进行改善可以降低蛇咬伤发生的危险因素,同时提高蛇咬伤的救治能力是降低蛇咬伤严重程度的可行性策略。

1. 对公众进行健康教育　在蛇咬伤高发的热带地区、农村地区,要广泛进行多种形式的健康教育,帮助公众了解蛇类的生活习性、居住喜好、饮食喜好,在不同地点采取不同的措施避免与蛇的直接接触,从而有效地降低蛇咬伤发生的危险。健康教育的知识点包括:①蛇可能会进入家中寻找食物,或寻找隐秘之处休息。所以在家中预防蛇咬伤的发生,要注意:不要在家中养牲畜,特别是鸡;储存粮食的屋子要远离卧室、客厅(粮食会吸引蛇喜欢捕捉的猎物,如老鼠);不要在地上睡觉,如果不得不在地上睡觉,要在床垫或凉席底下垫一个用杀虫剂浸泡过的蚊帐。②蛇经常在农田附近、院子或花园里活动。夜间在院子里走动时,一定要开灯;要及时清理农田、院子、花园中的杂草和垃圾;要及时清理树枝,不要让树枝遮挡院子;院子周围不要有储水塘,因为水会吸引蛇喜欢的动物,如青蛙。③在野外活动时,避免光脚或穿凉鞋,要穿合适的鞋、靴子和长裤;避免把手伸进洞穴等任何隐藏的地方,蛇可能在里面休息;夜晚走路时,一定要使用灯光(火把、手电筒或灯泡),尤其是在大雨过后;处理已经死了的蛇时也要小心,如果被它的牙齿划伤,也可能中毒;有的蛇可能是假死。④在路上开车或骑自行车时,不要故意碾压蛇,因为蛇可能不会立即死亡,只是躺在那受伤了,会对其他行人造成威胁;也可能蛇受伤了,被困在车下面,一旦车停下来,蛇可能会爬到院子或车库里,对人造成威胁。⑤如果用渔网误捕到海蛇,一定要赶紧放生,避免碰到海蛇,海蛇的头和尾巴不容易分辨;避免在河里洗衣服和游泳,河水中可能隐藏着水蛇。

2. 对环境进行改善 蛇类喜欢居在荫蔽、潮湿、杂草丛生、树木繁茂、有枯木树洞或乱石成堆且饵料丰富的环境,这些环境是它们栖居、出没、繁衍的主要场所,也有的蛇类栖居水中。因此预防蛇咬伤的发生,要随时清理、收拾、改善人类平时居住、生活、劳作的环境,不给蛇类居住和活动提供场所,不给蛇类生存提供食物。

3. 医疗、救护与康复 加强对公众的健康教育和对环境进行改善是从源头上预防蛇咬伤的发生,但如果一旦不幸被蛇咬伤了,就要从加强院前急救、尽快获得医院救护、重视康复治疗三个方面降低蛇咬伤的严重性。多项研究表明,毒蛇咬伤致残、致死的主要原因是没有得到及时有效的救治,以及对蛇伤的一些错误认识而延误了治疗。

(1) 院前急救:一定要采取正确有效的措施对伤者进行院前急救。不要随意对伤者进行刀刺排毒、用火灼伤处理等,有研究表明,错误的急救措施不仅无效,还会给伤者本身带来较重的伤害。院前急救要做好以下几点:将伤者转移到安全地带,以防再次被咬;安抚伤者情绪,尽量平躺,四肢放平,全身安静,延缓毒液的全身吸收;在到达医院之前,保存体力,积极应对并发症;尽快创造条件到医院注射抗蛇毒血清。如果在野外被咬,要用干净的水冲洗伤口,如矿泉水、纯净水;有条件的话,用绷带、绳子或者把衣物撕成布条,在中部部位近心端结扎,松紧度以能插入一根手指最合适。

(2) 医院救治:伤者到达医院以后,医生应综合病史、蛇伤体征和蛇的外表特征及当地蛇类分布特点尽快明确诊断,并尽早使用相应的抗蛇毒血清,以降低蛇毒吸收,避免内脏器官损害。早投药早获救是到达医院后早期治疗的关键。

(3) 重视康复:尽早进行功能锻炼是蛇伤康复治疗的关键,活动时间可根据病情逐渐延长。尽早进行患肢活动,可以加强肌肉收缩,促使血液流动,改善局部血液循环,减轻组织缺血缺氧,阻止患肢肌肉萎缩畸形,帮助患肢消肿及功能恢复。

第二节 烧 烫 伤

一、概述

(一) 烧烫伤的定义

烧烫伤(burns)是由热辐射导致的对皮肤或者其他机体组织的损伤,包括皮肤或其他组织中的部分或全部细胞因热液(烫伤)、热的固体(接触烧烫伤)、火焰(烧伤)等造成的损伤以及由放射性物质、电能、摩擦或接触化学物造成的皮肤或其他器官组织的损伤。

(二) 烧烫伤的分类

烧烫伤常用的分类方法有三种,分别是根据发生原因、烧伤级别和烧伤严重程度进行分类。

1. 根据发生机制分类　根据烧烫伤的机制或原因,可以将其分为烧灼伤(thermal burns)和吸入性烧烫伤(inhalational burns)两类。

烧灼伤是指发生在皮肤的烧烫伤,表现为以下几种形式:

(1) 烫伤(scalds):由热的液体或蒸汽导致;

(2) 接触烧烫伤(contact burns):由热的固体或物体(如热的熨斗、厨具、点燃的烟头等)导致;

(3) 火焰伤(flame burns):由火焰或火灾导致;

(4) 化学烧伤(chemical burns):因接触化学物质如强酸或强碱导致;

(5) 电灼伤(electrical burns):因插座、电线或电器输出的电流流经人体导致。

吸入性烧烫伤是因吸入过热气体、蒸汽、热液或不完全燃烧产生的有毒物质导致的烧烫伤,会导致气道和肺部的灼伤或化学损伤,并有20%~35%的病例伴发有皮肤损伤。吸入性烧烫伤是火灾导致的烧烫伤病例最常见的致死原因。

2. 根据严重度分类　根据伤害的严重度分类可以将烧烫伤分为一、二、三度。一度烧烫伤又被称为浅表性烧烫伤,只伤及表皮层,表现为简单的炎性反应,通常是因无防护的皮肤接触到太阳辐射(晒伤)或者短暂接触热物质、热液或火焰(烫伤)引起。一度烧烫伤经治疗后一般一周内即可痊愈,不会引发皮肤颜色、肌理或厚度的永久性变化。

二度烧烫伤又被称为部分皮层烧烫伤,已伤及表皮层之下的真皮层,但尚不会破坏所有皮肤成分。经治疗3周内可痊愈的为浅二度烧烫伤,需治疗3周以上伤口才能愈合且可能造成增生性瘢痕的为深二度烧烫伤。

三度烧烫伤又被称为全皮层烧烫伤,伤及包括表皮、真皮、皮下组织和毛囊在内的所有皮肤成分。三度烧烫伤是皮肤的深度破坏,如不接受植皮无法自行再生。成年人接触53℃以上的热水60秒内就会发生全皮层烫伤,接触61℃热水仅需5秒即会发生全皮层烫伤,儿童在同样情况下发生全皮层烫伤所需时间仅为成人的1/4~1/2。

3. 根据烧伤累及皮肤面积的大小分类　烧烫伤还可以根据伤害的范围进行分类,临床上用烧烫伤累及的身体表面皮肤面积来定义烧烫伤的范围。目前最常用的烧烫伤严重程度的评价方法是"九分法"(rules of nines)。这种方法为身体的各个部分分配了相应的体表面积占比:头颈部9%、每个上肢(包括手)9%、每个下肢(包括脚)18%、每一边的躯干(背部、胸部和腹部)18%。"九分法"适用于成年人和10岁以上儿童的烧烫伤程度评价,10岁以下儿童一般使用"Lund-Browder图表法"进行评价,后者假设相当于儿童一个手掌大小的面积大致为身体总表面积的1%。

二、流行情况

烧烫伤在全球范围内都是很重要的公共卫生问题,全球每年有1 000余万人发生需医治的烧烫伤,仅次于道路交通伤害、跌落和人际间暴力;每年有近20万人死于烧烫伤,因烧烫伤致死的病例中有95%以上发生在中低收入国家。烧烫伤的发生存在明显的性别和年龄差异,女性和儿童是烧烫伤的高发人群,10 岁以下儿童占烧烫伤死亡的 22.2%。与其他类型伤害相比,烧烫伤会带来更多的伤残和对伤者心理和精神上的伤害。对于许多烧烫伤病例来说,需要承受的不仅仅是身体上的伤害,还要承受因伤残或毁容带来的歧视和排斥。烧烫伤的预后除了与伤情(受伤位置、面积、深度)有关,与其他类型伤害相比还要更多地依赖于伤者的心理健康水平和应对能力以及家庭和社会的支持度。

(一) 全球烧烫伤流行状况

1. 烧烫伤发生　全球疾病负担研究的结果显示 2015 年全球共有 69 666 000 例烧烫伤患者(prevalence)。最常见的引起烧烫伤的原因为热液烫伤,其次为接触高温物体(如炉子、电热器、熨斗等)。幼儿最常发生的是烫伤,随着年龄增大更易发生火焰伤。儿童烧烫伤最常见的发生地点是家中,成年人则是家中、户外和工作地。厨房是家中最常发生烧烫伤的地点。

使用明火进行烹饪、取暖和照明的地区,是烧烫伤的高发地区。印度每年有超过 100 万人发生各类烧烫伤;烧烫伤也是尼泊尔郊区最常见的伤害,该国的伤残人口中有 5% 是因烧烫伤致残。

烧烫伤多为非致死性,伤害程度与其他类型伤害比较相对较轻。美国的调查数据显示急诊就诊的烧烫伤患者绝大多数经过医疗处理后即可出院,只有 5% 的患者需住院治疗或被转院;而非致死性火器伤和接近溺水(near-drowning)后遗症患者中只有 45% 的人在急诊治疗后可以直接出院,提示烧烫伤的严重程度比其他类型伤害低。

非致死性伤害虽然不会导致死亡,但会造成大量的花费和对医疗服务长期、频繁的需求,并且极易导致伤残和毁容。据统计,美国每年有 6 万余人因烧烫伤住院;在法国,儿童伤害病例中有 3%~8% 为烧烫伤。

2. 烧烫伤死亡　致死性烧烫伤多因火灾引起。2015 年,全球约有 18 万人死于烧烫伤(fire,heat and hot substances),死亡率为 2.46/10 万,是全球非故意伤害的第四位死因。96% 以上的烧烫伤死亡发生在中低收入国家,其中东南亚地区占一半以上。中低收入国家烧烫伤死亡率普遍高于高收入国家,东南亚地区烧烫伤死亡率最高,为 11.6/10 万(见表 9-1)。烧烫伤在少数民族地区、农村等经济文化发展较为落后的地区同样非常常见。烧烫伤是巴基斯坦贫民区成年人的首位死因,住宅火灾是北美洲土著非故意伤害死亡的首位死因。

表 9-1　2002 年全球不同区域烧烫伤死亡情况

区域及收入水平	非洲		美洲		东南亚	欧洲		东地中海		西太平洋地区		全球
	中低	高	中低	中低	高	中低	高	中低	高	中低	
死亡数(单位:千人)	43	4	4	184	3	21	0.1	32	2	18	312
死亡率(单位:1/10 万)	6.1	1.2	0.8	11.6	0.7	4.5	0.9	6.4	1.2	1.2	5.0
构成比(单位:%)	13.8	1.3	1.3	59.0	1.0	6.7	0.02	10.3	0.6	5.8	100

数据来源:*WHO Global Burden of Disease*,*2002*(Fifth Edition).

从 2000 到 2015 年,全球烧烫伤死亡数和死亡率均持续下降,死亡人数减少了近五分之一,死亡率降低了近三分之一(图 9-7)。

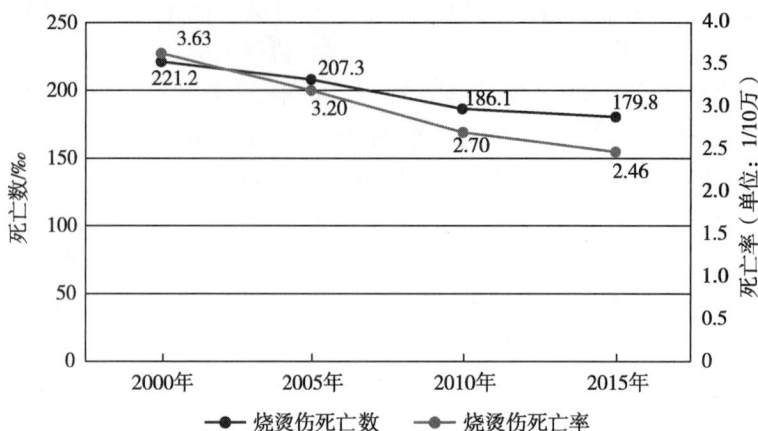

图 9-7　2000—2015 年全球烧烫伤死亡情况

数据来源：*Global Health Estimates 2015*，*WHO*

3. 烧烫伤造成的其他结局　烧烫伤是伤残和毁容的主要原因之一。据估计全球每年因烧伤造成的伤残调整生命年(DALYs)损失高达 1 000 万，这个数字仅包含了因烧伤导致的瘢痕挛缩和其他生理缺陷导致的功能障碍对伤者正常生命过程的影响，因烧伤造成毁容引起的歧视和社会生活参与受限对伤者心理/精神等方面的影响则很难量化。

全球儿童非故意伤害监测预调查显示 0~12 岁烧烫伤幸存者中有 17% 的人会发生暂时性失能、8% 的人会发生永久失能。在所有儿童伤害中，烧烫伤和交通伤害幸存者发生长期(6 周以上)暂时性失能的比例最高；烧烫伤幸存者发生永久失能的比例仅低于溺水，比跌落幸存者高 8 倍。

4. 烧烫伤流行的年龄和性别差异　烧烫伤死亡率有明显的性别和年龄差异。26% 的烧烫伤死亡病例为 15~45 岁人群，15~29 岁人群烧烫伤死亡率高达 26%。烧烫伤是美国儿童非故意伤害死因的第四位，是法国儿童的第二位伤害死因(仅次于溺水)；在中低收入国家，烧伤是 5~14 岁儿童的第六位死因、15~29 岁青少年的第八位死因。

烧烫伤是全球女性非故意伤害的第二位致伤原因。相对于男性，女性，尤其是年轻女性更易发生烧烫伤。烧伤是 15~29 岁女性人群的第六位死亡原因，全球烧伤死亡率最高的人群是东南亚地区的女性，据估计高达 16.9/10 万，是该人群道路交通伤害死亡率的两倍；东地中海中低收入地区女性烧烫伤死亡率也较高。烧烫伤是少有的几类女性死亡率高于男性的伤害之一，但某些地区，如欧洲中低收入地区的成年男性烧烫伤死亡率也非常高。

2015 年全球男性烧烫伤死亡 8 万余例，死亡率为 2.23/10 万；女性烧烫伤死亡近 10 万例，死亡率为 2.69/10 万。从 2000 到 2015 年，男性和女性的烧烫伤死亡数和死亡率均有下降，男性下降速度略高于女性(图 9-8)。

(二) 我国烧烫伤流行状况

1. 烧烫伤患病和死亡情况　GBD2015 研究显示 2015 年我国有 488 万个烧烫伤病例，其中男性 276 万、女性 212 万，烧烫伤患病率为 3.2‰。有 10 684 人死于烧烫伤，其中男性 6 880 人、女性 3 804 人，死亡率 0.8/10 万。从 1990 年到 2015 年期间我国烧烫伤患病/死亡人数和患病/死亡率总体呈下降趋势，2005 年后烧烫伤患病率下降趋势减缓，2015 年甚至有小幅升高，但死亡率始终持续下降(图 9-9)。

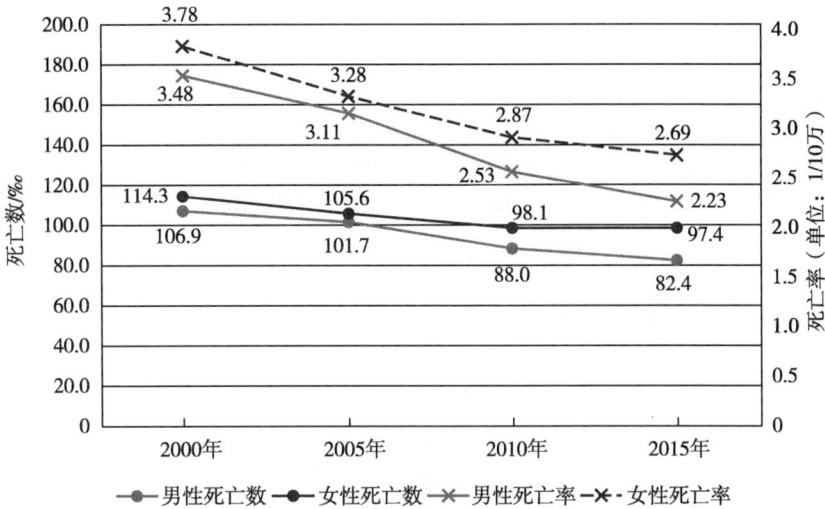

图 9-8 2000—2015 年全球烧烫伤分性别死亡情况

数据来源：*Global Health Estimates 2015*，*WHO*

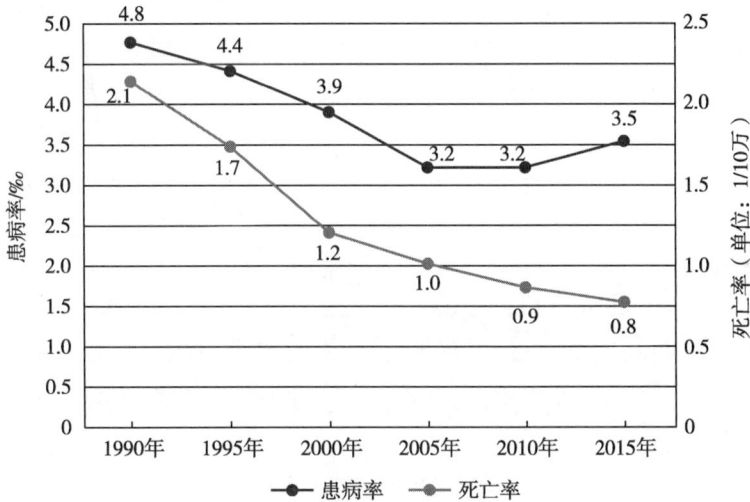

图 9-9 1990—2015 年我国烧烫伤患病率和死亡率

数据来源：*Global Burden of DiseaseStudy 2015*

我国烧烫伤流行的性别特征表现为男性高于女性。2015 年,我国男性和女性烧烫伤患病率分别为 3.9‰和 3.2‰,死亡率分别为 1.0/10 万和 0.6/10 万。不同性别人群 1990—2015 年间烧烫伤患病和死亡的变化趋势和总人群基本一致(图 9-10)。

我国烧烫伤流行的年龄特征表现为:患病率随年龄增大持续升高,70 岁以前呈匀速升高,70 岁以后升高速度相对较快;60 岁以下人群中,新生儿烧烫伤死亡率稍高,之后均处于稳定的低水平,60 岁以后烧烫伤死亡率快速升高(图 9-11)。

2. 烧烫伤疾病负担 2015 年我国因烧烫伤导致的伤残调整生命年(DALY)损失为 47 万,其中 71.1%因早死导致(YLL,寿命损失年,years of Life Lost)、28.9%因伤残导致(YLD,健康寿命损失年,years Lived with Disability)。从 1990 年到 2015 年,我国烧烫伤总 DALY 持

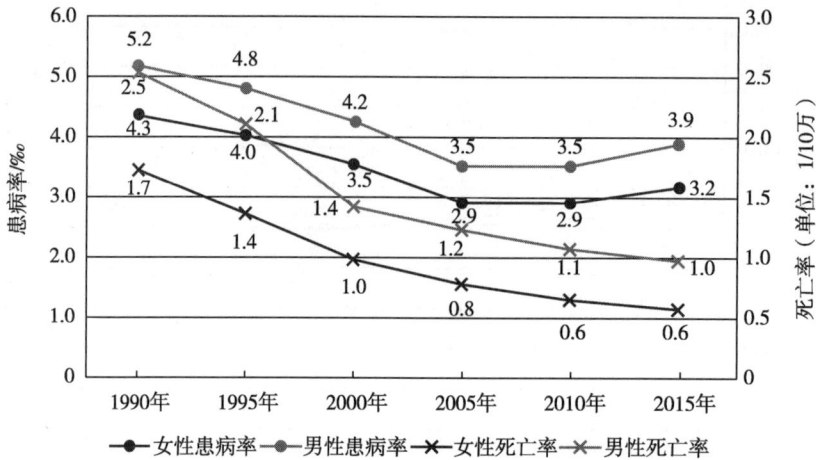

图 9-10　1990—2015 年我国分性别烧烫伤患病率和死亡率

数据来源：*Global Burden of DiseaseStudy 2015*

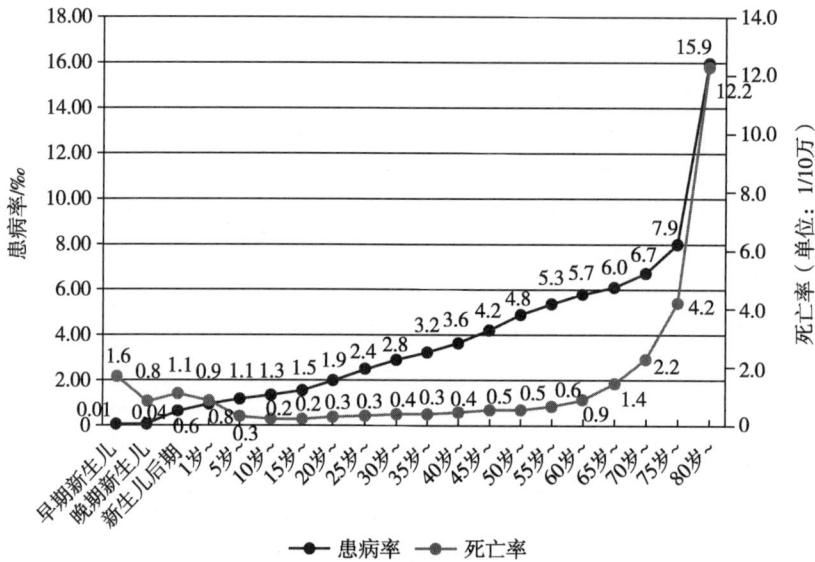

图 9-11　2015 年我国年龄别烧烫伤患病率和死亡率

数据来源：*Global Burden of DiseaseStudy 2015*

续降低，YLL 降低趋势与 DALY 基本一致，YLL 也在降低但变化幅度较小，因此 DALY 中 YLD 的占比持续降低、YLL 占比持续升高（图 9-12）。

3. 烧烫伤发生的特征　全国伤害监测系统 2015 年监测结果显示，全年在 126 家哨点医院门（急）诊就诊的烧烫伤首诊病例占所有伤害首诊病例的 1.94%，其中 59.6% 为男性，40.4% 为女性。

门（急）诊就诊烧烫伤病例中，1 岁以下婴儿占比最高（12.5%），其次为 1~4 岁幼儿（6.7%）。烧烫伤最常见的发生地点是"家中"，65.1% 的烧烫伤发生在家中，其次为工业和建筑场所（14.79%）。18 岁以下儿童烧烫伤病例中的 86.0% 发生在家中，儿童烧烫伤的致伤物以热液最为常见。

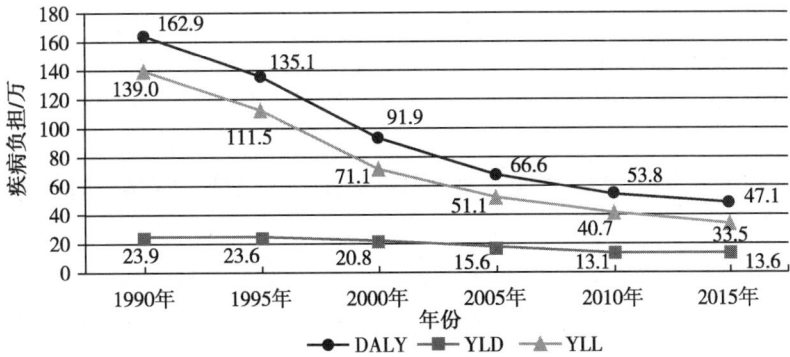

图 9-12　1990—2015 年我国烧烫伤疾病负担

数据来源：*Global Burden of Disease Study 2015.*

三、危险因素

烧烫伤的危险因素在不同地区、不同年龄和不同性别的人群差异很大，可以从个体自身因素、病源因素和环境因素三个方面进行总结（表9-2）。

表 9-2　不同危险因素对烧烫伤发生的影响

危险因素	高收入国家	中低收入国家
贫穷	+++	+++
教育	++	±
种族	−	种族因素导致的贫穷、教育水平低和特定的文化传统是导致烧烫伤高风险的主要因素
家庭模式	+	±
住宅类型	+++	+++

落后的社会经济状况总是会带来更多的烧烫伤危险因素。+++表示影响程度高，++表示中度影响，+表示影响程度低，±表示是否有影响尚不确定，−表示没有影响。

（一）个体自身因素

烧烫伤流行具有明显的年龄和性别特征。儿童因其生理和心理发育的不完全，更容易发生烧烫伤。受活动范围的影响，小年龄的儿童常在家中发生烫伤。随着年龄增长，儿童接触火和热物质的意愿更强、机会更多，因此发生烧烫伤的概率更大，发生地点也逐渐从家中扩展到室外。

通常男性因社会角色和生理、心理特征的不同，比女性更易发生伤害，但烧烫伤的发生却表现为女性多于男性。尤其是在习惯使用明火烹饪和取暖的东南亚和东地中海地区，女性进入青春期后穿戴宽松服饰导致其发生烧烫伤的危险明显增加。

酗酒和吸烟也是很常见的烧烫伤的风险因素，两者同时存在是发达国家烧烫伤的重要危险因素。美国的致死性火灾中有四分之一是因吸烟引起，一半是因肇事者酗酒同时吸烟引起。

（二）病源因素

病源因素就是致伤因子，是指致伤的能量以及能量传递的载体和过程。热源、光源、烹饪设备等不安全的设施、燃料及储热材料（如石蜡等）、烟花爆竹，都很容易引发烧烫伤。明火烹饪和照明，或者在室内使用具有挥发性或高度易燃性的燃料都十分危险。烹饪过程中使用的温度较高的锅具和盛有高温食物的容器是造成儿童烧烫伤的常见危险因素。

易燃物保存不当，如保存在家中儿童可接触的地方、没有保存在配有儿童防护瓶盖的容器中，也是儿童烧烫伤常见的危险因素。

烟花爆竹是男性烧烫伤常见的危险因素，尤其是青春期男性。希腊国家伤害监测系统收集到的烟花导致的烧烫伤中，70%是10~14岁男性；澳大利亚被烟花烧伤的患者中一半为18岁以下男性。

（三）环境因素

1. 社会经济状况 社会经济状况对人的认知和行为有重要的影响，同时落后的社会经济状况也会增加个体暴露于环境危险的机会，因此落后的社会经济状况是各类非故意伤害的重要危险因素。

经济情况差常会导致住房拥挤、房屋及其中的各类设施质量不合格（如电器质量差、电线铺设不合格）、使用不安全的燃料（如煤油灯、煤油炉）、受教育程度低、没有安全防护意识和必要的安全防护措施、对儿童的监护不足等，从而增加发生烧烫伤的风险。在不同经济发展程度国家的大量研究都已经证明这些因素会增加烧烫伤发生和致死的风险。

有研究发现某些种族烧烫伤风险很高，比如日本人常在洗澡时发生烧烫伤、某些地区少数民族更易发生烧烫伤。但这种高风险往往与这些民族特有的生活习惯或者较差的经济情况有关，因此研究者们并不认为属于某个特定种族是烧烫伤的危险因素。

烧烫伤的结局很大程度上取决于发生伤害后能否得到及时、有效的急救和康复治疗。经济状况差的地区通常无法提供及时有效的医疗服务，经济状况差的家庭对医疗服务的可及性也更差，因此发生烧烫伤后致残或致死的风险更大。

2. 特殊的传统/生活习惯 某些地区有使用明火烹饪、取暖和照明的习惯，东南亚和东地中海地区女性习惯穿着宽松的衣服，这些都是烧烫伤的危险因素。使用地炉、在床边生火取暖、洗澡时热水温度过高等，包括我国北方的"锅连炕"，也都是典型的与文化传统有关的烧烫伤危险因素。

3. 针对女性和儿童的暴力 在有些亚洲国家，性别不平等是女性烧烫伤的危险因素。因为存在严重的性别歧视，这些国家针对女性的暴力层出不穷，两种比较常见的方式就是向女性泼洒强酸和以火烧的形式对女性实施惩罚。

儿童烧烫伤中有相当大的比例是因对儿童虐待和忽视引起。全球的文献回顾发现儿童虐待案例中的6%~20%发生了烧烫伤，住院治疗烧烫伤的儿童中有5%~25%的人是被虐待的。

四、防控与干预

预防与控制烧烫伤，一是要预防烧烫伤的发生，二是要在烧烫伤发生后控制烧烫伤的影响。烧烫伤的防控需要提高个体对烧烫伤的重视及其发生和处理的认知、合理地生产和使用各类热源、光源等会产生热辐射的物品、积极开展正确的急救和康复治疗。许多发达国家的实践证实通过实施综合干预可以有效地降低烧烫伤风险、改善烧烫伤结局（框9-2）。

框 9-2　有效的烧烫伤干预措施

- 在家庭环境中,包围火焰并限制明火高度。
- 推广更安全的烹调炉灶和危险性较低的燃料,并开展有关宽松衣物容易着火的教育。
- 应用房屋设计和建材安全法规,并鼓励家庭检查。
- 改善烹调炉灶的设计,特别是增强稳定性和预防儿童接触。
- 降低热水龙头中的水温。
- 促进消防教育并在家中使用烟雾探测器、喷洒灭火器和火灾逃生系统。
- 推广并遵守工业安全法规,并在儿童睡衣中使用阻燃面料。
- 避免在床上吸烟,并鼓励使用加装儿童安全装置的打火机。
- 推动制定关于生产防火安全卷烟的法律。
- 改善癫痫治疗,特别是在发展中国家。
- 鼓励进一步发展烧伤护理系统,包括对卫生保健提供者进行适当分诊和烧伤患者管理方面的培训。
- 支持开发和推广明火或煤油炉烹调时使用的阻燃围裙。

　　资料来源:Facts about injuries:Burns. Geneva, World Health Organization and International Society for Burn Injuries,2006.

(一)　加强儿童看护

　　儿童是烧烫伤的高危人群,尤其是低龄或不具备自主行为能力的儿童,预防儿童烧烫伤是烧烫伤防控的重要策略。照看不足是各类型儿童伤害的重要危险因素,加强监护对于预防儿童烧烫伤至关重要。

　　儿童的照看者必须是有正常行动能力的成年人,切忌让年龄大的儿童照看年龄小的儿童或者让行动不便的老年人照看儿童。通常情况下应根据儿童的年龄、发育状况、行为特点、所处环境、烧烫伤危险因素等决定照看者与儿童的距离、关注频率和干预程度。对于低龄儿童,照看者应尽可能近距离陪伴并密切关注儿童活动过程中的语言、表情和行为,积极预判可能导致烧烫伤的危险因素。政府应对需要承担儿童照看职能的组织机构,如托幼所、游乐园、课外培训班等,进行积极规范和引导,提高相关工作人员对儿童照看的认识和责任感。

(二)　生产和正确使用安全的物品

　　对于产品设计、研发和生产部门来说,需要设计更为安全的产品,避免产品自身对使用者造成的烧烫伤。对于产品使用者来说,尽可能选择设计合理的产品并按照正确的操作方法使用;在需要接触热源时,适当使用防护性产品,避免烧烫伤的发生。

　　在许多中低收入国家,使用不安全的灯具和炉灶是烧烫伤重要的危险因素。改用安全炉灶,用安全灯具替代传统的煤油灯,使用安全性更高的燃料,都可以有效地减少烧烫伤。在危地马拉开展的一个干预研究发现通过使用改良炉灶,可以使儿童烧烫伤发生率降低50%。

　　在建筑和家居用品中使用防火材料可以降低建筑火灾的风险。澳大利亚从1979年开始使用防火材料制造儿童床上用品,之后每年与衣物有关的烧伤事故减少了90%。美国消费品安全委员会要求儿童床上用品需通过可燃性测试,以此降低烧烫伤的风险。此外通过使用烟雾报警器和自动喷水灭火装置也可以减少烧烫伤带来的损失。美国推广使用烟雾报警器后,住宅火灾死亡减少了61%,自动喷水灭火装置也同样被证实有效。

(三) 改善环境

合理布局家庭与工作环境,排查并消除环境中的烧烫伤危险因素都有可能降低烧烫伤发生的可能性。如在设置房间分区时,把放置有热源的房间与其他房间进行区分隔离;或在使用地炉的地区,把地炉改造为高于地面的炉灶;把热水管道或龙头用隔热材料进行包裹。这些措施从时间和空间上将个体与烧烫伤病源隔离,减少烧烫伤的发生。此外,在活动空间配备必需的消防设施并正确使用,对预防由火灾引起的烧烫伤具有重要的现实意义(框9-3)。

框9-3 改造锅连炕,预防儿童烧烫伤

"锅连炕"是我国北方农村地区普遍采用一种家居设计形式(下图),这种形式将灶台和炕连在一起,烧饭的同时又可以取暖御寒。这种看似经济实用的生活方式,实则存在着重大的安全隐患。

20世纪末到21世纪初,我国学者在北方地区做的流行病学调查和病例分析表明,"锅连炕"是儿童、尤其是3岁以下儿童烧烫伤的重要危险因素。由于锅与炕之间没有任何遮挡,儿童在打闹时极易跌、坐、踩入盛有热液的锅中,据统计儿童热液烫伤中的30%~55%与其有关,且严重程度普遍高于其他原因造成的烧烫伤。

从21世纪初开始,许多地区对"锅连炕"进行改造,在锅和炕之间增设护栏或修建隔墙,同时通过媒体、公告栏等对监护人进行安全教育,有效地减少了"锅连炕"造成的烧烫伤。

图片来源:陈向军,闫德雄,高国珍,等.15年间16 595例烧伤儿童资料分析.中华烧伤杂志,2013,29(1):6-10.

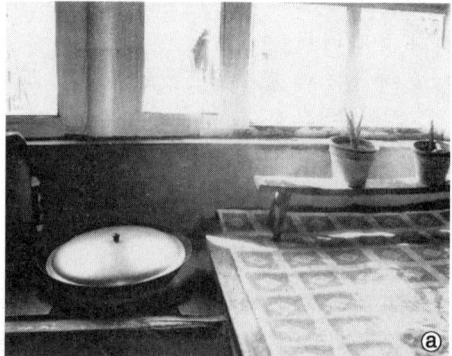

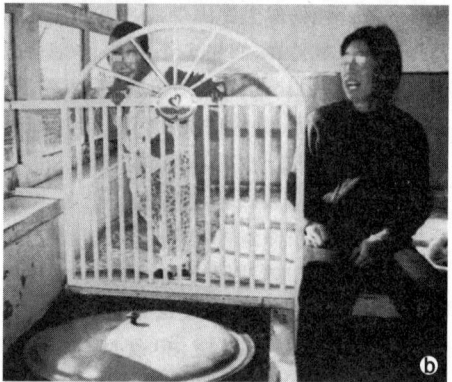

(四) 通过教育和立法执法引导安全行为习惯的养成

向政策制定者宣传烧烫伤的严重性和干预策略的有效性,提高政策制定者对烧烫伤预防的重视程度,有助于制定相关制度和法规、推广干预策略和措施。大众需要了解预防烧烫伤发生的措施和烧烫伤发生后正确的应对措施,烧烫伤发生后错误的处理方式往往会加重烧烫伤的严重程度、不利于烧烫伤的预后。

立法与执法是有效的被动干预策略,通过立法和执法可以确保干预措施的有效实施。例如在美国的某些州,烧烫伤教育已通过立法进入公立学校课程体系。从20世纪70年代起,许多发达国家就制定并实施了严格的建筑规范,最大限度地规避了火灾、爆炸的风险。

美国、加拿大等国家都制定了控制热水器温度的法规,将家用热水导致的烧烫伤减少了 50%以上。

我国于 1998 年制定并颁布了《中华人民共和国消防法》,对火灾预防、消防组织、灭火救援、消防安全的监督检查做了详尽的要求,并明确要求各级、各类单位开展消防宣传教育工作。消防法的颁布与实施对于预防和减少火灾相关烧烫伤发挥了重要作用。

在我国,每年的春节前后各类媒体上关于燃放烟花爆竹导致的烧烫伤案例的报告会明显增多。从 20 世纪末开始,处于保护环境的考虑,我国各大城市陆续出台烟花爆竹"禁燃令",2015 年时我国就已经有 138 个城市出台了"禁燃令"。"禁燃令"的出台和执行,在改善了环境的同时,也减少了烧烫伤的危险因素、降低了烧烫伤发生的风险。

（五）急救与康复治疗

烧烫伤的急救与康复包括三个层面的含义,一是现场的紧急处置,二是伤者在医疗机构接受的卫生服务,三是回归家庭和社会后家庭和社会成员对伤者的接纳。

烧烫伤发生后的半小时之内能否得到有效的紧急处置,对伤者的预后有重要的影响。新西兰的一项干预研究发现得到及时有效的紧急处置的烧烫伤患者中需要住院治疗的比例明显下降;越南的一项研究比较了烧烫伤后接受正确的紧急处置的儿童与未接受处置的儿童的预后,发现前者比后者在后续治疗中减少了 32% 的皮肤移植。框 9-4 中列出了 WHO 在烧烫伤预防宣传材料中提出的烧烫伤紧急处置的要点。

框 9-4　烧烫伤紧急处置要点

请这样做

- 通过移除衣物和向伤处浇水,终止伤害过程。
- 发生火焰伤时,让伤者在地面翻滚或用毯子包裹伤者或用水或其他灭火液体扑灭火焰。
- 使用凉水降低烧伤部位的温度。
- 发生化学品烧伤时,用大量的水冲洗,以便去除或稀释化学物质。
- 以干净的布或床单包裹患者,并将其送到最近的适当医疗机构就医。

不要这样做

- 在确保自身安全(关闭电流、处理化学品时戴手套等)之前,不要开始急救。
- 不要在烧伤处使用膏剂、油、姜黄素或原棉。
- 不要敷冰块,因为这会加剧伤害。
- 避免在水中冷却时间过长,这可能会导致低温症。

资料来源:Facts about injuries:Burns. Geneva,World Health Organization and International Society for Burn Injuries,2006.

紧急处置最重要的两点是移除致伤物和伤处降温。将导致烧烫伤的热源物质、化学物质等移走,或关闭电源,终止损伤过程,是紧急处置的第一步。在移除致伤物的过程中需要注意的是,施救者必须在保证自身安全的前提下对伤者实施救助。其次,使用凉水冲洗烧伤部位,进行降温,减轻损伤的严重程度。冲洗时间应不少于 20 分钟,但也不能过长,以免伤处过度降温。紧急处置完成后应尽快组织医疗机构进行专业的医疗处置。

烧烫伤医疗护理的主要目的是减少烧烫伤导致的死亡和失能,包括复苏、伤口治疗、控制感染以及后期康复。实现及时有效的医疗救治,需要解决两个问题,一是提高急救医疗服务的可及性,二是提高急救医疗服务质量。

烧烫伤患者结束医疗机构的救治后被家庭和社会接纳的程度对于烧烫伤的最终结局有

非常重要的影响。尤其是烧烫伤导致毁容或其他明显肢体残疾的患者,能否免受家庭、工作场所和社会的歧视,对其身体和心理的康复影响很大。因此,通过宣传教育提高社会的整体认知,提高社会对烧烫伤患者的包容度,是改善烧烫伤结局的重要措施。

本 章 要 点

1. 动物相关伤害是一个常见、多发,但被忽视的全球性健康问题。

2. 犬抓咬伤每年造成数千万人受伤,而儿童面临的风险最高。

3. 全世界每年有 500 多万人被蛇咬伤,其中大部分在非洲和东南亚地区,儿童、农民是蛇咬伤的高危人群。

4. 犬抓咬伤和蛇咬伤的危险因素,包括人自身因素、犬类/蛇类相关因素、环境因素、社会因素、医疗和救护等五个方面。

5. 预防犬抓咬伤的发生,要从加强对犬类的管理;开展对公众、养犬者、儿童、家长和主要监护人的健康教育;加强犬抓咬伤后的医疗、救护和康复等几个方面进行。

6. 预防蛇咬伤的发生,要从加强对公众开展健康教育,对环境进行改善和加强蛇咬伤后的医疗、救护和康复等几个方面进行。

7. 被犬、蛇咬伤之后,要第一时间到医疗机构去接受治疗,尽早注射狂犬疫苗/抗蛇毒血清。

8. 烧烫伤是由热辐射导致的对皮肤或者其他机体组织的损伤,最常见的烧烫伤是热液烫伤。

9. 烧烫伤多为非致死性,致死性烧烫伤多因火灾引起。从 2000 到 2015 年,全球烧烫伤死亡数和死亡率均持续下降。烧烫伤的伤害程度与其他类型伤害比较相对较轻,但会造成大量的花费和对医疗服务长期、频繁的需求,并且极易导致伤残和毁容。烧烫伤死亡率有明显的性别和年龄差异,女性死亡率高于男性。

10. 从 1990 年到 2015 年期间我国烧烫伤患病/死亡人数和患病/死亡率总体呈下降趋势,男性烧烫伤死亡率高于女性,烧烫伤患病率随年龄增大持续升高。

11. 烧烫伤的危险因素包括个体自身因素、病源因素和环境因素。

12. 烧烫伤的预防措施包括加强儿童监护、生产和正确使用安全的物品、改善环境、通过教育和立法执法引导安全行为习惯的养成和急救与康复治疗。

13. 烧烫伤发生后的紧急处置很重要,尽快移除致伤物、凉水冲洗烧伤部位进行降温,对改善预后有重要作用。

(汪媛　耳玉亮　纪翠蓉)

参 考 文 献

[1] 中国疾病预防控制中心.儿童犬抓咬伤干预技术指南.北京,三辰影库音像出版社,2016.
[2] 北京市人民代表大会.北京市养犬管理规定.2003.
[3] 中华人民共和国卫生部.狂犬病暴露预防处置工作规范(2016 年版).2016.
[4] World Health Organization. World report on child injury prevention. 2008.
[5] World Health Organization. Animal bites.[2018-07-11]. http://www. who. int/news-room/fact-sheets/detail/animal-bites.
[6] 世界卫生组织.疾病和有关健康问题的国际统计分类(第十次修订本).北京:人民卫生出版社,1996.
[7] 中国疾病预防控制中心慢病非传染病预防控制中心,国家卫生和计划生育委员会统计信息中心.中国

死因监测数据集 2015. 北京：中国科学技术出版社，2016.

［8］中国疾病预防控制中心慢性非传染性疾病预防控制中心. 全国伤害医院监测数据集 2015. 北京：人民卫生出版社，2016.

［9］WHO. Guidelines for the prevention and clinical management of snakebite in Africa.

［10］WHO. Guidelines for the management of snake-bites in South-East Asia .

［11］Karen L. Dog bites to humans：demography，epidemiology，injury，and risk. JAVMA，2001，218（12），1923-1934.

［12］Barrish H M，Clark F B，Brobst D，et al. Epidemiology of dog bites. Public health reports. 1959，74（10），891-898.

［13］Smith J O，Ashby K，Stathakis V Z. Dog bite and injury prevention—analysis，critical review，and research agenda. Injury prevention，2001，7（4），321-326.

［14］马剑平，刘盛元，赵丹. 等. 犬类动物伤害研究现状. 伤害医学（电子版），2016，5（2）：55-59.

［15］陈盈，李丽萍. 国内外儿童动物致伤研究进展. 伤害医学（电子版），2017，6（1）：51-62.

［16］陈向军，闫德雄，姚兴伟，等. 西北部分省区小儿"锅连炕"烧伤相关因素调查分析. 中国药物与临床，2008，8（12）：974-976.

［17］陈向军，闫德雄，高国珍，等. 15 年间 16595 例烧伤儿童资料分析. 中华烧伤杂志，2013，29（1）：6-10.

［18］李小红. 山区小儿烧烫伤 827 例原因分析与预防对策. 临床和实验医学杂志，2010，9（3）：238-239.

［19］刘华，陶宏军. 三峡库区小儿烧烫伤流行病学研究. 河北医学，2011，17（10）：1318-1321.

［20］刘伟佳，刘伟，林汉生，等. 广州市中小学生烧烫伤影响因素病例对照分析. 中华流行病学杂志，2010，3（9）：979-982.

［21］毛金凤，肖翠勤，肖永芳，等. 石河子地区 3002 名 3～12 岁儿童意外烧烫伤伤害的分析. 职业健康，2008，24（5）：468-469.

［22］邢继平，高国珍，胡日查，等. 内蒙古西部地区"锅连炕"烫伤小儿 4816 例回顾性分析. 内蒙古医学杂志，2011，43（7）：829-833.

［23］杨雄，闫志文，田宝祥. 289 例小儿烧烫伤的流行病学调查与分析. 吉林医学，2010，31（16）：2446-2447.

［24］中国疾病预防控制中心慢性非传染性疾病预防控制中心. 全国伤害医院监测数据集（2015）. 北京：人民卫生出版社，2016.

［25］（美）派登等（著）；段蕾蕾（译）. 世界儿童伤害报告. 北京：人民军医出版社，2012.

［26］Abdulwadud O，Ozanne-Smith J. Injuries associated with fireworks in Victoria：an epidemiological review. Injury Prevention，1998，4：272-275.

［27］Ahuja R B，Bhattacharya S. Burns in the developing world and burn disasters. BMJ，2004，329：447-449.

［28］Bishara S A，Michel C，Shady N H. Burn prevention mechanisms and outcomes：pitfalls，failure and successes. Buns，2009，35：181-139.

［29］Delagado J，Ramı′rez-Cardich M E，Gilamn R H，et al. Risk factors for burns in children：crowding，poverty，and poor maternal education. Inj Prev，2002，8：38-41.

［30］Edelman L S. Social and economic factors associated with the risk of burn injury. Burns，2007，33：958-965.

［31］Forjuoh S N. Burns in low-and middle-income countries：a review of available literature on descriptive epidemiology，risk factors，treatment，and prevention. Burns，2006，32：529-537.

［32］GBD 2015 Disease and Injury Incidence and Prevalence Collaborators. Global，regional，and national incidence，prevalence，and years lived with disability for 310 diseases and injuries，1990—2015：a systematic analysis for the Global Burden of Disease Study 2015. Lancet，2016，388：1545-1602.

［33］GBD 2015 Mortality and Causes of Death Collaborators. Global，regional，and national life expectancy，all-cause mortality，and cause-specific mortality for 249 causes of death，1980—2015：a systematic analysis for the Global Burden of Disease Study 2015. Lancet，2016，388：1459-1544.

［34］ GBD 2015 Child Mortality Collaborators. Global, regional, national, and selected subnational levels of still-births, neonatal, infant, and under-5 mortality, 1980—2015: a systematic analysis for the Global Burden of Disease Study 2015. 2015.

［35］ Istre G R, Mc Coy M, Carlin D K, et al. Residential fire related deaths and injuries among children: fireplay, smoke alarms, and prevention. InjPrev, 2002, 8: 128-132.

［36］ Michael D P. Epidemiology of burns throughout the world. Part I: Distribution and risk factors. Burns, 2011, 37: 1087-1100.

［37］ Munro S A, Van Niekerk A, Seedat M. Childhood unintentional injuries: the perceived impact of the environ-ment, lack of supervision and child characteristics. Child: Care, Health and Development, 2006, 32: 269-279.

［38］ Nguyen N L, Richard T G, Anthony L S, et al. The importance of immediate cooling: a case series of child-hood burns in Vietnam. Burns, 2002, 28: 173-176.

［39］ Opaluwa A S, Orkar S K. Emphasise burns prevention in developing countries. BMJ, 2004, 329: 801.

［40］ Liao C C, Rossignol A M. Landmarks in burn prevention. Burns, 2000, 26: 422-34.

［41］ Shai D. Income, housing, and fire injuries: a census tract analysis. Public Health Rep, 2006, 121: 149-154.

［42］ Shai D, Lupinacci P. Fire fatalities among children: an analys is across Philadelphia's census tracts. Public Health Rep, 2003, 118: 115-126.

［43］ Skinner A M, Brown T L H, Peat B G, et al. Reduced hospitalization of burns patients following a multi-media campaign that increased adequacy of first aid treatment. Burns, 2004, 30: 82-85.

［44］ Vassilia K, Eleni P, Dimitrios T. Firework-related childhood injuries in Greece: a national problem. Burns, 2004, 30: 151-153.

［45］ WHO. A WHO plan for burn prevention and care. 2008. http://apps. who. int/iris/bitstream/10665/97852/1/9789241596299_eng. pdf, accessed 24 October 2017.

［46］ WHO. Burns Factsheet.

［47］ Geneva, World Health Organization and International Society for Burn Injuries. Facts about injuries: Burns. 2006. http://www. who. int/violence_injury_prevention/publications/other_injury/en/burns_factsheet. pdf, accessed 24 October 2017.

［48］ WHO Global Health Estimates 2015. 2015.

［49］ Atlanta, CA: Centers for Disease Control. National Center for Injury Prevention and Control: web based injury and statistics query and reporting system(WISQARSTM) injury mortality reports, 1981—1998 2009. http://webappa. cdc. gov/sasweb/ncipc/mortrate9. html.

［50］ WHO The global burden of disease: 2004 update. 2008. http://www. who. int/healthinfo/.

［51］ Prevention of burns among children in wood fuel using homes in Rural Guatemala. https://www. research-gate. net/publication/267193567, accessed 19 April 2019.

第十章

自　杀

　　自杀行为不仅导致当事人的死亡、伤残和健康损失,还影响其家人、朋友、社区甚至整个国家,每一例自杀都是牵动多人的悲剧,对死者亲友造成持久的影响。据 WHO 估计,每年有80 万人死于自杀,每 40 秒钟就有一个人自杀死亡,还有更多的人有自杀企图。自杀发生在生命周期的各个阶段。2015 年,自杀是全球 15 ~ 29 岁年龄组中第二大死亡原因。社会、文化、心理、生理等因素相互作用导致一个人的自杀行为,自杀是复杂的社会问题,也是公共卫生领域的重要问题。

第一节　概　述

一、定义

（一）自杀的定义

　　由于自杀涉及心理学、社会学、医学、法学、哲学和伦理等多个领域,故各学术领域、学派对自杀进行了多种不同的界定。本章主要介绍自杀的医学定义。

　　WHO 对自杀的定义是:一个人有意识地企图伤害自己的身体,以达到结束自己生命的行为。

　　国际疾病分类标准编码(ICD-10)将自杀列在发病和死亡的外因中,其中"故意的自我伤害"包含了"由于故意使用或暴露于非阿片类止痛剂、退热剂和抗风湿类药所引起的自我毒害"等 20 多种情况。

　　中国精神疾病诊断标准(Chinese Classification and Diagnosis of Mental Diseases Ⅲ , CC-MD-3)对自杀死亡诊断标准是:有充分依据可以断定死亡的结局系故意采取自我致死的行为所致。自杀具有以下特点:①有充分依据可以断定系故意采取自杀行为,其动机可为悲观绝望、委屈抗议、畏惧罪责、迷信驱使等;②自杀行为有致死、致残与经救治痊愈等多种结局,均属此诊断,应注明已遂或未遂;③只有自杀意念而无实际行动者不建立此诊断,单纯自伤与伪装亦不属此诊断;④大多数自杀的人并无精神障碍,如自杀前同时有某种精神障碍,则诊断并列。

（二）其他自杀相关定义

　　非自杀性自我伤害(non-suicidal self-injury, NSSI)发生在个体故意对自己造成身体伤害并非意在导致死亡的情况下。这通常涉及反复伤害皮肤,即通过切割、刺破、击打、摩擦或烧灼导致出血、瘀伤或疼痛。这种行为的目的是缓解焦虑、缓解一些其他的负面情绪或者诱导积极的情绪。非自杀性自我伤害个体声明没有自杀意图,或者非自杀意图可以被推断出来。

相约自杀,是指二人及以上相互约定自愿共同自杀的行为。相约自杀的主体必须是两个或两个以上的具有一定行为能力的人,行为人都知道或希望与对方一起实施自杀行为。

扩大性自杀,是指自杀者不忍心自己死后亲人遭受痛苦,而把亲人也一起杀死的行为。例如患有严重产后抑郁症的母亲,为了避免死后孩子遭受痛苦,将其儿女杀死后自杀。

二、自杀的分类

(一) 依据自杀的结果分类

1. 自杀意念(suicide ideas) 包括个体通过直接或间接的方式表达自我终止生命的意思,而不涉及任何自杀的实际行动。

2. 自杀计划(suicide plan) 是在自杀意念基础上的进一步发展,包括个体对自杀方法、场所、时间的考虑与选择。有自杀计划者实施自杀的危险性远大于仅有自杀意念者。

3. 自杀未遂(suicide attempt) 即有明确的死亡意图或者可以推论出其有死亡意图而采取的非致命性的自我伤害行为。

4. 自杀死亡(completed suicide) 是指由于故意的自我伤害行为引起的各种死亡。

(二) 依据自杀的原因分类

1. 利他性自杀 利他性自杀是指在社会习俗或群体压力下或为追求某种目标而自杀。利他性自杀常常是牺牲小我而完成大我。

2. 自我性自杀 自我性自杀是指因个人失去社会的约束与联系,对身处的社会及群体毫不关心,因孤独而自杀。

3. 失调性自杀 失调性自杀是指个人与社会固有的关系被破坏。例如,失去工作、失去学习能力、亲人死亡、失恋等,令人彷徨、不知所措、难以控制而自杀。

4. 宿命性自杀 宿命性自杀是指个人因种种原因,受外界过分控制及指挥,感到命运完全非自己可以控制时而自杀。如监犯被困在密室中、宗教徒为主而献身。

此外,不同的研究领域对自杀还有其他很多分类。例如心理学家卡尔·卖宁格按行为表征将自杀分为自杀、慢性自杀、局部自杀和器质性自杀四类;美国自杀学学会创办人施耐德曼依据自杀严重程度将自杀分为完全自杀、非致命的自杀尝试、间接的自残行为和准自杀行为以及自杀意念;我国学者张桥按照社会特征将自杀分为权意性自杀、自喻性自杀和胁迫性自杀等等。

三、自杀过程

(一) 自杀动机意念形成阶段

个体遇到挫折、打击时,想逃避现实,为解脱自己而准备把自杀当作解决问题的手段。

(二) 矛盾冲突阶段

产生了自杀意念后,由于个体的求生本能会使其陷入生与死的矛盾冲突之中,难以做出自杀的决定。在这个阶段,意图自杀者会表现出谈论自杀有关的话题,预言、暗示自杀。

(三) 心理平静阶段

在意图自杀者态度坚定后,不再谈论或暗示自杀,似乎心情好转、焦虑减轻,内心显得平静。这个阶段周围的人容易放松警惕,以为意图自杀者心理状态真的好转了。

(四) 实施阶段

该阶段自杀者开始采取行动做准备,如买农药、绳子、寻找高建筑物等。等待时机一到,即实施自杀行为。

四、自杀的理论及研究方法

(一) 自杀理论

数十年来,精神医学、心理学和社会学学者基于自杀的动机、危险因素等探索了多种理论模型试图解释自杀行为和自杀流行。

1. 心理动力学理论　弗洛伊德认为,人具有生的本能和死的本能,它们处在恒定的动态平衡中。自杀是一种主要由来自个体无意识层的原发性内部冲突所致,自杀者死的本能战胜了生的本能。精神分析学者卡尔·明宁格认为自杀是一种反射性谋杀,自杀者将对别人的愤怒转向自我,或把自杀当作一种自我惩罚的手段。

2. 社会学习理论　社会学习理论认为,人的行为,特别是人的复杂行为主要是后天习得的。获得什么样的行为以及行为的表现如何,则有赖于榜样的作用。有一些支持学习理论的证据,例如父母及家庭其他成员,关系密切的朋友有过自杀行为,个体自杀的可能性就大;名星自杀,其追随者模仿的可能性就大;影视作品及媒体报道的自杀手段亦有人模仿。

3. 扭力理论　社会学学者张杰提出了自杀的扭力理论,认为扭力是导致自杀和精神疾病的重要原因。扭力即"不协调压力",如果同时持有至少两种不一致的观念,或者自我价值观与行为不符,就会体验到不协调的压力。扭力理论认为,个体在自杀之前经历了特殊的心理压力,使其痛苦、沮丧,极端的解决办法就是自杀或者发展到精神疾病。导致自杀或精神疾病的扭力一般有四个来源:不同价值观的冲突、愿望与现实之间的冲突、相对剥夺以及应对危机技能的缺乏。

此外关于自杀的理论还有很多,如法国社会哲学家贝奇勒的逃避自我理论、荣格心理学家戴维罗森的杀死自我理论以及基于生物学的应激-易感模型等。单独的一个理论很难完整、全面地解释自杀行为。

(二) 自杀研究方法

一般的公共卫生研究方法也可以用于自杀领域的研究,例如流行病学研究、行为学研究等。这些方法在其他章节有详细的介绍,故本章仅介绍自杀领域特有的研究方法——心理解剖。

"心理解剖"的概念是相对于"尸体解剖"的概念而言的。虽然二者针对的都是已经死亡者。但心理解剖是一种综合性、回顾性的研究方法,指的是通过访谈死者的知情人以及收集死者生前和死后的相关信息,重新构建死者的社会、生理、心理和生活环境特点,以推定其自杀的危险因素、动机和计划。心理解剖研究主要在于搜集死者生前的信息,这些信息主要有两个来源:①来自对知情者的访谈,收集关于死者人格特质、精神障碍、重大生活事件、心理与行为变化等信息;②来自与死者相关的资料,包括医学诊断与治疗、心理治疗、警方报告、遗书、电子邮件、社交平台(QQ、微信、微博等)等。通过该方法,不仅可以最大限度地明确已经死亡者的死亡方式,如自然死亡、意外死亡或是自杀死亡,同时还可以了解自杀原因和其他相关危险因素,为预防自杀提供信息。周莉等研究显示,在中国大陆采用心理解剖方法研究自杀具有可行性,由信息人所构建的信息具有可靠性和有效性,增加访谈信息人可以提高信息的可靠性和准确性。

（三）自杀评估

1. 临床评估 临床评估为临床医护人员对自杀计划、自杀史、物质滥用、生活压力等信息的询问及收集,为判断自杀的危险程度、严重性、采取正确治疗和预防措施等提供依据。较好地评估自杀风险,要求临床医师询问自杀问题时不会增加患者伤害自己的可能;不仅要识别自杀的风险因素,还要关注保护性因素;询问的自杀相关问题有助于评估自杀风险并制定合理治疗方案。

2. 量表评估 由于自杀行为的主观性和隐蔽性,量表成为重要的自杀评估工具。值得注意的是,自杀是一种复杂的现象,其中涉及社会人口学、生物学、心理学、社会环境等多种因素。因此没有一个量表能够回答涉及自杀的所有问题。学者们研制了大量关于自杀的量表,表 10-1 列举了几个较常用的自杀相关调查工具。

表 10-1 自杀的评估工具

工 具 名 称	特 点
贝克自杀意念量表（beck scale for suicide ideation, BSSI）	19 个条目的自评量表 用来识别受访者自杀意念的存在与否,如果存在,进一步确认其严重性
成人自杀意念问卷（Adult Suicidal Ideation Questionnaire, ASIQ）	25 个条目的自评问卷 测量评估对象对自杀的想法以及过去 1 个月的心理健康状况
自杀可能性量表（Suicide Probability Scale, SPS）	36 个条目的自评量表 评测调查对象与自杀风险相关的态度和行为
自杀行为问卷（Suicidal Behavior Questionnaire, SBQ）	30 个条目的自评问卷 评价调查对象过去的自杀意念、自杀威胁,未来的自杀意念、自杀企图和自杀死亡风险的可能性
自杀评估量表（Suicide Assessment Scale, SUAS）	20 个条目的他评量表 评估个体的自杀风险,预测自杀未遂者再次自杀行为

第二节 流 行 情 况

一、全球自杀的流行状况

（一）自杀死亡率

据 WHO 全球卫生估计,2012 年全球超过 80 万人死于自杀,占总死亡的 1.4%,排在全死因顺位的第 15 位,全球自杀死亡率为 11.4/10 万,男性自杀死亡率为 15.0/10 万,女性为 8.0/10 万。高收入国家的自杀死亡率（12.7/10 万）高于中低收入国家（11.2/10 万）。但是由于中低收入国家的总人口数占据了全球相当大的比例,所以全球 75.5% 的自杀发生在中低收入国家（表 10-2）。来自全球疾病负担估算数据显示,无论男性还是女性,自杀死亡率随着年龄的增长而升高（图 10-1）。

表 10-2 2012 年 WHO 成员国自杀人数和自杀死亡率

区域	死亡数/万	占全球比例/%	死亡率（单位:1/10 万）		
			合计	女性	男性
全球	80.4	100.0	11.4	8.0	15.0
所有高收入国家	19.2	23.9	12.7	5.7	19.9
所有 LMICs	60.7	75.5	11.2	8.7	13.7
非洲 LMICs	6.1	7.6	10.0	5.8	14.4
美洲 LMICs	3.5	4.3	6.1	2.7	9.8
东地中海地区 LMICs	3.0	3.7	6.4	5.2	7.5
欧洲 LMICs	3.5	4.3	12.0	4.9	20.0
东南亚地区 LMICs	31.4	39.1	17.7	13.9	21.6
西太平洋地区 LMICs	13.1	16.3	7.5	7.9	7.2

LMICs:中低收入国家
摘自:WHO 预防自杀 一项全球要务

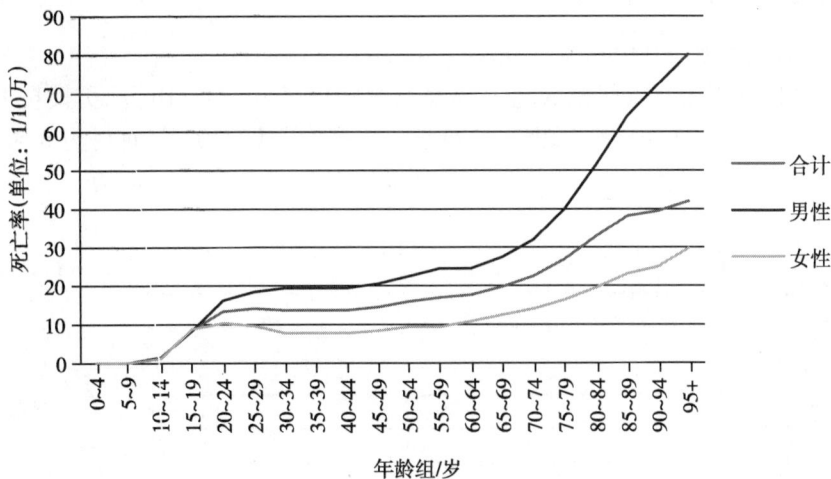

图 10-1 2015 年全球分性别、年龄别自杀死亡率,GBD 2015

（二）非致死性自杀发生率

2003—2007 年,WHO 精神卫生调查用 WHO 标准化的复合性国际诊断访谈(Composite International Diagnostic Interview,CIDI)调查了 21 个国家的 108 705 名成年人。结果显示,发达国家 18 岁以上人群自杀意念、自杀计划和自杀未遂的 12 个月患病率分别为 2.0%、0.5%和 0.3%,发展中国家分别为 2.1%、0.7%和 0.4%,女性均高于男性(表10-3)。

（三）自杀方式

关于自杀方式,不同地区/国家的差异较大。在高收入国家,自缢占 50%,枪支自杀是第二种最常见的方法,占自杀死亡的 18%,7%是跳楼,3%是溺水,7%是其他手段。较高的枪支自杀比例主要受美国高枪支自杀率的影响,美国枪支自杀率占该国自杀的 46%,而其他高收入国家自杀者中,仅 4.5%使用枪支自杀。1990—2007 年全球自杀约 30%是由于服农药自杀,而大部分贡献来自于中低收入国家。2010—2014 年农药自杀占全球自杀的 13.7%,农药自杀的大幅下降主要是由于中国整体自杀率的降低。

表 10-3　世界精神卫生调查 12 个月自杀意念、自杀计划和自杀未遂的患病率

	自杀意念/%	自杀计划/%	自杀未遂/%
发达国家			
女性	2.2	0.6	0.3
男性	1.7	0.5	0.3
合计	2.0	0.5	0.3
发展中国家			
女性	2.4	0.8	0.5
男性	1.6	0.6	0.4
合计	2.1	0.7	0.4

二、我国自杀的流行状况

(一) 自杀死亡率

2015 年全国死因监测数据显示,全国人群自杀死亡率为 7.32/10 万,男性自杀死亡率为 8.39/10 万,女性为 6.23/10 万,城市人群自杀死亡率为 5.07/10 万,农村为 8.4/10 万。自杀死亡率随年龄增加而增加,85 岁以上人群自杀死亡率高达 57.71/10 万,约为全人群的 8 倍(图 10-2)。

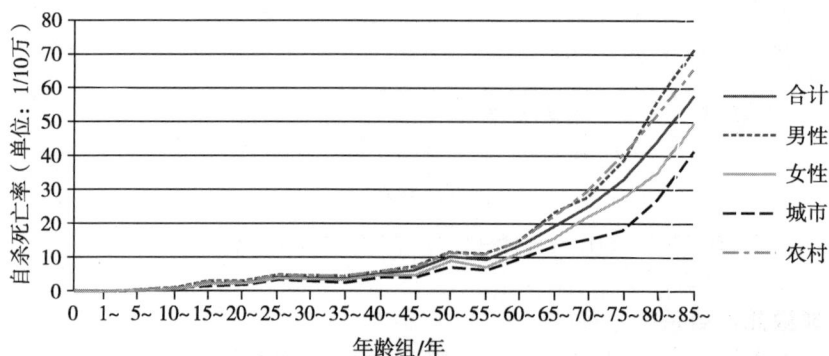

图 10-2　2015 年全国死因监测系统年龄别、性别、城乡自杀死亡率

自 1987 年,"居民病伤死亡原因"开始报告自杀死亡数据,我国自杀死亡率近十余年呈下降趋势。1991—2000 年,在固定人群中观察的结果为 1991 年中国人群自杀死亡率为 17.46/10 万,2000 年为 14.20/10 万,自杀死亡率呈波动下降。中国死因监测数据集的数据显示,以 2000 年人口年龄结构标化后,2006 年至 2015 年标化自杀死亡率下降了 39.0%,其中以农村人群及女性人群下降最明显,分别下降了 41.3% 和 43.6%(图 10-3)。

自 1991 年以来,中国男性和女性以及农村和城市人群自杀死亡模式出现转变。在 2000 年之前,中国女性自杀率高于男性,由于女性自杀死亡率下降速度大于男性,到 2000 年后女

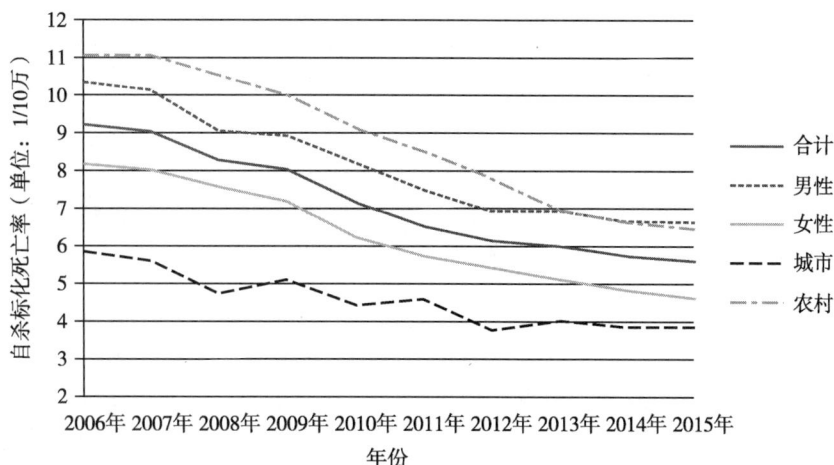

图 10-3 2006—2015 年全国死因监测系统分性别、城乡自杀死亡率

性自杀死亡率已低于男性。中国农村自杀死亡率一致高于城市,随着时间推移,由于农村自杀死亡率下降速度大于城市,城乡间死亡率差距逐渐缩小,2000 年农村自杀死亡率约为城市的 3.2 倍,2015 年约为 1.7 倍。

(二) 非致死性自杀发生率

中国尚无记录自杀未遂的信息系统,因此无法获得自杀未遂的确切数据。全国第三次精神卫生工作会议报告指出每年约 25 万人死于自杀,估计自杀未遂者不少于 200 万人。研究显示,2000 年中国北方农村地区综合医院急诊自杀未遂人数占急诊总数的 1.65%,城市为 0.34%;女性与男性的自杀未遂人数之比为 3∶1,约 2/3 的自杀未遂者年龄为 15~34 岁之间。董永海等对 2000—2013 年发表的中国中学生自杀相关研究进行 Meta 分析显示,中国中学生自杀意念报告率为 17.7%,自杀计划报告率为 7.3%,自杀未遂报告率为 2.7%;男性中学生的自杀意念、自杀计划和自杀未遂报告率分别为 14.6%,5.5% 和 2.3%;女生分别为 20.4%,8.4% 和 2.7%。

(三) 自杀方式

全国伤害监测数据显示,自残/自杀病例中自伤方式以中毒和锐器伤比例最高,分别占所有自残/自杀方式构成的 56.1% 和 27.5%。女性较男性更多采取中毒方式自残/自杀,农村居民较城市居民更多采取中毒方式自残/自杀(表 10-4)。因全国伤害监测系统收录因自残/自杀而就诊的病例,故病例中包括自杀未遂和非自杀性自我伤害的患者。来自国家中毒控制中心的咨询电话服务系统数据显示,自杀死亡与自杀未遂者的最常用的毒药为农药,占 81.5%,其次为灭鼠药(8.6%)、药物(5.6%)和化学药品(3.3%)。

表 10-4 2013 年全国伤害监测系统分性别、城乡自残/自杀方式构成/%

	男性	女性	城市	农村	合计
中毒	47.9	61.9	46.4	72.0	56.1
刀/锐器伤	28.2	26.9	33.0	18.4	27.5
钝器伤	8.4	2.5	6.2	2.9	4.9
跌倒/坠落	6.0	3.1	5.8	1.9	4.3

续表

	男性	女性	城市	农村	合计
机动车车祸	2.7	1.6	2.6	1.2	2.0
烧烫伤	1.2	0.4	1.1	0.1	0.7
窒息/悬吊	0.8	0.4	0.5	0.5	0.5
溺水	0.3	0.4	0.3	0.3	0.3
火器伤	0.1	0.1	0.1	0	0.1
其他	4.3	2.7	3.8	2.7	3.4
合计	100.0	100.0	100.0	100.0	100.0

第三节 自杀的影响因素

自杀受个体、家庭、社会、宗教、习俗、经济、文化和政治等多种因素的影响。生态学模型关注个体和相关因素之间的相互作用,涵盖了从个人、关系、社区到社会的多个层面,可以较为全面地分析自杀产生的原因。例如,个人层面的危险因素包括抑郁症和其他精神疾病的历史、无望、药物滥用、既往自杀史、生物因素等;关系层面的危险因素包括高冲突或暴力关系、孤独感和缺乏社会支持、亲友的自杀史、经济和工作压力等;社区水平层面的危险因素包括社区卫生保健障碍、闭塞等;社会层面的危险因素包括不恰当的媒体报道、精神疾病的病耻感等。

一、个体层面

(一) 生物学因素

1. 遗传 有自杀家族史被认为是增加自杀危险性的指标。双生子研究发现,单卵双生子自杀同病率高于双卵双生子,自杀的遗传度为30%~55%。家系调查结果显示自杀具有家族聚集性,寄养子研究发现自杀死亡者的血缘双亲自杀风险高于其养父母。自杀行为的遗传方式目前仍不清楚,目前更多研究认为自杀的遗传独立于自杀密切相关的精神疾病的遗传。自杀的遗传学研究发现某些基因可能与自杀有关,包括五羟色胺受体基因、色氨酸羟化酶基因、五羟色胺转运体基因、单胺氧化酶基因、儿茶酚胺氧位甲基转移酶基因等。

2. 分子生化 5-羟色胺(5-TH)是一种大脑内能产生愉悦情绪的神经递质。5-羟吲哚乙酸(5-HIAA)是五羟色胺的主要代谢产物。许多对精神障碍的神经生物学研究发现,伴有心境障碍、精神分裂症或人格障碍的自杀未遂者,其脑脊液中的5-HIAA水平低,且自杀行为越致命,5-HIAA水平越低。多巴胺(dopamine,DA)也是一种能让人兴奋的神经递质,研究发现自杀者脑脊液中的多巴胺代谢产物水平降低。去甲肾上腺素(NE)的神经传递也是抑郁症和自杀的一个重要病因,一些研究报道,去甲肾上腺素的主要代谢产物在伴有严重抑郁症的自杀患者的脑脊液中降低,但是这方面的研究结论尚不一致。

(二) 疾病因素

国外研究发现90%甚至更高比例的自杀死亡者和自杀未遂者患有精神障碍。然而亚洲国家自杀者中的精神障碍比例要低得多,费立鹏等通过心理解剖的方法对中国自杀者研究发现,在所有自杀死亡者中,40%为抑郁症,7%为精神分裂症,7%为酒依赖,共有63%的自杀死亡者患有精神疾病。抑郁症是精神障碍中自杀风险较高的一种精神障碍。抑郁症患者中有25%~50%的人自杀未遂,出现自杀意念者更多。一般情况下,抑郁症的严重程度与自杀风险成正相关。值得注意的是,某些重性抑郁症患者精神运动迟滞、动力缺乏,无力自杀,反而在服用了抗抑郁药后自杀风险增高。在有精神分裂症的人群中,估计其一生中自杀的概率为10%~12%。

慢性疼痛和躯体疾病也是自杀行为的重要危险因素。有慢性疼痛的患者的自杀行为是一般人群的2~3倍。所有与疼痛相关的疾病、身体残疾、神经发育受损、癌症和糖尿病等都会增加自杀的风险。

(三) 心理行为因素

1. 情绪　自杀者往往存在无助、绝望、悲痛等无法忍受的心理痛苦。美国一项长达10年的研究发现,"绝望感"是自杀行为发生的重要预兆。在这个研究中,对未来失去希望的研究对象有91%随后实施了自杀行为。

2. 认知　思维僵化、以偏概全、目光短浅等是自杀者共有的认知状态。自杀者带着幼稚、消极的心理观察和对待人生,他们常常歪曲了客观现实,只预期最暗淡、最悲观的后果。

3. 物质滥用　酗酒和吸毒(包括大麻、海洛因和尼古丁等)对自杀行为有重要的影响。在自杀者中,有约四分之一的人存在酗酒或物质滥用问题,如果酒精或物质使用与其他精神疾病共病,则自杀风险会进一步增加。在所有的自杀死亡者中,22%可以归因于酒精的使用。另外,酗酒者往往还伴有其他自杀危险因素,比如抑郁、与他人关系恶化、受社会排斥、贫穷和由于物质滥用导致的身体状态恶化等。

4. 自杀史　过去的一次自杀经历往往是随后发生致死性自杀行为的最强有力的预示因素。在发生自杀未遂后,约有1%的人在一年内再次自杀身亡,大约10%的人最终完成自杀行为。

5. 病耻感　在许多社会中,对自杀行为、精神障碍、物质滥用问题或其他情绪压力问题的病耻感还广泛存在。病耻感不仅使个体存在不良感受,还阻碍他们寻求帮助。病耻感使自杀问题变得隐秘、难以发现,使朋友和家人难以向弱势群体提供帮助,也阻碍了他们就医。

二、关系层面

(一) 创伤或暴力

创伤或暴力会增加个体的情绪压力,并可能在这些已经脆弱的人群中引发抑郁和自杀行为。与自杀有关的心理压力可能来自不同类型的创伤,例如酷刑、司法问题、财务问题,学术或工作相关的问题。对青少年的研究发现,在学校中受到威胁的学生和威胁别人的学生患有抑郁和持有自杀观念的可能性较高。亲密伴侣暴力受害者患有抑郁、出现自杀未遂和完成自杀的风险增加。在童年期经历过身体暴力、性或情感暴力、忽视、家庭暴力、父母离异或离婚者,以及有在被机构/福利院收容的历史,会增加该个体青年和成年时期自杀的危险。

(二) 社会隔绝

社会隔绝发生在一个人感到与他/她的伙伴、家庭成员、同龄人、朋友和其他重要的人或其社交圈子脱节时。隔绝常常伴随着抑郁、孤独和绝望的情绪。当一个人有负性的生活事件或其他心理压力却不能与亲密的人分享时,往往会出现隔绝感。一生中曾与社会隔绝的人比与社会联系密切的人更倾向于自杀。有研究对自杀未遂、完成自杀和自然死亡的三组人群进行比较发现,完成自杀的人群极少参加社会团体和活动,常常缺少朋友,人际关系每况愈下,最后导致完全与社会隔绝。其他自杀危险因素与社会隔绝相叠加会导致自杀行为的风险增加。特别是对于孤寡老年人来说,社会隔离是自杀的重要因素。

(三) 家庭成员自杀

家庭成员的自杀会对一个人的生活产生极具破坏性的影响。失去身边的人对大多数人来说都是毁灭性的,除了感到悲伤之外,死亡的事件会给家庭成员和亲人带来压力、内疚、羞耻、愤怒、焦虑和痛苦。家庭运转模式可能会改变,通常的经济来源可能受到影响,耻辱感会阻碍家人寻求帮助或阻碍他人提供帮助。对于居丧者来说,其自杀的阈值可能会降低。由于这些原因,因自杀丧失亲人的人出现自杀行为或发生精神障碍的风险增加。

三、社区层面

(一) 歧视

人们对弱势群体的歧视现象是持续性的、地方性的和系统性的。这些弱势群体包括服刑人员、同性恋、受欺凌者、难民、寻求庇护者和移民等。歧视可能导致源源不断的压力性生活事件,如自由丧失、拒绝、病耻感和暴力,进而引起自杀行为。

(二) 医疗服务

及时有效地获得医疗救助有利于降低自杀的风险。许多地区的医疗机构资源有限,医疗可及性的问题对于当地人群的躯体健康或心理健康来说都是极大的挑战。与自杀未遂和精神障碍有关的病耻感进一步加剧了医疗服务的困难,导致不恰当的就医以及更高的自杀风险。

(三) 文化同化和错位

文化同化和错位的压力是一些弱势群体的重要的自杀风险,这些弱势群体包括土著居民、寻求庇护者、难民、拘留中心的人、国内或国际的移民。自杀在土著人中很普遍:美国的美洲印第安人、加拿大的第一民族和因纽特人、澳大利亚土著人和新西兰的土著毛利人的自杀率都比其他人口更高。在土著群体中,领土、政治和经济自治经常受到侵犯,土著文化和语言被否定,这些情况会产生抑郁、孤立和耻辱感的情绪。

四、社会层面

(一) 经济状况

一些研究表明,社会经济萧条、高失业率、低福利、劳动保护差、频繁破产都与自杀率有非常强的关联。俄罗斯联邦的调查发现,1980—1995 年期间,高出平均水平的自杀率可能与经济不稳定、苏联解体和其他特殊的历史因素有关。失业人群比在业人群更可能自杀,失业会导致贫穷和社会地位低下,进而自杀的可能性升高,在突然失去工作的人中这种表现尤其明显。我国自改革开放以来,经济水平出现了显著的增长,而总体自杀率出现了显著的下降,特别是农村女性自杀率下降尤为明显。随着市场经济的逐步发展,中国农村女性已不把守家务农作为唯一的生活模式,传统的婚恋观念也有了转变,更多的财务和婚姻自由降低了她们自杀的风险。

(二) 媒体影响

不适当的媒体报道会渲染或美化自杀,增加易感人群模仿自杀的风险。很多研究发现媒体报道自杀案例会导致随后更多的自杀行为。特别是重复报道和高影响力的事件与模仿行为密切相关。当自杀者为名人时,媒体报道对随后的自杀影响更大。18世纪,德国作家歌德的小说《少年维特之烦恼》中,主人公因失恋而自杀。它唤起了读者的情感,引发一系列年轻人自杀事件,模仿自杀者甚至仿效维特的衣着——蓝色上衣,黄色夹克。

互联网和社交媒体在自杀传播中所起到了促进作用。互联网成为现代自杀信息的主要来源,网民可以从搜索引擎上寻找自杀方法,社交媒体也为结伴自杀提供了平台。

(三) 自杀工具易获得性

自杀工具的易获得性是自杀的主要危险因素。能够直接、方便地接触到自杀工具,如杀虫剂、枪支、楼顶、铁路轨道、安眠药、汽车尾气或木炭等,都会增加自杀的风险。我国的《枪支管理法》《农药管理条例》《麻醉药品和精神药品管理条例》等法律法规,有利于限制自杀工具的可获得性,从而减少了自杀的发生。

(四) 宗教

宗教长期以来被认为是影响自杀行为的一个重要因素。由于不同宗教的教义不同,会影响信徒对自杀的态度和行为,例如明确禁止自杀的宗教,其信徒的自杀率低。另外宗教活动在当地是否为主流文化也会影响信徒的社会关系,若宗教行为不被周围人接受,则具有更高的自杀风险。

第四节 自杀的预防

自杀是可以预防的,基于证据的预防自杀策略可以归纳到三个层面:①一般的预防策略,其目标人群为全体人群,通过消除就诊障碍、增加服务可及性、改善环境等以最大限度地提高健康水平和减少自杀。②选择性预防策略,其目标人群为脆弱群体,如年龄、性别、职业状况或家族史等。这些个体目前可能未出现自杀行为,但他们可能处于自杀相关的生物、心理或社会经济的高风险中。③特指的预防策略,其目标人群为出现了自杀迹象或自杀未遂者。

一、一般的预防策略

(一) 提高公众意识

由于社会歧视的存在,自杀未遂者、物质滥用者以及精神障碍患者会存在病耻感,这种病耻感会阻碍他们去寻求帮助。提高公众意识的运动旨在减少与精神障碍有关的病耻感,使具有自杀观念者增加获得帮助的机会。尽管还鲜有证据表明提高公众意识的活动与自杀减少有关,但这类活动对公众态度产生了积极影响,从而增加了公开讨论这些问题的机会。提高公众意识的活动可以通过电视、纸媒、互联网、社交媒体、海报等多种形式传播消息(框10-1)。

(二) 限制自杀工具的可及性

世界上最常见的自杀手段是服农药、自缢和跳楼。限制自杀工具的可及性对预防自杀尤其是冲动性自杀是有效的,因为它给了想要自杀的人思考的机会。可以通过法律法规来实现限制自杀工具的策略。

1. 农药 防止服农药自杀的措施包括:政府部门批准、实施和执行相关危险化学品和废品的国际公约,立法时清楚当地务农过程中出现的有问题的农药。用更安全的方法储存农药,减少剧毒农药的使用。

框 10-1 世界预防自杀日

每年的 9 月 10 日是世界预防自杀日(World Suicide Prevention Day,WSPD),由国际预防自杀协会(International Association for Suicide Prevention,IASP)组织,并由 WHO 共同发起。设立世界预防自杀日的目的是呼吁政府机构、非政府组织、国际组织、社区工作者、医务工作者、研究人员以及志愿者加入到预防自杀的活动中,提高公众对自杀问题严重性的认识,树立自杀是可以预防的意识,以及动员社区力量朝这个目标努力。

WSPD 于 2003 年首次举行,此后它的范围和国际影响逐渐增加。至 2017 年,它涉及 70 个国家的 300 多项活动,包括教育和纪念活动、新闻发布会、学术会议以及在社交媒体上的宣传活动。任何感兴趣的组织或个人都可以参与 WSPD 的活动。IASP 网站提供了多种语言的材料,可供地方参与者使用。大多数活动由 IASP 各国国家代表协调,并由 IASP 中央管理办公室提供支持。

IASP 每年都会选择当年的 WSPD 主题,之后,WSPD 的主要活动之一就是广泛地发放以该主题为中心的教材。历年 WSPD 主题:

2003 年——自杀一个都太多!

2004 年——拯救生命,重建希望

2005 年——预防自杀是每一个人的事情

2006 年——理解激发新希望

2007 年——终生预防自杀

2008 年——全球化思维、全国性计划、地方化行动

2009 年——社会文化因素与预防自杀

2010 年——无论是谁,无论在哪里:全球携手预防自杀

2011 年——多元文化社会之自杀预防

2012 年——全球预防自杀:加强保护因素,唤醒生存希望

2013 年——歧视:自杀预防工作的绊脚石

2014 年——防止自杀,联系全世界

2015 年——伸出援手,挽救生命

2016 年——联结、交流与关注

2017 年——用您一分钟,挽救一个生命

2018 年——共同行动,预防自杀

---

2. **枪支** 限制枪支可及性的措施包括:限制枪支所有权的立法,包括限制私人家庭枪支的获得许可证和注册程序,延长购买的等待期,执行安全储藏要求,规定枪支购买的最低年龄,实施枪支购买者的犯罪背景和精神状态检查。

3. **桥梁、高楼、铁路** 防止跳楼、卧轨等方式自杀的措施包括:在桥梁、高楼顶层铁轨旁设立护栏,限制个体进入或跃下。在桥梁、铁路等地方安装警示牌或电话,给想自杀的人提供求助的途径。

4. **有毒气体** 防止吸入有毒气体自杀的措施包括:家庭燃气改造,将煤气换成天然气。限制木炭的获得,商店将木炭出售从开放区域挪至控制区域。使用催化转化器清除汽车尾气中的一氧化碳。

5. 药品　防止使用毒麻药品自杀的措施包括:限制毒麻药品的获得,药商限制对该类药品的供应数量。医生告知病人及其家属关于药物治疗的风险,并强调遵守规定剂量使用。

(三) 负责任的媒体报道

一个生命的非正常离去足以引起重视,自杀事件是一个正常的新闻题材。但是有证据表明,媒体不恰当的报道自杀消息可能会引他人的模仿。报道时应避免美化自杀或简化死因,也不应令受影响的人更加悲伤,不应把该篇报道放在醒目的位置。为了保证媒体对自杀负责任地报道,很多组织和政府对报道自杀行为提出了指导规范,其中包括 WHO、美国疾病预防控制中心、前英联邦国家、澳大利亚和新西兰政府等。表 10-5 列出了媒体应如何报道自杀事件。

使用互联网和社交媒体作为一个通用的自杀预防策略具有潜在的作用。一些促进心理健康的网站已经显示出能够促进有自杀意念者寻求帮助的行为,但还缺乏能够有效预防自杀的证据。在互联网发达的时代,有自杀意念者可以通过专业线上平台、短信、社交媒体等从自杀防治的专业人士那里获得帮助。

表 10-5　对于自杀事件负责任的媒体报道

应　该　做	不　该　做
✓ 提供准确的求助信息	✗ 把自杀报道放在突出位置,过度重复这个内容
✓ 以自杀的真相教育公众而非传播不实言论	✗ 用渲染式的语言或正常化的语言来描述自杀
✓ 报告成功应对生活压力和自杀观念的故事,如何得到帮助	✗ 把自杀作为一个解决问题的方法
✓ 在报告名人自杀时要特别小心	✗ 详尽描述自杀手段
✓ 在采访自杀者亲人或朋友时要谨慎	✗ 提供自杀地点的详细信息
✓ 建立媒体平台管理者的政策,以处理网络媒体的评论部分中潜在的自杀内容	✗ 使用耸人听闻的标题
✓ 认识到媒体人本身可能会受到自杀事件的影响	✗ 给出自杀视频片段或社交媒体的链接
	✗ 刊登遗书、遗照、现场照片

(四) 精神障碍的防控

1. 精神卫生政策　由于有精神障碍者在自杀者中占大多数,故对于精神障碍的防控有利于减少自杀。WHO 鼓励各国致力于制定自己的精神卫生政策,以期达到 4 个目的:①加强对心理健康的有效领导和管理;②提供以社区为基础的全面、综合的心理健康和社会关怀服务;③实施促进心理健康的策略;④加强精神卫生的信息系统建设和科研。

2. 获得医疗保健　对精神障碍和物质依赖进行充分、及时的治疗可以降低自杀行为的风险。在整个卫生系统,特别是在社区卫生中心实施提高健康素养的政策,是改善精神卫生保健服务的关键途径。主要方法包括向人群提供清晰的可利用的服务的信息,以及明确的就诊路径。将精神卫生服务融入到大卫生服务中,将心理健康服务纳入到医保范畴。对于精神卫生服务不足的地区,通过电话、视频或网络技术以增加有需要的人获得帮助的可能性。

(五) 减少有害饮酒的政策

减少有害酒精使用能够有效地减少自杀。减少有害酒精使用的策略包括:卫生机构对酒精使用者的医疗应对、对酒精危害的公众宣传;对购买或消费酒精饮料设定适当的最低年龄;禁止或限制使用直接及间接的价格促销手段出售酒精饮料;降低不同饮料类别所含的酒精浓度等。减少人群的有害饮酒可以通过一般媒体宣传进行,也可以在学校开展健康促进活动或通过健康专业人员针对个体进行宣教。

(六) 促进社会联系

社会联系可以在个体之间(如同龄人、邻居、同事)、家庭、学校、社区、工作场所、文化团体和整个社会中形成。与社会联系相关,社会资本指的是一个社区和邻里的信任感、社会整合以及社会组织的可用性和参与性。社会资本与促进心理健康成正相关,社会联系和社会资本可以通过增加归属感、个人价值、心理弹性而减少自杀。促进社会联系可以通过学校(如社团)或社区活动(共同锻炼)实现。

(七) 培养问题应对及解决的技能

能够有效应对问题并解决问题的个体能够成功地面对挑战、压力和逆境。培养问题应对及解决技能的方法包括社会情绪学习和父母教养技能培训。社会情绪学习项目的重点是发展和加强儿童青少年的沟通技能、解决问题的技能、情绪调节、冲突解决,求助和应对技巧。这些方法为儿童青少年提供解决人际关系、学业问题的技能,帮助青少年避免出现与自杀相关的其他行为,如物质滥用。教养技能培训旨在加强父母养育技能、增强积极的亲子互动、改善儿童的行为和情感表达。

(八) 加强经济支持

经济和财政紧张,如失业、收入减少、医疗开支等可能增加个人自杀的风险,所以控制这些因素可能潜在地减少自杀。对个人和家庭的经济支持包括保障性住房政策、医疗政策、失业救济、退休金、残疾保险、贷款政策等。

(九) 监测

建立自杀监测系统或定期开展针对自杀问题的人群调查,收集自杀行为的问题程度、趋势、原因、后果以及相关服务提供及利用等信息。通过收集的信息,可确定具体范围、具体时段内自杀问题的严重程度、危险因素、供需差距等,为确定干预的优先领域、策略选取提供依据;为政府部门制定、改进自杀防控相关政策提供依据。

二、选择性预防策略

(一) 干预易感人群

易感人群包括自杀者的亲友、遭受暴力者、性取向障碍者及囚犯等,这些人被认定有较高的自杀风险。对于不同人群,政策制定者应采取不同措施加强对他们的社会支持。对于自杀者亲友,干预可以基于家庭、学校或社区开展,旨在悲伤过程中对他们提供支持以及减少模仿自杀。对于遭受暴力者,干预包括认知行为治疗、成立支持小组、提供医疗司法服务及社会保护等。对于同性恋者,应该解决他们的精神障碍、物质滥用、病耻感以及社会对他们的歧视和偏见问题。对于囚犯,西方的研究表明,自杀干预应该旨在改善囚犯的心理健康,减少酒精和物质滥用,避免将脆弱个体置于独处的环境隔离的住所,对所有的囚犯应该进行当前自杀行为及自杀史的评估。

与自然死亡相比,自杀会激起死者家属和亲朋好友异常的痛苦,由于失去亲友以及自杀模仿,自杀和自杀危险因素的风险增加了。由于人们忌讳提及自杀者和自杀事件,因此不能分担彼此的悲伤。而交流是治愈情感创伤的重要途径。基于这个原因,支持小组在处理自杀者亲友悲伤及预防自杀方面起到了重要的作用,支持小组使人们团结在一起,并鼓励他们交流感情,对居丧者非常有益。1970 年,北美建立了为自杀者亲人和朋友服务的自助性支持组织,类似的组织相继在世界各国建立。2002 年底,北京心理危机研究与干预中心建立了国内第一个免费服务于自杀者亲友的团体。亲友互助团体为小组成员提供同命相惜的环境,给居丧者带来支持与归属感,逐渐化解绝望情绪。经历过自杀创伤的人们在活动中逐渐舒缓由此带来的悲伤,重新建立起生活的希望。他们开始新的生活,并自愿为预防自杀做志愿服务,有的去帮助周围的人,有的积极参加中心预防自杀的宣传活动。

(二) 守门人培训

虽然有自杀危险的人很少寻求帮助,但他们会表现出危险信号可被识别为自杀高危人群。能够识别高危自杀者的人都可以作为守门人。潜在守门人包括:初级卫生保健人员、精神科医生和急诊科医生、教师和其他学校工作人员、社区干部、警察、消防员和其他急救人员、军官、社会福利工作者、宗教领袖、人力资源管理者。守门人培训计划旨在培养参与者识别危险个体的知识、态度和技能,确定风险水平,然后依据个体的风险水平进行进一步处理。所有守门人的培训内容都应该是与当地文化相适应的,并且应该包括关于当地卫生保健可及性的信息。

(三) 危机干预热线

危机干预热线通过求助者来电,以劝导的形式,改善那些有自杀念头或正在实施自杀行为的人的心理困扰,以免发生意外事故。当需要帮助的人在难以及时获得专业医疗或其他社会支持时,可求助危机干预热线。世界上最早的自杀求助热线是 1960 年在美国洛杉矶出现的生命热线,其功能主要是通过电话对那些打算自杀的人在临死前进行情绪疏导,挽救生命。发达国家的危机干预网络由危机干预热线、警方、消防队、急救中心、精神病院、社区组织等组成。一旦遇到自杀事件,这些机构可以联动起来最大程度地挽救生命。北京心理危机与干预中心自 2003 年 3 月 1 日起,开通由经过专门训练的专业人员提供的 24 小时"800"免费热线电话服务,为有心理危机来电者提供心理支持、为高危来电者降低自杀风险、提供精神心理卫生相关知识、鼓励有心理问题的来电者寻求专业的治疗和提供精神心理卫生机构的转介服务。

三、特指的预防策略

(一) 随访与治疗

随访和社会支持是减少自杀未遂者出现再次自杀的方法之一。刚出院的自杀未遂者往往缺乏社会支持、感到孤独,一旦离开护理,就会增加自杀的风险。卫生工作者或者社工对他们的随访和社区支持可以减少他们的自杀死亡及自杀企图。持续的随访易于实施,且成本不高,其形式可以使用信件、电子邮件、电话、社交平台或简短入户。对自杀未遂者的社会支持可以来自社区、家庭、朋友、同事、危机干预中心或当地精神卫生中心,这些人员/机构能够定期监测当事人的生活状况、心理行为状态,并鼓励他们提高治疗依从性。框 10-2 列举了一项防止再次自杀的多国研究的成功案例。

持续数月甚至更长时间的规律的心理治疗对干预自杀未遂者有很好的疗效。认知行为治疗、人际关系治疗、辩证行为治疗、问题解决治疗、精神动力学心理治疗以及家庭治疗等都是有循证依据支持的、有效的心理干预方法。

(二) 评估与管理

1. 对自杀未遂者的评估与管理　对于有自杀行为的人,评估和管理他们的自杀行为是重要的干预策略。对自杀者的评估需要全面了解他们有无自杀意念、自杀计划、想死的程

框 10-2 防止再次自杀的案例

　　急诊科的简短干预及随访项目：包括在急诊科一个小时的出院信息会以及随访。信息会解决自杀意念和企图、悲伤、危险因素和保护因素、替代自我伤害的方法以及转诊的选择。随访共九次，分别在出院后第 1 周、第 2 周、第 4 周、第 7 周、第 11 周、第 4 个月、第 6 个月、第 12 个月及第 18 个月。来自 5 个国家(巴西、印度、斯里兰卡、伊朗和中国)8 个医院急诊科的自杀未遂者的随机对照试验发现，与常规治疗组相比，简短干预及 18 个月的 9 次随访组自杀死亡率明显减少，分别为 2.2% 和 0.2%。

　　信件、电话随访项目：通过明信片、信件和电话增加卫生保健提供者与病人的联系、减少隔离。这些方法包括表达关心与支持，邀请患者重新与卫生保健提供者联系，例如在出院后的第一年，每个月或每几个月联系一次，此后可以降低联络频率，持续两年或更长时间。对该干预研究的荟萃分析显示，在出院后的 12 个月内，干预对象再次因自杀未遂到急诊室就诊的频率下降了 17%，但是该方法在 12 个月后的效果还没有被证明。

　　自杀预防的认知行为疗法：是防止自杀未遂者再次自杀的一种心理治疗方法，通过对危险因素和压力源(例如人际关系问题、学业或工作相关的困难)和自杀诱因的分析、安全计划的制定、技能培训和心理教育减少自杀风险，预防复发的方法。自杀预防的认知行为疗法也有家庭模块，旨在提高家庭支持、建立有效沟通模式以及提高家庭解决问题的能力。自杀预防的认知行为治疗的一项随机对照试验发现，参加了 10 次门诊认知行为治疗的成年人比普通治疗者再次因自杀未遂到急诊科就诊的频率下降了 50%。

度、痛苦与绝望感程度、考虑的或已实施的自杀方式的致死性、反复自杀的危险性、即刻自杀的危险性、求生的理由或动机、可能存在的精神障碍诊断以及急慢性负性生活事件、自杀未遂既往史等。仔细的评估应该通过临床面谈进行，并且应该通过一些证据来证实信息的真实性。

　　对卫生工作者，特别是急诊科医护人员进行教育和培训，以确保他们能够向有需要的人提供心理社会支持，确定自杀者可以获得系统的随访以及社区支持。为有自杀倾向的个体提供一系列服务，包括长期持续的门诊服务、心理咨询服务、急诊干预以及住院治疗。在干预治疗过程中，既包括药物治疗，也包括持续的心理咨询、心理治疗和心理社会干预。如果个体的精神障碍诊断明确，应结合其自杀危险性和疾病特点，给予相应的药物治疗，如使用抗抑郁剂、心境稳定剂、抗精神病药物等治疗；特别是在缺乏有效的心理干预情况下更应强调药物治疗的重要作用。

　　2. 对精神障碍及物质滥用障碍的评估与管理　大量自杀者曾在自杀前的一个月内拜访过医生。培训医务人员能够识别抑郁症、其他精神和物质滥用障碍，并能对这些患者进行详细的自杀风险评估，是预防自杀预防的一个重要途径。培训应连续或重复进行多年，并应覆盖当地大多数卫生工作者。培训内容不仅包括对抑郁症、精神病、癫痫/癫痫发作、发育障碍、行为障碍、痴呆、酒精使用障碍、药物使用障碍和自残/自杀的识别，还应该包括提高问诊技巧、加强与精神科医生的联络等。

本 章 要 点

　　1. 自杀是指一个人有意识地企图伤害自己的身体，以达到结束自己生命的行为。社会、文化、心理、生理等因素相互作用导致一个人的自杀行为,自杀是复杂的社会问题,也是公共卫生领域的优先问题。

2. 全球每年约有 80 万人死于自杀,自杀死亡率随着年龄的增长而升高。我国自杀死亡率呈持续下降趋势,但是老年人自杀问题依然严重。

3. 不同地区/国家的自杀方式存在较大差异。高收入国家的主要自杀方式为自缢和用枪支自杀,我国自杀的主要方式为服农药中毒。

4. 自杀不是由单一的原因所致,其危险因素包括患有精神障碍、既往自杀史、缺乏社会支持、亲友的自杀史、经济和工作压力、不恰当的媒体报道、社会歧视和病耻感等。

5. 基于证据的预防自杀策略可以归纳到三个层面:针对全体人群的策略包括提高公众意识、限制自杀工具的可及性、精神障碍的防控等;针对脆弱群体的策略包括干预易感人群、守门人培训和危机干预热线服务;针对自杀未遂者的策略包括对自杀未遂者的随访治疗以及评估管理等。

(段蕾蕾 高欣)

参 考 文 献

[1] World Health Organization. Preventing Suicide:A Global Imperative. Geneva:World Health Organization, 2014.

[2] Allchin A,Chaplin V,Horwitz J. Limiting access to lethal means:applying the social ecological model for firearm suicide prevention. Inj Prev,2018:1-5.

[3] Gunnell D,Eddleston M,Phillips M R,et al. The global distribution of fatal pesticide self-poisoning:systematic review. BMC public health,2007,7:357.

[4] Mewa E J,Padmanathanb P,Konradsen F. et al. The global burden of fatal self-poisoning with pesticides 2006-15:systematic review. Journal of Affective Disorders,2017,219:93-104.

[5] 吴才智,谌燕,孙启武,等. 心理解剖及其在自杀研究中的应用. 心理科学进展,2018,26(3):503-517.

[6] 周莉,姜潮,张杰,等. 心理解剖在中国自杀研究中应用的可行性. 中国心理卫生杂志,2006,20(1):19-22.

[7] 陈新英,安旭光. 自杀意念和行为量表的研究进展. 医学信息,2018,31(8):1-5.

[8] 杨功焕. 中国人群死亡及其危险因素流行水平、趋势和分布. 北京:中国协和医科大学出版社. 2005.

[9] Etienne G K,Linda L D,James A M,et al. World report on violence and health. Geneva:World Health Organization,2002.

[10] Phillips M R,Yang G H,Zhang Y P,et al. Risk factors for suicide in China:a national case-control psychological autopsy study. Lancet,2002,360:1728-1736.

[11] 张玉琦,成义仁,李桂林. 抑郁症自杀行为遗传流行病学对照研究. 现代预防医学,2008,35(24):4763-4765.

[12] Voracek M,Loibl L M. Genetics of suicide:a systematic review of twin studies. The Middle European Journal of Medicine,2007,119(15/16):463-475.

[13] 梁小锋,雷续虎,周龙虎. 自杀行为的生物遗传因素研究. 现代生物医学进展,2012,12(4):739-741.

[14] 吴奇,刘玉龙,刘宏程. 自杀的生物性解释. 保健医学研究与实践,2009,6(2):78-82.

[15] World Health Organization. Preventing suicide:a resource for media professionals. Geneva:World Health Organization,2017.

[16] Zhang X,Li H S,Hong Q,et al. Trends in suicide by poisoning in China 2000-2006:age,gender,method,and geography. Zhubiomedical and Environmental Sciences,2008,21:253-256.

［17］高欣,段蕾蕾,金叶,等.1990 年与 2013 年中国人群自杀疾病负担研究.中华流行病学杂志,2017,38（10）:1325-1329.

［18］殷大奎.齐心协力脚踏实地全面推进新世纪精神卫生工作——全国第三次精神卫生工作会议报告.中国心理卫生杂志,2002,16:4-8.

［19］Division of Violence Prevention National Center for Injury Prevention and Control Centers for Disease Control and Prevention. Preventing suicide: a technical package of policy, programs, and practices. Atlanta: Georgia,2017.

· 第十一章 ·

儿童虐待和忽视

儿童虐待和忽视现象存在已久,并且普遍存在于世界各地,不论在经济和社会发展水平比较高的发达国家,还是在经济和文化相对落后的国家和地区,都存在对儿童虐待和忽视的现象。96 个具有国家代表性的针对儿童的暴力行为流行情况调查结果显示,全球有 10 亿儿童在过去一年经历过情感、身体或性暴力,占全部 2~17 岁儿童的一半。有 1/4~1/2 的儿童遭遇过严重和频繁的躯体虐待,约 20% 的妇女和 5%~10% 的男性曾在儿童期遭受过性虐待。除死亡和损伤外,儿童期的虐待经历已被证明与成年后的酒精和药物滥用、吸烟、不安全性行为、饮食紊乱以及暴力犯罪等一系列健康危险行为紧密相关。这些危险行为是心血管疾病、癌症、糖尿病和艾滋病等多种疾病的重要危险因素。同时,儿童虐待还对家庭、社会造成沉重的负担。儿童虐待和忽视已经成为一个全球性的公共卫生问题。

意识到儿童虐待问题的存在和严重性是有效预防儿童虐待的基本前提。预防潜在虐待行为的发生以及有效处理已经发生的虐待和忽视行为,需要相关部门协调一致,直接面向儿童、监护人以及他们生活的环境进行预防和政策干预。

第一节 概 述

对儿童虐待的研究最早可追溯到 1896 年,弗洛伊德通过精神分析法发现许多神经症患者在儿童期都经历过创伤。在相当长的时间里,许多慈善组织和关心儿童健康者大力主张对儿童的保护。然而,这种情况并未引起医疗界及公众的广泛关注,直到 1962 年美国科罗拉多大学医学院的儿科医生 Kempe 等在美国医学会杂志发表文章,在文章中 Kempe 首次提出了"儿童受虐综合征"(battered child syndrome),指出在世界各地,儿童是营养不良、饥饿、感染性疾病、童工、剥削、虐待、忽视、歧视以及战争的受害者。从此,儿童虐待和忽视才逐渐开始被关注,对儿童虐待问题的研究也逐渐增多。

一、儿童虐待和忽视的定义

在以往的研究中,儿童忽视和儿童虐待常常被相提并论,并且认为忽视是儿童虐待的一种类型。近年来,越来越多的学者认为虐待和忽视发生的前提、特点以及所产生的后果都有所不同,儿童受到的虐待往往是施虐者故意的和主动的暴力行为,并常有身体和精神损伤的痕迹,易于调查取证和诊断;而儿童的忽视往往与文化背景有关,而且大多数是无意的。国际上把发生在 18 岁以前的儿童忽视与狭义概念的儿童虐待(包括躯体虐待、性虐待以及精神虐待)平行并列,共同归为广义上的儿童虐待。

儿童虐待和忽视可以发生在多种不同的环境中,施虐者可以是生活中接触到的各种人(如家人、朋友、医护人员、陌生人等)。由于种族、宗教、文化、社会背景等差异,全球尚没有对儿童虐待和忽视统一的界定标准。1999 年,WHO 防止虐待儿童会议起草的儿童虐待和忽视的定义为:"在相关责任、义务和能力的条件下,各种形式的躯体和/或精神的折磨、性虐待、忽视、放任、商业的或其他的剥削,并导致儿童的健康、生存、发展以及尊严受到实际或潜在的伤害"。联合国《儿童权利公约》中对针对儿童暴力的定义是:"任何形式的身心摧残、伤害或凌辱,忽视或照料不周,虐待或剥削,包括性侵犯。"我国对儿童虐待的定义为:"在儿童期遭受到父母、监护人或其他成年长者的伤害行为,该行为对儿童的健康、生存、生长、发育以及自尊心等方面造成实际的或潜在的危害。"

二、儿童虐待的分类

1999 年 WHO 关于预防儿童虐待研讨会和 2002 年 WHO 发布的《世界暴力与卫生报告》中均将儿童虐待分为四类,即躯体虐待、性虐待、精神虐待及各种形式的忽视。对于儿童虐待的四种类型,各国只有在性虐待的定义上有比较统一的认识,而对于其他三种虐待形式都没有统一的界定标准。

(一) 躯体虐待

躯体虐待是指蓄意地对儿童使用躯体暴力,对儿童的健康、生存、发展或尊严造成伤害,或很有可能造成伤害。躯体虐待包括击打、鞭打、踢、摇晃、咬、掐、烫、烧、下毒和使其窒息等。人们习惯性地认为,躯体虐待多见于低收入国家,但在经济条件较好的环境中同样存在对儿童的躯体虐待,而且虐待行为往往更为隐蔽,后果更为严重。

躯体虐待的定义与社会文化背景有很大的关联。一些国家认为对儿童有意地施加痛苦的体罚,使儿童变得坚强、培养其忍耐力、使其忠实地继承文化,是极其重要的。因此体罚常常被教师和父母用作管教孩子的重要手段,以此来培养孩子的性格,教他们自尊,使他们懂事,减少他们的行为问题,而不被视为躯体虐待。

(二) 性虐待

国际上对性虐待有较统一的界定,即指尚未发育成熟的儿童参与其不能完全理解、无法表达知情同意、违反法律,或触犯社会道德禁忌的性活动。对儿童进行性虐待的可能是成年人,也可能是年龄较大或比较成熟的其他儿童,他们对于受害者在责任、义务或能力方面处于优势地位。儿童性虐待是在儿童未认识到此种行为的情况下进行的一种犯罪,是成年人或年龄大于受害儿童的人引诱或强迫儿童进行的性行为,是成年人为满足性要求而进行的性剥夺和性利用。性虐待包括非接触性行为(如让儿童暴露自己的身体、接触淫秽刊物等)和接触性行为(如抚摸、暴力强奸等)。

(三) 精神虐待

精神虐待俗称"冷暴力",目前对于精神虐待尚没有统一的、确切的标准,包括情感和认知两个方面的虐待。精神虐待既包括单独事件,也包括父母或其他照看者、教师等没有给儿童成长提供合适的和支持性环境的现象。虽然精神虐待没有直接导致儿童身体上的严重伤害,但对一个儿童情感及心理行为的发育造成了不良的结果,可能妨碍儿童身体、心理、精神、道德或社会的发展。精神虐待的方式包括:限制活动、各种类型的轻视、羞辱、恐吓、拒绝、孤立、藐视、剥夺、漠视儿童的情感需要等;这些行为方式没有直接涉及身体接触和性。精神虐待是儿童虐待与忽视的核心问题,它构成了儿童虐待与忽视不同类型的基础。与躯体虐待相比,精神虐待更容易对儿童造成不良的负面结果,而且精神虐待是一个较为隐蔽的问题,对儿童存在长期的严重影响。

(四) 忽视

忽视是一种特殊的虐待形式,对婴幼儿的身心发育具有毁灭性的打击。对于儿童忽视,目前国际上也缺乏明确的定义和科学的判断标准。忽视可概括为严重地或长期地,有意忽略儿童的基本需要(如足够饮食、衣服、住宿、教育及医疗照顾等),以致危害了儿童的健康或发展;或在本来可以避免的情况下使儿童面对极大的威胁(包括饥寒、长期缺乏照料、强迫儿童从事与其体力或年龄不相符的工作等)。受忽视儿童的父母未必是经济拮据的人,他们可能非常富裕。

WHO 在《世界暴力和卫生报告》中对儿童忽视的定义为:"父母在具备完全能力的情况下,在儿童的健康、教育、心理发育、营养、庇护和安全的生活条件等方面未能提供应有的帮助。"由此特别强调,只有在家庭或监护人具备了完全的条件和能力,而又导致忽视出现的情况,"忽视"的概念才成立。

目前国际上普遍认为忽视包括身体忽视、情感忽视、医疗忽视、教育忽视、安全忽视和社会忽视 6 个方面:

1. 身体忽视 即看护人忽略对孩子身体和生活上的照料(如衣着、食物、住所、环境卫生等),主要表现为家庭各成员不能保证孩子整洁、衣食无忧并且受到监护,儿童得不到营养均衡的膳食和足够的食物,没有适应季节的衣服,没有适当的睡觉的地方等。身体忽视也可以发生在孩子出生前,如怀孕时母亲饮酒、吸烟、服用违禁药品等。

2. 情感忽视 有学者把情感忽视定义为"没有给予儿童足够的爱,父母长期的或极端的虐待,对儿童拒绝心理上的关心和爱护,拖延或没有给予心理上的安慰,忽略儿童的情感需要,任其滥用毒品,任其不适当的行为"。这一类型忽视最难发现和取证。

3. 医疗忽视 指的是拒绝或拖延医疗需求和医疗保健,主要表现为不能按时完成预防接种,孩子患重病时得不到及时、适当的医疗照顾等。

4. 教育忽视 不能最大限度地提供接受各种教育的机会,忽略了儿童智力的开发和知识技能的学习(也包括道德教育和心理健康的忽视)。

5. 安全忽视 是由于监护人(看护人)的疏忽使儿童的成长和生活环境存在安全隐患,有可能使儿童发生伤害,例如将儿童独自留在家中。

6. 社会忽视 社会、环境以及儿童福利政策等无不影响着儿童身心潜能的发挥。如环境污染损害儿童的健康;有打斗、凶杀、色情内容的音像作品及不健康的儿童读物,毒害儿童的心灵;假冒劣质的儿童食品,损害儿童的身体;应试教育导致的激烈竞争环境给儿童的压力;贫困使儿童不能接受教育的机会,得不到应有的医疗保健等,这些都应该得到社会的重视。

框 11-1   儿童虐待及其对大脑发育的损害

研究结果表明,发生在儿童早期的长时间、严重或不可预知的外力包括虐待,可以改变大脑发育的生理学过程。这种改变反过来又会对儿童的身体、认知、情感和社会发育产生负面影响。

大脑的各部分通过接受各种能够引起该区生理活动的刺激而得到发育。随着年龄的增长,大脑的体积逐渐变大,密度也越来越高。三岁时儿童大脑的体积已经接近成年人的90%。如果缺乏营养和刺激——比如,父母或照看者不关心、不善待孩子——儿童的大脑发育即会受损。由于大脑具有适应环境的能力,其很快就能像适应正常环境一样适应不良环境。

但是长期的压力可以使那些与焦虑和恐惧有关的大脑区域神经通路变得敏感,并使该区大脑过度发育,而其他区域大脑的神经通路则变得不敏感,出现大脑发育不良。遭受躯体虐待、性虐待或长期被忽视的儿童,他们的大脑将集中资源应对如何生存问题,以及应对来自周围环境的各种威胁。这种恐惧的长期刺激意味着大脑的某些特定区域会频繁地被活化,因此这些区域就会出现过度发育,进而占去那些不能被活化的,比如与综合思考能力有关的区域的发展空间。最后的结果将会导致与恐惧反映无关的大脑学习区域没有习得功能。

婴幼儿期及儿童早期的体验对大脑发育的影响是一个人智力、情感和人格发育的基础。如果这些体验一开始就是消极的,并且缺乏针对性的干预,那么儿童就可能出现贯穿其一生的情感、行为和学习问题。例如,如果儿童在生命的最初几年曾遭受过长期的虐待和忽视,那么他以后可能永远都生活在容易受刺激、或精神分裂或对假想威胁感到焦虑的状态中。他们从社会、情感和认知体验中获益的能力也将受损。儿童必须"全神贯注"才能获得、整合来自课堂或社会的新信息,但是受过精神创伤的儿童很少达到这种状态。未能与看护者建立健康依恋的儿童,早期情感体验没有为正向情感的发育打下必要基础的儿童,他们的移情能力都比较有限。悔恨和移情的能力是建立在相应体验的基础上。如果一个孩子对任何人都没有情感依恋的话,那你不能期望他会为伤害甚至是杀死某个人而感到自责。

有证据表明,儿童虐待发生以后,全面的早期干预能使它对大脑发育的长期影响达到最小。但是与虐待和忽视发生后再来干预相比,防患于未然无疑更为明智,因为无论从人性的角度还是从经济的角度来看,抚平儿童所受创伤的代价都比预防虐待、促进儿童大脑健康发育所付出的代价大得多。

引自:National Clearinghouse on Child Abuse and Neglect Information, Washington, DC. Understanding the effects of maltreatment on early brain development. 2001.

三、儿童虐待的后果

遭受躯体虐待的儿童可以呈现一系列能够威胁生命的内部或外部的损伤。头部损伤是幼童最常见的伤害原因,与其相关的一些常见损伤为颅骨骨折、视网膜出血、硬膜下出血、神经障碍、皮质盲和癫痫发作等。一些无法解释或与儿童或其照料者所提供的病史不符的损伤也应怀疑是否为虐待所致。针对儿童的虐待行为不仅造成儿童的死亡和受伤,受虐待儿童的身心健康和发育同样受到严重的损害。研究表明,儿童期受到虐待和其他暴力与其将来生活中遭受暴力、施暴、抑郁、吸烟、肥胖、高危性行为、意外怀孕、酗酒和药物滥用等有关。上述危险行为可能导致心脏病、性传播疾病、癌症和自杀。因此,儿童虐待对儿童身心健康有广泛的有害影响。这些影响可能会伴随受虐者的一生,给个人和社会都带来极大的损失。在东欧开展的一项多国研究显示,童年遭受4次及以上高危性行为的年轻人出现酒精问题和药物滥用问题的可能性分别是无此经历者的10倍和6倍。童年经历过不良事件的年轻人发生癌症、中风和尝试自杀的风险分别是童年无不良事件经历年轻人的2.4倍、5.8倍和49倍。

儿童虐待除了造成健康损失以外,还会给经济带来巨大的影响。经济影响包括直接的医疗费用、由于过早死亡而损失的家庭收入和国家税收、特殊教育、心理咨询和社会福利、保护服务、看护成本、预防工作、与儿童虐待有关的成人犯罪和后续的看押成本等。美国的一项研究估算出儿童虐待所致的直接和间接损失每年高达940亿美元,相当于美国国内生产总值的1%。其中住院治疗费用占30亿美元,心理健康治疗花费占4.25亿美元,儿童福利花费达144亿美元。占比例最高的项目是与儿童虐待有关的成年人犯罪导致的损失,估计每年共计554亿美元。目前研究中很少将儿童虐待导致的个人的远期卫生保健花费计算在内。因此,现有的研究成果低估了儿童虐待的实际经济损失。

框11-2 童年负性经历研究:儿童虐待和其他童年期负性经历与成年人死亡主要原因之间的关联

加利福尼亚州约有173 000名中年人参加了童年期负性经历(adverse childhood experiences,ACE)研究,他们多是中产阶级,有自己的工作。这项研究表明,儿童虐待和家庭功能紊乱会增加儿童在数十年后患各种慢性病的风险。这些慢性病在美国是致死和致残的最常见原因。

研究调查了童年期虐待和家庭功能紊乱的长期效应,包括精神、躯体和性虐待;母亲遭受暴力;朝夕相处的家人中,有人滥用药物、患有精神疾患或自杀,或曾入狱。

发现负性经历项目数(包括童年期躯体虐待和性虐待)与自我报告的吸烟、肥胖、不爱运动、酗酒、药物滥用、抑郁、试图自杀、滥交和患有性传播疾病呈明显相关。此外,报告童年期负性经历越多具有的健康危险行为可能越多。报告童年期负性经历越多,成年后越有可能患心脏病、癌症、脑卒中、糖尿病、骨折、肝病,健康状况也越差。

资料来源:Felitti V J. Relationship of childhood abuse and household dysfunction to many of the leading causes of death in adults:the Adverse Childhood Experiences(ACE)study. American Journal of Preventive Medicine,1998,14:245-258.

第二节 流行情况

WHO指出儿童虐待和忽视是一个社会现象和公共卫生问题,在任何社会的任何时期都存在。研究显示,过去一年中,全球有多达10亿儿童遭受身体、心理或性虐待。凶杀是青少年第五大死亡原因,其中80%的凶杀事件受害者是男孩,四分之一的成年人在童年遭受过身体虐待,五分之一的妇女在童年遭受过性虐待。由于暴力在国际疾病分类标准中有明确编码,数据较虐待数据可及性强,报告及文献中经常使用可获得性高的暴力数据来反应虐待的情况。

一、全球流行状况

(一)致死性虐待

据估计,2012年全球0~4岁婴幼儿的凶杀率为2.7/10万,男性为2.8/10万,女性为2.7/10万;5~14岁组凶杀率为1.5/10万,男性为1.7/10万,女性为1.2/10万;15~29岁组凶杀率最高为10.9/10万,男性为18.2/10万,女性为3.2/10万。在0~4岁组和5~14岁组,凶杀率呈现随着国家收入水平的减少而上升的趋势。

在许多国家,儿童的死亡得不到正规的调查以及尸体检查,所以无法获得受虐待儿童准确的死亡率。甚至在经济发达的国家,如何辨识杀婴现象以及测量它的发生率仍是个难题。同时,错误分类的问题也比较普通,因此,官方公布的数据往往低估了受虐儿童的死亡率。

(二)非致死性虐待

评估虐待的流行情况,常由于所采用定义和所收集资料的不同而得出不同的结论。调查可以直接调查儿童目前的状况、回顾性调查青少年和成年人童年期的经历,或者调查儿童父母以了解儿童可能经历的一些情况。三种不同的方法得出的结论差异较大。

1. 躯体虐待　非致死性躯体虐待数据主要来自于一些横断面调查。美国在1995年开展了一项调查结果显示,儿童躯体虐待发生率为4.9%。埃及一项有关儿童虐待的横断面调查报告显示,37%的儿童受到过父母的殴打或捆绑,26%由于殴打或捆绑受到躯体伤害,如骨折、意识丧失或终身残疾。在罗马尼亚的一项家庭调查发现,4.6%的儿童报告常常遭受严重的躯体虐待,包括用物品击打、烧伤或挨饿,将近一半的父母承认"有规律"地殴打孩子。在埃塞俄比亚,21%的城市儿童及64%的农村儿童报告他们外伤或青肿来自于父母的体罚。

2. 性虐待　在已经发表的成年人回顾儿童期性虐待经历的研究结果显示,男性在儿童期受到性虐待的比率从1%到19%。成年女性在整个儿童期受到的性虐待的比率从0.9%到45%。从1980年开始的国际性研究报告显示,儿童期性虐待的平均发生率在女性为20%,在男性为5%~10%。

3. 精神虐待　相对于躯体虐待和性虐待,儿童的精神虐待没有得到相应的重视。有证据提示,在许多国家父母经常呵斥孩子,而诅咒和辱骂的方式则表现多样。在5个国家进行的世界家庭虐待研究(WorldSAFE)发现,大多数父母会采用非暴力的惩罚措施(表11-1)。在过去6个月中辱骂孩子的发生率最低为15%,而威胁孩子将其抛弃或关在门外的情况,在各国差异很大,例如菲律宾的结果显示,母亲威胁孩子要抛弃他们的比率为48%,而在智利,采用这种威胁方式的只有8%。

表11-1　WorldSAFE研究过去6个月中口头的或精神惩罚的发生率

口头或精神惩罚	发生率/%				
	智利	埃及	印度a	菲律宾	美国
向孩子大叫或尖叫	84	72	70	82	85
谩骂	15	44	29	24	17
诅咒孩子	3	51	b	0	24

续表

口头或精神惩罚	发生率/%				
	智利	埃及	印度 a	菲律宾	美国
拒绝与孩子谈话	17	48	31	15	b
威胁孩子要将其踢出屋子	5	0	b	26	6
威胁抛弃孩子	8	10	20	48	b
用恶鬼恐吓	12	6	20	24	b
将孩子关在屋外	2	1	b	12	b

注:调查对象为母亲;a 农村地区;b 未调查

4. 忽视　由于不同国家对忽视的定义不同,要求在虐待报告中应包含忽视内容的要求也不同,所以在全球范围内评价儿童忽视水平或比较儿童忽视的发生率比较困难。

在肯尼亚的一项儿童虐待进行调查时,提到最多的问题就是遗弃和忽视。在该研究中,21.9%的儿童报告他们受到父母的忽视。在加拿大的一项对全国儿童福利机构的调查结果显示,在大量的忽视事件中,有 19% 为对躯体忽视,12% 为遗弃,11% 是对儿童教育的忽视,还有 48% 是由于父母监管不力导致儿童身体受伤。表 11-2 显示了 WorldSAFE 研究过去 6 个月中不同国家非暴力惩罚的发生率。

表 11-2　WorldSAFE 研究过去 6 个月中采用非暴力惩罚手段的发生率

非暴力惩罚	发生率/%				
	智利	埃及	印度 a	菲律宾	美国
取消奖励	60	27	43	3	77
告诉孩子停止	88	69	b	91	b
要求孩子做某事	71	43	27	66	75
让孩子呆在一个地方	37	50	5	58	75

注:调查对象为母亲;a 农村地区;b 未调查

二、我国流行状况

(一) 致死性暴力

2015 年全国死因监测数据显示 15~19 岁组死亡率最高为 0.49/10 万;其次为 0 岁组,死亡率为 0.39/10 万;5~9 岁组死亡率最低为 0.16/10 万。除 0 岁组外,其他各年龄组暴力死亡率均为男性高于女性。除 1~4 岁组外,其他各年龄组暴力死亡率均为农村高于城市(图 11-1,图 11-2)。

(二) 非致死性虐待

在我国,由于受传统文化、封建思想观念的影响,儿童受虐现象存在由来已久,但从 20 世纪 90 年代才逐渐开展对儿童虐待的研究。目前尚缺乏儿童虐待和忽视的全国性流行病学调查资料,相关数据主要来自断面调查的结果。

2010 年 8 月,中国人权发展基金会发布了中国第一个亲子交流现状调查报告,报告显

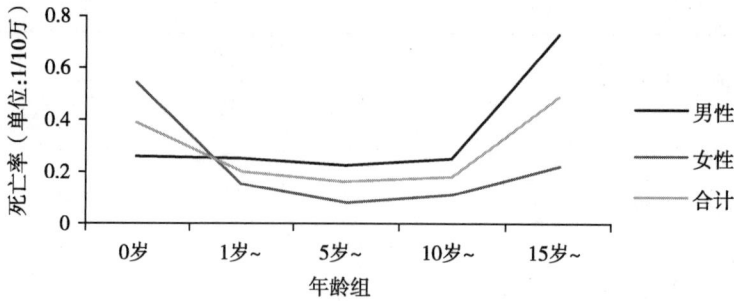

图 11-1 2015 年全国儿童暴力分年龄别性别死亡情况

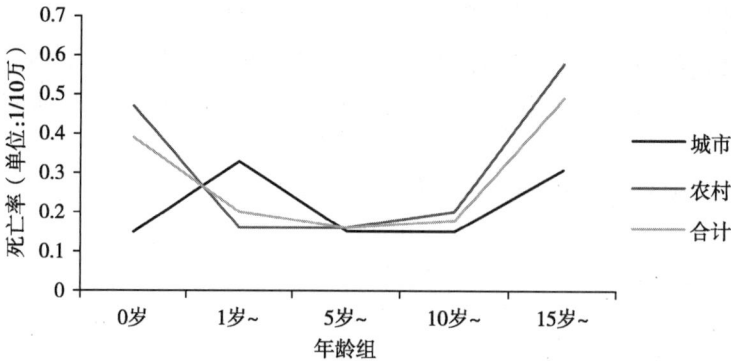

图 11-2 2015 年全国儿童暴力分年龄别分地区死亡情况

示,在 70% 的家庭中,家长曾对孩子实施暴力。孩子撒谎是最主要的施暴原因,占了 34.5%,其次是不服从家长命令(25.8%)或者待人接物失礼(22.5%)。2005 年,在广东、浙江、湖北、陕西、黑龙江、北京 6 个省、市开展的一项有 3 577 名大中、专学生参与的调查,调查其 16 周岁前的虐待经历(包括躯体虐待、精神虐待、性骚扰和性侵犯),结果显示 74.8% 的学生有 1 项以上的虐待经历,其中 22.6% 的学生报告曾有 3~4 项虐待经历,11.3% 报告有过 5~6 项虐待经历,4.4% 的学生报告在童年期曾有过 7 项或 7 项以上的虐待经历。2006 年 7 月到 2007 年 3 月,广东省妇联的一项调查结果显示,有 90.9% 的被调查儿童在过去一年中遭受过一种形式以上的暴力(包括身体暴力、精神暴力、性暴力以及忽视),其中遭受来自家庭的暴力儿童为 74.2%,来自学校教师的暴力为 51.1%,来自同伴的暴力为 72.7%,来自社区的暴力为 19.2%。

　　一项对医学院校学生儿童期暴力经历的调查发现,94.6% 的调查对象在儿童期经受过虐待,其中躯体虐待的发生率高达 88%,情感虐待的发生率为 74.4%,性虐待的发生率为 26.6%。一项对我国 3~6 岁城区儿童受忽视的频率和强度的研究结果显示,总忽视率为 28%,男童高于女童(忽视率分别为 32.6% 和 23.7%)。一项对 500 多名大、中专学生进行的调查结果显示,20% 的学生表示 16 岁前极少有机会从家人那里认识到他们自身的重要性和优点,2% 的学生表示极少有机会得到家人的关心和保护。此外,由于父母外出打工,将孩子留在家中让老年人照顾,造成留守儿童情感忽视的问题不断增加。一项关于医疗忽视的研究结果显示,527 名 7 岁以下儿童在调查前近 1 个月里,2.6% 的儿童因父母的原因而有病未能就医,5.9% 的儿童父母知道免疫接种时间,但认为对孩子没有效果而未给孩子进行免疫接种。

第三节 危险因素

能够增加儿童虐待和忽视发生概率的因素称为儿童虐待和忽视的危险因素。发现危险因素,并不一定能够凭借危险因素诊断儿童虐待和忽视,但确定有若干危险因素存在的儿童和家庭应该优先得到帮助。这些危险因素是对儿童虐待和忽视进行预防和干预的关键。

一、社会生态学模型

儿童虐待和其他暴力一样,是一种及其复杂的现象,受个体、家庭、社会、宗教、习俗、经济、文化和政治等多种因素的交互作用,在某一特定的人群、地区、时间受某一个或多个诱发因素所激发。因此,儿童虐待和忽视是无法用某个单一因素来解释的。社会生态学模型强调个人、家庭、社区、社会、文化、经济背景等多种危险因素在儿童虐待和忽视发生中的相互作用。社会生态学模型首先在20世纪70年代被用于研究虐待儿童现象。该模型主要由四个层次组成(图11-3)。以发展的观点看,社会生态学模型说明了多种层次的不同因素是如何导致儿童虐待和忽视发生的。只有通过分析不同层面上各种因素间的相互作用,才能对儿童虐待有更深刻的认识,这种认识对于有效处理儿童虐待问题至关重要,社会生态学模型详见本书第三章。

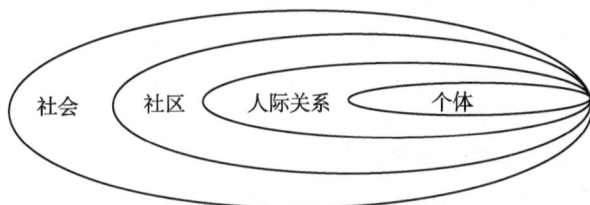

图 11-3 社会生态学模型

二、危险因素

儿童虐待和忽视的危险因素,主要从社会生态学模型的四个层面进行分析。

(一)个体因素

1. 儿童自身因素

(1)儿童年龄:无论是躯体虐待、精神虐待、性虐待还是忽视,其发生均与儿童的年龄有一定的关系,大部分发生在幼童,高发年龄在各国家之间有所不同。例如,中国非致死性躯体虐待的发生率最高年龄是3~6岁,在印度是6~11岁,而在美国则是6~12岁。性虐待的发生率在青春期早期开始增高,在青春期中期达到最高,有时也会发生在幼童身上。

(2)儿童性别:在多数的国家,针对女孩的杀婴现象、性虐待、强迫卖淫的情况要比男孩严重得多。一些国际性研究结果显示,女孩受到性虐待的概率是男孩的1.5~3倍。全球目前有超过1.3亿6~11岁的儿童没有入学,其中60%是女孩。在一些国家,不允许女孩上学,要求女孩在家里帮助照顾自己的弟妹,或做工补贴家庭收入。在许多国家,男童受到严厉体罚的危险性高于女童。不同的社会文化对女性角色和男孩、女孩重要性的认识存在很大的分歧,这也许可以解释不同文化下,儿童虐待性别差异产生的原因。

（3）其他因素：有调查显示，早产儿、双胞胎和残疾儿童受到躯体虐待的风险较高。出生体重过低、患病、身体残疾或者智力障碍的幼儿或儿童，更少得到爱护，其亲情的维系也会受到影响，因此也更容易受到虐待。

2. 施虐者因素　儿童虐待的施虐者可能是生活中的不同人，可以是其父母、朋友、医护人员以及任何委托照顾及管教儿童的人，甚至是陌生人。研究发现，监护人的一些特征和家庭环境与儿童虐待有关。父母是儿童虐待和忽视的主要施虐人群，因此对父母作为施虐者的研究较多，从父母施虐的危险因素也可以反映出其他类型施虐者的特征。

（1）施虐者性别：施虐者的性别有虐待类型倾向。有研究显示，在一些国家（如智利、芬兰、印度和美国等）女人较男人更多采用躯体惩罚。肯尼亚的结果显示，来自母亲的暴力要比来自父亲的多。尽管如此，致命的头部损伤、虐待性骨折和其他致命性伤害的施暴者往往是男性。全国妇联 2002 年的一项调查显示，在中国 2.7 亿个家庭中，约 30% 存在不同程度的家庭暴力，其中施暴者 90% 是男性。一些国家对性虐待的研究发现，不论对象是男还是女，儿童性虐待施虐者大多数为男性。当性虐待的受害者为女性时，超过 90% 的施虐者为男性；当受害者为男性时，63%~86% 的施虐者为男性。

（2）施虐者人格和行为特征：施虐者的人格和行为的许多特征与儿童虐待的发生有关。容易对儿童实施躯体虐待的父母有一些特征倾向，如不自尊、控制冲动能力差、有精神方面的问题及有反社会行为等。虐待孩子的父母还往往缺乏认识，对孩子的成长抱有不切实际的期望。研究发现，这些父母容易激怒，对孩子的哭闹和淘气易产生厌烦，缺少对孩子的帮助、爱心、回应及与孩子玩耍，更多地表现出控制和敌对的态度。

（3）施虐者既往的受虐史：研究显示，在儿童期遭受过虐待的个体，虐待自己孩子的危险性更高。

（4）其他因素：施虐者受到压力和社会孤立，也与儿童虐待有关。工作的变更、失去收入来源、健康问题或其他可能导致家庭矛盾升级的问题，以及影响家庭成员的应对能力或得到援助能力等因素，都可增加压力。如果能够得到更多的社会援助，即使存在其他已知的危险因素，也可使虐待儿童情况减少。一项在阿根廷布宜诺斯艾利斯进行的病例对照研究显示，在单亲家庭中儿童受到虐待的危险性高于双亲家庭。双亲家庭得到社会援助的能力要强，因此儿童受到虐待的危险性较低。

（二）人际关系因素

在很多地区，由父母和孩子组成的"传统"核心家庭可能已经不再是主流模式。家庭的主导者可能是单身母亲、单身父亲、兄弟姐妹或者年长者等。与家庭、朋友、亲密伴侣以及同龄人所形成的人际关系，可能都会增加儿童虐待和忽视的发生。

1. 家庭结构和经济状况　有躯体虐待行为的父母与那些没有虐待行为的相比，往往年轻、单身、贫穷或失业以及受教育程度低。不论在发展中国家还是在发达国家，贫穷、年轻、单身的母亲对她们的孩子采取暴力行为的危险性非常高。美国单身母亲采用严厉的躯体惩罚的概率是双亲家庭的 3 倍多，阿根廷也报告了同样的调查结果。

2. 家庭规模　家庭的规模与虐待有关。在智利的一项研究发现，拥有四个或更多孩子的家庭中，儿童受到父母暴力的可能性是孩子较少家庭的 3 倍多。问题并不仅仅在于家庭规模的大小，来自一些国家的资料显示，过于拥挤的家庭环境也会增加儿童虐待发生的概率。

3. 家庭暴力　印度的一项研究发现，家庭暴力事件将使儿童虐待发生的危险性增加一倍，在已知的儿童虐待的受害者中，40% 以上同时伴有除针对儿童暴力之外的家庭暴力。

（三）社区因素

在社区中,对暴力的宽容、性别歧视、社会不平等、住房短缺、支持家庭和公共机构以及满足特殊需要的服务稀缺、高失业率、贫穷、环境中有害毒物水平高、邻里关系不稳定、酒精的易获得性、当地有毒品交易以及各种机构内部的政策和措施不足等,都会使儿童虐待和忽视的发生风险增加。在许多国家进行的大量研究显示,虐待现象在高失业地区和贫民区发生率较高,在人口流动大和居住环境拥挤的地区也较普遍。

（四）社会因素

众多的社会因素可影响儿童虐待和忽视的发生。其中可以影响父母对孩子的照顾,增加或减轻家庭的生计压力,影响可供家庭使用的资源的文化和社会因素包括:社会的文化价值观、经济状况的差异;性别和收入的不平等;不同文化中性别的角色,亲子关系和家庭隐私的不同标准;有关儿童及家庭的政策,如父母离异、母亲工作、儿童安置等;婴儿和儿童的预防性医疗保健的类型和范围;社会福利的完善程度;社会保障的类型和范围以及司法系统的效率;社会矛盾冲突和战争。媒体、影视作品、电子游戏中对暴力的宣扬也是导致儿童虐待和忽视发生的一个社会原因。社会环境与公众意识的影响越来越成为助长暴力发生的重要因素。

第四节　儿童虐待和忽视的预防与控制

一、儿童虐待和忽视的信息收集

目前,已有足够的证据充分证明儿童虐待和忽视是可以预防的。对于儿童虐待和忽视,流行病学信息可为形成和评估预防儿童虐待的策略和措施提供证据。由于儿童虐待和忽视的流行病学信息缺乏,使得在很多国家和地区的公众和决策者常常拒绝接受儿童虐待在其国家或地区是一个严重的问题的事实。人们对于虐待的危险因素、施虐者特征、虐待可能带来的影响,抱有不正确的认识。只有通过真实准确的信息才可以消除人们的误解,通过数据为干预提供重要的证据支持。下面介绍几个在儿童虐待和忽视研究中常用的调查工具。

（一）亲子冲突策略量表

亲子冲突策略量表(Parent-Child Conflict Tactics Scale)是冲突策略量表的一个分量表。冲突策略量表包含 80 个条目,量表重点针对家庭中的成年人。80 个条目中,20 条是问家长与其子女的关系,另外 20 个条目是问其伴侣与孩子的相互关系。如果没有伴侣,则跳过。最后 40 个条目是问有关家长与其伴侣之间的亲密关系。

亲子冲突策略量表测量家长如何对待孩子。例如,在发生冲突时,家长是努力平静地讨论事情,还是对孩子大喊大叫、侮辱孩子、狂怒离开房间,或是威胁孩子或试图打他/她。问题更多的是探讨强制性和攻击性行为。对每个条目进行 0(从未发生)到 6(几乎每天)的 7 级评分。

（二）童年期负性经历研究问卷

童年期负性经历研究问卷(The Adverse Childhood Experiences Study)分为男、女应答者两个版本,包括家庭健康史问卷和身体健康评估问卷,用以收集童年期虐待、家庭功能不全和其他社会行为因素信息。

家庭健康史问卷包含 68 个问题,测量各种类型的儿童虐待、家庭功能不全带来的童年期负性经历和危险因素。其中虐待类型分为精神虐待、躯体虐待和性虐待问题;家庭功能不全问题分为物质滥用、精神疾病、母亲受暴力虐待、家庭中的违法行为;危险因素问题涉及吸烟、重度肥胖、活动过少、抑郁、试图自杀、酒精中毒、药物滥用、肠道外药物滥用、多个性伴侣及有性传播疾病史。

广义的身体健康评估问卷包括应答者对健康的自我评价条目和缺血性心脏病、癌症、脑卒中、呼吸系统疾病、糖尿病、肝炎或黄疸、头骨骨折、慢性头痛、背痛及腹痛。

童年期负性经历研究为儿童虐待与健康危险行为、慢性疾病之间的关联性研究提供了蓝本。该问卷已在中国和美国应用。

(三) 暴力伤害筛查问卷

由于暴力在国际疾病分类标准中有明确编码,数据较虐待数据可及性强,报告及文献中经常使用可获得性高的暴力数据来反映虐待的情况。暴力伤害筛查问卷(The Lifetime Victimization Screening Questionnaire)用于调查儿童受暴力伤害情况,包含 20 个问题,覆盖了儿童和成年人虐待的四个范畴:父母或家庭成员造成的躯体虐待与忽视(4 个问题)、性虐待(8 个问题)、目睹家庭暴力(2 个问题)、其他直接或间接的暴力伤害(6 个问题)。

问卷还用于收集生活中虐待事件的具体信息。为区分事件类型,每一条目都追问以下问题:施虐者的特征、是否使用武器、是否造成伤害、是否有另一事件伴随发生。

问卷还通过一套综合性问题来测量童年期积累负性事件。问题覆盖 15 种非虐待性创伤性事件和慢性压力源。

(四) ISPCAN 儿童虐待筛查量表

国际防止儿童虐待和忽视协会(International Society for Prevention of Child Abuse and Neglect,ISPCAN)的儿童虐待筛查量表(ISPCAN Child Abuse Screening Tools,ICAST)是可以在国际上应用的儿童虐待测量工具,包括父母管教子女所采取的不同行为、18~24 岁青年的童年期暴力经历、年长儿童自己的近期暴力经历三部分。

ICAST-P(家长)工具为调查 18 岁及以下孩子的家长,共 46 个有关过去一年家长的行为问题,包括照顾疏忽和管教或暴力行为。这些问题包括正反向两种管教行为。关于儿童基本需要问题用来评估儿童的忽视率。通过询问家长是否有成年人下流地触摸孩子或与孩子发生性交行为,来估计性虐待率。

ICAST-R(回顾性)工具,包含 26 个问题,调查 18~24 岁年轻人 18 岁以前的性虐待、情感虐待、躯体虐待经历,也用于探讨事件发生时间、频率和施虐者特征。

ICAST-C(儿童)工具,共 82 个条目,调查 12~17 岁儿童在过去一年里和整个成长期的暴力伤害经历。该问卷覆盖了言语、躯体、性虐待不同类型暴力和忽视。调查者可有针对性地只问某个特定环境下的相关暴力经历问题,如学校内或家庭内的。因调查的敏感性,故推荐采用匿名、自填式调查方法。

二、儿童虐待和忽视的预防策略

儿童是社会中的弱势成员。针对他们的儿童虐待和忽视等暴力行为会对儿童及其家庭造成严重的影响,并导致广泛的卫生和社会问题。不过,通过处理其根源和危险因素,大部分针对儿童的暴力行为都是可以预测、可以预防的。WHO 在 2017 年发布了消除针对儿童的暴力行为的 INSPIRE 七项策略,这七项策略分别是落实和执行法律(Implementation and enforcement of laws)、规范和价值观(norms and values)、安全的环境(safe environments)、支持父母和照护者(parent and caregiver support)、改善收入和经济状况(income and economic strengthening)、应对和支持服务(response and support services)、教育和生活技能(education and life skills)。INSPIRE 策略是一套根据最佳可获得证据确定的策略,旨在帮助各国和社区更加关注更有可能减少针对儿童的暴力行为的预防规划和服务。

预防儿童虐待和忽视的策略旨在减少潜在的儿童暴力原因和危险因素,以此来防止虐待的发生。躯体虐待、性虐待、精神虐待和忽视在流行病学和危险因素上存在共性,提示可以采用类似的方法来预防不同类型的儿童虐待。尽管大部分的研究证据来自于高收入国家,但是认识这些干预策略有助于中低收入国家制定相关的措施。表 11-3 按照不同发展阶段列举了儿童虐待的预防策略。

表 11-3 不同发展阶段和干预层面的预防儿童虐待策略

干预层面	发展阶段			
	婴儿期 (<3 岁)	童年期 (3~11 岁)	青春期 (12~17 岁)	成人期 (≥18 岁)
社会和社区	**改革法律和尊重人权** — 将儿童权利公约在国家法律中得到落实 — 加强公安和司法制度 — 促进社会、经济和文化权利 **引进有益的社会、经济政策** — 提供童年早期教育和保健 — 确保普及小学和中学教育 — 采取措施以减少失业以及减轻其负面影响 — 建立良好的社会保护制度 **转变社会文化规范** — 改变支持对儿童和成人暴力的社会文化规范 **缩小经济不平等** — 解决贫穷 — 缩小收入差距和性别不平等 **减少环境危险因素** — 降低酒精的可获得性 — 检测铅水平和消除环境有毒物质			
				为被虐待的妇女和他们的孩子设立避难所和危机中心; 培训卫生保健专业人员,识别儿童期有虐待经历的受害者,并为其安排健康服务
人际关系	家访项目 养育技巧的培训	养育技巧的培训		
个体	减少意外妊娠 增加对出生前和出生后服务的利用	培训儿童识别和远离可能的虐待环境		

引自:《预防儿童虐待:采取行动与收集证据指南》

三、儿童虐待和忽视的干预措施

虽然保护儿童免受虐待作为一项重要的社会政策已经得到普遍的认可,但对其干预措施有效性的研究却很少。有几项干预措施已经开展了细致的工作,如家访,但是该领域更多的干预措施还缺乏充分的评估。多数方案将注意力集中在儿童虐待和忽视的受害者或施暴者。主要针对预防儿童虐待和忽视发生的一级预防措施非常少。常见的措施如下:

（一）家庭支持

1. 抚养方法的培训　许多干预措施的目的是改善抚养方法和提供家庭支持。这些措施可以向父母传授养育孩子的知识,并帮助他们提高管理孩子行为的技巧。虽然这些方案大多有意地面向高危家庭或已发生虐待的家庭,但人们逐渐认识到,向所有的父母或准父母提供这种教育和培训都有益处。新加坡在中学开设了"为成为父母做准备"的课程,传授和培训抚养方法。学生除了学习照料和养育孩子外,还通过在幼儿园和儿童保育中心实践获得亲身体验。

对已经发生儿童虐待的家庭,主要任务是防止虐待的再次发生,并防止儿童出现如精神问题或发育迟缓等不良后果。对传授和培训抚养方法措施的评估显示,这些方法在减少年轻人暴力方面取得了良好的效果。

2. 家访　家庭访问可以向家庭提供社区资源。这种干预措施被认为是防止一些不良行为如儿童虐待最有希望的方法之一。家访可以为访问的家庭提供信息、援助和其他有助于改善家庭功能的服务。人们已经制定和研究了许多不同的家访方式,其中一些家访不考虑是否存在危险因素,面向所有家庭;而另一些则重点面向有发生暴力危险的家庭,如贫穷社区中初为父母、单亲或少年父母家庭等。

Olds 等进行了长期家访对儿童虐待和忽视作用的研究。他们认为,在第一个孩子出生后的 15 年里,与没有得到家庭访问的女性相比,从怀孕到婴儿期经常有护理人员家访的女性很少会虐待儿童。

3. 强化家庭预防措施　这种服务的目的在于保持家庭的完整性和防止儿童失去父母的照顾。在存在虐待儿童的家庭中,应短期干预(持续一周或一个月)并有一定的强度,对特殊家庭一般一周要投入 10~30 个小时,地点可以在其家中或任何儿童熟悉的地方。通常根据家庭的需要提供系列服务,包括各种形式的治疗和更实际的服务如临时的租金补贴等。

美国的家庭营造者(homebuilders)计划,是一个强化的家庭危机干预和教育计划。当家庭中一个或几个孩子即将失去关心照料时,该家庭将被国家列入计划中。在 4 个月里,这个家庭将得到积极的帮助和服务,治疗专家会一天 24 小时随时接听电话。该计划提供的服务包括满足家庭的基本需求,如提供食物和暂住所、教给新的技能等。

由于该计划提供的服务非常多,而只有少数研究包括对照组,因此有关这种干预的评价很少,并且得出的结论不确定。有证据提示,这个计划至少在短期内保护了家庭,避免了儿童失去照顾。但是,几乎没有证据表明家庭内在的、导致家庭功能障碍的根源,可以通过这种短期的、强化的服务得到解决。一项 Meta 分析在研究了几个不同的积极家庭干预计划后发现,参与者积极投入、加强家庭团结和包括社会援助的干预计划可以获得更好的效果。

（二）健康服务

1. 专业卫生保健人员筛查　专业卫生保健人员在鉴定、认定、处理虐待和忽视案例,以及向有关部门报告可疑虐待情况方面起着重要作用。尽早发现虐待儿童现象至关重要,可以最大限度地减少对儿童的不良影响,并且能够尽快地提供必要的帮助。

传统的筛查是指在疾病体征和症状出现之前发现健康方面的问题。但在儿童虐待和忽视的问题上,传统的筛查方法只能依赖来源于施虐者或目击者的信息。鉴于该原因,人们将大部分的精力放在如何提高卫生保健人员早期发现儿童虐待和忽视的能力上,重要的方法是提高对他们的培训和教育水平。

2. 卫生保健专业人员的培训　各国的研究结果都表明,需要对卫生保健专业人员进行继续教育,以提高其发现和报告儿童虐待与忽视的早期体征和症状的能力。因此,许多卫生保健机构开设了培训计划,以便提高工作人员发现和报告虐待和忽视的能力以及社区卫生保健工作者的知识水平。美国医学会和美国儿科医师学会编写了儿童虐待和性虐待的诊断及治疗手册。在纽约,卫生保健专业人员为了得到执照,需要参加2小时的课程,学习对儿童虐待和忽视的鉴别和报告方法。一些欧洲国家和其他地区还常常进行交流,以增进对卫生保健专业人员的培训。

但是,发现儿童虐待和忽视通常很难,还需要特殊的访问技巧和身体检查方法。医学专业人员也应对可能提示儿童虐待的家庭或其他危险因素有所警觉。为了保持持续和动态的教育过程,一些研究者提出应根据保健专业人员各自对儿童虐待案例的了解水平,设立多成分、多结构的课程。鉴于此,人们制定了为培训医学生、内科医师及其他对儿童虐待问题感兴趣的人设立的,细致而全面的培训课程。

3. 为受害者提供服务　一篇对躯体虐待儿童治疗计划的综述指出,强调改善认知和发育的治疗性日间护理是最常见的措施。提倡将治疗性日间护理用于虐待导致的各种情况,如精神、行为或情感方面的问题以及认知和发育迟缓。在儿童护理机构,该方法综合了儿童的日常活动中的普通治疗和特殊治疗。该类计划大部分还包括对父母的治疗和教育。

Fantuzzo等人介绍了一种特殊的治疗方法,主要对象是受虐待的孤僻儿童。该方法让受虐待的孤僻的学龄前儿童与具有良好社交能力的孩子一同玩耍。后者通过充当前者学习模仿的角色起到辅导作用,并鼓励孤僻的儿童使其加入到游戏行列中来。他们的任务包括与孤僻儿童进行适当的言语及身体交流,如送给对方玩具。虽然对该方法的长期效果还没有评估,但已经观察到,通过治疗的孤僻儿童社会行为得到了改善。

与躯体虐待一样,性虐待也有多种表现,这有赖于许多因素,如受害者的个人特征、施虐者与受害者的关系以及虐待发生的环境等。因此,内容广泛、形式多样的干预措施和治疗方法被用于治疗儿童性虐待的受害者,包括个人、小组和家庭疗法。这些干预的结果是受害者的心理健康得到一定的改善,但其他效果尚不明确。

4. 针对目睹暴力的儿童服务　研究显示,目睹家庭暴力对儿童可以造成许多负面影响。目睹暴力的儿童成年后,将来其家庭也将再现类似的问题。在直接的躯体或性攻击案例中,目睹暴力的儿童可以表现出一些症状,包括行为、精神或社会方面的问题以及认知或身体发育迟缓等,也有一些儿童可能没有任何发育方面的问题。根据这种多变性,人们制定了不同的干预策略和治疗方法,适用于不同年龄段的儿童。但迄今为止,这些方案的有效性证据依然有限,而且常常互相矛盾。例如,对一个为期10周的咨询计划,两个评估得出了不同的结果。一项评估表明,与对照组儿童相比,干预组的儿童学会更多的技巧和方法避免卷入到父母间的暴力冲突中并能寻求帮助;而另一项评估表明,治疗组和对照组之间没有差别。

5. 向儿童时期有受虐经历的成年人提供服务　许多研究发现,儿童时期受虐待经历与药物滥用、精神健康问题以及酒精依赖等有关。因此,近来对有儿童时期受虐经历的成年人提供的帮助,尤其在心理健康方面的帮助正逐渐增多。但是,对儿童时期有受虐经历的成年人接受干预后的效果进行评估的报告很少。已经报道的大部分研究,重点放在女孩受到父亲的虐待方面。

(三) 社区相关措施

1. 社区干预　以社区为基础的干预措施可以将重点放在特殊的人群或特定的机构,也可以在更广泛的领域开展活动,涉及多个机构,涵盖各种人群,甚至可以是整个社区。可以通过电视纪录片、简短的电影、商业广告、广播节目以及各种印刷品,如海报、粘贴画、小册子、报纸等提高人们对儿童虐待和忽视问题的认识和理解,以降低儿童虐待和忽视的发生率。其直接作用是可以使施虐者认识到自己的虐待行为是错误的并寻求治疗,间接作用是能够促使受害者或第三者认识并报告虐待事件。改善社区建成环境也有助于减少儿童暴力,建筑设计使人们更容易看清四周环境并采取行动避免可能的威胁,有助于控制建筑物的出入口,修复废弃建筑物。增强儿童通学道路、娱乐及生活场所的照明。通过安置摄像头、报警器等措施确保学校、幼儿园、临时设施、孤儿院等机构的安全性。

2. 学校干预　以学校为基础的预防儿童性虐待的干预是最广泛的预防措施,并被纳入学校规范教育的课程。这些课程通过教给儿童如何识别危险的处境,以及教会他们保护自己免受虐待的技巧,即儿童具有能力并且能够控制侵犯其身体的行为。该计划教授儿童当他们被要求做某些感觉不舒服的事情时如何向成年人述说。学校干预计划内容广泛且形式多样,还鼓励父母和监护人积极参与。

(四) 法律相关措施

1. 国际条约　1959 年联合国大会通过的《联合国儿童权利宣言》是最早对儿童暴力问题进行具体规定的国际条约,原则九规定了"儿童应被保护不受一切形式的忽视、虐待和剥削"。在 1989 年 11 月,联合国大会通过了《儿童权利公约》,公约的指导原则是儿童拥有与成年人同等的权力。《儿童权利公约》规定了所有签约国在保护儿童方面明确的标准和责任。《儿童权利公约》是在所有国际协定和公约中最为广泛认可的一项。但其在保护儿童免受虐待和忽视方面的影响还未得到充分认识。

2. 国家政策　大多数防止儿童虐待的工作重点都放在受害者和施虐者上,然而成功地解决贫穷问题、提高教育水平、提供就业机会等导致儿童虐待和忽视的根本原因才会显著降低儿童虐待和忽视的发生率。另外,生殖健康方面的政策对于控制家庭规模的大小有重要的意义,一些研究人员认为控制家庭规模的政策,能够间接地降低儿童虐待和忽视的发生率,相应地对女性及儿童有益。

3. 报告制度　制定和实施儿童虐待和忽视的强制报告制度,使早期发现儿童虐待和忽视成为可能,并可以在严重损伤发生之前给受害者提供帮助,促进法律、卫生保健和服务部门之间的合作。世界各地也有很多国家施行儿童虐待和忽视的自愿报告制度。例如在荷兰,当怀疑有儿童虐待和忽视情况时,可以自愿向两个相互独立的公共机构,即儿童照顾及保护委员会(Child Care and Protection Board)和权威医师事务所(Confidential Doctors' Office)提出报告。这两个机构都向受到虐待和忽视的儿童提供保护,并且都行使调查可疑报告的职责。但它们不直接向儿童或家庭提供服务,而是向儿童和家庭成员介绍其他可以提供相关服务的机构。

本 章 要 点

1. 儿童虐待是一个巨大的全球性问题。

2. 儿童虐待具有严重的终身后果,同时也会给家庭和社会带来沉重的经济和心理负担。

3. 儿童虐待受个人、家庭、社会等多种因素的交互影响,利用社会生态学模型研究儿童虐待中各种因素的相互作用。

4. 预防儿童虐待和忽视的策略旨在减少潜在的儿童暴力原因和危险因素,以此来防止虐待的发生。

5. 儿童虐待是可预防的,需要各方面的共同努力,在可靠的证据基础上,采取针对有效的干预措施。

(段蕾蕾　高欣　杨柳)

参 考 文 献

[1] Kempe C H,Frederic N S,Brandt F S,et al. The Battered-Child Syndrome. Sciences,1964,4(7):10-13.

[2] Services N C F C E. Comprehensive emergency services:a system designed to care for children in crisis. Neglected and Abused by Their Family,Neglected and Abused by Their Community. 1974:35.

[3] Strain P S,Shores R E,Timm M A. Effects of peer social initiations on the behavior of withdrawn preschool children. Journal of Applied Behavior Analysis,1977,10(2):289.

[4] Garbarino J,Crouter A. Defining the community context for parent-child relations:the correlates of child maltreatment. Child Development,1978,49(3):604-616.

[5] Olds D L,Jr H C,Chamberlin R,et al. Preventing child abuse and neglect:a randomized trial of nurse home visitation. Pediatrics,1986,78(1):65-78.

[6] Vargo B,Stavrakaki C. Child sexual abuse:its impact and treatment. Canadian Journal of Psychiatry Revue Canadienne De Psychiatrie,1988,33(6):468-473.

[7] O'Donohue W T,Elliott A N. Treatment of the sexually abused child:a Review. Journal of Clinical Child & Adolescent Psychology,1992,21(3):218-228.

[8] Kotch J B,Chalmers D J,Fanslow J L,et al. Morbidity and death due to child abuse in New Zealand. Child Abuse Negl,1993,17(2):233-247.

[9] Beutler L E,Williams R E,Zetzer H A. Efficacy of Treatment for Victims of Child Sexual Abuse. Future of Children,1994,4(4):156-175.

[10] Oates R K,Bross D C. What have we learned about treating child physical abuse? A literature review of the last decade. Child Abuse & Neglect,1995,19(4):463.

[11] Finkelhor D,Berliner L. Research on the treatment of sexually abused children:a review and recommendations. Journal of the American Academy of Child & Adolescent Psychiatry,1995,34(11):1408-1423.

[12] Cross T P,Whitcomb D,Vos E D. Criminal justice outcomes of prosecution of child sexual abuse:a case flow analysis. Child Abuse & Neglect,1995,19(12):1431-1442.

[13] Boocock S S. Early childhood programs in other nations:goals and outcomes. Future Child,1995,5(3):94-114.

[14] Hyman A,Schillinger D,Lo B. Laws mandating reporting of domestic violence. Jama the Journal of the American Medical Association,1995,273(22):1781-1787.

[15] Maxfield M G,Widom C S. The cycle of violence. Revisited 6 years later. Arch Pediatr Adolesc Med,1996,150(4):390-395.

[16] Fergusson D M,Horwood L J,Lynskey M T. Childhood sexual abuse and psychiatric disorder in young adult-

hood:II. Psychiatric outcomes of childhood sexual abuse. Journal of the American Academy of Child & Adolescent Psychiatry,1996,35(10):1355-1364.

[17] Olds D L,Eckenrode J,Henderson C R,et al. Long-term effects of home visitation on maternal life course and child abuse and neglect:fifteen-year follow-up of a randomized trial. Jama the Journal of the American Medical Association,1997,278(8):637-643.

[18] Hoefnagels C,Baartman H. On the threshold of disclosure. The effects of a mass media field experiment. Child Abuse & Neglect,1997,21(6):557-573.

[19] Rispens J,Aleman A,Goudena P P. Prevention of child sexual abuse victimization:a meta-analysis of school programs. Child Abuse & Neglect,1997,21(10):975-987.

[20] 李思特.儿童期受虐待及其后果.国际精神病学杂志,1998(1):28-31.

[21] Luallen J J,Rochat R W,Smith S M,et al. Child fatality review in Georgia:a young system demonstrates its potential for identifying preventable childhood deaths. Southern Medical Journal,1998,91(5):414.

[22] Felitti V J,Anda R F,Nordenberg D,et al. Relationship of childhood abuse and household dysfunction to many of the leading causes of death in adults. The Adverse Childhood Experiences (ACE) Study. American Journal of Preventive Medicine,1998,14(4):245.

[23] Haeringen A R V,Dadds M,Armstrong K L. The child abuse lottery-Will the doctor suspect and report? Physician attitudes towards and reporting of suspected child abuse and neglect. Child Abuse & Neglect,1998,22(3):159-169.

[24] Leventhal J M. Epidemiology of sexual abuse of children:old problems,new directions. Child Abuse & Neglect,1998,22(6):481-491.

[25] Giardino A P,Brayden R M,Sugarman J M. Residency training in child sexual abuse evaluation. Child Abuse & Neglect,1998,22(4):331-336.

[26] Groves B M. Mental health services for children who witness domestic violence. Future of Children,1999,9(9):122-132.

[27] Macintyre D,Carr A. Evaluation of the effectiveness of the stay safe primary prevention programme for child sexual abuse. Child Abuse & Neglect,1999,23(12):1307-1325.

[28] Trowell J,Ugarte B,Kolvin I,et al. Behavioural psychopathology of child sexual abuse in schoolgirls referred to a tertiary centre:a North London study. European Child & Adolescent Psychiatry,1999,8(2):107-116.

[29] Johnson J G,Cohen P,Brown J,et al. Childhood maltreatment increases risk for personality disorders during early adulthood. Archives of General Psychiatry,1999,56(7):600-606.

[30] Lau J T,Liu J L,Cheung J C,et al. Prevalence and correlates of physical abuse in Hong Kong Chinese adolescents:a population-based approach. Child Abuse & Neglect,1999,23(6):549-557.

[31] Meadow R. Unnatural sudden infant death. Archives of Disease in Childhood,1999,80(1):7.

[32] World Health Organization. Report of the Consultation on Child Abuse Prevention. 1999.

[33] Anda R F,Croft J B,Felitti V J,et al. Adverse childhood experiences and smoking during adolescence and adulthood. JAMA,1999,282(17):1652.

[34] Vulliamy A P,Sullivan R. Reporting child abuse:pediatricians' experiences with the child protection system. Child Abuse & Neglect,2000,24(11):1461-1470.

[35] Hoefnagels C,Mudde A. Mass media and disclosures of child abuse in the perspective of secondary prevention:putting ideas into practice. Child Abuse & Neglect,2000,24(8):1091-1101.

[36] Adinkrah M. Maternal infanticides in Fiji. Child Abuse & Neglect,2000,24(12):1543.

[37] Macleod J,Nelson G. Programs for the promotion of family wellness and the prevention of child maltreatment:a meta-analytic review. Child Abuse & Neglect,2000,24(9):1127-1149.

[38] Hill J,Pickles A,Burnside E,et al. Child sexual abuse,poor parental care and adult depression:evidence for

different mechanisms. British Journal of Psychiatry,2001,179(4):104-109.

[39] Pollard,Blakely,Baker. In focus:understanding the effects of maltreatment on early brain development. National Clearinghouse on Child Abuse and Neglect Information,Washington,DC,2001.

[40] Krug E G. World report on violence and health. Geneva:World Health Organization,2002.

[41] 杨世昌,张亚林. 国外儿童虐待的研究进展. 中华实用儿科临床杂志,2002,17(3):257-258.

[42] Golden M H,Samuels M P,Southall D P. How to distinguish between neglect and deprivational abuse. Archives of Disease in Childhood,2003,88(2):105-107.

[43] 杨子尼,丁宗一. 儿童虐待与忽视问题的国际研究进展. 中国妇幼健康研究,2003,14(3):188-191.

[44] 潘建平,李玉凤. 儿童忽视研究的最新进展. 中华流行病学杂志,2005,26(5):378-381.

[45] 潘建平,杨子尼,任旭红,等. 中国部分城市 3~6 岁儿童忽视状况及影响因素分析. 中华流行病学杂志,2005,26(4):258-262.

[46] Alexander B,Alison P H,Marcellina M,et al. Preventing child maltreatment:a guide to taking action and generating evidence. Geneva:World Health Organization,2006.

[47] 郑明平,陈竟建,陈向坚. 儿童虐待与忽视. 临床心身疾病杂志,2006,12(1):73-74.

[48] Bross D C,Miyoshi T J,Miyoshi P K,et al. World perspectives on child abuse:the fifth international resource book. Bureau of Justice Statistics,2010.

[49] 王声湧,林汉生. 暴力流行病学. 北京:人民卫生出版社,2010.

[50] World Health Organization. Global status report on violence prevention 2014. Geneva:World Health Organization,2014.

[51] World Health Organization. Injuries and violence the facts 2014. Geneva:World Health Organization,2014.

[52] 中国疾病预防控制中心慢性非传染性疾病预防控制中心,国家卫生和计划生育委员会统计信息中心. 中国死因监测数据集 2015. 北京:中国科学技术出版社,2016.

[53] World Health Organization. INSPIRE:seven strategies for ending violence against children. Geneva:World Health Organization,2017.

·第十二章·

青少年暴力

第一节　概　　述

　　青少年暴力是世界各地均关注的社会问题,与青少年有关的暴力伤害已经成为造成全球未成年人死亡、损伤和残疾的重要原因。青少年暴力是社会中常见的一种暴力形式之一,它将对青少年的健康成长与发展产生巨大的影响。

一、青少年暴力的相关概念

　　WHO 在《世界暴力与卫生报告》中对暴力的定义是:暴力是指蓄意地运用躯体的力量或权力,对自身、他人、群体或社会进行威胁或伤害,造成或极有可能造成损伤、死亡、精神伤害、发育障碍或权益的剥夺。青少年暴力是指发生在 10~29 岁人群中的暴力。青少年暴力以多种形式出现,如凶杀、暴力攻击、斗殴、欺凌、精神暴力、约会暴力等。青少年暴力行为可以发生很早,并持续到成年阶段。青少年既可能是暴力的受害者,也可能是暴力的施暴者。根据暴力的指向,暴力可以分为自我指向性暴力、人际间暴力和集团暴力。本章主要描述人际间的青少年暴力,不包括自杀/自伤及集团暴力。常见的人际间的青少年暴力有同伴间暴力和约会暴力。青少年暴力行为可能导致身体上的伤害,但更多的是精神上的伤害。青少年暴力往往与其他形式暴力相关,其中包括儿童虐待、亲密伴侣暴力和自我指向的暴力。这些不同类型的暴力有着相似的危险因素,并且一种暴力可能成为另一种暴力的危险因素。如童年期被父母虐待经历,往往会增加青少年成为其他多种暴力的施暴者或受害者的风险,如自杀、性暴力、青少年暴力和亲密伴侣暴力。相似的一系列影响因素也是形成多种暴力的基础,如过量饮酒、社会排斥、高失业率和经济不平等。

　　校园是青少年暴力发生的主要场所。校园暴力是指以学校为背景,发生在校内、上下学途中、学校组织的活动及其他所有与学校环境相关的暴力,学生是受害者、施暴者或目睹校园暴力者。校园暴力包括躯体暴力、言语/精神暴力和性暴力。校园暴力对学生、学校、家庭和社会都会产生不良影响。

　　在描述青少年同伴间暴力问题时,经常用到"欺凌"或"欺侮"。2014 年美国教育部和疾病预防与控制中心编写的青少年欺凌行为监测:公共卫生的统一定义和推荐的数据元素,第 1 版(Bullying Surveillance Among Youths:Uniform Definitions for Public Health and Recommended Data Elements,Version 1. 0)中对欺凌(bullying)是这样定义的,欺凌是除兄弟姐妹以及当前约会对象以外的其他青少年(5~18 岁的学龄儿童青少年)对个体施加的个体不期望发生的、存在观察或感知到的力量上的不对等的、重复多次或倾向于重复发生的攻击性行为(故意使用威胁性或实际发生的伤害性行为)。欺凌可能会对受害青少年造成身体、心理、社会或教育方面的伤害。该定义用于同伴之间发生的欺凌,排除了成年人对青少年儿童实施的虐待行为,同时排除了家庭暴力以及亲密关系或约会关系背景下的暴力。欺凌行为可以在多种背景下发生,如在学校、去学校的路上、同伴家中以及网络上等。2017 年 11 月 22 日在教育部等十一部门下发的《加强中小学生欺凌综合治理方案》中,对欺凌的定义是这样描述的,中小学生欺凌是发生在校园(包括中小学校和中等职业学校)内外、学生之间,一方(个体或群体)单次或多次蓄意或恶意通过肢体、语言及网络等手段实施欺负、侮辱,造成另一方(个体或群体)身体伤害、财产损失或精神损害等的事件。校园欺凌可以分为六种类型:①身体欺凌,主要表现为欺凌者对被欺凌者进行身体攻击,如殴打、推挤、吐口水等。这种欺凌有明显的恃强凌弱特点,比较常见,也比较容易识别。②言语欺凌,欺凌者主要通过口头语言直接攻击被欺凌者,如取侮辱性绰号、辱骂、讥讽、嘲弄、恐吓等。这种欺凌发生的比较多,常常给被欺凌者造成心理伤害。③社交欺凌,欺凌者多通过与其他人共同排挤、孤立被欺凌者,使被欺凌者被排挤在团体之外,被拒绝参加集体活动等。这类欺凌常伴有言语欺凌。④网络欺凌,这种欺凌主要通过手机短信、QQ、微信、电子邮件、聊天室等散播伤害被欺凌者的言论、图片或视频等。随着网络的普及,网络欺凌越来越常见。网络欺凌对受害者的心理伤害比较大。⑤财物欺凌,主要表现为欺凌者损毁被欺凌者的文具、衣服等物品,向被欺凌者索要钱财、抢夺财物、"收保护费"等。⑥性欺凌,是指拍摄、散播、描写令被欺凌者不舒服的与性相关的图片、影像及文字等,或强迫触摸、攻击被欺凌者身体的隐私部位等行为。

青少年约会暴力是亲密伴侣暴力的一种,发生在有亲密关系的两个人之间。以前约会暴力并没有得到重视。但研究显示,约会暴力并非少见,而且与青少年心理健康密切相关,约会暴力严重影响青少年的健康成长。早期约会暴力的定义是指在约会关系中,使用躯体暴力或威胁,试图使对方痛苦或导致伤害。然而,随着人们对约会暴力认识的深入,约会暴力定义所包含的内容更为广泛。目前,一般认为约会暴力包括躯体暴力、精神/情感暴力、性暴力。约会躯体暴力表现为猛击、踢、推搡、窒息、用物品打、徒手打、身体监禁等。约会精神暴力或情感暴力表现为羞辱、辱骂、恐吓、威胁、不让与家人或朋友联系等。约会性暴力,表现为在对方不同意或无法做出同意决定时,与对方发生性行为,包括身体接触的性行为和非身体接触的性行为。

二、青少年暴力的危害

青少年暴力会导致许多不良后果,这包括躯体损伤、心理健康问题和危害健康的行为,甚至死亡。有一些暴力,如欺凌、扇巴掌,更多地会造成情感上的伤害。然而,与儿童虐待和针对女性的亲密伴侣暴力相比,有关青少年暴力的精神伤害和社会性的后果研究很少,这样容易误导人们认为青少年暴力的影响是短期的且主要是躯体伤害,从而影响预防青少年暴力的干预措施的制定。因此未来研究要注意更好地理解和量化青少年暴力对健康危险行为、身心健康后果的即时和长期影响,以及青少年暴力对后来暴力的影响,包括自杀、自残。

此外,暴力的发生还会造成医疗费用、司法费用的增高,以及由误工和劳动力的丧失所造成的损失,由此产生的额外的社会和经济负担。

（一）身体伤害

青少年暴力损伤通常涉及到头部、颈部、面部、胸部、腹部和四肢的损伤。损伤大多是开放性创伤,还有骨折、脑震荡和头颈部烫伤。暴力的伤害可能通过脊髓损伤等而导致残疾,如脊髓损伤、脑损伤和肢体残疾等,甚至导致死亡。暴力带来的躯体损伤可能是暂时的,也可能是长期的。经历了性暴力的女性,发生性传播疾病、非意愿怀孕的风险也会增加。

（二）健康危险行为与心理健康问题

许多研究显示,在青春期遭受过暴力伤害的人,除了可能会产生躯体上的伤害,还会有心理上的不良反应。例如,青少年暴力受害经历与吸烟、酒精与毒品的滥用、缺乏体力活动等健康危险行为相关。在我国,有研究者于 2017 年对 1 349 名高等职业学校学生的问卷调查显示,与在小学或初中阶段没有被同伴躯体暴力攻击(被同学徒手打、用书本文具打、用木棍等器械打)经历的学生比较,有过此经历的学生,最近 12 个月持续 2 周或以上感到忧郁或无望、自杀意念、自杀计划、卷入斗殴、饮酒醉过、最近 30 天吸烟、饮酒、24 小时或以上禁食以控制体重、无医嘱服药以控制体重的风险明显增加。在而吸烟、缺乏体力活动又是心血管疾病的危险因素。

青少年时期的暴力受害经历还和精神疾病相关,如创伤后应激障碍、抑郁、焦虑和其他一些心理障碍。

（三）对家庭和朋友的影响

青少年暴力及其后果不仅仅会改变直接受害者的生活,还会对他们的家人和朋友产生影响。学生经常受到校园暴力的侵袭,会使家长担心孩子的安全与学习,在一定程度上影响了家长的正常工作和生活。青少年暴力受害者的亲人和朋友可通过目睹暴力对其产生不良影响。有研究显示,青春期儿童目睹校园暴力与随后的抑郁症状、吸毒和违法行为等有关。

（四）对学业的影响

青少年暴力施暴或受害经历与低学业成绩相关。有过青少年暴力经历的人学习成绩差,并且更容易辍学或旷课。2017 年在美国的调查显示,有 6.7% 的学生由于感到在学校或上下学的路上不安全,在调查前 30 天内至少有一天旷课。有研究显示,儿童期的躯体攻击行为与未来的辍学相关。

（五）对经济的影响

青少年暴力还会对经济产生影响,其社会成本尤其高。受害者的成本主要有因为身心健康问题引起的治疗护理等方面的费用,此外还有财产和收入损失,以及生活质量的损失。施暴者的成本包括查验、拘留、干预项目的成本、监禁成本和收入的损失。青少年暴力发生率比较高的地区,会对当地的商业和地方经济造成损失,并且会导致大量的医疗负担和司法成本。还有社会的隐性成本,如社区成员的不安全感和恐惧感的升高,社会凝聚力的降低。

第二节　流行情况

有关青少年暴力发生情况,其数据来源一般有三个渠道,一是官方报告,二是医疗服务部门的基于案例的报告,三是基于一般人群调查的自我报告。一般用金字塔来描述青少年暴力的发生情况。塔尖部分,可以反映青少年暴力导致的死亡,占比很少,但显而易见,通常来自官方数据。中间部分,可以反映青少年暴力受害者接受医疗服务所占的比例,数据一般来自卫生服务部门。接下来的第三部分,是金字塔更宽的部分,反映的是一些可能永远不会被卫生部门或其他部门关注到的青少年暴力(比如欺凌),其数据一般来自基于人群的调查,如在学校开展的不记名问卷调查,学生自我报告在一定时间里发生的对同学的暴力攻击行为,和/或受到同学暴力行为攻击情况。然而,即使调查是保密的,也不是所有的暴力受害者都愿意报告他们的经历。金字塔的底部也包含了大量沉默中的受害者。如,国外有研究表明,有30%经历过校园暴力的儿童没有告诉过任何人他的经历。

一、青少年暴力的流行情况

(一) 他杀

根据WHO报告,在10~29岁的年轻人中,每年约有200 000起谋杀事件发生,其受害者中,83%为男性,并且死亡事件几乎都发生在低收入和中等收入的国家。全球范围内,在10~29岁年轻人中他杀是第四位死因。

青少年他杀率在不同的国家和地区有很大的差异。根据WHO暴力与健康的世界报告(world report on violence and health)的估计,拉丁美洲的哥伦比亚的他杀率为84.4/100 000,萨尔瓦多的他杀率为50.2/100 000;加勒比海地区波多黎各他杀率为41.8/100 000。青少年他杀率高于10/100 000的多数国家是发展中国家。青少年他杀率比较低的国家多位于西欧,如法国、德国、英国青少年他杀率分别是0.6/10万、0.8/10万和0.9/10万。亚洲青少年他杀率也比较低,如日本青少年他杀率是0.4/10万。根据美国疾病预防与控制中心网上报告,在美国他杀是10~24岁青少年的第三位死因,平均每天约有13人被杀害。

中国死因监测数据显示,2016年中国人群暴力死亡率为0.47/10万,其中10~14岁、15~20岁、20~24岁以及25~29岁年龄段的暴力死亡率分别为0.18/10万、0.34/10万、0.38/10万和0.67/10万,男性约为女性的2倍。

(二) 非致命性的青少年暴力伤害

对于非致命性的青少年暴力伤害的流行率的计算或估计,一般是基于收集暴力所致青少年损伤的急诊就诊情况,以及人群中有关暴力发生情况的调查,其中后者是更为广泛的信息来源。在美国,每天约有1 100名10~24岁的青少年因为受到暴力攻击伤害在美国急诊接受过治疗。有研究者在巴西进行的为期1个月的具有全国代表性的关于急诊收治的暴力所致损伤的调查显示,共有4 835起伤害事件,其中91%的受害者是由于受到了他人的暴力伤害。一半以上(55%)的受害者在10~29岁之间。

有关青少年同伴间暴力的发生情况,由于各研究的调查人群、调查题目的设计、调查的时间范围以及对同伴间暴力经历阳性的定义等的不同,其调查结果会有很大的不同。

1. 国外流行情况　Due P等1997—1998年在欧洲和北美28国对123 227名学生进行横断面调查,调查学生在本学期在学校被欺侮的情况。结果显示,总体的受欺侮发生率在男女生中分别为18.4%和15.2%,各国间报告率差异较大。受欺侮发生率最低的国家为瑞典(男生6.3%,女生5.1%),最高的国家为立陶宛(男生41.4%,女生38.2%),美国的受欺侮发生率在男女生中分别为16.0%和11.3%。Fahy A E等于2013年在英国伦敦对2 480名12~13岁学生的调查结果显示,在调查前12个月中,42.2%卷入过网络暴力,其中13.6%是受害者,8.2%是攻击者,20.4%既是攻击者又是受害者,女生中既是攻击者又是受害者的比例明显低于男生(17.1%vs. 23.0%)。

美国青少年健康危险行为监测(Youth Risk Behavior Surveillance System,YRBSS)2015年调查结果显示,在调查前12个月里,6.0%的学生曾在校园里有过至少1次被人持器械(枪、刀具、棍棒）威胁或伤害，其报告率男生高于女生（7.0% vs. 4.6%）；22.6%的学生曾打架，男生高于女生（28.4% vs. 16.5%）；7.8%的学生曾至少 1 次在校园里打架，男生高于女生（10.3% vs. 5.0%）；15.5%的学生遭受过网络欺侮，女生高于男生（21.7% vs. 9.7%）；20.2%的学生遭受过校园欺负，且女生高于男生（24.8% vs. 15.8%）。

Karmaliani R 等对巴基斯坦 1 752 名六年级学生的调查研究显示，在调查前的 4 周内，90.8%的男生和 75.3%的女生经历过被同伴攻击，75.0%的男生和 49.9%的女生曾对同伴进行过暴力攻击。总的看来，分别有 72.6%的男生和 46.4%的女生既是受害者又是攻击者。Abdulsalam A J 等在科威特采用改进的 Olweus 欺侮问卷调查 989 名七、八年级初中生欺侮情况，结果显示，在调查前的 1 年里 30.2%的学生卷入过欺侮，其中 3.5%仅欺负他人，18.9%仅被欺负，7.8%既是欺负者又是被欺负者。Corboz J 等在阿富汗的 770 名儿童中，调查在过去的 1 个月里同伴暴力攻击及受害情况，结果显示，男生中有 41.7%既是攻击者又是受害者，7.1%仅是攻击者，8%仅是受害者，在女生中既是攻击者又是受害者、仅是攻击者、仅是受害者的报告率分别为 14%、30%、29.3%。

2. 国内流行情况　Hazemba A 等对 2003 年北京全球学校健康调查（Global School-Based Health Survey，GSHS）数据的分析结果显示，20%的学生报告在过去 30 天里遭受过欺侮，男女生分别为 23%和 17%。杨英伟等对山东省某县农村 1 742 名中小学生进行同伴间暴力调查，结果显示，在调查前 1 个月内，40.5%的学生报告有同伴暴力攻击或受害的情况，有 20.5%的学生报告曾攻击他人，有 35.4%的学生报告曾遭受同伴暴力，学生的报告率初中生高于小学生，男生高于女生。Wang H 等于 2009—2011 年在广东省对 8 342 名中学生中的调查研究显示，在调查前 12 个月内，20.83%的青少年卷入过同伴间暴力，18.99%曾遭受同伴暴力，8.60%对同伴施加过暴力，6.74%的人既是攻击者又是受害者。王付曼等在河南省某县城 4 所小学对 1 526 名 4~6 年级学生的调查研究显示，在调查前 12 个月内，同伴间暴力攻击和暴力受害的发生率分别为 55.8%和 75.6%，对同学施加精神、躯体和性暴力的发生率分别为 54.0%，20.8%和 3.8%，相应的暴力受害的发生率分别为 74.7%、37.4%和 8.1%。

乔毅娟等于 2009 年在北京市对 5 660 名初一至高三年级学生的调查结果显示，在过去 12 个月，在校园内打架一次及以上的报告率为 14.3%，男生高于女生（25.2% vs. 5.1%）。Wu J 等在广东省对 15 408 名初中、高中及职业学校的学生调查显示，7.1%曾欺侮他人，4.8%曾被别人欺负，2.6%报告既欺负他人又被欺负过。黄晓婷等在华北和西部两省 137 所农村寄宿制学校对 16 835 名四、五年级小学生的调查结果显示，最近半年内，16.03%的学生报告曾遭受过同伴侵害。Chan H C O 等在香港中学生中做的调查研究显示，在调查前 30 天，51.8%仅攻击过他人，32.1%既是攻击者又是受害者，2.5%仅是受害者。Huang H W 等在台湾对 377 名 13~16 岁中学生的调查结果显示，在调查前 1 年内，17%的青少年遭受过同伴暴力。张容等于 2013 年在深圳市宝安区对 5 834 名 4~6 年级小学生的调查结果显示，72.51%的学生报告在近 1 年里有至少 1 次校园施暴行为，其中心理暴力攻击和躯体暴力攻击的报告率分别为 71.94%和 44.31%。

有关网络欺凌问题的发生情况，Chang F C 等于 2010 年在台湾 26 所中学里调查了 2 992 名 10 年级学生，结果显示，在过去的 1 年里，有超过 1/3 的学生参与过网络欺负或成为网络欺凌的受害者；其中 18.4%的学生是网络欺凌的受害者，5.8%是网络欺负者，11.2%既是网络欺负者又是受害者。刘丽琼等在海口市 3 所中学进行调查发现，在被调查的学生中，网络欺负者与受害者的报告率分别为 27.5%和 40.2%。女生欺负与受欺负的比例均高于男生。

二、青少年约会暴力的流行情况

由于有关约会暴力问题发生情况目前多采用回顾性、自填式问卷方法收集数据,约会暴力的定义不同,调查对象和调查方法的不同,以及调查的时间不同,致使不同的研究约会暴力发生率的差异很大。总的来说,调查躯体暴力的较多,调查精神暴力的较少,有关约会中的性暴力的调查更少。

(一) 国外流行情况

流行病学调查结果显示,约会暴力存在于世界各地。在北美,约会暴力的研究开展的比较早。在美国高中生有约会的学生中,20.9%的女生和10.4%的男生在调查前的12个月里经历过躯体和/或性的约会暴力。西班牙马德里用修订的冲突策略量表对16~20岁青少年调查显示,约会躯体暴力,暴力受害的报告率,女生是37.4%,男生是31.3%;施暴的报告率女生是41.9%,男生是31.7%。约会语言暴力,受害的发生率女生是93.7%,男生是92.3%;施暴发生率女生是95.3%,男生是92.8%。在南非对928名9~12年级学生的调查显示,35.3%的男生和43.5%的女生报告在过去的12个月的约会中对伴侣施加躯体暴力行为,在这些学生中,分别有26.8%的男生和16.3%的女生指出他们对伴侣造成了伤害。另一方面,分别有37.8%的男生和41.7%的女生报告在过去12个月的约会中曾受到躯体暴力。总的来说,分别有49.8%的男生和52.4%的女生在约会中成为躯体暴力的受害者或/和施暴者。

(二) 国内流行情况

在我国,近年来有一些关于青少年学生约会暴力发生情况的研究报告。如2001年对某中学611名高一和高二学生就有关危险行为问卷调查显示,在调查前近12个月中,有4.3%的学生曾被男友或女友有意打过或伤害过身体。在东北某大学对大学生进行的约会暴力发生情况的调查显示,在被调查的697名男生中,有73.5%(512/697)报告有过约会。在有约会的512名男生中,在调查前的12个月中,有29.7%曾对约会的异性朋友施加过躯体暴力(7.0%)、或精神暴力(27.7%)、或性暴力(2.1%),有25.2%曾受到对方的躯体暴力(10.4%)、或精神暴力(21.9%)、或性暴力(1.6%)。童年期有被父母体罚情感虐待经历的学生,约会暴力的发生率明显偏高。在被调查的255名女生中,有82.4%(210/255)报告有过约会。在有约会的210名女生中,在调查前的12个月里,有43.3%曾对约会的异性朋友施加过或躯体暴力(16.2%)或/和精神暴力(39.5%);有32.4%曾被约会的异性朋友或躯体暴力攻击(9.5%)或/和精神暴力攻击(30.5%)或/和性暴力伤害(1.0%)。

2007年在河北某大专学校对1 094名女生有关约会暴力经历不记名问卷调查结果显示,有33.6%的女生报告在约会中曾对恋人实施暴力行为;有22.7%女生报告在约会中曾受到恋人的暴力攻击;有37.3%报告曾对恋人或约会的异性朋友施暴或受到对方的暴力攻击。

孙严平于2013年对山东某学院医学专业一、二年级大专男生的调查显示,在281名有约会行为的男生中,有30.6%回答近6个月曾经历过至少1次1种或多种约会暴力。

第三节 危 险 因 素

青少年暴力的发生是多种因素综合作用的结果,在不同的文化背景和经济状况下,其影响因素也有所不同,主要包括个体因素、家庭、经济和社会环境因素。

一、个体因素

1. 性别　根据 WHO《世界暴力与卫生报告》,在世界各地,男性青少年他杀率一般都高于女性青少年他杀率。有关校园暴力,一些研究显示,男性报告曾对他人施暴以及曾被他人暴力攻击的比例高于女生。女孩更容易成为性暴力的受害者。

2. 对暴力的态度　研究发现学生对暴力的认知是人际间暴力的影响因素。一项在中学生中的调查显示,认为欺凌行为属于正常行为的学生,其暴力攻击的风险是其他学生的 2.06 倍。

3. 健康危险行为　有研究显示,吸烟、饮酒、吸毒等健康危险行为,与暴力的发生相关。饮酒、吸毒等行为均会显著影响认知和躯体功能,使人容易产生冲动、影响决策行为,从而增加暴力发生的风险。

4. 社会能力　人际交往能力、自我控制能力和移情能力等技能的不足,使青少年在遇到问题时,更容易采用暴力的方式解决问题。

5. 行为问题　研究发现儿童的过度兴奋、冲动、注意力障碍等问题也会增加其使用暴力的风险。

6. 儿童虐待受害经历　儿童虐待,包括躯体虐待、情感虐待、性虐待和忽视,有儿童虐待受害经历的青少年相较于非受害者更容易呈现出暴力和攻击行为。遭受家庭暴力的未成年人,模仿父母的暴力行为、用暴力行为攻击他人的风险增加。

二、家庭因素

家庭是青少年成长的重要环境,不同的家庭背景和氛围会对青少年的成长带来不同的影响。良好的家庭环境能促使子女健康成长,形成社会所需要的个性和行为方式,而不良的家庭环境则对子女产生消极的影响,其子女易形成不良的个性品质、产生反社会的越轨行为。

1. 家庭成员的不当行为　家庭成员中有人违法或实施暴力,将会为青少年作出不良的示范,对青少年的价值观和行为方式产生影响,极易让孩子学习、模仿父母的行为和解决问题的方式,从而更倾向于使用暴力。

2. 家长管教不当　家长对青少年缺少监管,亲子关系不良,未能正确应用管教策略等都是发生青少年暴力行为的危险因素。家长宠爱过度,对孩子过分的物质方面和精神方面的要求一味地满足,久而久之,孩子在遇到不合自己心意的事情时缺乏理解和宽容,往往采用极端的方式(比如暴力)处理问题;与之相反,家长对青少年儿童放任不管,家庭亲情不足、缺乏父母适当管教,青少年在生活中放任自流,易受不良朋友影响,一旦遇到相应情境,就有可能实施暴力行为。

3. 家庭破裂和家庭冲突　有研究显示,家庭关系一般和经常有矛盾的青少年发生校园暴力的风险分别是家庭关系和睦者的 1.37 和 2.47 倍。没有与父亲一起生活者,其发生打架的风险为与父亲在一起生活的 1.25 倍。

4. 社会经济地位　生活在贫穷环境中的青少年更容易卷入暴力之中。在北京市中学生中的一项调查显示,家庭经济状况差是在校园内参与打架的风险因素。

三、学校因素

学校是青少年的主要活动场所,学校环境对青少年暴力行为的发生产生重要的影响。与同学相处有困难的青少年,有更高发生校园暴力的风险。学业成绩不佳也会增加暴力发生的风险。

教师采用不当的管教方式,如经常对学生训斥、体罚、冷嘲热讽等,将不利于儿童青少年的身心健康,增加青少年暴力行为发生的风险。一项对 528 名大中专学生的调查显示,与 16 岁前没有教师体罚经历的学生相比,儿童期有 2 项或 2 项以上教师体罚经历的学生,在过去 1 年里出现严重忧郁情绪、饮酒醉酒、参与打架斗殴的风险明显增加。

此外,同伴的影响也是不容忽视的。拥有违法乱纪行为或反社会行为的同伴或加入帮派将会增加青少年参与暴力的风险。

四、社会因素

社会、政治和文化因素包括性别歧视、贫穷、帮派、毒品的可及性、管理和法律制度不健全、媒体和社会对暴力行为容忍等,这些均是青少年暴力发生的危险因素。影视作品、网络、游戏等对暴力的渲染,也增加了青少年暴力行为发生的风险。青少年生活中目睹人际间暴力也是暴力发生的重要危险因素。青少年通过生活中一些情境,包括观察到人们对暴力行为的认可,在遇到问题时也会采取暴力的行为方式来解决。

第四节　预防与控制

暴力是可以预防的。许多不同类型的暴力有着相似的危险因素。青少年暴力行为是从社会的早期经历、目睹家庭成员之间的暴力、校园暴力、媒体对暴力行为的渲染以及同龄人的暴力行为中学习的,减少发生暴力的危险因素,有助于预防青少年暴力行为的发生。

预防青少年暴力伤害,首先要了解这个问题的严重程度及其影响因素;然后针对可控的危险因素,制定预防措施,并做试点研究,评价预防干预措施的有效性;如果有效,在其他地方进一步验证措施的有效性,再在更大的范围内实施推广。WHO 在预防青少年暴力—证据综述和《世界暴力与卫生报告》中对已有的各种预防青少年暴力措施进行了介绍。

WHO 根据已有的研究,列举了各项措施对预防青少年暴力的效果,如表 12-1 所示。

表 12-1　预防青少年暴力各项措施的有效性

父母养育技能和儿童早期发展策略	家庭访问项目	?
	父母养育技能项目	+
	儿童早期发展项目	+
学校基础的学业和社会技能发展策略	生活和社会技能发展	+
	预防欺凌	+
	促进学习项目	?
	预防约会暴力项目	+/-
	青少年上学的经济激励	?
	同伴调解	+/-
	课后和其他有组织的休闲时间活动	?

续表

针对暴力风险较高或已经卷入暴力的青少年的策略	治疗	+
	职业培训	?
	指导	?
	帮派和街头暴力预防项目	?
社区和社会层面的策略	热点警务	+
	以社区和问题为导向的警务	+
	减少获取酒精和有害使用酒精	+
	药物控制项目	+
	减少获取和滥用枪支	+
	空间改造与城市升级	+
	贫困去聚集	+

+ 有希望的

? 不确定

+/- 不确定

资料来源：WHO. Preventing youth violence：an overview of the evidence. 2015.

一、从个人、家庭、社区及社会各层面开展预防青少年暴力工作

青少年暴力是个人、家庭、社区、社会和文化各方面因素对青少年行为影响的结果。因此，预防青少年暴力，也要从个人、家庭、社区和社会各层面开展工作。

（一）个人和家庭层面措施

预防青少年暴力行为最常用的措施是增加与个人技能、态度和信念有关的保护性因素。

通过生活技能的学习，如控制愤怒、人际交流、做决定、协商等，旨在减少儿童反社会行为和攻击行为，以及青少年暴力行为。有迹象表明这些措施可以有效减少青少年暴力行为。与高年级学生相比，这些措施对于学龄前儿童和低年级学生可能更有效。如在挪威进行的一项旨在预防欺侮弱小现象的项目中，在小学和初中教授行为技巧。实施该计划后，欺侮弱小的现象在两年内减少了一半。

可能有效的措施还包括预防意外怀孕，以减少儿童受虐待现象及由此引起的将来出现的暴力行为；加强围生期和产后保健；加强正规教育计划；鼓励有暴力倾向的青少年完成中学学业并继续接受高等教育；为家庭经济状况较差的青少年和年轻成年人提供职业培训。

1. 家庭访问 家庭访问是一种基于家庭的预防青少年暴力行为的方法。该方法由经过培训的护士在从孩子出生到 2~4 岁期间到家中为儿童的父母提供教育信息和支持。其目的在于预防儿童虐待，并促进健康发育。该计划已在世界许多地方开展，包括澳大利亚、加拿大、中国香港特别行政区、丹麦、爱沙尼亚、美国等。并且，该计划开展得越早、持续时间越长，效果也就越显著。

对家庭访问项目进行长期效应评价的 4 项研究表明，低收入家庭的单身母亲的孩子在接受家庭访问项目之后，在青春期时的违法行为（包括暴力行为）会减少。

2. 抚养方法培训 抚养方法培训旨在提高育儿技能和儿童发育的知识，改善亲子关系，并且加强父母使用积极有益的方法来应对孩子行为需求的能力。项目的目标是减少孩子诸如攻击行为和对抗行为等行为问题。项目评估结果显示，抚养方法培训能明显减少年

长儿童行为问题。对 46 项研究进行的系统综述显示,抚养方法培训可以减少违法行为、行为问题和降低诸如药物滥用的其他青少年暴力的危险因素。

3. 指导计划 指导计划是指通过伙伴关系让经验更丰富的人分享知识、技能、信息和观点来使年轻人积极成长。指导计划通常面向已有或有可能存在不良行为、学业失败、暴力或其他反社会行为的青少年。多数项目会对指导者进行培训,内容包括儿童青少年的发育、关系的建立、问题的解决和如何与年轻人进行沟通。此外可能还包含一些特殊内容,如应对酒精和毒品滥用的方法。

4. 其他方法 其他方法还有儿童早期发展项目、治疗等。治疗是对已经发生攻击行为或暴力行为或者存在发生风险的个体进行的认知、行为、心理、社会方面的干预活动。实施干预者通常是经过培训的治疗师或有治疗资质的社会工作者。

(二)社区层面措施

1. 减少酒类的供应 减少酒精的接触机会和减少有害地使用酒精是针对犯罪和暴力的社区措施。饮酒是青少年暴力的一个重要的危险因素。很早开始饮酒的个体饮酒更频繁,量更大,有更高的风险参与暴力事件。酒精的生理效应会导致自控能力下降和暴力增多。饮酒频率和饮酒量(特别是狂欢式的或偶然大量饮酒)与青少年暴力有很强的相关性。减少饮酒量,可以降低酒精相关的暴力行为。

2. 课外活动 课外活动可以为青少年提供与同伴互动和学习技能的机会。这些活动通常安排在下午放学后或学校假期中的暑期夏令营。这些活动为自愿参与。美国一项对课外活动项目进行 Meta 分析的结果显示,参与者与学校的联系、积极社会行为和学业成绩等保护因素有明显提高,而问题行为明显减少。

3. 其他措施 其他以社区为基础的可能有效的预防措施有:监测铅的水平,清除家庭中的有毒物质,降低对儿童大脑损害的可能性,从而防止将来可能出现的青少年暴力行为。加强儿童看护机构和学前教育计划的可用性和有效性,促进儿童的健康发育和在校的学业成绩,改善学校环境,等。

(三)社会层面措施

社会层面措施,旨在减少青少年发育过程中的经济和社会的妨碍因素,如创造就业机会、加强刑事司法系统、减少贫困、加强对枪支和武器的管控、加强有关预防暴力的公共信息宣传等。有系统综述显示,使用综合策略进行干预的项目比使用单一策略或只干预一种危险因素的项目,产生的效应更强。

二、开展以学校为基础的预防暴力健康教育

在 WHO "预防暴力——健康促进学校的一个重要元素"文献中,描述了预防暴力学校基础的健康促进方法。通过学校健康教育活动,学生可以获得关于暴力及其后果的准确信息,探索自己所具有的价值观和态度,并且获得通过非暴力的方法避免冲突所需要的个人技能。预防暴力教育应该纳入学校相关课程,相关信息需要在课程中多次重复和强化。

通过学校课程,教师可以帮助学生认识以下问题:

1. 有关暴力的概念、暴力的发生情况、不同类型的暴力,如家庭暴力、校园暴力、约会暴力、性侵犯(或性虐待)、忽视、自残、自杀等。

2. 暴力的后果,如暴力对受害者的身心健康的影响、对社会的影响、暴力所产生的经济负担等。

3. 青少年暴力发生的危险因素,如周围的人认为用暴力解决问题是可接受的,对体罚儿童持支持或容忍的态度、使用酒精或其他精神类药物、性别歧视,电视、电影和游戏中对暴力的渲染等。

4. 预防暴力措施,如通过健康教育和媒体广泛宣传,提高公众对暴力问题的认识;可帮助青少年远离暴力的生活技能,如采用变通方式解决问题的能力,具有协商的能力,对各种解决问题方法可能产生的后果的预测能力等。

在学校文化课的学习,如语文、数学和其他自然科学的学习,有助于学生认知能力的发展。学生认知能力的发展,有助于学生寻找理性的方法,使用创造性和智慧的方法,去理解和尊重不同的观点,更清楚地预见行为的后果,具备更多的变通方法,应对暴力问题,正确处理他们所遇到的挑战和潜在的危险情况。提高学生的认知能力,有助于预防暴力。

对于青少年来讲,仅仅知道暴力和暴力的后果、形成健康的态度,是远远不够的,学校在课程中,还要为青少年提供获得和实践各种生活技能的学习机会。生活技能培训,是帮助青少年学习解决冲突技能的一个有效措施。如,用非暴力的方法解决冲突、远离可导致暴力伤害的潜在危险情景、缓解压力、创造性和批判性地思维、拒绝来自同伴和成年人的可导致危险行为发生的压力。

(一) 教育时间

预防青少年暴力教育,应该是在儿童暴力行为发生之前,或在儿童可能遇到暴力状况之前就教给他们有关预防暴力的知识和技能,而不是在暴力发生之后才开始教育。最好是从学前教育开始,一直延续到中学毕业,使学生在学校中接受到不止一次的预防暴力教育。

(二) 教学方法

以参与式教学方法为主。在影响青少年信念和帮助学生提高技能、采取有益于健康行为方面,可以尝试采取以活动为基础的教学方法,鼓励学生积极参与。参与式教学方法,可以更好地促进知识和技能的学习,实践健康的行为。参与式教学方法通常包括如下几种:头脑风暴。教师提出问题,鼓励学生在短时间内就提出的问题进行迅速思考和回答。鼓励学生尽量说出不同的想法,并将不同的回答记录下来,然后进行归纳总结。小组讨论。让学生围绕一个或几个问题,以小组形式进行讨论。实施过程中,教师还要注意制定讨论规则,鼓励每个参与者就讨论的问题发表意见,同时要注意倾听他人的观点,分享信息和经验。角色扮演。请学生按事先准备的脚本扮演情节中的不同角色。通过扮演角色,再现生活情景有助于学生演练拒绝、协商和解决冲突的技能等生活技能。通过活动,有助于促进学生态度、信念、价值观念的转变,培养交流技能和合作精神。案例分析,选用真实素材作案例或假设案例。鼓励学生根据各自的知识、技能和经验,积极思考,让学生分析和讨论,充分发表意见。通过案例分析活动,有助于学生巩固知识,掌握解决问题的正确方法。应注意案例不能举大家都知道的人物为例,保护个人隐私。

同伴教育。对在青少年中有号召力的人先进行培训,使其掌握一定的知识和技能,然后鼓励他们向其伙伴传播这些知识和技能。使学生从健康信息的单纯接受者转变为既是教育的接受者,又是教育者,积极主动地参与到教育活动中。通过上述的参与式教学方法,如角色扮演、小组讨论、案例分析等,让青少年练习用非暴力方法,处理可能导致暴力行为的潜在情景。也可以让学生参与预防暴力的宣传教育活动,如制作海报、编写剧本,宣传非暴力解决问题的方法、暴力的危害等。在以学校为基础的预防暴力教育工作中,青少年的积极参与很重要。通过培训的青少年,可以是同伴教育者和同伴咨询者。青少年也可以将在学校学习到的知识和技能带到家庭,改变家长对暴力的认识,预防家庭内暴力。青少年也能影响到所在的社区,将在学校中学习到的知识和技能传播给同伴,在提高公众对暴力的认识、减少社区暴力中起到积极重要的作用。学校可以通过颁发证书,或提供激励的方式,提高同伴教育者的作用。

(三) 家长参与

父母在青少年的预防暴力工作中扮演着重要的角色,父母是养育者,也是教育者。在儿童青少年的成长中,家长的行为有着极为重要的示范作用。但是,如果父母缺乏发挥这些角色作用的知识、技能和社区支持,很难最大限度地起到积极的正向作用。鼓励家长积极参与到以学校为基础的预防青少年暴力的健康教育活动中。在学校开设家长教育课程,为家长提供彼此交流、讨论的机会,促进彼此间的交流,共享特别关注的问题。

通过健康促进学校,召开家长会、宣传手册等,为青少年家长提供预防暴力所需要的信息、资源和技能,提高家长对暴力问题的认识,学习和运用有效的、非暴力的方法,纠正孩子的错误或不合适的行为,避免使用体罚、暴力方式管教孩子,通过有效的身教,给孩子树立用非暴力方法解决问题的行为模式。通过帮助家长学习有效交流技能,例如,如何说、如何倾听、如何协商等,促进家长与孩子的交流。建立对孩子的合理期望,帮助孩子树立自信,能主动寻求专业人士的帮助,为孩子提供实践生活技能的机会。

(四) 加强学校管理者和教师的能力建设

学校教师在预防青少年暴力中起着重要的作用。教师对暴力问题的认识水平、应对和预防能力,直接影响着青少年暴力的预防,以及为受害者提供服务和帮助程度。对 1 042 名初中生的调查显示,有 403 名学生(38.7%)在调查的学期中受到过至少一种形式的教师攻击(打、诅咒、羞辱、嘲笑、侮辱或公开讽刺)。儿童期被教师体罚经历与青少年学生心理问题、暴力行为、吸烟饮酒等问题明显相关。提示我们需要对学校教师及相关人员进行全面培训。培训内容应该包括暴力的定义、暴力的类型和性质;国内外儿童青少年暴力伤害发生情况;生活技能(如人际关系技能、交流技能、做决定技能等);班级管理技能;识别暴力伤害等。学校教师应该具备预防儿童青少年暴力伤害知识和技能,不仅要知道如何应对和处理暴力伤害结果,更要知道如何预防或减少暴力的发生。学校教师需要知道如何识别虐待和伤害相关的症状。需要知道如何与其他教师、父母和相关人员合作。能够积极地参与到学校预防暴力教育活动中,能够为目睹暴力和其他类型暴力受害儿童青少年提供咨询。能够为家长提供适宜的建议,例如,如何与子女有效的交流,减少可导致暴力伤害的危险因素,为孩子树立运用有效、而非暴力的方法解决冲突的榜样。

为使学校教师具备上述知识和技能,需要对其进行培训。培训之前,需要在教师中进行关于暴力问题认识水平和应对能力方面的评价。目前,直接对教师关于暴力问题认识、态度和行为的调查研究报告很少。2012 年 11 月对某市 244 名小学教师的不记名问卷调查显示,尚有约 46% 的教师没能认识到用"愚蠢""丑陋""笨"等词来责骂孩子属于虐待。有约 47% 的教师对"为了让孩子学好,家长有权以体罚的形式(如打、骂等)管教自己的孩子"的观点持赞成或容忍的态度。一些教师也缺乏帮助青少年减少暴力行为的技能。学校教师需要成为儿童青少年在人际关系上和平共处的模范。提高教师对青少年暴力伤害问题的认识,可考虑通过岗前培训和在职培训策略。

有关教师培训资源,可以与我国一些大学从事暴力问题研究的专家和国际机构中(如WHO)预防儿童青少年暴力的专家合作。研究国外一些学校预防暴力教育项目的经验,在此基础上,开发适合我国国情的学校预防暴力教育课程。

(五) 创造有益于健康的学校环境

学校环境能够影响学生的身体和心理健康。不良的学校心理环境,如欺侮、打架斗殴、歧视、暴力和虐待,将直接影响到学生和教师的身心健康和安全,影响到学生的入学率、出勤率和教育质量。学校应该保护学生和学校教职员工,远离歧视、伤害、虐待和暴力。要制定远离暴力伤害的学校政策和纪律条例,并要求学生和教职工严格遵守。努力创造一个有益于健康的学校环境。改善学校物质环境的策略应该确保有利于预防暴力的发生,如学校要整洁,张贴宣传非暴力的标语和海报,紧急出口要显而易见,采光照明要符合国家卫生标准等。学校可采取一些措施为学生和教职工创造一个安全的氛围,如:与家长和社区一起,制定学校安全计划;限制校外无关人员进入学校;禁止学生将可致人伤害的器械(如刀、棍棒)带到学校等。

学生有机会参加健康有益的活动,有助于预防暴力。在活动中,教师或活动的组织者可将预防暴力的理念和行为准则传递给学生。开展的活动可以是有组织的各种体育活动、社区实践活动、郊游、爬山、唱歌等。在活动中,实践倾听和交流技能、合作技能,促进学生间的友好交流,通过协商解决争议,形成尊重彼此差异、平等、不歧视、互助等良好的氛围。

鼓励学生多参加一些公益性的服务活动,在参加活动中,学习如何帮助和照顾他人,与人和平共处。成立各种有益于身心健康的校外活动兴趣小组。如绘画、书法、乒乓球、篮球、足球、武术、声乐、乐器、陶艺等。可以作为减少暴力行为发生的一项措施。

三、生活技能教育与预防青少年暴力

在学校预防暴力教育中,生活技能教育是很重要的内容。

根据 WHO 文件,生活技能(life skills),是指人的心理-社会能力(psychosocial ability),是指人能有效处理日常生活中的各种需要和挑战的能力;是个体保持良好的心理状态,并且在与他人、社会和环境的相互关系中,表现出适应的、积极行为的能力。在学校开展生活技能教育是提高学生心理社会能力的一项重要措施。在我国生活技能教育已被广泛应用在健康教育(如预防艾滋病教育)、疾病和伤害预防、性教育等诸多方面,如预防性侵犯教育,学习如何拒绝是一项重要的教育内容,当遇到不恰当的要求时,使学生能运用学习到的技能预防性暴力伤害。

(一) 生活技能的内容

生活技能有多种,可概括为以下 10 种能力:

1. 自我认识能力　指个体对自己的个性、爱好、优缺点等,能做出客观的评价。在正确认识自我的基础上,逐步建立自信心,并与周围的人保持和发展良好的人际关系。

2. 同理能力　能站在他人的角度上考虑问题,体会他人的感受,设身处地为他人着想,不仅表现出充分的理解和同情,还能主动帮助他人。

3. 有效交流能力　能恰当地运用口头语言和身体言语,准确、恰当地表达自己的心理感受、观点和意见;也能有效地倾听他人的观点和意见。需要时,能主动寻求他人的帮助和建议。

4. 人际关系能力　能以积极的方式与他人交往,建立和保持友谊;与家人和睦相处,相互沟通;使自己经常保持良好的心理状态,获得社会支持。如果有必要,还能采用恰当的方式,断绝和他人的关系。

5. 调节情绪能力　能正确认识自己和他人的情绪;能运用恰当的方法,缓解消极情绪,使之不对健康造成危害,也不使消极情绪影响到他人。

6. 缓解压力的能力　能认识到压力的来源及其危害,并有能力采取必要措施,通过改变周围环境或生活方式,或者其他适当的放松方法,减少这些压力,使压力尽量减轻到不对健康造成危害的程度。

7. 创造性思维能力　在思考问题时,不被以往的经验所束缚,能积极探索其他可能的途径和方式。创造性思维,能使我们在解决问题时,考虑多种解决问题的方法,有利于做出更好的决定。

8. 批判性思维能力　能用批判的眼光,分析获得的信息和以往的经验。该能力与创造性思维能力有机结合,可使我们更全面地考虑问题,做出更合理的决定。

9. 做决定能力　在面对要解决的问题时,通过权衡不同的选择,考虑每种选择带来的后果,从而做出正确决定。

10. 解决问题的能力　做出正确决定并付诸实施的过程,包括认识自己面临的主要问题,寻找可解决问题的方法,分析各种方法的利弊,从中选择最适合的方法,据此着手制定计划,解决实际问题。

(二)生活技能教育的原则

生活技能教育,可有效预防青少年自杀、暴力、虐待等故意伤害行为。生活技能教育有别于传统的教育模式,应注意以下原则:

1. 面对全体学生　以学生为主体接纳学生的个体差异,尊重学生的人格和权利。充分调动学生的学习兴趣,使学生能积极主动地参与到教学活动中。

2. 生活技能教育应尽早开始　生活技能教育,需要为学生提供练习和实践技能的机会,通过应用,使学生获得系统的生活技能,在各种健康危险行为形成之前,通过对正向技能的练习和强化,来预防其发生。

3. 对教师进行培训　通过培训,改变传统教学模式的影响;提高组织协调、应变和自我调整能力。使其具有良好的教学能力,即能充分调动学生的积极性,也能很好地控制局面,避免出现混乱。

4. 重视学校、家庭和社区相结合　学生在课堂上学到的技能,需要课后在家长帮助下,通过在社区活动中进行实践、巩固、提高和强化所学到的技能。

目前,在世界范围内已经开展了许多以学校为基础的预防暴力的研究实践,并取得了一定的效果。

一项在华盛顿州城市和郊区的小学生中开展的关于管理愤怒、控制冲动和同理能力的生活技能课程教育干预研究、行为观察结果显示,课程干预后,与对照组相比,干预组学生的躯体攻击行为下降。Botvin G J 等在纽约市 41 所学校的 4 858 名六年级学生中进行了生活技能培训预防暴力教育干预研究。将 41 所学校随机分为教育组和对照组。教育内容包括解决问题和决策、抵制媒体的不良影响、管理压力和焦虑、有效沟通等技能。并分别于教育前和教育后 3 个月进行了调查,结果显示,与对照组相比,参与教育干预的学生,其暴力和违法行为显著减少。至少接受一半的预防性干预的学生,其预防效果更好。这些影响包括更少的语言和身体攻击、打架和违法行为。这项研究结果也提示,以前用于预防吸烟、酒精和药物滥用的干预方法,同时可以预防暴力。

然而,目前在我国有关学校基础的预防暴力教育活动的评价研究报告还很少,急须在我国探索有效预防暴力的干预措施,尤其要注重评价研究,包括需求评价,为制定相关政策和措施提供科学依据。

本 章 要 点

1. 青少年暴力是指发生在10~29岁人群当中的暴力。与青少年有关的暴力伤害已经成为造成全球未成年人死亡、损伤和残疾的重要原因。

2. 根据WHO报告,全球范围内,在10~29岁年轻人中他杀是第四位死因。中国死因监测数据显示,2016年中国人群10~14岁、15~20岁、20~24岁以及25~29岁年龄段的暴力死亡率分别为0.18/10万、0.34/10万、0.38/10万和0.67/10万,男性约为女性的2倍。

3. 青少年暴力的发生是多种因素综合作用的结果,在不同的文化背景和经济状况下,其影响因素也有所不同,主要包括个体因素、家庭、经济和社会环境因素。

4. 预防青少年暴力,要从个人、人际关系、社区和社会各层面开展工作。通过学校健康教育活动,学生可以获得预防暴力相关的准确信息,获得通过非暴力的方法避免冲突所需要的生活技能。

(陈晶琦)

参 考 文 献

[1] Krug E G, Dahlberg L L, Mercy J A, et al. World report on violence and health. Geneva: World Health Organization, 2002.

[2] Gladden R M, Vivolo-Kantor A M, Hamburger M E, et al. Bullying surveillance among youths: uniform definitions for public health and recommended data elements, version 1.0. Atlanta, GA: National center for Injury Prevention and Control Centers for Disease Control and Prevention and U.S. Department of Education, 2014.

[3] Smith P H, White J W, Holland L J. A longitudinal perspective on dating violence among adolescent and college-age women. American Journal of Public Health, 2003, 93(7): 1104-1109.

[4] Brown D W, Riley L, Butchart A, et al. Bullying among youth from eight African countries and associations with adverse health behaviors. Pediatric Health, 2008, 2(3): 289-299.

[5] Fekkes M, Pijpers F I M, Fredriks A M, et al. Do bullied children get ill, or do ill children get bullied? A prospective cohort study on the relationship between bullying and health-related symptoms. Pediatrics, 2006, 117(5): 1568-1574.

[6] 马爽,陈晶琦,吕林景,等. 青少年童年期同伴躯体暴力受害与健康危险行为的关联. 中国学校卫生, 2018, 39(4): 566-569.

[7] Ttofi M M, Farrington D P, Lösel F, et al. Do the victims of school bullies tend to become depressed later in life? A systematic review and meta-analysis of longitudinal studies. Journal of Aggression, Conflict and Peace Research, 2011, 3(2): 63-73.

[8] Janosz M, Brière F N, Galand B, et al. Witnessing violence in early secondary school predicts subsequent student impairment. Journal of Epidemiology and Community Healty, 2018, 72(12): 1117-1123.

[9] Kann L, McManus T, William A. Harris W A, et al. Youth risk behavior surveillance—United States, 2017. MMWR Surveill Summ, 2018, 67(8): 1-114.

[10] Kokko K, Tremblay R E, Lacourse E, et al. Trajectories of prosocial behavior and physical aggression in middle childhood: links to adolescent school dropout and physical violence. Journal of Research on Adolescence, 2006, 16(3): 403-428.

[11] Smith P K, Shu S. What good schools can do about bullying: findings from a survey in English schools after a decade of research and action. Childhood, 2000, 7(2): 193-212.

[12] Kieselbach B, Butchart A. Preventing youth violence: an overview of the evidence. Geneva: World Health Organization, 2015.

[13] Gawryszewski V P, Da S M, Malta D C, et al. Violence-related injury in emergency departments in Brazil. Rev Panam Salud Publica, 2008, 24(6): 400-408.

[14] Due P, Holstein B E, Lynch J, et al. Bullying and symptoms among school-aged children: international comparative cross sectional study in 28 countries. Eur J Public Health, 2005, 15(2): 128-132.

[15] Fahy A E, Stansfeld S A, Smuk M, et al. Longitudinal associations between cyberbullying involvement and adolescent mental health. J Adolesc Health, 2016, 59(5): 502-509.

[16] Kann L, Mcmanus T, Harris W A, et al. Youth risk behavior surveillance-United States, 2015. MMWR Surveill Summ, 2016, 65(6): 1-174.

[17] Karmaliani R, Mcfarlane J, Somani R, et al. Peer violence perpetration and victimization: Prevalence, associated factors and pathways among 1752 sixth grade boys and girls in schools in Pakistan. PLoS One, 2017, 12(8): e180833.

[18] Abdulsalam A J, Al Daihani A E, Francis K. Prevalence and associated factors of peer victimization (bullying) among grades 7 and 8 middle school students in Kuwait. Int J Pediatr, 2017, 2017: 2862360.

[19] Corboz J, Hemat O, Siddiq W, et al. Children's peer violence perpetration and victimization: prevalence and associated factors among school children in Afghanistan. PLoS ONE, 2018, 13(2): e0192768.

[20] Hazemba A, Siziya S, Muula A S, et al. Prevalence and correlates of being bullied among in-school adolescents in Beijing: results from the 2003 Beijing Global School-Based Health Survey. Annals of General Psychiatry, 2008, 7(1): 6.

[21] 杨英伟, 星一. 农村中小学生校园欺侮现状分析. 中国学校卫生, 2012, 33(8): 963-966.

[22] Wang H, Zhou X, Lu C, et al. Adolescent bullying involvement and psychosocial aspects of family and school life: a cross-sectional study from Guangdong Province in China. PLoS One, 2012, 7(7): e38619.

[23] 王付曼, 陈晶琦, 肖晚晴, 等. 河南某县城小学生同伴暴力及其与亲子关系的关联. 中国学校卫生, 2011, 32(5): 584-585, 590.

[24] 乔毅娟, 星一, 段佳丽, 等. 北京市中学生校园躯体暴力行为影响因素分析. 中华流行病学杂志, 2010, 31(5): 510-512.

[25] Wu J, He Y, Lu C, et al. Bullying behaviors among Chinese school-aged youth: a prevalence and Correlates Study in Guangdong Province. Psychiatry Res, 2015, 225(3): 716-722.

[26] 黄晓婷, 吴方文, 宋映泉. 农村寄宿制学校同伴侵害对内化行为的影响: 一个有调节的中介模型. 华东师范大学学报(教育科学版), 2017, 35(1): 93-101.

[27] Chan H C O, Wong D S W. The Overlap between school bullying perpetration and victimization: assessing the psychological, familial, and school factors of Chinese adolescents in Hong Kong. Journal of Child and Family Studies, 2015, 24(11): 3224-3234.

[28] Huang H W, Chen J L, Wang R H. Factors associated with peer victimization among adolescents in Taiwan. J Nurs Res, 2018, 26(1): 52-59.

[29] 张容, 孙群露, 林爱华. 小学生校园暴力现况及其影响因素分析. 华南预防医学, 2014, 40(2): 132-136.

[30] CHANG F C, LEE C M, CHIU C H, et al. Relationships among cyberbullying, school bullying, and mental health in Taiwanese adolescents. J Sch Health, 2013, 83(6): 454-462.

[31] 刘丽琼, 肖锋, 饶知航, 等. 中学生网络欺负行为发生特点分析. 中国学校卫生, 2012, 33(8): 942-944.

[32] Vagi K J, Olsen E O, Basile K C. Teen dating violence (physical and sexual) among US high school students: findings from the 2013 National Youth Risk Behavior Survey. JAMA Pediatrics, 2015, 169(5): 474-482.

[33] Muñoz-Rivas M J, Graña J L, O'Leary K D, et al. Aggression in adolescent dating relationships: prevalence,

justification,and health consequences. Journal of Adolescent Health,2007,40(4):298-304.

［34］Swart L A,Seedat M,Stevens G,et al. Violence in adolescents' romantic relationships:findings from a survey amongst school-going youth in a South African community. Journal of Adolescence,2002,25(4):385-395.

［35］陈晶琦,李宝光. 阜新市 611 名高中学生危险行为调查研究. 中国健康教育,2003,19(8):576-578.

［36］陈晶琦. 697 名男大学生约会暴力问题调查. 中华流行病学杂志,2009,30(10):1013-1016.

［37］陈晶琦,陈大光. 辽宁省某大学 255 名女生约会暴力问题调查. 中国心理卫生杂志,2009,23(9):665-669.

［38］王永红,陈晶琦,杨秋霞. 某大专学校女生约会暴力发生情况调查. 中国学校卫生,2009,30(9):837-838,841.

［39］孙严平. 某院校大专男生约会暴力发生情况. 中国学校卫生,2015,36(8):1235-1237.

［40］WHO. Violence prevention:an important element of a health-promoting school. Geneva:World Health Organization,1998.

［41］覃思,戴文灿,梁小冬,等. 珠海市城区中学生人际间暴力发生现况及影响因素分析. 现代预防医学,2008,35(20):3991-3993.

［42］池桂波,陈海珍,王声湧. 中学校园暴力的流行病学调查及影响因素分析. 疾病控制杂志,2007(3):250-252.

［43］Daane D M. Child and adolescent violence. Orthopaedic Nursing,2003,22(1):23-29.

［44］Bernat D H,Oakes J,Pettingell S L,et al. Risk and direct protective factors for youth violence:results from the National Longitudinal Study of Adolescent Health. Am J Prev Med,2012,43(2 Suppl 1):S57-S66.

［45］蔡秋茂,马文军,徐浩锋,等. 连平县农村中小学生校园暴力倾向流行病学调查. 中国学校卫生,2009,30(1):52-54.

［46］Smith-Khuri E,Iachan R,Scheidt P C,et al. A cross-national study of violence-related behaviors in adolescents. Archives of Pediatrics & Adolescent Medicine,2004,158(6):539-544.

［47］Manganello J A. Teens,dating violence,and media use:a review of the literature and conceptual model for future research. Trauma Violence & Abuse,2008,9(1):3-18.

［48］季成叶. 儿童少年卫生学. 北京:北京大学医学出版社,2006.

［49］Grossman D C,Neckerman H J,Koepsell T D,et al. Effectiveness of a violence prevention curriculum among children in elementary school:a randomized controlled trial. JAMA,1997,277(20):1605-1611.

［50］Botvin G J,Griffin K W,Nichols T D. Preventing youth violence and delinquency through a universal school-based prevention approach. Prevention Science,2006,7(4):403-408.

［51］佟丽华. 反校园欺凌手册. 北京:北京出版集团公司,北京少年儿童出版社,2017.

［52］National Center for Injury Prevention and Control,Division of Violence Prevention. Preventing Youth Violence[EB/OL]. https://www. cdc. gov/violenceprevention/youthviolence/fastfact. html? CDC_AA_refVal=https%3A%2F%2Fwww. cdc. gov%2Fviolenceprevention%2Fyouthviolence%2Fconsequences. html.

［53］陈晶琦,吴春眉,Michael P D,等. 大中专学生儿童期教师体罚经历回顾性调查研究. 中华儿科杂志,2006,44(1):26-30.

［54］罗晓玲,陈晶琦,孔艳秋,等. 小学教师 244 名预防儿童虐待知识态度分析. 中国学校卫生,2013,34(12):1415-1417.

［55］Chen J,Wu C,Wei H. Personal,family,school,and community factors associated with student victimization by teachers in Taiwanese junior high schools:a multi-informant and multilevel analysis. Child Abuse & Neglect,2020,99:104246.

第十三章

亲密伴侣暴力

从全球看,大约有三分之一的妇女在一生中某个时点曾遭受男性亲密伴侣的躯体和/或性暴力。全世界被谋杀的女性中,38%为亲密伴侣所杀。妇女和女童在生命早期就开始遭受暴力的侵害,在曾建立亲密关系的少女(15~19岁)中有近30%曾经历亲密伴侣的暴力。虽然亲密伴侣和性暴力经常被"隐瞒"而导致其造成的伤害被显著低估,但是以人群为基础的调查显示这些形式的暴力是常见的。

WHO对多国妇女健康和家庭暴力的研究表明,亲密伴侣暴力和性暴力导致广泛的短期和长期的身体、心理和性健康问题。一项维多利亚疾病负担研究显示,估计在18~44岁的女性中,亲密伴侣暴力与7%的疾病总负担相关。而且这类暴力还可能增加其他健康问题的风险,如高血压、吸烟、体重增加。亲密伴侣暴力也可能对整个家庭幸福和社会带来严重负面影响,对育儿、教育和就业造成不利结果。有亲密伴侣的暴力行为的家庭可能会出现行为和情绪等多种问题,可能会增加家庭中的孩子教育和就业困难,往往导致过早辍学、青少年犯罪和妊娠。亲密伴侣暴力也会对经济产生显著的负面影响。例如,英国的一项分析估计,其每年的经济成本在英格兰和威尔士约229亿英镑。亲密伴侣的暴力问题既是社会问题,也是一个重要的公共卫生问题,需要社会多部门的联合行动来预防控制/应对。

第一节 概 述

一、亲密伴侣暴力的定义及相关概念

(一) 亲密伴侣暴力的定义

亲密伴侣暴力是指发生在伴侣或前伴侣这种亲密关系间一方针对另一方进行的躯体、精神或性侵犯行为,包括身体侵犯、性侵犯、心理伤害虐待和管制行为。这些行为包括:

(1) 躯体攻击行为:如掌掴、踢打和击打。

(2) 精神虐待:如胁迫、蔑视和羞辱。

(3) 性侵犯:如强迫的性行为和其他形式的性胁迫。

(4) 各种管制行为:如将受害者与家人和朋友隔离、监视他们的活动、限制其获得信息和帮助。

亲密伴侣暴力可能发生在异性或同性伴侣之间,无论是否有性亲密。虽然妇女是最主要的亲密伴侣暴力受害者,但男性也会成为亲密伴侣暴力、性暴力和家庭暴力的受害者。

（二）亲密伴侣暴力操作性定义

在了解亲密伴侣暴力发生情况,开展相关调查过程中,采用亲密伴侣暴力操作性定义将有助于对亲密伴侣暴力进行标准化地量化。WHO 对亲密伴侣暴力界定了如下操作性定义:

1. 亲密伴侣的躯体暴力

中度暴力:

（1）掌掴、用可能造成伤害的东西扔在其身上。

（2）推、晃动或拉头发。

重度暴力:

（1）用拳头或其他可能会伤害他/她的物品击打。

（2）踢、拖或暴打。

（3）故意呛或灼烧。

（4）施暴者用枪、刀或其他武器威胁或实际攻击。

2. 亲密伴侣的性暴力

（1）在违背其意愿的情况下,强行性交。

（2）因为其害怕伴侣被拒绝性交后会做的事情,而在不情愿的状况下性交。

（3）被迫做让其感到侮辱人格或羞辱的性行为。

3. 亲密伴侣的情感暴力

（1）侮辱或使其有不良感受。

（2）其他人面前轻视,或让其丢脸。

（3）施暴者故意恐吓或做恐吓其的事情,例如,瞪着他/她、大喊大叫或砸东西。

（4）施暴者威胁要伤害其关心的人。

4. 亲密伴侣的控制行为

（1）试图阻止其见朋友。

（2）试图限制其与家人联系。

（3）无论任何时间都要知道其行踪。

（4）对其冷漠。

（5）会因为其和异性说话生气。

（6）经常怀疑其不忠。

（7）在其就医之前要先征得允许。

（三）其他相关概念

亲密伴侣暴力与性暴力和家庭暴力存在区别与重叠:

性暴力是指无论当事人双方是何种关系,以及在何种情形下(不仅包括在家里和工作中),一方通过强迫手段使另一方与其发生任何形式的性行为。性暴力的行为相当广泛,可在不同环境和背景下发生。例如:婚内或者情侣关系中的强奸、陌生人的强奸、武装冲突中有组织的强奸、非自愿的性要求或性骚扰(包括回报式的性要求)、对儿童的性虐待等。

家庭暴力是指发生在家庭成员之间的,以殴打、捆绑、禁闭、残害或者其他手段对家庭成员从身体、精神、性等方面进行伤害和摧残的行为。家庭暴力发生于有血缘、婚姻、收养关系生活在一起的家庭成员间,如丈夫对妻子、父母对子女、成年子女对父母等,妇女和儿童是家庭暴力的主要受害者。

二、防控进展

（一）国际防控进展

20 世纪 70 年代以来国际社会出台了一系列反对针对妇女暴力的相关文书。联合国 1979 年通过了《消除对妇女一切形式歧视公约》；1985 年第三次世界妇女大会通过了《内罗毕提高妇女地位前瞻性战略》；1993 年世界人权大会通过了《消除对妇女的暴力行为宣言》。自 1994 年，联合国设立了针对妇女暴力的特别报告员，以关注针对妇女暴力的原因与后果。1995 年第四次世界妇女大会的《行动纲领》将针对妇女的暴力列入到 12 个重大的关切领域之中，呼吁各国政府、国际社会和其他组织采取行动预防和消除针对妇女的暴力行为。1996 年，联合国妇女发展基金会设立"消除针对妇女暴力行为的托管基金"。2006 年，联合国秘书长发布了"各种针对妇女暴力行为的深入调查报告"。2010 年，联合国大会通过了"犯罪预防和刑事司法领域关于消除针对妇女暴力行为的最新策略模式和实用措施"。2010 年成立的联合国促进性别平等和妇女赋权（又称联合国妇女署）将应对和预防针对妇女的暴力行为列入优先领域，并与联合国毒品和犯罪问题办公室、联合国人口基金会、联合国艾滋病联合规划署和 WHO 等机构密切合作以赋予妇女权利，预防针对妇女的暴力行为及减轻其后果。2013 年 9 月，在纽约出席联大第 68 届会议的 113 个会员国签署宣言，承诺结束冲突中的性暴力。2013 年，联合国妇女地位委员会在其第 57 届会议中通过一整套有关消除和防止所有形式针对妇女和女童的暴力行为的结论性意见，其中包括从健康角度开展工作。2014 年，世界卫生大会提出要关注卫生系统在解决暴力问题，特别是针对妇女以及儿童的暴力中所起的重要作用，同时呼吁 WHO 总干事着力制定全球行动计划以加强卫生部门在解决人际暴力，特别是针对妇女、女童以及儿童的暴力中所起作用。2016 年 1 月联合国可持续发展目标正式生效，其目标 5 为：实现性别平等，增强所有妇女和女童的地位，提出到 2030 年，消除公共和私人领域中针对所有妇女和女童的一切形式暴力，包括贩卖、性剥削和其他形式的剥削。

（二）中国防控进展

随着经济全球化迅速、深入地发展，中国政府更加关注妇女发展和性别平等。2001 年，国务院颁布了《中国妇女发展纲要（2001—2010 年）》以促进妇女全面发展，保障妇女合法权益。《中国妇女发展纲要（2011—2020 年）》提出促进男女平等的法律法规不断完善；加强对法规政策的性别平等审查；妇女依法维护自身权益的意识和能力不断增强；严厉打击强奸、拐卖妇女和组织、强迫、引诱、容留、介绍妇女卖淫等严重侵害妇女人身权利的犯罪行为；预防和制止针对妇女的家庭暴力；保障妇女在婚姻家庭关系中的财产权益以及保障妇女依法获得法律援助和司法救助等目标。2015 年 12 月 27 日第十二届全国人民代表大会常务委员会第十八次会议通过《中华人民共和国反家庭暴力法》，2016 年 3 月 1 日起施行。该法律明确了家庭暴力包含身体、精神等侵害行为，明确了家庭成员以外共同生活的人也适用；强调预防为主，尊重受害人真实意愿；规定了强制报告制度、人身安全保护令制度以及紧急庇护制度等。这是我国颁布的第一部反家暴法，对于亲密伴侣暴力的防控具有里程碑式的意义。

第二节 流行情况

一、世界流行状况

（一）致死性暴力

全球疾病负担数据估算,2015 年亲密伴侣暴力死亡率为 2.52/10 万,女性的亲密伴侣暴力死亡率为 5.08/10 万,缺乏男性亲密伴侣暴力死亡率的数据。据 WHO 和其他组织估计,2013 年全球 38% 的女性凶杀来自于其男性伴侣,6% 的男性凶杀来自于其女性伴侣。

（二）非致死性暴力

据估计,大约三分之一的妇女在一生中某个时点曾遭受男性亲密伴侣的躯体和/或性暴力,有 7.2% 妇女报告曾遭受过来自其他施暴者的性暴力。约 42% 的遭受过亲密伴侣躯体和/或性虐待的妇女曾因此而受伤。由亲密伴侣暴力所致的钝器伤主要发生在头部、面部和颈部,其次为骨骼肌肉损伤和生殖器损伤。超过 1/4 的遭受亲密伴侣伤害的妇女需要医学治疗。WHO 全球暴力预防报告发布了全球亲密伴侣暴力流行情况,其中地中海、东南亚和非洲地区发生率较高(约 37%),欧洲区和西太平洋地区发生率较低(约 25%)。

1982—1999 年间,全世界范围内 48 个人群的调查表明,10%~69% 的女性在她们的生活中曾被男性伴侣施以躯体攻击。对于她们当中的很多人来说,躯体侵犯并不是孤立发生的,伴侣之间的躯体暴力行为常常同时伴随着精神虐待,大约 1/3 甚至超过 1/2 的妇女还受到性虐待。2000—2003 年间,10 个国家 15 个地区的数据显示,15%~71% 的妇女在一生中遭受躯体、性或二者兼有的亲密伴侣暴力。在非洲、东地中海和东南亚区域,约 37% 有过伴侣的妇女在一生中某个时点遭受过亲密伴侣的躯体和/或性暴力,其次为美洲区域,大约 30% 的妇女遭受过此种暴力。多数躯体暴力受害者长时期遭受反复的躯体攻击。一项研究表明,60% 的妇女在前一年里曾遭受的虐待超过一次,20% 的妇女遭受的严重暴力攻击超过 6 次;英国伦敦的一项调查表明,目前遭受虐待的妇女中,其在前一年里遭受躯体攻击的平均次数为 7 次。尽管在大多数国家有关性暴力的调查研究都很少,但现有的数据表明,在一些国家里,四分之一的妇女可能遭受过来自伴侣的性暴力,并且近乎 1/3 的青春期少女声称她们的第一次性经验是被迫的。美国一次全国范围内的调查表明,17 岁以上的女性中有 14.8% 的人都曾遭到强奸,还有另外 2.8% 的人遇到过强奸未遂。

二、我国流行状况

（一）致死性暴力

我国关于针对亲密伴侣暴力的调查研究很少,而统计到的数据仅仅是现实中的冰山一角。全球疾病负担数据估算,2015 年中国亲密伴侣暴力死亡率为 1.5/10 万,女性的亲密伴侣暴力死亡率为 2.3/10 万。

（二）非致死性暴力

中国尚无全国性的非致死性亲密伴侣暴力数据。全国妇联和国家统计局 2010 年第三次中国妇女社会地位调查显示,发生在婚姻家庭中的各类针对女性暴力发生率为 24.7%,这些女性在整个婚姻生活中曾遭受过侮辱谩骂、殴打、限制人身自由、经济控制、强迫性生活等不同形式的配偶暴力。其中,明确表明遭受到配偶殴打的比例为 5.5%。

我国局部地区的关于亲密伴侣发生率的调查主要在医院、监狱等公共机构中开展。承德县2009—2010年妇产科和婚检科门诊就诊的女青年筛查显示,妇女遭受暴力的发生率为3.9%,其中躯体暴力占受暴妇女的54.0%,精神暴力占23.0%,性暴力占13.5%,经济控制占9.5%。2009年6月在海南省女子监狱的实证调研结果表明,该监狱所关押的500名女犯中,涉及家庭暴力以暴制暴104人。

第三节 亲密伴侣暴力的后果

一、对躯体健康的影响

暴力与许多不同的健康后果有关,包括近期和远期的影响。目前,大多数亲密伴侣暴力的研究仅针对女性。人群调查显示,遭受过躯体暴力的40%~75%的妇女都受到不同程度的躯体伤害,可能是非常轻微的小伤口或青紫,也可能是终身残疾和死亡。加拿大的一项调查显示,43%的受到躯体伤害的妇女都需要到医疗机构就诊,50%需要在家休养。暴力可导致直接的健康后果,例如外伤和身体功能的损害,同时暴力也能造成原发疾病的加剧和日后患病危险性的增高。对妇女的性暴力可直接导致生殖器官的受损、生殖道感染等疾病的发生,由于缺乏保护性措施,还可能会发生梅毒、艾滋病等严重的性传播疾病,甚至会导致妇女非意愿妊娠。受暴力危害像吸烟和饮酒一样,是许多疾病的危险因素,或引起原有疾病的加重。针对妇女的暴力给妇女的躯体带来的伤害见表13-1。

表 13-1 针对妇女的暴力造成的躯体健康后果

明显外伤	皮肤划痕、青紫、撕裂伤、擦伤、红肿、局部出血以及伤口、骨折、脏器破裂等
身体功能损害	胃肠功能紊乱、肠易激综合征、脑震荡、身体伤残、慢性疼痛综合征等
生殖系统疾病	慢性盆腔痛、不规则的阴道流血、阴道异味分泌物、痛经、盆腔感染、性传播疾病、非意愿妊娠、阴道感染、泌尿系感染、性功能障碍
传染病	乙肝、淋病、梅毒、艾滋病等
原发病的加剧	冠心病、高血压、糖尿病、哮喘等

二、对心理健康的影响

亲密伴侣暴力给暴力受害者的心理和精神带来严重伤害,引发一系列的心理和精神疾患,如抑郁、恐惧、焦虑、低自尊、性功能障碍、创伤后应激障碍、自杀或杀人等。无论男性还是女性,在遭受亲密伴侣暴力后慢性精神疾病的发病都会增加。一项人群调查结果显示,在有性暴力经历的妇女中,有精神症状的比例为33%,在有躯体暴力经历的妇女中,这一比例为15%,而在没有暴力经历的妇女中,该比例则为6%。对产后妇女的研究发现遭受家庭暴力者产后抑郁的发生率(31.7%)明显高于未遭受家庭暴力者(19.3%)。很多妇女认为心理遭受的伤害往往比躯体上的伤害更使她们无法忍受。此外遭受暴力的妇女常常失眠,存在睡眠困难,经常做噩梦。这些妇女还经常感到沮丧、无助、缺乏自信、自卑,感到自己没有办法控制自己的命运,只能忍气吞声。她们也会经常责备自己,总认为是因为自己不够漂亮、不够能干、不够贤惠,丈夫才对自己不好,自己不是个好妻子,遭受暴力都是自己的错误,是自己造成的。有些妇女长期生活在暴力环境中，往往会感到生活没有意义，对自己采取放弃的态度，或者厌世而产生自杀念头，美国的一项统计显示，25%受丈夫虐待的妇女曾有过自杀的企图，或者因为对丈夫积怨过深而产生以暴制暴的想法，产生杀死丈夫的念头，并有一部分妇女甚至实施了这些行为，而最终导致自己死亡或者杀死了丈夫。北京心理危机研究与干预中心对家庭暴力受害者危机干预热线来电资料分析显示，受害女性有自杀意念者占63.3%，有自杀计划者占6.7%，有既往自杀未遂史者占43.3%，12.0%暴露有杀施暴者的想法。

三、对孕产妇的影响

与施暴者共同生活的妇女很难避免意外怀孕或疾病。暴力可直接导致意外怀孕或通过强迫性行为及其他妨碍妇女使用避孕品（如避孕套）的方式传播性疾病。暴力也发生在怀孕期间，这不仅影响了妇女，也影响了发育中的胎儿。加拿大、智利、埃及和尼加拉瓜的人群调查发现，6%~15%有过伴侣的妇女在怀孕期间曾遭受过躯体或性虐待，施虐者通常是其伴侣。亲密伴侣暴力也与艾滋病的流行范围扩大有关，如妇女因害怕被驱逐或家庭暴力而在孕期拒绝HIV检测或不取回检测结果。

遭受暴力的孕妇易发生不良妊娠结局包括低出生体重、早产、流产、胎儿/新生儿死亡、产伤、产前检查较晚及产后抑郁。Susans发现人工流产的妇女中自我报告的暴力的发生率为39.5%，而且遭受暴力的妇女多是自己作出人工流产的决定。Mcfarlane的研究发现遭受暴力的妇女更容易推迟产前检查的时间。现有研究表明，腹部的伤害可能会导致胎儿的死亡或者引发早产而导致低出生体重。

四、对孩子的影响

暴力可能直接或间接影响幼儿死亡率。尼加拉瓜利昂的研究者发现，控制了其他可能的混杂因素后，与未受虐妇女的孩子相比，受伴侣躯体和性虐待妇女的子女在5岁前的死亡可能性是其6倍。受过殴打的妇女比未受虐待的妇女更可能经历胎儿死亡、堕胎、流产或死产。另外，暴力导致的一些不良健康习惯（如吸烟、酗酒等）也可能会导致低出生体重的发生。暴力导致的精神抑郁等会增加或抑止激素的分泌或者导致免疫学改变，从而造成早产或宫内发育迟缓。

目睹家庭暴力的孩子出现一系列精神和行为问题的危险性升高，包括焦虑、消沉、学业不佳、自卑、不顺从、做恶梦和身体状况差等。而且，目睹家庭暴力的男孩长大后虐待伴侣的可能性更高。

五、对社会的影响

我国一项统计显示，女性犯罪50%以上有家庭暴力的因素，犯有重伤害和杀人罪的女性罪犯80%是由家庭暴力引起。

暴力还是社会的一项巨大经济负担，在印度一项有关妇女的调查中，13%的妇女因为遭受暴力不得不放弃工作，每次遭受暴力平均要损失7个工作日，11%的妇女因为暴力事件而不能从事家务。美国芝加哥的一项研究发现，有亲密伴侣暴力史的妇女更可能经历一段时间的失业状态、常常更换工作及因出现更多的躯体和心理健康问题而影响工作表现。2003年美国针对妇女的暴力的经济花费大约为58亿美元。

第四节　影响因素

亲密伴侣暴力是复杂个人、关系、社会、文化和环境因素相互作用的结果。生态模型从多个层面归纳了亲密伴侣暴力的影响因素。

一、个人因素

亲密伴侣暴力与人口学特征、成长经历、心理状态等有关。在人口统计学因素中，无论是受暴力女性还是施暴男性，年轻和贫穷与男性对伴侣实施躯体暴力的可能性有关。酗酒、吸毒、以前曾被强奸或遭受过性虐待、有多个性伴侣等是女性遭受暴力的危险因素。成长过程中经历过家庭暴力是男性成年后施暴的一个极其重要的因素，多国研究发现，在年幼时曾遭到毒打或曾目击到母亲被打的男孩，成年后虐待伴侣的可能性高。与酗酒者生活在一起的妇女，遭受躯体暴力的危险性明显升高，而且在施加暴力时，酗酒者的暴力程度更严重。加拿大一项对妇女暴力的调查表明，与酗酒者生活在一起的妇女，遭受伴侣暴力攻击的可能性是与非饮酒者生活的妇女的 5 倍。此外人格缺陷增加了暴力的可能性，来自加拿大和美国的研究表明，易于攻击妻子的男人更易感情依赖、缺乏安全感和自尊心差，且难于控制自己的情绪，较之那些不具进攻性的男人，他们更易表现出愤怒、敌意和消沉，以及严重的人格缺陷包括反社会、好斗和边缘性人格缺陷。

二、人际关系因素

人际关系冲突：婚姻冲突或人际关系不协调是亲密伴侣暴力最常见的人际关系危险因素。婚姻冲突可预示亲密伴侣暴力的发生。泰国的研究表明，即使对妻子的社会经济地位、丈夫的压力水平和其他与婚姻有关如交友和稳定性等因素进行对照控制之后，婚姻中的争吵与妻子遭受躯体暴力间仍存在显著相关性。

同伴影响：某些形式的性暴力，诸如轮奸，主要是由年轻男性所为。他们常常认为性攻击是男性的特征，性攻击与被尊重的强烈愿望也明显相关。年轻人中的性攻击行为与帮派及不良少年群体常常联系在一起。研究表明，与有性攻击行为的同龄人为伍的男性比极少与有性攻击行为同龄人在一起的男性，更可能进行性暴力。

三、社区因素

贫困是亲密伴侣暴力的一个危险因素。在所有的社会经济团体中，贫困的妇女受到亲密伴侣暴力的影响尤其严重。对于某些男性，贫困可能使他们产生压力和挫折感，并由于不能成为社会所预期的角色而感到失败，继而增加对伴侣的施暴。贫困同样可以作为婚姻中争执的理由，贫困还使暴力受害者更难脱离暴力或其他恶劣的人际关系。

社区对亲密伴侣暴力的反应可能会影响暴力行为的程度，那些对亲密伴侣暴力进行制裁的社区暴力发生水平最低，社区可以采取正式法律途径或使邻居出于道德压力而介入冲突制裁或制止施暴行为，受虐待的妇女能够在避难机构或通过家庭帮助而得到保护。

四、社会因素

与性别平等、性暴力以及暴力有关的国家法律和政策影响针对妇女的暴力。法律和政策在处理性暴力上,不同国家有着极大的不同。一些国家有考虑长远的立法和司法程序,对强奸也有更广泛的定义(包括婚内强奸),对强奸犯处以重罚并给受害者以有力的帮助。在预防和控制性暴力方面,加强警察训练、配置适当警力、优先调查性攻击案件,并向受害者提供援助和医学法律服务。而在另一些国家,在这一问题的处理上对女方非常不利:妇女单方指控不能定强奸罪,某些形式或情形下的性暴力不包含在法律定义之中,甚至受害者因害怕提供"无效证明"时受到法庭惩罚而无法提出指控。

社会规范、意识形态等很大程度上影响男性对女性的态度。男女间结构的不平等、大男子主义和男性荣誉感等都可以增加亲密伴侣暴力发生的可能性。在许多文化中,妇女和男人都认为结了婚的女性有义务无条件地满足丈夫的性要求,即使在某些应避免性生活的特定时期,如刚生产后或妇女经期时也无例外。因此,许多男性认为他们向妇女要求性生活时不应遭到拒绝。

社会地位与暴力发生也极为相关,社会地位低下特别是妇女,其遭受性暴力的机会大大增加。在男女不平等、重男轻女、社会阶层区分大、资源占有不平衡的社会环境中,妇女常常是暴力的受害者。此外,在自然灾害和战争的环境下,妇女也更容易遭受性暴力。

WHO 出版的《预防亲密伴侣暴力和针对女性的性暴力——采取行动与制动证据》从男性施暴者和女性受害者两个角度结合生态学模型的四个层次列举了亲密伴侣暴力的危险因素,见表 13-2。

表 13-2　亲密伴侣暴力的危险因素

男性施暴者	女性受害者
个体层面	
人口学因素	**人口学因素**
• 年轻 • 社会经济地位低 • 文化程度低 • 无工作	• 年轻 • 社会经济地位低 • 文化程度低 • 分居/离婚状态 • 怀孕
童年期暴露于虐待	**童年期暴露于虐待**
• 父母间暴力 • 性暴力 • 躯体暴力	• 父母间暴力 • 性暴力
精神障碍	**精神障碍**
• 反社会人格障碍	• 抑郁症
物质滥用	**物质滥用**
• 酒精滥用 • 吸毒	• 酒精滥用 • 吸毒
态度/信念	**态度/信念**
• 接受暴力的态度	• 接受暴力的态度
暴力史	**暴力史**
• 施暴史	• 施暴/受暴史

续表

男性施暴者	女性受害者
人际关系层面	
• 教育水平差距大 • 多个性伴侣 • 婚姻不满/不和 • 性别角色混乱 • 婚姻持续时间	• 教育水平差距大 • 孩子数量 • 婚姻不满/不和
社区层面	
• 接受传统的性别角色观念 • 贫困率高 • 失业率高 • 男性文盲率高 • 接纳暴力的态度 • 使用体罚的家庭的比例高 • 社会制裁力度低	• 接受传统的性别角色观念 • 贫困率高 • 失业率高 • 女性文盲率高 • 接纳暴力的态度 • 使用体罚的家庭的比例高 • 自主的女性的比例低 • 高教育水平的女性的比例低 • 社会制裁力度低
社会层面	
• 传统的支持暴力的性别规范和社会规范	• 离婚由政府干涉 • 缺乏婚内亲密伴侣暴力的立法 • 保护婚姻的法律 • 传统的支持暴力的性别规范和社会规范

引自：Preventing intimate Partner and sexual violence against women WHO 2010.

第五节 预防与控制

一、亲密伴侣暴力的信息收集

（一）界定亲密伴侣暴力问题

制定防控亲密伴侣暴力的政策需要基于亲密伴侣暴力问题的范畴、危险因素、受暴者和施暴者特点以及可能产生的影响等信息。这些流行病学信息在预防亲密伴侣的规划制定和评估中起着至关重要的作用。准确的亲密伴侣暴力的流行病学数据、问题的原因和后果的数据，将有助于预防该类暴力。准确的流行病学信息将：

1. 对由于各种社会和文化因素影响而被隐藏起来的暴力问题提供一个可见的、定量的描述；

2. 提供亲密伴侣暴力发病率、原因、后果的地区和国家级别的持续、系统的数据；

3. 基于在流行病学研究中发现的亲密伴侣暴力的危险因素提出优先防治策略；

4. 能够在早期识别尚未发生的亲密伴侣暴力，以便制定适当的预防方案；

5. 描述亲密伴侣暴力的地理分布，可以帮助项目锁定重点人群，并规划对受害者的后期支援服务；

6. 为评估针对亲密伴侣暴力的防控工作效果提供基线；

7. 监测不同时间亲密伴侣暴力的发生率、特征及其相关危险因素的变化。

在开展亲密伴侣暴力信息收集工作时，可采用本章第一节所介绍的操作性定义以便对亲密伴侣暴力进行标准化地量化。

（二）亲密伴侣暴力的信息来源

亲密伴侣暴力调查的目的不同，需要不同类型的数据来获得相关信息，包括：描述亲密伴侣和性暴力的严重程度和影响；了解所涉及的危险因素，以及确定预防项目效果的数据。潜在的数据来源包括个人、机构或部门的记录、当地信息、社区和政府的记录以及其他一些以人口为基础的调查和专题研究。几乎所有这些来源都包括基本的人口信息（如年龄和性别）。一些信息来源（如医疗记录、警方记录、死亡证明、验尸报告）包括针对暴力事件或伤害的信息。例如，急诊部门的数据可以提供关于受伤的性质、它是如何发生的以及事件发生的时间和地点（尽管通常不涉及施暴者的信息）。警方搜集的资料可包括受害人与犯罪人的关系、是否涉及武器及与该事件有关的其他情况。调查和专项研究可以提供有关受暴者或施暴者的详细信息，他们的背景、态度、行为和以前可能经历的暴力。比起仅报告给警方或其他机构的信息，多途径的信息来源可以提供一个更真实的暴力事件发生率估计。表13-3列出了各类信息的潜在来源。

表 13-3 各类暴力数据信息的潜在来源

数据类型	潜在的信息来源	信息收集举例
死亡率	死亡证明,生命统计登记系统,太平间记录,法医和验尸报告	个体特征,死因,死亡的时间和地点
发病率及健康后果	医院,临床及诊疗登记	疾病、伤害、身体和心理健康的信息,有关状况的严重程度
自我报告的态度、信念及行为	调查,小组访谈,媒体	针对暴力的态度、信念和行为的信息,关于施暴及受暴的经历,社区暴力及家庭暴力的暴露,风险行为
基于社区的数据	人口登记,当地政府记录	人口统计,收入水平,教育水平,失业率
犯罪数据	警方记录,司法记录,监狱记录,犯罪实验室	犯罪类型,罪犯特征,被害人特征,事件情境
社会经济数据	机构或部门记录;专题研究	卫生支出,服务利用,医疗保健的获得,治疗费用,个人和家庭收入,收入分配
政策或法律	政府及司法记录	法律法规信息,政策制度的实施

引自：Preventing intimate Partner and sexual violence against women WHO 2010.

针对妇女、儿童和老年人的暴力更容易在官方的死亡统计、警方报告以及医院急诊室伤害诊治数据中漏报。在暴力死亡案例中，由于亲密伴侣暴力所致的死亡可能存在明显的错分，经常被错分为其他原因所致的死亡（如厨房意外事件或跌倒事件）。此外，在官方的暴力死亡统计数据中，关于施暴者与受害者关系的描述常常是缺失的。许多儿童和老年人的死亡并没有进行常规的问询调查或者尸检,很难掌握由于虐待所致死亡的精确数据。在警方关于非致命性暴力的报告以及医院急诊室伤害诊治数据中,伤害严重程度,受害者年龄,受害者与施暴者之间是否相识,无法接触到或者对卫生或警察当局的不信任等因素都会对受害者是否报告他们遭受到暴力攻击产生影响。目前获知的针对妇女、儿童和老年人的暴力数据主要来自以人群为基础的调查和专题研究。这些研究表明,躯体虐待、性虐待和心理虐待是普遍存在的,影响了全球数以百万的妇女、儿童和老年人的健康与幸福生活。这些研究还强调实际上警方和卫生部门常规收集的数据对于设计和监控针对这些暴力类型的综合性预防计划是不够的。例如,以人群为基础的针对妇女的亲密伴侣暴力调查显示,有 20% ~ 60%的妇女从未向任何人提及自己遭受了暴力,很少有人曾寻求过包括卫生服务机构等机构的帮助。在遭受暴力伤害的妇女中,有 48%认为受伤需要医疗服务,但仅有 36%寻求过服务。当公安和卫生服务部门仅能提供最严重暴力行为致死或重伤的重要数据时,开展以人群为基础的专项调查为发现更多隐蔽性暴力行为具有重要意义。

(三) 亲密伴侣暴力数据收集的注意事项

暴力的数据通常来自警方、医疗部门和社会团体等。由于问题的敏感性,这些数据与实际情况的关系可用"冰山一角"来形容。可见的冰山顶端部分如警方已接到的报案,更大的部分通过问卷调查和社会团体的工作而暴露出来,而处于水面之下可能看不到的巨大部分就是我们无法通过调查和统计而了解的部分。许多妇女常因为羞耻,怕遭到谴责、报复、警方不信任或受到其他的粗暴对待等原因,不愿将遭受暴力的事情报告给警方。像对暴力这种敏感问题的研究,人们面临的主要难题是如何使被调查者坦诚地回答生活中的隐私问题。调查成功与否部分依赖于问题的设计、表达方式、获得信任以及如何使被调查者在调查过程中保持心情舒畅。调查时要遵照伦理原则,不能因调查过程给被访者带来伤害。进行暴力特别是关于性暴力方面的调查员,首先应经过良好的培训,熟练掌握调查方法和咨询技巧,并富有同情心,一方面有利于获得更为真实的结果,另一方面,有助于受害者能够诉说真实情况和感受,舒缓心理压力。良好的调查方法应包括:

1. 在调查过程中给被调查者更多的机会来表明暴力的问题;
2. 使用与行为有关的直接的和明确的问题,如"你的丈夫是否踢你、向你扔东西",而不是"你丈夫是否虐待你";
3. 选择适宜的调查人员,并接受培训,使他们具有与被调查者建立友好关系的能力;
4. 对被调查者提供帮助,使其避免遭到施暴者或家人的报复。

(四) 医务人员对暴力识别与筛查

1. 针对亲密伴侣暴力的识别 医务人员常常是第一个,有时也是唯一的受亲密伴侣暴力寻求帮助的人员,医务人员有机会也有责任对针对亲密伴侣暴力进行帮助和干预。医务人员如发现就诊人员有可能遭受暴力的迹象,应提高警惕,进行详细询问和医疗检查,并提供必要的帮助。

(1) 遭受亲密伴侣暴力者常见的就诊原因:由于暴力问题的私密性,因暴力就诊者往往不会直接告诉医务人员自己遭受了伴侣的暴力,而是以其他原因就诊或是来治疗暴力引发的其他问题。遭受亲密伴侣暴力者常见的就诊原因包括长期的自诉身体不适而又无明显的器质性病变;有自杀未遂历史或自杀企图;抑郁、焦虑、睡眠困难,慢性肠易激综合征,有性生活问题或性欲低下,久治不愈或治愈后的反复发作的性传播疾病以及尿路感染。女性暴力受害者还可能因慢性盆腔痛、阴道瘙痒或出血、意外妊娠就诊。

（2）遭受亲密伴侣暴力者常见的躯体表现:遭受亲密伴侣暴力者往往出现面部抓伤、鼻骨骨折,躯体上有新的或旧的、程度不同的伤痕或特定形式的损伤,不可解释的疼痛或营养不良。对于女性暴力受害者,可能有乳房、腹部和生殖器部位的损伤。孕妇可能会出现接受孕产期保健较晚或较少,自然流产或早产。

2. 针对亲密伴侣暴力的筛查　大多数暴力受害者不会自愿告知医务人员其受虐的事情,但如果患者知道其回答会得到保密的情况下,他/她可能会愿意告知,并希望能得到帮助。医务人员如发现就诊者有受暴力的迹象,应给予更多的关怀和帮助,并注意在一定范围内为患者保密,但如果发现就诊者有进一步被伤害的可能,应及时告知有关部门获得救助。一旦就诊者被甄别出是暴力幸存者,医务人员应提供必需的医疗措施,记录暴力和受害的情况,做出适当的转诊计划和协助病人做出逃离计划。必要时帮助其与公安、妇联或社区等部门联系。为了能够询问出相关信息,一些研究机构提出了以下问题针对妇女暴力进行筛查(框 13-1)。

框 13-1　医务人员可用下列问题筛查亲密伴侣暴力

"你曾遭受到有密切关系的人的伤害、威胁和恐吓吗?"

"与现在和过去的伴侣在一起时,你会担心你和你孩子的安全吗?"

"你害怕你的伴侣吗?"

"在你妊娠时,你遭受了某人的伤害或威胁吗?"

"是否有人在你不愿意时,迫使与你发生性行为?"

"当你的伴侣生气时,他会做什么?"

二、干预策略

亲密伴侣暴力的危险因素和不良后果往往贯穿于人的整个一生,人们从童年期就可能暴露于亲密伴侣暴力的风险因素中,例如童年期遭受躯体暴力或目睹家长的亲密伴侣暴力者,成年期更可能成为施暴者或受暴者。遭受亲密伴侣暴力后的影响是长期的,例如遭受暴力后出现物质滥用、抑郁症等。所以对于亲密伴侣暴力的干预需要考虑生命历程的各个阶段:包括针对童年期和青少年期的预防,对于青少年和成年早期的预防,对于成年期的预防以及适用于全生命历程的预防策略。

（一）针对童年期和青少年期的预防策略

1. 在儿童与其父母和照料者间建立安全的、稳定的和支持性的关系　如本章危险因素中提到的,童年期经历暴力将增加未来亲密伴侣暴力施暴或受暴的风险。所以预防儿童暴力将潜在减少随后的亲密伴侣暴力。减少儿童暴力的策略措施已在第十一章具体介绍,最为有效的策略包括家庭访视和父母教育。

2. 促进母亲的心理健康　至少有十分之一的新妈妈遭受产后抑郁的困扰。产后抑郁会影响连结与依恋的过程,继而又增加儿童罹患品行障碍的风险。有效应对产后抑郁的方法包括早期识别、同伴及社会支持、心理治疗及抗抑郁药治疗。

3. 识别并治疗儿童的行为和情感障碍　儿童或青少年品行障碍继而会发展为反社会人格障碍,后者增加亲密伴侣暴力施暴和/或受暴的风险。此外,童年期情感障碍与成年期的抑郁及焦虑相关,会增加产后抑郁及母亲持续抑郁的风险。对于儿童和青少年行为和情感障碍的早期识别和治疗有助于减少随后亲密伴侣暴力的发生。

4. 干预遭受虐待和/或暴露于亲密伴侣暴力的儿童青少年 如前所述,童年期经历虐待或目睹父母间的暴力将增加未来亲密伴侣暴力施暴或受暴的风险。对这部分儿童的心理干预将有助于提高儿童的认知、情感、行为状况以及社会功能,将潜在地减少未来亲密伴侣暴力的发生。

5. 基于学校的社会技能和情感技能培养 冲动性、缺乏同情心以及社交能力差,这些状况是品行障碍的表现,即反社会人格障碍的前兆,反社会人格障碍是各种形式的暴力,包括亲密伴侣暴力和性暴力的重要独立危险因素。在学校开展认知行为技能培训和社会发展项目有助于解决儿童青少年的这些状况,因此能够防止随后的暴力行为。这些措施旨在促进亲社会行为,增强社会技能和情感技能,如解决问题、愤怒管理、增加换位思考的能力以及选择非暴力的方法解决冲突。

6. 欺凌预防 欺凌会对施暴者和受害者产生即时和长期的后果,包括增加施暴者社会隔离、反社会行为和未成年及成年犯罪,增加受害者抑郁、自杀意念、社会隔离和低自尊。这些后果可能会增加随后的亲密伴侣和/或性暴力行为的风险。欺凌预防项目能够有效减少欺凌:一项系统回顾显示,开展预防欺凌的校本课程会有效减少欺负与被欺负,欺凌行为平均下降了 20%～23%,被欺负的体验减少了 17%～20%。

（二）针对青少年和成年早期的预防策略

1. 基于学校的约会暴力预防 约会暴力是伴侣暴力的早期形式,主要发生在青春期和成年早期,并且在"约会关系"中经历。约会暴力预防计划旨在培养健康的关系,降低对暴力的容忍度,这个计划在大多数高收入国家取得了成效,针对家庭暴力和减少虐待行为的知识和态度有显著改善。预防约会暴力的校本课程包括提高青少年人际关系技能、制定积极策略应对压力、如何无暴力地解决冲突和提高被虐待青少年的沟通技能等,这些技能将预防青少年在约会关系中的躯体、性和情感暴力,也可能有助于防止成年后的亲密伴侣暴力和性暴力。

2. 基于学校的暴力综合干预 综合的干预项目是最有效的基于学校的暴力预防项目,这种项目面向所有学生,是在常规课程之外的,可以融入到放学后活动和/或社区活动中。干预包括教师的行为管理培训、亲子教育、同伴调解等。一项系统评价估计,开展了该项目的学校比那些没有开展的学校平均减少了 15% 的暴力。鉴于青少年暴力、亲密伴侣暴力和性暴力的危险因素在一定程度上是共享的,这样的项目也将潜在地减少亲密伴侣暴力。

3. 中学和大学的性暴力预防 学校的性暴力预防计划旨在提高意识,改变性别规范、强奸与性侵犯的知识和态度。在美国,大多数针对陌生人、熟人和非亲密约会对象的暴力预防项目主要集中在大学生身上,这些项目也越来越多地被高中和初中借鉴。在中学阶段开展这类项目,可以在儿童青少年开始有了性概念以及开始谈恋爱的时候进行,对他们进行一些关于什么是合适的及不合适的性行为的教育。其他一些措施还包括在学校和工作场所强奸和性暴力预防的家长教育,对教师和教练进行性暴力预防教育等,但是这些策略尚缺乏证据证实其有效性。

（三）针对成年期的预防策略

1. 用赋权和参与的方法促进性别平等 赋权是一种通过参与来帮助个人和社区确定自己的问题并成长的方法,使其获得资源、技能和信心以解决问题。这种方法强调个人和社区在整个过程中作为推动者和领导者的作用,旨在创造一个支持环境,改变个人和社区的态度和行为,改变社会影响。这种方法通常是参与式快速需求评估、教育和培训相结合的提高公众意识的行动和社区行动。

小额信贷与性别平等的培训项目是通过赋权的方法减少亲密伴侣暴力的一个例子。南非的一项小额信贷项目,通过一些小额信贷的举措将提供小额贷款与两性平等培训结合,重新构建两性的性别角色和规范、文化信仰、沟通模式,增加妇女的经济和社会地位,该项目原本为减少艾滋病而设计,通过评估发现项目干预措施降低了亲密伴侣暴力:干预组自报亲密伴侣暴力发生率比对照组低 55%,干预对象改变了对亲密伴侣的躯体暴力和性暴力的认同,她们的自信心提高了,并且能够与家庭成员进行更好地交流。

2. 家访项目预防亲密伴侣暴力　如前所述,家庭访视项目是预防儿童虐待的有效策略。家访项目中,经过良好培训的人员到儿童家中访问家长和孩子,提供健康咨询、社会支持、儿童发展教育、辅导家长促进儿童健康以及提高父母预防儿童虐待的能力。对夏威夷的健康启动项目(一个幼儿家访项目)的评价发现,干预组母亲的施暴行为及遭受亲密伴侣暴力低于对照组。另外一项美国空军自杀预防项目也获得了减少亲密伴侣暴力和儿童虐待的效果。该项目通过将自杀预防纳入专业军事教育,识别高危人群,提供多资源的心理健康服务,自杀率下降了 33%,重度和中度的家庭暴力率分别下降了 54% 和 30%。

(四) 全生命历程的预防

1. 减少酒精的可得性和有害使用　虽然在不同文化背景中各国酒精消费量水平、饮酒模式和暴力发生率存在差异,但酒精与暴力之间存在重要关联。例如,有害饮酒能够直接影响生理和认知功能,导致自控能力下降,使饮酒者在冲突中更易采取暴力手段。经历或者目睹暴力行为能够导致将有害饮酒作为一种应对方式或自我疗伤的方式。酒精和暴力也可能通过共同的危险因素(如反社会人格障碍)而导致发生酗酒和暴力行为风险的增加。

减少有害饮酒的政策措施包括限制酒精的销售及服务——例如,设立啤酒、红酒和白酒的消费税,减少酒精饮料销售时长与天数,设立购买酒精制品的最低年龄和调整酒类销售点的密度。至少有 80% 的国家报告设立了啤酒、红酒和白酒的消费税,约 29% 高收入国家没有征收红酒消费税。有些学者用经济学模型评估了提高酒精价格对暴力发生率的影响:美国研究结果显示,每盎司纯酒精的价格每上涨 1%,发生针对妇女的亲密伴侣暴力的可能性下降 5.3%,啤酒价格每上涨 10%,每年大学生参与暴力的人数将下降 4%。

2. 改变助长暴力的文化和社会规范　改变社会和文化习俗的性别规范旨在改变社会对何为适合男性和女性行为的期望,如性别规范认为男性有权控制女性,这种性别规范致使妇女和女童遭受男性的躯体、情感和性暴力。虽然改变社会和文化习俗的策略还需要严格的研究来评价其影响,然而这仍然是一项推进文化转变的重要策略,该策略告知社会大众什么是适当和不适当的行为,以促进非暴力和公平的两性关系。

媒体宣传活动是一种常见的亲密伴侣暴力的一级预防方法,有可能获得大量的受众。活动的目标可以包括提高公众意识(例如,这个问题的严重程度如何,在亲密伴侣暴力中妇女有什么样的人权,在消除针对妇女的暴力过程中男性有什么样的角色),提供准确的信息,消除对亲密伴侣暴力的误解和成见,改变公众的态度。

越来越多的项目致力于改善对青少年男性或男孩的态度,通过校本活动、社会动员及公众宣传等各种途径传递的有关文化和社会规范,目标通常包括增加个人的知识,改善对性别规范和暴力的态度,改变关于男子主义、权力、性别和暴力的社会规范。有的项目因为没能成功使人和男孩参与,结果反而带来了负面影响(框 13-2)。

框 13-2　尼加拉瓜干预效果的反弹表明：男人也要参与

自 2000 以来，尼加拉瓜已率先采取多项措施保护妇女免受家庭暴力。这些措施包括：

- 设置妇女的警察站，在那里遭受暴力的妇女可接受心理、社会和法律支持；
- 家庭事务部确保遭受家庭暴力的妇女和儿童能够到庇护所获得救助；
- 在国家生殖健康计划中纳入性别暴力和性暴力问题。

在同一时期，民间社会团体进行了促进妇女权利的宣传并在家庭暴力中为她们赋权。由于这些努力，亲密伴侣暴力和针对妇女的性暴力的报道频率急剧增加。具有越强的反暴力意识，就越可能报告遭受的暴力。例如，由 Comisaria de la Mujer rose 收到的性暴力案件数从 4 174 起（2003 年 1~6 月）上升到 8 376 起（2004 年 1~6 月）。亚美利加纳大学和性别研究所中心的研究人员解释了这种增长的原因：在国际法和尼加拉瓜家庭暴力法大力宣传下，越来越多的妇女已不再接受认同暴力的传统文化，她们被鼓励报告了更多的暴力事件。

然而，正因为尼加拉瓜妇女更积极地反对男性霸权，家庭内矛盾也有所增加，更多的男性诉诸亲密伴侣暴力。这些研究结果表明，亲密伴侣暴力的应对不能仅集中于女性，也必须针对男性。

三、亲密伴侣暴力防控的多部门作用

（一）亲密伴侣暴力防控相关部门

对于亲密伴侣暴力的防控应具有综合的行动计划，建立政府主导、多部门合作、全社会参与的暴力防控工作机制。增强政府及各有关部门/机构相关人员、相关专业工作者的责任意识和能力。将亲密伴侣暴力防控与国民经济和社会发展规划衔接，教育、卫生、民政、妇联、公安等部门在暴力防控的各种环节、各种影响因素中共同发挥作用，从而促进全面的暴力预防。表 13-4 列举了各个部门在亲密伴侣暴力防控中的职责作用。

表 13-4　亲密伴侣暴力防控相关部门作用

部门	职责
教育	开展反暴力教育，技能培养，加强学校安全工作，信息收集及报送等
卫生	宣传倡导，识别受害者并提供服务，监测及评估，制定、实施和评估暴力预防规划
民政	社会救助体系建设，保障妇女的安全权益，代为申请人身安全保护令
妇联及妇儿工委	组织、协调、指导和督促妇女权益工作，开展家庭美德和反家庭暴力宣传教育，代为申请人身安全保护令
立法部门	完善防控亲密伴侣暴力相关法律，确保相关法律和政策制定的质量
人民法院	及时受理侵害妇女权益案件，对涉及妇女个人隐私的案件在诉讼过程中采取措施使受害妇女免受二次伤害，依法为妇女提供法律援助，受理人身安全保护令。可以根据被监护人的近亲属、居民委员会、村民委员会、县级人民政府民政部门等有关人员或者单位的申请，依法撤销其监护人资格，另行指定监护人

续表

部门	职责
公安	打击组织、强迫、引诱、容留、介绍妇女卖淫犯罪活动,对加害人给予批评教育或者出具告诫书,代为申请人身安全保护令
工会、共产主义青年团	开展家庭美德和反家庭暴力宣传教育,提供心理辅导,代为申请人身安全保护令
村委会、居委会	开展家庭美德和反家庭暴力宣传教育,提供心理辅导,保障妇女依法行使民主选举、民主决策、民主管理、民主监督的权利,纠正含有歧视妇女或损害妇女合法权益的村规民约,对收到告诫书的加害人、受害人进行查访,代为申请人身安全保护令
广电新闻	宣传保障妇女权益的法律知识、法规政策和国际公约,制定和落实具有社会性别意识的文化和传媒政策,制定促进两性和谐发展的文化和传媒政策,禁止性别歧视
财政部门	保障妇女发展的经费投入,扶持贫困地区和少数民族地区妇女发展,多渠道筹集资金支持妇女发展

(二) 卫生部门的作用

1. 卫生系统的职责　卫生系统可以在预防和应对一切形式人际暴力、尤其是对妇女以及儿童的暴力方面发挥作用。鉴于对妇女和儿童的暴力行为的隐秘性,卫生系统尤其可以在预防和应对此种暴力方面发挥作用,包括倡导、识别、医疗服务、监测评估及规划制定等。然而,单靠卫生系统并不能妥善预防和应对暴力。暴力问题的许多风险因素和决定因素超越卫生系统的范围,需要由政府、私营机构和非政府机构在不同部门和不同专业领域采取全面、统一和一致的应对行动。因此,根据"将卫生纳入所有政策"的方针,政府应促进卫生系统与其他一些部门(例如警察和司法部门、社会服务机构、教育部门、住房/住所、儿童保护机构、劳动和就业部门以及负责增强性别平等或妇女地位等部门)互动并协调其应对行动。表13-5列举了卫生部门在亲密伴侣暴力防控中发挥的作用。

表 13-5　卫生部门在亲密伴侣暴力防控中的作用

牵头作用	合作参与作用
• 倡导从公共卫生角度看待问题; • 识别暴力受害者,在卫生服务各级(即在初级卫生保健和转诊服务方面)为他们提供全面的卫生服务; • 作为全民健康促进活动的一部分,制定、实施和评估暴力预防规划; • 记录问题的严重程度、原因、造成的健康和其他后果以及有效地干预措施	• 与其他部门一道推动处理暴力的危险因素和决定因素; • 通过强有力的转诊/转呈机制等,协助暴力受害者获得多部门服务; • 协助制定多部门预防暴力政策和规划; • 支持其他部门测试和评估干预措施

2. 遭受亲密伴侣暴力妇女的卫生保健　医务人员是暴力受害者的第一援助人,因为医务人员可以是第一个接待受害者的人、第一个倾听受害者提供情况的人、第一个获得受害者提供直接受暴证据的人、第一个能够给予受害者医疗救助的人以及第一个向受害者提供其他支持信息的人。所以,医疗干预在预防和帮助受害者方面起到至关重要的作用。

(1) 医疗干预的原则:亲密伴侣暴力的医疗干预一定要以受害者的需求为出发点,在充分了解其需求的基础上提供医疗处置。关注受害幸存者及其子女、家人的安全,了解他们可能会遭受到的危险和威胁。尊重受害幸存者对自己生活的选择,受害者最了解她所处的环境和生活状态。对受害幸存者提供的信息予以保密,注意是在一定范围内保密,但如果发现受害者可能会遇到进一步暴力伤害或有自杀、自残等危及生命和安全的情境,应及时告知有关部门以获得救助。及时为受害幸存者医治伤病,并提供可能的帮助。

(2) 医疗干预模式(ABCDE 干预模式)

A　单独询问(A,ask to be alone):为了保证受害幸存者能真实披露其遭受的暴力事件,医务人员应单独询问受害者,如其伴侣也在场,所披露出的事件与实际情况可能会有很大的差异。

B　相信披露出的事件(B,believe the disclosure):无论披露出来的事情多么不可思议,也要相信它,受害幸存者很少对其所遭受的暴力情况撒谎。

C　救助资源(C,call in resources):要了解到一些机构会帮助受害幸存者,如妇女避难所、性别暴力咨询处、性暴力救助中心等。

D　记录暴力事件损伤情况(D,document history and injuries):详细记录受害者的损伤情况,在对受害幸存者的案件审理中,其暴力事件损伤情况的记录是至关重要的支持文件。证据记录要详细、真实有效,从而可以作为法庭证据;还要注意当对成人受害情况进行归档记录时,要做到知情同意,并且还要同时向参与此案件调查的警官进行咨询。如果受害人在案件记录时,还不能决定是否要诉诸法律,应详细记录暴力发生经过,以便以后她反悔时使用。病例记录的要素包括:医学文书的证据,病历记录要实事求是,描述准确、详细,就诊日期和X线片等日期应准确无误;如果有条件,应利用人体图把受害者躯体上损伤的部位和严重程度记录下来;记录暴力发生的具体时间和次数以及既往暴力发生情况;记录躯体症状和情感的异常等;记录所有施暴者的姓名;记录受害者好朋友的联系方式等。亲密伴侣暴力法庭采集的证据应注意:按规定保存病历及X线片、CT片,避免遗失或被不法销毁;对于软组织损伤、皮肤挫、裂伤等,可以拍照存留,尽量采取正面角度,要有比例尺对照;可能有助于反映受伤部位和致伤物的血衣,要将血迹在荫凉通风处晾干、保存,性暴力遗留的可疑精斑也应晾干,室温保存;在头皮创口附近,寻找可能有助于致伤物推断的毛发检材,并保留;如妊娠,保存好亲子鉴定的检材:包括血液或脐带血、羊水、绒毛组织、流产或引产的组织。

E　保证安全(E,ensure safety):受害幸存者和所涉及的孩子的安全是最重要的。医务人员要询问受害幸存者是否对她本人和孩子的安全担心。医务人员一定要意识到,受害者可能还会遭受到更为严重的伤害,以前暴力的严重程度不能说明将来暴力发生的情况,而且许多受害幸存者往往会弱化暴力的严重程度。有研究明确提出,暴力事件的发生往往一般在频率和严重程度方面都是逐步升级的,永远不要把施暴者的威胁当成耳旁风。医务人员应采取的保证受害人安全的措施包括:给受害人一个信息卡,包括避难所的信息、经济援助信息、法律救助服务、紧急救助电话、咨询服务信息;向决定继续留在暴力发生的家庭的人提供必要的信息和指导,以便其再次遭受不幸时,能及时得到救助和帮助;告知她们私下备好一个安全包,包括必要的衣物、现金、电话、签证、身份证、出生证明等;告知她们放好护照、银行卡、出生证明、法律文件、银行存折等重要物品或复印存留。此外,医务人员工作中遇到针对妇女暴力的病例时,也要注意保证自身的安全。保证医务工作者安全的措施包括:尽量不要在吵架的夫妻中间,注意出口的位置,当施暴者在场,要站在离出口近的地方,如紧急情况发生,能迅速离开房间;如没有警察在场,应尽量避免双方当面对质的局面;不要将家庭住址等信息泄露给他人。

本 章 要 点

1. 亲密伴侣暴力是指发生在伴侣或前伴侣这种亲密关系间一方针对另一方进行的躯体、精神或性侵犯行为,包括身体侵犯、性侵犯、心理伤害虐待和管制行为,妇女是亲密伴侣暴力的主要受害者。该问题既是社会问题,也是一个重要的公共卫生问题,需要社会多部门的联合行动来进行制止。

2. 目前亲密伴侣暴力的流行病学数据十分有限。从全球看,约三分之一的女性曾至少遭到过一次身体和/或性的亲密伴侣暴力或者非伴侣性暴力。我国调查显示发生在婚姻家庭中的各类针对女性暴力发生率为24.7%。

3. 遭受亲密伴侣暴力会导致躯体的伤害和精神疾患,同时暴力也能造成原发疾病的加剧和日后患病危险性的增高。对妇女的性暴力可直接导致生殖器官的受损、生殖道感染、梅毒、艾滋病等,甚至会导致非意愿妊娠。

4. 亲密伴侣暴力的危险因素可用生态学模型归纳为个人层面、关系层面、社区层面和社会层面。亲密伴侣暴力是复杂个人、关系、社会、文化和环境因素相互作用的结果。

5. 在不同生命周期开展防控亲密伴侣暴力的策略重点有所不同,主要防控策略包括减少酒精使用、促进性别平等、改变支持暴力的文化和社会准则以及开展为受害人提供服务的项目等。

6. 防控亲密伴侣暴力需要多部门合作开展,卫生部门在其中发挥着无法替代的重要作用。

（王临虹　高欣）

参 考 文 献

[1] 世界卫生组织. 应对尤其针对妇女和女童的暴力问题全球挑战. 2013.
[2] WHO. Multi-country Study on Women's Health and Domestic Violence. Geneva:World Health Organization, 2005.
[3] 中国妇女发展纲要(2011—2020年). 北京:人民出版社,2011.
[4] 全国人大. 中华人民共和国反家庭暴力法. 北京:法律出版社,2016.
[5] WHO. Global status report on violence prevention 2014. Geneva:World Health Organization,2014.
[6] WHO. Global and regional estimates of violence against women:prevalence and health effects of intimate partner violence and non-partner sexual violence. Geneva:World Health Organization,2013.
[7] WHO. Responding to intimate partner violence and sexual violence against women:WHO clinical and policy guidelines. Geneva:World Health Organization,2013.
[8] WHO. Violence against women in Latin America and the Caribbean:a comparative analysis of populationbased data from 12 countries. Geneva:World Health Organization,2013.
[9] WHO. WHO multi-country study on women's health and domestic violence against women:initial results on prevalence,health outcomes and women's responses. Geneva:World Health Organization,2005.
[10] WHO. Violence prevention:the evidence. Geneva:World Health Organization,2010.
[11] Coker A L,Davis K E,Arias I,et al. Physical and mental health effects of intimate partner violence for men and women. Am J Prev Med,2002,23(4):260-268.
[12] 王艳丽,王辉,李建民,等. 承德县2009—2010年反对针对妇女暴力的医疗干预成效. 中国医药科学,2011,1(14):141-142.
[13] 王翠玲,王怡,孟梅,等. 家庭暴力受害来电者自杀危险特征及热线干预方式. 中国健康心理学杂志,

2009,17(10):1266-1269.

[14] 吴在德,吴肇汉. 外科学. 6 版. 北京:人民卫生出版社,2003.

[15] World Health Organization/London School of Hygiene and Tropical Medicine. Preventing intimate partner and sexual violence against women:taking action and generating evidence. Geneva:World Health Organization,2010.

[16] WHO, UNWOMEN, UNFPA. Health care for women subjected to intimate partner violence or sexual violence:a clinical handbook. Geneva:World Health Organization,2014.

第十四章

虐待老年人

WHO估计,每个月大约十分之一的老年人经历虐待,4%~6%的老年人在家中经历过某种形式的虐待。WHO欧洲区每年至少有400万老年人遭受虐待。全球疾病负担数据估计2015年我国70岁以上老年人虐待死亡率为2.94/10万。老年阶段可能会受疾病和残疾的困扰、自我照料困难以及需要家庭和社会的支持,老年人是遭受虐待的脆弱人群。随着老龄化的到来,预计到2050年,我国60岁及以上的老年人口将超过总人口的30%,更多的老年人可能将处于长期虐待的风险之中,虐待老年人导致的卫生和社会负担可能会有所增加。如果对虐待老年人以及其带来的身体和心理健康问题不加以控制,可能会导致他们过早死亡。

虐待老年人既是卫生问题,也是社会问题,是政府部门以及多行业、多领域共同面临的挑战。在很多国家虐待老年人是一个普遍被忽视了的问题,由于受到社会文化的影响,虐待老年人问题在许多国家和地区没有被报道。尽管科学证据还需要进一步加强,但有证据表明通过投资与干预,如对专业照护人员以及家庭成员培训能够促进他们对老年人的态度,可以使这个问题得到控制。卫生系统在为遭受躯体和精神虐待的受害者提供服务方面可发挥关键作用,也在倡导预防、评估等方面起到重要作用。

第一节 概 述

一、虐待老年人的定义及相关概念

(一)虐待老年人的定义

虐待老年人的定义由英国虐待老年人研究组织提出,并被预防虐待老年人国际组织采纳:"虐待老年人是指在本应相互信任的关系中发生的对老年人的一次或多次不恰当的、并给老年人带来伤害或造成不幸的行为。"其中老年人一般是指60岁及以上者(老年人的界定视各国情况而定,通常指法定退休年龄)。虐待可以是躯体上的、心理上的、还可能是经济或其他物质上的,不论何种形式的虐待,都会使老年人遭受不必要的痛苦和伤害、人权受到侵犯甚至丧失、生活质量下降。虐待老年人的高发地点为家中和养老机构。施虐者可能是配偶、子女、朋友、保姆、养老机构或医院中的专业人员或探访者。

虐待老年人的类型包括躯体虐待、心理或精神虐待、经济或物质虐待、性虐待以及忽视和严重的尊严丧失。虐待老年人通常被分为以下几类:

1. **躯体虐待** 施加痛苦或伤害、躯体迫害,使用物理手段或药物限制老年人,例如专业护理人员为控制老年人行为过度使用的躯体限制或过度治疗。

2. 心理或精神虐待　施加精神伤害。包括因年龄而歧视老年人,侮辱性和有伤害性的语言、毁谤、胁迫、错误的指控等。

3. 经济或物质虐待　非法或不合理地剥夺或挪用老年人的财物,包括敲诈、控制老年人的养老金,盗窃其财务,强迫他们照料第三代。

4. 性虐待　在老年人不情愿的情况下强迫进行某种形式的性接触。

5. 忽视　拒绝或未能履行赡养义务,例如没有提供足够的食物、衣服、医疗、卫生或社会福利。

（二）虐待老年人的定义与老年人人际间暴力的关系

暴力是指"蓄意地运用躯体的力量或权力,对自身、他人、群体或社会进行威胁或伤害,造成或极有可能造成损伤、死亡、精神伤害、发育障碍或权益的剥夺。"根据施暴者的特点,暴力可分为针对自身的暴力、人际间暴力和集团暴力三类。暴力的定义并没有规定实施暴力者与遭受暴力者的关系,即二者之间可以是认识的人,也可以是陌生人。而虐待老年人的定义规定了二者是本应该相互信任的关系,例如子女对其父母的虐待。可见虐待的内涵比暴力的内涵更丰富,暴力的外延比虐待的外延更广泛。

在关于虐待老年人流行情况的研究中,基于卫生部门的死亡登记系统或医院监测系统很少记录施暴者与受暴者关系的信息,故无法明确老年人的死亡或伤残是否是由于虐待所致,在这种情况下,所获信息只能描述"老年人人际间暴力",而非"虐待老年人"。

二、虐待老年人的后果

（一）躯体损伤

虐待老年人能够导致严重的后果,对老年人有深远的影响。与年轻人相比,老年人身体较弱,受到虐待后可能会造成严重的后果,导致康复时间更长,甚至一些轻微的伤害也会造成严重的和永久性的损伤或者死亡。虐待老年人可以轻至轻微擦伤和淤伤,重至出现永久性残疾甚至死亡等不同程度的躯体损伤,直接的身体影响包括瘀伤、骨折、头部受伤、持续的身体疼痛和酸痛、营养不良、脱水、睡眠障碍以及易患其他新的疾病。虐待老年人与早死有关,这可能是由于老年人身体虚弱所致,也可能是由于原有疾病的进一步恶化所致。美国的一项研究显示,在64岁以上的创伤患者中,暴力袭击占14%,受到这类伤害的老年人比年轻人更容易死亡。

（二）精神创伤

虐待老年人造成的精神上的影响也可能很严重,恐惧、悲伤、愤怒、不安以及与家庭和朋友的孤立感增加。一系列的后果包括生活质量恶化、沮丧和抑郁、恐惧和焦虑反应的增加、无助、睡眠障碍和创伤后应激障碍。虐待老年人可能会导致极大的情绪困扰,丧失自信心和自尊心。长期和严重的虐待可能会造成更严重的精神影响,如抑郁症和自杀或自伤的想法。虐待造成的影响是持久的,一些经历了虐待的老年人将他们的经历描述为"毁灭性"的,有许多负性的感觉永远不会完全康复。经济虐待和财产损失对于收入有限的老年人可能产生严重影响,然而这方面的研究还非常少。

（三）经济损失

虐待老年人不仅给老年人带来严重的躯体和精神影响,还会导致巨大的经济损失。虐待老年人造成的直接成本包括对遭受虐待的老年人以及施虐者的识别、治疗以及康复的医疗费用的增加,预防虐待的服务(病例检测、员工培训和足够人员配备)以及识别和干预虐待的服务(制定方案、调查和人员配置),家庭支持、病例管理和长期护理等社区服务,刑事司法系统和社会保障系统要支付医疗以外的其他费用等。虐待老年人也会因为资源和机会的丢失导致间接成本,包括因照顾老年人使劳动人群无法工作,老年人本身健康相关的生活质量下降而丧失的劳动力,由于被虐的老年人社会孤立程度的增加和社会资源的减少而减少了对社会支持网络的使用,使相关的社会资本投资损失等。全球尚没有相关成本的估计,尽管没有得到确切的量化,在欧洲地区,这些费用每年可能会达到数十亿欧元。澳大利亚昆士兰州的一项研究表明,虐待老年人造成非常大的痛苦和财政成本,昆士兰州 2007/2008 年度的老年人财政开支至少为 18 亿~58 亿澳元,由于虐待老年人而入院的费用估计为 990 万澳元至 3 000 万澳元。美国的虐待老年人造成的直接医疗保健费用年度医疗保健支出提供超过 53 亿美元。这些数字没有包括虐待老年人产生的间接费用。

三、虐待老年人的防控进展

长期以来,虐待老年人被认为是私人的事情,在过去的几十年中,公共卫生和刑事司法部门回应虐待老年人的问题,并在反对虐待老年人领域中有所发展。虐待老年人的问题最早在英国科学出版社的一封信中有所描述,从那时起,英国的健康、社会福利和司法部门越来越多地开始关注这个问题。联合国 1982 年制定了《维也纳老龄问题国际行动计划》,把老龄问题列入了联合国历届大会的议事日程。1990 年第 45 届联合国大会通过第 106 号决议,规定从 1991 年开始,每年的 10 月 1 日为"国际老年人日"。1992 年第 47 届联合国大会通过《世界老龄问题宣言》,并决定将 1999 年定为"国际老年人年"。1997 年 9 月 8 日第 52 届联大又决定国际老年人年从 1998 年 10 月 1 日开始,主题是建立不同年龄人人共享的社会。2002 年马德里世界人口老龄化大会通过《马德里老龄问题国际行动计划》,以确保不同年代人之间的平等,鼓励老年人参与社会活动,促进不同年代人的相互理解与合作,以共同推动社会进步。2011 年 12 月 19 日,联合国大会通过第 66/127 号决议,指定 6 月 15 日为认识虐待老年人问题世界日。

随着我国法治社会的健全,《中华人民共和国老年人权益保障法》自 1996 年 10 月 1 日起施行,并于 2009 年和 2015 年两次修正,这是我国第一部保护老年人合法权益和发展老龄事业相结合的专门法律,该法规定禁止歧视、侮辱、虐待或者遗弃老年人。根据《中华人民共和国老年人权益保障法》和《中华人民共和国国民经济和社会发展第十三个五年规划纲要》,国务院制定并印发《"十三五"国家老龄事业发展和养老体系建设规划》,要求健全老年人精神关爱、心理疏导、危机干预服务网络,督促家庭成员加强对老年人的情感关怀和心理沟通,健全贯彻老年人权益保障法律法规的联合执法、执法检查、综合评估等制度,建立老年人法律维权热线,加强老年人法律服务和法律援助,针对老年群体特点开展适应老年人特殊需求的专项法律服务活动。

第二节 流 行 情 况

一、全球流行状况

(一) 致死性虐待

老年虐待问题的隐蔽性给信息收集带来了巨大阻力。目前,尚无全球水平的致死性虐待老年人数据。全球疾病负担数据包括了人际间暴力死亡率的指标,如前所述,老年人人际间暴力流行状况能够在某种程度上反应虐待老年人的流行情况,故本部分使用老年人人际间暴力的相关指标进行描述。据全球疾病负担 2015 结果显示,70 岁以上的人际间暴力死亡率为 5.88/10 万,女性为 4.61/10 万,男性为 7.58/10 万。全球疾病负担数据显示,2015 年全球 70 岁老年人暴力死亡率有明显的地区差异,其中洪都拉斯、危地马拉、南非及肯尼亚死亡率较高,尼日利亚、瓦努阿图及加拿大等国家老年人暴力死亡率最低。随着全球人口老龄化进程的不断加快,遭受虐待、忽视和剥削的老年人数量将会不断增长。

(二) 非致死性虐待

全球数据显示,6%的老年人报告在过去的一个月中遭受到严重虐待。一些主要的高收入国家开展的国家一般人群调查发现老年人一年内遭受虐待的比例及类型存在较大差异,居住在私人住所的虐待老年人报告发生率最低的为西班牙(0.8%)和英国(2.6%),最高的为葡萄牙(39.4%)、澳大利亚(23.8%)和以色列(18.4%),详见表 14-1。

表 14-1　老年人群自我报告的受虐待情况

地区	样本	方法	虐待发生率
澳大利亚	基于社区随机样本,593 名 60 岁以上女性	标准化问卷电话访谈	各类形式虐待一年发生率为 23.8%,情感虐待 19.3%,忽视 6.1%,经济虐待 4.7%
德国	5 711 例 60 岁以上居住在私人住所的随机样本	冲突策略量表	躯体虐待一年发生率为 3.4%,经济虐待 1.3%,忽视 2.7%,言语暴力 0.8%
以色列	1 045 名 65 岁以上具代表性的城市社区样本,犹太人和阿拉伯人	修订版冲突策略量表,以及应答者对暴力的反应的简短描述	除忽视外的任何虐待一年发生率为 18.4%,躯体和性虐待 1.8%,言语暴力 17.1%,经济虐待 0.5%,忽视的三个月发生率为 25.6%
西班牙	2 401 名 64 岁以上的一般人群	面对面访谈	各类形式虐待一年发生率为 0.8%,躯体虐待 0.2%,精神虐待 0.3%,忽视 0.3%,经济虐待 0.2%,性虐待 0.1%
英国	2 111 名 66 岁以上的老年人、家庭成员、亲密的朋友或照顾者,具代表性样本	面对面访谈	各类形式虐待一年发生率为 2.6%,躯体虐待 0.4%,精神虐待 0.4%,忽视 1.1%,经济虐待 0.7%,性虐待 0.2%
葡萄牙	1 586 名 60 岁以上女性	标准化问卷	各类形式虐待一年发生率为 39.4%,躯体虐待 2.8%,精神虐待 32.9%,忽视 9.9%,经济虐待 16.5%,性虐待 3.6%,侵犯个人权利 12.8%
意大利,安科纳	628 例 60~84 岁居住在市中心的老年人,随机样本,无痴呆或其他认知问题	52 条英国暴力研究问卷和修订版冲突策略量表	精神虐待终生发生率为 10.4%,躯体虐待 1%,经济虐待 2.7%

引自:WHO 欧洲区预防虐待老年人报告。

欧洲部分国家老年人照顾者自述施虐的发生率,与对遭受虐待者调查结果差异甚大,英国和北爱尔兰的照顾者自我报告的施暴率最高,而以色列、西班牙等国家最低,详见表14-2。针对脆弱老年人(例如,患有痴呆症或者居住在老年公寓的老年人)的研究显示,近25%的老年人报告遭受到严重的心理虐待。

表14-2 WHO欧洲区家庭中老年人照顾者自述施暴情况的部分研究

地点	样本	方法	虐待发生率
西班牙	789例私人住宅中老年人照料者,国家级样本	面对面访谈	各类形式虐待一年发生率为4.6%,躯体虐待1.8%,精神虐待1.8%,忽视0.4%,经济虐待1.9%,性虐待0.1%
西班牙	789例私人住宅中具有依赖性(躯体或智力)老年人照料者,国家级样本	面对面访谈	各类形式虐待一年发生率为5.7%,躯体虐待2.4%,精神虐待2.4%,忽视0.5%,经济虐待2.4%
北爱尔兰	38例65岁以上痴呆患者照料者	–	37% 各类形式虐待一年发生率为37%,躯体虐待11%,言语虐待34%
以色列	涉及到社工服务的24 800例老年人:大于65岁男性和大于60岁女性	社工报道虐待或忽视	各类形式虐待一年发生率为0.5%
英国	67名来自志愿者组织的痴呆患者照顾者	–	各类形式虐待一年发生率为55%,言语虐待52%,躯体虐待12%
瑞典,斯德哥尔摩	219名存在认知障碍74岁以上老年人照顾者和255名没有认知障碍的74岁以上老年照顾者人	定性访谈	各类形式虐待发生率为12%
西班牙,瓦斯科,安达卢西亚和加那利	2 351名依赖性老年人的家庭护理人员	问卷调查	各类形式虐待发生率为4.7%

引自:WHO欧洲区预防虐待老年人报告。

二、我国流行状况

(一) 致死性虐待

我国缺乏老年人虐待问题流行现状的确切数据。根据全球疾病负担数据估计,2015年中国70岁以上的老年人人际间暴力死亡率为2.94/10万,其中男性为3.16/10万,女性为2.75/10万。从1990年到2015年中国70岁及以上老年人暴力死亡率的变化情况显示:在2000年之前,70岁及以上老年人暴力死亡率水平较高,从2000年之后,70岁及以上老年人暴力死亡率呈下降趋势,见图14-1。

(二) 非致死性虐待

中国尚缺乏权威、可靠的调查数据来揭示虐待老年人的总体情况。全国妇联和国家统计局《第三期妇女社会地位调查》数据显示,我国家庭内虐待老年人发生率为13.3%,农村

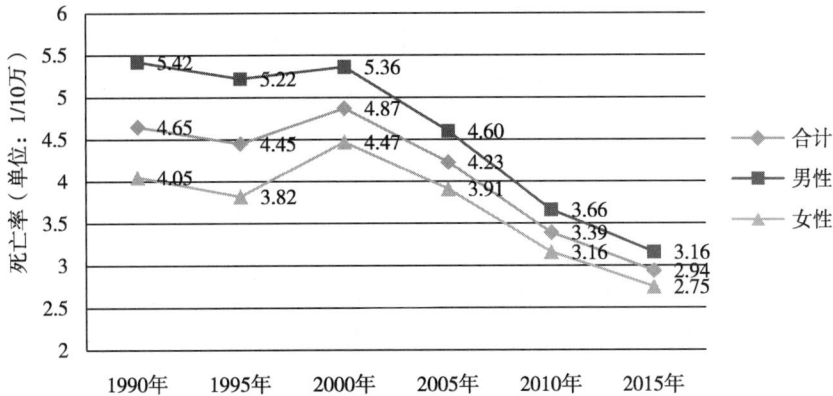

图 14-1　1990—2015 年中国 70 岁以上老年人暴力死亡率
来源：全球疾病负担 2015 年数据（https：//vizhub. healthdata. org/gbd）

（16.2%）高于城市（9.3%）。2006 年湖南省一次 32 720 人的大样本流行病学调查的数据显示，虐待老年人的发生率为 1.5%，其中城市、农村和工厂区的发生率分别为 0.8%、2.6% 和 1.0%，农村的发生率高于城市和工厂区。2011 年一项在湖北省麻城市对 2 039 例农村老年人调查显示，过去一年虐待老年人的发生率高达 36.2%，各种类型虐待发生率从高到低依次为情感虐待（27.3%）、疏于照顾（15.8%）、身体虐待（4.9%）和经济剥削（2.0%）。2014 年一项对安徽省马鞍市某乡镇 3 182 名老年人调查显示，总的虐待检出率为 9.9%。其中躯体虐待率为 1.9%；精神虐待率为 9.1%；经济剥削为 0.4%；忽视照顾为 2.9%；在老年虐待者中，报告 1 种虐待的占 67.6%，报告存在 2 种及以上虐待的占 32.4%。对老年人虐待的施虐者以子女、儿媳及女婿居多；随着年龄增加，老年人虐待的检出率呈现上升趋势。

第三节　危 险 因 素

虐待老年人是个人、关系、社会、文化和环境因素相互作用的结果。一个独立的因素无法解释为什么一些个体会出现虐待行为或是为什么一些老年人比其他老年人更容易遭受虐待。

一、受虐待者的个人危险因素

（一）性别

研究表明，与男性老年人比较，更多的女性老年人受到虐待；但就不同类型的虐待而言，男性老年人和女性老年人有着不同的风险。来自英国的流行病学研究显示，3.8% 的老年妇女报道遭受虐待，而老年男性为 1.1%。在家庭中虐待老年人犯罪的 10 国研究显示，妇女受害者占 60%~75%。在西班牙，63% 的老年受害者是妇女，女性遭受暴力的发生率为 0.9%，高于男性（0.7%）。有研究显示，更多的老年男性遭受精神和经济虐待，更多的女性遭受性虐待和身体的伤害。在家庭成员的凶杀案中，老年女性受害人更有可能是由她的男性伴侣所杀，而老年男性受害人更可能是被他的孩子所杀。在养老院中，更多的女性老年人虐待被报道。

（二）年龄因素

虐待的风险随着年龄的增长而增加。西班牙的一项研究表明，65~74 岁年龄组虐待的流行率为 0.6%，74 岁以上者虐待流行率增加到 1.1%。爱尔兰 70 岁以上者受到虐待的发生率是 65~69 岁人群的两倍。在英国，85 岁以上的妇女遭受忽视更为普遍。经济虐待的风险似乎也随年龄的增长而增加，证据表明 80 岁以上的男性遭受更多的经济虐待。

（三）躯体状况因素

虐待发生率随对他人的依赖程度和残疾程度的增加而增加。在西班牙，高度依赖的老年人（全天的生活及日常活动需要其他人的帮助）虐待的发生率为 2.9%，是不需要照顾的老年人的四倍（0.7%）。此外，中国香港特别行政区的研究显示，语言虐待和身体虐待是老年人对照顾者依赖的最好的预测指标。在养老院中，也存在依赖和虐待关联的现象。

对于有残疾的老年人来说，对于照顾者的要求增多、功能及能力的下降以及对疾病影响相关知识的缺乏会曾加某些类型虐待的风险。

（四）精神状况因素

1. 认知行为状态　有认知障碍的老年人（如阿尔茨海默病以及其他形式的痴呆）比普通人群遭受更多的暴力，虐待流行率为 14%。此外，患有老年痴呆症的老年人被家庭成员谋杀的可能性是没有老年痴呆症者的 3 倍。照顾者对老年痴呆症患者施暴，可能与他们的破坏行为和挑战行为有关，这些行为可能引起照顾者的报复性反应。美国国家虐待老年人研究中心也发现认知障碍是虐待老年人的一个危险因素。

2. 攻击性　一项社区虐待老年人危险因素研究发现，挑衅和侵略行为频率越高的老年人，其遭受护理人员虐待的风险越大。照护人员报告遭受了社区老年人的攻击，这种行为可能成为了照护人员虐待老年人的诱发因素。某些因素如压力、照顾者与老年人之间的关系以及照顾者现有的问题如药物滥用或精神障碍（主要是抑郁症）影响对于有攻击行为老年人的虐待的可能性，这些因素复杂的相互作用有待于进一步研究。

二、施虐者个人危险因素

（一）性别

男性比女性更有可能实施暴力，特别是性虐待、严重的躯体虐待和谋杀。英国流行病学研究显示 80% 的人际间暴力施虐者（躯体、精神和性虐待）是男性，20% 是女性，而经济虐待的性别差异不甚明显（56% 的男性，44% 的女性）。

（二）精神和行为因素

1. 压力　照顾老年人对于家庭成员来说可能是一个重要的压力来源，特别是对于缺乏支持的家庭来说。由于老年人的身体虚弱、残疾以及随之而来的身体或精神依赖，导致更大的照料需求。一个虐待老年人的重要因素是护理负担和由老年人的问题行为带来的高度压力。例如西班牙的一项研究报告显示 72% 的虐待过老年人的护理人员感受到负担过重。一些证据表明照顾者的压力和倦怠综合征能够预测虐待老年人的发生。

2. 药物滥用　许多研究发现施虐者存在精神活性物质滥用问题，特别是酒精依赖。有物质滥用问题的照顾者比没有这些问题的照顾者更有可能对老年人进行虐待。在爱尔兰，对老年人的施虐者中 19% 的人有酒精滥用问题。存在物质滥用（如毒品、酒精等）问题的施虐者可能会出现经济困难，从而增加其对老年亲属的财务依赖，而财务依赖也是虐待老年人的危险因素之一。

3. 心理健康状况　罹患某些精神障碍会增加暴力的风险。抑郁症是虐待老年人施虐者中最常见的精神障碍。一项爱尔兰的研究显示,4%的虐待老年人施虐者患有精神障碍或智力障碍。一项关于家庭成员谋杀老年人的研究发现,54%的犯罪者有某种类型的精神障碍,最常见的是抑郁症和精神分裂症。

(三) 既往暴力史

个体的既往暴力行为史是其实施虐待老年人的危险因素。既往具有暴力行为的人具有一定的心理特征,如冲动控制困难、认知扭曲、社会技能缺陷等。施虐者也可能因缺乏沟通和解决冲突技能,存在人际关系问题而不断出现暴力行为。

三、人际关系危险因素

(一) 施虐者的财务依赖

施虐者的财务问题是虐待老年人的一项主要风险因素。在许多情况下,虐待老年人的施虐者在经济上依赖于受虐老年人,包括住宿、维修、交通和其他费用。西班牙的一项研究发现47%的遭受暴力的老年人,其养老金是家庭的主要收入来源。在爱尔兰,超过50%的施虐者在暴力事件发生期间没有工作。存在物质滥用问题的成年后代可能会为了获得毒品向父母索要钱财。

(二) 施虐者的其他依赖

除了如上所述的财务依赖,施虐者往往在情感和关系上也高度依赖受虐者。在一些虐待案件中,受虐者与施虐者之间的存在明显的相互依赖关系。一个来自以色列的例子表明,孩子失业、财政依赖和关系问题增加了虐待老年人的风险。

(三) 代际间传递

在一些家庭中,暴力是一种例行和习得的行为模式。家庭成员会通过目睹虐待或亲身经历虐待而习得暴力行为。已经习得暴力行为的家庭成员可能将这种行为复制到其新的家庭中,从而导致暴力的循环。最近的研究表明,既往存在虐待关系可能是预测未来发生暴力的一个重要因素。

(四) 共用居住

每天共同生活可能会增加暴力的可能性,多项研究表明,独自生活降低了虐待的风险,而与家庭成员一起生活是虐待老年人的一个风险因素。以色列的研究显示,与伴侣同居的老年人遭受虐待的风险增加。但由于虐待形式的多样性,共同居住并非所有虐待类型的危险因素,英国的一项研究发现独自居住的人比在一起居住的人更多地报告他们经历了经济虐待。

四、社区危险因素

(一) 社会隔离

社会隔离是家庭暴力特有的风险因素,家庭中受虐待老年人的社交关系匮乏。尽管遭受暴力的老年人更有可能和别人居住在一起生活,他们仍然缺乏社会连结。在护理机构中,那些缺乏亲人和访客少的老年人更容易遭受虐待。

(二) 缺乏社会支持

社区支持水平很低的老年人,与具有很高或中度社区支持的老年人相比,更可能报告躯体虐待、性虐待、精神虐待。社区支持不良的妇女特别容易遭受人际间暴力和经济虐待。高水平的社会支持可能是一项虐待老年人的保护因素,也有助于减少抑郁和焦虑的发生。离婚、分居、社会隔离的老年妇女,遭受经济虐待的风险增加。许多研究表明缺乏社会支持的护理人员更有可能虐待老年人,这可能与他们在照护过程中出现的倦怠相关。

(三) 机构虐待危险因素

在养老和医疗环境中发生的虐待有时被称为机构虐待,这可能涉及机构内部的运作制度和政策规章。施虐者可能是机构内的员工和志愿者,也可能是来访的朋友或亲戚。很多发生在机构内的虐待老年人难以被公开,甚至有些机构对虐待是容忍或宽容的。缺乏资质、个人生活压力大、对老年人的态度消极、挫折阈值低以及职业倦怠的员工更容易出现虐待老年人的行为。

五、社会危险因素

(一) 年龄歧视

社会中存在着各种形式的对老年人的消极态度以及刻板印象。研究显示,无论是年轻群体还是老年人群体都对老年人存有消极的态度。有一种观点认为,随着年龄增长,老年人逐渐丧失生活能力,变得脆弱并依赖其他人。这种观点更容易使人没有内疚感或负罪感地将老年人视为被虐待对象;年龄歧视的社会文化使虐待老年人被接受与允许。

(二) 容忍暴力的文化规范

容忍暴力的文化和社会规范,如容忍把使用暴力作为解决冲突的方式的态度可能会加剧暴力行为的传播。那些认为男性比女性更优越,甚至把妇女视为男性的财产的文化,更加容忍男性的施暴,而增加了老年妇女遭受亲密伴侣暴力的风险。

(三) 社会经济地位和文化水平

在土耳其,一项研究发现受教育水平是小学或以下的老年人,遭受虐待的风险比受教育水平是中学或以上的老年人增加了两倍多。英国的研究报道,既往常规受雇的老年人,比曾经是小雇主或个体经营者的老年人遭受虐待的流行率更高。

第四节 预防与控制

预防虐待老年人应基于证据制定干预策略和措施。然而,非常少的研究评价了已开展的预防与控制虐待老年人的项目的效果。WHO 出版的《欧洲预防虐待老年人报告》归纳了预防虐待老年人的证据,根据不同目标人群分为:①一般的预防策略,其目标人群为全体人群;②选择性预防策略,其目标人群为高危人群;③特指的预防策略,其目标人群为虐待受害者;以及④其他策略(不完全适合某种人群)。

一、一般的预防策略

(一) 公众宣传活动

宣传活动旨在通过大量的社会媒体如电视、广播、印刷品和网络等提高公众对虐待老年人问题的认识。这些活动的宣传重点往往是提供支持性服务的信息,倡导对老年人的积极态度,预防虐待的行动,尊重老年人及保护他们的尊严。大众媒体的使用可能有助于使经常被忽视的虐待老年人问题浮出水面,促使社会减少对该问题的容忍。提高对虐待问题的公众意识以及消除社会对老年人的负面态度都是防止虐待老年人重要环节(框 14-1)。

框 14-1　WHO 欧洲区预防老年人虐待案例

英国:在 2007 年帮助老年人发起一个"足够了就是足够了"的运动,来提高虐待老年人问题的社会意识。这个运动旨在消除机构内的虐待老年人。活动发放的宣传小册子上突显了虐待老年人的主要迹象以及预防虐待老年人可采取的步骤。

西班牙:2002 年发起了一个基于互联网的旨在提高虐待老年人问题意识的运动。该运动推出了反对老年人虐待的 10 戒,以及对老年人提供更好的照顾。该运动鼓励企业、服务机构和个人在自己的规章、文化或信念中遵从这十诫。

爱尔兰:于 2008—2009 年推出一项名为"睁开你的眼睛"的全国运动,以提高公众对虐待老年人问题的认识和了解。这项运动利用广播、电视和信息折页宣传虐待老年人的知识,对于有需求的人提供热线咨询,发布虐待老年人的相关文章并鼓励公众公开讨论。

(二) 培训专业人员

社工和医疗专业人员是与老年人常规接触的人员,他们是识别并处理虐待老年人的理想人员。培训和教育专业人员旨在提高其识别虐待老年人的专业意识以及有效处理该问题的能力。常规课程内容包括:遭受虐待老年人的症状、专业人士保护老年人的责任讨论、围绕报告的伦理问题的讨论、问题解决能力的培训、评估的培训以及有效管理病案的培训。

(三) 代际项目

对老年人的负面社会态度和陈旧观念可能会使人们更多地容忍老年人虐待和忽视。鼓励老年人和青少年之间互动的代际项目通过群体讨论和互动,不仅影响个人的态度,而且还影响社会态度。

代际项目鼓励不同年龄的人群相互了解,消除对于老年人的误解及刻板印象。该课程通常针对中学或大学学生,有时也涉及课外活动,如少年宫、夏令营等。例如,简单代际项目仅包括通过交换信件或电子邮件的间接联系。更有吸引力的项目则直接联系养老院或社区机构,与老年人一同解决问题、做游戏、或帮助老年人打理日常事务等。

二、选择性预防策略

(一) 筛查

对处于受虐待高风险的老年人进行识别有助于确定受虐者,并帮助他们获得社会、医疗、心理和法律支持。医生是最容易发现受虐待老年人的人,医务工作在虐待老年人信息收集与报告方面起到了重要的作用。虐待筛查包括一系列简短的提问或筛查工具来判断虐待是否发生或可能发生。可能的虐待迹象包括:认知损害、过去虐待的历史、酒精滥用、与家庭成员的冲突、过多的医疗要求或可疑的外伤。由于虐待老年人是一个长期被忽视了的问题,用于评估虐待老年人的问卷/量表数量不多,表 14-3 列举了几个已出版的虐待老年人相关调查工具。

由于虐待是涉及隐私的敏感问题,受虐者往往难以启齿,医务者对就诊老年人出现的某些指征应该具有敏感性,判断其是否遭受了虐待。WHO 列举了一系列指标,可供医务工作者判断就诊的老年人是否是虐待的受害者,详见表 14-4。为避免面对面报告虐待事件的压力、痛苦及羞愧等问题,老年人可以使用电脑评估来辅助个人的面谈或电话访谈,可能会有效增加虐待的报告。

表 14-3　虐待老年人的评估工具

工具	特征
Hwalek-Sengstock 虐待老年人筛查测试（Hwalek-Sengstock Elder Abuse Screening Test, H-S/EAST）	15 个条目 老年人自我报告 三个维度：损害个人权利或直接虐待，易感特点，潜在的虐待可能性
老年人简明虐待筛查（The Brief Abuse Screen for the Elderly, BASE）	5 个条目 经过培训的调查实施者填写 评价照料人对虐待老年人的可能性
照料人虐待筛查（Caregiver Abuse Screen, CASE）	8 个条目 照料人报告 识别潜在的照料人施虐
虐待筛查指标（Indicators of Abuse Screen, IOA）	29 个条目 经过培训的调查实施者评估照料人以及老年人 识别医务人员和社会服务人员对老年人的虐待
老年人评估工具（修订版）（Elder Assessment Instrument, EAI）	44 个条目 经过培训的护士评估 评估老年人躯体、社会和医疗状况以及生活独立性
虐待老年人可疑指标（Elder Abuse Suspicion Index, EASI）	6 个条目 老年人报告 评价虐待的可能性

来源：Discussing screening for elder abuse at primary health care level. WHO 2008.

表 14-4　医务人员鉴别虐待老年人的指标

与老年人有关系的指标				与监护人有关系的指标
躯体	行为和情感	性	财务	
• 述说遭到殴打 • 不能解释的跌倒和损伤 • 在某些部位有烧烫伤和青肿 • 伤口、指痕或其他人身限制的证据 • 过多重复的处方或未充分进行药物治疗 • 无疾病诱因的营养不良或脱水 • 照料不周或卫生条件差 • 向多名医生和医疗中心求助	• 饮食习惯改变或睡眠障碍 • 恐惧、思维混乱或表现为屈从 • 被动、退缩和抑郁 • 无助、绝望或焦虑 • 无法解释的行为改变，如攻击、退缩或自残 • 非精神混乱造成的矛盾状态或其他矛盾心理 • 不愿公开讲话 • 避免与监护人对面、对视、进行躯体或言语接触	• 述说遭到性攻击 • 通常性关系以外的性行为或与老年人以前个性不符的性行为 • 经常抱怨腹部疼痛，或无法解释的阴道或肛门出血 • 反复生殖器感染，胸部或生殖区淤斑 • 内衣撕裂、玷污或染有血迹	• 取钱没有规律或不符合老年人的特点 • 取钱与老年人意图不符 • 更改遗嘱或财产所有权，将房子或财产留给"新朋友" • 财物丢失 • 老年人无法找到珠宝或其他个人物品 • 可疑的信用卡金额变动 • 老年人能够负担得起的时候却缺乏福利设施 • 没有得到治疗的躯体或心理疾病 • 老年人被与他人隔离 • 护理的水平与老年人的收入或财产不一致	• 监护人疲惫或压力过大 • 监护人对老年人过分关心或漠不关心 • 监护人抱怨老年人的行为，如排便失禁 • 监护人有进攻性举动 • 监护人像对待儿童一样或以不人道的方式对待老年人 • 监护人有物质滥用或其他恶习 • 监护人不希望老年人与他人单独见面 • 监护人被提问时有防备心理，表现出敌对或逃避 • 监护人已经护理某个老年人较长时间

来源：World Report on Violence and Health. World Health Organization Geneva 2002.

（二）受虐待高危老年人的教育

提高关于虐待老年人问题的意识并提供恰当的支持对于公众、卫生专业人员以及遭受虐待的老年人都很重要。目前已有的对老年人的教育运动旨在提高老年人对照顾者行为的认识以及提供恰当的支持服务。在加拿大，大众媒体运动通过报纸、电视、广播以及药房和老年人中心传单宣传尊重老年人，遭受虐待的老年人可以拨打老年人热线。

（三）照顾者教育

在养老院和住宅中从事老年人照顾的工作人员中，照顾者的某些因素对虐待的发生似乎起着重要的作用。这些因素包括缺乏资质、受挫阈值低和照料者倦怠。培训项目已经用于解决一些这样的问题，包括培训预防与患者发生行为冲突的技能，如何应对困难的患者，压力管理和沟通技巧。培训项目可采用多种教学方法，如角色扮演、案例讨论、小组练习、经验及困难分享、讲座和视频演示等。

（四）鼓励从事老年人工作的人采用积极的态度

虐待老年人的另一个可能的危险因素是照顾者对老年人怀有消极的态度。一些干预措施旨在改善护理人员和医学生对老年人的态度。这些干预措施针对将来有可能从事老年人照护工作的护理学生，护理助理和医学生。干预通过教育计划、课堂讨论、角色扮演和代际计划鼓励从事老年人工作的人员对老年人采取更积极的态度。教育内容可以包括：老龄化过程，刻板印象和年龄歧视，对未来工作的期望以及养老院的实际环境。

（五）支持照顾者的非正式干预

护理人员倦怠和压力、躯体健康问题、抑郁症和缺乏社会支持等情况，也可能是家庭成员和照料者长期虐待老年人的危险因素。支持照顾者的项目旨在促进其心理健康以及促进社会互动，内容可以包括：特定疾病（如痴呆症）的相关知识，应对负面情绪的技能训练以及提供社会互动的机会。框 14-2 为西班牙和俄罗斯的成功案例。

框 14-2　世卫组织欧洲地区心理和教育防虐待老年人项目

西班牙

西班牙开发了一项心理教育计划以减轻患有阿尔茨海默病老年人的护理人员的压力和负担。整个培训历时 4 个月，包括 8 次课程，主要内容包括关于疾病的知识、教授处理紧张和压力的策略以及应对患者行为问题的方法。在 10 个月随访期间，干预组护理人员的负担水平与对照组相比有所下降。此外，照顾者的幸福度和心理健康显著改善。

俄罗斯

俄罗斯为患有老年痴呆患者的照顾者制定了一项干预措施。教育持续了 5 周，包括对痴呆症问题行为的处理，如重复提问、黏着或徘徊。在 6 个月的随访中，与对照组相比，虽然没有发现精神压力和生活质量的差异，但是干预组护理负担明显改善。

三、特指的预防策略

（一）老年人保护服务

老年人保护服务是社会服务的一部分，专门保护老年人和成年残疾人免于虐待或忽视。一些独立的机构/组织，如法医中心、保护脆弱群体的筹资部门、法律援助部门等，通过紧密合作及定期会议共同促进成人保护服务。以色列创建了专门的预防和干预虐待老年人的机构。这种机构拥有多学科团队,包括受过预防虐待老年人培训的社会工作者、老年医学的医生、律师或法律专家以及其他专业人员。干预包括个人层面(个体治疗和团体治疗)和社区层面(提高公众意识)的措施。

(二)法律和心理支持

除了传统的成人保护服务,还有几个干预措施可以为受害者提供额外的服务,如法律、心理和教育方面的支持。在法律服务方面,服务提供方可以是警察、社会工作者及志愿者等。纽约的一个关于防控虐待老年人的家访服务项目为受害者提供法律相关信息。家访人员包括一名警察和一个社会工作者,他们与受害人讨论关于现在和过去遭受的虐待、与虐待老年人相关的法律问题、申请保护令的手续以及其他相关服务的详细信息。另外一个项目是由志愿者向受害人提供司法相关信息和一般的社会支持,志愿者帮助受害人获得并填写司法援助相关表格以及填报受虐事件报告。虐待会给老年人受害者造成长久的心理影响,心理支持也是为受虐老年人提供的重要服务内容。加拿大的一个心理辅导组织为遭受虐待的老年女性提供心理援助。在8个星期的团体干预过程中,团体讨论各种各样的虐待相关问题,如提高自尊心,处理抑郁、焦虑和压力,对丧失的应对,改变现状的策略以及未来支持性资源的获得。

(三)设立服务热线

通过热线电话为虐待受害者提供进一步的支持。热线往往是地方及国家为受害者提供的免费服务,通常是情感支持,有的热线也会提供转介和后续服务。德国伯恩的非政府组织热线提供免费和保密的建议,帮助受害者制定改善生活的解决方案,并对有需求者提供进一步的家访服务。斯洛维尼亚的社会工作中心创建了一个帮助遭受虐待老年人的热线,该热线提供情感支持、帮助联系警察和家人以及其他本地服务信息。英国对遭受虐待的老年人或他们的亲友提供一个免费的国家热线,热线提供有关识别虐待老年人的信息以及相关服务建议。

(四)紧急庇护所

紧急庇护所为老年人提供临时的、安全的保障。在世界很多国家包括中国,已有很多为妇女和儿童设立的紧急庇护所,也有少数国家或地区专门为老年人设立了紧急庇护所。庇护所为遭受虐待的老年人提供临时的住处、情感支持和心理咨询、法律援助和保健,并帮助老年人寻找更长期的、安全的住处。

(五)对施虐者的心理干预

对虐待老年人的照顾者的心理干预旨在减轻虐待行为或改善虐待的危险因素,如照顾者的愤怒、压力和不良应对机制。在这些项目中,往往把心理干预部分(放松、压力管理或愤怒管理)与教育相结合。对施虐者的心理干预项目尚缺乏良好的评估。在台湾的一项养老院员工的心理干预项目评估显示,干预组的工作人员对老年人的情感虐待减少了,虐待老年人的相关知识增加了,但是员工感受到的工作压力没有变化。

(六)减少物理约束的项目

在住宅、疗养院以及医院的老年人看护过程中,有时护理人员会使用床垫、腰带或椅子限制老年人的身体活动。一般这些限制用来防止老年人跌倒或控制其破坏性行为,特别是对于有严重认知缺陷的老年人(如严重的痴呆症)。然而,这种物理约束自从使用以来就很有争议,它被认为是限制自由的、违背伦理的及带有虐待性质的。一些干预措施旨在通过减少物理约束而提高专业护理的质量。这些干预包括:教育护士和护理人员(关于老年人常见疾病的信息、病人的侵略性行为和管理策略），禁止使用物理约束以及使用替代设备（如电子报警设备）。

四、其他策略

（一）组织/机构的干预

对于虐待老年人干预的另外一项措施是提高老年人的护理质量。英国根据居民的虐待报告建立了一个多学科的养老院护理支持团队，管理疗养院和初级保健机构的服务质量，旨在提高护理标准。该团队强调促进专业发展和团队建设、鼓励员工审视现有的护理工作。在养老院的支持性工作包括：提供指导和讨论的讲习班，促进获取电子学习资源，对护理人员的社区服务和正式培训，审计以及管理支持。

（二）综合干预

结合多种方法的干预有助于减少一系列虐待老年人的危险因素。例如美国制定了一个多环节的方案以防控对老年人——特别是老年痴呆患者的虐待。该方案包括：对专业护理人员进行有关虐待老年人以及老年痴呆相关知识和干预措施的教育以处理可疑的案例，提供筛查工具来识别虐待行为和潜在的虐待情况，为工作人员和志愿者提供转介和干预手册，为老年痴呆者的照顾人员提供手册——该手册强调了痴呆给患者本人以及照顾者带来的危险，提供面对压力的自评工具以及进一步寻求帮助的信息。

本 章 要 点

1. 虐待老年人是一个普遍被忽视了的公共卫生问题和社会问题，是政府部门以及多行业、多领域共同面临的挑战。

2. 全球数据显示，6%的老年人报告在过去的一个月中遭受到严重虐待。我国缺乏老年人虐待问题流行程度的确切数据。

3. 虐待老年人是复杂的个人、关系、社会、文化和环境因素相互作用的结果。虐待老年人常见危险因素包括受害者的认知受损、施虐者的精神障碍及酒药依赖、施虐者对受害者的财务依赖、共同居住以及社会隔离等。

4. 预防和控制虐待老年人应根据不同干预对象实施不同干预策略措施。常见的策略措施包括公众宣传活动、培训专业人员、对潜在受害老年人及照护者的教育、法律和心理支持以及对施虐者的心理干预等。

5. 关于虐待老年人问题，需要更多大规模的、高质量的研究以明确其现状、危险因素以及有效的干预措施，为制定干预政策提供依据。

（段蕾蕾　高欣）

参 考 文 献

[1] 胡鞍钢,鄢一龙.中国国情与发展.北京:中国人民大学出版社,2016.

[2] Sethi D,Wood S,Mitis F,et al. European report onpreventing eldermaltreatment. WHO Regional Office for Europe,2011.

[3] Krug E G,Dahlberg L L,Mercy J A,et al. World Report on Violence and Health. Geneva:World Health Organization,2002.

[4] Silvia P L. Discussing screening for elder abuse at primary health care level. Geneva:World Health Organiza-

tion,2008.

[5] 中华人民共和国老年人权益保障法(2015 修正版).北京:法律出版社,2015.

[6] WHO. Global status report on violence prevention 2014. Geneva:World Health Organization,2014.

[7] WHO. A Global Response to Elder Abuse and Neglec:Building Primary Health Care Capacity to Deal with the Problem Worldwide:main report. Geneva:World Health Organization,2008.

[8] WHO. Media centre. Elder abuse Fact sheet Reviewed. 2016.

[9] WHO. Global strategy and action plan on ageing and health. Geneva:World Health Organization,2017.

[10] 伍小兰,李晶.中国虐待老年人问题现状及原因探析.人口与发展,2013,19(3):85-91.

[11] 曹玉萍,张亚林,孙圣琦,等.湖南省家庭暴力的流行病学调查总体报告.中华流行病学杂志,2006,27(3):200-203.

[12] 武丽,胡洋,张涛,等.农村老年人身心健康状况与虐待关系.中国公共卫生,2013,29(1):4-7.

[13] 钱振中,胡彩云,宫凤凤,等.安徽省某农村地区老年人虐待的流行状况及其影响因素研究.中华疾病控制杂志,2016,20(8):813-817.

[14] 李洋,董晓梅,王声湧,等.我国城乡老年人虐待的流行现况及防治策略.中华疾病控制杂志,2013,17(5):437-441.

[15] 武丽,胡洋,张涛,等.农村地区老年人抑郁与虐待关系的现况研究.中华疾病控制杂志,2012,16(10):853-856.

[16] Pillemer K,Burnes D,Riffin G, et al. Elder abuse:global situation,risk factors,and prevention strategies. Gerontologist,2016,56(2):194-205.

第十五章

产品伤害与产品安全监管

第一节 概　　述

随着社会经济的快速发展,现代科技日新月异,产品种类不断丰富,极大改善了人们的物质生活。但同时,因产品安全问题导致的危及消费者人身、财产安全的伤害事件日渐增多,消耗着大量的卫生资源,也给国家、社会、家庭和个人带来了沉重的经济和精神负担,已成为世界各国共同面对的一个重要的公共安全问题。预防与减少产品伤害的迫切性日益凸显,产品安全监管已成为国家公共安全管理的重要内容。

一、产品与产品安全

(一)产品

1. 产品的概念　产品泛指经过人类劳动获得的具有一定使用价值的物品,既包括直接从自然界获取的各种农产品、矿产品,也包括手工业、加工工业的各种产品。从立法监管角度看,通过法律进行规制的产品范围主要指向具有特定范围、特定概念的产品,且重点在产品的安全特性上。

产品分为一般产品和特殊产品。一般产品泛指一切通过一般性的法律进行规制的产品,如欧盟的《通用产品安全指令》、美国的《消费品安全法》、我国的《产品质量法》等。而特殊产品主要指通过特别法进行规制的产品,一般包括食品、药品、船舶、航空器、特种设备、机动车等。如美国的《联邦食品、药品和化妆品法》《国家交通与机动车安全法》,欧盟的《通用食品法》,我国的《食品安全法》《药品管理法》《特种设备安全法》等。在适用规则上,特别法优于一般法;没有特别法的,适用一般法。

我国《产品质量法》第二条明确规定:"本法所称产品是指经过加工、制作,用于销售的产品。建设工程不适用本法规定;但是,建设工程使用的建筑材料、建筑构配件和设备,属于前款规定的产品范围的,适用本法规定。"此项规定相当准确地界定了"产品"的内涵。

这里所称的产品有两个特点:一是经过加工制作,即将原材料、半成品经过加工、制作,改变形状、性质、状态,成为产品成品。而各种直接取之于自然界,未经加工、制作的产品,如籽棉、稻、麦、蔬菜、饲养的鱼虾等种植业、养殖业的初级产品,采矿业的原油、原煤等直接开采出来未经炼制的原矿产品等,均不在其列。二是进入市场用于销售。加工自用而不用于销售的物品不在其列。需要说明的是,产品销售或服务提供过程中搭配的赠品,也属于产品的范畴。

建设工程中的房屋、公路、桥梁、隧道等，作为一个系统或整体，有其特殊性、复杂性，其安全问题与一般加工、制作的产品有较大区别，属于《产品质量法》中"产品"范围之外。但在建设工程中，作为原材料或者组装件的建筑材料、构配件、设备，如建筑钢材、门窗、砖瓦等，由于并不妨碍将其作为独立的产品进行监督管理，因此属于产品的范围。此外，从事经营性服务所使用的产品、材料及零配件，属于该法调整范围。

2. 消费品的概念　在日常生活中，使用非常普遍的一个概念是消费品。消费品从属于产品的概念，特指满足日常消费需求的产品。

《消费品召回管理暂行规定》第三条明确规定："本规定所称消费品，是指消费者为生活消费需要购买、使用的产品。"这个定义主要来源于其上位法《消费者权益保护法》中第二条的规定"消费者为生活消费需要购买、使用商品或者接受服务，其权益受本法保护。"

根据这个定义，消费品指在日常生活中供消费者直接使用的终端产品，以及在无专业人员辅助情况下，普通消费者可自行使用的产品零部件，而并不包括作为生产资料的那部分产品。

另外，这里的消费品泛指一般消费品，而不包括特殊消费品，如汽车、食品、药品、化妆品等。

（二）产品安全

1. 产品安全的概念　产品的安全性是人类对产品的最基本要求。产品安全是指产品在正常使用或合理可预见的使用或滥用时，不存在危及人体健康、人身和财产安全的不合理危险。产品安全的概念是相对的，对于产品危险的合理性或可接受性，一般采用风险评估等方式进行判断。

所谓产品不存在危及人体健康、人身和财产安全的不合理危险，其隐含前提是产品在任何合理或可以明确预见的使用条件或使用状况下不存在不合理危险，而不包括任何有意地滥用产品的情形。此外，不合理危险是一个具有相对性的社会经济概念，可以理解为在正常的社会经济状况和相关科学技术、生产制造与管理等所能够达到的正常水平之下，产品在合理和可预见的使用状况中所可能发生的不被社会或有关法定机构认可的危险水平。

危险是事物所处的一种不安全状态，在这种状态下，将可能导致某种事故或一系列的损害或损失事件，最终会引起伤害。也就是说，危险意味着一种现在的或潜在的不希望事件状态。有时虽然有危险存在，但不一定会造成伤害，要分析潜在的危险源是否已经通过采取对应的措施得到了控制。例如，人类要应用核能，就有受辐射的危险，这种危险是客观固有的，但在实践中，人类采取各种措施使其应用中受辐射的概率降低，甚至绝对地与人相隔离，尽管仍有辐射的危险，但由于无发生的渠道，所以并不会对人造成伤害。

2. 产品危险的种类　产品危险的种类伴随着产品种类而复杂繁多，大至复杂的汽车，小至简单的儿童玩具，不同材质、不同用途的产品存在的危险不同，因而可能导致的伤害后果也各有不同。根据其来源和伤害原理，产品危险主要分为：

（1）机械危险：是指产品在使用或运输过程中，其部件或由其产品中脱落出的固体、流体物质的机械作用可能产生伤害的各种物理因素的总称。机械危险的基本形式主要有：挤压危险、剪切危险、切割或切断危险、缠绕危险、吸入或卷入危险、冲击危险、刺伤或扎穿危险、摩擦或磨损危险、高压流体喷射危险等。

（2）电气危险：电击或燃烧等危险。电击可以将人击倒、击伤；燃烧可以将人烧死、甚至造成火灾。

（3）热危险：有些产品在工作中会产生大量的热量，这些热量可能产生以下两方面的危险：人体与超高温物体、材料、火焰或爆炸物接触或受热源辐射而发生烧伤或烫伤；造成有害的高温环境，使人产生高温生理反应，如头痛、晕眩、胸闷、心悸、恶心、呕吐，甚至抽搐等。

（4）噪声危险：有些产品在工作时会产生很高的噪声，这些噪声不仅会影响人的听力，而且对人的神经系统、心血管系统等也有影响，若长时间处在高噪声条件下，会使人产生头痛、晕眩、失眠、心跳加速、心律不齐、血压升高等。

（5）振动危险：有些产品的振动可能传至全身，当振动强度大到一定程度后，会使人产生病理性损伤和病变，如血脉失调、白指病、神经失调，骨关节失调、坐骨神经痛等。

（6）化学危险：是指构成产品自身的材料和物质或由产品排放的各种废弃物等，含有过量的会损害人体健康的化学元素，如铅含量超标将导致人体神经系统受损等。

（7）辐射危险：产品中可能含有辐射源，使人体在使用或接触产品过程中受到辐射危险。

（8）综合危险：上述产品危险中的两种或两种以上的组合。有些单一危险看起来微不足道，当它们组合起来时就会产生严重后果。

3. 产品质量的概念　与产品安全紧密相关的一个概念是产品质量。

我国国家标准《质量管理体系　基础和术语》（GB/T 19000—2016）中关于产品质量的概念中明确："产品的质量不仅包括其预期的功能和性能，而且还涉及顾客对其价值和受益的感知"。

严格来讲，安全和质量是两个不同的概念，既相互区别又相互联系。二者都是产品所应具备的特性，产品安全侧重于要求产品对人身及财产没有危害，而产品质量侧重于要求产品适于使用，一个是产品的无害性，一个是产品的适用性，是从不同方面对产品所提出的要求。具备安全性能的产品不一定适于使用，而适于使用的产品也有可能会对人或物造成伤害。

然而习惯上，人们通常认为合格的产品应当首先具备安全性，其次具备适用性。如果一项产品是不安全的，人们就通常会认为该产品的质量是不合格的。在这种情形中，质量的含义被扩大了，不仅包含了适用性，还包括了无害性。所以广义上，产品质量又包括产品安全。我国《产品质量法》规定产品质量包括无害性，其第26条明确产品的质量体现在以下三个方面：第一、不存在危及人身、财产安全的不合理的危险，有保障人体健康和人身、财产安全的国家标准、行业标准的，应当符合该标准；第二、具备产品应当具备的使用性能，但是对产品存在使用性能的瑕疵作出说明的除外；第三、符合在产品或者其包装上注明采用的产品标准，符合以产品说明、实物样品等方式表明的质量状况。

在目前我国国家层面关于产品质量的重要政策性文件中，如中共中央、国务院《关于开展质量提升行动的指导意见》、国务院《质量发展纲要（2011—2020年）》等，明确产品质量包含产品安全的要求。《关于开展质量提升行动的指导意见》中要求"完善产品伤害监测体系，提高产品安全、环保、可靠性等要求和标准。加大缺陷产品召回力度，扩大召回范围，健全缺陷产品召回行政监管和技术支撑体系，建立缺陷产品召回管理信息共享和部门协作机制"。《质量发展纲要（2011—2020年）》明确："把安全为先作为质量发展的基本要求"。

某些情况下，质量和安全两个词也合并使用。《关于开展质量提升行动的指导意见》中提出"经过长期不懈努力，我国质量总体水平稳步提升，质量安全形势稳定向好，有力支撑了经济社会发展。"《质量发展纲要（2011—2020年）》中提出"强化质量安全意识，落实质量安全责任，严格质量安全监管，加强质量安全风险管理，提高质量安全保障能力，科学处置质量安全事件,切实保障广大人民群众的身体健康和生命财产安全。"

4. 缺陷产品的概念 与产品安全高度关联的另一个概念是缺陷产品。

在产品规模化生产之前,产品安全问题主要是由于各种随机性因素偶然造成的非系统性安全问题或危险,仅会危及单个消费者利益。随着产品生产规模日益扩大,单件化手工生产逐步形成批次化,以流水线方式生产,产品安全问题逐步体现为生产过程中由于系统因素而导致的特定批次、型号产品的集中或系统性安全问题,这种批量性不安全产品一旦投放市场则有可能对社会上为数众多消费群体的生命或财产安全造成风险隐患。当批量性产品缺乏应有的安全状态而可能影响使用者生命健康或其财产利益时,称之为缺陷产品。

在某种程度上,产品缺陷与产品安全的内涵是相互对应的。当批量性产品缺乏应有的安全状态而可能影响使用者生命健康或其财产利益时,可以称之为缺陷产品;而当产品有缺陷时,对使用者而言也就是不安全的。二者关注的都是产品是否具有致害性。

针对缺陷产品的处置措施,目前世界上很多国家都采取召回的方式,即由产品生产者通知消费者,对其购买使用的存在缺陷的产品采取修理、更换或退赔等措施进行处理,以消除缺陷产品可能给消费者带来的安全隐患,避免或减少伤害发生。

二、产品伤害和产品伤害监测

(一)产品伤害

1. 产品伤害的概念 产品伤害是指人们在接触或使用某种产品时,人体突然或短暂地经受不可承受的能量时导致的身体损伤,包括在家庭、学校、体育场所、休闲娱乐场所、公共场所因消费者使用或消费的各类产品(如汽车、儿童玩具、家用电器、体育用品等)造成的各种伤害。

产品伤害虽然与产品相关,但并不意味着所有产品伤害是产品存在不合理危险的原因所导致,还可能涉及使用者的因素。

2. 产品伤害的形式 不同的产品危险形式会导致相应的伤害模式,产品给人体带来的伤害形式主要有:物理伤害、化学伤害和生物伤害。

(1)物理伤害:指消费者在使用或接触产品时,对人的身体造成某种程度的创伤甚至死亡。如产品的边角过于尖利导致使用者的划伤等。物理伤害包括机械、电气、热、噪声、振动和辐射等造成的伤害。

(2)化学伤害:指消费者在使用产品时,引起消费者的过敏性或不适应的不良反应。如用洗发水导致消费者的头发脱落等。化学伤害包括天然产生的化学物质、人工合成的化学物质等所造成的伤害。

(3)生物伤害:指产品中含有病原性微生物、病毒、寄生虫等而给人体造成伤害。

产品对人体造成的伤害模式按其属性可以分为直接伤害和间接伤害。直接伤害是指人体与危险源直接接触并在短期内能造成明显伤害的伤害模式。间接伤害是指人体与危险源不直接接触,在短期内对人体不能造成明显伤害,但长期会导致人的健康受损的伤害模式。物理伤害属于直接伤害,化学伤害属于间接伤害,生物伤害可能是直接伤害,也可能是间接伤害。

3. 产品伤害的严重程度 根据欧盟《非食品类消费品风险评估指南》,产品对人体造成伤害的后果可用伤害严重程度描述,一般可分为四级,即非常严重、严重、一般、微弱。

(1)非常严重:导致灾难性的伤害。该类伤害可导致死亡、身体残疾等。

（2）严重：会导致不可逆转的伤害（如瘢痕）等，这种伤害应在医院急诊室治疗或住院治疗。该类伤害对人体将造成较严重的负面影响。

（3）一般：在医院门诊对伤害进行处理即可。该类伤害对人体造成的影响较轻。

（4）微弱：可在家里自行对伤害进行处理，不需要就医治疗，但会对人体造成某种程度的不舒适感。该类伤害对人体的影响最低。

（二）产品伤害监测

产品伤害监测是指对与产品有关的人身伤害信息进行样本采集、监视测定的技术过程。

开展产品伤害监测的目的是深入了解伤害发生的方式和原因，及时发现产品存在的安全隐患，并针对危险产品采取干预措施。当信息量足够大时，还可掌握一个地区甚至全国与产品有关的伤害事故发生的总体数量、分布特征、变化趋势，从而为评估该地区或全国产品安全状况，制定产品安全政策、法规和标准提供科学依据。

目前世界上很多国家均开展了产品伤害监测工作，一般由该国产品安全监管机构组织实施。通过开展产品伤害监测，并采取相应的产品伤害预防干预措施，是国家实施产品安全监管的基础性工作。可以说，是否具有高效的产品伤害监测工作体系，对一个国家的产品安全监管能力起着非常关键的作用。

第二节　产品伤害监测

开展产品伤害监测是提高政府相关部门产品安全监管能力，减轻产品伤害对社会、家庭和个人造成的损害，提升企业产品安全意识和产品安全水平的重要制度性措施。从时效性、有效性、可操作性角度出发，在一定区域范围内设立监测点医院，按照预定的监测指标，从医院持续收集与产品有关的伤害数据，是一种稳定且高效的产品伤害信息采集途径。

一、国内外产品伤害监测现状

（一）国外产品伤害监测体系情况

1. 美国国家电子伤害监测系统　美国消费品安全委员会（Consumer Product Safety Committee，CPSC）于1970年建立了全球第一个国家电子伤害监测系统（National Electronic Injury Surveillance System，NEISS），在美国国内50个州的城市选取100家左右的样本医院，收集医院急诊室接纳的由于使用产品所造成的受伤病例信息。

CPSC工作人员对收集到的信息进行编码、整理分析后，有选择地对个别事件进行电话跟踪或现场调查，来进一步确证事故涉及产品和受害人之间的关系。同时，CPSC组织专家按照时间范围、产品种类、年龄段、诊断病种、事发场所、身体部位等，估算全国范围内急诊室所处理的与产品有关的受伤情况的总数，确保能为CPSC采取对应的补救措施提供所需要的证据，如产品召回、公告、产品安全标准制修订等。

除此之外，委员会也有来自其他方面的数据来源，包括死亡证明、诊疗检查报告、国家消防事故报告系统的消防数据、来自消费者的与产品有关的问题报告、来自律师和新闻媒体的报道等。

美国CPSC非常注重产品伤害数据的综合利用。CPSC采集和整合的产品伤害数据作为网络数据库的组成部分对公众开放,通过流行病学分析和深度调查,捕获产品缺陷信息,发布召回信息;提供产品安全警示和预防措施,指导消费者避免伤害的再次发生;消费者可以查询、获取产品伤害案例信息和消费指导,预防和避免产品伤害。

此外,CPSC 基于 NEISS 开展与其他部门的合作,有助于多部门联合开展产品伤害预防工作,减少产品缺陷带来的损失。如,2002 年美国 CPSC 与美国食品药品监督管理局(Food and Drug Administration,FDA)、美国疾病控制预防中心(Center for Disease Control and Prevention,CDC)联合开展了反药品误用调查(National Electronic Injury Surveillance System -Cooperative Adverse Drug Event Surveillance Project),即 NEISS-CADES 计划。CPSC 将 NEISS 采集到的数据提供给 CDC 进行伤害分析,以支持 FDA 提取出药品误用数据,CDC 开展流行病学分析辅助,FDA 进行药品误用原因分析,形成预防措施,向消费者发布警示信息,以预防因药物误用导致的伤害。

2. 欧盟家庭和休闲事故监测系统　伤害是欧洲主要的公共健康问题,1986 年,欧盟委员会开始了收集关于家庭和休闲意外事故数据信息的工作。通过建立欧洲家庭和休闲事故监测系统(European Home and Leisure Accident Surveillance System,EHLASS),收集成员国的家庭和休闲事故数据,特别是发生事故的数据,包括医院或其急诊科就诊的数据,后来发展成伤害监测系统(Injury Surveillance System,ISS)以及伤害数据库(Injury Data Base,IDB)。欧洲委员会负责该系统以及数据库中的数据储存工作的全面控制和管理,各成员国负责医院伤害数据的收集以及数据质量的管理和控制。

2007 年 IDB 完成了向一个包含所有伤害的数据库转型。公众可以通过 IDB,按照国家、年份、性别、年龄、伤害部位、伤害机制、伤害涉及产品等条件,查询自 1999 年以来的所有伤害数据。

依托 ISS 系统和 IDB 数据库,欧盟每年发布欧洲伤害报告,分析欧盟地区的伤害分布情况,来促进制定有针对性的伤害预防措施,提高成员国消费者的安全感;同时欧盟建立的非食品类危险产品快速预警系统(Rapid Alert System for dangerous non-food products,RAPEX)可以利用 IDB 提供的伤害数据支持相关产品的风险评估工作,为采取相应措施提供依据。

3. 英国家庭事故监测系统　1978 年,英国建立了家庭事故监测系统(Home Accident Surveillance System,HASS)和休闲事故监测系统(Leisure Accident Surveillance System,LASS)。HASS 和 LASS 是两个关联的数据库,这两个数据库通过收集全国各地一些有代表性的医院统计的家庭和休闲活动期间发生的伤害事故情况,并将这些数据用一定的方法进行转化,估算整个国家的就诊人次总量,目的是深入了解在家庭和休闲场所发生的事故的方式和原因,促进制定相关政策并采取措施,以防止类似事故的再次发生。

结合美国、欧盟、英国等国家和地区产品伤害监测工作实际情况、系统建设和工作成绩,可以看出产品伤害监测在产品安全监管工作中发挥着重要的、无可替代的基础信息保障作用。应该说,产品伤害监测系统是一项重要的民生工程,它对于提高政府监管部门产品安全监控能力,消除危险产品对社会、家庭和个人造成的损害,提升社会产品安全水平和安全意识,具有重要意义和应用价值。

(二)我国产品伤害监测工作体系

1. 基本情况　我国产品伤害监测工作的发展离不开伤害监测体系的规划建设。在 2005 年原卫生部正式开展伤害监测工作的基础上,2007 年国家市场监督管理总局缺陷产品管理中心(DPAC)与中国疾病预防控制中心慢性非传染性疾病预防控制中心(NCNCD)共同建立了基于监测点医院的产品伤害信息监测系统,开展了中国的产品伤害信息监测工作。最初在浙江省常山县、广东省深圳市的 6 家医院开展了基于医院门(急)诊的产品伤害监测试点。2009 年试点范围扩展到 3~8 家医院,初步建立起产品伤害数据库,并对产品伤害数据采集、分析和回访等工作流程进行了完善。2011 年底进一步扩大了试点区域,选取全国 11 省市共 32 家医院开展产品伤害信息采集试点工作。随着全国质量强市示范城市工作的推进,产品伤害监测范围不断扩大。截至 2018 年底,我国产品伤害监测范围已达全国 17 个监测地区 56 家医院。具体试点地区及医院分布情况见表 15-1 所示:

表 15-1　我国产品伤害监测地区及医院分布情况

试点地区	医院数量	试点地区	医院数量
福建省厦门市	6	江苏省张家港市	3
广东省东莞市	3	山东省东营市	3
广东省广州市	5	山东省青岛市	3
广东省深圳市	3	上海市松江区	3
广东省珠海市	3	四川省成都市	3
河北省藁城市	3	四川省宜宾市	3
湖南省株洲市	3	新疆维吾尔自治区乌鲁木齐市	3
江苏省南京市	3	浙江省常山县	3
江苏省无锡市	3		

经过多年的努力,我国已经建立了产品伤害数据库和对应的数据库管理系统。目前产品伤害监测涉及产品包括汽车、其他交通运输工具、五金建材、家具、家用日用品、食品药品及相关产品、文教体育用品、家用电器、儿童玩具及用品、纺织服装配饰等。产品伤害监测工作的开展,目的是为后续开展缺陷产品召回、消费提示、监督抽查以及标准制修订等产品伤害预防干预工作提供基础支撑。

与发达国家相比较,我国产品伤害监测体系虽然起步较晚,但监测点医院发展迅速、伤害数据信息采集量大、案例应用时效性提升明显。实践证明,通过在医院采集产品伤害信息,开展调查分析工作,不仅为掌握监测地区内产品安全状况提供了及时和有价值的信息支持,而且是快速、准确发现产品安全风险并采取预防干预措施的重要途径。我国开展产品伤害监测不仅在技术上是可行的,在实践上也是有效的。

2. 建设原则　自 2007 年启动产品伤害监测工作以来,我国产品伤害监测体系建设一直遵循以下四个统一的原则:

(1) 统一系统应用:国家产品伤害信息监测系统充分利用现有资源,并以全国伤害监测系统为基础,密切加强市场监管部门和卫生部门之间的协调合作,对全国的产品伤害监测工作实施统一协调、管理、监督和应用。

(2) 统一规划建设:根据产品伤害工作实际,统一布局、规划、调整监测点医院,完善相关工作机制,使全国产品伤害监测区域划分更加符合我国经济、人口、地理分布特点,确保监测数据的科学性和时效性。

（3）统一工作程序：建立全国统一的产品伤害信息采集、报送、质量控制、回访调查、伤害风险评估和风险干预措施的工作流程，同时采取统一的"试点推进、优化布局、系统完善、全面部署"的实施步骤。

（4）统一培训指导：NCNCD和DPAC共同开展针对监测点医院、疾控中心和市场监管部门相关人员的培训，建立产品伤害信息质量反馈机制，提升信息采集质量，组织产品伤害监测现场督导和工作指导。

二、我国产品伤害监测工作内容

（一）监测地区和监测点医院确定

产品伤害监测区域和区域内监测点医院的选取，既要遵循一定的区域经济发展规律，又要从产品伤害监测实际工作情况出发，以各级中心城市为节点，兼顾各级城市的辐射范围，基本上按照"加强东中西部结合、体现城市乡村兼顾、突出伤害监测基础"的基本要求，在现有国家伤害监测点医院的基础上进行布局。

根据监测地区伤害监测报卡量情况，将全国产品伤害监测地区分为一类监测地区和二类监测地区。一类监测地区是指年伤害报卡量三万以下的地区；二类监测地区是指年伤害报卡量三万及以上的地区。

（二）监测对象

在监测点医院门诊和急诊就诊被诊断为伤害的首诊患者。

（三）工作流程

1. 产品伤害信息采集

（1）信息采集方法：在各监测点医院医生/护士填报的《全国伤害监测报告卡》的基础上，增加有关产品伤害的具体信息，内容主要包括：

1）伤害患者一般信息：姓名、性别、年龄、联系电话、身份证号码、户籍、受教育程度、职业等。

2）伤害事件的基本情况：伤害发生的时间、患者就诊的时间、伤害发生的地点、伤害原因、伤害发生时的活动情况等。

3）伤害临床信息：伤害的严重程度、结局、临床诊断、性质、部位。

4）伤害涉及产品信息：涉及产品名称、品牌、型号等。

5）产品致伤过程简要描述：简要描述患者在使用产品的过程中如何发生伤害的情形。

（2）质量控制方式：国家、相关省/市、县（区）各级疾控中心/慢病防治院及现场医院分别成立项目工作组，各级项目工作组明确职责，对培训、监测对象确认、报告卡填写、数据管理等制定统一的质量控制方案。各级项目工作组承担各自所辖区域内的医院伤害监测的督导任务。定期或不定期开展漏报、错报、漏录、错录调查，评估监测系统的运行情况，保证数据质量。

2. 产品伤害信息回访调查　定期或不定期对产品伤害信息进行回访、核实、实地调查是进一步开展工作的必经程序。产品伤害调查包括电话回访调查和现场调查两部分。

（1）电话回访调查：通过对重点产品伤害案例伤害过程涉及的产品、使用者、环境等信息进行进一步核实，为产品伤害案例后续分析和调查工作提供真实有效的信息。产品伤害电话回访工作，对于验证产品伤害信息采集工作成效和信息的真实性、有效性具有重要意义。

电话回访过程中记录的主要信息如下:

1）电话回访时间,用于记录联系受访者的具体时间。电话回访时间越接近患者的伤害时间,说明信息报送得越及时,同时也能大大增加回访的有效性。

2）调查者联系电话。

3）受访者联系电话。

4）患者基本情况,包括受访者与患者关系。一般情况下,患者与受访者是同一个人,但特殊情况下,如老年人、未成年人,受访者多是其监护人。

5）伤害基本情况。通过与受访者进行询问,一是进一步核实产品伤害报告卡上记录的信息的真实性;二是就更具体的细节进行补充完善,如伤害涉及产品信息;伤害过程的描述等等。

6）患者是否愿意接受现场调查并记录预约的现场调查时间,为后期进行现场调查提供最关键的依据。

7）造成伤害的产品是否保存,主要确认相关产品及说明书、操作手册等相关资料的保存状态,同时应简单说明这些资料对于现场调查的作用。

（2）现场调查:按预约时间开展产品伤害现场调查工作,以便获取产品伤害问题第一手现场资料,并将现场调查内容记录在现场调查报告卡中。现场调查的主要内容包括:

1）伤害发生前情况。主要是调查患者在事发前的活动状态,确认伤害发生与产品使用、维护、拆解等工作的相关性。包括:使用产品前是否阅读使用说明书、是否了解产品存在潜在伤害危险、事发前身体及精神状态、产品使用环境等要素。

2）伤害发生时情况。主要是调查患者伤害发生时行为和动作、患者与产品位置关系、事发时注意力是否集中、周边环境是否异常、引起伤害的直接方式等要素。

3）伤害发生后情况。主要是调查患者或旁观者事发后采取的动作或行为、主要伤害部位或位置、伤害严重性等要素。

4）产品信息调查。主要是调查产品基本尺寸、品牌/生产商及地址等信息、产品购买途径、产品状态及三包期限、产品操作说明及警示信息、产品是否维修或改动过、产品使用限制条件、造成伤害的产品具体部位或零组件等要素。

3. 产品伤害深度调查 在产品伤害信息收集和核实的基础上,针对产品伤害的原因开展深度调查。产品伤害的起因很复杂,但主要涉及两方面的因素:产品的因素、人为因素或者二者的结合。

产品因素,即产品本身存在安全问题导致的伤害。例如:儿童推车因折叠锁定装置不合格,导致车体意外折叠,夹伤儿童。此外,产品相关的因素还涉及环境因素,如地面不平造成的车体倾翻等。但产品的生产者在设计、制造产品时应考虑到环境因素,尤其是针对儿童和老年人这类弱势消费群体。

人为因素,是指产品安全问题之外,产品使用者应注意的问题或应尽的义务。例如婴儿学步车规定其承载上限,承载超过此体重的儿童,可能因折叠机构失效导致车体坍塌发生伤害事件;多名儿童骑行自行车时相互推搡而造成摔伤等。

在对产品伤害事件进行深度调查时应对各种相关因素综合进行考虑。其中,在对产品因素进行调查时,通常做法是聘请权威的技术专家进行分析评估,同时根据实际情况,委托权威、公正的检测机构或者实验室开展标准符合性测试或者缺陷工程分析试验。

国家标准对产品符合保障人身财产安全要求有规定的,委托具有法定资质的检测机构进行标准符合性检测。

国家标准对产品符合保障人身财产安全要求没有规定的，或者虽然符合标准规定，要查证产品是否仍然存在危及人身、财产安全的不合理的危险，此时应当综合考虑以下几个因素：

1）已经或可能造成危害的形式和危害的严重程度；

2）已扩散的不安全产品的批次、类别和数量等信息；

3）事故或伤害发生的可能性；

4）产品的主要使用者，即可能受到威胁的消费者是否为弱势群体。

必要时，还需要通过缺陷工程分析试验进行分析验证，以及开展风险评估等。

缺陷工程分析试验是一项复杂的综合性技术工作，是以非标准符合性分析检测试验为主，同时与标准符合性检测手段深度结合，对研究和实验人员的技术水平要求非常高。在缺陷工程分析试验中，对伤害发生场景进行模拟是一个很关键的环节，包括：

1）使用人群。对于特殊使用者要区别对待，如婴幼儿、老年人、残障人士。

2）使用环境。主要确定使用的集中地区的气候、温度、湿度、气流状况等。如洗衣机产品往往在潮湿环境中使用，对漏电故障和电击伤害的产生有一定影响。

3）产品材质。由产品材料和结构方面的性能可预评估其机械强度和耐久性。

4）使用方式。不同的使用方式对人体的伤害程度和范围均有不同。

5）使用频率。由此可判断伤害的发生概率是否在合理的范围内。

4. 采取干预措施　经过上述产品伤害调查并对致伤产品造成人身伤害原因进行分析判定，根据判定结果采取不同的应对措施。

（1）涉及产品因素的，主要干预措施包括：

1）需要完善相关立法的，按照现有各级立法的制定程序，开展相关立法工作；

2）产品安全标准缺失或者现有产品安全标准不完善的，启动产品安全标准制修订工作；

3）产品存在设计、制造、标识等方面缺陷的，开展产品召回管理工作；

4）产品安全问题在行业内较为普遍的，联合相应的行业组织、监管机构、地方政府等，开展产品安全行业提升工作，敦促企业完善产品质量管理体系，提高产品安全性。

（2）涉及人为因素的，主要干预措施包括：

1）为消费者购买或使用产品提供风险预警，主要是针对消费品所导致的伤害，对消费者在选购、安装、使用消费品等过程中，给予警示，做好防范，以此减少产品伤害的重复和大范围发生。

2）科学、有效开展消费类产品安全宣传教育等工作，对消费者在选购、安装、使用消费品等过程中，进行关键点指引，帮助消费者提高基本产品伤害预防能力。

（四）多源化的国家产品伤害监测综合信息平台

目前，由于我国的产品伤害监测信息采集工作仅局限于部分区域，产品伤害监测点信息难以全面客观、精准及时、系统高效地反映全国产品安全和产品伤害的实际情况，在一定程度上与我国当前和今后一段时间对产品安全监管和提升质量水平的要求不相适应。因此，在监测点医院采集产品伤害信息的基础上，需要逐步建立多源化的国家产品伤害监测综合信息平台，主要包括：

（1）消费者关于产品伤害问题的投诉，主要是消费者通过网站、微信公众号、电话等方式对使用产品的过程中发现的产品安全问题进行投诉。

（2）产品的生产者或经营者自我发现并主动报告。例如：生产者通过自查或顾客反馈的投诉信息等渠道发现产品伤害事故时，主动向主管机关报告并采取相应产品安全处置措施。

（3）各种网络舆情和新闻媒体的产品安全问题反映。通过舆情监测、传播影响力分析，从微博、新闻等媒体中获取到的有关产品伤害问题的相关信息。

（4）有关产品伤害问题的法律诉讼案件的相关信息。从法院等相关部门得到的法律诉讼案件中涉及产品伤害问题的信息。

（5）其他的行业或产品管理部门对有关情况的通报。例如：教育部门发布的学校伤害信息、公安消防部门发布的火灾事故信息等。

实践证明，在医院采集产品伤害信息的基础上，充分挖掘其他渠道采集的产品伤害事件，能较好地支撑产品伤害预防干预工作的开展。

三、产品伤害监测及采取伤害预防干预措施的相关案例

（一）压面机伤害案例

压面机是把面粉与水搅拌均匀之后代替传统手工揉面的食品机械，可用于制作面条、糕点、面点等，主要使用场所为餐馆、食品店、饭店食堂及各类面点加工单位或个体工商户。

国家产品伤害信息监测系统收到压面机伤害案例后，通过专项舆情信息监测，发现压面机产品伤害事件在网络媒体上也有专门报道。针对这一类产品伤害事件，DPAC调查人员对压面机产品伤害事件进行电话回访及现场核实，伤者向调查人员展示了事故所涉及的压面机产品（图 15-1），详细阐述了事故发生情形以及医疗救治情况。调查人员发现伤害发生的场景具有普遍性和一致性，绝大多数伤害事件中伤害部位集中在人体上肢，包括：手指、手掌及手臂，且伤害程度多为中度及中度以上伤害，伤害过程均是在产品正常运转时，人体的上肢被带入机器，发生挤压伤事故。

为深入分析压面机产品伤害问题的原因，采取对应措施，DPAC调查人员进一步开展了深度调查工作。调查发现，此类产品伤害发生的原因既有产品本身的原因，也有使用者的原因。就产品而言，一是产品运动部件未配备必要的防护装置，即压面

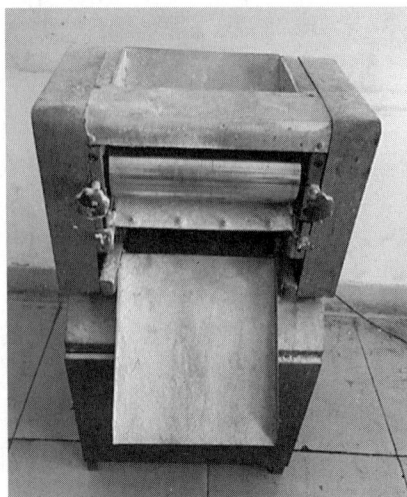

图 15-1　产品外观图

机辊压轴部位未安装防护罩，极易被使用者手部接触（图 15-2）；二是产品未张贴警告标识信息或产品说明书未对危险部位的使用操作进行提示说明。从使用者角度来讲，使用者虽然熟悉压面机操作流程，但自我安全意识薄弱，错误使用压面机，如：在压面机运行状态下将手臂伸入辊压轴部位、在接通电源的情况下清洗压面机、擅自将压面机防护罩取下等。

针对上述调查结果，后续开展的预防干预措施主要包括产品召回和消费提示。

相关生产者对流入市场的缺陷压面机产品开展了召回活动，采取的改进措施包括：在压面机上设置防护装置，同时在产品醒目位置张贴警告标识信息及使用操作说明，产品改进示

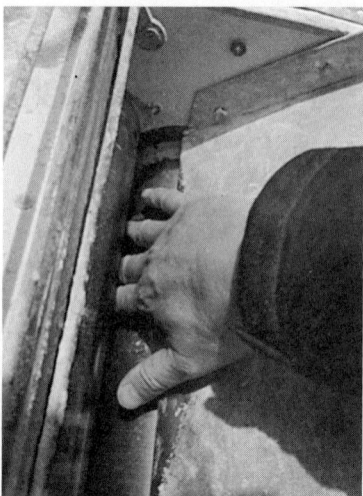

图 15-2 伤害情景示意图

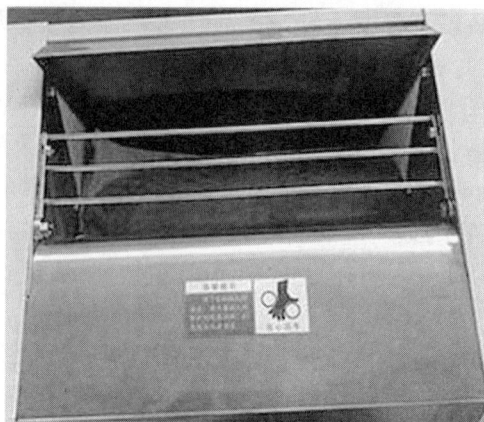

图 15-3 产品改进示意图

意见图 15-3：

另一方面，针对使用者发布产品消费提示，主要内容如下：

（1）选购有防护杆、防护罩的压面机，降低伤害事故发生的概率。

（2）选购有相关警示说明或使用说明的压面机产品，并在使用时，严格按照产品说明书或相关警示说明进行操作，包括：如何清理与食品接触的表面；可能存在风险的警示；保障用户安全所必须采取的防护措施。

（3）在压面机正常工作过程中，严禁把手伸入压面机。

（4）在操作压面机时，需要将头发进行有效包覆，不要佩戴围巾等物品；不要穿宽松或带下摆的衣服，以防卷入压面机内造成伤害。

（5）清洗机器或拖拽面团，先拔掉电源插头。

（6）儿童禁止操作压面机。

（7）一旦发生伤害事故，应立刻断电，并联系相关救援机构。特别是手被卷入时，不要尝试把手拉出来，以免造成更加严重的伤害。

（二）自行车快拆杆伤害案例

快拆杆是一种自行车上常见的紧固零件，起着固定关键部件如车轮和座杆的作用，它可以在不使用工具的情况下快速完成拆装车轮等零部件的功能（图 15-4）。

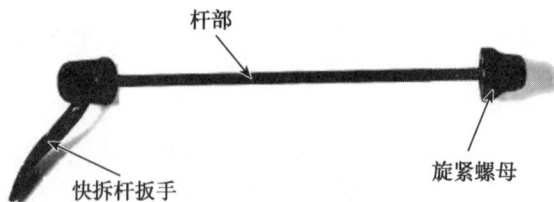

图 15-4 快拆杆示意图

国家产品伤害监测信息系统收到伤害案例后，经回访调查发现：消费者在骑行碟刹自行车的过程中，自行车前轮突然飞出，致使消费者从车上跌落，身体多部位严重摔伤，短暂昏迷,脸部毁容,卧床一个月不能自理。经过进一步深度调查、原因分析和实验评估,发现问题发生的原因是:碟刹自行车的前轮快拆杆设计有问题,其打开幅度能够超过180°。自行车在骑行过程中,快拆杆可能会触碰到碟刹盘,造成前轮骤停,导致人员受伤。

我国自行车产品安全标准对于快卸机构(即快拆杆)在锁紧或松脱时不能触及刹车系统,也不能妨碍车轮旋转,并未明确作出规定。

此外,自行车前轮快拆杆开始使用的时间要远远早于碟刹装置在自行车上使用的时间。由于快拆杆简单耐用,早年大量使用在采用V刹装置的自行车上,并无安全问题。随自行车技术的发展,碟刹系统开始盛行,厂家将快拆杆和碟刹一起搭配使用,当时并未意识到碟刹盘片和快拆杆距离变近,而一旦快拆杆打开幅度超过180°后会碰触到碟刹盘,甚至卡进去碟刹盘的间隙,会造成碟刹盘死锁,导致翻车。

针对此问题,消除安全隐患的根本方法是改变快拆杆的结构设计,使其扳手的打开幅度均应控制在绝对安全的角度范围内,即使在松脱的状态下,快拆杆扳手也不应与自行车转动部件发生干涉。

针对本伤害事件调查结果,后续采取的预防干预措施包括:

(1) 对已经流入市场的缺陷产品,自行车产品生产者实施召回,为消费者免费更换新型快拆杆,消除安全隐患;同时改进产品设计,避免同类问题再度发生,见图15-5:

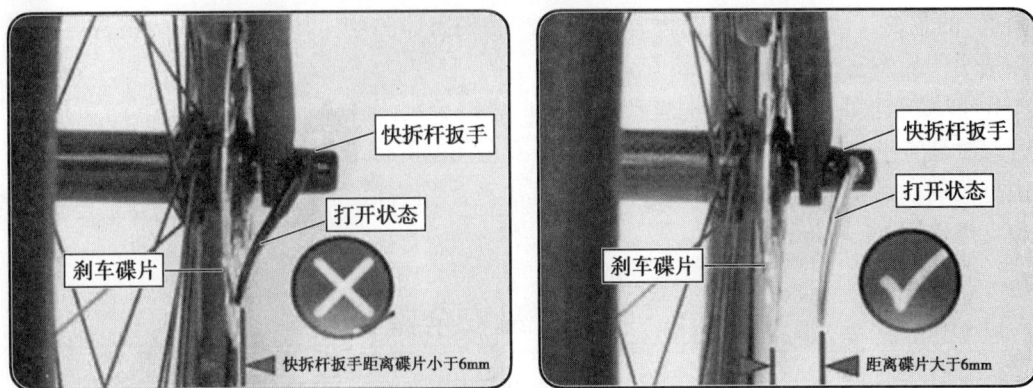

图 15-5　快拆杆设计改进示意图

(2) 针对我国现行标准中对快卸机构相关规定缺失的情形,由相关产品标准化技术委员会开展标准制修订工作。

(3) 开展自行车行业产品质量提升暨质量技术服务交流活动,通报共性问题,并总结交流行业性技术改进方向,推动行业产品安全性提升。

(4) 针对此类碟刹自行车伤害事件,发布消费提示,提醒消费者关注召回信息,核实所持有的碟刹自行车是否在召回范围内。如果确认自行车属于召回范围内产品,应立即主动配合实施召回,以消除安全隐患。同时,选购前轮装有快拆杆的碟刹自行车时,关注快拆杆的打开幅度,确保其不会卡进前轮碟刹盘中,以免发生前轮骤停导致人员摔伤的事故。

产品伤害监测工作开展以来的实践已经证明,通过各地监测点医院采集产品伤害信息,开展典型案例调查回访、测试分析和验证评估,是及时准确发现产品安全风险的重要途径。以此为基础,监管部门可以有针对性地实施安全预警、风险通报、专项检查、缺陷产品召回、制/修订标准等相关措施,符合转变政府职能,强化产品安全监管,保护消费者人身安全的要求。

四、我国产品伤害监测工作的方向

与欧美等发达国家和地区相比,我国产品伤害监测工作刚刚起步,仍需从多方面进一步予以完善,具体包括强化立法保障、完善制度建设、加强宣传教育以及推进安全共治。

1. 强化立法保障   充分借鉴发达国家的经验,加快研究制定《消费品安全法》等法律法规,完善配套的政策制度、标准体系和技术手段,将党中央和国务院有关质量中长期发展规划、年度行动计划和质量提升指导意见中对产品安全监管和产品伤害监测要求,通过法律法规予以固化落实,建立完善符合国际惯例、具有中国特色的产品伤害监测和产品安全监管的法律法规体系和技术标准保障。

2. 完善制度建设   系统梳理产品伤害监测、产品安全监管和产品伤害预防的工作链条,逐步建立我国相关领域的制度体系、工作流程、管理规范,加强重点产品的伤害信息采集、分析、调查和应用,适时补充完善针对妇幼、儿童、老年人等弱势群体产品伤害监测工作,进一步扩大监测范围。同时,完善产品伤害信息直报系统,不断提升信息采集的时效性和准确性。

3. 加强宣传教育   面向监测点医院要加强产品伤害监测现场问询程序、事项、记录和责任的宣传,不断优化第一手产品伤害信息的质量。面向广大消费者要加强产品伤害自我防范和问题报告的宣传,使消费者提高"防范产品伤害风险、报告产品伤害事件、配合产品伤害调查"的意识。面向生产者、销售者要加强产品伤害监测的主体责任和主动报告宣传,从源头减少产品伤害,不断提升产品安全水平。

4. 推进安全共治   进一步完善产品伤害信息综合利用体系,及时向相关部门通报产品伤害深度调查结果,形成高效的针对共性产品安全问题的标准制修订、产品召回、监督抽查、执法打假的产品伤害监测协同机制,充分发挥出产品伤害监测在产品安全监管工作中的基础和支撑作用。

第三节   产品安全监管

产品安全问题是目前世界各国人民群众最关心的社会问题之一。世界各国都把加强产品安全监管作为市场经济运行和民众生活中的大事,通过立法规制、完善体系、加强监测,尽可能预防和减少不安全产品对公众造成的人身伤害。

一、产品安全监管的必要性

产品安全监管是有关政府部门依据相关法律法规,为确保产品安全、减少和消除不安全产品的风险,在产品的生产制造、市场准入、流通和销售、使用和消费等环节所采取的监督管理措施。

虽然我国现行的政策法律体系并未就产品质量和产品安全做严格区分,但对于消费者而言,由安全性引起的损害较之由适用性引起的损害要大得多,且可能会涉及公共安全,所以在欧美国家和地区产品质量由企业自行把握,并通过民事责任的方式解决产品质量问题,政府监管部门只关注产品的安全性能,产品一旦存在危及人体健康或人身财产安全的不合理危险的问题,要通过国家行政监管的方式进行介入。本节阐述的产品安全监管也是从这个角度进行论述的。

市场经济注重市场在资源配置上的基础作用,同时也离不开国家的宏观调控,离不开国家公权力通过法律手段介入微观经济中的自由交易。现代社会中由于社会分工的精细化、科学技术的发展、经济组织形式的规模化以及现代营销方式的多样性等因素增大了消费者的判断难度和产品安全问题的识别难度。特别是由于产品设计、制造的缺陷或企业对产品的使用、性能、危险性等警示不清,导致批量性不安全、有缺陷的产品流入市场,危及消费者人身和财产安全,对社会与公共利益造成了严重损害。在这种情况下,生产经营者和用户之间的交易已经难以仅靠契约自由和竞争自由规则来维持公平,政府有必要借助法律手段积极限制这种力量,以实现不同主体相互关系中的实质公平。产品安全监管的实质是国家公权力通过法律手段介入自由交易,通过维持和谐的消费关系以及规范市场经济秩序,最大限度地增进社会福利,谋求公共利益最大化,它解决的是国家经济运行层面的问题,是国家干预经济理论在社会经济生活中的实践和具体体现。

需要说明的是,在任何国家,产品安全监管都是一项系统工程,其中,有关产品安全信息的收集、分析、处理,是所有工作的基础和源头。在此基础上,才能对产品安全情况进行调查认定,进而采取相应干预措施。

二、国内外产品安全现状

(一) 国外产品安全现状

根据欧盟 2014 年发布的 2010—2012 年欧盟伤害统计概要(*Injuries in the European Union*,*Summary of injury statistics for the years* 2010—2012),2010—2012 年,欧洲伤害数据库(Injury Database,IDB)显示在家庭伤害中与产品有关的致命伤害平均每年有 5 700 起,其中致命伤害占 60%。根据美国消费品安全委员会(CPSC)发布的财政年度报告,CPSC 平均每年会收到由 96 家指定医院报送的与产品相关的伤害事件约 40 万起,由 50 个州提供的因产品相关伤害导致的死亡证明约 8 000 份。

与此同时,每年有大量的缺陷产品被实施召回或者从市场上下架。2012—2017 年,美国 CPSC 共发布 1 762 例消费品召回信息;欧盟非食品类危险产品快速预警系统(RAPEX)共发布 10 425 例消费品召回通报;澳大利亚共发布 1 867 例消费品召回信息;日本共发布 527 例消费品召回信息。从上述 4 个国家和地区发布的召回涉及的产品来看,与人们生活最密切相关的电子电器产品和儿童用品占据多数,产品的主要伤害风险为:机械伤害、窒息伤害、化学伤害、电击和火灾、视听损伤、烧烫伤和其他伤害。

(二) 我国产品安全现状

改革开放 40 多年来,在社会各界的努力下,我国产品安全水平有了很大的提升。但由于我国质量发展的基础还很薄弱,产品的质量和安全水平滞后于经济发展,片面追求发展速度和数量,产品安全特别是食品安全事故时有发生。一些生产经营者诚信缺失,肆意制售不合格、不安全产品,破坏市场秩序和社会公正,危害人民群众生命健康安全,损害社会信誉和国家形象。所以总体上来讲,我国现阶段产品安全形势依然严峻。近年来一系列产品安全事件的发生,让产品安全问题已经成为舆论关注的焦点和百姓评议的热点。

根据中国消费者协会发布的全国消协组织受理投诉情况年度统计报告,2012—2016 年,质量问题的投诉均在 40% 以上,2017 年和 2018 年质量问题投诉降至 20%,但仍居于投诉前三位。其中,2018 年全年消协组织共受理消费者投诉 762 247 件,商品类投诉为 365 162 件,占总投诉量的 42.03%;质量问题投诉为 19 802 件,占 25.69%。家用电子电器类、日用商品

类、交通工具类、服装鞋帽类和食品类投诉量仍居前五位,如图 15-6 所示:

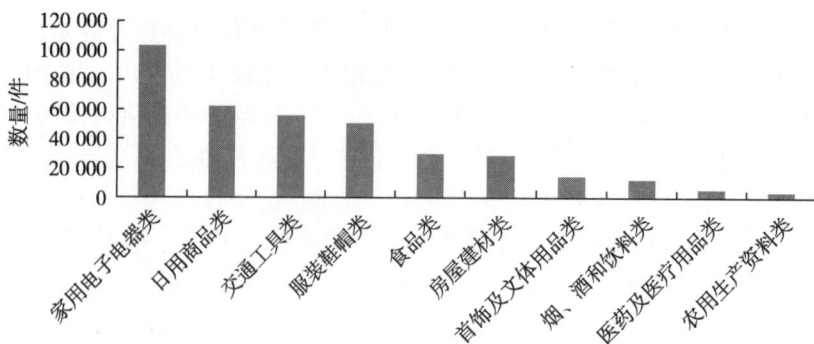

图 15-6　2018 年消协受理投诉中商品大类投诉量图

　　市场监管总局发布的召回信息显示,2004 至 2018 年 12 月 31 日,我国共实施汽车召回 1 769 次,涉及 6 925.04 万辆汽车。2008 至 2018 年 12 月 31 日,我国共实施消费品召回 1 828 次,涉及数量 5 851 万件,召回的产品类别包括儿童玩具、电子电器、其他儿童用品、家具、文教体育用品、家用日用品、日用纺织品、服装和五金建材等。与此同时,2012—2017 年,原产地为中国的产品是成为欧美日等国家和地区采取产品召回措施最多的对象,占到总召回次数的 60% 以上。

　　以上数据表明我国产品安全形势仍不容乐观,需要通过多种措施提高产品安全水平,包括推进我国产品安全监管立法,完善产品安全标准体系、健全缺陷产品召回制度,优化国家产品伤害监测系统,以此促进企业遵纪守法,减少不安全产品流入市场。

三、国内外产品安全监管现状

(一) 发达国家产品安全监管现状

　　欧美日等发达国家高度重视产品安全问题,均建立起较为完善的产品安全监管体系,来保证消费者利益以及产品安全,最大程度地降低因产品安全问题带来的伤害事故。综合起来,有以下几个特点:

　　1. 形成了较为完备的产品安全监管法律体系　法律体系是市场经济运行的核心,法律体系的健全程度和运作效果是衡量一个国家市场发达程度的根本标志,也是保障产品安全的制度基础。在欧美日等发达国家和地区,法律体系较为健全,覆盖整个产品范围,调节范围包括安全要求、交易规则、市场主体义务等方方面面。因为有了充分的产品安全法律依据,政府在产品安全监管方面才有了公正的执法依据和尺度,这样既可以使行政行为法制化,提高行政管理的科学性和权威性。同时,又可以充分发挥市场机制功能,在法律范围内调动企业自发提高产品安全水平的积极性,维护市场公平和秩序,保护消费者合法权益。

　　2. 确立了政府部门在产品安全管理中的地位、职责、权限和工作程序　政府对市场的监管和调节是市场机制运行的重要组成部分,产品安全监管也是市场监管的一部分。发达国家政府在市场监管方面责任非常明确,一般来讲包括:①维护市场正常秩序,依法治理市场,确保正当竞争。②制定市场规则,规范市场主体行为,充分发挥政府行政力量对市场的控制力。③对违法行为坚决取缔、严厉处罚和打击。④保障产品安全,保护消费者人身和财产安全等合法权益。

3. 实行了严格的产品安全主体责任 美国的《消费品安全法》(Consumer Product Safety Act, CPSA)、欧盟的《通用产品安全指令》(Directive 2001/95/EC on General Product Safety)都明确了企业承担产品安全主体责任。一旦发现有某种产品发生危险的频率较高,企业应当立即采取行动,并向政府监管部门报告。如果是因为产品缺乏切实可行的标准,未能给公众以适当保护,政府监管部门则可对产品发布上市禁令;此外法律还要求生产商或销售商发布召回通知,提醒消费者注意,对缺陷产品进行维修、更换或予以退款。政府监管部门还有权向法院起诉,以查封危险产品并向公众进行通报,必要时制定或修改产品安全法规和标准等。

4. 建立产品伤害信息监测系统 发达国家通过各种渠道采集产品相关伤害信息。如美国建立 NEISS 系统,通过在医院设立产品伤害监测点,直接收集医院急诊部门接纳的由于产品所造成的受伤病例信息;通过与消防部门的合作,建立火灾信息采集系统,采集火灾安全事故信息;另外还通过电话、信件、网络接收消费者投诉以及要求生产者报告产品安全事故等信息。这些信息为政府监管部门立法、制定标准、开展产品安全事故调查以及采取产品风险应对措施发挥了重要的作用。

(二)我国产品安全监管现状

1. 产品安全管理战略性规划 产品安全问题是社会经济发展的一个战略问题。党和国家历来高度重视产品质量和安全工作。新中国成立后,尤其是改革开放以来,国家制定实施了一系列政策措施,初步形成了中国特色的产品安全发展之路。尤其在国家层面提出产品质量安全管理战略性规划,作为全国产品安全监管工作的纲领性文件,这对促进我国产品安全总体水平提升,实现经济社会又好又快发展有着重要的意义。现阶段我国产品质量安全的战略性规划主要包括:

(1)《关于开展质量提升行动的指导意见》:2017 年 9 月中共中央国务院印发《关于开展质量提升行动的指导意见》。指导意见强调,提高供给质量是供给侧结构性改革的主攻方向,全面提高产品和服务质量是提升供给体系的中心任务。要坚持以质量第一为价值导向,坚持以满足人民群众需求和增强国家综合实力为根本目的。

指导意见提出的目标是:到 2020 年,供给质量明显改善,供给体系更有效率,建设质量强国取得明显成效,质量总体水平显著提升,质量对提高全要素生产率和促进经济发展的贡献进一步增强,更好满足人民群众不断升级的消费需求。

在加强全面质量监管方面,意见指出:要完善产品伤害监测体系,提高产品安全、环保、可靠性等要求和标准。加大缺陷产品召回力度,扩大召回范围,健全缺陷产品召回行政监管和技术支撑体系,建立缺陷产品召回管理信息共享和部门协作机制。

(2)《质量发展纲要(2011—2020 年)》:2012 年 2 月,国务院印发《质量发展纲要(2011—2020 年)》。纲要明确提出,把安全为先作为质量发展的基本要求。强化质量安全意识,落实质量安全责任,严格质量安全监管,加强质量安全风险管理,提高质量安全保障能力,科学处置质量安全事件,切实保障广大人民群众的身体健康和生命财产安全。

纲要提出的目标是,到 2020 年,产品质量保障体系更加完善,产品质量安全指标全面达到国家强制性标准要求,质量创新能力和自有品牌市场竞争力明显提高,品种、质量、效益显著改善,节能环保性能大幅提升,基本满足人民群众日益增长的质量需求。农产品和食品实现优质、生态、安全,制造业主要行业和战略性新兴产业的产品质量水平达到或接近国际先进水平。

纲要指出,要建立企业重大质量事故报告制度和产品伤害监测制度,加强对重点产品、重点行业和重点地区的质量安全风险监测和分析评估,对区域性、行业性、系统性质量风险及时预警,对重大质量安全隐患及时提出处置措施。同时,要强化质量准入退出机制,建立健全缺陷产品和不安全食品召回制度。对不能满足准入条件、不能保证质量安全和整改后仍然达不到要求的企业,依法强制退出。

(3)《消费品标准和质量提升规划(2016—2020)》:2016 年 8 月,国务院办公厅印发《消费品标准和质量提升规划》。《规划》指出,在强化质量安全风险管理方面,要推进缺陷消费品召回常态化,把涉及人身、财产安全的消费品纳入召回范围。

《规划》提出要强化质量安全风险管理,其中要"完善消费品质量安全风险监控体系,建立以预防为主、风险管理为核心的消费品质量安全监管机制。"以早发现、早研判、早预警、早处置为目标,推进建立以风险信息采集为基础、风险监测为手段、风险评估为支撑、风险处置为结果的消费品质量安全风险管理体系。完善消费品质量安全风险和产品伤害监测体系。建立消费品质量安全风险快速预警系统和快速联动处置机制,快速处置发生在消费者身边的质量安全风险。到 2020 年,建立覆盖主要社区、乡镇和学校的消费品质量安全风险信息监测点,在医院建立 100 个以上产品伤害监测点,系统采集产品风险和伤害信息,推广应用消费品质量安全风险快速预警系统,发布消费预警和风险通报。

2. 产品安全监管法律制度 我国有关产品安全的立法包括由全国人民代表大会及其常委会制定的相关法律和由国务院及其各部委制定的行政法规和部门规章。其中,法律和行政法规包括普遍适用于除了特定产品外的其他产品的一般性立法,如《产品质量法》《标准化法》《消费者权益保护法》等,以及针对不同行业、不同产品的特殊立法,比如《食品安全法》《药品管理法》《农产品质量安全法》《特种设备安全法》《缺陷汽车产品召回管理条例》等。产品安全监管主管部门出台的部门规章和规范性文件、地方政府发布的地方性法规,以及大量保障人体健康,人身、财产安全的强制性标准等也是我国产品安全监管的重要组成部分。这些法律法规以及强制性标准从不同角度规定了生产者、销售者从事经营活动所必须具备的资格条件、必须保证的产品安全性能以及所应承担的相应责任,为产品安全监管部门的监督执法提供了直接的法律依据。

但总体而言,同欧美相比,我国产品安全法律层面长期以来未对产品的适用性和安全性进行区分,尤其是缺乏一部涵盖消费品安全的专门法律,有待未来立法的进一步完善。

3. 我国的产品安全监管体系 综合来看,我国产品安全监管体系按照产品投放市场顺序可分成三个部分,即前市场管理、市场管理和后市场管理。

(1)前市场监管:是指在产品进入流通和销售环节之前针对其安全性能的管理。主要包括建立和实施市场准入制度、对企业生产和保障条件、产品设计等方面开展日常监督等,其目的是确保企业具备从事生产经营所需的特定资质、其所经营的产品及其生产制造与经营行为符合特定的要求。在当前大幅减少行政审批的大背景下,涉及产品安全监管的相关许可和准入制度仍然保留。目前,我国前市场监管手段主要包括工业产品生产许可证制度和强制性产品认证制度两种。

工业产品生产许可证制度是依据有关国家和行业标准,针对许可目录内涉及安全的产品,在其进入市场前对申请企业进行符合性实地核查和产品检验。未取得生产许可的企业,不得生产并销售许可目录内产品。

强制性产品认证制度是依据国家强制性标准或国家技术规范中的强制性要求,对认证目录内产品,要求企业必须获得指定认证机构颁发的 CCC 产品认证证书;未获得认证的产品不得进口、出厂、销售,以及不得在经营服务性活动中使用。

(2) 市场监管:是指在产品的销售环节对产品安全性能的监督与检查,如国家实施的双随机产品质量监督抽查、市场商品随机抽检等。

目前,我国产品安全的市场监管制度主要是国家产品质量监督抽查制度。该制度是国务院市场监督管理部门依法组织有关省级市场监督管理部门和产品质量检验机构对生产、销售的产品,依据有关规定进行抽样、检验,并对抽查结果依法公告和处理的活动。在国家监督抽查制度中,有关行政机关发现产品不符合保障人体健康和人身、财产安全的国家标准、行业标准时,根据不合格产品问题的具体情况,会施以警告、罚款和停止生产等行政处罚。

(3) 后市场监管:也称为事中事后监管,是指在产品进入流通和消费过程中,一旦发现其存在影响危害人身财产安全的隐患或缺陷,由市场监管部门依据相关法律法规要求有关企业采取有效措施防止和消除产品不安全所可能造成的损害。

事中事后监管的核心手段是缺陷产品召回制度。缺陷产品召回是指在确定产品存在缺陷之后,生产者对缺陷产品采取修理、更换或退货等措施进行处理,以消除缺陷产品给消费者带来的不合理危险。生产者在召回缺陷产品的同时,往往会对产品的设计、制造等方面的安全问题进行修正,确保后续投放市场的产品不存在安全隐患。

四、缺陷产品召回管理

(一) 缺陷产品召回的概念

1. 缺陷的概念　布莱克法律词典(1999 年第 7 版)中对缺陷的解释是:一种不完善或缺损,尤指与产品的使用或安全直接相关部分的不完善或缺损。

我国《缺陷汽车产品召回管理条例》第三条规定:"本条例所称缺陷,是指由于设计、制造、标识等原因导致的在同一批次、型号或者类别的汽车产品中普遍存在的不符合保障人身、财产安全的国家标准、行业标准的情形或者其他危及人身、财产安全的不合理的危险。"

《消费品召回管理暂行规定》第三条第二款规定:"本规定所称缺陷,是指因设计、制造、警示等原因,致使同一批次、型号或者类别的消费品中普遍存在的危及人身、财产安全的不合理危险。"

根据上述定义,构成缺陷的三个基本要素是:

(1) 产品存在安全性的问题:缺陷与危及人身安全高度相关,而影响产品使用性能方面的问题,不在政府召回监管范围内。由于召回所投入的成本非常高,大部分产品召回活动,往往都是针对产品的高风险问题。

实践中,召回有两种情形:一种是因不符合国家标准中保障人身、财产安全要求而具有危及人身、财产安全的不合理危险发生的召回;另一种是虽然符合国家标准、行业标准中保障人身、财产安全要求,但仍然具有其他危及人身、财产安全的不合理危险而发生的召回。

(2) 安全问题普遍存在:普遍存在区别于仅在个别产品中偶然出现的情形,在同一批次、型号或者类别的消费品中普遍存在的安全问题才需要实施召回。"普遍存在"的界定,目地在于强调产品发生危险或伤害的"高概率"情形。在"同一批次、型号或类别"的产品中,缺陷产生原因以及缺陷所致后果相同,对"同一批次、型号或类别"产品状态的表述,难以用量化的数值表示。"同一批次"是指在一个共同的原因系统下制造出来的所有产品。"同一批次"在不同产品、不同企业中有不同的情况。例如某企业一个班次生产的产品、同一批原料产出的产品、同一个时间段生产的产品都可以认定为同一个批次。"同一型号"是指相同型号的所有产品,但受制造工艺等方面影响,同一型号产品不一定都存在缺陷。"同一类别"是指具有相同特性或相同功能的所有产品,其范围更大。

(3) 缺陷是由于设计、制造、警示标识等原因所导致:缺陷产生的原因有别于消费者"使用因素"导致的产品安全问题。

设计原因,即由于技术的局限性、结构、材料和工艺或其他原因,产品在最初设计时由于未考虑全面,致使产品在投放市场后的使用、检验等过程中暴露出来的安全问题。如儿童自行车闸把尺寸过大,导致儿童在紧急情况下因无法握紧手闸而从车体上跌落,发生伤害事故。

制造原因,产品在加工、制作、装配过程中某个工序或环节出现偏差、错误或疏忽,而使产品存在安全隐患。产品的制造缺陷可产生于产品生产过程的每一环节:从原材料供应、冲压、焊接、机加工等工序到零件装配工序的偏差、错误或疏忽都有可能产生缺陷。如汽车产品制造过程中,在总装环节因为螺栓未按规范拧紧而导致某一批次汽车产生缺陷。

警示标识,即产品未能提供完整的、符合安全使用要求的操作使用说明或警示说明等告知产品风险。这种缺陷会因为没有明确告诫消费者如何正确操作,而可能导致消费者或他人受到某种伤害。如压面机中未标注提醒消费者在机器运转时不得将手伸入其中的警告,导致消费者在使用产品时将手伸入滚轴中而发生轧伤事件。

2. 召回的概念 布莱克法律词典(1999 年第 7 版)中对召回概念的解释是:召回,生产者对于消费者的返回有缺陷的产品以进行修理或退换的要求。

《缺陷汽车产品召回管理条例》第三条第二款规定:"本条例所称召回,是指汽车产品生产者对其已售出的汽车产品采取措施消除缺陷的活动"。

《消费品召回管理暂行规定》第三条第三款规定:"本规定所称召回,是指生产者对存在缺陷的消费品,通过补充或者修正警示标识、修理、更换、退货等补救措施,消除缺陷或者降低安全风险的活动。"

综合起来考虑,可以认为,"召回"是由生产者进行的,在确定产品存在缺陷之后,根据产品缺陷的严重程度、危险发生概率、缺陷产品的数量和分布的情况等因素,告知产品的消费者,同时对缺陷产品采取补救措施,以消除或降低缺陷产品给消费者带来的不合理危险。

生产者是缺陷消费品的召回义务主体。生产者既包括以自己的名义(名称或商标)设计、制造产品,也包括委托他人设计、制造产品,但都以自己的名义(名称或商标)销售产品的企业。对进口产品来说,进口商或授权机构视同为生产者。"进口商"指将产品自境外进口到中国境内的企业。"授权机构"指在中国境内注册并已获境外生产者授权代表其行事的企业。

召回是生产者的一项义务,而非惩罚措施。一般来讲,采取什么样的召回措施,以及回收后的消费品如何处置由企业根据产品存在缺陷的具体情形自主决定。召回措施包括采取修正或者补充标识、修理、更换、退货等方式或其他有效措施预防、消除安全风险的活动。

政府主管部门对召回活动实施监督,若发现召回活动未能取得预期效果,监管部门可要求生产者再次实施召回或者采取其他相应补救措施。

（二）国内外缺陷产品召回管理现状

1. 国外产品召回情况 20世纪60年代以来,世界上有许多国家,如美国、加拿大、欧盟各国、澳大利亚、日本、韩国等,陆续建立了缺陷产品召回制度,每年都要从市场和消费者手中召回大量存在缺陷的产品,使消费者免受缺陷产品可能带来的危害,有力地保障了消费者的合法权益。

（1）美国:美国是世界上最早实行产品召回制度的国家。1966年美国国会制定了《国家交通与机动车安全法》,1972年颁布了《消费品安全法》,这是美国实施缺陷产品召回最重要的两部立法。此后,美国陆续在多项产品安全和公众健康的立法中引入了缺陷产品召回制度,召回范围也扩展到包括几乎所有可能对消费者造成伤害的产品。在立法实践上,根据产品的不同类别确立了由不同监管部门依法实施缺陷产品召回监管工作。在美国,有多个行政机构对不同产品具有召回管辖权,其中管辖产品范围最广、影响最大的是美国消费品安全委员会(CPSC)。CPSC是由法律授权的独立政府机构,直接对国会负责,主要负责对约15 000多种消费品进行安全监管和召回,包括儿童产品、玩具、室内家用产品、户外家用产品、体育与娱乐用品等。

（2）欧盟:欧盟的《通用产品安全指令》中明确规定,当发现危险产品时,成员国相关机构可以采取适当行动以消除风险,包括从市场上下架该产品、从消费者手中召回产品或发布预警。该指令适用于除食品以外的一切消费产品,包括玩具、体育用品、纺织服装、家具等日用品,特别是对无专门法规调整的产品安全要求作出了基本规定。其他主要的法规还有《缺陷产品责任指令》(85/374/EEC)、《危险品指令》(67/548/EEC)、《危险品和危险配置品限制买卖和使用指令》(76/769/EEC)等等,也做了相应规定。同时,欧盟还通过非食品类产品快速预警系统(RAPEX)确保来自成员国的关于危险产品的信息能够迅速地在所有成员国之间以及与欧盟委员会之间的传播,其中包括缺陷产品召回的信息。

（3）日本:日本《消费生活用品安全法》规定,在得知发生重大产品安全事故后,消费者和经销商有义务及时通知生产企业。生产企业或进口商有义务将生活用品引发的重大事故上报国家主管部门,并采取相应措施。对于事故发生后的处理流程、事故信息公开的基本流程、重大产品事故报告、产品召回报告、产品召回进度报告等均有详细规定。

（4）加拿大:2010年12月15日通过的《消费品安全法》广泛适用于多种消费品。其核心内容主要是事故报告制度、产品安全禁令、持有记录/文书、缺陷产品处置等。负责产品安全的部门为加拿大卫生部健康环境与消费者安全局,其任务是通过实施产品安全项目来管理、监督危险或具有潜在危险的产品的广告、销售、进口等环节,保护消费者安全。对于不安全产品,其管理措施有警告、召回、查封、起诉等。

（5）澳大利亚:根据澳大利亚《消费者法》,若产品具有造成人身伤害的危险,生产商或销售商不主动召回产品,又不采取措施防止产品伤害扩大,生产商或销售商将被强制性地要求召回产品,制造者或销售商违反了强制召回产品的命令将被追究刑事责任。行政监管机构为澳大利亚竞争与消费者保护委员会。

总之,发达国家经过几十年的实践,已经形成了较为完善的缺陷产品召回制度,为保护消费者安全,加强产品安全监管,消除产品安全隐患起到了不可替代的作用。缺陷产品召回制度的重要性已经被国际上广泛认识,成为一项国际惯例和成熟的产品安全监管制度。

2. 我国缺陷产品召回情况 在比较研究国外召回制度的基础上,原国家质检总局于本世纪初开始探索建立缺陷产品召回制度。2004年3月12日,原国家质检总局、国家发改委、商务部、海关总署联合发布了《缺陷汽车产品召回管理规定》,这是我国第一部专门针对缺陷产品召回的立法,标志着缺陷产品召回制度在我国的确立,也标志着我国对缺陷产品的管理跨出了实质性的一步。此后,又有一些与产品召回相关的立法相继出台,这些立法构成了我国现行的缺陷产品召回制度体系。根据现有立法,目前我国实施缺陷产品召回制度的产品包括汽车产品、一般消费品、食品、药品、医疗器械、特种设备、铁路专用设备等。

(1)我国涉及缺陷产品召回的法律法规体系:我国现行涉及缺陷产品召回的相关法律包括:《消费者权益保护法》和《民法典》,这两部法律仅从企业召回义务或者监管部门的责令召回责任方面作出了原则性规定,如何操作并没有细化。在此基础上,我国又制定了若干部专门的缺陷产品召回立法,包括《缺陷汽车产品召回管理条例》及其实施办法、《消费品召回管理暂行规定》《食品召回管理办法》《药品召回管理办法》和《医疗器械召回管理办法》《铁路专用设备缺陷产品召回管理办法》等。在这些召回专门立法中,对缺陷、召回等一些基本概念,管辖产品范围、召回义务主体、监管部门、召回方式、召回程序等一些涉及产品召回的核心问题均作出了明确的规定。

(2)缺陷产品召回行政主管部门:我国目前负责缺陷产品召回的部门主要是国家市场监督管理总局(State Administration of Market Supervision,SAMR,简称市场监管总局),其监管产品范围比较广泛,主要包括汽车、一般消费品、食品、药品、医疗器械、特种设备等。为更好地推进缺陷产品召回管理工作,市场监管总局下设专门的召回管理行政机构和技术支撑机构,负责召回制度建设、组织协调和缺陷调查、召回效果评估等相关工作。此外,国家铁路局负责铁路专用设备的缺陷产品召回管理。

产品召回监管职能是产品安全监管职能的一部分,国务院其他部门在各自职责范围内负责相应的产品安全监督管理工作以及市场监管总局内有关部门。

以汽车为例,《缺陷汽车产品召回管理条例》第四条规定:"国务院产品质量监督部门负责全国缺陷汽车产品召回的监督管理工作。国务院有关部门在各自职责范围内负责缺陷汽车产品召回的相关监督管理工作。"我国汽车召回主管部门是国家市场监督管理总局,在我国汽车产品安全监管中,除市场监管总局以外,还涉及发展和改革委、工信部、商务部、公安部、交通运输部、生态环境部、海关总署等国务院有关部门,这些部门在各自的职责范围内,分别负责汽车产品相关监督管理工作。为加强各有关部门之间的沟通和联系,发挥监管合力,各部门应当建立信息共享机制和工作协调合作机制,以形成各部门相互配合并充分发挥各自优势的汽车产品安全监管工作机制。

(3)我国缺陷产品召回技术支撑体系:缺陷产品召回是一项技术性非常强的工作,缺陷信息采集与分析、缺陷技术分析判定、检测与实验、缺陷风险评估、召回效果评估等工作贯穿于召回监管的各个环节,这些技术性工作需要专业的机构才能完成,目的是为行政部门的监管提供必要的技术支持。从美国、日本等发达国家的经验来看,具有专业性、独立性和公益性的技术支撑力量是实现政府对缺陷产品进行有效监管的关键。

2004年,原国家质检总局批准成立了缺陷产品管理中心,即现在的国家市场监督管理总局缺陷产品管理中心(SAMR Defective Product Administrative Center,DPAC),作为总局缺陷产品召回管理的技术机构,根据《缺陷汽车产品召回管理条例》及其实施办法、《消费品召回管理暂行规定》的规定,该机构从事汽车与消费品缺陷信息收集分析、缺陷调查、召回管理中的具体技术工作,包括信息采集、组织专家开展缺陷调查、组织开展缺陷工程分析实验、对产品缺陷进行风险评估、进行召回效果评估、开展召回关键技术研究以及组织消费者产品安全教育活动等。

缺陷产品召回技术体系为我国召回管理工作提供了坚实的技术保障。但我国缺陷产品召回技术支撑能力仍然不足,总体上难以满足目前缺陷产品召回工作的需要,亟待继续加强缺陷产品召回技术支撑能力建设。

(4)我国缺陷产品召回情况

1)汽车产品召回情况:从 2004 年 6 月 18 日首次召回开始,截至 2018 年 12 月 31 日,我国历年汽车召回情况如图 15-7、图 15-8 所示:

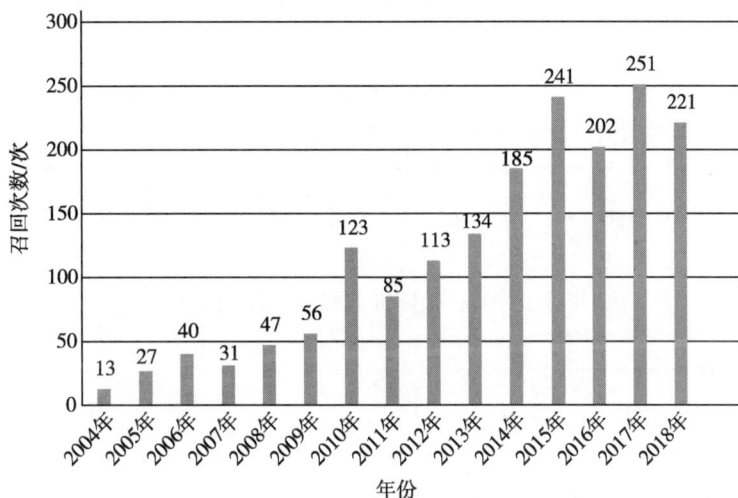

图 15-7　2004—2018 年我国汽车召回次数图

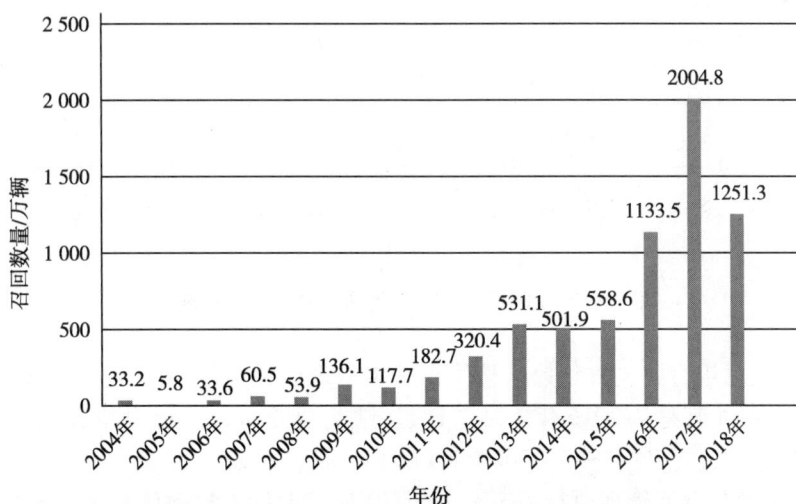

图 15-8　2004—2018 年我国汽车召回数量图

我国每年汽车召回次数和数量整体基本呈现出递增的态势,这既与汽车保有量的增加有着直接的关联,同时也与汽车召回制度不断地推进和强化有关。上述召回行动大部分都是制造商主动召回,也有一部分是受调查影响实施的召回,即在政府主管部门缺陷调查下,制造商被动实施的召回。受调查影响实施召回次数和数量及其所占比重是评价一个国家缺陷产品召回管理水平、衡量一个国家产品召回制度是否运行良好的重要指标。

2）消费品召回情况：自2008年4月10日消费品首次召回开始，截至2018年12月31日，消费品召回情况如图15-9、图15-10所示：

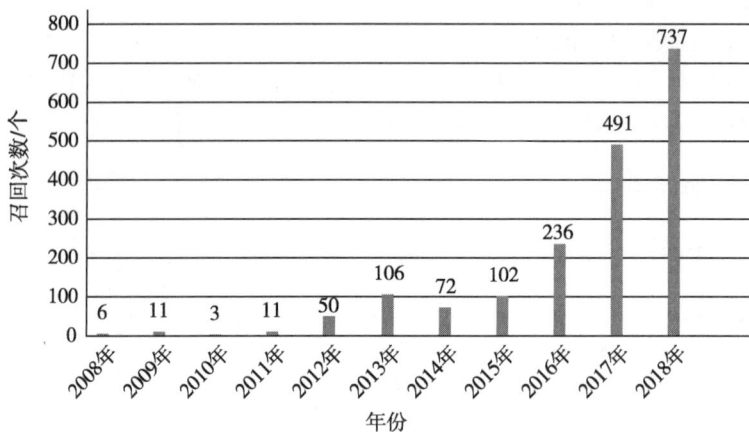

图 15-9　2008—2018 年我国消费品召回次数图

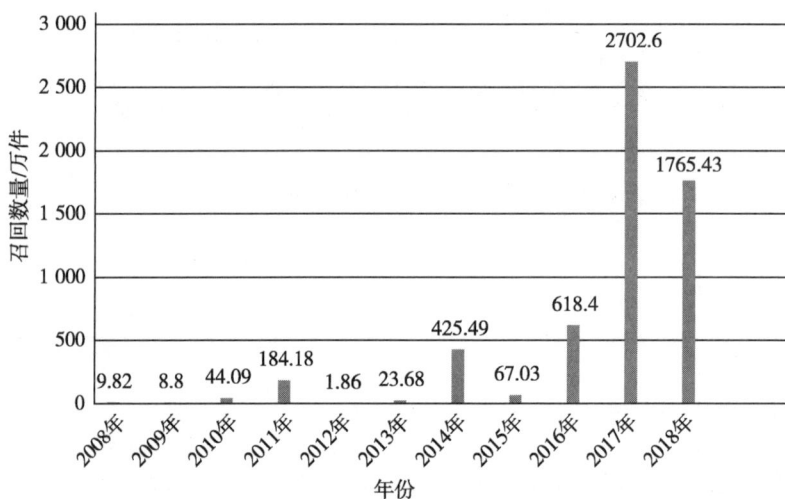

图 15-10　2008—2017 年我国消费品召回数量图

我国消费品每年召回次数和数量整体也基本呈现出递增的态势，这与国家立法的完善有着直接的关联，尤其是从2016年1月1日起《缺陷消费品召回管理办法》实施以来，缺陷消费品召回呈现大幅提升的态势。2019年11月21日，国家市场监督管理总局以第19号令的方式发布《消费品召回管理暂行规定》，并于2020年1月1日起施行，消费品召回管理立法上升为部门规章。

目前我国消费品召回产品范围较广，涉及电子电器、儿童用品、其他交通运输设备、家具、家用日用品、日用纺织品和服装、食品相关产品、文教体育用品、五金建材以及其他消费品，几乎覆盖到社会上所有可能危害消费者人身财产安全问题的一般消费类产品。

与汽车召回相比，由于制度建设起步相对稍晚，社会各方对消费品召回还没有形成一个较为积极的环境,所以部分企业积极主动承担召回义务的意识还不够;另外消费者主动报告缺陷消费品安全信息的意识也不强,导致在缺陷消费品信息采集等方面遇到一些困难,这些因素在一定程度上影响了缺陷消费品召回制度在我国广泛地推进。

(三) 缺陷产品召回制度的作用

实践证明,缺陷产品召回制度在保护消费者人身安全、维护消费者合法权益、提高企业产品安全意识及管理水平、完善政府监管模式等方面具有积极的作用。

1. 保护消费人身安全,维护消费者合法权益,提高消费者安全意识　随着我国经济的发展,人民的生活水平得到很大的提高,消费者更加重视生命安全和生活质量。缺陷产品召回制度可通过最大限度地消除缺陷产品造成的安全隐患,避免产品缺陷对消费者的人身、财产安全带来的危害,有效维护消费者合法权益。同时,缺陷产品召回制度的实施可增强消费者的自身安全意识,主动报告产品危险和伤害信息,积极配合企业开展召回,从而有效支持产品安全监管工作。

2. 提高企业产品安全意识,促进市场公平竞争　每一次召回事件的发生,企业需要通过改进产品设计、制造工艺等,避免产品缺陷问题的再度出现;同时,也不断推动企业更加注重产品设计、零部件及原材料选用、制造流程等方面的管理,从而提升企业产品安全监管水平。对市场来讲,意味着实际上建立了公平统一的市场运行规则,将那些质量差、技术落后、存在安全隐患的问题产品和企业逐出市场,从而规范市场经济秩序,促进企业之间的公平竞争。

3. 完善政府监管模式,提高监管效率　实践证明,仅仅依靠产品进入市场前的认证管理、许可审查和市场中的监督抽查,难以有效满足产品安全监管的需要。近年来典型产品安全案例表明,由于产品的原料组成、设计工艺、生产工艺、使用状况等涉及产品安全的特性导致伤害的种类、形式千差万别。单纯的产品认证和许可只能涵盖涉及安全标准中规定的主要特性指标,并不能发现标准问题之外的安全隐患。同时,设置过多的认证和许可事项,将较高的市场准入成本直接或间接传导给企业,提高了市场交易和运行成本。缺陷产品召回制度作为产品安全监管的事中事后手段,越来越受到国家和社会各界的重视,在产品安全监管体系中发挥着越来越重要的作用,也必将成为我国未来产品安全监管的核心制度措施。

本 章 要 点

本章系统地介绍了产品伤害监测和产品安全监管的相关内容,内容要点包括:

1. 产品安全问题是目前世界各国最直接、最现实、人民群众最关心的社会经济问题之一。世界各国都把加强产品安全监管作为经济生活中的大事,通过立法规制、完善体系、加强监测,尽可能预防和减少产品安全风险,避免不安全产品对消费者人身健康造成损害。

2. 产品伤害监测是国家产品安全监管的一项基础性工作。通过收集、分析产品相关的伤害信息,有助于系统、深层次地了解某一地区乃至全国的产品安全状况,进而为国家制定产品安全政策,发布风险预警,对产品召回提供重要技术支撑。

3. 我国政府高度重视产品安全工作,通过多种措施改进产品安全监管水平。其中,缺陷产品召回管理作为产品安全监管的事中事后手段,发挥着越来越重要的作用,将成为我国产品安全监管的核心制度措施。

(巫小波　王琰　谢志利　丁洁　王长林　王卫玲　耳玉亮)

参 考 文 献

[1] 赵宏春. 缺陷产品管理:产品安全管理制度的核心. 世界标准信息,2007(5):12-21+1.

[2] 王赟松,刘红喜,陈澍. 建立我国产品伤害监测系统探索. 世界标准化与质量管理,2008(8):59-61.

[3] 张芳,郭燕. 欧盟 RAPEX 预警系统中与纺织品召回相关的法律研究. 山东纺织经济,2011(7):10-12.

[4] 王慧萍,王卫玲. 产品伤害监测标准化工作研究——基本术语. 标准科学,2015(6):14-17.

[5] 陈玉忠,钱玉民. 产品伤害监测标准化工作研究. 标准科学,2015(6):6-9.

[6] 巫小波. 产品伤害监测是实施产品质量安全监管的重要基础. 伤害医学,2015,4(2):54-56.

[7] 郑立伟,唐宽昊. 基于电子监测系统的我国产品伤害估计初探. 价值工程,2015,34(30):8-12.

[8] 漆光瑛,张冬梅,朱富强. 国家干预的艺术——凯恩斯主义经济学的沿革. 北京:当代中国出版社,2002.

[9] 罗云,樊运晓,马晓春. 风险分析与安全评价. 北京:化学工业出版社,2003.

[10] 单飞跃,卢代富. 需要国家干预-经济法视域的解读. 北京:法律出版社,2006.

[11] 徐士英. 产品召回制度:中国消费者的福音. 北京:北京大学出版社,2008.

[12] 赵晓光,刘兆彬. 欧美产品召回制度. 北京:清华大学出版社,2008.

[13] 郑卫华,孙波,汪立昕. 美国汽车召回管理. 北京:清华大学出版社,2008.

[14] 国家质量监督检验检疫总局法规司. 新编质量技术监督行政执法手册. 北京:中国农业出版社,2008.

[15] 黄国忠. 产品安全与风险评估. 北京:冶金工业出版社,2010.

[16] 王忠敏,王赟松. 产品伤害监测概论. 北京:清华大学出版社,2011.

[17] 王赟松,陈飞. 消费品安全监管概论. 北京:清华大学出版社,2012.

[18] 赵晓光. 缺陷汽车产品召回管理条例释义. 北京:中国质检出版社,2013.

[19] 王慧萍,肖金坚. 产品伤害调查与防范. 北京:清华大学出版社,2013.

[20] 国家质检总局缺陷产品管理中心. 产品伤害监测数据分析研究报告(2013). 北京:中国质检出版社,2014.

[21] 钟晓. 2016 年全国消协组织受理投诉情况分析. 消费日报,2017-02-28(B03).

第十六章

安 全 社 区

第一节 概　述

一、安全社区发展历史

早在 20 世纪 70 年代中期,以社区为基础的伤害预防工作已成为一个被安全促进专家广泛接受的策略。但是,尽管当时伤害问题已经非常严重,很多国家却没有将伤害预防和控制问题列入优先干预的计划,几乎所有国家在对伤害预防与控制的科研和项目的投入上都非常有限。作为决策人员,政策制定者们对伤害所造成的灾难性后果并不十分了解,对伤害预防的方法和策略知之甚少。

为了应对全球伤害与事故的高发情况和其对人们健康造成的严重损害,1989 年 9 月,在瑞典首都斯德哥尔摩召开了"第一届全球事故与伤害预防大会"。这次大会汇聚了全球 50 多个国家的 500 余名代表,产生了对全球开展和推进安全社区项目具有里程碑意义的文件,即"斯德哥尔摩安全社区宣言"。宣言指出,"所有人都享有健康和安全的平等权力"。这是 WHO"人人享有健康"全球策略的基本原则,也是 WHO 伤害与事故控制项目的基本原则。这个原则推动了全球开展基于社区的伤害预防和安全促进行动,也是"安全社区"的基石。因为"人人享有安全"可以通过降低伤害风险和减少不同经济水平群体间的伤害发生率的差异而达到。大会还提出在全球开展"安全社区"项目,国际安全社区网络正式成立,任何一个社区可以在满足一定准则的前提下,通过标准化的程序加入国际安全社区网络,安全社区建设标准与申请方法将在本章第二节介绍。

"安全社区"的模式是一种生态学的方法,是试图同时应用多种干预措施影响社区中尽可能多的个体。这种方法是基于这样一个前提,即社区既是产生伤害问题的根源,同时也是解决伤害问题的根源。以社区为基础的伤害预防项目是以社区中多部门合作、共同发现问题和寻找解决问题的方法为特征。这种多层面、多视角的项目,特别强调多种背景下的多种危险因素,其最终目标是使项目在社区层面效果达到最大化。以社区为基础的伤害干预的显著特点是将干预活动从个体转向了社区范围内的干预,使社区里的每个人都会重视伤害预防并参与其干预活动。伤害干预活动涉及到社区中所有年龄的人群、各种环境和情况,包括社区内非政府和政府部门,有利于营造伤害预防和安全促进的社会环境,减少伤害对个人、家庭、社区和社会的影响。

站在社区的视角考虑伤害的预防和干预,不但重要,而且具有启发性。因为在伤害干预项目实施过程中通常会遇到一些困难或是障碍,而社区视角可以很好地诠释产生障碍的原因,它可以是政治因素、社会因素或者环境因素。对这些因素的解读可以为安全促进项目的有效实施提供非常有价值的信息,例如,哪些措施是合适的,哪些措施是可行的,哪些措施是负担得起的,哪些措施是可以持续的。

以社区为基础的伤害预防项目的目的是通过动员社区现有的机构和社区组织,包括地方政府和非政府组织,更加紧密地合作以减少社区伤害的发生,而不是要建立新的组织和机构。社区人员有权利,或者说是有义务,参加社区安全促进和伤害预防项目的计划和实施,无论是以个人名义还是集体参加,社区应该充分应用可以获得的地方、国家和其他方面的资源。

安全社区的经验表明,以多部门合作为基础的涉及多个因素的更全面的安全促进项目与单一部门开展的项目相比较而言,效果更加明显。由于伤害是一个复杂的现象,涉及多个方面的因素,每个因素又涉及多个影响因素,一个干预项目可以同时覆盖几个方面,也可以仅仅针对其中的一个因素或是影响因素,因此,仅仅清楚应该做什么是远远不够的,重要的是还必须知道可以做什么和如何才能做好。就安全社区的建设形式而言,安全社区建设既可以由政府主导、以自上而下的模式开展,也可以由社区居民自治组织等倡导、以自下而上的模式开展,这取决于社区的自身特点。

二、安全社区的基本概念

(一) 社区

一般而言,一个社区可以是一个地理的概念,或是一个由有着共同利益关系、职业联系,或是在特定场所提供服务的个体等多组人组成。就安全社区而言,其社区的概念在不同的地方可以有所变化。

由于以社区为基础的伤害预防是指通过社区的人员和机构通力合作,设计和实施促进社区人群安全、降低伤害事件发生、降低受伤严重程度和减少伤害发生危险因素的策略,因而当考虑开展以社区为基础的伤害预防项目时,认识到社区既可以是以地理位置界定也可以是以有共同利益的人群或机构来界定是非常重要的。在社区伤害预防计划的初期发展阶段,最关键的一点是与社区有共同的认知和分享感受与想法。

在这个社区中的成员会具有社区意识,包括以下4点:①成员有归属感:归属感是人类的情感需求,是人类动机的主要来源。所有的人都需要一定数量有规律的、令人满意的社会交往,无法满足这种需求会导致人孤独和精神痛苦,会有强烈愿望建立新的关系。②成员之间互相影响:指人与人之间以间接或无形的方式来作用或改变他人的认知、态度、行为和决策等。③对融合和满足的需求:人类与其他动物不同,因为人的活动和工作是为了满足需求。对融入社区和获得满足感没有需求的人,在社区中的作用也会比较小。④共享的情感联系:共享是人类互动的一个基本组成部分,它有助于加强社会联系和确保一个人的幸福。而情感是意识层面的体验,其特征是强烈的精神活动和某种程度的愉悦或不愉快,往往与情绪、气质、个性、性情、动机交织在一起。

(二) 安全

实际上,安全是一种状态,在这种状态下导致人们身体和心理受到伤害、物质受到损害的危险因素和条件得到控制,个体与社区的健康和福祉得到保护。安全是日常生活中必不可少的资源,也是个体和社区实现他们愿望的基础。

安全被认为是由一个给定的场景之不同构成成分之间的动态平衡而导致的状态,它是人类与环境相互作用这样一个复杂过程的结果。我们所指的环境不仅是物质的,而且是社会的、文化的、技术的、政治的、经济的和组织的环境。

安全有两个层面的含义:一个是客观的,可以通过行为和环境的客观参数进行评估;另一个是主观的,是由人对安全性的感知进行判断。这两个方面可以互相影响,既可以是正向的影响,也可以是负向的影响。

(三)安全社区

目前在全球开展的安全社区项目,将安全社区界定为:"安全社区"可以是一个直辖市、一个县、一个区或是一个街道,这些社区致力于社区安全促进项目以预防伤害、暴力和自杀事件,尽可能降低自然灾害给人们带来的伤害和损伤,其项目需要覆盖所有年龄段和性别的人群,需要覆盖各种环境和各个领域。

(四)安全促进

安全促进是个人、社区、政府和其他方面,包括企业和非政府组织在内的促进和维持安全的过程,它可以在地方、国家和国际层面开展。这个过程包括所有的努力,例如调整组织结构、改善环境(包括物质、社会、技术、政治、经济和组织等方面)以及改善人们有关安全的态度和行为。

安全促进是一种责任,这种责任不仅仅政府应当承担,其他的机构和组织以及所有的社区居民都负有安全促进的使命和义务。安全促进必须基于对人群安全的关注,必须基于所有相关部门和机构的通力合作。由于每个社区的独特性,基于社区的安全促进活动和组织构架也有其地方特色。安全促进的过程需要多部门合作的方法,需要包括所有社区促进的活动和措施,这些需要基于社区居民的积极参与,确定其目标,选择适当的解决方案。

三、以社区为基础干预项目的类型

根据研究人员对于干预项目在社区产生影响的结构区分,有专家把以社区为基础的干预分成4种类型:①社区作为一个场景;②社区作为一个目标;③社区作为一个主体;④社区作为一个资源。

(一)社区作为一个场景

通常开展社区为基础的干预是把社区作为一个场景看待,这个时候"社区"常常会有地理位置上的概念。在这个模式中,干预措施可以在不同的层次开展,包括个人、家庭、社会网络、组织机构和公共政策。这些以社区为基础的干预措施也可以通过街道或是居委会来吸引社区的投入,以有助于干预措施更聚焦具体目标群体,或者有助于干预方案契合社区特征。但是,把社区作为场景开展的干预措施其重点主要在于改变个人的行为,以降低人群伤害风险。虽然伤害风险降低的目标是人群水平,但这种变化是基于个体行为改变的总和。

(二)社区作为一个目标

将社区作为一个干预目标的模式其目的是通过公共政策和全社区范围组织机构和相关服务的改变以建设一个健康的社区环境。在这个模式中,社区的健康状况特征,主要是环境状况的改善是社区干预和社区变化的目标,特别是与健康状况相关的变化是期望的结果。这些目标被作为一个指标工具,不再是只用个人行为变化作为主要成果。

(三)社区作为一个主体

虽然以社区作为主体的模式与以社区作为资源的模式关系密切,但是,以社区作为主体的模式强调尊重和重点支持社区适应自然环境的能力、支撑能力和发展的能力,社区可以通过社区机构包括家庭和非正式的社会组织提供资源发展上述能力。在社区,一些自然发生的"解决方案"能够满足很多甚至是绝大多数社区成员需求,而且是在没有直接获取专业干预好处的情况下。正如研究人员观察到的那样,社区的定义既包括归属于社区的内部成员,也包括那些被认为不归属于社区的外部成员,且这两种定义一样重要,而如果仅以网络关系定义社区可能会遇到一些问题。以社区为基础的干预计划的目标是与这些自然发生的"解决方案"一起工作。这需要在启动干预策略之前对社区结构和干预过程进行仔细的评估;同时,内部人员对社区的问题以及相应解决方式的理解也是必要的。

(四) 社区作为一个资源

将社区作为一个资源的干预模型通常应用在以社区为基础的健康促进项目,主要是基于这样一种得到广泛认可的认知,即高度的社区自主和社区参与对于在人群水平取得良好的健康结局和可持续发展是至关重要的。这些项目的目的是调整社区内部资源或资产,开展跨界合作,集中精力关注需要优先实施的策略。无论项目的关注点是预先确定还是由社区选定,这种类型的干预项目都会涉及外部资源和人员,需要通过广泛的社区组织和机构的共同努力以及资源的整合来改善社区的整体健康状况。

四、安全社区的核心精神

(一) 政府承诺,跨界合作

当将社区为基础的方法应用于伤害预防时,有一个独特的特征是社区需要通过促进采纳那些已经可以应用的策略和协调落实一系列配套措施,努力在社区创造一种对伤害预防与干预的认知和承诺的氛围。以社区为基础的伤害预防干预关注干预活动的组织方式,关注安全促进和伤害降低方面变化产生的背景,那些在伤害预防与控制相关文献当中所描述的关于环境改变、认知提升、教育和行为改变的策略都是以社区为基础的伤害预防干预的必要组成部分。社区伤害预防是基于社区发展中的社会工作传统发展而来,它强调跨界合作和社区参与。社区成员和关键的相关利益者共同辨识哪些是他们认为重要的社区伤害问题,然后,在其他成员和组织机构中培养和增强相关认知与工作热情,让他们把对伤害预防的关注和寻找解决方案当作自己的分内事。

(二) 主动干预和被动干预结合

以社区为基础的干预项目已有几十年的发展历史,它代表着一种转变,即对健康行为的解释由单纯强调个人因素的影响转向包括个人和社会以及环境因素的影响。以社区为基础的干预以采纳多种干预措施为主要策略,以期取得危险行为和健康状况在人群水平的改善。社区参与和社区赋权被认为是开展社区干预最重要的要素,因为只有这样才能充分发挥社区的支持作用,培养社区自身的项目相关能力。安全社区不同于其他伤害预防项目,社区自身起主导作用是其重要特征。

以社区为基础的干预措施通常是环境和行为改变策略相结合的综合干预,因为,没有任何一种单一的方法就足以改变人们不安全的行为方式,这也是每一个以社区为基础的伤害预防项目的干预规划和设计的基本原则。与单一干预策略相比,由多种不同干预策略相结合的干预项目更容易取得成效,这是一个普遍被接受的认知。涉及环境改善的被动干预措施已被证实是最有效的干预措施之一,已经有专家建议健康教育这种主动干预措施不应该单独使用,而应该是一整套干预措施的一个方面,主动干预和被动干预联合使用效果会更好。

(三) 适用于不同特征的社区

安全社区模式的优点之一是它的灵活性,它可以根据每个社区的文化背景、社会经济状况、现存的卫生服务体系和社区的结构特征进行调整和改良,其策略和方法适用于全球任何一个社区。从理论角度看,社区伤害干预和安全促进来源于传统的社区发展模式,而社区发展可以是一个过程、一个方法、一个计划或是一个社会运动。在社区发展的过程中,人们生活能力可以变得更强,可以应对变化的世界所带来的一些负面的影响。由于安全社区模式是基于社区发展理论发展而来,因此,安全社区模式能够适应不同的文化和社会经济环境的社区,可以对社区的伤害问题和解决方法做出判断。

(四) 需要有证据的支持

安全社区建设重视证据的支持。首先,社区需要确定社区中主要伤害类型与目标人群,社区的地域性和人口要素决定了社区对伤害发生的易感性和其相应的特点。社区可以通过社区伤害流行病学调查,统计社区不同人群伤害的发生率和死亡排位,并进行综合评估,确定社区伤害发生的高危人群和与伤害有关的健康问题以及社区目标人群伤害预防和干预的需求。其次,社区需要了解社区伤害发生原因及影响因素,包括导致个体或群体行为改变的倾向因素(是指产生某种行为的原因或动机,存在于行为之前,例如知识、信念、态度、价值观等均可归类为倾向因素)、促成因素(是指促使动机得以实现的因素,也是存在于行为之前,例如资源的可获得性、技能的掌握情况等)和强化因素(是指促使已经形成的行为得以维持和巩固或是消弱的因素,存在于行为之后,例如朋友、家人的赞许与劝阻、奖励与惩罚、自我形象的改变等)。通过对社区目标人群与伤害有关的高危行为、社会压力、受教育程度、家庭经济收入、生活方式、社区生活环境和社会环境、相关政策和社区综合服务等因素调查,分析伤害发生的主要原因,确定主要危险因素,进行风险辨识,并依据调查结果制定有针对性的干预方案和实施策略。

第二节　安全社区建设标准与申请方法

一、安全社区建设的七条准则

自从"第一届全球伤害与事故预防大会"提出开展以社区为基础的伤害预防策略应是全球控制伤害的主要措施之一,并提出在全球开展"安全社区"项目,国际安全社区网络正式成立。任何一个社区如果要加入国际安全社区网络,必须根据以下 7 项准则开展安全社区建设:①具有建立在伙伴和合作基础上的组织结构,并由社区中安全促进相关部门组成的跨界组织领导;②开展覆盖不同性别、所有年龄、各种环境和情况的、长期的、可持续发展的项目;③开展面向高危人群和环境的项目,提高易感人群安全性的项目;④开展基于所有可获得证据基础之上的项目;⑤监测伤害发生频率及原因;⑥对项目、过程以及效果进行评价;⑦持续不断地参与国内和国际的安全社区网络活动。

二、加入国际安全社区网络的步骤

建设"安全社区"需要通过专家的评审才可以获得国际安全社区网络成员的称号。由于社区的背景和所在国家的差异,社区类型多种多样,治理方式和组织结构各具特色,因此,安全社区评审标准制定和评审的过程非常具有挑战性。无论如何,评审的关键是鼓励社区找到更适合其自身特点和背景的项目模式,促进社区伤害预防和安全促进项目有效和持续地开展。这个评审的过程是达到目的的手段,而不是目的本身。加入国际安全社区网络的步骤如下:

(一) 递交意向书

社区启动国际安全社区认证过程是从递交加入国际安全社区网络意向书作为标志。意向书中需要提供社区的基本信息,并需要有社区主要领导签字,签字人可以是市长、区长或是街道主任,主要取决于安全社区是在哪个层面开展。

(二) 认证程序启动

国际安全社区认证中心收到社区递交的意向书后,认证程序正式启动。官方标准格式的答复信件将会由国际安全社区认证中心寄送到意向书的签署人,同时,联系人也会收到同样的副本,以正式确认该社区已处于"待认证社区"状态。国际安全社区认证中心会任命一位主认证员和一位协同认证员,并发送社区需要填写的正式申请表至社区联系人。

(三) 认证人员就现场认证事宜联系社区代表

欢迎社区进入正式认证过程;告知认证人员的责任,将认证人员道德准则副本递交社区;告知认证相关事宜和注意事项;强调项目需要包括所有伤害种类。

(四) 认证人员评阅申请表

两位认证人员会认真阅读申请社区提交的申请表,并书面撰写评阅结果。主认证员负责汇总两位认证员的评阅意见,并将评阅结果告知社区。认证人员可以要求社区提供补充信息,充实申请表内容。

(五) 现场认证

当两位认证人员认为社区的申请表所呈现的安全社区建设的内容已经符合国际安全社区建设的 7 条准则,则社区可以进入现场认证阶段。现场认证由认证员执行。非常重要的一点是认证人员必须通过现场考察证实申请表相关内容属实,考察形式包括会议、与项目人员和社区人员交流、到学校和运动场所以及社区机构等项目开展单位实地考察。如果社区居民少于 5 万人,现场认证时间一般为 2 个全天;如超过 5 万人,现场认证时间可以延长。现场认证结束时,认证人员需要在现场认证意见反馈会议上口头阐述认证中发现的问题,告知安全社区申请表必须改进的地方,以及认证员综合考虑现场考察情况和申请表评阅结果后给出的结论。

(六) 修改与决定

1. 社区　根据现场认证专家建议改进项目,修改申请表,在限定时间内递交最终版本申请表和项目改进情况说明。

2. 认证员　认证人员经过协商一致同意后,向国际安全社区认证中心给出最终的决定,建议同意或是不同意该社区加入国际安全社区网络。

(七) 终审

国际安全社区认证中心最后决定该社区是否可以加入国际安全社区网络。

(八) 举办签约仪式

一旦社区通过现场认证并最终经国际安全社区认证中心复审同意其加入国际安全社区网络,社区可以开始筹划签约仪式的相关事项。签约仪式应邀请所有社区有关人员参加,还可以邀请一些国内和国外的嘉宾参加,特别希望能够邀请其他开展安全社区建设的社区代表参加签约仪式。通常签约仪式举办的同时鼓励召开安全社区研讨会、承办国际安全社区大会或是区域会议,可以利用此机会开展其他形式国内和国际交流。签约仪式上,社区领导和国际安全社区认证中心代表会共同签署未来进一步合作协议。

(九) 安全社区复审

每隔 5 年,已经加入国际安全社区网络的社区需要再次向国际安全社区认证中心提出申请,经过认证合格后才可以保留其国际安全社区网络成员的资格。

需要说明的是安全社区签约仪式对社区而言是一个促动,签订协议意味着社区承诺会继续安全社区的努力,辨识社区伤害风险,实施伤害预防干预措施,而不是说社区已经很"安全"。实际上,安全社区标准的制定、评审的过程和信息的反馈等等都聚焦于社区的发展、伤害预防和安全促进,促使社区的关注点和社区的策略能够更好地推动社区相关工作的开展。

建设安全社区只有起点,没有终点,是一个持续不断改善社区安全水平和降低社区伤害发生的长期项目。

三、加入国际安全社区网络申请表细则

社区申请加入国际安全社区网络递交的申请表中必须包括以下内容:

(一) 社区介绍

概括描述社区,其历史和发展。

(二) 迄今为止安全社区工作介绍

①描述社区关于安全的政治愿景;②描述为什么社区要申请成为国际安全社区网络成员;③说明社区是否开展了独特的伤害预防项目,并给出概括介绍;④说明已经发现的由于安全社区工作产生的优势,给社区带来的益处;⑤说明在社区实施安全促进项目时是否面临任何的困难,并给出简要描述;⑥说明在安全社区项目建设过程中投入了多少人力和资金,其来源有哪些方面。如果可能,社区可以提供预算方案;⑦说明是否有志愿者参加安全社区建设和提供服务,并提供相关信息。

(三) 安全社区基础工作介绍

①社区伤害风险概述;②说明为管理安全社区工作制定了哪些目标;③说明自从开展安全社区项目以来,在社区的预算中如何优先安排安全相关项目的;④说明是否使用经济激励手段以促进社区安全的建设,并提供相关信息;⑤说明除了国家法规之外,在社区层面是否由于开展了安全社区项目有相关的规章制度形成以促进地方安全,并提供相关规章制度信息;⑥附图示意安全社区建设的组织结构框架和各自的责任;⑦描述命名后持续改进的情况(仅适用再次申请认证的社区)。

(四) 指标介绍

1. 指标一 具有建立在伙伴和合作基础上的组织结构,并由社区中安全促进相关部门组成的跨界组织领导。

(1) 描述社会各界如何合作、管理、协调和规划安全社区项目:①跨界组织成员名单和单位名称;②市长、执行委员会和主要执行官员(或在社区中发挥类似功能的人员)如何参与到项目中;③跨界组织负责人。

(2) 描述政府各部门如何合作、管理、协调和规划安全社区项目:①跨界组织中的政府部门成员名单和部门名称;②政府部门由谁总负责。

(3) 描述非政府组织(NGO)(包括红十字会、退休人员组织、体育组织、家长和学校组

织等)是如何参与到安全社区项目工作的。

(4) 描述是否有任何重要的组织机构(例如消防部门、警察、城市规划者或任何非政府组织)没有参与到安全社区工作。如果有这样的情况,社区计划如何吸纳他们积极参与到安全社区项目中来。

2. 指标二 覆盖不同性别、所有年龄、环境和情况的长期的、可持续发展的项目:对每个领域的项目(交通安全、居家安全、休闲时间安全、儿童安全、老年人安全、工作场所安全、暴力预防、自杀预防、灾难防备与应对、公共场所安全、医院安全、运动安全、涉水安全、学校安全)逐一介绍,包括项目名称、项目背景、项目目标、项目对象、项目实施单位、项目干预措施、项目效果评估和项目可持续发展计划。上面所提及的这些项目是否有由其他组织或机构负责运作而不是由社区自己运作的,如果有,指出是哪个项目,并解释社区是如何参与到该项目的。

3. 指标三 面向高危人群和环境的项目,提高脆弱人群安全性的项目:逐一介绍社区覆盖高危人群、高危环境和脆弱人群以提高其安全性的项目,包括项目名称、项目背景、项目目标、项目对象、项目实施单位、项目干预措施、项目效果评估和项目可持续发展计划,特别需要描述目标人群是如何参与到项目中的。同时,社区需要提供信息说明如何识别社区的高危人群、高危环境和/或脆弱人群,并给出具体案例。社区可以使用下面的列表(框 16-1)作为清单,对社区中的脆弱人群进行描述。如果某人群在该社区不被视为脆弱人群,社区需要给出解释。上面所提及的这些项目是否有由其他组织或机构负责运作而不是由社区自己运作的,如果有,指出是哪个项目,并解释社区是如何参与到该项目的。

框 16-1 社区高危人群清单

1. 土著人群
2. 社会经济原因产生的高危人群
3. 社区中的少数人群,包括工作场所
4. 故意伤害的高危人群,包括犯罪的受害者和自残者
5. 受虐待的女性、男性、老年人和儿童
6. 有精神疾病、发育迟滞或其他残疾的人员
7. 参加不安全运动和娱乐场所的人员
8. 流浪人员
9. 受自然灾害影响而面临伤害风险的人员
10. 生活或工作场所临近高危环境的人员(例如特定路段或路口、水域等)
11. 由于宗教、外观、种族或性偏好具有风险的人员
12. 社区高危环境举例:
(1) 有滑坡风险的区域
(2) 有地震风险的区域
(3) 学校附近有交通要道的区域

4. 指标四 基于所有可获得证据基础之上的项目:社区需要指出在指标二和指标三所列项目中哪些是以证据为依据而开展的并说明证据来源。社区需要说明是否与安全社区支持中心或是科研院校或其他机构建立了联系以发展与实施以证据为基础的干预策略,并说

明他们指导的程度。

5. 指标五 监测伤害发生频率及原因:①说明用于评估社区伤害风险和制定伤害预防计划的信息来源有哪些;②说明社区是否有伤害监测系统,如果有,社区描述该伤害监测系统和主要发现;③说明社区是否采纳入户调查方法用于收集有关伤害、危险环境和危险情况的信息,如果是,需要描述入户调查的抽样方法和调查内容等并说明主要发现;④社区需要说明伤害监测相关数据来源是哪里(例如,医院、卫生中心、牙科诊所、急救人员、学校、老年人护理机构、地方警察或是其他部门);⑤社区需要说明数据如何进行分析,由谁进行分析;⑥社区需要说明社区风险评估的方法和主要发现;⑦社区需要说明社区风险评估结果送达对象,以及如何据此开展预防伤害、促进社区安全的项目;⑧如果可能,社区可以用表格的形式呈现安全社区启动后的历年伤害数据;⑨社区需要说明收集的数据对于伤害预防项目的开展是否有用,如果回答是否定的,社区还需要说明如何应对该问题。

6. 指标六 对于项目、过程以及效果进行评价的方法

(1) 社区需要说明社区是否有针对整体安全社区项目的评估,如果有的话,需要给出详细信息:①描述社区如何对各项目的实施过程进行评估;②描述社区如何对各项目的近期和中期效果进行评估;③描述社区如何对各项目的远期效果进行评价。

(2) 社区需要说明各项目评估结果送达对象是谁。

(3) 社区需要说明有哪些具体的影响或效果可以归因于安全社区运动? 社区需要简要说明安全社区项目如何影响社区的伤害发生和安全状况。

7. 指标七 持续不断地参与国内和国际的安全社区网络活动

(1) 描述社区参与国际安全社区网络活动的情况,例如:①在国际安全社区通讯上和/或国际安全社区大会上分享经验;②与其他社区间的访问交流或与其他国家的支持中心开展交流。

(2) 描述社区参与国家层面安全社区网络活动的情况,例如:①在国家安全社区通讯和/或国家安全社区大会层面上作为标杆、开展合作和分享经验;②与其他社区或与支持中心的访问交流。

(3) 社区申请加入国际安全社区网络成员,社区的期望是什么。

(4) 社区如果加入国际安全社区网络,社区能为国际安全社区网络做出的贡献是什么(例如,好的项目、创新的方法、理念、在某一特定领域的专业知识或技能)。

(5) 社区需要说明国际安全社区命名仪式的举行是否会与国际安全社区会议、研讨会或其他形式的国际和国内交流同时举办。

社区是否有兴趣与其他社区合作或解决共性的问题,可以给出具体合作方向。

第三节 发展现状与展望

WHO 倡导的基于社区的伤害预防模式提供了一种不同于以往的伤害预防和安全促进的手段与方法,通过构建社区组织机构框架和建立地方伙伴关系来应对伤害问题。"安全社区"一词意味着社区通过自身的不懈努力追求更加安全的生活和工作环境,而不是指社区目前已经处于非常安全的状态,没有伤害事故的发生。通过有创意的方法和策略改善环境和实施教育,与适当的立法和行政手段结合,是促进社区安全的重要开端。

安全社区在全球有"国际安全社区网络"，社区通过向相关机构递交申请并通过专家评定就可以成为国际安全社区网络成员。目前，全球已经有近 400 个社区加入了国际安全社区网络，遍布美洲、欧洲、亚洲、非洲和大洋洲的 30 多个国家，中国内地（不包括港澳台）有超过 100 家社区加入了国际安全社区网络。社区是城市的细胞，社区安全是城市安全的基石。安全社区的建设对于促进各职能部门跨界合作、开展以项目引领的综合干预、提升社区风险意识、改善居民安全素养以打造共建共治共享的安全社会治理格局和促进城市安全发展起到了重要作用。

安全社区已经经历了近 30 年的发展历程，以社区为基础的干预措施越来越受到人们的重视并得到共识。未来安全社区的发展需要在以下方面给予更多的关注，以推动安全社区模式更好地服务于社区伤害预防和安全促进，全面提升社区的安全水平。

一、努力营造社区安全文化

"安全文化"一词的出现是在 1988 年切尔诺贝利核泄漏事故发生后的审查总结报告，在报告中"安全文化"被描述为是"组织机构和个人的特征和态度的集合"。从那时起，有关安全文化的定义又有很多版本，应用最广泛的是"英国健康和安全委员会"给出的定义，即安全文化是个人和群体的价值观、态度、认知、能力和行为方式的产物，它决定了组织和机构对于健康和安全管理的承诺、风格和能力。具有积极的安全文化的组织机构的特点是对安全的重要性达成共识，并对预防措施的效果充满信心。有专家认为"安全文化"特指"我们这里做事的方式"，也就是说"安全文化"存在于每一个组织机构，只是某些组织机构"安全文化"要优于其他的组织机构。

"安全文化"概念的出现最初是和事故发生相关联，它帮助人们认识到许多预防事故发生的措施可以同时失效，不发挥作用。在英国，经过对一系列灾难性事件的深度调查，包括 1987 年客轮沉没事件、1987 年地铁站火灾事件和 1988 年的石油平台爆炸事件，人们认识到了组织机构、管理和人员等诸因素在事故发生和安全结局中所起的作用，以及"安全文化"对这些因素的决定性影响。在美国，调查挑战者号航天飞机灾难性事故发生的原因时也有类似的发现，即由于"安全文化"因素的关系导致了一系列有"缺陷"或是有"瑕疵"的决策，这些决策对事故的发生产生了直接的影响。每一次灾难性事故的发生都使人们对事故发生的原因和为何组织机构面对事故风险时变得如此脆弱的认知更进了一步。但是，这种脆弱性不单单是由于"人为的错误"或是偶然的环境因素或是技术的故障造成。相反，这种脆弱性是由于根深蒂固的组织机构内部的政策和标准所造成，并一再得到证实。从这些灾难中人们吸取的教训是一个组织或是企业必须建立一种氛围或是文化，这种氛围或是文化让人们明白安全是什么，并把安全作为第一优先考虑的问题。

在社区层面，安全文化是指社区成员分享共同的信仰、态度和价值观以及支持伤害预防的行为方式。因此，伤害预防必然是涉及众多的利益相关者协同行动。以社区为基础的伤害干预项目是否会产生效果，与干预社区的社会经济状况、社区的社会同质性或者说文化的同质性关系密切。伤害预防是对健康的一种投资，为鼓励个体、家庭和在更广泛的社区范围发展安全文化提供一个机遇。

研究发现，工作场所事故和伤害的发生是由于企业内部有关安全的政策和措施实施不力或是不到位甚至缺乏所造成，之所以会产生这样的情况是源于企业对于安全问题的忽视。促进组织机构内部建立良好的安全文化需要：①组织机构高级管理人员对安全的承诺；②有应对风险的具体措施;③全员分享,不断更新知识,关注安全问题。

但是,一个组织机构的安全文化不是短时间内可以形成和改变的,需要有一个时间过程,是多种因素共同作用的结果,包括历史沿革、工作环境、人员、健康和安全实践以及管理和领导。一个组织机构的安全文化最终反映在其应对安全问题的方式,无论是在领导层面还是实施层面。事实上,一个组织机构的安全管理体系不应是摆放在书架上的管理手册、政策汇编或是文件档案,而应是如何把这些管理方法、政策和文件精神有效落实,这就与组织机构的安全文化有关,并深受其影响。

二、注重社区能力建设

社区能力建设是指社区提升和强化其技能、洞察力、能力、过程和资源的过程,这些是社区要在瞬息万变的世界生存、适应和成长所必须具备的。社区能力建设可以使社区具备更大的灵活性和流动性,更好发挥其功能,这样才能满足其所服务的社区居民需求的变化。

社区能力建设包括以下内容:①人力资源的提升:为人员提供对于信息、知识、培训的理解、掌握和获取渠道,可以让他们更有效的工作;②组织的提升:优化组织的管理结构、过程和步骤,不仅仅是在组织内部,还包括协调与其他组织和部门的关系;③制度和法制建设的提升:通过法制建设和制度的优化提升组织机构的能力,包括各个组织系统和各个行政部门。

社区能力建设是安全社区项目设计、实施、效果维持和社区为基础的健康促进的必要条件,因为:①以社区为基础的干预项目的有效实施与其他类型的项目相比,需要更多的时间、精力、组织和资源。干预项目不可以“标准化打包”推广,伤害预防项目没有统一蓝本,必须考虑干预实施的环境。有证据表明,如果不培养社区能力和鼓励社区挖掘自我潜能,由专业力量驱动和外部发起的干预措施会导致社区对这些外部因素产生依赖性。因此,以社区为基础的干预要取得较好的长期效果,有必要知道什么样的社区系统可以促成干预效果的产生和维系,并对社区系统进行持续不断的改进。②安全社区模式需要根据社区的特点进行调整,以适合每一个社区的文化特征、社会经济状况和已有的卫生服务条件。不同国家,不同社区,其开展安全促进项目的组织框架和人员结构特征也会有所不同。系统文献综述表明,一般而言,只有那些结合社区自身的特点,为社区量身定做的干预项目才更加可能产生更好的效果。③所有伤害预防和安全促进工作一个非常重要的目标就是能够永久保持项目的成效,这个成效可以用社区的安全水平和伤害发生率测量。仅有短期的效果是远远不够的,项目的目标一定是能够取得永久的积极的成效,这使得伤害预防项目的持续开展成为必须。社区在不断变化,新的情况不断出现,包括个体、不同年龄的群体、文化和社会经济状况等都会影响人们的生活状态。因而,要永久保持伤害干预方法和措施所产生的成效,要时刻准备好对干预的方法和策略进行调整,以适应新的情况,因为一些在过去是有效的方法在现在可能是过时的,是没有任何作用的。

就安全社区而言,社区能力建设的要素包括:参与和领导、技能、资源、社会和组织内部网络、社区归属感、理解社区历史、社区力量、社区价值和批判性思维。

三、伤害预防专业人员能力提升

伤害控制的科学方法直到近30年才常规开展起来。较晚应用伤害控制方法的最重要原因是对伤害的发生与否抱有宿命论的思想,伤害常被称为“意外事故”,暗示伤害事件是意外且不可预测和不可预防。近年的研究结果已经改变了这种观点,强调伤害的发生并不是偶然和意外,是可以通过公共卫生学的分析方法和防治措施得到有效的控制。

虽然伤害预防是一个相对较新的学科,但是,无论是国内还是国际上,人们越来越认识到要想降低社区伤害负担和促进社区安全,伤害预防专家和社区之间建立积极的合作伙伴关系是非常必要的。

然而,目前伤害预防专业人才相当匮乏,存在的主要问题之一是缺乏独立的组织机构和专业队伍。目前,中国疾控中心慢病中心设有伤害防控与心理健康室,上海市疾病预防控制中心慢性病和伤害防治所设有伤害防治科,而其他省、市、自治区的疾病预防控制中心均未独立设置伤害预防与控制科室。作为我国伤害预防控制的主要技术部门,各级疾病预防控制中心力量薄弱,急需伤害预防专业人才的引进和补充。医学院校是为各级疾病预防控制中心输送专业人才的主要机构,文献和网络检索结果提示我国医学院校至今还没有建立系统的伤害预防课程体系,伤害预防教育开展情况远远滞后于美国、瑞典、芬兰等国家。

2005 年美国医学院校协会(The Association of American Medical Colleges,AAMC)发表了一篇关于医学生伤害预防教育的报告,强调要增强医学生有关伤害预防控制的专业教育,并且确定了教育的目标:①理解伤害流行病学。通过 Haddon Matrix 模型的学习,学生可以了解和掌握伤害事件在不同阶段和不同介质时的危险因素,从而制定有针对性的干预措施;②培养对伤害患者进行必要的临床处理的能力。有多个标准,包括基于行为危险因素提供预防措施的能力、识别重大伤亡伤害事件的能力;③在整个卫生系统的背景下理解伤害预防,包括理解伤害预防的医学法律和各种急救机制、伤害监测数据质量控制的重要性、环境和政策干预在降低伤害危险因素方面的作用。复旦大学王书梅教授带领的团队通过定性访谈和德尔菲专家咨询构建了我国公共卫生专业学生伤害预防核心能力评估指标,期待以此来推动以核心能力为总体培养目标的伤害预防教育。一级指标权重由大到小排序依次为:伤害问题分析评估能力、伤害预防项目计划和实施能力、沟通交流能力、社区实践能力、领导和系统思维能力,详见表 16-1。

表 16-1　伤害预防核心能力评估指标

一级指标	二级指标
伤害问题分析评估能力	• 描述哪些因素会导致伤害的能力 • 确定影响伤害发生的社会决定因素的能力 • 辨析哪些定量和定性数据适合应用于评估伤害现状的能力 • 辨析哪些伤害相关定性和定量数据有效且可靠的能力 • 将伦理准则应用于获取、收集、分析、应用和传播伤害数据及信息的过程中的能力 • 获取、收集、分析、应用和传播伤害信息的能力 • 应用伤害相关定性及定量数据的能力 • 用数据、文献信息来支持决策的能力
伤害预防项目计划和实施能力	• 具备制定伤害预防项目总目标和分目标的能力 • 策划伤害预防项目干预措施或干预活动的能力 • 具备实施伤害预防和干预措施/活动的能力 • 具备伤害预防项目评估能力 • 具备解释评估对于改善政策、项目实施、卫生服务重要性的能力 • 保持项目能够持续、高质量地开展的能力 • 将伤害信息应用于开展、实施、评估和提高国家策略、项目和服务的能力

一级指标	二级指标
沟通交流能力	• 确定服务对象的文化程度和健康素养的能力 • 用口头和书面方式和社区人员、其他专业人员熟练地交流伤害信息的能力 • 向社区人员、其他专业人员、关键的政策制定者有效地传播伤害预防信息的能力 • 应用理论模型来改善人们行为的能力 • 促进个人、团队及组织之间的交流的能力 • 有效地与不同人群交流政策、伤害预防项目以及卫生服务信息的能力
社区实践能力	• 增强政府和非政府组织开展伤害预防项目和服务的能力 • 让各相关机构参与到伤害预防项目中的能力 • 阐述社区营造内涵的能力,具有社区营造的能力 • 具有让社区居民参与到伤害预防工作中的能力 • 具有告知大众提高社区健康状况所需的政策、项目以及资源的能力
领导和系统思维能力	• 将伦理准则应用到所有伤害预防工作 • 将伤害描述成一个重要的公共卫生问题 • 确定其他公共卫生、卫生服务及相关部门在伤害预防中的职责 • 如何与不同对象合作来改善伤害情况 • 认识到伤害预防专业人员发展的需求

四、安全社区效果评估方法探索

干预效果的评价是伤害预防非常重要的方面。干预评价的结果具有改变伤害预防实践的效力,最理想的公共卫生领域的决策制定是建立在对效果进行直接测量的评价基础之上。

国际上已有关于基于社区伤害干预研究的成功案例,其中对伤害干预研究项目作出最佳评估的是挪威的哈斯塔德。他们采用类实验的研究方法,以特隆赫姆作为对照,每30个月为一个周期,进行交通伤害干预效果评估。结果显示,三个周期后,哈斯塔德的交通伤害发生率下降27%,而对照城市的交通伤发生率却明显上升。

以社区为基础的干预,从本质上来讲是为社区中居民的特定需求而量身制定的。在安全促进与伤害预防领域,由于伤害种类、发生原因和影响因素的多样性与复杂性,决定了干预策略和措施的多样性与复杂性。对于任何一个干预项目效果的评价,无论是作为一个整体或是独立的干预措施,仍然是一种挑战。另外,在社区伤害干预评估领域,进行设有平行对照并且随机化分组的标准实验研究是不现实的,当社区成员中所研究事件的发生率较低时,对干预措施的评价就更加复杂。新西兰和加拿大在大样本的安全社区干预效果评价方面取得了一些成果,发展了安全社区效果评价的工具,在一定程度上较实用,但仍然无法解决上述方法学的缺陷。温斯朗教授曾经指出,以社区为基础的伤害干预和安全促进的评估方法还在"逃避我们",建议有必要考虑远离相对比较稳妥的传统随机对照试验方法,而尝试采纳社会科学的方法去理解行为、环境和社会之间的交互作用,探索如何通过这三者的不断完善和修正来降低伤害风险和促进安全。

与其他类型的干预项目相比,以社区为基础的伤害干预评价是非常困难的,因为在不同的社区开展的是广泛而不同的干预措施。干预水平的差异、社区特征差异、测量及报告尺度的差异、地理、社会和政治差异等都使得每个社区的干预项目独具特色。而且,各个社区的样本量差别较大,有的是人口数较少的小型社区,有的则是人口数较多的大型社区。

研究者和社区相关负责人需要依据评价结果来制定和调整干预措施,所以呈现相关研究数据是非常有必要的。一些社区,单一的依靠伤害监测数据对干预效果进行评价,但是有些社区可用的相关数据的质量较差,有些缺乏正确收集这些数据的资源,因此在这些社区进行干预效果评价就更加困难。

有专家建议,为了合理评价伤害干预措施的效果,整合开展了相似伤害干预的不同社区的数据非常必要,将这些信息进行合理的汇总分析得出的结论就非常的有说服力。一些研究人员已经开始探索通过建立模型来解决这个问题,这样就可以提供一个整体的结构框架和有用的指标变量去评价这些措施,有利于提高对成功干预措施的理解。与以往的评价方法相比,基于模型的评价不但可以消除测量误差的影响,还可以通过把变量间的关联纳入模型而提高研究的有效性。但是,开发和评估一个综合性的理论模型和运用该模型的难度很大,对所有类型的社区干预项目都是一个极大的挑战。同时,现在有一个正在形成的共识,即对于只关注行为改变的健康促进项目来说,要取得降低患病率和死亡率的结局是不现实的,从长远来看,也不可能对患病率和死亡率产生有效的影响。有专家指出,对于基于社区的干预项目而言,个人危险行为的改变是一个不适当或者是不可能的结局指标,而应该应用社区水平的指标来评估基于社区的干预项目的影响和效果,这些指标包括社区参与程度和相关政策的改变。

本 章 要 点

1. "所有人都享有健康和安全的平等权力"是WHO"人人享有健康"全球策略的基本原则,也是WHO事故和伤害控制项目的基本原则,这个原则推动了全球开展基于社区的伤害预防和安全促进行动。

2. 安全社区相关的基本概念,根据项目在社区产生影响的结构阐述以社区为基础干预的4种类型,以及安全社区的核心精神,包括政府承诺与跨界合作、主动干预和被动干预结合、可以适用于不同特征的社区和证据的支持。

3. 安全社区建设的标准与申请方法,未来安全社区的发展需要关注的问题,包括营造社区安全文化、注重社区能力建设、伤害预防专业人员能力提升以及安全社区效果评估方法探索。

(王书梅)

参 考 文 献

[1] First World Conference on Accident and Injury Prevention. Manifesto for Safe Communities. Stockholm, Sweden: Karolinska Institute, 1989.

[2] Nilsen P. What makes community based injury prevention work? In search of evidence of effectiveness. Injury Prevention, 2004, 10: 268-274.

[3] Nutbeam D. The challenge to provide 'evidence' in health promotion. Health Prom Int, 1999, 14: 99-101.

[4] Brewin M, Coggan C. Evaluation of a New Zealand indigenous community injury prevention project. Injury Control and Safety Promotion, 2002, 9(2): 83-88.

[5] 王书梅. 社区伤害预防和安全促进理论与实践. 上海: 复旦大学出版社. 2010.

[6] Nilsen P. The how and why of community-based injury prevention-A conceptual and evaluation model. Safety

Science,2007,45:501-521.

[7] Richard L,Potvin L,Kishchuk N,et al. Assessment of the integration of the ecological approach in health promotion programs. American Journal of Health Promotion,1996,10:318-328.

[8] Dale H,John P A,David A S,et al. Research alone is not sufficient to prevent sports injury. Br J Sports Med 2014,48(8):682-684.

[9] Forde D R. Perceived crime,fear of rime and walking alone at night. Psychological Reports,73(2),403-407.

[10] Carolyn C. Community-based injury prevention programs. In Roderick McClure,Mark Stevenson,and Suzanne McEvoy. The scientific basis of injury prevention and control. In IP Communication Pty. Ltd. , Australia 2004.

[11] Christoffel T,Gallagher SS. Injury prevention and public health. Practical knowledge,skills,and strategies. Gaithersburg,MD:Aspen;1999.

[12] Coggan C,Langley J,Dawe M,et al. A proposed strategy for Vote Health funding for injury prevention:funding advice commissioned by the Health Funding Authority. Auckland:Injury Prevention Research Center,2000.

[13] Bonnie R,Guyer R. Injury as a field of public health:achievements and controversies. Journal of Law,Medicine and Ethics,2002,30:267-280.

[14] Basch CE,Sliepcevich EM,Gold RS,et al. Avoiding type Ⅲ errors in health education program evaluations: a case study. Health Educ Q,1985,12:315-31.

[15] Goodman RM,Wandersman A,Chinman M,et al. An ecological assessment of community-based interventions for prevention and health promotion:approaches to measuring community coalitions. Am J Community Psychol,1996,24:33-61.

[16] Merzel C,D'Affitti J. Reconsidering community-based health promotion:promise,performance,and potential. American Journal of Public Health,2003,93(4):557-574.

[17] McLeroy KR,Norton BL,Kegler MC,Burdine JN,Sumaya CV. Community based interventions. American Journal of Public Health,2003,93(4):529-533.

[18] GLENN WELANDER,LEIF SVANSTRÖM,ROBERT EKMAN. Safety Promotion-an Introduction. 2ND REVISED EDITION.

[19] World Health Organization. World Health Organization Global Burden of Disease (WHO GBD). Available at: http://www. who. int/healthinfo/global _ burden _ disease/en/index. html. Accessed September 12, 2012.

[20] 陈培发. 我国伤害预防控制研究现状与展望. 中国慢性病预防与控制,2007,15:297-299.

[21] Andersson CM,Bjärås GEM,Östenson CG. A stage model for assessing a community-based diabetes prevention program in Sweden. Health Prom Int,2002,17:317-327.

[22] Christoffel T, Gallagher SS. Injury prevention and public health. Gaithersburg:Aspen Publishers, 1999: 161-179.

[23] Richard L,Potvin L, Kishchuk N,Prlic H,Green LW. Assessment of the integration of the ecological approach in health promotion programs. American Journal of Health Promotion,1996,10:318-328.

[24] 王书梅. 社区伤害流行现况及干预对策研究. 上海:复旦大学,2009.

[25] 李丽萍,彭炜. 试论社区伤害干预研究的必要性. 中国全科医学,2002,5:288-289.

[26] 王冉. WHO 安全社区模型在伤害预防中的研究进展. 中国慢性病预防与控制,2007(06):624-626.

[27] Helitzer D,Williging C,Hathorn G,Benally J:Using Logic Models in a Community-Based Agricultural Injury Prevention Project. Public Health Reports,2009,124:63-73.

[28] Ytterstad B:The Harstad Injury Prevention Study. A decade of community-based traffic injury prevention with emphasis on children. Postal dissemination of local injury data can be effective. International Journal of Cir-

cumpolar Health,2003,62:61-74.

[29] Laflamme L. Questions and challenges ahead in safety promotion research. In:Laflamme L,Svanström L, Schelp L,eds. Safety promotion research. Stockholm:Karolinska Institutet,1999:223-238.

[30] Klassen TP,MacKay JM,Moher D,et al. Community-based injury prevention interventions. The Future of Children,2000(spring);10:83-110.

[31] Nilsen P,Timpka T,Nordenfelt L,Lindqvist K:Towards improved understanding of injury prevention program sustainability. Safety Science,2005,43:815-833.

[32] Towner E,Dowswell T:Community-based childhood injury prevention interventions:what works? Health Promotion International,2002,17:273-284.

[33] Bangdiwala SI,Villaveces A,Garrettson M,Ringwalt C:Statistical methods for designing and assessing the effectiveness of community-based interventions with small numbers. Internationla Journal of Injury Control and Safety Promotion. 2012,19:242-248.

[34] Yorkston E,Turner C,Schluter PJ,McClure R. Quantifying the effect of a community-based injury prevention program in Queensland using a generalized estimating equation approach. Injury Prevention,2007,13:191-196.

[35] Susser M,Susser E. Choosing a future for epidemiology:I. Eras and paradigms. American Journal Of Public Health,1996,86:668-673.

[36] 孙晔,王书梅,曹志娟,郭家宁,曲爽笑.对我国医学生伤害预防教育的几点思考.中国学校卫生,2015, (08):1123-1125+1129.

[37] 孙晔,王书梅,陈瑶,叶周丰,曲爽笑.层次分析法在公共卫生专业学生伤害预防核心能力评估指标建立中的应用.中国学校卫生,2017,38(8):1134-1137.

[38] 孙晔,王书梅,陈瑶,叶周丰,曲爽笑.在医学院校开展伤害预防专业教育的定性研究.中华医学教育杂志,2017,37(5):652-656.

[39] 王书梅(约稿).社区学校联动共同应对学生伤害.中国学校卫生,2017,38(10):1441-1443.

[40] 叶周丰,王书梅,陈瑶,李粉粉.中国公共卫生专业学生伤害预防课程学习现状.中国学校卫生,2018, 39(09):1321-1323.

[41] 叶周丰,王书梅,陈瑶,李粉粉,任俊.中国公共卫生专业学生伤害预防核心能力问卷信效度分析.中国学校卫生,2018,39(10):1459-1462.

第十七章

伤害与暴力的流行病学研究方法

WHO 将伤害与暴力定义为三大类疾病之一,是重要的公共卫生问题。据 WHO 估计,每年全球有超过 500 万人因伤害死亡,占全球总死亡人数的 9%;2014 年我国伤害总死亡率为 49.70/10 万,即全国约有 65 万人死于伤害。与此同时,伤害与暴力因急救、医疗、康复以及早卒、残疾或功能丧失而消耗着巨额的费用,给社会经济造成了不可估量的损失。针对伤害与暴力开展科学研究,并据此制订预防控制规划与政策已刻不容缓。

流行病学在防治疾病和促进健康方面具有举足轻重的作用,是研究人群中疾病与健康状况的分布及其影响因素,并研究防制疾病及促进健康的策略和措施的科学。随着流行病学研究方法的不断完善和应用领域的不断扩展,它也逐渐成为现代医学的基础学科。伤害流行病学是运用流行病学原理和方法描述伤害的发生频率及其分布,分析伤害发生的原因及危险因素,提出干预和预防措施,并对措施效果作出评价的一门流行病学分支学科。

伤害与暴力自古有之,有关伤害与暴力的研究始于 20 世纪中叶。如 Cairns 等人于 1941—1943 年期间开展的关于头盔佩戴与摩托车驾乘人员头部伤害发生率的研究。1949 年,美国前国家公路交通安全局负责人 William Haddon 开始运用流行病学方法开展伤害研究和干预,被誉为伤害流行病学的奠基人。近年来,伤害流行病学研究呈现五个特点:①伤害与暴力研究由专家行为向政府行为转变,高校、科研机构、疾病控制机构等均参与其中,且伤害研究已覆盖世界各国;②各级各类伤害监测系统逐渐建立,以动态掌握伤害发生情况与变化趋势;③伤害与暴力研究内容与方法不断扩展,涉及道路交通伤害、跌倒、溺水、躯体暴力、性暴力等多种伤害,同时除了描述性研究,还应用分析性研究、干预性研究等多种研究方法;④开展多学科交叉研究增多,将预防医学、临床医学、工程学、社会经济学等多学科应用于伤害与暴力研究;⑤开展社区伤害研究,积极创建安全社区。

第一节 研 究 内 容

伤害与暴力流行病学研究的主要内容包括伤害与暴力的流行病学特征,伤害与暴力的危险因素,伤害与暴力的社会生态模式等。

一、主要内容

伤害流行病学研究的主要目的是确定伤害的重点种类,阐明分布,探讨因果关系,制订防制策略,并评价其效果。因此,研究内容应主要涉及伤害与暴力的分布、发生原因及影响因素和干预效果评价等。

（一）伤害与暴力的分布

伤害与暴力的分布是指伤害与暴力的人群现象,是描述伤害与暴力事件(发病、死亡等)在什么时间、什么地区(空间)、哪些人群(人间)中发生及发生多少的现象,在流行病学中简称"三间分布"。研究伤害与暴力分布的意义在于:①它是研究伤害与暴力流行规律和探讨病因的基础;②通过伤害与暴力分布的描述,提高对伤害与暴力流行基本特征的认识,为预防控制提供基础信息;③通过对伤害与暴力分布规律及其决定因素的分析为合理制定预防控制策略与措施提供科学依据,也为评价干预效果提供依据。

（二）伤害与暴力的发生原因及影响因素

流行病学中的病因一般称为危险因素,它的含义就是使伤害与暴力发生概率升高的因素,危险(风险)是指不利事件发生的概率。从病因论的观点来看,伤害与暴力发生的原因主要包括致病因子、宿主和环境 3 个方面。

1. 致病因子　引起伤害与暴力的致病因子就是各种能量,能量的异常交换或短时间内过量的能量暴露都会导致伤害的发生。容易导致伤害与暴力发生的能量主要包括动能(又称机械能)、热能、电能、辐射能、化学能等。

2. 宿主　宿主是指受伤害与暴力的个体,是伤害流行病学的主要研究对象。主要包括宿主的人口学特征和心理行为特征等。

人口学特征方面主要包括年龄、性别、种族、职业等。

（1）年龄:不同类型的伤害发生存在着年龄差异,如道路交通伤害以青壮年多见,而跌倒则主要威胁老年人和儿童,溺水则是我国 1~14 岁儿童的首位死因。由此可见,年龄是开展伤害研究需要重点关注的因素,计算发生率、死亡率等指标时应计算年龄别的发生率和死亡率。

（2）性别:不同类型的伤害发生也具有性别差异。大多数的非故意伤害,如道路交通伤害、溺水等均呈现男性高于女性的态势,但部分伤害类型也存在着女性高于男性的情况,如亲密伴侣暴力以及性暴力受害者主要以女性为主,老年人跌倒的发生率也呈现女性高于男性的趋势。

（3）种族:不同种族发生特定伤害类型的风险也存在差异。在美国,白种人和当地土著人自杀率明显高于亚裔美国人。中国蒙古族的肢体残疾率显著高于其他民族。

不同伤害类型的宿主心理行为特征也是需要研究和关注的内容。如针对道路交通伤害,机动车速度是道路交通伤害的核心,同时也影响着事故危险和结果。大量证据表明,车辆平均行驶速度与碰撞事故危险密切相关。平均时速每增加 1km,道路交通伤害发生率上升 3%,死亡率上升 4%~5%;与低于时速 30km 的汽车发生碰撞,行人的存活概率为 90%,而当车速高于 45km/h,行人存活概率低于 50%。饮酒是影响驾驶员判断力的重要原因。一些低收入国家的研究显示,33%~69% 死于交通事故的驾驶员和 8%~29% 受伤的驾驶员与酒精有关。南非的一项研究显示,交通事故中,约 29% 的非致命性伤害的驾驶员和超过 47% 的致命性伤害的驾驶员都与酗酒有关。使用安全带能够有效降低道路交通伤害的发生,然而 2007 年在浙江开展的一项研究中显示,城市地区小型汽车驾乘人员安全带佩戴率为 40.48%,其中驾驶员安全带佩戴率为 64.46%,前排乘客和后排乘客安全带佩戴率仅为 7.41% 和 0.40%。而许多国家交通事故研究发现,交通事故死亡的驾乘人员使用安全带的比例远远小于总体使用率。驾驶员在驾驶过程中的情绪也是影响驾驶安全的重要因素之一,愤怒是驾驶过程中的普遍情绪之一,有研究显示有愤怒倾向,敌对思维、易冲动、易焦虑性格,边缘性人格障碍,工作压力大等都与愤怒驾驶行为呈正相关。愤怒情绪会影响驾驶员的主观判断,降低驾驶技能,同时愤怒驾驶和攻击性驾驶行为显著相关,使得交通事故发生风险增大 3.1~5.9 倍,且引起的交通事故伤害程度高。澳大利亚的一项研究显示有 44% 的驾驶员承认曾有过路怒症相关行为表现,中国开展的一项网络调查显示,60.7% 的汽车驾驶人在驾车过程中有过路怒症的经历。

3. 环境　影响伤害与暴力发生的环境因素非常复杂,主要包括社会环境、自然环境等。社会环境是指人类生存及活动范围内的社会物质、精神条件的总和。社会环境如经济收入状况,文化程度等都能够影响伤害的发生发展。自然环境是指环绕生物周围的各种自然因素的总和,如大气、水、其他物种、土壤、岩石矿物、太阳辐射等。自然环境中,气候条件是影响伤害发生的重要因素之一。城市热岛效应、雨雪冰冻天气、台风等都会导致伤害高发。

(三) 干预效果评价

评价是流行病学研究的重要内容。通过评价可以判断项目干预活动是否恰当、足够、有效和高效率,同时也可以通过评价发现项目非预期的益处或者发生未估计到的问题。通过开展干预效果评价,能够梳理和掌握有效的干预措施,并通过项目研究,进行成本效益分析等来推动各国政府重视伤害预防控制工作,加大政策与资金支持。表 17-1 和表 17-2 分别显示了针对预防儿童溺水关键策略的效果评价以及针对若干伤害干预措施的成本效益分析研究结果。

表 17-1　预防儿童溺水的关键策略

策略	有效	可能有效	证据不足	无效	可能有害
消除水体中的危险	■				
要求在游泳池边建独立栅栏(四周围栏)	■				
穿着个人救生设备	■				
确保立即采取复苏措施	■				
确保游泳场馆有救生员		■			
提高对溺水的认知		■			
教授 5 岁以上儿童游泳			■		
制订关于泳池栅栏的法令			■		
制订关于使用个人救生设备的法令			■		
通过医生推广溺水预防措施			■		
禁止接近不安全的游泳地点			■		
教授 5 岁以下儿童游泳			■		
制订关于限制游泳者血液酒精含量的法令			■		
开展溺水预防行动,如设广告板				■	
推广使用日光浴池盖[1]					■
使用儿童洗浴座椅[1]					■

注:[1] 这些策略本来不是针对溺水预防干预而设计的。

表 17-2   若干伤害预防控制措施所能节约经济成本

每花费 1 美元用于	可以节约/美元
室内烟雾探测器	65
儿童安全带	29
自行车头盔	29
儿科医生的预防性咨询	10
中毒防控管理服务	7
改善道路交通设施	3

二、主要指标

伤害与暴力流行病学研究相关指标主要包括频率测量指标、疾病负担指标等。

(一) 频率测量指标

伤害与暴力发生频率的测量指标主要包括伤害与暴力发生率、死亡率、残疾患病率等。

1. 伤害与暴力发生率   单位时间内(通常是年)伤害与暴力发生的人数(人次数)与同期人口数之比。伤害与暴力发生率是开展伤害流行病学研究常用的指标。

$$伤害与暴力发生率 = \frac{某人群发生伤害与暴力的人数(或人次数)}{同期该人群的平均人口数} \times K$$

$$K = 100\%, 1\,000‰, 10\,000/万……$$

计算伤害与暴力发生率时,可以根据需求计算年龄别,性别的伤害发生率,如未成年人(18 周岁以下)道路交通伤害年发生率,65 岁及以上女性老年人跌倒年发生率等。

2. 伤害与暴力死亡率   指因伤害与暴力致死的频率。可以根据需求计算伤害与暴力总死亡率,也可以计算特定伤害与暴力类型的分年龄别、性别等人群特征的死亡率。

$$伤害与暴力死亡率 = \frac{某人群因伤害与暴力死亡的人数}{同期该人群的平均人口数} \times 100\,000/10\,万$$

表 17-3 是 2012 年全球不同区域与收入水平国家凶杀死亡数与凶杀率。

表 17-3   2012 年按 WHO 区域和国家收入估计的凶杀死亡数和凶杀率

WHO 区域和国家收入水平	凶杀死亡人数	凶杀死亡率(单位:1/10 万)
非洲区域,中低收入	98 081	10.9
美洲区域,中低收入	165 617	28.5
东地中海区域,中低收入	38 447	7.0
欧洲区域,中低收入	10 277	3.8
东南亚区域,中低收入	78 331	4.3
西太平洋区域,中低收入	34 328	2.1
所有区域,高收入	48 245	3.8
全球	474 937	6.7

3. 残疾患病率　指某特定时间内一定人群中因伤害与暴力所致残疾病例所占比例。患病率可按观察时间的不同分为时点残疾患病率和期间残疾患病率两种。时点残疾患病率较为常用。

$$时点残疾患病率 = \frac{某一时点某人群中因伤害与暴力现患残疾的新旧病例数}{该时点该人群人口数} \times K$$

$$期间残疾患病率 = \frac{某观察期间一定人口中因伤害与暴力现患残疾的新旧病例数}{同期该人群的平均人口数} \times K$$

$K = 100\%, 1\,000‰, 10\,000/万……$

（二）疾病负担指标

疾病负担是疾病、伤残和过早死亡对整个社会经济及健康的压力。疾病负担指标主要包括潜在减寿年数（PYLL）和伤残调整生命年（DALY）等。

1. 潜在减寿年数（PYLL）　是指某年龄组人口因某种伤害与暴力死亡者的预期寿命与实际死亡年龄之差的总和，即死亡造成的寿命损失。

$$PYLL = \sum_{i=1}^{e} a_i d_i$$

式中：e-预期寿命（岁）

　　i-年龄组（通常计算其年龄组中值）

　　a_i-剩余年龄，$a_i = e - (i + 0.5)$，其意义为：当死亡发生于某年龄（组）时，至活到 e 岁时，还剩余的年龄。由于死亡年龄通常以上 1 个生日计算，所以应加上 1 个平均值 0.5 岁（粗略估计）

　　d_i-某年龄组的死亡人数

PYLL 可用于计算并比较各种不同原因所致的寿命减少年数，也可用于某一地区和另一地区间相比较。

表 17-4 显示的是浙江省 1995—2001 年前 6 位死因死亡率及减寿率，7 年间伤害 PYLL 率浮动于 13.11‰~17.08‰，7 年平均值为 15.17‰，占总死亡减寿率的 34.75%。

表 17-4　浙江省 1995—2001 年前 6 位死因死亡率（单位：1/10 万）及减寿率（单位：‰）

死因种类	城市		一类农村		二类农村		三类农村	
	死亡率	PYLL 率	死亡率	PYLL 率	死亡率	PYLL 率	死亡率	PYLL 率
恶性肿瘤	137.32	11.31	148.38	13.60	160.91	16.45	116.07	11.03
脑血管病	96.94	2.07	116.20	3.10	109.81	3.33	94.06	2.80
呼吸系病	90.33	1.06	193.11	2.68	124.48	1.46	131.51	2.78
心脏病	64.39	2.00	45.05	2.32	63.07	3.21	40.31	2.30
损伤与中毒	33.45	5.54	66.47	16.09	69.58	17.27	85.09	21.83
消化系病	19.70	1.43	24.57	2.08	19.97	1.64	29.27	2.50

2. 伤残调整生命年（DALY）　是指从发病到死亡所损失的全部健康生命年，包括疾病死亡损失健康寿命年（YLLs）和疾病失能（残疾）损失健康生命年（YLDs）两部分。某一人群

的 DALYs 即将该人群的死亡损失健康生命年和失能损失健康生命年进行综合计算,再以生命年的年龄相对值(年龄权数)和时间相对值(贴现率)作加权调整。

伤残调整生命年可用于确定危害严重的主要病种,重点人群和高发地区;可用于追踪某一地区疾病负担的动态变化及监测其健康状况的改进;也可进行成本效果分析,研究不同干预措施挽回一个 DALY 所需的成本,以求采用最佳干预措施。根据 2015 年全球疾病负担研究结果显示,2015 年中国因伤害与暴力造成的 DALY 数为 3 600 万,占全球所有疾病 DALY 数的 10.57%,标化 DALY 率为 2 572.05/10 万,与 1990 年研究结果相比均呈现明显下降趋势。表 17-5 显示 2015 年全球疾病负担研究中国不同伤害类型的标化 DALY 率顺位情况,不同性别,不同年龄段人群各伤害类型的疾病负担存在差异。

表 17-5　2015 年中国伤害与暴力 DALY 率(单位:1/10 万)情况一览表

顺位	总体	性别		年龄组				
		男性	女性	<5 岁	5~14 岁	15~49 岁	50~69 岁	70 岁及以上
1	道路交通伤害 (1 007.89)	道路交通伤害 (1 469.53)	道路交通伤害 (517.99)	暴露于机械性力量 (824.58)	溺水 (640.17)	道路交通伤害 (1 258.30)	道路交通伤害 (1 115.86)	跌倒 (877.71)
2	跌倒 (323.50)	跌倒 (441.11)	自杀 (239.65)	溺水 (771.40)	道路交通伤害 (507.89)	自杀 (360.58)	跌倒 (449.57)	道路交通伤害 (803.21)
3	自杀 (294.97)	溺水 (395.07)	跌倒 (198.74)	道路交通伤害 (668.04)	跌倒 (146.61)	跌倒 (292.56)	自杀 (442.29)	自杀 (504.66)

(三) 经济学评价

卫生经济学家将帮助政策决策者比较不同项目成本和效果的分析工具统称为经济评价。卫生分析与评价方法主要有成本效果分析、成本效益分析和成本效用分析。

效果是指有用结果,由各种使用价值构成,是满足人们某种需要的属性。

效益指有用结果的货币体现,更注重项目实施所带来的社会经济效益。

效用指人们对不同健康水平和生活能力的满足程度,更重视生命质量指标的变化。

1. 成本效果分析　成本效果分析的方法主要包括 3 种:

(1) 成本相同比较效果:在方案成本相同的前提下,比较达到的效果,效果更为明显的方案为优;

(2) 效果相同比较成本:在方案效果相同的前提下,比较其成本,成本较小的为优;

(3) 比较增量成本和增量效果之比:把增量成本与增量效果的比率作为指标,比值越小,方案越优。

2. 成本效益分析　成本效益分析常用方法包括净现值法,年当量净效益法,效益成本比率法,内部收益法。

(1) 净现值法即计划期内方案各年效益的现值之和与成本的现值之和的差。该方法考虑了时间价值,但当方案的计划期不同或者初始投资不同时,该方法不能正确反映各方面之间的差别。

(2) 年当量净效益法是把方案各年实际发生的净效益折算成每年平均净效益值,是净现值考虑贴现率时的年平均值。

（3）效益成本比率法是计算效益现值总额与成本现值总额之比,可根据表 17-6 进行选择。

表 17-6 运用效益成本比率法进行方案选择

方案编号	效益现值	成本现值	选择
1	+	+	比率越大,方案越优
2	−	+	放弃
3	+	−	选用
4	−	−	比率越小,方案越优

（4）内部收益率法是可以使成本现值总额等于效益现值总额的贴现率。内部收益率若大于最低期望收益率,方案就是可行的,反之,应放弃执行。

表 17-7 显示了美国针对几种伤害干预措施的经济效益评价结果。

表 17-7 几种伤害干预措施的经济效益评价

干预措施	净效益(单位:百万美元)	
	人力资源法	愿意支付生命价值法
骑自行车佩戴头盔	183	284
安全意识教育	863	2 030
持照最低年龄提高到 17 岁	1 446	4 267
实行摩托头盔使用法律	97	1 200
安全气囊	4 650	19 491
防撞栏杆	0	1 529
自动车灯	0	534

3. 成本效用分析 成本效用分析通常用于同一种健康问题不同方案的防治成本与结果的比较。常用 QALYs(或者 DALYs)的单位成本等指标进行评价。若减少一人年的 DALYs 所需成本越少,则方案越优。

第二节 描述性研究

描述性研究又称描述流行病学,是指利用常规监测记录或通过专门调查获得的数据资料包括实验室检查结果,按照不同地区、不同时间及不同人群特征分组,描述人群中疾病或健康状态或暴露因素的分布情况,在此基础上进行比较分析,获得疾病三间分布的特征,并随之提出病因假设和线索。描述性研究既是流行病学研究工作的起点,也是其他流行病学研究方法的基础。描述性研究主要包括历史常规资料分析、现况研究、生态学研究等。

一、伤害与暴力监测

伤害与暴力监测是指持续、系统地收集、分析、解释不同人群伤害与暴力的发生、死亡、伤残和经济损失等数据,阐明伤害与暴力类型-人群-时间分布的特点与趋势,同时定期将这些数据向所需要的人进行发布,同时监测的最后一环应将这些数据运用到伤害与暴力的预防控制工作中。

（一）研究目的

伤害与暴力监测的主要目的是掌握某种特定伤害与暴力的发展变化趋势,掌握其三间分布情况和如何发生伤害与暴力等详细资料,以此寻找与环境、人群和成本-效益相关的伤害与暴力预防与控制方法,确定与特定地点、特定人群相关的伤害发生类型,并结合 Haddon 模型对伤害与暴力控制进行系统评价,最终实现减少伤害与暴力发生的目标。

（二）建立步骤

建立伤害与暴力监测系统的概念步骤与逻辑顺序包括明确问题,收集数据,录入及处理数据,解释数据,报告结果,根据结果设计干预方案,评价监测系统,更新系统等。设计和建立一个伤害与暴力监测系统需要确认管理者,确定系统的目标,确定"病例"确定数据来源,评价可获得资源,告知和联合管理者,明确数据要求,数据收集,建立数据处理系统,设计和发布结果,工作人员培训及系统启动及督导和评价系统等 12 个步骤(具体详见"伤害监测"相关章节)。

（三）研究案例

为掌握我国居民门(急)诊伤害的发生水平、流行特征及变化趋势,2005 年,中国疾控中心组织开展了全国伤害监测工作,在全国 43 个监测点 129 家哨点医院开展伤害监测工作。2015 年监测点增至 84 个,252 家哨点医院。采用哨点监测的方式,以年度为单位,以哨点医院就诊并被诊断为伤害的首诊患者为监测对象开展监测工作。报告卡内容涉及卡片识别信息(机构编号,卡片编号等),伤害患者一般信息(姓名,性别,年龄等),伤害事件的基本情况(伤害发生时间,发生地点,发生时活动等),伤害临床信息(伤害性质、伤害部位、临床诊断等),填报信息(填报人,填报日期等)。通过开展监测,定期分析数据与发布监测报告,为我国伤害防制政策、策略和措施的制定、实施及效果评价提供依据。

二、现况调查

现况调查是按事先设计的要求,在某一人群中应用抽样调查或普查的方法收集特定时间内伤害与暴力的发生情况,观察某些因素和伤害与暴力发生之间的关联。伤害的现况调查一般是回顾性调查研究对象过去某个时期(如 1 年)中的伤害与暴力发生情况。

（一）研究目的与应用范围

1. 掌握目标群体中伤害与暴力的分布　描述目标人群中伤害与暴力在时间、地区和人群的分布情况,为进一步的病因研究奠定基础,这是现况研究中最常见的用途。

2. 提供伤害与暴力病因研究的线索　通过描述伤害与暴力发生率在不同暴露因素状态下的分布情况,并进行逻辑推理,进而提出伤害与暴力可能的病因因素。

3. 确定高危人群　确定高危人群是伤害与暴力预防控制中一项极其重要的措施。

4. 评价防制措施效果　通过伤害与暴力预防控制不同阶段重复开展现况调查,对不同阶段伤害与暴力发生率差异的比较,对防制策略、措施的效果进行评价。

（二）研究特点与研究类型

1. 研究特点　现况研究具有不同于其他研究的特点,主要包括:①现况研究开始时一般不设有对照组,在资料处理与分析阶段,才进行分组比较;②现况研究关心某一特定时点上或某一特定时期内某一群体中暴露与疾病状况及其之间有无联系;③现况研究在确定因果联系时受到限制,现况研究仅为建立因果联系提供线索,是分析性研究的基础,不能据此作出因果推断;④对不会发生改变的暴露因素(性别、种族等),可以提示因果联系。

2. 研究类型　根据涉及研究对象的范围可将现况研究分为普查和抽样调查。

普查是指在特定时点或时期,特定范围内的全部人群(总体)均为研究对象的调查。一般用于伤害与暴力死亡、较严重事故的发生情况等。普查的优点包括不存在抽样误差,同时调查目标人群中多种伤害与暴力类型的分布情况,能发现目标人群中的全部伤害与暴力病例等。但由于普查需要花费大量的人力物力财力,对于大范围的人群伤害与暴力调查不宜采用普查,而应采用抽样调查。

抽样调查是相对于普查的一种比较常用的现况研究方法,指通过随机抽样的方法,对特定时点、特定范围内的一个代表性样本进行调查,以样本的统计量来估计总体参数所在范围。与普查相比,具有节省时间、人力和物力资源,调查工作易于细致等优点,但调查设计、实施、分析比较复杂,容易出现重复或遗漏。

(三) 研究设计与实施

1. 明确调查目的与类型　这是研究设计的重要步骤,应根据研究所期望解决的问题,明确该次调查所要达到的目的,并根据具体的研究目的来确定采用普查还是抽样调查。人群伤害与暴力的现况调查目的可以是描述伤害与暴力的发生水平与三间分布,发现高危人群,为伤害与暴力防制提供依据;描述某些因素与伤害与暴力之间的关联,探讨伤害与暴力危险因素;也可以通过对干预前后的现况研究,评价干预措施的效果。

2. 确定研究对象　即确定调查对象的同质范围。应根据研究目的对调查对象的人群分布特征、地域范围以及时间点有一个明确的规定,并结合实际情况明确在目标人群开展调查的可行性。若研究学生伤害与暴力,可根据年龄和地区确定同质范围,如开展某区初中学生伤害与暴力现况调查,则应将该辖区内所有初中就读的所有学生作为调查总体。

3. 确定样本量和抽样方法

(1) 样本例数估计:由于现况研究常采用抽样的方法,因此需要对调查样本量进行估计。在考虑样本含量时,首先应明确总体的伤害与暴力发生率水平,对主要伤害与暴力类型的发生率也应有所了解,并需要了解具有调查特征个体在总体中所占比例。不同的抽样方法,其样本例数的估计有其专用公式计算。伤害与暴力现况调查主要涉及率的抽样,下面介绍单纯随机抽样时样本例数的估计方法(率的抽样),其公式为:

$$无限总体抽样:n = \frac{\mu_\alpha^2 \pi(1-\pi)}{\delta^2}, \delta = \rho - \pi$$

$$有限总体抽样:n_c = \frac{n}{1 - n/N}$$

n:样本例数;N:总体例数;n/N 为抽样比。如抽样比例很少,可忽略不计,即 $n \approx N_c$。

估计样本例数时,需要事先确定:

1) 总体率 π 的估计:可通过有关资料、过去经验或预调查结果对 π 进行估计,如需不仅了解人群中伤害与暴力总发生率,还需了解主要伤害与暴力类型发生率时,π 应是主要伤害与暴力类型中发生率最低的估计值。

2) 容许误差,$\delta = \rho - \pi$,即样本率与相应总体率的最大相差控制在什么范围,若调查涉及多种类型伤害与暴力发生率,可选较小的伤害与暴力类型发生率为 π,以避免 n 偏小。

3) 第一类错误的概率 α,通常取 0.05,即 $\mu_\alpha = 1.96 \approx 2$。

例:根据预调查结果显示,某区初中学生 1 年中钝器伤发生率在 5%(即 0.05)左右,低于跌伤、道路交通伤害等发生率。如对该市初中学生开展伤害抽样调查,以钝器伤发生率为 π,α 设定为 0.05,容许误差设定为 0.01,则需要的样本例数应为:

$$n = \frac{2^2 \cdot 0.05(1-0.05)}{(0.01)^2} = 1\,900$$

由于抽样比(n/N)很小,所以不需要校正,需调查 1 900 人。同时在最终估计样本例数时还需要考虑拒绝访问的比率,来确定本次调查最终调查人数,如估计本次初中学生伤害调查的拒绝访问的比例约为 10%,则最终的调查人数应为 2 112 人。

(2)抽样方法:抽样可分为非随机抽样和随机抽样。非随机抽样包括便利抽样、目的抽样调查。常见的随机抽样方法有单纯随机抽样、系统抽样、分层抽样、整群抽样和多阶段抽样。

单纯随机抽样:又称简单随机抽样,是最简单、最基本的抽样方法。从总体 N 个对象中,利用抽签或其他随机方法(如随机数字)抽取 n 个,构成一个样本。实际工作中,单纯随机抽样应用不多,但它是其他抽样方法的基础。

系统抽样:又称机械抽样,是按照一定顺序,机械地每隔若干单位抽取一个单位的抽样方法。如从 1 000 户中抽取 5%作为样本,可先在门牌号 1~10 中用单纯随机抽样抽取 1 户,如抽到 6,其后每隔 19 户抽取一户,即抽取 6,26,46,…,986 号等,共 50 户。该法的优点是简便易行,但如果总体各单位分布存在周期性趋势,可能使样本产生偏性。

整群抽样:是将总体分成若干个群组,抽取其中部分群组组成样本,这种抽样方法称为整群抽样。若抽到的群组中全部个体均作为调查对象,则为单纯整群抽样;若通过再次抽样后调查部分个体,则为二阶段抽样。整群抽样的优点是便于现场组织,节省人力、物力,缺点为抽样误差较大。

分层抽样:指先将总体按某种特征分为若干个次级总体(层),然后再从每一层内进行单纯随机抽样,组成一个样本。分层抽样可分为按比例分配分层随机抽样和最优分配分层随机抽样。分层抽样的优点是抽样误差小于前三种抽样方法,分层后增加层内同质性,除了能估计总体参数值,还可以分别估计各层内情况。因此,分层抽样技术常被采用。

多阶段抽样:是指将抽样过程分阶段进行,每个阶段使用的抽样方法往往不同,即将上述抽样方法结合使用,其在大型的伤害流行病学调查中常用。如调查某省居民道路交通伤害发生情况,可先将该省所辖县(市、区)分为城市与农村两层,然后运用单纯随机抽样抽取 5 个城市地区和 5 个农村地区,每个地区采用单纯随机抽样抽取 3 个乡镇/街道,每个乡镇/街道采用单纯随机抽样抽取 2 个村/居委会,每个村/居委会分为 60 户左右的若干群,每个村/居委会随机抽取 4 个群,每个群调查 50 户家庭,对抽中的家庭进行入户调查过去 1 年道路交通伤害发生情况。该抽样方法就是分层抽样、单纯随机抽样、整群抽样相结合的多阶段抽样。

4. 资料收集、整理与分析　现况研究中,收集资料的方法主要有 2 种,一种是通过测定或检查的方法,如测定血液酒精浓度、测定调查对象平衡能力等,一种是通过直接用调查表询问研究对象。资料收集过程中要注意定义与标准的统一性和明确性。

现况研究获得的资料应先检查完整性和准确性,同时根据研究目的对数据进行分层与分类,比较各组间伤害发生率的差异等。

5. 常见偏倚与控制　现况调查中常见的偏倚包括无应答偏倚、幸存者偏倚、报告偏倚、调查员偏倚等。

（1）无应答偏倚：调查对象因各种原因不参加调查，导致应答率下降。该偏倚在入户调查中多见。

（2）幸存者偏倚：现况研究中只调查幸存者，无法调查死亡者。如调查道路交通伤害死亡者的交通行为情况，从现场目击者，交警等处获得的情况可能与真实情况不符。

（3）报告偏倚：调查对象由于各种原因（题干理解偏差，遗忘、隐私问题不愿回答等）导致回答不准确，产生偏性。

（4）调查偏倚：调查员有意识深入调查发生伤害者所具有的特征，而忽视未发生伤害人群所具有的特征，从此所引起的偏倚。

通过质量控制可以避免或尽量减少偏倚的产生。如严格遵照抽样方法要求，确保随机化原则；提高研究对象依从性和受检率；选择正确的测量工具和方法；重视调查的组织工作，开展调查员培训；做好资料的复核；选择正确的统计方法等。

（四）研究案例

为掌握浙江省城乡社区居民伤害发生基本情况，确定伤害预防控制重点人群，为制定适合当地的伤害预防控制策略与计划提供依据，2008 年，浙江省开展社区居民伤害发生现况调查。调查采用多阶段分层整群随机抽样方法，抽取全省 10 个县（市、区）30 个乡镇/街道，60 个村/居委会，共调查 35 242 人2007 年 5 月 1 日至 2008 年 4 月 30 日 11 种伤害的发生情况。结果显示伤害事件发生率为 5.77%，男性（6.54%）高于女性（4.99%），农村（8.33%）高于城市（3.88%），伤害年发生率最高的前六位分别是跌伤/坠落、道路交通伤害、动物伤、锐器伤、钝器伤、烧烫伤。从伤害发生率与疾病负担等结果来看，浙江省应着重针对跌伤/坠落、道路交通伤害、钝器伤的预防控制工作。其中跌伤/坠落重点在于预防老年跌伤；道路交通伤害、钝器伤应着重劳动力人群，同时农村地区不能忽视动物伤预防控制。

三、生态学研究

生态学研究又称相关性研究，是在群体水平上研究某种暴露因素与伤害之间的关系。以群体为观察和分析的单位，通过描述不同人群中某因素的暴露情况和伤害与暴力发生的频率，分析该暴露因素和伤害与暴力之间的关系。伤害与暴力的测量指标可以是发生率、死亡率等。生态学研究的最基本的特征是以群体为观察和分析的单位，它是从许多因素中探索病因线索的一种方法，只是一种粗线条的描述性研究。

（一）研究类型

1. 生态比较研究　生态比较研究是生态学研究中较常用的一种方法。生态比较研究最简单的方法就是观察不同地区或人群伤害与暴力的分布，然后根据分布的差异，提出病因假设。如通过比较不同省份溺水死亡率的情况，发现自然水体发达的省份，溺水死亡率高于以山区为主的省份，从而提出自然水体分布情况可能是溺水的危险因素之一。

2. 生态趋势研究　生态趋势研究是连续观察人群中某因素平均暴露水平的改变与某种疾病的发病率、死亡率变化的关系，了解其变动趋势；通过比较暴露水平变化前后伤害发生频率的变化情况，来判断某因素与伤害发生的关系。如 2004 年 5 月 1 日，《中华人民共和国道路交通安全法》正式施行，通过比较某省份在法律施行前后道路交通伤害死亡率的变化情况，评价干预效果。

（二）研究的优点与局限性

1. 优点 生态学研究常可应用常规资料或现成资料进行研究,从而节省人力、物力和时间,较快能获得结果;对病因未明的疾病可提供病因线索;对于个体暴露剂量无法测量的情况,生态学研究是唯一可供选择的研究方法;适用于暴露因素在人群中变异范围很少的情况;适合对人群干预措施的评价;可以估计某种疾病的发展趋势。

2. 局限性 容易出现生态学谬误,这是此类研究最主要的缺点;混杂因素往往难以控制;人群中某些变量易于彼此相关,存在多重共线性问题;生态学研究难以确定两变量之间的因果关系。

因此开展生态学研究时,应尽可能集中研究目的,选择研究人群时应尽可能组间可比。分析时使用分层分析,多因素分析或生态学回归分析等,并结合专业知识进行综合分析与判断。

第三节 分析性研究

分析性研究主要是检验或验证科学研究的假设。目前常用的研究方法包括病例对照研究和队列研究。

一、病例对照研究

病例对照研究是分析流行病学方法中最基本、最重要的研究类型之一,是一种从果查因的回顾性研究方法。它的基本原理是将已发生过伤害的患者确定为病例组,没有发生过伤害但具有可比性的个体作为对照组。对于病例组和对照组的个体,使用统一的调查表记录已有记录或进行问卷调查。通过比较病例组和对照组间假定的病因暴露水平,从而推测假定病因与伤害的联系及其联系强度。

（一）研究类型

1. 病例与对照不匹配 分别从病例人群和对照人群中抽取一定量的研究对象,一般对照数目等于或多于病例数目,对照选择没有特殊规定。

2. 病例与对照匹配 匹配是要求对照在某些因素或特征上与病例保持一致,使得两组进行比较时排除匹配因素的干扰。匹配分为频数匹配和个体匹配。

（1）频数匹配:应首先知道或估计匹配变量每一层的病例数,然后从备选对照中进行选择,直到每层所要求的数目。绝对值不一定要相等,但比例要相同。

（2）个体匹配:以病例和对照个体为单位进行匹配。1:1匹配成为配对,1:2,1:3、……1:R 匹配称为匹配。匹配时不应选择研究因素与疾病因果链上的中间变量或选择只与可疑病因有关而与疾病无关的因素进行匹配,避免出现匹配过头。同时考虑到检验效率和工作量,R 不宜超过 4。

（二）研究设计与实施

1. 复习文献,提出假设 在广泛查阅文献的基础上,提出本次研究的假设。如机动车驾驶员使用安全带可减少重度伤害的发生率,儿童期有性暴力经历者,成年期发生犯罪的可能性将增加等。

2. 明确研究目的,选择适宜的对照形式 如果研究目的是广泛地探索疾病的危险因子,可采用不匹配或频数匹配。预估可供研究的病例数量,以确定是否采用匹配设计及匹配比。

3. 选择适宜的病例与对照

（1）病例组：伤害与暴力研究的病例一般是指发生过某种特定伤害与暴力类型的患者（如发生跌伤的 65 岁及以上老年人）。所有病例的纳入都需要有明确的客观指标作为标准。

（2）对照组：应选择与病例来自同一人群，如同一个社区，同一个学校，同一个工厂等。除了研究因素外，对照与病例应有相同的暴露机会。

4. 确定样本量　影响样本量的因素包括研究因素在对照组中的暴露率 p_0；预期该因素的效应强度，即相对危险度 RR 或暴露的比值比 OR；希望达到的检验显著性水平，即第 I 类错误的概率 α；检验把握度（$1-\beta$）。

（1）非匹配设计且病例数与对照数相等。

$$n = 2\overline{pq}(z_\alpha + z_\beta)^2 / (p_1 - p_0)^2$$

其中：$p_1 = \dfrac{p_0 RR}{1 + p_0(RR-1)}$，$\overline{p} = 0.5 \times (p_1 + p_0)$，$\overline{q} = 1 - \overline{p}$

式中 p_1 为病例组的暴露率，p_0 为对照组的暴露率，z_α 和 z_β 可查表获得。

（2）非匹配设计且病例数与对照数不等。

设病例数：对照数 = 1 : c，则需要的病例数

$$n = (1 + 1/c)\overline{pq}(z_\alpha + z_\beta)^2 / (p_1 - p_0)^2$$

其中：$\overline{p} = (p_1 + cp_0)/(1 + c)$，$\overline{q} = 1 - \overline{p}$

（3）1 : 1 匹配设计。

$$m = [z_\alpha / 2 + z_\beta \sqrt{p(1-p)}]^2 / (p - 1/2)^2$$

其中 $p = OR/(1 + OR) \approx RR/(1 + RR)$，m 为暴露状况不一致的对子数，总对子数 M 为：

$$M \approx m/(p_0 q_1 + p_1 q_0)$$

其中：$p_1 = p_0 RR / [1 + p_0(RR-1)]$，$q_1 = 1 - p_1$，$q_0 = 1 - p_0$

（4）1 : r 匹配

所需病例数为

$$n = [z_\alpha \sqrt{(1 + 1/r)\overline{p}(1 - \overline{p})} + z_\beta \sqrt{p_1(1 - p_1)/r + p_0(1 - p_0)}]^2 / (p_1 - p_0)^2$$

其中：$p_1 = (OR \times p_0)/(1 - p_0 + OR \times p_0)$，$\overline{p} = (p_1 + rp_0)/(1 + r)$

5. 数据资料的收集　主要通过询问调查，填写问卷收集资料，有时需要辅以查阅档案、实地查看或从有关方面咨询获得。

6. 数据资料的整理分析

（1）资料整理：包括针对原始数据的核查，编码和计算机录入。

（2）数据分析：包括描述性分析，如描述研究对象的一般特征（性别，年龄，伤害类型分布等），频数匹配还需描述匹配因素的频数比例，均衡性检验，比较病例组和对照组基本特征是否相似，检验两组是否可比。统计推断，病例对照研究中表示伤害与暴力和暴露之间联系强度的指标为比值比 OR。

如开展机动车驾驶员超速行驶与道路交通伤害发生率的关系，对 96 例发生道路交通伤害的机动车驾驶员与 96 例没有发生道路交通伤害的机动车驾驶员进行问卷调查（表 17-8）。

表 17-8　机动车驾驶员发生道路交通伤害与超速行驶的回顾性调查

超速行驶	发生道路交通伤害	没有发生道路交通伤害	合计
是	30	6	36
否	66	90	156
合计	96	96	192

经计算，OR 值 $=(30×90)/(6×66)=6.82$，$\chi^2=19.69$，$P<0.01$。

结果说明，超速行驶的机动车驾驶员发生道路交通伤害的危险性是不超速行驶者的 6.82 倍，提示超速行驶是道路交通伤害的危险因素。

（三）常见偏倚与控制

病例对照研究是一种回顾性观察研究，比较容易产生偏倚，包括选择偏倚、信息偏倚和混杂偏倚。伤害与暴力病例对照研究中常见的偏倚有入院率偏倚、回忆偏倚、调查偏倚、混杂偏倚等。

1. 入院率偏倚　当利用医院患者作为病例组和对照组时，由于对照不是全部目标人群中的一个随机样本，病例也不是全部患者的随机样本，所产生的偏倚称为入院率偏倚。可通过在多家医院选取研究对象以减少该类偏倚的程度。

2. 回忆偏倚　病例对照研究主要是调查研究对象的既往暴露情况，由于被调查者记忆失真或者回忆不完整导致结论出现系统误差，称为回忆偏倚。可通过选择客观指标或重要指标、重视提问方式和调查技巧来减少回忆偏倚。

3. 调查偏倚　调查偏倚可能来自调查对象和调查者双方。调查环境与条件不同，调查技术、调查质量等都可以产生调查偏倚。如病例在医院调查，对照在社区调查；过分关心病例组患者相关信息而忽视对照组调查对象信息等。尽量选择客观指标，选择合适人选调查，强化调查技术培训与质量控制均可减少此类偏倚。

4. 混杂偏倚　既与伤害发生有关，又与所研究暴露因素有关的因素，该因素在病例组和对照组分布不均衡，导致掩盖或夸大所研究暴露因素与伤害之间的联系，称为混杂。在设计时可通过限制或配比的方法，资料分析时通过分层分析或多因素模型处理，可适当控制混杂因素。如比较初中生和高中生上学途中骑行自行车的道路交通伤害发生率时，得出高中生骑行自行车上学发生道路交通伤害发生率高于初中生，但由于初中生和高中生骑行自行车上学花费时间不同对道路交通伤害的发生有关，因此，可通过设计阶段根据上学骑行自行车时间长短进行配比，或在分析时就该因素进行分层分析后进行比较。

（四）研究案例

为研究道路交通伤害中来自驾驶员生理、心理、行为等方面的危险因素及这些影响因素作用的强度，2000 年 4~6 月，余金明等在上海市 3 个区开展道路交通伤害病例对照研究。选择发生责任事故的肇事司机为病例，以性别、年龄、驾龄、驾驶车辆类型、驾驶里程等为匹配条件，开展配对 1:1 病例对照研究。结果显示饮食节律不正常（$OR=1.815$）、疲劳（$OR=3.263$）、消化系统疾病史（$OR=3.504$）、视力不良（$OR=3.825$）、离婚（$OR=3.226$）、早醒（$OR=4.931$）、混合性睡眠不良（$OR=5.719$）、简单和复杂反应时（$OR=3.498$，$OR=2.292$）、P 分（$OR=1.352$）、E 分（$OR=1.439$）等因素病例组和对照组间差异存在统计学意义。提示道路交通伤害与驾驶员的生理、心理及与营养相关的不良行为等因素有关，针对这些危险因素采取必要措施,可减少道路交通伤害的发生。

二、队列研究

队列研究是分析流行病学研究中的重要方法之一,该研究也称为随访研究、前瞻性研究和纵向研究。队列研究与病例对照研究相比,其检验病因假设的效能优于病例对照研究。

队列研究将人群按是否暴露于某可疑因素及其暴露程度分为不同的亚组,追踪其各自的结局,比较不同亚组之间结局频率的差异,从而判定暴露因子与结局之间有无因果关联及关联大小的一种观察性研究方法。

(一) 研究目的

1. 检验病因假设　深入检验病因假设是队列研究的主要用途和目的。一次队列研究可以只检验一种暴露与一种疾病之间的因果关联(如儿童期暴力受害与成年期暴力施暴),也可以检验一种暴露与多种结局之间的关联(如可以同时检验儿童期暴力受害与成年期暴力施暴、犯罪、出现心理疾病等的关联)。

2. 评价预防效果　有些暴露与预防某结局发生的效应,对这种暴露因素的随访研究实际上就是对其预防效果的评价。

3. 研究疾病的自然史　队列研究可以观察人群从暴露于某种因素后,疾病逐渐发生、发展,直至结局的全过程,可以了解个体疾病的全部自然史,也可了解全部人群疾病发展过程。

(二) 研究类型

根据研究对象进入队列时间及终止观察时间不同可分为前瞻性队列研究、历史性队列研究和双向性队列研究。

1. 前瞻性队列研究　研究对象的分组根据其现时暴露状况而定,此时研究结局还没有出现,需要前瞻观察一段时间才能获得。

2. 历史性队列研究　研究对象分组根据研究开始时研究者已掌握的关于研究对象过去某时点暴露状况的历史资料作出,研究开始时研究结局已经出现,不需要前瞻性观察。

3. 双向性队列研究　即在历史性队列研究的基础上,继续前瞻性观察一段时间,将两者结合起来的一种模式。

(三) 研究设计与实施

1. 确定研究因素　研究因素(暴露因素)通常是在描述性研究和病例对照研究的基础上确定的。

2. 确定研究结局　是指随访观察中将出现的预期结果事件,即希望追踪观察的事件。研究结局的确定应全面、具体、客观。结局变量的测定应给出明确统一的标准,并全程遵守。同时有可能的话,应收集多种可能与暴露有关的结局,提高研究效率。

3. 确定研究现场与研究人群

(1) 研究现场:要有足够数量符合条件的研究对象,并且有很好的支持性环境以便于研究的持续进行,同时要考虑现场代表性。

(2) 研究人群:暴露人群的选择可根据研究的需求选择职业人群、特殊暴露人群、一般人群或有组织的人群团体;对照人群可通过内对照、外对照、全人群对照、多重对照等来进行选择。

4. 确定样本量　计算样本量时要考虑的问题包括:

(1) 抽样方法:与现况研究相同,不同抽样方法有不同的样本量估计方法。

（2）暴露组与对照组比例：对照组样本量不宜少于暴露组样本量。

（3）失访率：队列研究要追踪观察较长时间，因此计算样本量时要估计失访率，一般失访率为10%。

影响样本量的因素包括：①一般人群（对照人群）中所研究疾病的发病率p_0；②暴露组与对照组人群发病率之差（p_1-p_0）；③假设检验的显著性水平α和检验把握度（$1-\beta$）。

在暴露组和对照组样本等量的情况下，各组所需样本量为

$$n=\frac{(z_\alpha\sqrt{2\overline{pq}}+z_\beta\sqrt{p_0q_0+p_1q_1})^2}{(p_1-p_0)^2}$$

其中p_1和p_0分别是暴露组和对照组预期发病率，$\overline{p}$为两个发病率平均值，$q=1-p$，z_α和z_β可查表获得。

5. 查阅档案资料的收集与随访　包括基线资料的收集和随访资料的收集。其中基线资料可通过、访问研究对象、体格检查和实验室检查，环境调查与监测等方式获得。随访资料的收集可通过面对面访问、电话访问、自填问卷、定期体检、环境与疾病监测等获得。随访内容、随访间隔、观察终止时间等应根据研究内容进行确定。

6. 质量控制　通过调查员选择、调查员培训、制订调查员手册、监督等方式进行质量控制。

7. 资料的整理与分析　主要包括暴露组与非暴露组发病率的整理，人时的计算，累积发病率、发病密度、标化比等指标的计算，并采用U检验、卡方检验或直接概率法、二项分布检验、泊松分布检验等进行显著性检验，并运用相对危险度（RR），归因危险度（AR），人群归因危险度（PAR）等进行效应的估计。

（四）常见偏倚及其控制

1. 选择偏倚　在队列研究中，如果暴露组和非暴露组由于拒绝参加、替代、资料不全等，使得在一些影响研究结果的主要特征上不一致就是产生选择偏倚。可通过尽量提高研究对象应答率与依从性，资料收集尽量完整等来减少和避免选择偏倚。

2. 失访偏倚　暴露与结局之间的关系由于失访而被歪曲，称为失访偏倚。可通过查询失访者的死亡情况与死亡原因，或比较失访者与未失访者基线调查的某些特征资料而对两者发病率差异进行推测。控制失访偏倚最好的方法是尽可能地减少失访。

（五）优点与局限性

病例对照研究和队列研究的各自优势与局限见表17-9。

表 17-9　病例对照研究与队列研究的优点与局限性比较

	病例对照研究	队列研究
优点	1. 特别适用罕见病研究；	1. 资料收集及时、可靠，一般不存在回忆偏倚；
	2. 相对省力、省钱、省时间，易于组织实施；	2. 可直接获得暴露组与对照组发病率或死亡率，可计算 RR 和 AR，直接分析暴露病因作用；
	3. 不仅应用于病因探讨，也广泛运用许多方面；	3. 因果现象时间顺序合理，偏倚少，可直接计算测量疾病危险关联指标，检验病因假说能力较强，可证实病因联系；
	4. 可研究多个因素与某种疾病的联系，适合探索病因性研究；	4. 有助于了解人群疾病自然史，分析一因与多种疾病的关系；
	5. 对研究对象多无损害	5. 样本量大，结果稳定

续表

	病例对照研究	队列研究
局限性	1. 不适合研究人群中暴露比例很低的因素； 2. 难以避免选择偏倚； 3. 信息真实性难以保证，暴露与结局的时间先后难以判断，论证因果关系低于队列研究； 4. 难以避免回忆偏倚； 5. 不能测定暴露组与非暴露组的发病率	1. 不适合发病率很低的疾病的病因研究； 2. 随访时间长，容易产生失访偏倚，研究对象容易改变态度； 3. 人力、物力、财力及时间耗费较多，组织难度大； 4. 研究设计要求严格，资料收集和分析比较复杂

目前国内外关于伤害与暴力的队列研究很少，这可能与队列研究设计要求高，实施难度大以及伤害流行病学危险因素相对简单有关。2001—2010 年共发表质量较高的针对我国人群的伤害队列研究学术论文 13 篇，研究人群以儿童青少年和老年人为主。

（六）研究案例

为探讨学龄儿童行为问题与伤害发生之间的关系，2001 年，彭迎春等在马鞍山市整群抽取三所小学的 2 005 名学龄儿童，以研究开始时经 Rutter 儿童行为问卷评定的有、无行为问题的学龄儿童分别作为暴露与非暴露两个队列，开展为期一年伤害发生情况的随访观察。结果显示儿童伤害发生率为 42.51%，有行为问题组儿童伤害年发生率为 64.87%，无行为问题组儿童伤害年发生率为 38.85%，两组间差异有统计学意义。多因素分析结果提示，儿童伤害的影响因素为儿童行为问题、儿童出生时母亲年龄、母亲孕期不良因素、母亲文化程度、家庭防范措施及儿童上学家长接送。其中儿童的行为问题是儿童伤害发生的主要影响因素。提示学龄儿童中有行为问题者是发生伤害的高危人群，在制订伤害干预措施时，应尤其重视儿童行为问题的预防及控制，以达到理想的干预效果。

第四节　实验性研究

以人群为研究对象，以医院、社区、工厂、学校等现场为"实验室"的实验性研究称为实验流行病学。因为在研究中施加了人为的干预因素，因此也常称为干预性研究。实验流行病学是流行病学研究的主要方法之一。

一、基本特征

实验流行病学研究中，研究对象被分为两组或多组，分别接受不同的干预措施，随访观察一段时间后比较各组某结局或效应，因此实验流行病学研究具有以下特征：

1. 属于前瞻性研究　必须干预在前，效应在后；

2. 随机分组　研究对象来自同一个总体的抽样人群，并进行随机分组，以控制偏倚与混杂；

3. 具有均衡可比的对照组　对照组和实验组对象其基本特征、自然暴露因素和预后因素应相似。如果受条件限制，不能随机分组或不能设立平行对照，则称为"类实验"或"准实

验";

4. 有干预措施 这是一个根本的与观察性研究的不同点。处理措施可以是治疗患者损伤的疗法或药物,也可以是干预措施与方法。

二、主要类型

根据不同的研究目的与对象,实验流行病学可分为临床试验、现场试验和社区试验。

1. 临床试验 以病人为研究对象的实验研究,常用于评价药物或治疗方法的效果。

2. 现场试验 在实地环境下进行的,以自然人群为研究对象的实验研究,常用于评价疾病预防措施效果。

3. 社区试验 以社区人群整体为干预单位的实验研究,常用于评价某种预防措施的效果。

三、研究设计与实施

1. 明确研究目的 说明研究背景与目的,是决定具体研究方法解决问题的重要前提。

2. 确定研究类型和设计类型 根据研究目的与研究实际条件,选择合适的研究类型和设计类型。如研究低温的复温速度对严重创伤患者预后的影响,可使用临床试验,如研究干预措施对预防已发生跌伤老年人再次跌倒的效果,可使用现场试验等。

3. 选择实验现场 根据研究目的选择符合实验要求的现场。

4. 选择研究对象 选择研究对象需要有严格的入选标准和排除标准。在选择时要考虑选择对干预措施有效的,有代表性的,预期结局发生率较高的,容易随访的,干预措施对其有益无害的,依从性好、能够坚持试验的人群。

5. 确定干预措施 明确具体干预措施,如在开展预防老年人跌倒的研究中,采用八段锦作为运动干预措施等。

6. 确定样本量 根据不同的设计要求,确定合适的样本量,同时需考虑失访和不依从的情况,在估算样本量基础上增加 10%~20%。

7. 随机化分组 是实验研究的重要原则。通过随机化分组,均衡两组间的混杂因素,提高可比性。常用方法有简单随机分组、分层随机分组和整群随机分组。

8. 确定对照方式 实验研究中为正确评价干预措施的效应,需要进行对照设计,以控制偏倚。

(1) 标准方法对照:是实验流行病学常用对照方式。以常规或现行最好的防治疾病方法为对照。

(2) 安慰剂对照:通常用不含任何有效成分,但外形、颜色、味道、大小与实验药剂极为相近的作为安慰剂。

(3) 自身对照:实验前后以同一人群作对比。

(4) 交叉对照:在实验过程中将研究对象随机分两组。第一阶段,一组人给予干预措施,另一组人为对照,干预结束后,两组对换实验。该对照有一前提,即第一阶段的干预不能对第二阶段干预效应有影响。

9. 运用盲法 盲法是一种避免知晓研究对象获得何种处理的策略,可分为单盲、双盲和三盲。

(1) 单盲:研究中只有研究对象不知晓自己是实验组还是对照组。单盲的优点是研究者可以更好地观察了解研究对象,必要时恰当处理可能发生的意外,确保研究对象安全,但单盲避免不了研究者的主观因素影响。

(2) 双盲:研究对象和给予干预或结局评价的研究者均不了解分组,只有研究设计者来安排与控制。双盲的优点是可以避免研究对象和研究者的主观因素带来的偏倚,但比较难以施行,方法复杂,出现意外较难处理。

(3) 三盲:在双盲的基础上对负责资料收集和分析的人员也设盲。三盲的优缺点与双盲基本相同,但理论上更为合理,实施也更困难。

盲法是实验流行病学研究设计的基本原则之一,但不是所有研究都必须使用盲法。与盲法相对应的是非盲法,就研究对象和研究者均知道实验组和对照组分组,试验公开进行,非盲实验适合有客观观察指标的试验。

10. 确定实验观察期限　一般临床试验观察期限较短,现场试验和社区试验观察期限较长。

11. 选择结局变量及其测量方法　结局变量的选择要根据研究目的确定,以包含主要结局变量和中间结局变量为佳。影响结局变量选择的因素主要包括相关性、可行性、客观性、灵敏性和特异性以及可接受性。

12. 确定基线数据,建立监测系统　调查开始和调查结束时确定基线数据的方法必须相同,以正确评价干预效果。

13. 对象随访与资料收集　对实验组和对照组都要进行随访,要求所有研究对象都要坚持随访到终止期。随访频次根据实验观察时间而定。

14. 资料整理与分析　对研究资料的真实性、完整性、规范性进行核实,并进行录入。资料分析时要根据本次研究的内容选择合适的统计学分析方法,在统计描述、统计推断和临床或公共卫生意义三个层面进行分析。

四、临床试验

1. 主要用途　临床试验可用于治疗研究、诊断研究、筛检研究、预后研究、病因研究。

2. 临床试验设计的基本原则　随机(组间均衡)、对照(常用标准疗法)、重复(合理样本量)、客观(盲法)、多中心(多名研究者不同机构相同方法同步进行的临床试验)、符合伦理道德。

3. 基本设计类型

(1) 平行设计:研究对象随机分配到两组或多组,分别接受不同处理,两组同时开始研究,同时分析与比较结果,其中随机对照试验(RCT)是应用最广泛的一种。

(2) 交叉设计:对两组受试者使用两种不同的处理措施,然后将处理措施互换,最后将结果进行比较分析。

(3) 析因设计:将处理因素交叉形成不同的处理组合,并对它们同时评价,可以评价不同处理的单独作用和联合应用的交互效应。

(4) 序贯设计:在试验前不规定样本量,患者按进入的先后顺序随机分组,每试验一个或一对受试者后,及时分析,一旦可以判定结果时即停止试验。

4. 研究案例　为探索不同复温方法对严重低温创伤患者的治疗效果,1997 年,Gentilello 等采用前瞻性临床试验的方法将 57 名严重低温创伤患者随机分为两组,试验组患者通过连续动静脉复温使患者体温迅速升高,对照组采用常规复温方法。结果显示实验组患者试验期间达到与对照组相同血流动力学状态所需液体量更少,严重创伤患者的死亡率更低。该研究证明快速复温有利于严重低温创伤患者的预后。

五、现场试验和社区试验

现场试验和社区试验都是以人群为研究对象。前者接受干预措施的基本单位是个体,后者是整个社区或某个亚人群。有人把两者统称为"现场试验"。

1. 主要用途　可用于评价药物或干预措施预防疾病的效果,评价病因和危险因素,评价卫生服务措施的质量和评价公共卫生策略。

2. 基本设计类型

(1) 随机对照试验(RCT):以个体为干预单位的随机分组的现场试验。

(2) 群组随机对照试验(CRCT):以群组为单位的研究中,如果采用随机分组的方法,称为随机群组试验。

(3) 类试验:亦称半实验研究,是不能做到随机分组或没有平行对照的试验。类试验虽然不能随机设置对照,但在干预措施实施之前要考虑非随机选择对照。根据非随机对照的情况,可将类试验分为自身前后对照类试验(时间序列研究)和平行对照类试验(社区比较研究)。

3. 研究案例　为探索预防城市社区老年跌倒综合干预措施的效果,2007—2008 年,上海市长宁区选择 4 个经济水平和规模相似的居委会开展随机群组试验。以居委会为单位随机分成干预组和对照组,对干预组的 2 个居委会中符合纳入标准的所有 60 岁及以上老年人开展以健康教育、环境改善为主的综合干预,对对照组的 2 个居委会 60 岁及以上老年人不采取任何干预措施,干预期为 18 个月。干预结束后,干预组老年人跌倒年发生率由 17.7%下降至 7.2%,对照组老年人跌倒年发生率由 18.3%下降至 17.9%,同时干预组老年人干预前后及与对照组老年人相比,在预防跌倒知信行方面、环境致跌危险因素改善情况均取得明显效果。该研究证明开展以健康教育、环境改善为主的综合干预措施能够有效降低老年人跌倒的发生。

第五节　定 性 研 究

定性研究方法于 20 世纪初起源于人类学、社会学、心理学等学科。定性研究是指研究者在自然环境下,采用非随机抽样方法,寻找具有某种特征的小样本人群,通过访谈、现场观察和查阅文献等方法,对社会现象、心理与行为、认知与态度进行快速评价或深入细致的研究。在研究过程中,采用以归纳法为主的分析方式,强调通过文字叙述去发现问题、研究问题发生的原因,为定量研究提出假设、解释定量研究的结果等,是一种探索性的研究。

一、定性研究的特征

1. 从被研究者的角度来描述与分析人类群体的文化与行为　定性研究是一种形成性的研究,是一种归纳的研究方法,是一种以人为本的研究。

2. 最主要的研究工具是研究者本人　研究者直接参与研究过程,同时扮演研究者和参与者双重身份,在研究过程中,通过收集有关文字、图片、音像和实物等材料并进行实物分析。

3. 自然情景的描述 定性研究以描述和解释为主,描述事件情景中的细节是定性研究的主要目标,重点不是验证假设、提出建议和预测。

4. 强调研究过程 研究过程是定性研究不可或缺的部分,研究过程直接关系到研究"收获"。

5. 研究设计的灵活性 定性研究设计不对被研究人群或情景进行先验假设。随着研究中对新问题的发现,对先前假设不断修正,甚至推翻最初的研究程序与具体方法,根据变化进行调整。

二、定性研究与定量研究的区别与联系

定性研究和定量研究从不同的角度分析事物的客观规律,两者之间区别如下:

1. 资料的性质与获取方式 定性研究将资料用文字和图片表示,定量研究则用变量和数据表示。定性研究通过研究者与被研究者的互动,通过调查、体验和分析,对事物获得比较全面深刻的认识。定量研究将事物可量化部分进行测量与计算,对变量间关系进行分析,从而对事物有精确的把握。

2. 研究内容 定性研究主要研究事物发生的过程或过程间的联系。定量研究主要研究事物发生结果或变量之间的关系。

3. 抽样方法与样本含量 定性研究主要采用非随机抽样中的目的性抽样,样本含量小。定量研究一般采用随机抽样,样本含量大。

4. 检验假设 定性研究不需要建立检验假设,但可将研究过程中的发现作为定量研究建立假设检验的线索。定量研究则先建立检验假设,然后通过各种资料来验证假设。

5. 统计分析 定性研究一般不需要统计分析,有时也可对文字资料进行编码,用绝对数或构成比等指标进行统计描述。定量研究需要进行统计分析,包括统计描述和统计推断。

6. 研究方法 定性研究使用归纳法,从个别实施推演出一般的原理,即从个别到一般,从特殊到普遍。定量研究使用演绎法,从一般到个别的推理方法。

7. 研究设计的灵活性 定性研究设计灵活,不需要验证检验假设,可在收集资料过程中,随着对问题的深入,发现设计时未考虑的问题,并对研究内容进行调整。定量研究的检验假设在资料收集前已经确定,资料收集内容围绕检验假设而定,灵活性较差。

8. 研究结论概括力 定性研究强调内部概括力,即将研究结论推论到所研究的情景和群体内部。定量研究强调外部概括力,即将研究结论推广到其他的情景和群体中。

定性研究与定量研究也存在着关联,主要体现在:

1. 定量研究与定性研究可互相补充 定性研究关注过程,定量研究关注结果。定性研究概括性较差,需定量研究来验证,定量研究概括性好,但结果解释需要定性研究支持。

2. 定性研究可以作为定量研究的前提与基础 定量研究中的检验假设通常来自定性研究的结果。设计定量研究问卷时,可借助定性研究来明确问题与答案选项。

3. 定性研究与定量研究交替使用 社会调查与流行病学研究都是从特殊到一般,再从一般到特殊的过程。定性研究是定量研究的基础,定量研究是定性研究的验证。

三、定性研究的伦理道德问题

定性研究需要研究者与被研究者之间的互动,因此伦理道德问题是定性研究需要关注的重点问题。

定性研究的伦理道德问题主要包括自愿原则、保密原则、回报原则和关系保持方式。

自愿原则是指除特殊情况下,研究者在研究之前需征得被研究者同意,给予被研究者选择不参加和不合作的权利。保密原则是指研究者必须在研究开始之前向被研究者承诺,不论在任何情况下都保护被研究者的隐私,当被研究者提供的情况可能对其产生不利影响时,研究者应采用必要措施规避风险。回报原则是指研究者对被研究者所提供的帮助应表示感谢,但形式可以多样化。研究结束后,研究者与被研究者之间的关系是否需要保持,关系保持方式与时限等问题目前仍无定论。

四、定性研究的抽样方法与样本含量

定性研究主要采用非随机抽样中的目的性抽样主要分为典型抽样、最大变异抽样、极端个案抽样 3 种。

1. 典型抽样 又称代表性抽样,即保证所选取情境、个人及活动都具有代表性或典型性。

2. 最大变异抽样 选择最能体现差异的情境、个人及活动,以获得特定类型的案例或个体的数据。

3. 极端个案抽样 通过收集极端个案,以获得有代表性个案无法提供的信息。

定性研究中样本含量主要根据经验确定,当访谈或观察不能增加新的信息,或所有潜在变异情况已涵盖,研究者所需信息饱和时,访谈或观察可以终止。

五、定性研究常用方法

定性研究常用的方法包括快速评价方法、深度访谈、专题小组讨论、观察法、个案研究等。

1. 快速评价方法 是一种探索性研究,往往通过询问几个特别的具体问题,在较短时间内完成。如向当地社区领导和部分暴力受害者了解暴力发生后相关服务获取情况,"性暴力受害者会寻求帮助吗?""主要向哪些机构或个体寻求帮助?""寻求哪些帮助?""是否能够满足其需求?""不寻求帮助的原因是什么?"等。

2. 深度访谈 又称无结构访谈,指一名研究者与一名被访者面对面进行交谈。深度访谈适合主题较复杂或敏感,被访者居住分散等情况。访谈内容和过程可规范化,研究者事先拟定访谈提纲或开放式问题的问卷,访谈时间不宜过长,15~20 分钟为宜。访谈中应进行必要的记录,同时可在征求被访者同意后进行全程录音。

深度访谈具有互动性、灵活性、可控性等特点。

3. 专题小组讨论 指为了解有关人们行为的信念、态度以及经历等信息,将一组人聚集在一起,就某一特定问题进行深入讨论。典型的专题小组讨论一般由 5~7 人参加,最多不宜超过 10 人,小组成员的年龄、文化、专业等基本特征应基本相同或相似。讨论由一名经过培训的主持人主持,条件允许下,应配备 1~2 名助手,协助记录讨论内容或负责全程录音(征得受访者同意的前提下)。会场宜采用环形排位,便于交流,同时在讨论过程中,主持人应尽可能的让每位受访者参与讨论,发表意见。

专题小组讨论参与者所发表意见是反映了与他们相似的一类人的观点、态度和行为,专题小组讨论所需进行次数根据不同专题而确定。

4. 观察法 又称实地观察,指研究者参与到研究对象的生活中,生活在研究对象的社区文化氛围中,观察、收集、记录研究对象的信息。参与式观察由多种方法组合而成,包括深入访谈、行为观察、非正式访谈等。

观察法就是将每天的谈话与观察记录下来,将所有记录整合为一份连续的研究记录,供分析时使用。通过观察法获得的信息有时往往比访谈所获得的内容更真实。

5. 个案研究　又称案例研究,即仅对一个对象进行研究,这个对象可以是一起事故、一起案件或某项干预措施(如法律法规)的干预效果。个案研究在暴力定性研究中应用广泛。

个案研究一般包括确定个案、收集资料、分析研究和社会治疗4个阶段,不同的个案也可根据实际情况灵活掌握。

(1) 确定个案:发现研究和需要解决的问题,并有针对性的选择个案。

(2) 收集资料:尽可能的全面收集该个案的各种资料。

(3) 分析研究:在所获资料的基础上进行分析研究,查找原因,进行客观的社会诊断。

(4) 进行社会治疗:针对存在问题,提出合理建议或方案。

六、定性资料的整理与分析

(一) 定性资料的形式

定性资料以文字记录为特点,在表现形式上与定量资料的差别主要体现在形式多样(观察笔记、访谈记录、音像及其他形式的材料)、内容与形式不规范(观察笔记、访谈记录等零散、杂乱、无固定结构)和在不同阶段具有不同形式等三个方面。

(二) 定性资料的整理

1. 建立文档　可通过手工方式或定性分析软件(如 QSR NVivo 7)对定性研究资料进行整理。

2. 资料编码　编码是用恰当的概述性文字对文字内容的某一部分进行标记,以便研究者对资料进行分类、查找和对比分析。QSR NVivo 7 定性处理软件有自由编码、树状编码和案例编码3类。

(1) 自由编码:又称开放式编码,是对原始资料进行初次审核和分类,确定主题、制定编码单位和设立初始编码或标签,建立初始编码系统的过程。

(2) 树状编码:又称主线式编码,是在开放式编码的基础上,建立主题之间的关联,是主题所代表概念精确化,并提出新主题的过程。

(3) 案例编码:又称选择式编码,是在前两种编码的基础上,根据已确定的主要主题,选择性查阅说明主题的个案,并进行整体性分析比较的过程。

3. 备忘录　研究者在阅读定性材料时,随时撰写备忘录,记录那些转瞬即逝的想法与创意。根据备忘录的功能可分为理论备忘录、编码备忘录和操作备忘录。

(1) 理论备忘录:记录研究者对所研究事物的理论思考,理解其发生、存在、变化的意义。

(2) 编码备忘录:将编码标签及其意义对应起来,记录研究者编码的想法与思路。

(3) 操作备忘录:主要记录研究者对研究方法和研究策略的思考,对后续资料收集工作的指导性建议,以及对某些事物的评论。

(三) 定性资料的分析

常用实例说明、比较分析和事件流程图等进行定性资料的分析。

1. 实例说明 用实例和证据说明某种理论,是最常用的定性分析方式。研究者根据既往存在的理论来组织材料,将可以作为证据的内容集中起来以支持或否定该理论。

2. 比较说明 比较分析是一种重要的分析策略,根据比较方式的不同,可分为一致性比较法和差异性比较法。

(1) 一致性比较法:研究者先确定一些个案具有某种共同结果。然后通过比较,将哪些可能是原因,但又不是全部个案共同具有的特征逐步剔除,将最终留下来的特征确定为共同原因。

(2) 差异性比较法:比较两组个案,检查他们之间因果关系特征的差异性。

3. 事件流程图 用框图和连线将不同事件之间的关系按时间流程表示出来。图 17-1 是一个农村家庭暴力个案发生的流程图。

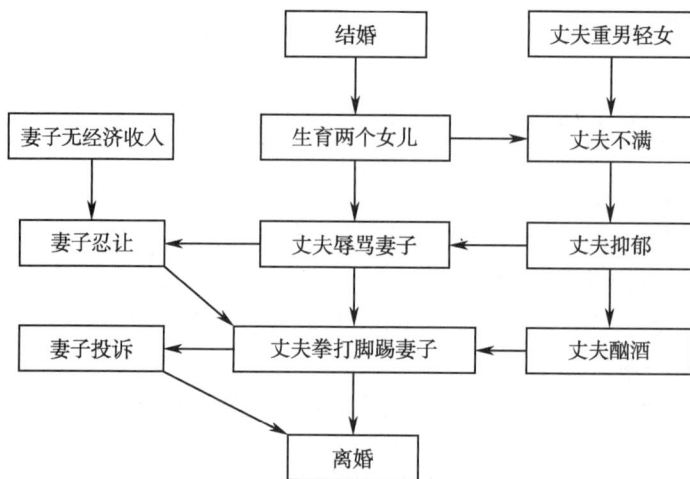

图 17-1 一个农村家庭暴力个案发生流程图

(四) 定性资料分析注意问题

1. 证据的隐蔽性 需要考虑证据的隐蔽性或没有显现的资料。①人们想隐瞒的事件;②没有被意识到的事件;③没有发生的事件;④受偏见影响的事件。

2. 证据的代表性 定性研究只对少数对象进行深入和细致的描述,要考虑分析结果的代表性。①少数对象是否能够代表对象所属总体;②少数对象是否能够代表其他同类对象。

3. 证据的因果关联 定性分析资料只从少数研究对象中获得,很难由此对更大范围内的对象关系做出因果关联的推断。

(五) 定性分析的结果表达

定性分析的具体分析方法和结果表达具有多样性。

1. 关注资料的 6 个不同方面 即频率、程度、结构、过程、原因、后果。

2. 寻找资料中的相似性和相异性。

3. 应用类别分析和叙述分析 类别分析是将具有相同属性的材料归入同一类别,材料属性可从事物的要素、结构、功能、原因等层面分类。叙述法是将材料放置在自然情景中,生动逼真地对事物和人物进行描述和分析。叙述型和类别分析可结合使用。

第六节　其他研究方法

随着伤害与暴力流行病学研究的不断深入,越来越多的研究方法在开展相关研究中得以应用,如空间流行病学研究方法,风险评价技术等。

一、空间流行病学研究方法

空间流行病学是指利用地理信息系统(GIS)和空间分析技术,描述和分析人群疾病、健康和卫生事件的空间分布特点及发展变化规律,探索影响特定人群健康状况的决定因素,并为防治疾病、促进健康以及卫生服务提供策略和措施。其核心任务是在空间维度上发掘疾病空间信息、描述疾病分布格局、为疾病防控提供更精确、更持久、更有效的措施。空间流行病学技术目前主要应用于环境监测、工程卫生学评价、疾病预防控制、卫生应急管理、监测预警等领域中。

(一) 空间分析

空间分析是对"空间数据分析与统计"的简称,最早起源于地图制图学和测量学。空间分析主要用于解决空间统计、格局分析、空间量算等问题,是集空间数据分析和空间模拟于一体的技术方法,通过地理计算和空间表达挖掘潜在空间信息,以解决实际问题。1854 年,英国约翰·斯诺医生使用空间分析技术控制伦敦霍乱流行事件是空间分析技术在流行病学的首次应用。

1. 空间分析的主要内容　空间分析的主要内容包括:

(1) 空间位置:借助空间坐标系传递空间对象的定位信息,是空间对象表述的研究基础;

(2) 空间分布:同类对象的群体定位信息,包括分布、趋势、对比等;

(3) 空间形态:空间对象的几何形态;

(4) 空间距离:空间物体的接近程度;

(5) 空间关系:空间对象的相关关系,包括拓扑、方位、相似、相关等。

2. 空间分析的研究对象　空间分析主要通过对空间数据和空间模型的联合分析来挖掘空间目标的潜在信息。空间目标是空间分析的具体研究对象。

3. 空间分析的研究目标　空间分析的根本目标是建立有效的空间数据模型来表达地理实体的时空特性,发展面向应用的时空分析模拟方法,以数字化方式动态地、全局地描述地理实体和地理现象的空间分布关系,从而反映地理实体的内在规律和变化趋势。

(1) 认知:有效获取空间数据,并对其进行科学的描述,利用数据再现事物本身;

(2) 解释:理解和解释地理空间数据的背景过程,认识事件的本质规律;

(3) 预报:在了解和掌握事件发展现状与规律后,运用预测模型对未来状况做出预测;

(4) 调控:对地理空间发生事件进行调控。

4. 空间分析实现手段　空间分析的主要实现手段包括地理信息系统(GIS),遥感技术(RS)、全球定位系统(GPS),即 3S 技术。3S 技术常常集成为一个综合的应用系统,利用GPS 进行实时定位,RS 进行数据采集更新,GIS 进行空间分析和综合处理。

(1) 地理信息系统(GIS)是为了获取、存储、检索、分析和显示与地理空间分布有关的多种信息而建立的计算机空间数据管理和分析系统。GIS 主要处理两种数据,即空间数据和属性数据,具有数据采集与输入、数据编辑与更新、数据存储与管理、空间查询与分析、数据显示与输出等功能。GIS 的最大特点在于空间数据库的建立、空间数据分析和基于地图的可视化信息查询、统计和检索。GIS 根据其功能与内容分为工具型 GIS 和应用型 GIS。工具型 GIS 具有 GIS 的一般功能与特点,主要有 Mapinfo,MapGIS,GeoStar 等,应用型 GIS 就是根据特定的功能需求,完成有针对性的特定任务的 GIS,如 Epi Map,ArcGIS 等。

（2）全球定位系统（GPS）具有全球全天候工作,定位精度高,功能多及应用广等特点。GPS 系统主要由空间部分、地面支撑系统、用户设备部分组成,其定位的基本原理是根据高速运动的卫星瞬间位置作为已知的起算数据,采用空间距离后方交会的方法,确定待测点的位置。GPS 在流行病学研究中的主要作用是收集特定位点的坐标信息和特定范围的面积信息,动态接收数据位点变化信息,以及导航指引。GPS 近年来也被应用到国内的一些流行病学调查工作中,如道路交通伤害发生地点等。

（3）遥感技术是根据不同物体对各种波长光或电磁波的吸收和反射不同而实现对其监测的,常用的遥感包括航空遥感和航天遥感。遥感技术应用于流行病学主要是用来获取地理流行病学研究中所需的环境因素资料,形成疾病或媒介分布近似实时的预测模型,指导较大范围疾病的预防控制,形成并验证新的假设,以实现其预测、描绘疾病的分布,便于预防控制措施的有效实施的最终目标。

（二）空间分析在伤害与暴力流行病学研究中的应用

伤害与暴力的预防控制与社会经济因素密切相关,社会经济因素与特定伤害类型暴露人群的年龄、性别、种族、人口密度等因素存在差异。运用 GIS 等空间分析技术能够更好的理解保护或威胁个人发生潜在伤害事件的空间组织因素,了解环境因素与伤害发生的关联,也使得复杂的伤害发生与空间之间的相关作用分析成为可能。如可以利用 GIS 等空间分析技术了解不同地区特定伤害类型（如道路交通伤害、跌伤等）的分布差异,并探讨这些差异是否与经济收入,周边环境等社会经济因素存在关联等。针对道路交通伤害,Lightstone 等运用距离分析法研究儿童步行者相关伤害与道路网之间的关联,发现儿童居住的场所,交通结构以及居住地与道路间的物理距离三者之间存在关联,随着发生交通碰撞的地点与儿童居住地距离的变长,儿童步行者道路交通伤害发生率呈现下降趋势,基于此证据,使得研究者提出了一系列针对交通密度、改善建筑环境等新观点以预防儿童步行者相关道路交通伤害的发生。同时,针对暴力问题,可以运用 GIS 分析技术研究暴力攻击与酒精消费场所所处地理位置之间的关联等。

目前我国也将 GIS 等空间分析技术运用在诸如交通布局,交通网络分析;犯罪分布特征分析,台风、地震等自然灾害的经济损失风险等研究中,但基于伤害与暴力预防,以制定伤害与暴力预防政策与策略为目的的空间分析研究很少,今后有必要加强该类研究工作,充分运用空间分析技术以明确社会经济因素和伤害与暴力发生发展间的关联。

二、风险评价

（一）风险与风险评价

1. 风险与公共卫生风险　风险是一个预期性的概念,包含不确定性、可能性、损害性和可控性等特点,即"不确定性对目标的影响"。

公共卫生风险是指可能对公众健康造成不利影响的相关事件发生的可能性及后果。公共卫生风险具有广泛性、不可分割性、隐蔽性等特点。

2. 风险评价　　风险评价就是风险识别、风险分析和风险评价的全过程。旨在通过提供基于事实的信息并进行分析,并就如何处理特定风险以及如何选择风险应对策略进行科学决策。风险评价还包括对风险事件发生前后,该事件对人们生活、生命、财产等各方面造成的影响和损失的可能性的量化评价。风险评价主要包括计划准备、风险识别、风险分析、风险评价、风险管理对策和撰写评价报告的整个过程,其中风险识别、风险分析、风险评价是核心。

（二）风险评价步骤

风险评价的主要步骤包括计划和准备、风险识别、风险分析、风险评价、风险管理对策和撰写风险评价报告。

1. 计划与准备　　是风险评价的第一步。其主要内容包括确定评价议题,评价方法的选择和人员确定,数据资料和评价表单的准备,制定风险评价标准,记录、监测与审查,风险沟通以及其他相关要素(如法律与政策等)的计划和准备。

2. 风险识别　　即发现、承认和描述风险的过程。主要包括危害/风险源识别、风险后果识别,风险因素分析,风险沟通,监测与审查,记录等。

3. 风险分析　　指理解风险本性和确定风险等级的过程,包括风险事件发生的可能性和后果。主要包括风险发生可能性评价,风险后果严重性评价,脆弱性分析,风险沟通,监测与审查,记录等。

4. 风险评价　　指根据风险分析的结果与确定的风险评价准则进行比较,综合确定风险水平的等级和优先顺序,以判断特定风险是否可以接受或需要采取其他措施处理。主要包括风险评级的实施,风险沟通,监测与审查,记录等。

5. 风险管理对策　　主要包括制定风险管理对策方案,风险管理对策方案的评价标准,风险管理对策的筛选,风险沟通,监测与审查,记录等。

6. 撰写风险评价报告　　是风险评价专业人员或管理人员通过对风险进行识别、评价、综合分析和科学判断,提出科学的风险管理建议的文书。其中日常风险评价报告主要包括引言、事件及风险等级、风险管理建议等,而专题评价报告主要包括评价事件及其背景、目的、方法、结论及依据、风险管理建议等。

风险沟通,监测与审核、记录是风险评价的固有活动,贯穿于风险评价的每一个环节。

（三）风险评价方法

选择合适的风险评价方法,有助于更有效地开展风险分析工作,并获取准确的风险评价结果。常见的风险评价方法分为定性分析、定量分析以及定性与定量相结合的分析方法。

1. 定性分析法

（1）检查表法:是一种简单的风险识别技术。通过对危险源进行充分分析,将风险源分成若干单元或层次后列出一系列典型的需要考虑的危险因素列表。其主要步骤包括:①组成检查表编制组,确定活动范围;②依据相关标准、规范及经验等,选择设计一个能充分涵盖整个范围的检查表;③使用检查表的人员或团队应该熟悉过程或系统的各个因素,同时审查检查表上的项目是否有缺失;④按此表对系统进行检查。

检查表法的优点为简单明了;确保常见问题不会遗漏,评价结果间易于比较等;缺点则是只可定性分析,限制想象力,不利于发现以往没有被察觉到的问题。

（2）头脑风暴法:以风险评价的基本理论和常用步骤为基础,专家根据评价的内容和相关信息,通过集体思考与讨论,同时结合自身的知识和经验,发表独立见解的一种方法。具体实施步骤包括准备阶段(选定基本议题、准备会场、组织人员),头脑风暴阶段(宣布主题,进行头脑风暴,整理构思、找到关键,会议结束),评价选择阶段(整理会议记录并展示给参会者,从效果与可行性方面评价各个观点,选择最合适的会议中产生的观点)。头脑风暴法应遵循自由思考原则,延迟评判原则,以量求质原则,求异创新原则。

头脑风暴法的优点是组织实施简单,易于展开;激发想象力,发现新的风险与解决方案;主要利益相关方参与其中,沟通全面等。缺点为意见易受到少数"权威"专家影响,参与者知识与技术储备存在差异,全面性较难保证等。

(3)专家会商法:由参与会商的专家根据评价内容及相关信息,结合自身知识与经验进行充分讨论,提供风险评价相关意见,会商组织者根据专家意见进行归纳整理,形成风险评价报告。具体实施步骤包括组成专家小组,风险评价内容及相关信息介绍,专家讨论,撰写并提交会商纪要或评价报告。

专家会商法的优点是组织实施简单快速,专家充分交换意见,评价考虑内容可能更加全面;缺点是意见易受到少数"权威"专家影响,参与专家不同,得出结果可能不同。

(4)德尔菲法:按照确定的风险评价逻辑框架,使用统一调查问卷进行多轮次专家咨询,专家组成员以匿名方式提交意见,经反复征询与反馈,专家组成员意见趋于集中,最后获得具有很高准确率的风险评价结果。具体实施步骤包括明确风险预测目标、制定实施计划,选择参加预测的专家,编制设计调查咨询表,反馈调查以及专家意见的统计分析与预测,描述结果(专家一般情况,专家咨询结果的可靠性分析,评价指标的评分计算、排序与筛选等)。

德尔菲法的优点:专家意见是匿名的,参与专家专业领域广泛,重视所有观点,避免"权威"专家的产生;缺点是要求参与者书面表达能力强,准备过程较复杂、评价周期长,所需人力、物力较大。

2. 定量分析法

(1)贝叶斯分析:在信息不完全的情况,对部分未知的状态用主观概率估计,然后用贝叶斯公式对发生概率进行修正,最后利用期望值和修正概率得出最优结果。贝叶斯理论的基本表达式为:

$$P(A/B) = \{P(A)P(B/A)\} / \sum_i P(B/E_i)P(E_i)$$

式中:事件 X 的概率表示为 $P(X)$;在事件 Y 发生的情况下,X 的条件概率表示为 $P(X/Y)$;E_i 代表第 i 个事项。

贝叶斯分析的优点是仅需要有关先验的知识,推导式证明易于理解,贝叶斯规则是必要因素,提供了利用客观信念解决问题的机制;缺点是对于复杂系统,确定贝叶斯网难度很大,需要众多条件概率知识等。

(2)蒙特卡洛模拟:通过设定随机过程,反复生成时间序列,计算参数估计量和统计量,研究其分布特征。可用于分析、评价风险发生的可能性、风险成因及风险造成的损失或带来的机会等变量在未来变化的概率分布。一般步骤包括构成简单、适用的概率模型(随机模型),产生随机数,根据概率模型特点及随机变量分布特征来设计和选取合适的抽样方法并抽样,按照所建立模型进行仿真试验、计算以求出问题随机解,统计分析模拟试验结果。

蒙特卡洛模拟法优点是适用于任何类型分布的输入变量,模型便于开发和理解,敏感性分析可用于识别影响强弱,软件便于获取等;缺点是可执行的模拟数决定了结果准确性,依赖能代表参数不确定性的有效分布,大型负载模型对建模者具有挑战性,对严重后果/低概率风险事件预测效力较弱。

3. 定量分析与定性分析相结合法

（1）事件树法：按照事故发展的时序逻辑由初始事件开始推论可能的结果，从而进行危险源辨识的方法。基本步骤是确定初始事件，判定安全功能，构造事件树，简化事件树。

（2）故障树法：是一种对复杂系统进行可能性预测的方法。可以围绕某一失效状态层层追踪分析，了解故障事件内在联系及单元故障与系数故障之间的逻辑联系，有利于弄清系统故障模式，找出系统薄弱环节，提供系统可靠性。基本步骤包括熟悉系统、调查事故、确定事件、确定目标值、调查原因事件、画出故障树、定性分析、求出事故发生概率、分析比较、定量分析。

（3）风险矩阵法：把风险发生可能性的高低以及风险发生后对目标的影响程度，作为两个维度绘制在同一平面上，对风险发生的可能性和影响程度进行定性或定量的分析。基本步骤包括组建专家小组，对风险因素的发生可能性和后果严重性按照一定标准进行量化评分并计算平均得分，将两者得分列入二维矩阵表进行计算并得出相应风险等级。

（4）决策树分析：通过对已经发生的事件的属性及风险等级的分析，构建风险决策树模型，并基于此模型，根据事件属性对未来可能发生的风险事件进行风险评价。

（5）快速风险评价：在某一事件确定为需要关注的潜在问题的 24～48 小时内进行快速风险评价，其结果将决定是否需要作出应对，应对的紧迫性和级别，关键控制措施的设计和选择，以及是否涉及其他部门和事件的进一步管理。

（四）风险评价在伤害与暴力流行病学研究中的应用

目前风险评价在伤害与暴力流行病学研究中得到逐步运用，特别是在重大集会活动、自然灾害等事件的风险评价方面进行了探索。

举办重大集会活动，特别是在特定城区短时间内出现跨国家、跨地区的人口流动和高度聚集的机会活动使得伤害与暴力发生的风险激增，开展风险评价，科学评价潜在威胁，对于提前采取与建立协调、指挥和资源调度、整合机制等措施，以风险管理的清晰思路，提升安全保障能力至关重要。如 2010 年在广州举办的亚洲运动会和亚洲残运会时，运用头脑风暴法、专家会商法等对亚运会举办期间暴力和伤害事件进行风险评价，提出"拥挤或踩踏事件"以及"道路交通事故"所致的伤事件"非常有可能发生，危害性中等""化学性和生物性恐怖事件有可能发生，危害性严重"，并在脆弱性分析和可控性评价的基础上，提出了相应的防控措施。2010 年，上海举办世界博览会时也开展了风险评价工作，如针对世博会园区火灾风险，运用德尔菲法和层次分析法，筛选出公共消防基础设施，火灾预警防控等 5 个方面，29 个因素组成的火灾风险评价指标体系，并提出了相应的防控措施。

我国自然灾害发生较为多见，特别是台风、地震、洪涝等，极易造成人员伤亡的伤害事件的发生。通过开展自然灾害公共卫生风险评价，识别特定区域和时间内可能发生自然灾害种类及主要问题、应急预防与准备情况，确定风险防控的重点。如王美双等曾基于浙江省近60 年台风灾害分析的基础上，运用灾害概念模型、层次分析法、ArcGIS 平台，开展致灾因子危险度分析、孕灾环境敏感度分析、承载体易损度分析，计算台风灾害的风险度值。美国也花费大量的人力财力，基于系列研究成果，建立包含致灾因子模块、孕灾环境模块、易损件模块、金融模块、承灾体模块的地震灾害风险评价模型，同时对于地震所致次生灾害，如火灾等，则将地震灾害风险评价模型与火灾风险评价模型结合使用，以提高准确度。

同时风险评价工作在产品伤害的相关研究中也得以运用，如开展电器产品风险评价研究、儿童玩具如玩具手雷等风险评价研究等，为我国监控产品安全，建立产品安全预警机制提供依据。

本 章 要 点

1. 伤害流行病学研究主要目的是确定伤害与暴力的重点种类,阐明分布,探讨因果关系,制订防制策略,并评价其效果。研究内容主要涉及伤害与暴力分布、发生原因及影响因素和干预效果评价等。

2. 伤害与暴力流行病学研究相关指标主要包括频率测量指标(发生率、死亡率、残疾患病率等)、疾病负担指标(潜在减寿年数、伤残调整生命年)、经济学评价指标(成本效果分析、成本效益分析、成本效用分析)等。

3. 伤害与暴力流行病学研究主要采用的描述性研究方法包括历史常规资料分析(伤害监测)、现况调查、生态学研究等,分析性研究方法包括病例对照研究、队列研究等,实验性研究包括临床试验、现场试验、社区试验等,各类研究方法均有其特定的特点、适用范围、研究步骤、优势与局限性等。

4. 定性研究和定量研究从不同的角度分析事物的客观规律,既有区别又有联系。定性研究有其自身特征与伦理道德问题,有其特定的抽样方法(典型抽样、最大变异抽样、极端个案抽样等)、常用方法(快速评价方法、深度访谈、专题小组讨论、观察法、个案研究等)以及资料收集分析方法。

5. 简要概述目前逐步在伤害与暴力流行病学研究领域实施与运用的空间流行病学研究方法,风险评价技术等研究方法的研究内容、研究对象、实施方法与主要应用领域。

(俞敏 赵鸣)

参 考 文 献

[1] 李立明. 流行病学. 6 版. 北京:人民卫生出版社,2007.

[2] 王声湧. 伤害流行病学. 北京:人民卫生出版社,2003.

[3] 王声湧,林汉生. 伤害流行病学现场研究方法. 北京:人民卫生出版社,2007.

[4] 王声湧,林汉生. 暴力流行病学. 北京:人民卫生出版社,2010.

[5] 姜庆五. 流行病学基础. 上海:复旦大学出版社,2003.

[6] 卫生部疾病预防控制局. 中国伤害预防报告. 北京:人民卫生出版社,2007.

[7] Margie P,Richard S,David S et al. World report on road traffic injury prevention. Geneva:World Health Organization,2004.

[8] 俞敏译. 2014 年全球暴力预防状况报告. 北京:人民卫生出版社,2017.

[9] 赵鸣,俞敏,丛黎明,等. 5 城市小型机动车驾驶员安全带佩戴态度调查. 浙江预防医学杂志,2010,22(4):85-86.

[10] 陈宇,庞媛媛,李洋,等. 汽车驾驶人愤怒驾驶研究现状及展望. 伤害医学(电子版),2015,4(3):54-59.

[11] 朱正伟,王猛. 城市热岛效应的危害与对策. 污染防治技术,2009,22(2):94-96.

[12] Quan L,Bennett E E,Branche C M. Interventions to prevent drowning. In:Doll L S. Handbook of injury and violence prevention. Atlanta,GA,Springer,2007:81-96.

[13] Norton R. Unintentional injuries. In:Jamison D T. Disease control priorities in developing countries(2nd edition). New York,Oxford University Press and the World Bank,2006:737-753.

[14] 段蕾蕾(译). 世界预防儿童伤害报告. 北京:人民军医出版社,2012.

[15] Miller T R,Levy D T. Cost outcome analysis in injury prevention and control:eighty-four recent estimates for the United States. Medical Care,2000,38:570-573.

[16] 龚巍巍,俞敏,韩晓军,等. 浙江省 1995—2001 年伤害死亡原因及减寿分析. 中国预防医学杂志,2004,

5(5):358-360.

[17] 祝青,董爱虎,杨莉.柳州市道路交通伤害的流行特征和经济负担分析.中华疾病控制杂志,2012,16(11):941-944.

[18] 李鲁.社会医学.2版.北京:人民卫生出版社,2006.

[19] 张建,龚幼龙.美国人口的意外伤害及其经济损失.国外医学(社会医学分册).1991,8(3):97-99.

[20] 段蕾蕾(译).伤害监测指南.北京:人民卫生出版社,2006.

[21] 段蕾蕾,吴凡,杨功焕,等.全国伤害监测系统发展.中国健康教育,2012,28(4):338-341.

[22] 吴凡(主译).伤害与暴力社区调查指南.北京:人民卫生出版社,2006.

[23] 钟节鸣,金水高,俞敏,等.浙江省居民伤害状况调查.中华流行病学杂志,2011,32(2):205-206.

[24] 余金明,王迎春,陈芳.道路交通伤害的病例对照研究.中华流行病学杂志,2005,26(5):344-347.

[25] 何琼,黄渊秀,康文婧,等.2001—2010年我国伤害预防病例对照研究及队列研究文献质量评价.中华疾病控制杂志,2014,18(10):913-916.

[26] 彭迎春,倪进发,陶芳标,等.学龄儿童行为问题与伤害关系的前瞻性队列研究.中华流行病学杂志,2003,24(8):684-688.

[27] Gentilello L M,Jurkovich G J,Stark M S et al. Is hypothermia in the victim of major trauma protective or harmful? A Randomized,prospective study. Ann Surg,1997,226(4):439-447.

[28] 夏庆华,姜玉,钮春瑾,等.老年人跌倒社区综合干预效果的研究.中国慢性病预防与控制,2010,18(5):515-517.

[29] 周晓农,杨国静,杨坤,等.中国空间流行病学的发展历程与发展趋势.中华流行病学杂志,2011,32(9):854-858.

[30] Cusimano M D,Chipman M,Glazier R H et al. Geomatics in injury prevention:the science,the potential and the limitations. Injury prevention,2007,13(1):51-56.

[31] Bell M,Schuurman N. GIS and injury prevention and control:history,challenges,and opportunities. International Journal of Environmental Research and Public Health,2010,7(3):1002-1017.

[32] 周红霞,唐咸艳,仇小强.空间流行病学理论与方法研究现状与展望.国外医学医学地理分册,2015,36(2):79-92.

[33] Lightstone A S,Dhillon P K,Peek-Asa C,et al. A geographic analysis of motor vehicle collisions with child pedestrians in Long Beach,California comparing intersection and midblock incident locations. Inj Prev,2001,7:155-160.

[34] Gruenewald P J,Freisthler B,Remer L,et al. Ecological models of alcohol outlets and violent assaults:crime potentials and geospatial analysis. Addiction,2006,101:666-677.

[35] 刘元元,胡峻梅,杨珉,等.暴力风险评估中的统计预测方法及其应用.法医学杂志,2013,29(3):216-221.

[36] 何慧敏,杨莉,黄开勇.桂林市道路交通伤害的GIS空间分析.中华疾病控制杂志,2012,16(11):995-997.

[37] 刘一骝(译).风险评估:理论、方法与应用.北京:清华大学出版社,2013.

[38] 张眉,韩照全,金有杰.浙江省台风灾害风险评估.科学技术与工程,2014,14(10):123-129.

[39] 余小平.上海世博会园区火灾风险评估与防范对策.消防科学与技术,2010,29(6):486-489.

[40] 王美双.浙江省台风灾害分析与风险评估.南京:南京信息工程大学,2011.

[41] 吴凡,汪明,刘宁.美国地震风险评估中建筑物易损性与损失组合的探讨.灾害学,2012,27(3):116-121.

[42] 曹寅,张晓杰,王雅芸.电器产品风险评估方法研究.标准科学,2010,12:77-83.

[43] 刘峻,李卫,孙梦捷,等.玩具手雷伤害因素分析与风险评估.标准科学,2015,8:16-20.

第十八章

伤害与暴力的行为学研究方法

　　"伤害"不同于"意外",不是偶然发生的。研究表明伤害与暴力以及导致的结局不是随机发生的。加强伤害与暴力研究使得预防伤害与暴力成为可能,并可降低其相关的死亡、残疾和经济负担。

　　众所周知,伤害与暴力给全球带来了沉重的负担,并且在不断持续上升。以交通事故死亡为例,2012年在全球死因排序中名列第九位,然而权威机构预测,到2030年其排序将上升至第五位。具有讽刺意味的是,当专家们预测这一趋势时,人们比以往任何时候都更清楚的知道应该如何去预防交通事故的发生,如何减少交通事故造成的人身伤害。例如,驾驶或乘坐机动车时使用安全带、使用儿童专用座椅和骑自行车时佩戴头盔对人们的保护作用都是证据确凿的。但是,调查显示在许多国家这些保护措施的普及率和使用率非常低,特别是在没有相应立法强制实施的国家其使用率就更低。实际上,在减少交通事故伤害干预项目中,一个关键问题是如何让人们真正了解这些措施的益处,并在实际生活中自觉地采纳措施。

　　当然,这种现象不光局限在交通伤害预防方面。现在已经有很多产品、措施和项目能够挽救人的生命、降低伤害的严重程度或是预防伤害事故的发生,但是,很多人没有听说过,或是不愿意接受或采纳。许多人没有认识到改变自己行为的迫切性,不认为自己有发生伤害的危险,不愿意去购买他们有能力支付的安全产品或是可以挽救他们生命的计划。

　　其他一些情况,只要产品进行重新设计、环境加以改善或是制订新的法律、法规,安全状况就会得到改善,伤害事故就会下降。例如,儿童活动场所的设计可以考虑预防和减少跌倒危险行为的发生;工作场所的设计可以考虑限制工人的不安全行为,减少人机交互作用发生危险的可能性;老年人活动场所设计可以增加防跌倒措施以大大降低老年人跌倒伤害的发生。另外,还有一些干预措施在探索、证实、试验过程当中。无论是哪一种情况,如果能够应用相应的行为学的理论、原则和方法指导干预,其益处是显而易见的。因为在这里,行为科学家可以提供帮助。行为科学家的作用包括帮助他人了解如何影响那些对安全文化的形成和改变有决定权和影响力的人,例如雇主、城市规划者、产品设计师和决策者;在促进伤害预防方面好的做法的传播和采用时,研究环境、产品和人类行为之间的相互作用对于行为科学家来说也是一个重要的任务;而健康心理学作为一门学科,对于认识行为在伤害发生和预防中的作用毋庸置疑,可是对这方面的认知发展较慢,但这种情况正在改善。

　　在伤害与暴力预防领域,行为改变受到重视是实现伤害与暴力有效降低的一个重要要素,因为人们对伤害的理解可以从更加综合和动态的视角来考量。最新版美国医学研究所关于伤害与暴力的报告强调要将心理社会研究作为伤害与暴力预防领域的三大支柱之一,建议加强"风险感知、风险承担和不同层次人群对安全改善行为响应的研究,尤其是那些伤害与暴力的高危人群"。

然而,虽然教育公众关于相关的危险和如何避免这种危险是一种历史悠久的公共卫生方法,例如"不酒后驾车""系好安全带""不超速行驶""使用儿童约束装置""12 岁以下儿童不乘坐副驾驶位置"等,这些都是非常重要的公共卫生信息,但是它们也有它们的局限性。因为,改变人们的态度和行为不是轻而易举的事情,特别是在一些高危人群,因此,公共卫生也尝试使用其他的方法来降低风险,包括应用工程技术的方法改变环境和应用立法的方法强制实施某些干预措施。工程技术主要是通过对环境改造和产品的设计与革新,使伤害风险减少或无风险,如对各类伤害报警装置的研究、儿童安全约束装置的使用、儿童不易开启的包装等。立法即制定相关的法律和法规,借助法律消除和避免某些可能发生伤害的危险因素,例如对于禁止酒后驾驶、禁止超速驾驶、骑摩托车必须戴头盔的强制性措施通过立法得以实现。

但是,正如前面所述,无论是哪一种干预措施,人的行为作用永远不可忽视。

第一,立法策略要求被保护者的行为遵从性,例如驾驶员和乘客的安全带使用和家庭为儿童配备儿童约束装置并且正确使用;第二,被动保护措施通常不是绝对的,需要被保护者的行为适应。麦克朗林(1997)指出,安全气囊在汽车发生碰撞事故时会持续提供被动保护作用,前提是如果驾驶员或是乘客采纳了必要的安全行为。假设如果将幼儿放在有安全气囊的位置,当交通事故发生时,安全气囊非但没有起到保护作用,反而有可能加重伤害的发生。此外,即使有了新的更安全的产品,但是现有的不安全产品有可能仍在市场流通,公众需要调整或更换产品该措施才会产生作用。婴儿床和学步车就是很好的例子。新一代更安全的婴儿床减小了板条间距和床角的突起,婴儿学步车对底座轮盘进行改造,但是,旧版的不安全的婴儿床和学步车仍然可以从亲朋好友的馈赠或是二手商店得到。最后,对于一些伤害问题,技术或工程解决方案不容易获得,或者公众无法接受。例如,导致儿童窒息的危险源种类很多,但是,全部重新设计或是消除不具有可操作性。游泳池四边的围栏是一个关于环境改造的案例,但是遭遇到来自公众的阻力,因为从审美的角度考虑,它影响了住宅的美观。因而,在寻求更多更好的被动保护措施以预防伤害发生的同时,人类的行为成分不能被忽视。

也就是说,设计新产品,重新设计环境,或通过立法只是伤害预防措施的一部分。为了减少伤害造成的公共健康负担,人们必须了解并适当使用这些产品和环境,并遵守相关法律和法规。实际上与伤害与暴力预防有关的行为可达数十种,如果人们都可以采纳这些预防行为则可以防止或显著减少伤害与暴力的影响。大多数伤害与暴力发生都有行为成分,而且,人类行为在许多方面是伤害与暴力发生的直接原因,要预防伤害与暴力行为干预必不可少,也正由于此,大家公认伤害与暴力是可以预防的。

的确,正如人们面临的许多健康问题一样,人们自身的所作所为是决定一个人是否会受伤的关键因素。也就是说,行为科学家需要在发展伤害与暴力预防科学方面发挥更大的作用。

幸运的是,社会和行为科学在鉴别某种特定行为的决定因素方面取得了很大进展。事实上,一些行为理论和行为改变理论(其中包括健康信念模式、社会认知理论、理性行动理论和计划行为理论以及保护动机理论、社区组织理论等)都与伤害预防有关。通过识别行为影响因素的关键变量,在一定程度上提供了理解行为的必要诊断工具。对某一特定行为的决定因素了解得越多,就越有可能制定有效的干预措施来加强或改变这种行为。

一般而言,相关行为改变理论可以分为五个层面,分别是个体层面、人际层面、机构层面、社区层面和社会与政府层面。个人层面的理论主要包括计划行为理论、健康信念模式、保护动机理论、阶段变化理论、自我调节理论、目标设定理论和说服传播模式等;人际层面理论主要包括社会认知理论、人际行为理论、创新扩散理论、健康控制点理论、社会网络和社会支持理论等;机构层面理论主要包括组织改变的阶段理论、组织发展理论和组织间关系理论等;社区层面理论主要包括意识觉醒理论、社区组织理论和格林模式等;社会与政府层面理论主要包括议题建构理论和窗口政策理论等。本章仅介绍几个在伤害与暴力预防领域应用比较广泛的行为学理论。

第一节 健康信念模式

健康信念模式(HBM)是为了理解和解释健康相关行为而最早开发的模式之一。根据该模式,与健康相关的行为是四种信念的函数:对某种疾病易感性的信念,对该疾病严重程度的信念,对特定行为会降低一种风险的信念,以及认为其益处大于成本或障碍的信念。后来,自我效能的概念被添加到模式中。自我效能,最初来自班杜拉著作中的一个概念,是人们对执行特定行为的能力的信心。健康信念模式详见图18-1。

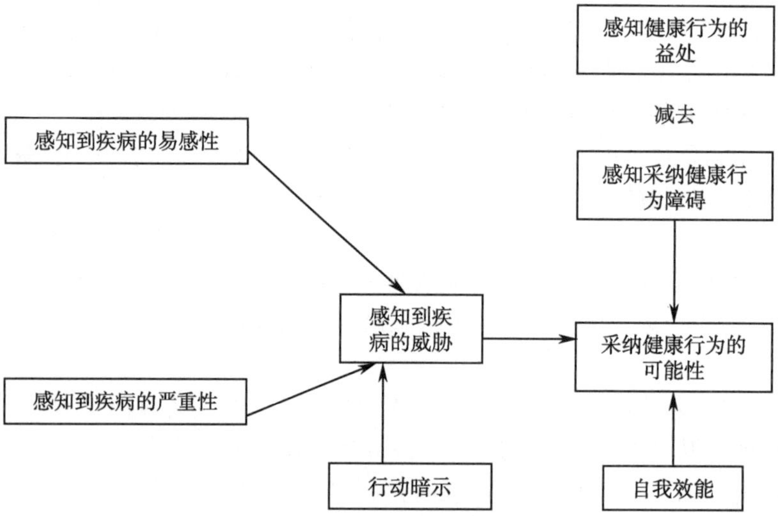

图 18-1 HBM 模式结构

健康信念模式可以从以下四个方面进行详细的解读:

(1)行为后果信念

1)知觉到易感性。是一种主观判断,指人们对自己患某种疾病或出现某种健康问题或是伤害问题可能性的判断。人们越是感到自己患某疾病或遭遇某种伤害的可能性大,越可能采取行动避免疾病或伤害的发生。

2)知觉到严重性。是指人们对疾病或伤害严重程度的判断,包括疾病或伤害对躯体或是心理健康产生的不良后果,如死亡、残疾、疼痛等;还包括社会后果,如意识到疾病或伤害会影响家庭生活、工作、人际关系等。

（2）行为效果信念

1）知觉到行为的益处。人们对采取某种行为以后是否能有效地降低患病或伤害的危险性和减轻后果的判断。只有当人们感觉到这种行为可以带来益处和积极的正面效果，才可能采纳某种行为。

2）知觉到行动的障碍。人们对采纳某种健康或安全行为会面临障碍的主观判断，包括行为的复杂性、行为的难易程度、时间花费长短、经济负担轻重等。感觉到的障碍越多，阻力就越大，个体采纳相关行为的可能性越低。

（3）对行为者的信念：主要是指自我效能。自我效能是一种个人的信念，是对自己完成某个行为目标的能力所持有的信念和判断。自我效能在改变人们长期形成的生活习惯和行为方面发挥了很重要的作用，个人会经由自我效能的认知转变，调整自己的动机与思考模式，最终会体现在行为表现。

（4）其他因素

1）社会人口学因素。包括个体特征，如年龄、性别、民族、人格特点、社会阶层、同伴影响，以及个体所具有的疾病与伤害知识。不同年龄、性别、个性特征的人采纳健康及安全行为可能性及接受程度都可能不同。

2）行动暗示。是指诱发健康或安全行为发生的因素，如大众媒介专栏节目、同事、亲戚或朋友的亲身经历等。

Peterson 等人于 1990 年运用健康信念模式对 198 名 8~17 岁儿童的父母的信念和安全做法进行了研究。她通过模式评价父母态度如何影响他们的伤害预防教育和环境改善，建立起伤害预测模式。结果显示父母一般不太担心他们的孩子会受伤（易感性低），与父母安全努力最密切相关的 HBM 结构元素是相信他们的行为将是有效的（福利），对行动成本（成本）的现实评价，以及感知有能力采纳行为（效力）。Peterson 建议干预措施的目的是增加父母对孩子受伤易感性的看法，同时提高他们干预的能力，而健康教育方法和策略可广泛用于此类干预，包括使用小型媒体或大众媒体和进行人际交往或媒介传播，以解决感知易感性和严重性的问题，增加技能培训以感知到功效，改善对所需安全产品的访问以减少行动障碍和增加依从性。

第二节 创新扩散理论

创新扩散理论特别适用于伤害预防与干预领域，因为许多有效的、新的预防与干预措施被开发出来都需要通过推广、被大众认可，才有可能产生效果。但是，有相当数量的伤害干预的有效措施距离覆盖全人群还有一定的、甚至是很大的差距，例如儿童安全约束装置的使用、骑自行车佩戴头盔、居民住宅安装烟雾报警器等。

创新扩散理论（diffusion of innovations theory）是由美国学者埃弗雷特·罗杰斯提出，他认为创新是"一种被个人或其他采纳成员视为新颖的观念、事件或事物"。创新扩散理论是一种传播模式，它把传播定义为一个过程，通过这个过程把创新的、被定义为新的理念或事件或事物，通过一定的渠道、在一定的时间范围内在社会体系成员中传播。何谓创新？一项创新应具备相对的优越性、兼容性、复杂性、可靠性和可感知性五个要素。创新扩散理论是一个非常独特的传播模式，因为它所传递的信息是全新的理念和事物理念，是一种社会变化，而这种变化是一个过程，在社会体系的结构和功能中变化产生。

在一个特定的社会体系中，在一定时间范围内，一项创新扩散的时间周期与采纳者人数增长的关系呈现一定的规律。如果以时间为横坐标,以采纳者的人数为纵坐标,呈现正态分布,即钟形曲线。当用累计人数计算时则呈现 S 型扩散曲线。在扩散早期,采用者很少,传播速度也比较慢;当采用者人数扩大到人群的 10%～25%时,进展加快,曲线迅速上升并保持这一趋势,也就是所谓的起飞期;在接近饱和点时,传播速度又会减缓,见图 18-2。

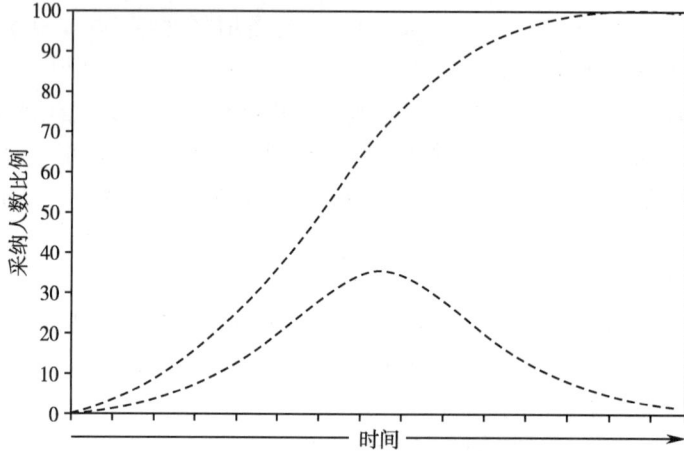

图 18-2　采纳者钟型频率分布曲线和 S 型累计分布曲线

　　根据采纳者接受新的事物的时间,用采纳平均时间标准差可以把采纳新事物的个体分为五个阶段:创新者、早期少数采纳者、早期多数采纳者、后期采纳者和迟缓者。创新者是整个社会体系中最早采用创新事物的人。一开始创新事物的传播往往局限于小圈子里,是创新者大胆突破这种限制进行广泛的传播。早期少数采纳者作为行动的楷模,对他人通常起着角色示范的作用,他们对周围人传达采纳创新事物后的自我评价和感受,影响他人的采纳行为。早期多数采用者是有思想的一群人,但相对而言还比较谨慎,较之普通人群愿意更早地采用创新的事物,在传播过程中具有承前启后的作用。后期采纳人群通常是持怀疑态度的一群人,只有当社会大众普遍接受了新鲜事物的时候,他们才会随波逐流地采用,群体规范的力量对他们的采用起了很大作用。迟缓者则是比较保守传统的一群人,习惯于因循守旧,往往对新鲜事物吹毛求疵,只有当新的发展成为主流、成为传统时,他们才会被动接受新事物。详见图 18-3。

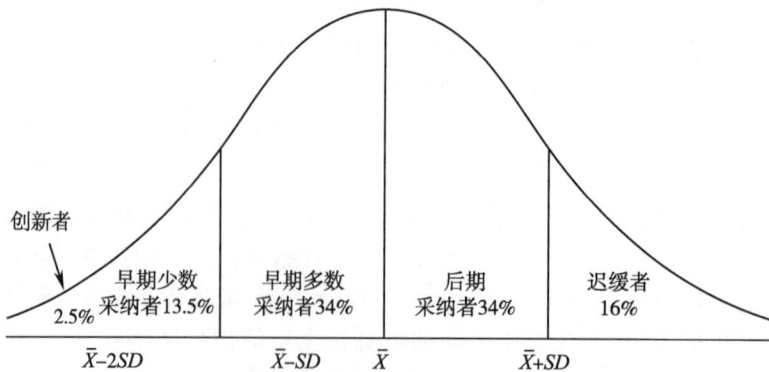

图 18-3　创新理念采用者分类

　　例如,对于在机动车上使用儿童安全约束装置的项目,仅仅通过关于使用儿童安全约束装置的好处或者是益处的公共宣传,早期的采纳者就会在行动上有所体现。后期的采纳者则往往需要等到政府出台相关政策和法规,例如强制实施使用儿童座椅的条例,他们才会采纳这种新的举措。而对于很小部分人而言,即使政府出台了相关法规,他们还是不愿意使用儿童安全约束装置,在创新扩散理论中这些人被称之为迟缓者。当然,迟缓者的原因往往是多方面的,除了认知和态度及动机方面的因素,社会经济方面的因素也有着重要作用。

　　创新扩散理论由五个关键的要素组成,分别是创新发展、传播、采纳、实施和维持。传播指的是传播的渠道和体系,它能够把新的理念或者事物以最佳的方式传达至目标受者。罗杰斯认为,创新扩散总是借助一定的社会网络进行,在将创新事物向社会传播的过程中,信息技术虽然能够有效地提供相关的知识和信息,但是在说服人们接受和使用创新事物方面,通常采用面对面的人际交流的方式更为直接和有成效;采纳是指目标受者能够理解新的理念,思考新的理念,并计划应用新的理念;实施是指目标受者在实际生活当中开始应用这种新的理念,采纳新的事物;维持是指在实践当中持续不断地实施和应用创新的理念与方法。创新事物的传播是一个过程,创新事物的自身特性、传播渠道、传播时间、社会人群心理行为特征和社会系统等诸要素都会影响到传播的实施过程和效果。

　　美国疾病预防控制中心和美国损伤防控中心资助开展评价的流动安全中心项目就是应用创新扩散理论一个典型案例,该项目在马里兰州的巴尔的摩市实施。在这个项目中,“流动安全中心”被用来向城市社区中的低收入家庭传播儿童安全产品的相关信息,这些产品已被证实在预防儿童伤害方面卓有成效。流动安全中心实际上是一部40英尺长的汽车,布置成类似居家环境,有互动安全教育展览以及消防安全和伤害预防教育人员现场解说,还出售低成本的安全产品。评价人员与巴尔的摩市消防部门、社区诊所和其他机构建立了合作伙伴关系,运用定性和定量的方法研究安全信息扩散的过程,不但包括组织机构,也包括个人,他们都是流动安全中心的服务对象。

　　评价人员通过两种方式评价信息的“采纳”情况。一是通过对关键利益相关者进行访谈,了解他们对于流动安全中心提供服务的知晓和参与情况;二是调查诊所病人,了解他们是否通过诊所或是其他地方听到过关于流动安全中心提供服务的信息,是否接受过这些服务,如果没有接受服务,原因是什么。“实施”情况的评价是对流动安全中心本身进行评价,运用了多种过程评价的手段,例如调查到访流动安全中心人员,征询他们的反馈意见,每日追踪到访流动安全中心的人员和所接受的服务。“结果”评价是比较一段时间内不同家庭“采纳”“实施”和“维持”安全措施的行为,并根据是否到访过流动安全中心进行分组。维持流动安全中心自身运作的努力被作为一种社区服务也被记录评价。

　　创新扩散理论应用的另一个案例是运用 Meta 分析方法对在美国开展的聚焦行为改变的健康传播项目的效果进行评价。在这项研究中,创新“采纳”的概念被用来根据运动制订的目标进行行为结果的分类:开始一项好的行为、防止一项不良行为或者停止一项不良行为。研究人员还根据行为的依从率分类,依据是参加者项目开始前在传播曲线上的位置信息。在整个健康传播项目过程中对 7 项相关行为的采纳情况进行了比较,包括汽车安全带使用、口腔健康、减少饮酒、心脏病预防、烟草使用、乳腺钼靶摄影和子宫颈癌筛查以及性行为。有关汽车安全带使用情况的有 5 项研究,分析结果显示安全带使用的平均行为改变率为 15%,这也是该研究中的最大效应量。饮酒与伤害发生有密切关系,在 4 项关于减少饮酒的项目中,平均行为改变率为 7%。无论是汽车安全带的使用,还是减少酒精的摄入,这些行为方面的改善对整个人群的行为会有相当大影响。一般而言,项目产生效果的大小与项目实施的力度和项目开始前该行为的基础情况有关,但是,此项研究无法对单一行为进行相关分析,因而对安全带使用产生影响的一些具体因素还需要进一步的研究。此类研究对于项目的计划人员非常有帮助,他们可以据此制定更加有针对性和可行性的项目目标,对研究人员进行评价。

第三节　社区组织模式

布赖特等人将社区组织定义为一种有目的的努力和付出,激发社区运用自身的社会结构和资源去实现社区的目标,而这些都是由社区代表所决定的,并且与社区的价值取向一致。而较新的定义则模糊了早期理论对于社区组织和社区发展的区分,更加关注社区参与,社区如何运用本地资源和发展自己的力量。

社区组织模式(community organization model)的核心是强调社区参与和社区发展,非常注重在计划、评价和解决健康与社会问题时依靠社区自己的力量,它是多个理论的发展产物,包括生态学、社会系统论、社会网络和社会支持等理论。

罗斯曼提出的社区组织理论模式由社区区域发展、社会计划和社会行动三部分构成。社区区域发展是一个过程导向性模式,要求社区居民积极参与识别和解决他们自己所面临的问题,强调社会舆论的作用和能力建设的重要性,要有明确的任务导向,同时承认外部力量的协调和帮助也是非常重要的。社会计划是一个问题导向性模式,除了提供技术帮助外,主要提出任务目标和实质性的问题的解决方案。社会行动模式则包括上述两个部分,也就是过程导向和问题导向,主要针对的是解决问题能力的改善和对于社会弱势群体的援助方面的改善,它更加注重居民的集体意识和行为能力,把信息和技巧也作为重要元素。

就伤害预防而言,实际上早在 20 世纪 70 年代中期,以社区为基础的伤害预防工作已成为一个被安全促进专家广泛接受的策略。

以社区为基础的伤害预防项目是试图同时应用多种干预措施影响社区中尽可能多的个体和家庭。这种方法是基于这样一个前提,即社区既是产生伤害问题的根源,同时也是解决伤害问题的根源。以社区为基础的伤害预防项目是以社区中多部门合作、共同发现问题和寻找解决问题的方法为特征。这种多层面、多视角的项目,特别强调多种背景下的多种危险因素,其最终目标是使项目在社区层面效果达到最大化。以社区为基础的伤害干预的显著特点是将干预活动从个体转向了社区范围内的干预,使社区里的每个人都会重视伤害预防并参与其干预活动。伤害干预活动涉及到社区中所有年龄的人群、各种环境和情况,包括社区内非政府和政府部门,有利于营造伤害预防和安全促进的社会环境,减少伤害对个人、家庭、社区和社会的影响。

社区组织理论对于社区伤害预防的重要性在于它不再把社区单纯的看作是一个项目或干预措施实施的场所,社区伤害预防和干预项目要想达到预期的效果,社区必须开发和利用自身的资源,明白自身的问题所在,发挥自身的主观能动性,整合社区各个部门和各个层面的力量,通过共同的努力以降低社区伤害发生和风险因素。在这个过程中,社区动员、社区赋权、社区能力等元素发挥着至关重要的作用。

社区动员是指从社区伤害预防项目的需求评价到获得社区对社区干预项目的初步计

划的支持的整个过程中,努力争取社区所有成员参与进来的努力。社区动员强调影响伤害危险因素的社会与经济结构的变化。社区动员可以有两种形式,一种形式是自下而上,另一种形式是自上而下,这两种形式的不同点在于社区伤害问题的所在和相应的解决方法是由谁来判断和界定。在自下而上的模式中,社区问题和解决方法是由社区成员自己决定;而在自上而下的模式中,可以是由社区权威人士或专家决定,而这些权威人士或是专家不一定是本社区的成员,他们可以是外部成员,或者也可以是由社区委派或指定的人员。

不管是自下而上的模式还是自上而下的模式,单纯使用任何一种社区动员的形式都有其局限性和不足。自下而上的形式是必要的,但可能并不充分。例如,如果社区有多种选择的可能,必然导致各个项目之间产生竞争,甚至是很激烈的竞争,或是社区缺乏专业资源来设计或是发展有效的干预计划。而自上而下的模式主要是在可持续发展方面存在不足或有一定的难度,特别是如果该社区有关部门或社区的主要领导者不支持伤害预防干预项目的开展或不积极参与,则相关的干预项目或活动很难在社区持续开展和推广,更不用说形成相应的工作机制。实际上,相对于外来人员而言,社区的领导者对社区文化、政治和传统有着更加深刻的理解,他们的参与和支持甚至是主导,是形成符合社区实际情况的伤害干预规划所必须的。因而,在社区开展伤害预防项目时,必须平衡自下而上和自上而下这两种形式,实际上,两种模式的结合可能是最佳选择。

社区赋权是指对某些情况或某些事情获得影响力的一个过程,这些情况或事情对于社区居民非常重要,因为他们共同拥有居住小区、工作场所以及有着经历类似的事情,他们有共同关心的问题。当然,赋权不只是发生在社区层面,赋权也可以是在个体层面、机构层面等。个体层面的赋权通常表现在人们对在社区开展活动的积极参与;社区层面的赋权则表现在社区的意见得到重视,社区自身的能力得到增强,资源增加,政策以及一系列的支持性环境的改善等。社区赋权理论在家庭暴力预防项目方面已经开始使用,并取得了较好的效果。

社区能力建设之所以受到重视是因为人们认识到,任何的资金资助、技术援助、其他外部的激励、资源和支持最多不过持续数年之久,最终社区还是要依靠自身的力量去达成既定的目标。社区能力是一个复杂的、多方位的和动态的概念,通常是指在某一特定社区中,能促使社区问题的解决或保持社区健康和幸福的人力资本、组织资源和社会资本的相互作用。最早社区能力建设出现在史密斯的社区发展模式中,以后不断被完善。由于财政的不断紧缩和政府集权的逐步分散,社区能力建设更多地受到政界人士的青睐。一般认为,社区能力至少包括 10 个方面的要素,它们是社区参与、领导能力、广泛的社会网络、清楚表达价值观的能力、对过去事物的判断力、对社区问题判断力、反映批评意见的胆识、获得资源和技能的本领以及运用权利的能力。在社区能力建设中最重要的是联合社区中的各种力量,其次是开发领导层,建立和有效地利用社会网络也非常重要。近年来,社区能力建设与社会资本、社区培训、社区动员、社区赋权、社区资源、社区志愿者和社区领导等概念之间的关系越来越密切,能力建设的内涵也越来越宽泛。

在伤害预防领域成功运用社区组织模式的一个案例是儿童远离伤害联盟运动,该项目最早在纽约哈莱姆医院启动。在 20 世纪 80 年代中期,该医院的伤害监测数据被用来识别在医院周围低收入社区的儿童和青少年受伤的原因。通过监测获得了伤害发生原因的确凿证据,并据此成立了由多学科组成的非专业性的联盟,主要负责制定和实施伤害预防项目,包括新的教育计划、安全的游戏场所和对儿童的监护获得。一些具体的项目内容包括游戏场所改造、通过城市环境模式的构建用于安全教育和实践活动、高层公寓窗户保护措施立法、艺术与舞蹈和体育项目以及提供免费自行车头盔等。从 1983—1995 年，因受伤而入院的住院人数下降了 55%，行人受伤的人数减少了 46%，游乐场所受伤的人数减少了 50%，与暴力相关的伤害减少了 46%。尽管在对照社区总体伤害也有所下降，但在干预社区下降最明显的是在特定的伤害种类和年龄组，这些都是干预项目的干预对象。

另一个案例是在 Treno 和 Holder's 的开展的社区试验项目。在该项目中"社区动员是社区成员组织有目的的实施和支持那些减少酒精相关伤害的政策"，形式一种社区伙伴关系。这个项目的总体思想是关于环境因素如何与酒精相关的伤害建立联系，聚焦于改变酒精使用的社会和结构环境怎样可以有效地影响个体行为的改变。将要实施的预防政策和活动是有研究证据支持的，社区被要求根据本社区所关心的问题和利益关系确定优先实施的策略与活动。社区动员具有针对性，包括提供负责任的餐饮服务、酒后驾驶问题、未成年人饮酒和酒精类饮料获得性问题；联盟、工作组和媒体宣传负责提高公众和相关政策制定者对即将实施的有效的伤害干预政策的认知与支持度。在一项对于社区动员项目的影响评价中，Holder 和他的同事们就以下指标在干预社区和对照社区间进行了比较，结果显示差异非常显著，干预组各项指标明显下降：报告饮酒量减少 6%，驾驶车辆时酒精超标减少 51%，夜间交通伤害事故减少 10%，饮酒相关的交通事故减少 6%，急诊部门接诊的与饮酒相关的打架斗殴事件所致伤害减少 43%。

第四节　风险沟通与伤害预防

人们都希望避免危险并采取预防措施，以保证人们的安全。实际上，风险沟通是一项复杂的事情。人们对如何解释伤害危险和提高对安全建议的遵守情况的理解尚未得到很好的发展，这是因为在伤害控制领域很少有精心设计的交流干预研究。许多获得强有力的经验支持的健康行为理论包括与风险沟通相关的组成部分。例如，健康信念模式（HBM）假定一个人不太可能采取预防性建议，除非他或她认为该措施有效，负面伤害事件可能发生在他或她身上，并且会产生非常严重的后果，采取预防措施的成本是可以接受的。

一、风险沟通可能会带来风险

在开展伤害预防的项目后，人们可能因为感觉更安全反而增加冒险风险的可能性，这是一个意想不到的结果。例如，如果教会了孩子们游泳或是游泳池安装了围栏，孩子们的父母会认为发生伤害的风险减小反而放松警惕。

风险补偿和风险稳态理论引发了数十年的争论。Hedlun 曾提出评价安全措施是否有触发风险行为补偿性增加的指南，他确定"能见度"是可以考虑的几个关键因素之一，主要是指公众是否已经意识到新的保护措施。这种推理说明了沟通有可能被视为有助于增加风险行为。如果研究人员接受这样的前提，即人们可能因为知道产品安全性增加反而会在使用产品时采纳更不安全的行为，并且已经告知用户产品安全性增加的事实，那么研究人员应该监控后续行为的变化。一些关于宣传活动的研究报告了年轻人的所谓飞旋镖效应，例如，在标有禁止在浅水区跳水的水域，男性高中生反而更有可能潜入浅水区，这可能是由感应抵抗引发的。处于青春发育期的青少年,更有可能发生这种反应。

伤害预防宣传项目另一个潜在的负面后果可能是伤害受害者的耻辱感——可以是指责他们因伤害导致的困境,或者是以贬低残疾人的方式描绘伤害结果。如果我们描绘出有风险的人是一个特别负面的画面,那么受众的成员可能不会认同这种写照,并且可能不会对所讨论的威胁感到敏感。这种解释是针对一次伤害预防广播宣传的失败而提出的,该广播旨在提高人们对假日驾驶相关危险行为的认识。调查人员得出的结论是,他们宣传的方式导致观众认为其他人(例如醉酒驾驶员)是事故的原因和主要受害者,而与自己无关。事实表明,当人们在脑海中拥有一个固化的受害者形象时,乐观偏见更有可能发挥作用。如果受众的成员认可对风险承担者的负面描述(例如,愚蠢),也有可能对其自我效能的认知产生损害。

二、警告和标牌

伤害预防通常依赖于警示标签和标牌来告知人们危险和预防措施,而且可能会越来越多地依赖简短的信息或图标来传达危险以及如何避免它们,也可以在诸如手持通信设备中的小屏幕上显示增量的信息,因为社会的节奏越来越快,人们几乎没有时间阅读。

当传播的信息被限制为几个单词或图标时,清晰的沟通与交流更具挑战性。在产品安全领域曾进行了一项有影响的研究,研究内容是关于成人购买儿童玩具。研究小组发现,44%的受试者会为2~3岁的孩子购买标有“建议3岁及以上儿童使用”的玩具,主要是因为他们认为标签上的年龄是指孩子的发育水平。相反,只有5%的受访者表示他们会为学步的幼儿买一个标有“不推荐用于3岁以下儿童-有小部件”的玩具。警告最重要的功能之一是使得标签更有效,提醒目标受众记住他们已经掌握的安全知识。不知道玩具上的小部件会引起幼儿窒息危险的成人,尽管标签有所改善,但可能仍然会购买对该年龄段幼儿而言具有危险性的玩具。

可以设计更广泛的警告用语,以提供新的产品危险信息或安全使用产品的说明。然而,增加信息的长度并不能确保信息的清晰。例如,美国一项关于儿童安全座椅说明的研究发现,它们的编写水平超过了大多数美国父母的识字技能。

关于警告设计相关文献检索一个明确的发现是,感知到的危险性-特别是感知到的严重性-可以预测警告效果。这就是为什么专家建议产品标签最好以图形语言描述产品最严重的潜在风险。然而,希望销售更多产品的制造商可能不愿意强调这些信息。此外,如果提高感知威胁的尝试与预防效果的保证不匹配,则可能触发飞旋镖效应。

目前,关于研究安全信息的积极框架关注很少,研究人员需要告诉人们的是采取伤害控制措施后能够收获什么,而不是强调失去什么。例如,在癌症治疗过程中,告知癌症病人关于癌症存活治疗的风险与死亡风险,癌症病人更倾向于选择接受治疗。

三、恐惧唤醒

为了传达负面后果的风险,伤害预防项目人员可能会发现自己处于使人们产生焦虑或恐惧的境地。从有效和道德的角度来看,将这种影响与令人放心的建议相结合是很重要的。也就是说,项目人员有义务追踪引发恐惧的信息发布后的情况,给出人们可以采取的减少其脆弱性的措施建议。这些建议应当基于证据,项目试图达到的受众应该可以访问正在推广的安全计划或相应的措施。如果我们的目标是通过唤醒恐惧以激励保护行动,即使有这些先决条件,恐惧也是一种非常复杂的情绪,难于操控。

人们普遍认为,恐惧是根据倒 U 形曲线进行运作的。也就是说,人们不太可能采取行动来对付不会吓到他们的威胁,但是,如果焦虑超出激励水平,那么人们会处于瘫痪状态或退回到心理否定状态。目前对这种推理的实证支持远非结论性的,部分原因是由于很难知道信息实际上落在假设的恐惧唤醒的哪一个范围内。

人们都拥有一套心理防御机制,可以在维护人们的自尊和驾驭人类经验中固有的不确定性方面为人们提供良好的服务。然而,项目传播者必须克服其中一些偏见,如果他们要让受众感知到对于受伤和事故的脆弱性。在实践中最常见和相关的一个问题是乐观偏见。大量研究表明,人们倾向于错误地判断自己发生伤害的风险低于其他人,意味着项目人员与项目的目标人群对其脆弱性的评价可能会产生不一致的情况,而且通过改变风险因素的描述很难使受众脱离这种乐观偏见。

对人们不使用安全带的早期分析表明,有时候需要为一些顽固性的不安全行为增加法律风险。例如,一项对居住在加利福尼亚州南部的墨西哥移民进行的定性研究发现,他们佩戴安全带的主要动机之一是避免被执法人员注意到。重复的安全驾驶经验告诉人们,在任何特定的汽车旅行中受伤或死亡的可能性极低。当人们需要从可以保护自己的几乎无穷无尽的危险列表中进行选择时,人们自然会忽略那些似乎非常不可能的危险因素。人们对不确定性的不适使人们很容易选择否认它。人们倾向于将风险分为两类,一类是风险非常小以至于可以被忽视,一类是大到必须避免。

技术进步为未来的风险传播研究和规划带来了另一个有希望的途径。互动多媒体提供了许多优于传统健康传播渠道的优势,他们的互动性使得学习者使用它们时的参与度更高;他们使用图形图像和动画的能力可能意味着他们可以比打印或听觉媒体更有效地传达复杂的概念,如交互。互动多媒体的这种特殊效果也可能使它们吸引下一代潜在伤害受害者,还可以测量对信息的理解程度并实时提供反馈。

本 章 要 点

1. "伤害"不同于"意外",不是偶然发生的。伤害发生的原因可以被研究,伤害可以被预防。无论采纳何种伤害预防干预措施,人的行为作用永远不可忽视,包括被动干预措施。

2. 大多数伤害与暴力发生都有行为成分,而且,人类行为在许多方面是伤害与暴力发生的直接原因。社会和行为科学在鉴别某种特定行为的决定因素方面取得了很大进展,通过识别行为影响因素的关键变量,在一定程度上提供了理解行为的必要诊断工具。

3. 一般而言,相关行为改变理论可以分为五个层面,分别是个体层面、人际层面、机构层面、社区层面和社会与政府层面。本章主要介绍了健康信念模式、创新扩散理论、社区组织模式以及风险沟通与伤害预防。

(王书梅 David A. Sleet)

参 考 文 献

[1] Gielen A C,Sleet D A,Di Clemente R J. Injury and violence prevention:behavioral science theories,methods,and applications. San Francisco:Jossey-Bass,2006.

[2] 王书梅. 社区伤害预防和安全促进理论与实践. 上海:复旦大学出版社,2010.

[3] Green L W,Kreuter M W. Health program planning:an educational and ecological approach. 4th ed. New York:McGraw-Hill,2005.

[4] Glanz K,Lewis F M,Rimer B K. Health behavior and health education:theory,research,and practice. 4th ed.

San Francisco：Jossey-Bass，2008.

［5］ Lajunen T，Rasanen M. Can social psychological models be used to promote bicycle helmet use among teenagers? A comparison of the health belief model，theory of planned behavior and the locus of control. J Safety Res，2004，35(1)：115-123.

［6］ Rogers E M. A prospective and retrospective look at the diffusion model. J Health Commun，2004，9(1)：3-19.

［7］ Haider M，Kreps G L. Forty years of diffusion of innovations：utility and value in public health. J Health Commun，2004，9：3-12.

［8］ Smith N，Baugh L，Thompson D. Shaking out the cobwebs：insights into community capacity and its relation to health outcomes. Community Development Journal，2001，36：30-41.

第十九章

伤害与暴力防控政策制定方法

推进健康中国建设是全面建成小康社会、基本实现社会主义现代化的重要基础，是全面提升中华民族健康素质、实现人民健康与经济社会协调发展的国家战略，是积极参与全球健康治理、履行2030年可持续发展议程国际承诺的重大举措。中国政府明确将"将健康融入所有政策"纳入卫生与健康工作方针。

将健康融入所有政策是基于健康相关的权利和义务，聚焦于各级政府的公共政策，核心是各级政府、公共行政管理部门、立法机构等的决策和执行。健康的社会决定因素非常广泛，经济、交通、农业、教育、住房、就业等部门的政策均会对健康水平、健康公平产生深刻的影响，要解决健康问题，需要多部门政策支持，不仅靠卫生部门，更要系统地考虑公共政策可能带来的健康后果，避免政策对人民健康造成不利影响。

伤害与暴力是重要的公共卫生和发展问题。全世界每年有超过500万人死于伤害，非致死性伤害与暴力导致的残疾负担更大；全球大多数伤害发生在低收入和发展中国家，主要影响年轻人，伤害与暴力导致的早死引起的寿命损失和健康寿命损失非常严重，出现逐年上升趋势，社会成本和经济成本巨大，死亡和残疾导致的生产力损失，伤害与暴力患者治疗和康复更是耗费了巨大的经济和社会资源。伤害与暴力不是随机发生和不可避免的事件，有很多有效的方法和措施可以预防控制伤害与暴力的发生，减轻残疾负担。

WHO近年来在伤害与暴力预防控制领域作出了很多努力和贡献。2002年12月，WHO发布了《世界暴力与健康报告》，出版《伤害监测指南》和《伤害与暴力社区调查指南》，指导全球各国开展伤害与暴力数据收集工作；2004年，WHO发布第一个《世界预防道路交通伤害报告》，并形成常委会报告，倡导推进政府特别是卫生部门采取行动，开发国家层面、地区层面的道路交通伤害预防的公共政策；中国学者也先后翻译出版了中文版，来指导中国的伤害与暴力监测和预防控制工作。

运用政策预防控制伤害与暴力是WHO一直倡导的高效策略。发达国家的经验显示，通过制订公共政策来预防控制伤害与暴力是可行的和非常有效的，在过去的10~20年中，发达国家通过将伤害与暴力预防控制内容纳入有关法律和法规，使得伤害与暴力的死亡率下降超过50%以上。由于伤害与暴力预防控制的特殊性和复杂性，需要国家、地区等多个层面和多学科的共同合作和努力，对问题有更进一步和系统的认识，形成共同目标和价值观，有助于政府部门、非政府组织等联合开展伤害与暴力预防控制工作，确定政府各部门如卫生、教育、司法、交通等的职责、责任和分工，协同制定有关公共政策，配置足够资源，落实伤害与暴力预防控制措施。

一、公共政策概述

关于政策的定义。Harold D. Lasswell 认为政策是一种含有目标、价值与策略的大型计划;美国学者 Woodrow Wilson 认为政策是由政治家即具有立法权者制定而由行政人员执行的法律和法规。Carl J. Friendrich 认为政策是在某一种特定的环境下,个人、团体或者政府有计划的活动过程,提出政策的用意就是利用时机、克服障碍以实现某个既定目标,或达到某一既定目的。郝模提出,政策是为达到一定目的,各种组织(包括国际组织、国家、政党、部门、社会团体等)在特定时期用以规范和指导人们行动的一系列法律、法规、规章、决定、意见等的总称。广义的政策涵盖了各类法律法规和制度决定,狭义的政策则侧重于规划、方案、计划等。WHO 2006 年出版的《制订伤害与暴力预防政策》中,关于政策的定义为:是一个设定主要原则和目的、目标、优先行动和协调机制的文件,旨在预防故意和非故意伤害,降低他们的不良健康后果。其目的是形成认识和目标的一致性,提供行动框架,确定责任机构和协调机制,团结更多的合作者来实现目标。

公共政策的特点。公共政策有政治性、公共性、目的性、合法性、稳定性等特征,是执政党、国家、政府进行政治统治的有效工具,其根本是为了解决公共问题、达成公共目标、实现公共利益,实施有效社会治理,推进社会发展与进步;公共政策制定、实施要按照规定程序来进行,使得政策对象能够较好地接受并达成一致,才能保障政策有效实施;在实施过程中,必须保持政策的连续性和稳定性,以保证政策目标能如期实现。

政策与法律。政策与法律在本质上是相同的,一方面政策是制定法律的依据,指导立法和法律执行,另一个方面法律对政策执行起保障作用。政策的法律化经过实践证明是正确的、长期稳定的、成熟的公共政策,可以用法律形式固定下来,使得政策得以更好地延续。政策与法律在制定主体、形式、规范方面有不同,政策通常不是一个合法的约束性文件,法规则是约束性文件,并由立法的主体制定。如一些自愿遵循的产品安全标准或者企业操准规范,以及国际条例、行动框架文件等,可促进国家层面和地区的有关管理部门出台政策或者立法,从而推动预防伤害与暴力工作,但它本身并没有约束性,或者需要得到一个国家程序性批准才产生约束性。

卫生部门的职责。卫生部门更多关注为伤害患者或者受害者提供照料和帮助,较少关注运用制定公共政策来预防和控制伤害与暴力。卫生部门应该承担多重角色:①领导:卫生部门应通过对伤害与暴力预防控制的现状评价,提升政府各部门的重视程度,倡导和建立公共政策,推动多部门合作机制来推进伤害与暴力预防控制政策的制订。②催化:卫生部门应努力利用本部门和其他部门的数据,提供有效干预措施,积极指导其他政府部门的角色形成和职责履行。③协调:卫生部门要克服不同层面的机构之间的障碍,营造良好的合作氛围。④支持:分享伤害与暴力的所有数据,提供动态的健康结局、有效干预措施证据,支撑政府制定伤害和暴力预防政策。卫生部门要积极完善伤害与暴力监测系统,分析和发布伤害与暴力对人群健康影响的数据,倡导预防控制伤害和暴力的行动,积极开展干预试点和健康教育,提供急救、治疗、康复等服务,倡导政府领导,形成有利于伤害与暴力预防的公共政策制订的氛围。

综合性与单独性政策。在政策发展过程中,需要权衡一个政策文件覆盖所有伤害与暴力预防控制,或是出台针对某一种伤害类型的公共政策。倡导不同类型伤害与暴力的政策者认为,各类伤害与暴力有不同的特征,需要不同的应对方式,不同的机构对不同伤害与暴力类型感兴趣。出台针对多种伤害与暴力的预防控制综合性政策,具有联合应对和互惠的好处,伤害与暴力一般有共同的根本社会决定因素(如经济、社会、政治和环境)和危险因素(如酒精、毒品),大多集中在脆弱人群,需要多部门合作方式来应对,解决问题的公共卫生途径也是共同的,因此综合性公共政策可以提高效率。

纳入现有政策。将伤害与暴力预防政策内容纳入到已经存在的公共政策和法律中相对容易,如可以将保护行人和儿童交通安全措施通过修改交通安全法规来完成,修改交通安全法规将酒驾醉驾入刑,以减少酒驾醉驾导致的交通事故和死亡,将儿童暴力预防纳入改善青少年健康的政策,将妇女暴力和性暴力的预防纳入生殖健康、妇女发展规划纲要等相关政策,将未成年人的剥夺和忽视预防纳入国家未成年人保护法律法规和有关政策,将自杀预防作为精神卫生法律法规的一部分等,是比较切合实际和可行的;但有的伤害与暴力类型并没有现存的公共政策可以纳入,需要制订一个公共政策。

二、制定政策

制定一个公共政策,要确定明确的时间表是困难的,政策制定过程的每个步骤都取决于实际情况,步骤之间也会有交叉。制定政策文本,可以显著改变利益相关者的态度和认识,可以改善伤害与暴力预防的支持性环境,更多促进各利益相关部门的行动,从某种意义上说,政策制定过程比最终取得政策结果更为重要。制订政策的过程包括启动政策制订、政策问题分析、制订政策文件、政策批准四个部分。

(一)启动政策制定

1. 现状评价 启动政策制定过程,要对现状进行评价,对政策议题的认知,强有力的领导,主要利益相关者均应包含在内。要制定有效的伤害与暴力预防控制政策,必须掌握伤害与暴力影响的范围和原因,对现有的政策、法律和规章、政策以及实施情况的了解,掌握现有的干预措施或者可能的干预措施,了解制定政策相关的所有利益相关者。这就需要对现状做一个综合的评价,主要包括流行病学评价、干预措施评价、现有政策环境评价和利益相关者分析。评价结果可以用于确定政策的目标、指标、优先行动等,评价需要收集足够的信息,要尽可能收集已有的信息,尽最大努力进行挖掘。

(1)流行病学评价:流行病学评价需要各种类型伤害与暴力发生、结局、危险因素和保护因素等人群资料,来自于死亡医学证明、门诊病人记录、住院记录、急诊室记录、公安部门伤害与暴力数据和职业伤害记录等,也可来自社区人群调查、保险公司如机动车保险、健康保险、工伤保险等,如果没有完善的数据收集系统,就需要开展一些社区调查来获得数据,同时也为后续的政策评价提供基线性资料。

(2)干预措施评价:需要分析已经采取的措施和潜在干预措施情况。需要了解一个国家或者地区已经采取的伤害与暴力预防控制的干预措施、措施实施情况、实施效果、存在问题以及改进情况,掌握现有公共政策的主导部门、协同部门、利益相关者参与情况,也需要了解实施政策的自愿投入情况、政策评价相关信息收集情况等。

(3)政策环境评价:对现有政策环境评价可以确定未来政策走向。需要梳理伤害与暴力预防有关的国家或者地区的健康政策、法律法规和规章及政策,明确现有政策是如何实施的,法律法规是否有效执行?如有国家道路安全法律,但道路交通事故和死亡率高,说明政策执行力度不够;梳理也包括国家宪法、国际公约、协定或条约、国际有关伤害与暴力预防的政策;还需要对现有政策制定机制进行评价,包括政策制定程序、主导部门、批准部门以及相关部门在政策批准、执行中的作用和职责。

（4）利益相关者分析：利益相关者的分析有利于政策的制定和实施，确定对伤害与暴力预防控制感兴趣的合作伙伴是一项基础性工作，也包括那些反对制定伤害与暴力预防政策的机构。潜在的利益相关者包括政府机构、非政府组织、研究机构、社区、正式或者非正式组织，包括一些如伤害与暴力的罹难者家属组织，物品和装备的生产企业。需要确定关键的利益相关者，了解他们将如何影响政策，他们的利益、可能的期望值，评价其在政策的制定、批准和执行方面的影响力及作用；要了解利益相关者之间的关系以及利益冲突。根据上述情况和关系的了解，最后确定利益相关者参与政策制定的定位（建议者、咨询者、协调伙伴）和参与方式（工作组、执行委员会、赞助者）。

2. 提升认知水平　公共政策制定往往来自于社会公众对政府或者部门的压力，可以来自于政治家、涉及公共利益的特殊案例或者事件、国际组织、媒体舆论、特殊群体如烧伤科医生、罹难者家属等，公众广泛关注迫使政府机构采取行动，制定有关的公共政策。

政策倡导、健康教育、公共传播和认知提升行动可以影响公众意见，是引导政治承诺的有效动力和工具，有利于开发政策。现状评价结果的公布，可以有效提升公众认知，用于说服政策制定者、政治意见领袖，促使社会大众关注，积极讨论伤害与暴力问题对健康和安全的影响。可以结合卫生宣传日，开展媒体运动，发布伤害监测结果，召开研讨会议等，甚至可以开展国际国内的联合行动，动员社区组织、非政府组织、媒体、倡导小组、智库和高水平政策制定者、法律制定者、执法者和生产企业等，加强对伤害与暴力问题严重性的认知，逐步达成共识。

3. 确认领导者和培育政治承诺　开发一个成功的政策，需要包括政府部门，也包括非政府组织、倡导小组甚至私人组织等。确保一个新的政策倡议能超越某一方的利益，需要有政治承诺和坚强的领导，最理想的是建立在国家层面的政治承诺，高层的政治支持更为重要。在政策制定开始阶段或者早期阶段，就应该有明确的牵头政府部门，这是非常重要的和有利的，明确牵头部门角色和卫生部门角色是非常关键的。

牵头机构或者牵头政府部门的主要功能是协调参与者并保证政策制定过程顺利推进。牵头政府部门必须建立和维持政策讨论或者争论的支持性环境，因为这个过程也许需要数月的时间，才能形成各方都能接受的政策文本初稿。在政策周期中，政策牵头部门或者领导者不一定维持在某个机构或个人中，但牵头部门或者领导者要改变，必须是全部利益相关者同意或者接受的。

协调合作伙伴或者利益相关者是非常耗费精力和时间的，可以通过建立多部门行动委员会、管理委员会或者工作小组，来共同承担政策制定的责任，轮流召集会议是一种非常好的方式，可以保证每个利益相关者在政策制定、实施过程中都能发挥作用。多部门委员会要取得成效，需要制定合理的工作程序和明确的政策制定时间表。

4. 多部门多学科合作　在政策制定过程中，涉及的利益相关者越多，他们的归属感和活力也越强。利益相关者的参与很重要，有时会因没有将一个关键的利益相关者纳入进来，导致政策无法制定甚至被拒绝执行。因此，在开始就要考虑周到，将所有利益相关者均纳入进来，共同讨论解决政策制定问题，特别是要将卫生系统以外的利益相关者纳入进来。如果一些利益相关者在一开始不愿意或者尚无能力加入进来，可以持续告知其工作进程，可能在后续的阶段会加入并发挥作用。

很多伤害与暴力问题，需要在社区层面来解决，因此社区参与是政策制定过程的基础，需要保证相关的社区组织能够加入进来。社区小组、专业人员协会以及罹难者家属组织都是非常重要的政策开发的力量。

伤害与暴力问题的原因和解决办法都很多,利益相关者也表达了在伤害与暴力预防控制中不同学科和部门之间的观点,与这些多学科和多部门的小组一起工作,也可以获得一些经验,可以学习其他的专家或者领域是如何处理和解决这些问题;采用多部门合作途径将需要克服文化冲突和可能的偏见,以及可能的利益冲突,这就需要消耗时间和较好的沟通交流技能。

伤害与暴力预防控制政策的成功,需要各参与者的理论和技能的支持,每个利益相关者都会从自身领域或者关注来确定优先问题,并考虑如何解决这些问题,需要通过共同协商,来确定不同部门需要解决的共同优先问题,并达成一致,这样可以解决一个部门或者一个小组所不能解决的问题,并确定最佳的力量,解决共同关注的优先问题。

(二) 政策问题分析

1. 构建政策问题   政策问题是指运用公共政策通过一系列行动可以改善的需要或者价值。构建正确的政策问题是关键,很多政策失败的原因,往往是因为构建了错误问题,解决了错误问题,而并不是解决问题的方法错误本身所导致。

政策问题通常分为三种类型,包括构建恰当的问题、构建适度的问题和构建不良的问题。

(1) 构建恰当的问题:通常是一个或者少数决策者,政策备选方案不多的问题,涉及部门不多,容易达成一致,政策结果相对确定;一般来说公共机构中较低层次的操作性问题,往往属于此类问题。

(2) 构建适度的问题:通常是一个或者数个决策者,备选方案相对较少的问题,但政策结果不确定性较大。

(3) 构建不良的问题:通常是很多的决策者,很多的备选方案,涉及部门多,结果未知,风险和政策不确定性大。在复杂的社会治理中,很少有构建恰当和构建适度的问题,大多数为构建不良的问题。伤害与暴力预防控制问题,涉及到社会的方方面面,错综复杂,利益相关者之间的竞争和冲突多,长期以来较难达成一致和共识,政策结果的不确定性大,是典型的构建不良问题,解决这些问题,需要更好把握问题的本质,更具挑战性和复杂性。

政策问题并不仅仅是一种客观存在,更是一种主观认定,是政府和社会对问题的感知和压力,或者说是利益相关者对问题情势的感知;不同政府和社会组织,由于价值观或者看问题角度不同,对问题的感知和影响也会不一致;政策问题之间有相互依赖性,一个领域的政策问题,常会影响其他领域的政策问题,因此需要从整体上来分析政策问题。

2. 政策问题确定   问题构建,需要在伤害与暴力有关基础性资料收集与评价的基础上,采用边界分析、层次分析、头脑风暴、价值分析和论证图形化等技术手段和方法,分析和梳理存在的问题。伤害与暴力预防控制的问题很多,对一些特定的问题,需要进行历史沿革分析,对问题的以往的政策执行情况进行梳理,从卫生系统的角度,从全社会的角度,整体系统分析问题,然后进行梳理和归类。

经梳理分类后的问题,需要确定其优先顺序。优先顺序可以从问题严重性和可解决性两方面来进行排序。问题严重性即问题的范围和对社会的影响,如伤害与暴力导致的死亡或者伤残严重程度,对儿童青少年、妇女老年人的健康损害,对居民健康、社会及经济发展造成巨大损失;问题可解决性,即是否具备解决问题的条件,有明确的可行的有效干预措施,并且有肯定的效果。重要问题并有很好的可解决性,其排序在前,列为优先问题。但由于利益相关者对问题的严重性和可解决性的认识并不一致,往往有各自关注的重点问题,因此需要各利益相关者多重协商和论证,逐步达成共识,明确问题顺序和优先问题,并将这些达成一致的优先问题列为政策问题。

(三) 制定政策文件

撰写政策文件的工作通常由牵头政府部门建立的一个工作小组来完成,他们往往有起草政策文件的经验,与政府关系密切,能够协调各利益相关者的观点和利益。政策文件一般是结构化的,有基本固定的格式,如果是法律法规,其规范性会更高,以保证参与的起草和执行的各部门都能很好理解。

1. 前言部分　在政策文件的前言部分,需要明确列出政策目标,通常是简短的文字表述,并有指导思想和原则。这个部分主要说明为什么伤害与暴力预防控制的政策和措施是必须的,分析和肯定以往伤害与暴力预防控制工作取得的成效,采用数据描述当前问题的严重性和迫切性,并对现有的政策和行动措施进行评价,明确存在的问题和差距。

2. 总目标和时间　政策文件必须有一个总目标及时间安排,为测量目标进程提供依据,确保向目标精准推进。政策文件一般时间为5~10年,行动计划之类的可以适当短一些,也可列出到某年达到的目标。

3. 指导原则　政策文件需要明确指导原则,比如健康权力、社会公正公平、获得健康服务的权利、隐私保护、安全环境等,可以引用宪法、国家卫生政策,其他的政策以及政府接受的国际条例等,并且说明伤害与暴力预防控制对国家经济建设和社会发展的重要性及贡献,出台伤害与暴力预防控制公共策略紧迫性,承诺促进社区参与、多部门联合、利益相关者的参与。

4. 目标体系　确定政策目标体系。政策文件要设立详细的指标,通过实施政策后预期能达到的指标,如死亡率、伤残率、患病率、经济负担、危险因素流行率或者暴露水平等;指标应是可测量、有时间限定的,可表述为在一定时间段后的下降百分比;缺乏数据不能确定基线指标的,也可采用定性指标。构建伤害与暴力预防控制目标体系时,要考虑主要的政策目标与分指标之间的关联,建立目标层次。确定指标和分指标的目标值,需要建立较好质量的数据收集系统,以获得伤害与暴力的发生、发展、转归情况,监控和评价干预措施,监测政策目标指标的进展。

5. 干预措施　目标体系确定后,需要有一系列干预措施和对策来实现目标和指标。干预措施的选择,往往采用公认的被证明是有效的措施,但也要注意一种干预措施在一个地区非常有效,在另一个地区效果并没那么好,在高收入或者发达国家证明有效,但缺少在发展中国家使用的效果评价。除了考虑干预措施的效果以外,还应考虑干预措施的可行性、可接受性、成本效果和可测量性。符合成本效果并不是必须的,虽然一些高成本的措施更符合成本效果,但在一些低收入或者中等收入国家,低成本的措施比高成本的措施更具有可行性。与实现指标密切相关的措施,需要从基础性预防、减少直接后果和提供保障等方面来考虑,也可参照国际经验进行恰当选择,考虑干预措施的实施顺序,以达到最大的效果。

根据政策目标体系和指标,考虑干预工作的顺序和优先采取措施。针对伤害与暴力的重点问题或者优先问题的干预措施,会有很多种,在选择优先采纳的措施时,要考虑措施的针对性和有效性,包括人群对干预措施的认识、目标人群的可接受性、干预所需要资源的可得性、社会政治环境等。确定优先干预内容和措施非常重要,特别是在确定政策目标和相应干预措施后,有的利益相关者会认为干预内容太多或者一次性做不了那么多,确定首先实施的干预工作非常必要,在获得更多资源后,再实施后续更多的措施。措施的可行性和资源的可获得性非常关键,有时政策时间表或者社会压力也是一个确定优先的重要因素。一般先实施短期有效的措施,再组合实施其他措施产生长期效果,如可以先采取强制执法措施控制酒驾,然后实施摩托车头盔、安全带使用,再逐步推出儿童安全座椅、给旧车安装安全带等措施,可以较好降低道路交通事故死亡,也容易得到政府、社会各界和群众的支持和理解。确定优先实施的工作,也应预先征得各利益相关者的认同和支持。

6. 保障措施 建立责任和协调机制。在政策文本中要明确政府各部门和有关机构的责任和协调机制,明晰各部门职责,有利于政策实施。明确领导政策实施者和政策实施中各个不同机构的工作责任,特别是领导政策实施者部门负有牵头和协调责任,通常建立一些联席会议制度或者协调会议等制度,定期召开会议研究,协调各部门的工作和利益。

资源配置。政策执行需要资源,特别是人力资源;实施政策的成本也应明确按照各部门的职责和干预措施来进行划分,负领导责任的部门和权力机构应该调整预算,保证实施政策的经费需要;每项干预措施都需要资源保障,包括政策宣传贯彻和执行人员培训等的经费。一般的政策文本中很少涉及经费的具体来源,需要通过该政策的进一步沟通协调,来获得争取更多资源的支持,从而保障政策能有效实施。

7. 评估机制 政策制定的最后环节是起草政策监控和评估方案,但一般在公共政策文本中并不涉及监控和评估的具体方案,可以在政策批准后的行动计划中来落实和制定。在文本中需要明确开展中期或者终末评估,确定主持评估的机构、评估时间,对政策目标的实现情况进行一个综合的评价,建立反馈机制,进行常规的政策修订,使得政策能够更好精准实施。

(四) 政策批准

政策批准是非常重要的环节,首先需要各利益相关者的批准,随后是部门、政府的批准,并能获得来自政党、国家或者地区政府的支持。

利益相关者批准。在政策文件修订完善阶段,通过协调会议方式,让所有的利益相关者部门对政策文本的结构和内容提出意见,进行协商和修改,形成共同认可的最后版本。获得利益相关者部门的批准非常重要,可以保证政策执行能够有效,对重要的利益相关组织或者领导人,需要逐个听取意见建议,逐个获得支持同意和批准。

一项政策在立法机构或者政府正式颁布前,需要履行正式的批准程序,批准程序通常是有规定的。如果政策是政府某一部门牵头制定的,会有利于批准,容易获得政府支持和政策制定所需要的资源;如能得到更高的政府部门的批准,如果是人大批准甚至成为法律法规,那就有更好的稳定性和持续性,政策目标更容易实现,当然,政府批准过程或者立法程序通常是复杂的和耗费时间的。

伤害与暴力预防控制政策制定并没有固定的程序和方法。政策制定的过程,显得比形成最后的政策文件更重要。政策制定过程中,能确保所有合作伙伴对政策的认同和承诺是非常重要的和关键的,一些政策文件制订,往往因缺少合作伙伴的认同而被终止。伤害与暴力种类及其危险因素的复杂性,使得政策制定面临更大挑战,很多问题并没有确定的最佳途径和措施,不确定性大。一个好的伤害与暴力预防控制政策可以提升认知,达成共识,构建一个明确的共同目标,并通过有效执行来达到政策目标,减少伤害与暴力疾病负担。

三、政策执行

公共政策经批准后,就进入政策执行阶段。执行阶段是政策主体围绕政策目标,通过一系列行动来实现政策目标。政策执行者通过建立组织机构,运用各种政策资源,开展政策宣贯、社会动员、沟通协调、督导监控等行动,通过法律、行政、经济、思想引导等手段来保证政策有效执行。在政策执行中,执行机构和利益相关者要协调一致,制订共同的实施方案,统一和明确政策目的、意义和内容,明确总体目标、子目标、措施方法、适用对象、预期效果、配套政策等,保证步调一致,协同推进;要分析和了解政策执行的动力和阻力,团结政策执行的依靠者,化解阻力,实施减少阻力增加动力的策略;要善于分解目标,落实好分工和时间进度,做好规划计划,落实人财物信息资源配置,制订实现总目标的路线图;要协调好政策行动,提高执行效率,运用奖惩手段,充分调动内部和外部机构的积极性,保证政策措施和行动全面落实,以保障政策目标如期实现。

四、政策评估

政策评价是重要环节,通过评估可以判断政策是否达到预期目标和效果,做出延续政策、修订调整政策和政策终结的结论。评估标准主要包括政策效果、效率、充足性、公平性、适宜性等,并涵盖政策投入、效益、效率、回应度等方面。重点评估政策问题解决程度,对全部政策运行环节进行综合评估,可以采用专家讨论、社会调查、定量监测等方法,通常采用总量指标、强度指标、结构指标、平均指标、动态指标等来反映。

政策评估要先制订评估方案,明确评估对象和评估指标,收集有关数据资料和信息,采用定性、定量等方法进行分析对比,最终形成评估报告。由于公共政策目标的不确定性、政策影响广泛、政策效果滞后、政策活动互相影响、评价资源欠缺、资料收集困难,以及各利益相关者的影响等,往往给评估工作带来困难。因此,建立有效评估制度是非常重要的,政策评估方法值得研究探索,在政策执行阶段就建立一个较为完善的信息系统,来跟踪政策执行情况,为政策评估奠定基础,也能更好促进政策目标的实现。

本 章 要 点

1. 健康的社会决定因素非常广泛,解决健康问题,需要多部门政策支持。发达国家的经验显示通过制订公共政策来预防控制伤害与暴力是可行的和有效的。

2. 政策是一种含有目标、价值与策略的大型计划,克服障碍以实现某个既定目标。在伤害与暴力预防政策中,卫生部门要发挥领导、催化、协调、支持作用。

3. 启动政策制订过程,要开展流行病学、干预措施、政策环境、利益相关者等现状评价,提升认知水平、确认领导者、开展多部门多学科合作。

4. 政策问题分析包括构建政策问题和政策问题确定,优先政策问题可以从问题严重性和可解决性两方面排序分析确定。

5. 政策文本的主要内容包括前言、总目标和时间、指导原则、目标体系、干预措施、保障措施和评估机制。

6. 政策批准包括利益相关者批准和政府部门批准;政策执行需要执行机构和利益相关者协调一致,充分调动内部和外部积极性;政策评估是重要环节,决定政策延续、调整和终结,要建立综合和科学的政策评估机制。

（俞　敏）

参 考 文 献

［1］Dery D. Problem definition in policy analysis. Kanas University Press of Kanas,1984.

［2］Schopper D,Lormand J D,Waxweiler R. Developing policies to prevent injuries and violence:guidelines for policy-makers and planners. Geneva,World Health Organization,2006.

［3］郝模. 卫生政策学. 2 版. 北京:人民卫生出版社,2013.

［4］谢明(译). 公共政策分析导论. 4 版. 北京:中国人民大学出版社,2011.

［5］冯静. 公共政策学. 北京:北京大学出版社,2007.

［6］Lynda S D. Handbook for injury and violence prevention. Atlanta CDC/USA,2008.

第二十章

伤害与暴力防控中健康促进理论运用

随着健康促进理论和实践的不断发展,20世纪80年代,我国开始健康促进专业的建立,并逐渐参与国际相关组织倡导的健康促进活动,如联合国儿童基金会的健康教育项目、WHO的健康促进学校项目、艾滋病干预项目、预防与控制烟草项目、精神卫生项目、残疾人卫生保健项目和道路安全项目等。近年来,我国政府对健康促进的重要性认识不断提高,制定了一系列相关政策推动健康促进事业的发展。伤害和暴力是严重威胁人群健康的一个重大公共卫生问题,运用健康促进方法预防控制伤害与暴力已成为疾病预防工作发展的必然趋势。

第一节　健康促进基本理论

一、健康促进概述

(一) 健康促进概念

"健康促进"(health promotion)一词早在20世纪20年代就已出现,随着社会经济发展、城市化、全球化和老龄化,不良的生活方式和环境变化已成为许多疾病的重要危险因素,健康促进越来越受到重视,其概念也在不断发展和完善。

温斯勒早在1920年指出,健康促进就是组织社区努力针对个人开展卫生教育,完善社会机构以保证有利于维持并增进健康的生活水准。随后不同的组织和专家对该定义进行补充和完善,例如1986年美国健康促进杂志总结:健康促进是一门帮助人们改变生活方式,以达到理想健康状况的科学和艺术。提高认知、改变行为和创造支持性环境等三方面联合作用促进行为生活方式改善。三者当中,支持性环境是保持健康持续改善最大的影响因素。1995年WHO西太区办事处定义健康促进为"个人与其家庭、社区和国家一起采取措施,鼓励健康的行为,增强人们改进和处理自身健康问题的能力。"2005年,WHO曼谷会议认为健康促进是使人民能够对自身的健康及其影响因素加强控制从而改善其健康的过程。

结合我国的实践和文化背景,健康促进可定义为:充分利用法律、行政、组织手段,把健康纳入到所有的政策中,广泛动员和协调个人、家庭、学校、社区、企业、医疗卫生机构以及社会各相关部门履行各自对健康和环境的责任,共同维护和促进健康。根据该定义,健康促进的基本内涵包含了个人行为改变(健康教育)和政府行为(社会环境)改变两个方面,是一个包括卫生工作、社会工作、政府职能、环境建设、理论研究与指导等庞大的综合性系统工程。健康促进是生态学公共卫生理念,是"人人享有卫生保健"全球战略的关键要素。

我国对于健康促进的概念、作用、领域、策略、规划、实施及评价中必须遵循的指导原则等内容均借鉴了国际经验,较为充分地体现了健康促进的基本特征:一是促进健康是政府的重要职责,主体是政府,应纳入国家卫生政策和规划的组成部分;二是健康促进直接作用于影响健康的环境因素、生物因素、社会行为和卫生服务等诸多决定性因素;三是健康促进需要多学科、多部门的联动;四是健康促进涉及整个人群和社会生活的各个方面;五是健康促进强调个体、家庭、社区和各种组织积极参与;六是健康促进强调健康、环境、发展三者的整合。

(二) 健康促进原则

由于健康促进目的是让利益相关方主动参与健康维护,针对的是全人群和各种健康危险因素,所以健康促进是一项综合策略,WHO 关于健康促进的原则概述如下:

1. 以人群健康为目标,而不是着眼于个体特定的疾病。

2. 强调健康决定因素对人群健康的影响,各部门之间要密切合作。

3. 健康促进综合了各种相辅相成的方法或措施,如包括沟通、教育、立法、财政措施、组织变革、社区发展和对健康危害自发性的活动。

4. 健康促进重在参与,包括个人、组织和社会的广泛参与,需要建立高效的参与机制。

5. 健康促进是社会和政治行动,不是单纯的医疗服务,但卫生专业人员在倡导和实践健康促进中发挥重要作用。

(三) 健康促进活动的步骤

健康促进活动的计划、实施和评价可被概念化为一个框架,详见图 20-1。该框架是健康

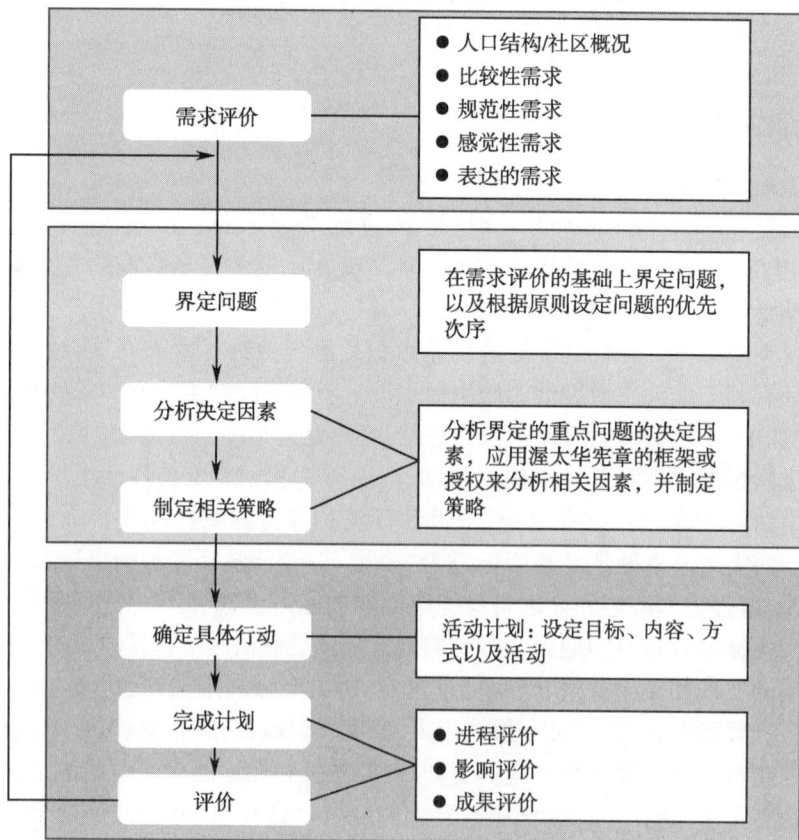

图 20-1 健康促进行动过程模式

促进规划和评价的指南,提供了一个逻辑连贯的框架结构,各模块的内容组成一个完整的整体,表明健康促进的计划、实施和评价是一个循环的过程。

二、健康决定因素

(一) 健康决定因素概述

健康决定因素是指导致健康状况变好或变坏的因素。健康决定因素非常复杂,既有生物性因素如遗传、细菌和病毒等,也有社会决定因素如经济、政治制度和文化,还有环境决定因素如住房、水和空气等。这些因素不是单独对健康产生影响,而是互相作用的,组成一个健康决定因素的网络。汉考克和帕金斯(Hancock and Perkins, 1985)发展了一个广泛接受的健康生态系统-曼德拉模式,详见图20-2。该模式在本质上是生态的,展示了人类健康与自然和社会环境之间密切相关。

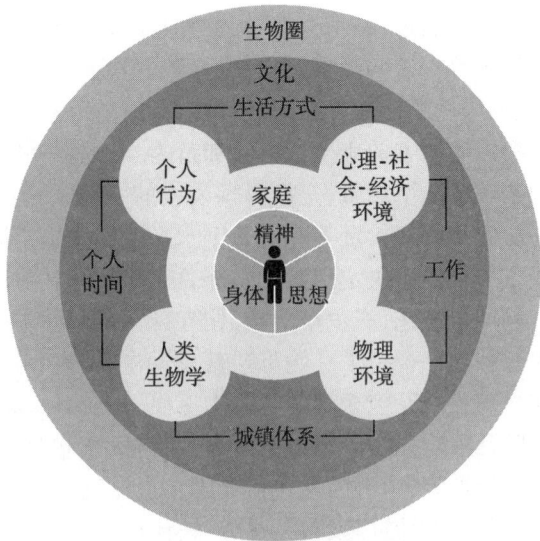

健康促进就是要解决潜在的可改变的健康决定因素——不仅涉及到个人的行为,如健康的行为和生活方式,还包括能获得适当的医疗服务和良好的社会、物理环境,如收入、教育、就业和工作条件等。

图 20-2 健康曼德拉模式

(二) 健康决定因素分类

随着医学模式的转变,对健康决定因素的认识越来越深入,分类方法也越来越多。按照健康曼德拉模式,健康决定因素可以大致分为以下四类:

1. **个体因素** 个体因素包括遗传学、生物学(细菌、病毒、寄生虫等致病微生物)、心理学、生物-遗传技术应用、行为生活方式等因素。例如影响交通伤害的个体因素有不使用安全带、超速驾驶、疲劳驾驶、酒后驾驶、分心驾驶等。老年人跌倒的个体因素包括老年人平衡功能、感觉功能、骨骼肌、中枢神经系统功能退化,导致老年人走路不稳,增加跌倒的风险。

2. **环境因素** 影响健康的环境因素主要指自然环境因素,包括居住环境、大气、气候、饮用水、土壤、住房条件、工作条件以及其他物理环境因素。这些因素与健康密切相关,例如影响老年人跌倒的自然环境因素包括照明不好、路面凹凸不平、路面障碍物、地面湿滑等。导致溺水高发的自然环境包括炎热的气候、自然水体丰富、水流湍急、没有安全的游泳场地等。

3. **社会因素** 社会学研究表明健康行为和健康结果很大程度上是由社会因素决定的。社会决定因素包括诸如教育、收入、性别、民族、宗教、职业、政治和经济。文化也是一种社会因素,包括有关的健康与健康行为的信念、价值观和行为准则。社会经济和文化因素是决定健康的根本因素,有专家甚至把它们称为健康决定因素的决定因素。2008年9月WHO发表了《健康问题的社会决定因素报告:用一代人时间弥合差距》,明确指出要提高健康水平,改善健康不公平,就要针对健康问题的社会决定因素采取行动。如大量研究表明,社会经济状况低下的人群是各种伤害的高危人群,社会经济状况是伤害发生的重要社会决定因素。

4. 健康服务因素　医疗卫生服务的决定因素包括卫生服务机构与人员数量、卫生服务技术与质量、卫生服务的价格、卫生服务的可及性、卫生服务的提供方式等。不同人群的卫生服务需求是不同的,需要以目标人群可以接受的方式来提供高质量的卫生服务,才能提高人群健康状况。例如医疗机构设置不合理,高速路附近没有医院,可能导致交通伤害的死亡率上升。

从干预的角度又可以把上述健康决定因素分为 3 个水平:下游因素、中游因素和上游因素。①下游因素:是指直接导致健康状况改变的一些因素,诸如卫生保健服务、临床治疗和疾病管理等。这些因素是人们最容易感受的因素,也是影响健康的最直接的因素。例如高血压、糖尿病的诊断、治疗和管理就是下游因素。②中游因素:是指影响健康的中间因素,例如导致慢病的不健康生活方式和行为:吸烟、酗酒、体力活动不足、不合理的膳食行为就是中游因素。③上游因素:是指影响健康的一些宏观因素,例如政府政策、经济、政治制度、全球贸易协定和健康投资等。这 3 个水平的健康决定因素不是割裂的,而是相互作用和影响的,形成了一条健康决定因素的链条,一般来说上游因素决定中游因素,中游因素决定下游因素。例如李小花,三岁小女孩,住在郊区的城中村。一天与兄弟在家外面玩,当她光脚追逐兄弟时踩到一个钉子。她母亲帮她冲洗和包扎伤口。但是伤口仍然红肿,后来一直放射到大腿。不久小花抱怨她的腹股沟疼痛,并变得虚弱。当母亲不能控制她的高烧时送往医院,但入院几天后死亡。在该案例中,下游因素包括没有及时诊断、没有及时就医、伤口没有得到科学处理等;中游因素包括赤脚在户外玩、玩耍场地不安全、缺乏外伤管理的知识、卫生服务不可及等;上游因素包括贫穷、居住环境差、性别歧视、父母文化程度低等。导致李小花因伤害而死亡的根本原因是家庭贫穷和社会经济状况低下。

三、健康促进理论

健康促进理论是从人们如何控制和提高自身健康的实践中提炼出的理性认识,是解释健康行为和指导健康促进实践的系统方法。健康促进工作的特定内容与方法决定了其理论基础必然涵盖了诸多学科领域,如社会学、行为学、传播学、教育学以及政治科学等。健康促进理论从干预的角度可以分为个体水平、人际水平和社区水平三个层次的理论。

个体水平(健康信念模式、阶段变化理论、自我效能理论)和人际水平(社会认知理论、医患关系改变理论)的健康促进理论是开展健康促进工作的基础理论。从个体水平理论扩展到社区水平理论,是健康促进理论的发展,能产生更好的干预策略选择。当然,多个水平理论的综合运用能够最大程度地促进和保护健康。

有代表性的社区水平(组织改变理论、创新扩散理论)健康促进理论寻求改变健康有关的政策和社会水平的因素,例如制定禁止酒驾的法律减少交通伤害的发生;在老年活动场地或家居环境方面制定防止跌倒的标准;制定限制烟草广告、增加烟草税收的政策。

健康促进理论众多,在实践中究竟应该使用什么理论?选择原则就是根据健康促进研究或实践工作的对象是个人、小组、组织或社区进行选择。另外,还要兼顾健康促进需要解决的问题和目标。本节将从个体、人际与社区三个水平分别介绍一些代表性的健康促进理论。

(一) 个体水平理论

1. 健康信念模式　健康信念模式(health belief model,HBM))在 20 世纪 50~60 年代由

社会心理学家提出,是健康传播领域的经典理论之一,也广泛应用于控烟、营养、锻炼、伤害等公共卫生问题的干预活动中。健康信念模式应用心理学来解释与健康有关的行为模式,是综合刺激理论和认知理论而形成的。该模式认为人们采取健康相关行为是他们的心理活动(包括认知、态度和信念)的结果,当他们认为推荐的措施能避免不良的健康状况,而且自己能成功地采取推荐的措施时,他们就会采纳并实施这些行为。在健康信念模式中,健康行为的采纳与下列因素有关:

(1) 对疾病威胁的认识:认识到疾病的严重危害性(死亡、痛苦等)和社会后果(失业、影响家庭生活等)。当相信自身对疾病有易感性和疾病严重性之后,个体才会感到疾病对自身的威胁,进而可能采取健康行为。个体对疾病易感性和疾病严重性的评价越高,采纳健康行为的可能性越大。

(2) 对健康行为的益处和障碍的认识:对健康行为益处的认识指个体相信采纳健康行为确实有好处,如相信使用安全带可以降低交通伤害的严重程度;对健康行为障碍的认知指个体认识到采纳健康行为中还面临着一些障碍,如时间花费、经济负担等,并找出对应的克服办法。对健康行为益处的信念越强,采纳健康行为的障碍越小,个体采纳健康行为的可能性越大。

(3) 对自我效能的认知:自我效能即正确评价和判断自己的能力,通过自身的实践,或是他人的实践经验,或是接受他人的指导,相信自己有能力改变不健康的行为并获得预期的结果。

按照健康信念模式,人们要改变行为生活方式,首先必须认识到现在的行为生活方式具有威胁和严重性;然后,相信改变特定的行为生活方式会获得好处,并对存在的种种障碍有思想准备,且想办法克服;最后,感到自己有能力做出行为的改变。

健康信念模式理论在健康促进中得到广泛的应用,理论得到不断的充实、完善。近年发展起来的保护动机理论是在健康信念模式基础上增加了两个抵御健康相关行为改善的因素:内部回报和外部回报,以便更好地解释健康相关行为。内部回报是指实施健康行为所带来的主观的愉快感受,如吸烟所致快感。外部回报是指实施有害健康行为所带来的某种客观"好处",如吸烟所致交往便利。健康教育实践中必须充分考虑这两个基本因素对行为改变的影响。

2. 阶段变化理论　阶段变化理论(the transtheoretical model,stage of change,TTM),指通过对变化的阶段分析,整合出行为改变的过程和其中的一些主要规则。该理论是在对心理学和行为变化的主要理论进行比较研究的基础上提出来的。

该理论最初适用于戒烟行为,但它很快就被广泛应用于酒精及物质滥用、饮食失调及肥胖、高脂肪饮食预防等方面,并被证明是有效的。该理论认为,人的行为改变必须经过几个阶段,这是一个完整的心理发展过程。处于不同的行为改变阶段,人们有不同的心理需要,健康教育应针对其需要提供不同的干预,以促使干预对象向成功采纳健康行为的下一阶段转变。行为改变的心理发展过程可分解为 5 个阶段,其每一阶段的心理特点和相应的干预策略概要归纳如下:

第一阶段:没有准备的阶段;对问题尚无了解,毫无思想准备。提供信息,提高认识。

第二阶段:犹豫不决阶段;意识到问题,引起关注但犹豫不决。提高认识,激发动机。

第三阶段:准备阶段;形成态度,作出承诺。提供方法,鼓励尝试,环境支持。

第四阶段:行动阶段;已经采取新的行为。支持鼓励,加以强化,环境支持。

第五阶段:维持阶段;已经巩固新行为。继续支持,不断强化,预防复发。

阶段变化理论与健康信念模式不同,阶段变化理论是从一个动态的过程来描述人们的行为变化,而健康信念模式则是从行为诱发因素的角度来研究行为变化。阶段变化理论最突出的特点是强调了个人和群体的需求来确定健康促进策略的必要性。该模式除了重视变化过程外,还重视对特殊人群的需求进行了解。该理论还特别强调应选择适宜的项目以满足人们真正的需求和适合各种人的具体情况,不要企图同一个策略适用于所有人。

该理论不仅提出了制定有效干预措施的方法,还提供了一种合适的干预策略。为了帮助人们克服可能碰到的障碍,应当使他们清楚,行为改变出现反复也是正常的现象。由于该理论指明了行为改变的阶段性,项目设计者在做计划时会感到它非常实用。

（二）人际水平理论

1. 社会认知理论 社会认知理论(social cognitive theory,SCT)阐释了健康行为改变的社会心理学机制及促进行为改变的方法。它强调人们怎么想、想什么对行为改变的影响。社会认知理论作为一个实用的理论框架,主要用于帮助解释人类复杂行为的获得过程,已被广泛用于设计、实施改变健康行为的干预项目中。社会认知理论对行为的解释和指导,基于以下几个基本假设或观点。

假设一:人们能通过观察别人来学习,即人们能进行观察学习。例如,在高速公路上,后面的司机看到前面的司机超速,也跟着超速。

假设二:学习是一个内在的过程,这个过程可能改变行为,也可能不改变行为。例如,我们经常通过电视、电影学习到的一些东西,但这些东西并没有改变我们的行为。在这种情况下,我们懂得有关知识但我们并不那样做。最典型的情况是,我们知道吸烟对健康的危害,但我们仍然不戒烟。

假设三:人的行为都是指向一个特定的目标。例如,我们进行锻炼要设定自己的目标;改变饮食有自己的目标;选修某门课程也有自己的目标。

假设四:行为最终都能由本人进行自我调节,即变为自我调节的行为。所谓自我调节的行为,是指个体为了实现自己的目标而自行开始、自行监测及自行评价的行为。社会认知理论相信,人们能设定自己的目标和标准,并能学会控制自己的学习过程和行为。

假设五:强化和惩罚对行为改变既有直接作用也有间接作用。这是因为人的信念会影响强化因素对行为的改变作用。例如,在对强化因素的经历和体会的基础上形成的预期对行为的影响要强于目前强化因素对行为的直接作用。

综合以上五大假设,Bandura认为人类在其发展和行为改变中的作用是能进行自我组织、主动参与、自我反省、自我调节的,而不是被动接受外部环境的影响或受隐蔽的内在刺激所驱动。

由于同时考虑到环境、个体和行为3方面,社会认知理论为设计和实施综合性行为改变项目提供了一个理想的理论框架。已有大量研究表明以该理论框架作为指导来进行行为的综合干预,效果比较好。

2. 社会网络理论 社会网络理论认为行为并不是个体层面的现象,而是被关系网络所影响。社会网络是一种研究社会结构的理论和方法,它将个人或组织视为"节点",将这些人或组织之间的联系视为"线",这些点和线形成了一个个网络状的结构。在健康传播领域,个体采取健康行为的关键是其所处的广泛的社会网络的范围和特征,以及其中作为参照的人;健康行为规范是通过社会网络确立并且被社会网络所影响的。

健康传播在研究层次上一直偏向于对个体传播的研究,而对社会网络的关注不够。在渠道层面也偏重于对一些"正式"的渠道如电视报纸等大众媒体的研究,对如家庭内部沟通的人际传播的关注不够。而社会网络理论通过强调人际传播和社会网络的作用,为健康传播研究带来了新的视角。早期研究者关注的焦点是"社会支持与健康",利用社会网络分析的方法从社会支持的数量和质量方面研究社会支持对身心健康的影响,例如:在社会支持的数量中,支持网中有无配偶与老年人的生活满意度和身体状况都有显著关系,子女的数量与生活满意度有关。在社会支持的质量方面,关系强度与老年人的生活满意度有正向关系,网络资本中网络成员经济收入的平均水平与生活满意度和身体状况均有显著关系。在所有因素中,影响最大的是网络的变化,失去网络成员对老年人身心状况的负面影响超过了其他任何一个变量的影响。近年来,研究者开始将社会网络作为一种与社会支持相独立的因素分析其对健康的影响,即"社会网络"作为一种结构性背景对身心健康的影响。

(三) 群体水平理论

1. 组织改变模式　组织是一个复杂和多层的社会系统,由人员、资源和特定的文化等要素构成。组织的改变可能在组织内的多个层面上进行。为了促进健康,对于政策和环境支持往往要求进行必要的组织层面的改变。有许多组织改变理论,其中有 3 个对公共卫生的干预颇为重要,即阶段理论、组织发展理论和组织间关系理论。

组织改变的阶段理论解释了组织如何创造出新的目标、项目、技术和观点。该理论之所以被称为阶段理论是因为其认为组织的创新要经历一系列的步骤或阶段,为了创新的发展和成熟,在每个阶段都需要一套相应的策略。在其中某个阶段有效地策略可能并不适用于另一个阶段,从而使创新无法发生。因此,要成功地运用阶段理论,必须对一项创新目前所处的发展阶段进行准确的评价,并根据这个特定的阶段的特点选定相应的策略。

组织发展是指通过应用行为科学理论来改善组织工作的有效性。组织发展具有双重目标:提高组织的性能和提高工作质量。这两个目标是通过对组织的运作过程、结构及其工作人员的行为进行干预来达到的。干预通常由一名管理阶层雇佣的组织发展外部专家发起,该外部专家执行一系列的策略来帮助组织诊断,评价和解决所存在的问题。

组织关系理论着重研究各个组织如何共同协作的一种组织理论。随着卫生问题和社会问题,经济和政治因素的复杂化以及竞争加剧等环境因素的影响,各个组织之间开始通过加强联系来适应形势的发展。例如,基层社区组织联合起来抵抗资源浪费,医院形成联合体来减少竞争和增强对技术快速创新的应对能力。并且,社区内部主要组织的动员和参与会促使整个社区参与到改变项目中去。要形成和维持上述的组织间关系很难,因此往往需要外部的专家加以协调。

组织改变对健康促进的研究和实践具有重要意义,原因如下:①新的健康促进项目往往都在组织的范围内发生和实施,例如,教育行政管理部门对其辖区内中小学生发起的预防溺水项目;②组织可以经常性地采纳和实施新的健康促进政策,例如,卫生行政管理部门可在系统内部开展预防酒(醉)驾的政策;③如果健康促进实践人员想要成功地发起和实施新的项目,服务和政策,从而使组织发生改变,通常必须在组织范围内进行;④社区中的各个组织越来越多的通过协作来达到单个组织无法完成的目标。在上述的种种情况下,如果健康促进实践者理解了组织改变的原则,并能掌握分析和协调这些改变的技能和工具,健康促进活动成功的可能性就会更大。

组织改变理论还没有在健康促进或公共卫生项目中充分发挥作用,这可能是由于个体改变理论较组织改变理论发展更为完善,因而健康促进还主要依赖于较完善的个体改变社会心理学理论;也可能是因为健康促进的研究者和实践者相信个体只有在具备了正确的认识、价值观、技能、信念,协助和支持才能采取所倡导的健康行为;也可能是因为考虑到组织关系会使需求评价,项目的计划,实施和评价更加复杂,从而需要更多的时间和财力的投入,所以研究者和实践者不愿意对这些因素加以考虑;也有可能是由于研究者和实践者本身接受组织改变有关理论培训不够。

2. 创新扩散理论 创新扩散研究起源于农业社会学,早期应用于新的农业技术在农民间扩散情况的调查。随后,创新扩散理论便在医学领域得到应用,如:①计划生育方法或保健创新,采用者是客户或患者;②医学新技术或其他新闻医疗观念,采用者是医生或其他专业保健人员。

在健康传播领域,创新扩散理论认为,人们在社会网络中通过媒体接触新观点的程度会决定人们采纳新的健康行为的速度,他们会经历知晓、兴趣、评价、试验、最终采纳几个阶段。当人们从他们所尊敬的人那里听到其对新行为的积极评价时,人们最有可能采纳该项行为。创新不仅可以是一种个人的行为(系汽车安全带,安全座椅、戒烟等),也可以是一种组织改变或一个健康项目。健康项目创新时往往涉及组织的改变,这时,创新扩散的程度便取决于实施新健康项数目的多少。

健康促进的创新发展从基础研究和验证假设开始,而最终在实际场所验证。扩散理论的核心部分在于将创新发展从研究和发展场所转移到实际场所来表现创新的成功与否。在创新扩散的过程中,存在很多障碍,经过大量的努力后,仍然有许多健康促进的创新被束之高阁,这说明健康促进创新扩散过程中所存在的许多障碍没被解决。要获得有效的创新和成功的扩散,可以通过采用一些策略来弥合创新发展与扩散之间存在的鸿沟,其中的策略之一是联合创新发展与扩散,这种方法的关键在于其依赖于目标人群积极参与到过程中的各个方面。连接方法(Linkage approach)是一种能同时加强创新发展和扩散过程的用于弥合健康促进成果与扩散之间鸿沟的方法,这种方法将3个独立却相互作用的体系融合为一个总的体系模式。创新的扩散过程一般可分为以下5个阶段:

(1)创新发展:这个阶段包括从新思想最初萌生到发展和产生过程中所有相关的决定和活动。在该阶段,应该在识别创新的目标人群,进一步发展创新,为创新的设计表达提供信息和反馈等方面发挥主要作用。另外,这个阶段中的关键内容还包括进一步发展促进策略和产品设计。社会市场学技术对实践者进行上述工作内容大有帮助。

(2)散播:将知识从资源体系向用户体系传送的积极方法。要进行知识的扩散,必须识别能将创新扩散到目标人群的最有效的正式与非正式扩散渠道。例如,在进行社区预防犬咬伤活动时,可以通过公共卫生服务机构发布正式通知的正式渠道,也可以通过在社区活动中通知的非正式渠道。

(3)采纳:是指目标人群对创新的接受。为了达到较好的效果,需要将目标人群按照其特征识别为不同的亚组。要考虑的内容包括:目标人群的需求:他们目前的态度和价值观;他们对创新可能做出的反映;能促使其采纳创新的因素;可促使他们改变现有的行为和采纳新行为的方法;阻碍其采纳创新的障碍;克服这些障碍的方法。

(4)实施:是指项目开始在实践中应用。这个阶段重点要增强采纳者的自觉效能和技能,并鼓励对创新进行试验。连接方法可以通过提供培训,解决出现的问题和解答问题,在这个阶段发挥重要作用。

（5）维持：是指创新在实践中得到持续实施和应用。很多原因可以造成项目的中止,解决造成项目中止的问题和鼓励项目的可持续发展是对公共卫生工作者的挑战。

无论是在哪个层面上(个体,社会或组织)进行创新扩散,都涉及改变。小组水平上,采纳和实施一项健康促进项目往往涉及降低危险因素或促进健康行为生活方式的改变;在组织层面上,例如工作场所,学校和医疗机构,成功的创新扩散应该通过项目形式,涉及政策和规章制度与相应的人事制度的改革。在更广义上的社区或社会层面上,扩散过程涉及大众媒体的参与,需要得到政府、政策法规的支持。另外,还需要一系列个体和场所层面活动的协作。由于创新扩散涉及多层面、多场所的改变,因此,成功的创新扩散必须应用多种模式和理论。用于解释和指导个体或小组水平上的改变理论模式,如社会学习理论和计划行为理论,都有助于理解组织水平上的改变和扩散过程。

创新扩散模式强调了新的健康行为总是借助社会网络来传播,而一些关键的群体和个人会在传播中发挥更重要的作用。因此,哪类信源和渠道是人们在获取健康信息时最有影响力的,也是健康干预关注的问题。近年的溺水防控等健康促进项目发现,微信已经是中国居民日常接触健康信息最主要的渠道,分析微信在健康传播中起到了什么作用十分必要。

第二节　健康促进策略和行动纲领

一、健康促进行动纲领

1986 年,在加拿大渥太华召开的第一届国际健康促进大会首次提出了健康促进的定义、五个行动纲领和三大基本策略。随后在澳大利亚阿德雷德(1988 年)、瑞典松兹瓦尔(1991 年)、雅加达(1997 年)、墨西哥的墨西哥城(2000 年)、泰国曼谷(2005 年)、肯尼亚内罗毕(2009 年)、芬兰赫尔辛基(2013 年)、中国上海(2016 年),一系列全球健康促进会议为健康促进提供了指导和方向,并为处理健康决定因素从而实现人人享有卫生保健夯实了基础。

我国面对新时代卫生与健康工作的新形势和新问题,提出了"将健康融入所有政策,人民共建共享"的策略,倡导健康优先、健康促进先行。《渥太华宪章》提出的健康促进五大行动纲领对健康中国建设具有重要的指导意义。五大行动纲领分别为制定健康的公共政策,建立健康支持性环境,强化社区行动,发展个人健康技能,调整卫生服务方向。下面逐一介绍五大行动纲领的具体内容:

(一) 建立有益健康的公共政策

人们已意识到仅通过行为途径为促进健康是不够的,还必须制定行之有效的健康公共政策,动员一切积极因素,通过确保更安全和更健康的产品和服务、更健康的公共服务和更清洁、更友善的环境,预防疾病和伤害,提高健康水平。

健康促进的政策是由多方面的因素组成,包括政策、法规、财政、税收和组织改变等,而政策是针对所有部门。健康促进明确要求非卫生部门实行健康促进政策,目的就是要使社区居民容易作出更有利于健康的选择。例如在道路交通安全方面道路管理、保险、警察、卫生、汽车制造、地方政府以及其他部门大力合作,加强道路安全立法和政策,对酒后驾驶、安全带使用和超速立法;同时加强措施发现道路上的不安全行为:摄像机,呼气随机抽查。

(二) 创造支持性环境

健康促进必须创设一种对健康更加支持的环境,必须是安全、满意和愉快的环境条件,应注重系统地评价环境对健康及健康相关行为的影响,通过政策倡导社会多部门和社区群体提出有针对性的策略,保证自然环境和社会环境的健康发展,合理开发并充分利用社区资源。例如在道路交通安全方面:①改善道路设计和建设;②改善道路照明和管理系统;③改善汽车安全设计;④大众媒体运动改变社会上对某些行为的态度;⑤提供低酒精含量的替代品等。

（三）加强社区行动

针对社区存在的主要公共卫生问题以加强社区行动。增强社区建立优先次序、作出决策和规划以及实施策略的能力以达到更好的健康状态。健康促进工作通过具体有效的社区行动,发现社区现存的和潜在的健康问题、明确社区的健康目标并确定优先项目,进而作出决策,发动社区力量,挖掘社区资源,积极有效地提升社区群众参与卫生保健计划制订和实施的积极性和责任感,实现社区健康与发展目标,以及社区和个人赋权。例如在道路交通安全方面可以建立社区道路安全委员会,游说改善公共交通,在社区建立安全慢跑道、步行道、自行车道等。

（四）增强个人技能

个人技能包括基本的健康知识、疾病预防、自我保健技能、自我健康维护和家庭健康管理能力、保护环境与节约资源的意识,维护公众健康与安全的意识和能力等。鼓励个体不断学习是实现个体有效地维护自身的健康和其生存环境的途径。通过提供健康信息和健康教育去发展个人技能,使得他们能够去练习更多地控制自己的健康与环境,并作出更好的选择以改善健康状态。例如在道路交通安全方面可以通过加强中小学生自行车安全教育、设立学校和社区控制饮酒项目,以及计算机交互式模拟训练提高驾驶技能等。

（五）调整卫生服务的方向

调整卫生服务方向极为重要,医疗卫生部门必须超越其提供就诊和治疗服务方面的责任,将健康促进和疾病的预防作为卫生服务模式的一部分,缩短卫生投入及资源配置与人群健康需求之间的差距,是适应人类健康发展和社会平稳进步的根本保障。例如在道路交通安全方面可以发展对道路伤害救治的更快和有效的反应,提出道路安全的措施,道路伤害救治人员参加媒体活动提高居民对酒后驾驶和超速危害的认识。

二、健康促进策略

《渥太华宪章》还提出了健康促进的三大基本策略,分别为倡导、赋权和协调。

倡导是指通过领导人、政策制定者、决策人、大众媒体、专业人员、影视明星等具有社会影响力的个人和机构,对某个健康理念、健康信息进行宣传、示范或推荐,从而被大众所接受和实践的过程。倡导的目标是形成能被大家所共同遵守的社会规范,成为人们共同的价值观,形成健康文化。

赋权是指通过开展健康传播,使人们具有科学的健康知识和理念、健康技能,具有正确的健康信念,能够有效管理健康决定因素,能够做出有益于健康的决定,即具备健康素养。赋权包括提高三方面的品质:一是自我效能,自己成功采取行为完成影响自我健康任务所需技能和信心;二是持续性,控制自己生活和决策的信心;三是自尊,珍惜自我价值的能力。所以,赋权的目标是提高人们的健康素养水平。

协调是指通过调整政策、机构、团体和个人的资源,形成跨部门、跨领域、跨地域的联合行动,共同努力,消除有害于健康的社会和环境因素,保护和促进健康。协调的目标是形成和履行高度的政治承诺。

这些策略不是孤立的,在具体项目中要针对不同水平的健康决定因素采取综合策略,才能起到事半功倍的效果。一般来说,针对个体的不良生活方式和行为,常常通过健康传播赋权,提高个体的知识、信念和技能,从而采取健康的生活方式和行为,这种层次的健康促进称为初级健康促进。要想在社区层面提高健康水平,除了针对个体的健康教育外,需要运用协调等策略,推动社区主动参与和发展,这叫作中级健康促进。高级健康促进主要通过倡导针对影响健康的社会决定因素采取法律、政策、体制和经济等一系列手段,改变价值观和文化习俗,从根本上改变健康不公平现象。在改善和保护健康的健康促进活动中,必须使个体、社区及相关部门等利益相关者之间协调一致,组成强大的联盟和社会支持体系,共同协作实现健康目标。下面将结合三个水平的健康促进介绍健康促进策略。

(一) 初级健康促进

健康促进是一个连续的过程,初级健康促进主要面向个体和人际水平层面,该层面的理论基础是:行为是由认知调节的;认知只是行为改变的必要条件,但不是充分条件;知觉、动机、技能和社会环境对行为有重要的影响。因此,在健康信念模式、阶段改变理论、社会认知理论、合理行动理论等指导下,通过赋权的策略,授予公众正确的健康观念、科学的知识和可行的技能,获得控制那些影响自己健康的有关决策和行动的能力。

自第一届世界健康促进大会发表的《渥太华宪章》中引入赋权(empowerment)概念以来,赋权已成为健康促进领域公认的核心策略之一。健康促进中的赋权是指使人们获得控制影响其生活和健康影响因素的能力的过程。健康促进强调2个赋权,即个人赋权和社区赋权。个人赋权又称心理赋权,主要是指个人对其生活和健康的决策和控制能力,包括树立自信心或自我价值感、促进自尊、发展应对能力或提高个人技能以对健康相关问题作出抉择。赋权有利于个人健康和幸福,自我效能、自尊、团队意识、控制感和知识水平的提高都是已被证明的赋权结果。社区赋权是使个体参与到集体行动中来,以在社区中获得对健康和生活质量更大的影响力和控制力。社区赋权的概念与《渥太华宪章》中社区健康行动的定义密切相关。在一个已获得赋权的社区里,个人和组织共同努力,应用他们的技能和资源,来解决健康优先问题,并满足各自的健康需求。通过这种参与方式,个人和组织在社区中为健康问题提供社会支持,解决社区内部冲突,从而不断提高影响和掌控社区中影响健康的决定因素的能力。

赋权增能理论倡导采用参与式方法,进行健康促进干预活动,参与式方法是"赋权增能策略的支柱"。赋权增能的干预方法是助人关系建立在合作信任和分享权力基础之上,积极引导个人或组织参与改变的过程,传授具体的技巧,使用互助、自助或支持群体,在助人关系中体验个人权力感。

研究证实赋权增能是结合个人努力、社区支持和组织成效的结果,而不同的情境和大环境背景可能会根本地改变运动路线。该模式的第一步是鼓动发起创新改革,第二步开始集体行动,第三步开展有组织的运动,第四步制度化。

伤害与暴力防控中个人赋权增能过程包括通过健康知识的传播和健康技能的培训,增强个人识别伤害与暴力的能力、利用现有的健康政策和卫生服务资源的能力,规划关键目标和解决问题的策略以及达到自我决定的目标。社区层面的赋权增能包括刺激社区居民参与决策、分享责任和发展技能,并与利益相关方都可以积极地参与到决策、解决问题的行动和评价过程中,这种参与对于成功实施项目并使其能够可持续的发展是必不可少的方式。

赋权增能的内涵与策略因文化、社会和人群不同而变化,因此需要因地制宜采取策略和行动。很多研究都分析了赋权增能的多个层面,获得心理赋权使人们具有自我效能并能够控制自己的生活,获得组织赋权增能使机构具有影响能力进而发生改变,已被赋权增能的社区具有改变实际环境的能力。赋权增能不是一个独立的策略,是综合性方法的一部分,它促使决策者改进体制或修订法律以促进社区参与。

(二) 中级健康促进

在初级健康促进的基础上,中级健康促进主要面向群体和社区层面。社区参与是疾病预防控制项目成功和可持续发展的唯一方法。社区应该是疾病预防控制项目的全天候伙伴,包括需求确定,优先项目的选择,计划的制定,项目的实施和评价。因此,在传播理论、创新发散理论、社区组织模式等指导下,根据健康问题的性质和社区的类型来确定适宜的社区参与模式(社区发展、社区协作、社区为基础的干预),通过赋权和协调的策略,可以改变社区内的规范和价值观,创造有益于健康的社区文化;增强人们对自身健康的责任感;增强项目的相关性、恰当性和持续性;社区有限的资源得到合理充分的分配和协调。

1986 年第一届国际健康促进大会发表的《渥太华宣言》中,将"加强社区行动"列为健康促进五项领域之一。1997 年国际健康促进大会进一步申明了社区参与的重要性,并将社区列为健康促进的优先领域,阐明健康促进的核心是把社会的健康目标转化为社会的行动。由此可见,健康促进的重点在社区。

社区是由一定数量,具有共同意识、相同习俗和社会规范的社会群体结合而成的生活共同体。在我国社区卫生服务中,城市社区是指街道、居民小区。在慢性病和伤害与暴力干预中我们常指的社区是居民社区,此外还有特殊的社区如学校、工作单位、医院等。社区人群的健康状态是各种因素综合作用的结果,社区的生态环境、基础卫生设施、邻里和睦程度等都不同程度地影响着社区的健康。社区居民由于受教育的程度、社会地位、生活习惯的不同,受到健康危险因素的影响。

社区健康促进是指通过健康教育和环境支持改变个体和群体行为、生活方式与社会影响,降低本地区发病率和死亡率,为提高社区居民生活质量和文明素质而进行的活动。社区健康干预有如下主要特点:

(1) 一体化:社区一体化干预主要包括以下含义:由于伤害与暴力具有共同的危险因子,所以同一干预手段可预防多种伤害与暴力;一级、二级和三级预防相结合;采用多种策略;社会多部门参与。

(2) 强调社区的参与和增强社区自身发展的能力。

(3) 不同社会和文化背景的阶层共同受益。

社区健康干预必须依赖现有的社区组织,得到社区的广泛支持才能够得以顺利地实施。社区参与是开展以社区为基础的健康促进的基础,社区全科医疗须把提高社区参与能力作为重点。社区参与的方法主要包括如下几个方面:

(1) 社区把防治工作看成是自身的需求;

(2) 社区的健康问题要通过组织自身的力量加以解决,社区中广泛和永久性的改变最终只能通过现有的社区结构来完成;

(3) 尽力改变整个组织来影响个人的行为;

(4) 不断增强社区自身发展的能力;

(5) 干预计划要融合到当地服务机构和社会组织中,社区通过干预计划的执行促进社区组织的重组。

做好社区健康促进工作必须依据一条基本原则,即尊重社区的价值观念、知识、文化和决策,努力促进社区参与,提高社区能力并对社区赋权,这项工作不仅要得到政府的支持,而且要在社区居民的积极参与下,并且充分发挥出社区自身能力才能得到顺利完成。同时,也要取得社会其他部门的帮助,向其他行业和部门"推销"这种健康的共同目标是我们共同的责任,使他们明白,在为他们的社区任务工作的同时,还能促进更健康的生活。总之,只有在多部门、多行业的共同支持下,社区健康促进才能开展并持续下去。

社区健康促进的内涵应体现在以下几方面:

(1) 社区健康促进的工作主体不仅仅是社区卫生服务机构及其他卫生部门,而应是政府各部门的核心义务和职责;

(2) 社区健康促进涉及整体人群健康和生活的各个方面,而非仅限于伤害与暴力的预防;

(3) 社区健康促进直接作用于影响社区居民健康的因素,包括生物遗传因素、环境、行为与生活方式以及卫生服务政策和资源等;

(4) 社区健康促进是跨学科、跨部门,综合运用多种手段来增进社区群众的健康;

(5) 社区健康促进强调社区群众积极地参与健康促进活动的全过程;

(6) 社区健康促进是建立在大众健康生态学基础上的,强调健康-环境-发展三者合一的活动。

(三) 高级健康促进

高级健康促进主要目标是"将健康融入所有政策",也是 2016 年 8 月召开的全国卫生与健康大会确定的我国新时期卫生与健康工作六项方针之一。科学、规范、有效地开展健康促进工作,须在全社会继续通过倡导的策略"把健康融入所有政策"的理念,建立党委领导、政府负责、部门合作共建共享的全民健康素养促进长效机制和工作体系,加快转变健康领域发展方式,全方位、全周期维护和保障人民健康,大幅提高健康水平,显著改善健康公平,实现"共建共享、全民健康"。

促进健康的公共政策,是指由国家和当地政策制定的法令、条例,以及部门和单位制定的制度、规章和规范,用以保护对健康起重要作用的经济和社会环境条件。健康公共政策的制定和实践反映了经济、政治、社会背景和占主导地位的政治、社会观点对健康的深刻影响。健康公共政策的内涵应体现在以下几方面:

(1) 目的是创造支持性环境,以使人们能够拥有更安全、更健康的商品供应和服务、更健康的公共服务,和在更清洁、更愉悦的环境里健康地生活并教育和引导人们,使健康生活方式的意愿成为可行的选择。其特点是明确所有的政策领域必须考虑到健康与平等,对健康负有责任。

(2) 目标是创造良好的生活环境,引导人们建立健康的生活方式。公共政策涵盖了社会生活的方方面面,它通过改变物质环境、社会经济环境来影响个体的行为方式,以改善人们的健康状况,提高生活质量。

(3) 制定实质是一种政治行为。制定健康公共政策的目的,并非是使健康成为公共政策的唯一目标,而是在政策议程上,将健康提高到新的高度。

(4) 健康公共政策是确保健康先决条件存在的关键性机制。这些先决条件包括工作、和平、教育、社会公正和平等。所制定的政策应保证民众对健康的选择权,还应具有可操作性,并能创造增进健康的社会环境和自然环境。除卫生部门外,农业、贸易、教育、工业、交通等有关部门都有必要把健康作为政策形成过程中的重要要素加以研究,对其制定的政策决定所带来的健康后果负责,并把健康和经济的发展一视同仁。

健康是社会发展的核心,所以,政府在制定政策时,首先应考虑的是这项政策的出台是否有利于健康,在都有利于健康的政策当中,首先应考虑哪项政策对健康影响面最广和影响度最大。促进健康的公共政策阐明了影响健康的复杂社会因素和这些因素之间的关系。它明确了:

(1) 公共卫生问题总是受多种因素影响,而且涉及多个部门的利益。如,控制酒后驾车问题,涉及公安、卫生、酒类生产企业、销售等多个部门。

(2) 健康公共政策的制定和实施,需要商业、工业、志愿者组织等多系统的协调与支持。如环境污染和控制吸烟等,已不再局限于地区或国家范围内,而逐渐成为全球性问题,必须通过全球共同努力来解决。

第三节　健康促进在伤害与暴力防控中的应用案例

伤害与暴力是世界各国面临的重大公共卫生问题。根据 WHO 估计,每年有 500 万人死于伤害与暴力,每年 1 500 万人因伤害遗留不同程度的功能障碍,800 万人终生残疾。在 15~44 岁的人群中,伤害是死亡和发病的首要原因之一。中国每年至少有 3 亿人发生 1 次以上伤害,每年伤害死亡人数约为 70 万~80 万,110 万人遗留终生残疾。每年伤害的医疗费用和因伤害误工的总负担为 1 343 亿元。因此,伤害与暴力是严重危害我国人群健康的重大公共卫生问题。下面将通过一个溺水防控案例把前面的健康促进的策略、行动纲领以及活动步骤结合在一起进行介绍。

首先介绍一下该溺水案例基本情况:某县位于某省东部,丘陵地带,夏季 6~9 月平均温度为 29℃。2017 年死亡率 6.5/1 000,伤害死亡率为 65/10 万,是第四位的死亡原因,其中溺水死亡率 16.7/10 万(<15 岁),是伤害死亡的第一位原因。该县 151 所小学和初中,有 35 119 个学生,2016 年有 5 个中小学生因溺水死亡,6.25%中小学生发生非致死性溺水。溺水是危害该县青少年健康和生命的重大公共卫生问题,为了降低中小学生溺水的发生率,拟在该县开展预防溺水健康促进活动。

第一步:开展需求评价

1. 明确需求评价目的　①通过对该县基本情况的了解,提供制定预防溺水健康促进计划的基础信息;②通过对该县政府和居民溺水防控需求的调查,提高相关人员溺水防控的意识;③通过对该县进行态势分析(SWOT 分析),寻找该社区可利用的资源、有利条件和不利条件;④促进该县相关部门积极参与溺水防控,保证健康促进项目的成功实施。

2. 成立需求评价指导委员会　为了更好地开展需求评价,提高溺水健康促进项目的组织领导,成立包括政府官员、教育部门、卫生部门、水利部门、老师、学生代表、医生、校医、保险公司、社区代表等组成的指导委员会。

3. 开展需求评价

(1) 社区概况调查:通过访谈或其他方式收集该县水文、地理、气象和社会经济资料,了解该县与溺水相关的资源,具体情况见表 20-1。

表 20-1　社区概况调查表

数据类型	需求类型	资料收集方法	资料来源
人口资料(人口数量,年龄分布,性别比,社会经济环境,文化程度,职业)	比较	二手数据	教育部门
健康状况(疾病模式,非致死性溺水)	比较	二手数据、专题调查	CDC、保险、学校
社区情况[住房情况,社会结构,环境特点(自然水体、游泳池)]	表达	观察、访谈	社区环境、关键人物
社区组织(领导类型,学校情况,交流渠道,社会网络,社区凝聚力)	比较	访谈	关键人物
学校教育(急救服务,社区设施和资源,卫生服务)	表达	访谈	关键人物

（2）社区咨询:通过对该县溺水相关的各方面人物的深入访谈和焦点小组访谈,或者深入现场进行调查,了解该县关键人物对溺水防控的态度和支持力度,为下一步制定溺水健康促进活动计划积累数据,见表 20-2。

表 20-2　社区咨询情况表

参与人员	社区的看法	资料收集方法	需求类型
政府官员	政策制定,资源分配 领导支持,社区基础设施建设	深入访谈	感觉需求
老师	伤害情况,安全教育 高危行为,急救知识, 干预活动	焦点小组	感觉需求
学生	交通伤害经历,步行违规行为, 交通伤害预防	焦点小组	感觉需求
医生和校医	交通伤害情况,急救技能, 交通事故	深入访谈	感觉需求
保险公司	交通事故,交通伤害预防, 交通伤害保险,交通伤害重要性	深入访谈	感觉需求
社区代表	社区环境,交通事故,事故原因,伤害 干预	焦点小组 社区论坛	感觉需求

（3）社区分析:通过个人访谈、焦点小组访谈等方法收集该县相关资料,然后通过 SWOT 分析该县在溺水预防控制领域的优势和劣势,具体内容见表 20-3。

表 20-3　社区 SWOT 分析表

收集数据	内部分析		资料收集方法	资料来源
	优势	劣势		
政治和经济环境(领导支持,政策制定,良好的工作关系,经济水平,伤害控制经费)	是	否	个人深入访谈	领导

续表

收集数据	内部分析		资料收集方法	资料来源
	优势	劣势		
物理环境			焦点小组	社区代表
自然水体	少	多		
学校和家的位置	远	近		
炎热而且很长的夏季	否	是		
信息交流(准确的信息,有效的交流方法,急救知识和技能)	是	否	焦点小组	卫生工作者老师、社区居民
资源(良好的卫生服务,游泳池数目,社区参与,志愿组织)	是	否	深入访谈	卫生工作者社区领导
网络(社区咨询,社区凝聚力,社区信息和俱乐部)	是	否	深入访谈	社区领导

(4)学生溺水调查:通过流行病学调查,收集中小学生非致死性溺水发生情况和危险因素,同时通过收集死因监测和医院相关数据,了解溺水急救和死亡情况。

(5)整理分析资料:通过上述调查,整理资料,撰写需求评价报告。例如本案列在需求评价的基础上发现:

1)该县1条小河,10个水库,143个池塘和许多小溪流,所有自然水体没有"禁止游泳"的标志,中小学生以自然水体为主要的游泳场,没有游泳池。

2)过去3年该县共发生溺水死亡9例,溺水是中小学生死亡的首位死因。

3)专题调查发现,9%的学生有较好的游泳技能,学校没有开展过游泳训练,17.5%的学生在无监护情况下去自然水体游泳,12.5%在水中玩耍,16.4%学生去钓鱼,89.2%的学生在水上活动不穿游泳衣。

4)父母监护不力,缺乏连续和密切的监管,放学后是无监护游泳的高危时间。学校没有开展过正规的水上安全教育,卫生保健服务系统缺乏急救的培训。

第二步:确定溺水干预的优先问题

在上述需求评价的基础上,提炼该县溺水防控需要解决的问题:①水上活动安全意识和知识不够;②不安全的水上活动;③不安全的环境;④父母监护不足;⑤游泳技能不好;⑥难以得到急救服务;⑦长而炎热的夏季。由于经费和资源的限制,同时解决上述7个问题有困难。这时可以召开指导委员会会议,决定从7个问题中筛选出3个问题开展健康促进。参会的指导委员会成员根据解决问题的意义、可行性、可持续性和成本效益四方面进行评分,然后进行排序,结果表20-4,最后确定排前三位的三个问题:①不安全的环境;②监督不足;③难以得到急救服务开展健康促进活动,见表20-4。

第三步:分析选定优先问题的决定因素

根据健康问题的决定因素框架,从结构性、卫生服务、文化、个人和环境5大方面分析选定要优先解决的三个问题的决定因素,具体分析如表20-5所示:

表 20-4　溺水干预的优先问题表

问题	标准				总分	排序
	意义	可行性	可持续性	成本效益		
1 缺乏水上活动安全意识、知识	75	65	66	44	250	4
2 不安全的水上活动	75	42	41	29	190	6
3 不安全的环境	51	91	88	80	340	1
4 父母监护不足	69	81	73	67	290	2
5 游泳技能不好	46	54	71	59	230	5
6 难以得到急救服务	67	73	69	61	270	3
7 长而炎热的夏季	81	24	19	16	140	7

表 20-5　优先问题的决定因素表

决定因素	不安全的环境	成人监督不足	急救服务不足
结构性	没有经费修建安全的公共游泳池	大量留守儿童 放学途中和放学后没有监护	卫生部门与教育部门缺乏合作开展急救训练;急救服务被认为是卫生部门的责任
卫生服务	缺乏自然水体活动游泳危险的教育	没有进行有效监护的教育	缺乏急救方面的专家 没有资源和人力开展急救培训
文化	忽视自然水体游泳的危险性	祖父母和兄长(姐姐)监护是一种文化	无
个人	夏季习惯于在自然水体游泳	长辈监护意识不强,不会进行监护;孩子好动,对危险认识不足	没有动机和能力去学习急救训练
环境	许多自然水体 水体周围没有警示标志 没有公共游泳池	学校和家附近有大量自然水体 很少有其他娱乐活动	农村地理位置偏远,交通不发达,急救服务不能达到

第四步:制定相关策略和行动

按照渥太华宪章提出的健康促进五大行动纲领框架,根据选定三类优先问题的决定因素制定行动策略和具体措施,具体见表 20-6。

表 20-6　优先问题相应的策略和行动

	不安全的环境	成人监督不足	急救服务不足
策略	为学生的公共游泳池提供足够经费;加强健康教育,提高在自然水体游泳的危险性意识;减少自然水体的危险性	对学生的监护人进行健康教育,提高他们的监护能力;建立学校游泳活动的监督系统;开发社区志愿监督机制	提高学生急救技能;提高社区成员的急救技能;提高医院的急救服务

	不安全的环境	成人监督不足	急救服务不足
行动	在社区或大型学校建立游泳池;开发水上安全宣传海报和折页;在自然水体标志警示牌	定期举行社区座谈会,提高监督意识;分发监管的健康教育材料;建立教师常规监督指导手册;招募社区志愿监督人,提供训练课程	为学生和教师开发急救训练的物资和课程;鼓励社区人员做急救志愿者,为社区志愿者提供常规急救训练;为每个学校和社区提供急救包

第五步:制定项目方案

根据降低该县中小学生溺水发生率和死亡率的总目标,制定为期 2 年溺水健康促进项目的可测量目标,并据此制定相应的策略和活动,详见表 20-7。在方案制定过程中,需要注意:①流行病学方法的应用(抽样大小,对照组的使用等),测量方法(研究工具,测量指标等)的科学性,资料收集和统计学方法的使用;②应用评价指标和评价方法对目标进行评价,如对溺水发生率、死亡率下降以及经济效益和社会效益等进行评价;③针对溺水健康促进项目方案设计的干预措施和活动,列出相应组织机构及其职责分工,以利于项目的开展和实施;④合理使用预算和其他资源。

表 20-7　可测量目标及相应的策略和活动

序号	目标	策略	活动
1	降低 50% 自然水体的危险性	社区动员 去除风险因素	1. 水深警示或禁止游泳警示 2. 开辟简易游泳场所 3. 加强自然水体巡逻 4. 提供个人防护设备
2	儿童溺水风险认知提高 30%	社区动员 风险沟通 风险预警	1. 学校教育 2. 家庭教育 3. 风险预警 4. 现代媒体(网站和社交媒体)
3	溺水高危行为下降 30%	社区动员 风险教育 加强看护	1. 家庭和学校加强教育 2. 社会组织加强看护 3. 提供安全游泳场所
4	溺水发生率和死亡率分别下降 30%、20%	社区动员 去除风险 风险沟通 提高技能	1. 开设游泳课 2. 开展急救培训 3. 加强急救服务

第六步:实施和评价

1. 实施　在溺水健康促进项目的实施阶段,重点完成 5 个方面的工作:建立实施的组织机构、培训相关工作人员、配置必要的设备和材料、落实各项措施和活动时间表、贯穿项目活动的质量控制。

(1)项目组织机构及职责:参与干预项目的机构有××县县政府、各镇政府、村委会、县卫生、教育、公安部门、××省疾控中心、××市疾控中心、××县疾控中心、××县县教育局中小学保健所、××县平安保险公司。当地政府召开协调会和发布文件,明确各部门的职责。

（2）基线调查基本情况

1）调查设计

①问卷内容设计:问卷自行设计,内容包括溺水认知、危险行为、溺水发生情况、学生基本情况,伤害疾病负担变化情况经过专家审定,预试验,再调整后制定的。分别有5套问卷:学生用、家长用、教师用××省××县中小学生溺水调查;溺水发生危险因素配对病例对照研究调查问卷2套。

②样本量确定:根据现况调查样本量计算公式为 $N=t^2PQ/Dd^2$,本次调查 $\alpha=0.05$,则 $t=2$,根据2015年××县××镇中小学生的调查,溺水率 $P=0.0565$ $Q=1-P$,则 $N=4\times0.0565\times(1-0.0565)/(0.1\times0.0565)2=6679.65$。考虑到失访,增加10%的样本量,$6679.65\times1.1=7348\approx7400$人。由于不同性别和中小学溺水率具有显著性差异,故分为四层,每层1850人,即中、小学男女生各1850人。

2）调查现场调查:组织××省和××县疾控中心20名专业人员为调查员,现场调查以班为单位,集中学生在课室填写,由一名经过统一培训的调查员负责指导、核查和回收问卷,严格按照质量控制要求进行调查,全过程有督导员参与,保证现场调查质量。调查内容:溺水认知、危险行为、溺水发生情况、学生基本情况,伤害疾病负担变化情况。

（3）干预活动实施

1）干预手段:详见表20-8。

表 20-8　干预活动

干预活动类别	活动名称	活动内容（请列上活动要点）	对象和人数	活动时间	活动地点	备注（本项目特色）
已完成活动	1. 溺水健康促进项目启动仪式	1. 开幕式致辞（领导讲话）、2. 讲座及培训:伤害-严重危害青少年健康生命;《××省××县中小学生伤害干预试点实施方案》讲解;调查问卷、伤害报告卡和月报表填写	省、市、县CDC、县政府、镇政府主管卫生领导、县公安局交警大队、县教育局、卫生局领导、××镇各村委会主任及各中小学校校长、校医（保健老师）等共104人参加	2006年6月13日上午	××县××第一小学礼堂	
	2. 第一次中小学生伤害问卷调查（基线调查）	中小学生伤害调查问卷	调查对象是××县××镇全部中小学生共13 915人。（中学生6 767人,小学生7 148人）	2015年6月13日下午开始至6月22日下午	××县××镇各中小学校	
	3. 发放《安全知识》小册子、宣传小折页	预防溺水正确的知识和行为	各中小学生每人一份	2015年6月下旬	××镇各中小学校	
	4. 发放××镇农村周围的开放性水域设立警示牌	此处水域危险禁止游泳打闹	学校和村落周围的开放性水域设立警示牌250个	2015年6月至现在	××县××镇试点地区	

续表

干预活动类别	活动名称	活动内容（请列上活动要点）	对象和人数	活动时间	活动地点	备注（本项目特色）
	5. 校园广播、宣传板报、张贴海报、《安全知识》DVD碟	校园广播每周一次,宣传板报每个班每月出一期,每班张贴海报各一张、《全安知识》DVD碟由学校组织学生集中一起观看	××善镇各中小学校	2015 年 6 月至现在	××县××镇各中小学校	
	6. 部分学校门口悬挂横幅	"珍爱生命,预防溺水"	××镇部分中小学校	2015 年 6 月至现在	××县××镇各中小学校	
	7. 发放《给家长的一封信》、发手机短信息。（关爱生命预防溺水）	"孩子单独去池塘及其他水域游泳和捕鱼是危险的,请加强对孩子的监管和教育"。"教育孩子在江、河、池塘游泳,则必须有会游泳的大人相陪,不可单独去游泳"。"骑车的孩子要遵守交通规则"	所有学生家长一封信,发短信有手机的学生家长（手机5 248 部,发短信息共20 992 条）	2015 年 7 月份发放,8 月份每周星期六发送短信一条	××县××镇各中小学校	
	8. ××县伤害急救技术培训班	心肺复苏技术知识、创伤的院前急救、现场急救人体模型示范操作等讲座培训。学校伤害监测报告卡填报	中小学校校医(保健老师)和体育老师、教育局体卫股、省 CDC、县 CDC 共69 人参加	2015 年 9 月 12 日	××县××第一小学电教室	
	9. 开展一次中小学生预防伤害安全知识竞赛	问卷作答	各中小学校学生	2015 年 12 月27—29 日	××县××镇各中小学校	
	10. 中小学生伤害干预工作考核评分	1. 组织实施;2. 健康教育活动;3. 学校场所整治;4. 体育课安全;5. 伤害监测报告卡登记	各中小学校学校	2015 年 12 月14—19 日	××县××镇各中小学校	
	11. 第二次中小学生伤害问卷调查（效果评价）	中小学生伤害调查问卷	各中小学校学校	2016 年 5 月8—11 日	××县××镇各中小学校	

续表

干预活动类别	活动名称	活动内容（请列上活动要点）	对象和人数	活动时间	活动地点	备注（本项目特色）
	12. ××县中小学校开展溺水干预试点工作培训班	调查员进行培训	省 CDC、县 CDC、教育局及各有镇卫生院防保员等 24 人参加	2016 年 6 月 11 日	××县 CDC 会议室	
	13. 开展中小学生溺水问卷调查（分干预组与对照组）	1. 基本情况；2. 溺水相关知识和行为；3. 中小学生溺水调查（家长问卷）	干预组 4 个镇中小学校学生 4 016 人，对日照组 4 个镇中小学校学生 4 128 人	2016 年 6 月 12—14 日	干预组 4 镇；对照组 4 镇，各中小学校学生	
	14. 发放游泳安全小折页、给家长一封信、预防溺水海报	1. 游泳安全、溺水急救；2. 关爱生命、预防溺水	县直属中小学校、6 个镇中小学校学生每人各一份（共各发放：29 880 份、海报 310 份）	2016 年 6 月 22—24 日发放	县直属中小学校、6 个镇等中小学校	
	15. ××县中小学生溺水急救技术培训班	1. 溺水现场抢救与心肺复苏技术；2. 现场急救人体模型示范操作；3. 观看《安全知识》DVD 动漫；4. 中小学校溺水监测报告卡填写	县直属中小学校、相关镇等中小学校校医（保健老师）和体育老师、县 CDC、县教育局共 92 人参加	2016 年 9 月 21 日	××第一小学电教室	
	16. 《珍爱生命·预防溺水》为主题的班会	1. 让中小学生初步掌握一些有关溺水的自护和救护方法，学会保护自己。2. 形成学习、宣讲安全知识的氛围，培养学生自我保护的意识和能力，为他们的健康成长打好基础	县直属中小学校、相关镇等中小学校	2016 年 10 月份下旬	县直属中小学校、相关镇等中小学校	
	17. 中小学生溺水干预工作督导检查、发放《安全知识》DVD 碟	1. 组织实施、环境整治；2. 健康教育活动；3. 学校场所整治；4. 建立溺水登记报告制度	相关镇等中小学校	2017 年 4 月 8—11 日	相关镇中小学校	

2）干预频度：在两年多的干预期间，采用多种宣传方式（详见表 20-9），在学校中形成预防溺水、珍爱生命的氛围，不断加强学生预防溺水的安全意识。

表 20-9　干预活动强度

项目	频次	覆盖人群
安全知识小册子	1 次	××镇约 1.4 万中小学生
安全知识小折页	4 次	干预组六个镇 43 200 中小学生
安全知识动漫	1 次	干预组六个镇 43 200 中小学生
至家长一封信	2 次	干预组六个镇 43 200 中小学生
校园广播	每两周一次（长期）	干预组六个镇 43 200 中小学生
教室板报	每月一次（长期）	干预组六个镇 43 200 中小学生
海报	1 次	干预组六个镇 43 200 中小学生
家长手机短信	暑假每周一次共 4 次	××镇约 1.4 万中小学生
有奖知识竞赛	1 次	××镇约 1.4 万中小学生
预防溺水警示牌	1 次	××镇约 1.4 万中小学生
伤害急救技术培训课	2 次	干预组六个镇 43 200 中小学生
预防溺水知识问答	1 次	干预组六个镇 43 200 中小学生
"珍爱生命预防溺水"主题班会	1 次	干预组六个镇 43 200 中小学生

2. 评价　项目评价包括收集、分析和使用信息的过程，以评价项目的相关性、有效性和效率。评价可以根据目的的不同，主要分为形成评价、过程评价和效果评价 3 种类型。该项目可测量目标对应的各种评价详见表 20-10。

表 20-10　可测量目标对应的各种评价表

总目标	可测量目标	策略	活动	评价类型		
				形成评价	过程评价	效果评价
1	降低 50% 自然水体的危险性	社区动员去除风险因素	1. 水深警示或禁止游泳警示 2. 开辟简易游泳场所 3. 加强自然水体巡逻 4. 提供个人防护设备	1. 乡镇或学校中警示的数量 2. 开辟游泳场所数量 3. 个人防护设备	安全环境的建立率	建立建设卫生乡镇中预防控制中小学生溺水的指标体系
2	儿童溺水风险认知提高 30%	社区动员风险沟通风险预警	1. 学校教育 2. 家庭教育 3. 风险预警 4. 网站和社交媒体	1. 溺水风险认知提高率 2. 监管风险认知的提高率 3. 学校建立监管规章制度的数量	学生对溺水风险意识的提高	

续表

总目标	可测量目标	策略	活动	评价类型		
				形成评价	过程评价	效果评价
3	溺水高危行为下降30%	社区动员风险教育加强看护	1. 家庭和学校加强教育 2. 社会组织加强看护 3. 提供安全游泳场所	1. 自愿监管的数量 2. 监管培训的数量 3. 提供安全游泳场所的数量	监管率的提高	
4	溺水发生率和死亡率分别下降30%、20%	社区动员去除风险风险沟通提高技能	1. 开设游泳课 2. 开展急救培训 3. 加强急救服务	1. 学生学会游泳的通过率 2. 学生参加急救培训的通过率 3. 提供急救培训的次数 4. 社区自愿者参加急救培训的通过率	急救服务的可及性和满意率	

（1）形成评价：本项目的形成评价如下：

1）根据基线调查及监测中目标人群的溺水风险，溺水相关知识水平、态度、健康相关行为、社区环境、政策、资源等开展需求评价；

2）进而提炼该县溺水防控需要解决的问题，由指导委员会确定溺水干预的优先问题，并分析选定优先问题的决定因素；

3）形成溺水风险认知提高率、学校建立监管规章制度数量、学生游泳的通过率、学生参加急救培训的通过率、提供急救培训的次数、社区志愿者参加急救培训的通过率等评价指标；

4）最后制定具有科学性、合理性和可操作性的溺水干预项目方案，以及系列干预策略和行动。

（2）过程评价：过程评价是在溺水干预项目实施过程中，对指标体系的建立情况，项目活动进度，干预活动执行情况，目标人群参与情况，参与人员的满意度，活动的效果等形成的评价，贯穿于计划执行的全过程。评价在活动过程中或活动结束时进行。通过过程评价及时对活动的内容和方式进行调整，保证活动达到最好的效果，确保项目目标成功实现。完善的过程评价资料可以为解释项目的产出提供丰富信息。

过程评价方法可以分为查阅档案资料、目标人群调查和现场观察三类。例如，目标人群参与情况、经费使用情况可以通过查阅资料获得；目标人群参与情况、满意度等可以通过目标人群定性、定量调查获得；此外，干预活动执行情况、目标人群参与情况、满意度等还可以通过现场观察来了解。该项目过程评价如下：

1）根据《××省××县××镇中小学生伤害干预工作考核评分细则》对20所学校进行评价，经过评价，各校均在80分以上，其中90分以上的有16所学校，95分以上的有7所学校。

2）根据《关于开展××县中小学校开展溺水干预试点工作的通知》和××县教育局《关于

加强××县中小学生溺水干预工作通知》文件要求,对干预组四个镇 21 所学校进行评价(表20-11)。全部在 85 分以上,组织领导全满分,其次是场所整治,健康教育活动欠缺是教室黑板报没有出,海报脱落没有及时补上。其他干预活动基本上按要求完成。

表 20-11　各学校溺水干预督导结果

标准	组织领导 20	健康教育活动 45 分	场所整治 15	建立溺水登记检查制度 20	总分 100 分
××中学	20	40	15	20	95
××中心小学	20	37	15	20	92
××中学	20	41	15	20	96
××中心小学	20	38	15	20	93
××中学	20	45	15	20	100
××镇中学	20	45	8	20	93
××中学	20	40	15	20	95
××三中	20	40	15	20	95
××中心小学	20	45	15	20	100
××小学	20	40	15	20	95
××小学	20	40	15	20	95
××小学	20	43	15	20	98
××中学	20	35	15	18	88
××中心小学	20	40	15	18	93
××小学	20	36	15	18	89
××小学	20	35	15	18	88
××小学	20	36	15	18	89
××小学	20	37	15	18	90
××小学	20	35	15	16	86
××小学	20	35	15	18	88
××小学	20	35	15	18	88

(3) 效果评价:评价所有干预活动效果的完整性、合理性和有效性,包括第一阶段和第二阶段前后抽样调查了解中小学生溺水相关知识是否达到目标;在学校建立溺水监测系统,监测溺水发生情况及高危行为改变情况;在全镇利用已经建立的死亡监测系统,了解溺水死亡情况,从而评价溺水干预项目的效果。可分为近期效果评价、中期效果评价和远期效果评价。

有两种常用的干预效果评价方法:一种是不设对照组的前后比较,其基本思想是比较溺水各项干预措施实施前后中小学生自身情况的变化,评价项目产生的效应和结局,优点在于方案设计和实际操作相对简单,能节省人力、物力资源,是现实中健康促进项目最常用的效果评价方法,但同时易受时间因素、中小学生的成熟程度等影响,适用于干预周期短的项目。另外一种是设立与溺水干预组相匹配的对照组,比较溺水干预组干预前后自身的变化、对照组同期自身的变化,以及两组变化量的差异,确定溺水干预的效果和结局。优势在于通过干预组与对照组的比较,可以有效消除一些混杂因素(如时间因素、测量或观察因素等),从而更科学、准确确定健康促进项目对中小学生行为、生活质量、社会经济等的作用。本项目由于经费的限制,采用第一种方法进行效果评价。结果如下:

1) 近期效果评价发现,学生干预后比干预前预防溺水知识、危险行为发生率以及溺水发生率等方面均有不同程度的改善,初步收到一定效果(表20-12)。

表 20-12　溺水干预前后学生的发生率、认知和行为的改变

项　　目	干预前	干预后	增长幅度
1. 溺水是青少年伤害的最主要死亡原因,这样说正确吗?	30.5	43.5	42.6
2. 只要游泳水平高,单独去游泳不会发生溺水,对吗?	90.9	95.0	4.5
3. 假如你乘坐的汽车掉入水中,如何逃生?	50.5	66.9	32.5
4. 当同学发生溺水时应该如何做?	76.4	89.1	16.6
5. 溺水者救上来后,如何进行紧急抢救	52.1	70.6	35.5
6. 过去一年中,在无大人陪同下,你曾到非游泳区游泳吗?	25.6	20.8	−18.8
7. 过去一年中,你曾单独去野外开放性水域捕鱼(捉鱼)吗?	18.1	14.2	−21.5
8. 过去一年中,你曾在池塘(其他野外水域、游泳池)里/周围跟同伴打闹吗?	17.5	12.6	−28.0
9. 过去一年中,你曾在不知深浅的开放性水域跳水或潜水吗?	11.6	8.1	−30.2
10. 溺水的发生率	5.6	2.2	−60.7

注:"−"表示干预后比干预前下降。

2) 中期效果评价结果显示:干预后,溺水危险行为发生率显著降低,使溺水发生机会减少,宣传教育的频次与溺水发生率、知识提高率、危险行为下降率均有明显关系(表20-13)。

3) 远期效果评价结果显示:中小学生溺水死亡人数有明显下降,从干预前的2014年溺水死亡9人下降到干预后的1人,充分表明该干预项目实施效果的有效性。

表 20-13　农村学生溺水干预前后比较

	干预前		干预后		增幅	
	实验组	对照组	实验组	对照组	实验组	对照组
知识1	35.9	34.7	58.5	33.4	38.63	−3.89
知识2	90.6	89.9	93.7	89.2	3.31	−0.78
知识3	45.7	47.4	52.5	46.4	12.95	−2.16
知识4	88.0	88.3	91.9	88.6	4.24	0.34
知识5	48.9	44.3	58.2	41.1	15.98	−7.79
行为1	24.9	32.3	29.9	31.7	−20.08	1.86

续表

	干预前		干预后		增幅	
	实验组	对照组	实验组	对照组	实验组	对照组
行为2	16.0	19.5	18.1	20.8	-13.13	-6.67
行为3	15.1	20.4	18.1	21.4	-19.87	-4.90
行为4	12.1	15.9	16.1	15.5	-33.06	2.52

注:知识1:溺水是青少年伤害的最主要死亡原因,这种说法正确吗?

知识2:"只要游泳水平高,单独去游泳不会发生溺水",这种说法正确吗?

知识3:假如你乘坐的汽车掉入水中,如何逃生?

知识4:当同学发生溺水时应该如何做?

知识5:溺水者救上来后,如何进行紧急抢救?

行为1:过去12个月中,在无大人陪护下,你曾到非游泳区(池塘、河流、湖泊、水库等)游泳吗?

行为2:过去12个月中,你曾单独去开放性水域捕鱼(或捉鱼)吗?

行为3:过去12个月中,你曾在池塘(其他野外水域、游泳池)里/周围跟同伴打闹吗?

行为4:过去12个月中,你曾在不知深浅的开放性水域跳水或潜水吗?

本 章 要 点

1. 健康促进的核心是促使人们建立新的行为和生活方式,减低疾病危险因素,健康促进是伤害与暴力防控最有效、最经济的手段。

2. 伤害与暴力的决定因素复杂,主要包括个体因素、环境因素、社会因素、健康服务因素。

3. 健康促进理论众多,从个体、人际、群组与社区三个水平分别介绍了一些代表性的健康促进理论,分别为健康信念模式、阶段变化理论、社会认知理论、社会网络理论、组织改变模式、创新扩散理论。

4. 以健康促进5大行动纲领(制定健康的公共政策;建立健康支持性环境;强化社区行动;发展个人健康技能;调整卫生服务方向)为指南,通过健康促进三大基本策略(倡导、赋权和协调)的运用,开展不同层次的健康促进行动,营造健康的环境,为伤害与暴力防控服务。

5. 健康促进是一个连续的过程,不同阶段有不同的对象和侧重点。以溺水健康促进项目为例,综合运用健康促进理论和策略,使个体、社区及相关部门等利益相关者协调一致,组成联盟和社会支持体系,共同协作防控溺水,降低中小学生溺水死亡率。

(马文军　吴为)

参 考 文 献

[1] 顾学琪. 健康促进的理论和策略应用. 中国慢性病预防与控制,1999,7(3):144-145.

[2] 胡青青,陈国华,许坚,等. 国内外健康教育与健康促进的发展概况与比较研究. 2012年度中国健康传播大会优秀论文集,2012.

[3] 戴鱼兵. 健康促进研究进展. 中国计划生育学杂志,2015,223(2):135-137.

[4] 傅华. 以"大卫生大健康观"来建设现代公共卫生体系. 上海预防医学,2017,10(29):750-753.

[5] 卫生部疾病预防控制局,卫生部统计信息中心,中国疾病预防控制中心. 中国伤害预防报告. 北京:人民卫生出版社,2007.

[6] 世界卫生组织. 预防伤害与暴力——卫生部使用指南. 日内瓦:世界卫生组织出版社,2007.

[7] 王声湧. 当前我国伤害预防控制的任务. 中华预防医学杂志,2011,45(9):771-772.

［8］ World Health Organization. Global status report on violence prevention 2014. https：∥apps. who. int∕iris∕han-dle∕10665∕145086.

［9］ 姚崇华. 以社区干预为基础的健康促进策略. 中国全科医学,2003,6(8):613-614.

［10］ 世界行人安全概览道路安全行动十年. http：∥www. who. int∕roadsafety∕week∕2013∕make_walking_safe_ch. pdf.

［11］ 妇女、儿童和青少年健康全球战略(2016—2030)生存、繁荣、变革. http：∥www. who. int∕maternal_child_adolescent∕documents∕global-strategy-women-children-health-zh. pdf? ua＝1.

［12］ 邱萍. 新村社区卫生服务中心健康教育制度的运行研究. 北京:中国地质大学,2016.

［13］ 井珊珊. 慢性非传染性疾病防控关键技术及控制策略研究. 山东大学,2013.

［14］ 旭静,金必辉,吴先萍,等. 应用多水平模型研究基层慢性病患者健康管理服务效果的影响因素. 预防医学情报杂志,2019,35(1):105-109,114.

第二十一章

伤害与暴力干预项目设计与评价

开展伤害与暴力干预项目需要进行设计、实施和评价,三者之间相互联系和制约,形成有机的统一整体。伤害与暴力项目设计是基于项目目标人群相关的伤害与暴力问题及其特征形成假设,提出解决问题的目标以及为实现这些目标所采取的一系列策略、措施和方法,为项目的实施和评价奠定基础。项目设计是项目能否成功的关键。实施是按照项目设计所规定的方法和步骤来组织具体活动,落实策略措施、实现目标、获得效果的过程,在实施中可不断修正和完善项目设计。评价是项目设计的重要组成部分,用于评价项目实施的质量、项目目标是否达到以及达到的程度。

第一节 项 目 设 计

项目设计是根据项目要求,提出在未来一定时期内所要达到的目标及实现这一目标的方法、途径等所有活动的过程。伤害与暴力干预项目涉及不同目标的干预活动,其内容包括控制危险因素、推动支持性政策出台、促进支持性环境建设、倡导与鼓励相关组织机构参与等,有着明确的近期和远期目标。同时,项目计划是质量控制和效果评价的依据。因此,伤害与暴力干预项目的每项活动都应该有科学的设计。项目设计的模式有多种,但所有的模式通常包括以下六个阶段:需求评价,确定优先项目,确定项目的总目标与具体目标,制定干预策略和措施,制定项目计划的实施方案和评价方案。

一、项目设计的原则

与其他干预项目相似,伤害与暴力干预项目设计也应遵照一定的原则,具体如下:

(一) 目标原则

伤害与暴力干预项目设计必须坚持以目标为导向,目标设定要具体、明确、重点突出,围绕着目标设计干预活动,以保证目标实现。设计时应有明确的总体目标(远期目标)和切实可行的具体目标(近期目标),以体现计划的整体性和特殊性。

(二) 整体性原则

伤害与暴力干预是卫生事业的重要组成部分,设计伤害干预项目要立足于大卫生观念,以健康为中心,明确人群健康发展目标,解决居民的健康问题。在项目设计过程中,总体目标必须基于社会未来发展方向,符合社会长远发展对健康的要求,体现出整体性和全局性。

(三) 前瞻性原则

所有伤害与暴力干预设计都要考虑项目长远的发展和要求,体现一定的先进性,如果项目设计仅考虑过去和当前的情况,将失去项目的先进性。

（四）灵活性原则

在项目设计时既要考虑全面,也要留有余地,要预计到项目实施过程中可能发生的变化,并制定基于过程评价和反馈问题的应变对策、计划修订指征和原则,以保证计划的顺利实施。

（五）可行性原则

遵循一切从实际出发的原则,查阅文献,深入目标地区,对社会、环境和人群做周密细致的调查研究,掌握项目地区的经济状况、政策环境、地理环境、风俗民情,目标人群的健康问题、知识水平、思想观念等资料,提出切合实际的计划和活动方案。

（六）参与性原则

目标人群的积极参与是伤害与暴力干预项目成功的基础。只有把计划目标和目标人群所关心的健康问题紧密结合起来,才能吸引政府和群众的参与。制订计划时尽早让目标人群参与社区需求分析,鼓励目标人群积极参与项目的设计,得到项目相关单位和人员的支持。

二、项目设计步骤

伤害与暴力干预项目设计通常包括评价需求、确定优先项目、制定总目标与具体目标、制定干预策略措施、实施干预、项目评价6个阶段。设计一个伤害与暴力干预项目时,其内容应包含从需求评价到效果评价在内的各个阶段的工作计划。

（一）需求评价

在制定伤害与暴力干预项目计划时,首先要考虑目标人群的需求,从社区诊断入手来评价社区人群的需求,包括社区需要解决哪些伤害与暴力问题？哪些伤害与暴力问题能通过干预得到解决？哪些伤害与暴力问题是最为迫切、需要优先解决的问题？

1. 社区需求评价　包括社会环境和人群生活质量两方面评价。

（1）社会环境评价

1）社会政策环境:社区现有的关于伤害预防控制的政策状况、领导的重视程度等。

2）社会经济环境:国民人均生产总值、人均年收入水平、人口增长率、就业、教育、交通、住房状况等可能影响伤害与暴力发生的社会经济因素。

3）社会文化环境:人群总体的文化程度、宗教背景、人群占主导的理念和信仰、与健康行为相关的特殊风俗习惯等。

4）卫生服务系统特征:卫生服务机构的数量和特征,卫生服务的覆盖面,人群利用卫生服务的情况,有无具体的卫生服务实施单位,卫生服务是否考虑了危险因素及高危人群等。

5）可利用的资源:包括社区可利用的卫生资源和非卫生资源。社区有无开展伤害与暴力干预项目的场所,社区能够参与伤害与暴力干预的卫生人力资源的数量、年龄、性别、职称、学历构成等。

（2）人群生活质量评价:人群生活质量与健康之间是一种双向关系,健康能够影响生活质量及社会状态,同时生活质量和社会问题又会影响健康。测量生活质量的指标包括主观和客观指标两个方面。客观指标包括社会性指标,如失业率、受教育率、犯罪率、非婚生人口数、交通、经济、卫生政策、卫生服务等;环境状况指标如居住密度、饮用水及空气质量等。主观指标包括社区居民对生活满意程度的主观感受,包括居民对生活的适应度和对生活的满意度、种族歧视、性别歧视等。

（3）社区需求评价方法：社区需求评价多采用社会学调查方法。

1）座谈会：邀请社区领导、干部和工作者、相关领域专家、社区群众、各有关组织代表等进行座谈，了解社区存在问题、可利用资源以及解决问题的意见和建议。

2）德尔菲法：采用通信方式征询专家小组成员的预测意见，将设计好的问卷寄给一定数量的专家，按要求打分后寄回，不断完善问卷，并再次征求专家意见，经过几轮征询，使专家小组的预测意见趋于集中，最后获得具有很高准确率的集体判断结果。

3）专题讨论：选取目标人群参与社区伤害与暴力的社区需求评价，所得资料真实，对了解社区存在问题及探讨干预措施均有重要作用。

4）观察法：用于对社区人群行为的观察，观察行为产生的背景及影响因素等。

5）现场调查：可获取一手的流行病学调查结果，抽样时应保证数据的代表性和科学性。

2. 流行病学诊断　客观地确定目标人群的主要健康问题以及引起健康问题的行为因素与环境因素。流行病学诊断与社区评价互相补充，互相结合，全面了解社区的社会问题及其与健康问题的相关性，以及可利用的社会资源等。

（1）流行病学诊断指标：描述人群伤害与暴力相关的身体健康问题、心理健康问题、社会健康问题以及相对应的各种危险因素的发生率、分布、频度、强度等作为流行病学诊断指标。如综合性的"5D"指标，即死亡率（death）、发病率（disease）、伤残率（disability）、不适（discomfort）和不满意（dissatisfaction）。

（2）流行病学诊断方法：可采用前瞻性调查、现况调查、回顾性调查以及查阅文献等方式获得资料和数据。

（二）确定优先项目

1. 通过社区需求评价，往往可以发现目标人群有多方面、多层次的健康需求，为了能够用有限的投入获取最佳效益，必须选择一些优先项目。优先项目能够真实反映群众最需要、最关心、预期干预效果好、所用资源相对较少的伤害与暴力问题。确立优先项目的基本原则有四个：一是重要性原则：要选择涉及面广、发生频率高、对社区影响大，后果严重，群众最关心的伤害与暴力相关的健康问题。二是有效性原则：指通过伤害与暴力干预，可以发生可预见的有效性改变。优先选择那些已有科学证据证明有效的干预措施，且有明确的客观指标，可以定量评价其效果。三是可行性原则：指伤害与暴力干预策略、措施和方法以及各种干预活动是否能够开展和实施，干预措施是否简便易行，是否易被目标人群接受等。四是成本-效益原则：能用最低成本达到最大的效果和最高的社会效益。

通常可依据重要性和有效性原则，以四格表专家评分方法确定优先项目（表 21-1）。

表 21-1　确定优先项目的专家评分四格表

		有效性	
		高	低
重要性	高	I	III
	低	II	IV

第 I 种情况：有效性和重要性都高，为优选项目；

第 II 种情况：有效性高，重要性低。可以花费较少，达到预期效果；

第Ⅲ种情况:有效性低,重要性高。花费较多,解决社区重要的健康问题;

第Ⅳ种情况:有效性和重要性都低。为非选择项目,应等待时机改变,加强基础研究。

处于第Ⅱ格、第Ⅲ格的项目可根据具体情况加以比较选择。对于伤害与暴力问题的重要性和有效性是相对的、动态的,在不同的时间和环境条件下,同一伤害与暴力问题可能会处于四格表的不同位置。如现在位于第Ⅳ格中的伤害与暴力问题,随着时间和环境的变化,也可能会进入第Ⅰ格。

2. 选择优先项目后,就要明确优先干预的因素。

(1) 区分人文和社会因素:任何一个伤害与暴力问题都可能存在人文和社会因素。人文因素有生理和行为因素等。社会因素则包括物理环境、政治、经济等社会因素等。

(2) 人文因素:人文因素中生理因素包括年龄、性别及健康状况等。行为因素是可直接引起伤害与暴力问题的健康危险行为。生理因素可改变性较小,行为因素由高可变性行为和低可变性行为组成。根据行为对伤害或暴力的影响大小来判定该行为的重要性,如果某行为与伤害或暴力的关系不甚密切或者仅是间接的,而且该行为也很少发生,则认为该行为是不重要的行为。根据行为的可改变性来进行干预要考虑以下因素:①行为的发展阶段:行为刚刚形成或正处在发展时期尚未形成巩固的行为为高可变性行为,如某行为已经根深蒂固则可变性低;②文化关联度:如某行为与地方文化传统或传统的生活方式联系紧密,则为低可变性行为,反之则为高可变性行为;③社会认可度:如行为是社会不赞成的行为,社会的主流观念认为该行为是不良行为时,则属于高可变性行为;④与宗教、风俗的关联度:与宗教、当地风俗的行为规范一致的为低可变性行为,如与宗教、风俗无关则相对容易改变,为高可变性行为;⑤成功例证:在以往或/和其他的干预项目中该行为得到过成功改变则为高可变性行为,反之为低可变性行为。

(3) 社会因素:物理环境因素包括针对该伤害与暴力问题的危险环境,如老年跌倒干预的家居环境,社区环境;道路交通伤害干预的道路状况,儿童溺水的危险水域等。政治因素包括项目地区的相关政策,政府执行力等因素。经济因素包括项目地区经济发展状况等。

(三) 确定项目目标

优先项目确定后,就要明确项目的总体目标和具体目标。

1. 总体目标　又称目的,指在实施了项目后预期应达到的理想的效果,具有宏观性和远期性,是努力的方向。总体目标不要求达到可测量的效果。

2. 具体目标　是为实现目的所要达到的具体结果,具体目标要求符合"SMART"原则:具体(special)、可测量(measurable)、可完成(achievable)、可信(reliable)、时间限制(t-time bound)。伤害与暴力项目的具体目标须回答3个W和2个H,即对谁(who)？实现什么变化(what)？在多长时间内实现这种变化(when)？变化程度多大(how much)？如何测量这种变化(how to measure)？

3. 具体目标的分类　一般可分社会目标、公众目标和健康目标3个方面。

社会目标是为了实现项目总体目标所需要建立相应的法制、环境的改变以及工程改善(包括产品性能、质量的提高等)等。公众目标是为实现公众信念、态度和行为的转变所须具备的知识和技巧,包括靶人群将接受什么知识(或态度、技巧)？接受多少？在多长时间内达到？以及实现行为改变的具体指标。健康目标是从执行项目至目标人群健康状况的变化。

(四) 制定干预策略和措施

伤害与暴力干预策略是实现项目目标的方针和战略,干预措施是在干预策略的框架下的具体手段,干预策略是每一项具体干预活动的指导思想,干预措施是达到目标的途径和方法。伤害与暴力干预策略有很多,例如"5E"策略、"哈顿矩阵"策略、主动干预与被动干预策略以及三级预防策略,不同的策略既有相通点,也存在一些差异,选择策略时需要考虑项目的目标及资源。现简要介绍伤害与暴力预防控制的常用策略。

1. "5E"策略 指在伤害与暴力干预中综合使用工程(engineering)、环境(environmental)、强化执法(enforcement)、教育(education)和评价(evaluation)的综合策略。由于造成伤害的原因是多元复杂的,单一的防控策略可能收效不大,需要结合"5E"策略中的两个以上策略开展综合的干预。

(1)工程策略:制造对人们更安全的产品。如汽车的安全带、气囊和儿童安全座椅可以增加汽车使用者的安全性。老年跌倒干预中需要改变道路和房屋设计营造更安全的居住环境。

(2)环境策略:减少环境危险因素降低个体受伤害的可能性。如溺水干预中对户外危险水域加装护栏,室内水桶加盖等减少儿童溺水的发生;道路交通安全干预中改善道路照明,增设交通指示等可以减少交通事故的发生。

(3)强化执法策略:通过法律和公安部门的措施确保在人群中维持某些行为和规范的实施,包括强制实施法律以创造安全环境的法律和规范等。如公安交警部门加强对酒驾、醉驾、超速行驶等行为的执法,以减少道路交通伤害的发生。

(4)教育策略:针对目标进行的健康教育,以改变目标人群的态度、信念和行为等。如针对老年跌倒综合干预项目,加强对老年人进行体育锻炼提高平衡能力、家庭进行防跌倒改装、个人防跌倒装备的配备等宣传教育,以改变目标人群的观念、行为和态度等。

(5)评价策略:是针对伤害与暴力综合干预项目开展项目评价,包括过程评价、效果评价等,以判定哪些策略和措施有效,可为进一步改善项目管理和提高项目效果提供科学依据。

2. 哈顿十项基本策略 根据哈顿矩阵衍生而来,包括防止危险的产生和形成,减少危险发生时所蕴藏的能量,预防危险的发生和能量的释放,从源头降低危险的发生率并改善其空间分布,从时间和空间上将危险能量与脆弱目标对象(生物或非生物)分开,通过放置障碍物将危险能量与脆弱目标对象分开,改变危险的基本性质,增强脆弱目标对象对伤害的抵抗能力,降低已出现危险带来的伤害,对伤者进行安抚、救治和康复治疗。

3. 主动与被动干预策略 被动干预旨在预防伤害而不要求个体采取任何行动,是自动提高安全性的特点。主动干预是那些包括个体行为在内的措施,通过干预要求个体采取正确行为。在伤害与暴力预防领域,很多学者一致认为创造安全环境的被动预防比主动干预更易成功。

4. 三级预防策略 在伤害发生发展的不同阶段采取不同的预防策略和手段,达到预防伤害发生、发展,减少严重程度的目的。一级预防的目标是通过减少能量传递或暴露的机制来预防导致伤害发生的事件(伤害发生前阶段)。二级预防的目的是降低伤害的发生率及其严重程度(伤害发生中阶段)。三级预防指伤害发生后,控制伤害的结果(伤害发生后阶段)。

干预措施是在干预策略框架下改变目标人群或危险环境的具体手段,是在策略方法的指导下实施的具体的活动。在设计伤害与暴力干预项目时,要针对发现的主要问题,根据伤害与暴力预防控制策略,结合当地实际设计具体的干预措施和干预活动。如在儿童溺水干预项目中采用"5E"策略,可以根据工程策略设计提倡儿童游泳时选择质量过关的泳镜、救生圈等产品的干预活动;根据环境策略设计针对政府相关机构的对户外危险水域加装护栏活动和针对家长的室内水桶加盖的干预活动;根据强化执法策略设计针对政府相关部门加强对危险水域巡视和水上娱乐设施的配备检查活动;根据教育策略设计针对学生、家长和老师的健康教育干预活动;根据评价策略设计基线调查,中期评价调查和终期效果评价调查,对干预项目进行全面评价。

(五) 项目方案的制定

1. 项目方案的内容与撰写格式　不同项目对方案的内容要求不一样,一般来说,一份完整的干预项目方案的内容包括:项目名称、执行单位、引言、问题的提出与必要性、总目标和具体目标、组织领导、方法、评价、预算、参考资料等。

(1) 封面:封面内容包括项目题目、项目负责人及职称、工作单位、通讯地址等。

(2) 背景:本项目的来源、目的、指导思想及有关的政策、理论基础及目前国内外相关研究现状等。资料来源主要有 4 种:

1) 流行病学诊断资料:人群健康状况,如出生率、死亡率、主要疾病、主要死因、婴儿死亡率、5 岁以下儿童死亡率、期望寿命等。

2) 社会诊断资源:目标地区的一般情况,如地理、总人口、户数、年龄别、性别分布、职业人群、工业状况等;卫生状况,如饮用水状况、医疗卫生人员状况等。

3) 文献与其他资料的综述:通过查阅文献与资料掌握本领域的研究进展,在此基础上发展创新的方法,为本项目方案提供依据。

4) 问题的提出与必要性的评价:根据监测和调查资料,提出本地区存在的伤害与暴力问题,评价项目地区开展本项目的必要性。

(3) 总目标和具体目标:总目标是长远和比较笼统的,是在执行该项伤害与暴力干预项目后预期应达到的理想影响和效果。具体目标是具体和可测量的,是在执行了本项目后目标人群预期应达到的具体效益。

(4) 方法学:贯穿于方案的全过程,包括策略的选择、地点的确定、流行病学方法的应用、测量的方法,资料收集和统计学方法的使用等。现场研究有如下准则:

1) 确定研究范围:包括研究场所(地理、气候、人文等),研究对象的选择等。

2) 确定实现与对照的条件。

3) 资料收集包括调查问卷的设计和资料记录分析等。

4) 项目的准备:包括调查、物资、设备等的购置、组织及后勤保障等。

5) 干预的方法:包括环境改变,政策的完善,目标人群的改变等。

6) 制定时间进度表:细化项目工作的每一步骤,并说明每一步骤的开始和结束时间。

(5) 评价:贯穿于干预项目的设计及实施全过程,方案应有评价的内容、指标、方法、时间及具体安排等内容。

1) 过程评价:应用评价指标是对项目实施过程的内容、进程等的监测。

2) 近期效果评价:对近期效果的评价则是用明确的内容和评价指标的改变进行评价;对中期效果进行评价主要是对行为和环境的改变进行评价。

3) 远期效果评价:也叫结局评价,应用评价指标和评价方法对远期目标进行评价,如对发生率和死亡率下降、生活质量的提高以及经济效益和社会效益等进行评价。

(6) 组织机构及职责分工:针对项目方案设计的干预措施和活动,列出相应组织机构及其职责分工,以利于项目的开展和实施。

（7）预算：预算以年为单位，包括人头费用、设备和供应费用。根据项目及财务制度要求制定相应的经费预算。

（8）参考文献：项目计划还涉及参考文献，包括文献和书籍。

2. 撰写项目方案应注意的问题

（1）所完成的项目方案按项目要求包含相应的内容。

（2）项目方案要用最简洁的文字清晰地表达出写作者的想法让读者易懂，不需冗长。

（3）在项目书中表达的观点，要提供出参考依据和证据，不写模糊笼统的论点，如有学者认为，达成共识等。

（4）撰写人需是本项目领域的专业技术人员，对本领域有较深认识（了解本学科领域的前沿，了解有针对性的干预策略、方法和技术路线等），对项目的目的、目标心中有数等。

第二节 项目准备及实施

项目实施是把项目计划分解并用具体的方法实现目标的过程。干预项目的实施是按照项目设计步骤去实现预期目标，并获得效果的过程。COPE 模式是对计划实施的理论总结。该模式将复杂的实施过程归纳成 5 大环节，这 5 个环节与实施过程紧密相连，同时 5 个环节之间也互相密切关联，包括：①干预时间表的制定；②组建实施项目的组织机构；③组织和培训实施工作人员；④配备所需设备与健康教育材料；⑤实施干预活动并进行质量控制。

一、实施时间表的制定

实施时间表是一个以时间为引线排列出各项活动的内容、负责人员、考核指标、经费预算、特殊需求等内容的一个综合执行计划表。实施时间表的主要内容有（具体见表 21-2）：

1. 活动内容包括各项具体活动，如"成立领导小组""培训社区医生""制作传播材料"等。但也不必将实施活动分解得过细，可只将主要活动列进去。

2. 负责人员须确定每项活动的具体负责人。

3. 考核指标是评价该项活动是否完成的指标，如以文件形式来检测项目领导小组是否成立；以实际查看现场作为环境改善的评价指标；以培训班通知、学员签到、培训班总结等作为培训班的检测指标等。

4. 经费预算是每项活动的预算以及整个计划所需的费用。

5. 特殊需求指项目所需的特殊设备、资料、场地以及人员等。

表 21-2　项目实施进度表样式

实施时间（2016—2017 年）												工作内容	负责人	地点	预算（元）	设备物件	备注
4	5	6	7	8	9	10	11	12	1	2	3						
												成立领导小组	＊＊＊＊	县政府	80	投影仪	
												社会动员大会	＊＊	县礼堂	1 500	投影仪幻灯机	乡镇长参加

续表

实施时间（2016—2017 年）												工作内容	负责人	地点	预算（元）	设备物件	备注
4	5	6	7	8	9	10	11	12	1	2	3						
												改变环境	＊＊	＊＊	5 000		
												培训乡医生	＊＊	妇保所	2 500	教室投影仪	使用全国统一教材
												培训村医生	＊＊	妇保所	4 850	同上	同上
												制作传播材料	＊＊		8 500	录音机磁带	供乡村有限广播使用
												大众传播	＊＊		3 800	传播材料	
												中期评价	＊＊	5 个乡	2 500	自行车 12 辆	定性评价
												监测	＊＊		450	自行车照相机	
												终期评价	＊＊＊＊	8 个乡	8 800	同上	定量调查
												总结报告	＊＊		1 200	计算机	

（资料来源：联合国儿童基金会：《生命知识》）

实施时间表制定的重点是时间计划和经费预算两个方面。时间计划要保证整体计划按时完成，并合理安排各分项活动的时间。经费预算要保证各项活动都有必需的经费，并做到经费的合理分配和有效使用。

二、建立组织机构

伤害与暴力干预项目计划的实施需要多部门的合作，做好各组织间的协调与合作是计划顺利实施的重要组织保障。组建实施项目的组织机构，发挥组织、动员及管理作用，并能满足组织管理工作的需要，促进相互信任及了解，加强合作，从而保证项目的顺利开展。

实施伤害与暴力干预项目计划时，首先建立领导工作的领导机构和具体承担实施任务的执行机构以及确立有关的协作单位。

（一）领导机构

一个运作良好的领导机构是伤害与暴力干预项目顺利实施的基础，领导机构应包括，与该计划实施直接相关的部门领导和主持实施工作的业务负责人。领导机构的成员需根据干预工作所涉及的范围和部门来确定。

领导机构可以由行政机构兼任，也可以另行成立。领导机构要为干预项目提供人力与政策支持,就干预项目活动增加人员,及给本项目工作提供相应的政策支持,解决干预工作中的困难和问题等。

(二) 执行机构

项目执行机构是具体负责实施和运行各项项目活动的机构,一般情况下由具体的业务机构担任,如为道路交通安全干预项目,则具体的业务执行机构为交管部门、路政局、省市县CDC、120 急救中心、健康教育所等,其成员大多以一个部门为主体,吸收相关部门的专业人员参加。特殊情况下可另成立专门项目执行机构。

执行机构人员的数量和专业组成应根据伤害与暴力干预计划内容来确定,其职责是按照项目计划实施每一项工作任务和活动,在实施项目前和过程中对有关人员进行专业技术技能培训,达到项目的要求。

(三) 协作单位

伤害与暴力干预项目是一项社会工程,需要社会多个部门的协调与合作,建立多部门合作的协调机制是进行干预的基础,通过协作单位组织网络建设可以把社会有关组织、机构、团体有机的联合起来参与到伤害与暴力干预计划中,协调行动并提供支持。如家暴干预项目,涉及公安、民政、妇联与传媒等部门,因此,需要动员多部门的参与,在项目实施过程中发挥好各自的职能作用。

三、组织和培训实施工作人员

对项目人员进行培训,可以为项目培训一支有能力的专业技术队伍,也可以加强伤害与暴力干预人员的能力建设,全面提升干预工作的质量。

(一) 实施人员的选定

项目实施人员主要来源于项目执行机构和相关业务部门,具有相应专业知识与技能。选定人员根据计划的具体内容来确定,人员的数量以各部分工作有人负责和操作来确定。

干预的实施人员分两类:项目管理人员和干预技术人员。管理人员主要负责项目的组织、协调、保障和支持等,使项目的干预活动得以顺利实施;技术人员主要负责干预活动的具体实施,如调查方法、培训方法、抽样方法等。

(二) 实施人员的培训

为了项目实施的顺利,工作人员需要经过培训熟悉项目的管理程序,掌握相关的知识与技能,学习新的工作方法。因此,培训工作是项目得以成功实施的一个重要内容。

1. 培训计划　依据执行任务的需要和培训对象的需要制定培训计划。在培训开始前,负责培训人员需了解整体计划工作内容、项目目标、培训目标,项目人员构成及其在项目中的任务,评价各类人员的培训需求,以及具有教学经验的专业人员。

培训计划的内容包括:培训目标、培训时间、地点、课程安排、师资、教材选定、培训效果评价、预算等。教师的授课计划由各授课教师准备,包括教学目的、授课内容、教学时间和教学方法等。

2. 培训组织　组织培训包括人员的组织和环境的准备。提供安静的环境,适宜培训的场地,恰当的作息时间和餐饮;及时与培训师资沟通,掌握培训进度,以及学员的反映与需求等。

3. 培训方法　伤害与暴力干预项目的培训是为了完成特定的任务,培训对象为有工作经验的成年人;培训内容针对此次项目工作,并不是专业知识的系统教育;培训形式建议多采用参与式教学方法(表 21-3),下面介绍几种常用的教学方法及其使用范围。

表 21-3 常用教学方法及其适用范围

教学方法	适用范围				
	知识	态度	决策技能	操作技能	沟通技能
1. 板书/投影/幻灯/挂图	√				
2. 电影/录像	√			√	√
3. 活页资料	√		√	√	
4. 手册	√		√	√	
5. 自习	√				
6. 演示				√	√
7. 讨论		√	√		
8. 头脑风暴(快速反应)			√		√
9. 滚雪球(逻辑推论)		√	√		√
10. 游戏	√	√	√		√
11. 角色扮演		√	√		√
12. 案例分析			√		
13. 书面作业/课题设计	√		√		√
14. 现场实习/见习		√	√	√	
15. 模拟训练			√	√	√
16. 配对练习				√	√

（1）头脑风暴法（brain storming）：教师在学员没有准备的情况下提出问题，学员经过快速思考，做出快速反应，有助于集中学员的注意力，促使学员开动脑筋。

（2）角色扮演法（role play）：由几个学员根据课程内容在课堂上表演一个情节，事先设计情景，学员扮演其中的角色。角色的对白可以事先设计好，也可以根据内容即兴发挥，通过角色扮演，可以充分调动学员的积极性，能给学员留下深刻印象。在表演结束后引发讨论，帮助大家更准确和深入理解培训内容。

（3）小组讨论法（group discussion）：组织学员分小组就特定的问题展开讨论，并指定一个组长。要求小组长主持，每个成员都针对主题进行发言并开展讨论，最后综合小组意见在讨论结束后向大家介绍讨论结果。

（4）案例分析法（case study）：将现实中的项目编成典型案例，交给学员进行分析，从案例中分析某些内容、问题等，学习其中科学、合理的部分和成功的经验，剖析不足与失败的教训，帮助学员提高主动性和分析、决策能力，也有利于交流。

4. 培训评价 评价不可或缺，旨在评价和检验培训效果。培训评价主要包括：培训效果评价、培训教学评价、培训组织评价、培训远期效果评价。评价工作的内容、对象和方法见表 21-4。

表 21-4 培训评价表

评价内容	评价对象	评价方法
培训效果	学员	1. 教师观察
1. 知识掌握		2. 培训前后问卷考核
2. 技能掌握		3. 学员讨论总结

评价内容	评价对象	评价方法
3. 能力提高		
教师、教材、教学	教师	1. 问卷调查
1. 教师授课能力	培训组织者	2. 学员讨论
2. 教学方法		3. 工作人员讨论
3. 教材适用性		
4. 教材质量和数量		
5. 课程安排		
组织、后勤工作	培训组织者	1. 问卷调查
1. 培训班时间安排		2. 学员评议
2. 培训地点安排		3. 工作人员评议
3. 课外生活		
4. 培训班食宿		
培训的远期效果	学员	1. 实地考察
1. 能够记忆的知识		2. 问卷调查
2. 能够在工作中运用的知识和技能		3. 电话调查或随访

四、配备所需设备与其他相应的材料

为了完成项目计划的实施,除了需要有组织机构、经费、人员、培训等的保证以外,还需要有物质条件的保证。物质条件是达到实施效果的必要条件,物质条件包括实施所需的设备物件以及相应的材料。

(一) 实施所需的设施设备物件

伤害与暴力干预项目的实施离不开设备物件的支持,为了顺利完成项目工作,就要保证及时提供所需要的设备、器材等物资。所以在制定实施计划时就要一并将设备器材等物资的需求做出计划。

1. 设施设备物件的种类

(1) 运用于目标人群的设施设备:这类设施设备因项目不同而不同,如老年跌倒干预项目中,为老年人提供的小夜灯、防滑鞋、手杖等设施设备。

(2) 运用于工作人员的设施设备:如在儿童溺水干预中准备的印刷设备类、音像设备类、办公设备类、教学设备类等。

(3) 运用于环境改善的设施设备:如老年跌倒干预项目中在浴室安装扶手,地面的整改,儿童溺水干预中在危险水域周围加围栏等的设施设备。

2. 设施设备物件的来源 用于实施工作的设施设备物件可以多渠道来源,部分来源于执行机构,部分购置,也有部分可以从合作单位借用,甚至从有关单位租用等。总之,在项目实施过程中,所需设施设备物件既要满足工作需要,又要尽量节省开支。

3. 设施设备物件的使用与管理 对某些设施设备物件的使用者需要进行专门的培训,

使其掌握设备的使用和保养,这对于保证工作顺利进行和延长设备的寿命非常重要。

设备应有专人进行管理,在各分项目中做好协调和调度,使各种设备能够轮回使用,充分发挥各件设备的作用。

(二) 其他材料

在伤害与暴力干预项目中往往需要政府部门的参与,同时也离不开对公众的健康教育。当项目需要政府部门参与时,需提供详实的数据和评价结果做为伤害与暴力干预项目实施的证据。在对公众实施健康教育和健康促进的过程中使用好健康教育材料是获取好的传播效果的必要手段和方法。健康教育材料可以在现有的传播材料中寻找可以利用的,适合于本项目的材料,有时也需要制作新的材料。

五、实施的质量控制

质量控制的目的是确保项目各项活动的质量都达到要求。干预过程的质量控制是与干预项目实施相伴而行的监督与技术保障,是了解干预计划实施的运行过程和结果、及时发现和解决实施工作中存在的问题,保证干预过程顺利进行和取得预期效果的重要手段。

在伤害与暴力干预项目实施过程中,要注重质量控制,进行监测和评价,以保证项目的顺利进行。

(一) 质量控制内容

质量控制的内容包括工作进度监测,实际开展活动的内容、数量的监测,实施人员工作状况、目标人群、相关部门配合状况等能力监测,项目目标及影响因素的效果监测,经费使用监测等。

1. 工作进度监测　项目实施的进程,是反映实施质量的一个方面。主要关注项目活动进度与项目计划是否一致,是否在特定时间内完成了相应的项目工作。如果项目活动有延误,则延误了多久、延误的原因以及如何进行调整等要做出说明。

2. 干预活动质量监测　各项干预活动都有其特定的质量要求。对干预活动的质量监测是检查实际开展的活动在内容上、数量上和质量上是否与计划一致,包括了解活动的组织准备工作如何,内容以及参加的人员和部门是否符合要求等几个方面。

3. 活动开展状况的监测　对项目活动开展状况的监测主要是要掌握项目设计的每个活动完成的数量和质量。实施的工作人员状况主要是了解工作人员是否已经到位,是否按计划接受了培训,培训后知识和技术的掌握程度和运用情况,以及他们的工作态度、积极性如何,出勤天数多少等。目标人群参与状况主要是了解目标人群的参与率以及目标人群对伤害与暴力干预项目活动的态度等。相关部门配合状况主要是了解与活动实施相关的各部门是否在领导机构的统一协调下与实施机构配合行动,支持实施活动,为实施活动提供帮助等。

4. 目标人群监测　除了掌握目标人群参与状况以外,还需要了解目标人群对该伤害与暴力干预项目相关目标指标的变化等,可以更好地对干预项目活动做出更符合目标人群需要的调整,有利于干预项目的成功和扩大影响。

5. 经费使用监测　经费使用监测包括两个方面:一是审计活动的实际开支与预算的符合程度;二是分析经费开支与预算之间出现差距的原因。审计经费开支与预算之间的差距是为了相应的调整以及评价预算和实施工作的质量。分析出现差距的原因是为了找出其内在的原因后做出正确的调整。

（二）质量控制方法

质量控制的方法包括:各分项目负责人做好实施记录,建立记录与报告制度;有计划、有考察记录的现场考察和参与方法;用于经费监测和项目管理的审计方法;以及定量、半定量、定性的调查方法等。

1. 记录与报告方法　在伤害与暴力干预项目中,分项目负责人对干预活动的时间、地点、参与者、内容、现场实施情况等做如实的记录并上报实施干预的负责人、项目管理者是保证项目质量的重要手段。目的在于获得项目干预的基本数据,从而真实反映干预活动的整个过程,并通过这些资料数据的显示,提示干预中存在的问题,为项目活动的必要调整提供依据。

2. 现场考察和参与方法　为了监测实施过程和控制实施质量,主管人员或监督小组人员可以对实施活动进行现场考察,或者亲自参与实施活动,在考察和参与中了解实施工作情况,发现问题、解决问题。通过考察和参与所掌握的材料,是指导实施工作的可靠依据。实施负责人要尽量多到实施现场,多参与实施活动。

3. 审计方法　主要用于财务方面的监测。审计的目的是监测经费的管理和使用情况,审计的结果可以用来指导经费的管理和分配,调整预算,保证经费的使用质量。也可以用来向资助人报告经费的使用情况,在经费不足时争取补充经费。

4. 调查方法　包括定量调查、半定量调查和定性调查。在伤害与暴力干预质量控制中,通过调查可以收集各类反映干预质量的资料。一般来讲定量调查需耗费较多的人力、物力和时间,不适宜频繁进行。半定量调查是一种介于定量调查和定性调查之间的调查方法,具有抽取样本量少、节约资源的优点。定性调查侧重于探究定量调查不容易了解的问题,或不需要获得确切数据的问题。这三种调查方法可以结合运用,提示定量资料的形成原因,可以更全面地了解项目实施的质量。

第三节　项目评价

评价是客观实际与可接受标准的比较。评价是一个系统地收集、分析、表达资料的过程,旨在确定干预项目的价值,为进一步的实施和以后的项目决策提供依据。项目评价可以了解干预项目的效果如何,还可以最大限度地保障计划的先进性和实施的质量。评价贯穿于整个干预项目管理过程的始终,是项目取得预期效果的重要措施。

一、评价的目的与意义

在伤害与暴力干预项目中评价必不可少,评价的目的和意义如下:

（一）干预项目取得成功的必要保障

在制订项目计划过程中,需要了解项目领域的国内外进展,评价目标人群的健康状况、干预需求及资源情况,以确定适宜的干预内容和方法;在计划的实施过程中,及时评价项目实施情况,保证计划实施的质量和进度。评价是干预项目取得成功必不可少的手段。

（二）科学阐明伤害与暴力干预项目的价值

伤害与暴力干预项目旨在通过有针对性的干预措施改变人们的相关危险行为,进而改善人群所处的环境状况。在项目的实施过程中,除干预因素外,还存在着多种混杂因素的影响,只有通过评价,才能科学地说明干预项目本身对伤害与暴力发生的影响,确定干预计划是否达到了预期目标,以及该项目的贡献与价值。

（三）改善干预计划的依据

项目计划是项目实施的纲领,在具体实施中,根据目标人群的特点和实际需要、环境的改变等,需要通过及时的评价来修正和改善计划。

（四）展示干预项目的成果

通过评价向公众、决策者和投资者展示项目进展和项目成效,从而扩大项目的影响,争取更广泛的支持。

（五）提高理论和实践水平

专业人员在参与整个干预项目的设计、实施和评价的过程中,可以很好地积累经验,提高专业理论和实践技能。

二、评价的种类和内容

项目评价是全面检测、控制、保证项目计划方案设计先进、实施成功并取得应有效果的关键性措施。完整项目评价应包括形成评价、过程评价、效果评价等3个类型。

（一）形成评价

形成评价（formative evaluation）是为伤害与暴力干预项目计划设计和发展提供信息的过程,指在计划执行前或执行早期对计划内容所作的评价。包括对目标人群的需求评价,实施干预项目所需要的政策资源和物质资源等的评价等,在得出诊断结论的基础上制定伤害与暴力干预计划。

1. 形成评价的具体内容

（1）了解目标人群的各种基本特征:根据目标人群的需求及其他特点,确定干预计划的目标是否准确。

（2）了解干预策略、活动的可行性:干预策略是否清晰、有针对性和逻辑性,以及目标人群对各种措施的看法。

（3）做预试验并完善。选择小范围地区,根据干预项目方案进行实施并评价,对方案进行调整和完善。

（4）收集反馈信息,对计划进行适度调整。根据计划执行阶段出现的新情况、新问题,以及通过调查获得的价值的信息对计划进行合理的调整。

2. 形成评价的方法与指标　在形成评价中,可采用多种技术方法,以进行相应内容的评价。主要的技术方法有预实验、专家评价、计算机模拟等。形成评价的指标一般包括计划的科学性、政策的支持性、技术上的适宜性、目标人群对策略和活动的接受程度等几方面。

形成评价能评价计划目标是否明确、指标是否恰当、资源的收集方法是否可行等。高质量的形成评价可以增加计划成功的机会。

（二）过程评价

过程评价（process evaluation）是在项目计划实施过程中监测计划各项工作的进展,了解并保证计划的各项活动能按计划的程序发展,即对各项活动的跟踪过程。过程评价起始于项目计划实施之初,贯穿于计划执行的全过程,可以了解项目是否按计划的程序进行,项目活动中存在什么缺陷,应如何改进等。

1. 过程评价的内容　包括项目计划执行涉及的各个方面,主要有以下评价内容:

（1）对实施现场评价:评价计划实施状况并随时了解现场的反应。包括:干预活动是否适合于目标人群,并被他们接受;干预项目是否按计划顺利的实施(时间、频率);项目实施的质量;设施设备是否合理应用;目标人群的参与情况、项目覆盖率等;干预方法是否有效;信息反馈机制是否健全等。

(2) 对工作人员的评价:工作人员的工作状态和职业技能;工作人员与目标人群的关系如何;各部门之间是否能良好合作等。

2. 过程评价指标与方法　从上述评价内容可以看到,过程评价监测项目是否按计划执行,根据评价结果修正项目计划,使之更符合现实情况,以保证项目目标的实现。过程评价指标包括:

(1) 项目活动执行率

$$项目活动执行率 = \frac{某时段已执行项目活动数}{某时段应执行项目活动数} \times 100\%$$

(2) 干预活动覆盖率

$$干预活动覆盖率 = \frac{参与某干预活动的目标人群人数}{某干预活动目标人群总人数} \times 100\%$$

(3) 干预活动暴露率

$$干预活动暴露率 = \frac{实际参与某干预活动人数}{应参与某干预活动的人数} \times 100\%$$

(4) 干预活动有效指数(effectiveness index, EI)

$$干预活动有效指数(EI) = \frac{干预活动暴露率}{预期达到的参与百分比}$$

有效指数包括每项干预活动的有效指数和项目的总有效指数。总有效指数等于各项干预活动有效指数的算术平均数。

(5) 目标人群满意度

1) 对干预活动内容的满意度:干预活动是否对自身及社区人群的健康改善有帮助等。

2) 对干预活动形式的满意度:对已实施干预活动形式的满意程度和对未来活动的建议等。

3) 对干预活动组织的满意度:对干预活动的时间安排、服务设施、材料的发放、服务价格等的满意程度。

4) 对人际关系的满意度:对项目工作人员、其他参与者相处等的满意程度,以及参加干预活动心情是否愉悦等。

(6) 资源使用进度指标

1) 活动费用使用率

$$活动费用使用率 = \frac{某项干预活动的实际费用}{该项干预活动的预算费用} \times 100\%$$

2) 年度费用使用率

$$年度费用使用率 = \frac{某年度项目活动实际费用}{该年度项目活动预算费用} \times 100\%$$

3）费用进度比：指的是项目实施到一定阶段时（如半年、一年），费用使用情况与项目活动执行情况的比较。

$$年度费用进度比 = \frac{年度费用使用率}{年度活动执行率}$$

过程评价方法包括查阅档案资料、目标人群调查和现场观察3类。查阅档案资料可以了解整个活动开展情况、费用使用情况等；目标人群调查可以了解目标人群参与情况、满意度等；现场观察可以了解干预活动的现场情况、目标人群对项目的参与热情等情况。

（三）效果评价

伤害与暴力干预项目的最终目的是创造安全环境，营造安全健康的社会氛围，增强人们的安全意识，让公众安全的生活，以提高生活质量。干预项目评价的目的是确定干预的效果，即效果评价（effectiveness evaluation）。效果评价可分为近期效果评价、中期效果评价和远期效果评价。

1. 近期效果评价 评价的重点在于那些影响项目目标的倾向因素、促成因素及强化因素改变的程度。倾向因素变化是指在项目执行前后社会环境、目标人群中会导致项目目标改变等的变化。促成因素变化是指项目目标实现过程中所需要的政策、环境、条件、服务、技术等的变化。强化因素变化是指社会氛围、安全环境与目标人群对本项目的支持程度等方面在项目前后的变化。常用的评价指标：

（1）$卫生知识均分 = \frac{受调查知识得分之和}{被调查者总人数}$

（2）$卫生知识合格率 = \frac{卫生知识达到合格标准人数}{被调查者总人数} \times 100\%$

（3）$卫生知识知晓率（正确率）= \frac{知晓（正确回答）某卫生知识的人数}{被调查者总人数} \times 100\%$

*$卫生知识总知晓率（正确率）= \frac{本调查者共知晓（正确回答）卫生知识题数}{被调查者人数 \times 每人回答问题数} \times 100\%$

（4）$信念持有率 = \frac{持有某种信念的人数}{被调查者总人数} \times 100\%$

（5）$行为流行率 = \frac{有特定行为的人数}{被调查者总人数} \times 100\%$

（6）$行为改变率 = \frac{在一点时期内改变某特定行为的人数}{观察期开始时有该行为的人数} \times 100\%$

（7）是否有新的政策、法规出台，是否有环境、服务、条件方面的改变，如安全饮用水普及率。

$$安全饮用水普及率 = \frac{某地使用安全饮用水户数}{当地总户数} \times 100\%$$

2. 中期效果评价主要包括行为和环境改变的评价

（1）行为改变评价：有益健康的行为是否增加，有损健康的行为是否得到控制。如老年人群中进行平衡锻炼的人数增加多少，遵守交通规则的人群比例是多少等。

（2）环境改变评价：存在危险因素的环境是否已经改善，使暴露于危险环境的机会下降。如给危险水域增加围栏以降低溺水的发生率,平整地面以减少跌倒发生的几率等。

3. 远期效果评价 也称结局评价(outcome evaluation),是评价伤害与暴力干预的最终目标是否实现,即评价干预实施后导致的目标人群健康状况和生活质量的变化。评价内容包括:

(1) 健康状况:干预对目标人群健康状况的影响,是行为和生理指标的变化。对伤害与暴力干预,评价指标是伤害与暴力发生率、致死率的变化。

(2) 生活质量:评价指标包括生活质量指数、生活满意度指数、社区行动与影响(如社区参与程度、社区能力发展程度社会规范和公众舆论等)、健康政策(政策条文、法律法规等的出台,财政资源配置等)、环境条件(如卫生服务提供情况、卫生设施、自然环境条件等)等。

(3) 社会影响:是在伤害与暴力干预项目实施后,在实施地区内对卫生和社会的贡献和影响的一种评价。其目的是评价该伤害与暴力干预项目实施的效果,和项目实施后所产生的结果的可持续性,即干预措施是否继续存在并可以发挥相应的作用。社会影响评价的最终目标是为了保证该干预项目与所在的实施地区的社会环境相互协调;减少干预项目活动的短期行为和错误的项目决策;促进当地的社会安全发展;保证社会资源的合理利用。一般而言,对于创新性、代表性或者重点的伤害与暴力干预项目都要进行社会影响评价。

三、经济学评价

在效果评价的基础上可以进一步进行项目的卫生经济学评价,通常整体经济学评价分四种不同类型:成本最小化分析、成本-效果分析、成本-效用分析和成本-效益分析。这四种类型的分析都以货币计量成本或投入,其差别在于如何衡量主要成果。在伤害与暴力干预项目中,多用成本-效益分析和成本-效果分析作为科学决策的重要依据。

(一) 成本-效益分析

在成本-效益分析中,以货币形式衡量所有成果,即通过比较项目的总成本和总效益(以货币值表示)来确定投入一定(单位)成本的产出。在进行成本-效益分析时要解决健康的经济价值如何计算,不同年龄人群的健康价值如何计算,未来的成本或效益如何换算成现在的价值等。

1. 成本 成本(cost)指开展一项伤害与暴力干预项目过程中所投入的资源,包括人力、物力、财力的投入,以货币统一计量和表示。根据不同的目的,可以对成本进行不同的分类,在卫生领域里,以直接成本与间接成本计算,是最常用的方法。

(1) 直接成本(direct cost)指在为某特定人群提供卫生服务时直接消耗的资源。一项伤害与暴力干预项目的直接成本应包括:①所有全职工作人员的工资、津贴;专家咨询费;培训讲师讲课费;调查员劳务费等人员费用。②设备、材料费用,如环境改造设施设备、计算机、投影仪、健康教育材料等。③交通、通讯费用,包括交通、电话、邮件、传真等。④日常消耗费用,如纸张、文具、复印资料、表格印刷、场地租用等。

(2) 间接成本(indirect cost)指与项目有关,但又并未直接应用于项目的那部分成本。包括目标人群由于参与项目而花费的成本,如为参与项目而付出的时间、交通费用以及用于克服某些副作用而花费的成本等。

（3）无形成本（intangible cost）是相对于有形成本（tangible cost）而言,有形成本是可以以物质形态呈现的成本,无形成本是无法用物质形态表现的成本,如疾病引起的疼痛、精神上的痛苦、生活与行动的不便等。无形成本难以测量,也难以转换成货币值,但在决策时应考虑到无形成本所带来的影响。

2. 效益　效益（benefit）是用货币表示的项目的有用效果,即开展伤害与暴力干预项目所得到的利益或节省的开支金额。从全社会利益的角度出发,效益可分为:

（1）直接效益（direct benefit）指实行了伤害与暴力干预项目后所节省的费用或减少的消耗。如伤害发生率下降,就减少治疗、手术、药品的费用支出。

（2）间接效益（indirect benefit）指实行干预项目后减少的其他方面的经济损失。如伤害发生率下降后,避免伤害发生的人正常工作所创造的价值等。

（3）无形效益（intangible benefit）是难以用货币来定量的客观存在的效益。如精神面貌的改善,家庭生活的幸福等。

3. 成本-效益分析的步骤　成本-效益分析有以下6个步骤:

（1）熟悉项目计划:在进行分析之前,要全面了解项目背景、方案、目标及具体内容。

（2）确定成本与效益:①计算总成本:总成本是项目计划的总支出,包括发生在不同时间的直接成本、间接成本及克服计划负效应所投入的资源,按不同年份分别计算。②计算总效益:总效益是项目计划实施带来的总收益,包括收入的增加和资源的节约,等于不同时间发生的效益总和。

（3）用货币表示成本和效益:成本和效益确定后,用货币进行量化。一些难以用货币量化的结果,可以经过适当的方法处理后用化生货币表示,如实在不行,用成本-效果分析方法进行分析。

（4）贴现:把将来不同时间的成本和效益通过合理的贴现率进行折算,统一折算成现在这一时间点的价值,以进行效果的合理比较。由于资金来源不同而使贴现率不同,一般考虑通货膨胀因素较多,按银行的年利率进行贴现。

（5）计算分析:将所有的指标进行计算和评价,即所有的现值按成本和效益汇总,计算有关的成本-效益分析指标,根据结果做出评价。

（6）灵敏度分析（sensitivity analysis）:在进行项目计划可行性分析和优选方案时,要考虑一些当时不能确定的关键数据,如贴现率、伤害发生率等,当我们根据文献和当时的情况估计的数据与实际实施有较大出入时,项目的成本、效益关系变化不大,我们就认为该项目有较好的稳定性、较低的敏感性,这样的项目认为可以放心地进行决策。反之,若项目的敏感性高,需审慎考虑决策方向。

4. 成本-效益分析的方法　成本-效益分析常用的方法有两种:

（1）净现值法（net present value,NPV）:净现值就是在项目计划实施期内各年效益的现值总和与成本现值总和的差。净现值是正数,表示项目的效益大于成本,净现值是负数,表示项目的效益小于成本。净现值是负数的方案不可被采纳。

（2）效益成本比率法（benefit-cost ratio）:效益成本比率是项目方案的效益现值总额与成本现值总额之比。效益成本比率大于1,可以考虑被接受。单位成本取得的效益越大,项目方案越值得被采纳。

（二）成本-效果分析

卫生领域中的很多效益难以转化为货币值，如危险行为的减少、伤害发生率的下降等，此时可使用成本-效果分析方法进行评价。成本-效果分析的原理和分析步骤与成本-效益分析十分相似，但成本-效果分析可以用货币值作为效果指标，也可以使用反映健康状况变化的指标，如减少死亡的人数，降低的伤害发生率，延长的人均期望寿命等，从而确定单位成本取得的效果。

成本-效果分析只能用于同一项目（或疾病）不同方案之间的比较，不能进行项目间（病种间）的比较，因为不同的疾病即使发病率或死亡率相同，其对人群健康状况的影响也不同。有人认为可以用质量调整生命年（quality adjusted life years，QALY）作为指标来进行跨病种间的比较。

1. 效果（effectiveness）　指实行某伤害与暴力干预项目后产生的实际结果，包括由货币形式表示的结果和无法用货币值表示的客观指标的具体结果。对于一个具体的项目，其效果可能是好的，有益于健康的，也可能有不良的效果，如运动带来的运动损伤等。

效果是以健康指标来表示的，通常有人群健康生命年的延长，推迟死亡，健康状况的改变和负效果等 4 种情况。

习惯上，把完全健康的指数定为 1，将死亡定为 0，不同健康问题视严重程度其指数介于 0~1 之间，以此指数乘以生命年，得到质量调整生命年（QALY），可用于不同项目之间的比较。

2. 效果指标的选择　评价一个伤害与暴力干预项目方案的效果如何，就是看目标实现的程度如何，而目标实现的程度由各项指标完成或达到的情况来体现。效果指标的选择，尽量采用定量或半定量的指标，以保证指标的客观性，能真实反映效果。

3. 成本-效果分析的方法　常用的成本-效果分析方法有以下两种：

（1）成本相同比较效果大小：项目所需的总成本相同，比较其效果。

（2）效果相同比较成本的高低：达到相同的效果所花费的成本高低的比较。

四、项目评价报告

项目评价报告是在项目完成后，根据评价的目的与要求，并完成了项目评价之后撰写的综合性技术文件（格式详见附件 1）。

（一）评价报告的撰写要求

1. 数据要真实　在撰写报告之前，要收集全面详实准确的资料，核实评价数据。资料和数据的可靠、准确，直接决定评价工作及报告的质量。

2. 评价人员在评价和撰写报告的过程中要保持公正、客观的立场，本着科学的态度，实事求是的对项目进行评价并撰写报告。在做出科学结论的基础上提出切实可行的建议。

3. 利用数据说明问题　在撰写报告时，尽可能用数据来说明问题，凡能用数据的，就不用文字去描述，以此表达的观点更有说服力。

4. 报告内容　在评价报告中如实反映整个评价工作的过程，包括人员、时间、活动方式、过程、存在的问题以及解决的方法等。评价报告如实地反映评价过程，用事实说话，报告更有说服力，更令人信服。

5. 项目评价　报告文字表达清晰、简洁项目综合评价报告要文字简洁,条理清楚,使读者一目了然。对关键内容要重点分析,并分析其变化对项目的影响程度;对预算项目,要详细,并附有必要的计算表;对结论,以事实为根据,态度鲜明,确切中肯。

6. 进行必要的比较分析　撰写报告时要进行必要的纵向和横向的对比分析,增强报告的科学性和可信度。

7. 呈报与建档　报告撰写完成后,经专家的审核和确定后,上报给政策决策部门,并建档保存。

（二）评价报告的内容

1. 提要　是整个项目综合评价报告的精要概括,主要包括项目概况、项目的必要性,主要的项目内容、目标、评价的过程、数据等。

2. 正文　是报告的主体,包括项目的概况(背景、项目基本内容、方案、活动过程等)、技术及物资的投入(新技术、新方法的使用,以及消耗品的投入、来源、费用等)、人员及培训(包括人员的培训规划,劳动力的配备等)、综合评价(包括评价方案、指标、具体实施、结果、成本-效益分析、成本-效果分析等)、总结和建议(得出综合评价的结论、提出切实可行的建议)。

3. 主要附表　评价报告的主要附表包括项目产出的主要数据,评价得出的主要数据,对比分析主要数据,经费预算表,经费决算表,成本-效益分析数据表,成本-效果分析数据表等。

本 章 要 点

1. 完成一项伤害与暴力干预项目包括项目设计、实施和评价三部分内容。

2. 不同的伤害与暴力干预项目涉及不同的目标人群,项目设计是基于研究目标人群相关的伤害与暴力问题及其特征,形成该问题的理论假设,提出解决该问题的目标以及为实现这些目标所采取的一系列策略、具体方法和步骤,为项目的实施和评价奠定基础。

3. 项目实施是按照项目设计落实策略措施、实现目标、获得效果的过程。

4. 评价是项目的重要组成部分,包括形成评价、过程评价和效果评价,用于评价项目实施质量、项目设计的目标是否达到以及达到的程度,贯穿于项目的始终。

（马文军　孟瑞琳）

参 考 文 献

[1] 马骁. 健康教育学. 2 版. 北京:人民卫生出版社,2012.

[2] The Ottawa Charter for Health Promotion. First International Conference on Health Promotion. Ottawa,21 November 1986 -WHO/HPR/HEP/95. 1

[3] 顾学琪. 健康促进的理论和策略应用. 中国慢性病预防与控制,1999,7(3):144-145.

[4] 傅华. 以"大卫生大健康观"来建设现代公共卫生体系. 上海预防医学,2017,10(29):750-753.

[5] 李霜;工作场所健康促进赋权增能模式研究. 中国疾病预防控制中心,2013.

[6] 庞婷,张瑾. 国内城市社区健康教育和健康促进研究. 医学与哲学,2007,28(3):29-30.

[7] 戴鱼兵. 健康促进研究进展. 中国计划生育学杂志,2015. 223(2):135-137.

[8] 顾东辉. 社会工作实务中的需求评价. 中国社会导刊,2008,(33):43-43.

[9] 刘丝雨,许健. 论参与式行动研究在社会工作需求评价中的应用. 福建论坛(人文社会科学版),2012

（7）:171-176.

［10］世界卫生组织.预防伤害与暴力——卫生部使用指南.2007.

［11］Global status report on violence prevention 2014 http:∥apps. who. int/iris/bitstream/10665/145086/1/9789241564793_eng. pdf

［12］妇女、儿童和青少年健康全球战略（2016-2030）生存、繁荣、变革. http:∥www. who. int/maternal_child_adolescent/documents/global-strategy-women-children-health-zh. pdf? ua＝1

［13］蔡梅英.广州市越秀区重性精神病患者暴力行为社区干预效果分析. 华南预防医学,2013(4):56-59.

［14］彭国强,舒盛芳.美国国家健康战略的特征及其对健康中国的启示,体育科学,2016,36(9):10-19.

××××项目综合评价报告

撰写单位：

年　月　日

提要	（主要包括项目概况、项目的必要性，主要的项目内容，目标，评价的过程，数据等）
项目概况	（包括背景、项目基本内容、方案、活动过程等）
评价的目的	（包括本次评价的目的，对哪些方面进行评价）
评价的方法学	（包括数据收集、分析的方法，评价的时间表以及评价的局限等）
评价结果	（包括过程评价，效果评价等）
结论和经验	（包括该项目取得的结果、可推广的经验等）

缩　略　语

缩略语	注释	英文全称
NISS	全国伤害监测系统	National Injury Surveillance System
ProFaNE	欧洲防跌倒网络	the Prevention of Falls Network Europe
FOF	害怕跌倒	Fear of Falling
WISQARS	基于网络的伤害统计调查报告系统	Web-based Injury Statistics Query and Reporting System
PYLL	潜在减寿年数	Potential years of life lost
DALY	伤残调整生命年	Disability adjusted life year
YLL	疾病死亡损失健康寿命年	Years of life lost
YLD	疾病失能(残疾)损失健康生命年	Years lived with disability
QALY	质量调整寿命年	Quality adjusted life year
OR	比值比	Odds ratio
RR	相对危险度	Relative risk
EPQ	艾森克人格问卷	Eysenck personality questionnaire
AR	归因危险度	Attributable risk
PAR	人群归因危险度	Population attributable risk
RCT	随机对照试验	Randomized control trial
CRCT	群组随机对照试验	Cluster-randomized control trials
GIS	地理信息系统	Geographic information system
RS	遥感技术	Remote sensing
GPS	全球定位系统	Global Positioning System
HBM	Health Belief Model	健康信念模式
TTM	The Transtheoretical Model,Stage of Change	阶段变化理论
SCT	Social Cognitive Theory	社会认知理论
LFA	逻辑框架法	Logical Framework Approach
USAID	美国国际开发署	United States Agency for International Development
CEA	成本-效果分析	Cost-Effectiveness Analysis
CBA	成本-效益分析	Cost-Benefit Analysis
NPV	净现值法	Net Present Value

45检